中国医学科学院放射医学研究所科学技术丛书

放射性核素内照射剂量估算与辐射防护

主　编　苏　旭　张良安

人民卫生出版社
·北　京·

图书在版编目（CIP）数据

放射性核素内照射剂量估算与辐射防护 / 苏旭，张良安主编. -- 北京 : 人民卫生出版社，2025. 1.
ISBN 978-7-117-37326-5

Ⅰ. R144. 1; TL7

中国国家版本馆 CIP 数据核字第 202529AG40 号

人卫智网	www.ipmph.com	医学教育、学术、考试、健康，购书智慧智能综合服务平台
人卫官网	www.pmph.com	人卫官方资讯发布平台

放射性核素内照射剂量估算与辐射防护

Fangshexing Hesu Neizhaoshe Jiliang Gusuan yu Fushe Fanghu

主　　编：苏　旭　张良安
出版发行：人民卫生出版社（中继线 010-59780011）
地　　址：北京市朝阳区潘家园南里 19 号
邮　　编：100021
E - mail：pmph @ pmph.com
购书热线：010-59787592　010-59787584　010-65264830
印　　刷：北京瑞禾彩色印刷有限公司
经　　销：新华书店
开　　本：787 × 1092　1/16　　印张：57
字　　数：1280 千字
版　　次：2025 年 1 月第 1 版
印　　次：2025 年 5 月第 1 次印刷
标准书号：ISBN 978-7-117-37326-5
定　　价：199.00 元
打击盗版举报电话：010-59787491　E-mail：WQ @ pmph.com
质量问题联系电话：010-59787234　E-mail：zhiliang @ pmph.com
数字融合服务电话：4001118166　E-mail：zengzhi @ pmph.com

中国医学科学院放射医学研究所科学技术丛书
策划指导委员会

主　任　周家喜

副主任　刘　强　刘鉴峰

委　员　苏　旭　张良安

《放射性核素内照射剂量估算与辐射防护》
编写委员会

主　编　苏　旭　张良安

编　委（以姓氏笔画为序）

王海云　尹亮亮　吉艳琴　朱卫国　刘　强

刘玉连　问清华　苏　旭　杨宝路　张文艺

张良安　张建锋　陈剑清　武云云　拓　飞

周　强　侯长松

前言

随着社会经济的飞速发展和科学技术的不断进步，核能核技术应用迅猛发展。核能核技术已广泛地应用于工农业生产、医学事业、科学研究和军事等各领域。国际原子能机构（International Atomic Energy Agency，IAEA）曾指出，核与辐射技术正在为全世界的社会经济发展作出宝贵贡献，就应用的广度而言，只有现代电子学和信息技术才能与核与辐射技术相提并论。然而，核与辐射是一把“双刃剑”，人类开发利用核能核技术获得巨大利益的同时，从事放射性工作的职业人员、接受放射诊疗的患者 / 受检者和广大公众都不可避免地受到一定剂量的辐射照射。人类开发利用核能核技术导致的辐射照射，除了体外辐射源发出的射线形成的外照射外，环境中放射性核素还可能通过吸入、食入、皮肤吸收和伤口侵入等途径进入体内造成内照射。1986 年 4 月苏联切尔诺贝利核电站事故和 2011 年 3 月日本福岛第一核电站事故都向环境中释放了大量放射性物质，尤其是 2023 年 8 月以来，日本核污染水排海更是引起了国际社会的广泛关注。

放射性核素内照射剂量估算与辐射防护乃当今国际社会关注的焦点和学术界研究的热点问题。国际放射防护委员会（International Commission on Radiological Protection，ICRP）和国际原子能机构（IAEA）针对不同场景放射性核素内照射剂量估算和辐射防护出版了一系列出版物和技术报告，并随着科学技术的不断进步、科学研究的不断深入和科学数据的不断积累，其出版物和技术报告的理念、方法和数据也在不断更新。然而，目前国内外尚无专著系统阐述放射性核素内照射剂量估算与辐射防护。本书作者依据国内外本领域最新研究成果，尤其是吸收和采纳了 IAEA 和 ICRP 放射性核素内照射剂量估算与辐射防护相关出版物和技术报告的最新理念、方法和数据，编辑出版《放射性核素内照射剂量估算与辐射防护》，内容全面、科学、严谨和实用。本书出版填补了国内此类专著的空白，可作为放射卫生及辐射防护专业技术人员工具书和参考书，可满足广大核或辐射突发事件应急决策、指挥和处置等专业技术人员的培训需要，同时也可作为大专院校教学参考书。

本书共八章。第一章　内照射剂量估算与辐射防护基础，主要阐述了常用术语、内照射监测的相关模型、剂量学方法和内照射防护基本方法等；第二章　食品、饮用水及空气污染的监测，主要阐述了样品采集与处理、γ 放射性核素分析和 α、β 放射性核素分析等；第三章　体内污染监测，主要阐述了直接测量和间接测量等体内污染个人监测方法及技术要求；第四章　氡及其子体检测与防护，主要阐述了氡的特性与健康危害、氡及其子体测量、氡的迁移及相关参数测量和氡内照射的控制与防护等；第五章　内照射剂量估算方法及其应用，主要阐述了职业照射、公众照射、应急照射剂量估算方法及其应用，并介绍了内照射剂量估算软件等；第六章　核医学内照射剂量估算与辐射防护，主要阐述了核医学内照射剂量估算基本方法、放射性药物诊断患者内照射剂量估算、放射性药物治疗患者内照射剂量估算、胚胎及胎儿剂量估算、婴儿剂量估算和核医学内照射辐射防护等；第七章　测量特征值及不确定度，主要阐述了测量及其特征值、常用测量特征值计算举例、校准因子不确定度较大的举例、废物处理中的不确定度举例、考虑样品处理影响的不确定度和光谱测量及其校准系数举例等；第八章　放射性核素内污染医学处置，主要描述了放射性核素内污染医学管理与防护、放射性核素内照射的临床诊断、放射性核素内照射的治疗、应急状态下大人群内污染的筛查和内照射职业健康管理等。

本书作者均为长期从事辐射检测与辐射防护的专家学者，具有坚实的理论基础和丰富的实践经验，并实时跟踪和掌握本领域国际最新动态和发展趋势。但是，由于国际放射性核素内照射剂量估算与辐射防护领域的理念和知识体系不断更新，在本书撰写、编辑出版过程中可能又有新的进展与变化，加之作者学术水平有限，因此，本书难免有诸多不足之处，敬请读者批评指正。

编者

2024 年 5 月

目录

附录 ········· 532

第一章 内照射剂量估算与辐射防护基础

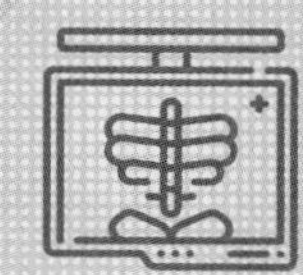

由于人体受到放射性物质污染的剂量不能直接测量，对职业工作人员而言，通常是基于空气活度浓度、体内活度或排泄率的监测来估算工作人员所接受的剂量；对公众则是通过对空气、食品和饮用水的放射性活度浓度的监测来估算他们所接受的剂量。对于这种监测来估算剂量的定量解释需要有明确定义的模型和参数来描述放射性物质在人体内的行为。这些模型和综合参数由国际放射防护委员会（International Commission on Radiological Protection，ICRP）提供。然而，这些模型的实际应用需要对摄入事件的已知或未知情况做出假设，例如个人暴露于放射性物质的化学和物理特性的信息，以及摄入与测量之间的时间间隔等。

对发生导致大量放射性物质摄入的异常事件，应进行深度调查，尽可能可靠地评估内照射剂量。在这种情况下评估程序适用与否，在很大程度上取决于具体情况，不太适合标准化。然而，在对公众和工作人员内照射剂量进行监测时，绝大多数情况下，测量结果值很小，但不能忽略。对于这些情况，虽然确保剂量评估的可重复性很重要，但优化减小解释工作所付出的努力和成本也应考虑。

不同实验室间比对研究显示，尽管ICRP和国际原子能机构（International Atomic Energy Agency，IAEA）以建议的形式提供了科学支持，但不同实验室实际应用相同的方法、模型和参数往往导致不同的剂量评估结果。因此，必要时明确标准程序，以确保监测数据的有效性以及基于体外直接测量与排泄物监测评估内照射剂量结果的一致性和可靠性。

本书的主要目的是通过内照射剂量监测和评估的基本方法的介绍，提高剂量评估的可重复性、一致性和可靠性，同时确保评估付出所需的努力程度与事件的严重程度相称。保障学术界、放射工作人员、公众和管理部门信息交流的科学性和一致性。

第一节 常用术语

一、剂量学和放射防护术语

1．**吸收剂量**（absorbed dose，D） 吸收剂量由公式 1–1 给出：

$$D = \mathrm{d}\bar{\varepsilon} / \mathrm{d}m \qquad \text{公式 1–1}$$

式中：

$\mathrm{d}\bar{\varepsilon}$——电离辐射授予质量为 d$m$ 物质的平均能量。吸收剂量的 SI 单位是焦耳每千克（J/kg），其专用名称是戈瑞（Gy）。

2．**吸收分数**［absorbed fraction，$\phi(\mathrm{r_T} \leftarrow \mathrm{r_S}, E_i)$］ 在源区 $\mathrm{r_S}$ 内发射的 i 类辐射（其能量为 E_i）在靶区域 $\mathrm{r_T}$ 中被吸收的分数。这些靶区域可以是组织（例如肝脏）或器官内的细胞层（例如胃壁的干细胞）。

3．***S* 系数**［S coefficient，$S(\mathrm{r_T} \leftarrow \mathrm{r_S})$］ S 系数是源区（$\mathrm{r_S}$）中特定放射性核素单位活度所致靶区（$\mathrm{r_T}$）的吸收剂量率，用公式 1–2 计算。

$$S\left(\mathrm{r_T} \leftarrow \mathrm{r_S}\right) = \frac{1}{m\left(\mathrm{r_T}\right)} \sum\nolimits_i E_i Y_i \Phi\left(\mathrm{r_T} \leftarrow \mathrm{r_S}, E_i\right) = \sum\nolimits_i \Delta_i \Phi\left(\mathrm{r_T} \leftarrow \mathrm{r_S}, E_i\right) \qquad \text{公式 1–2}$$

式中：

$S(\mathrm{r_T} \leftarrow \mathrm{r_S})$——源器官 $\mathrm{r_S}$ 中特定放射性核素单位活度所致靶器官 $\mathrm{r_T}$ 的吸收剂量率，单位为 Gy/（Bq · s）；

E_i——i 类辐射的平均能量，单位为 J；

Y_i——每次核衰变发射 i 类辐射的粒子数，单位为 $\mathrm{Bq^{-1} \cdot s^{-1}}$；

$\Phi(\mathrm{r_T} \leftarrow \mathrm{r_S}, E_i)$——在源区 $\mathrm{r_S}$ 内发射的 i 类辐射（其能量为 E_i）在靶区域 $\mathrm{r_T}$ 中被吸收的分，无量纲；

Δ_i——每次核衰变 i 类辐射的平均能量，单位为 J/（Bq · s）；

Φ——单位靶区质量的吸收分数，称为比吸收分数，单位为 $\mathrm{kg^{-1}}$；

$m(\mathrm{r_T})$——靶区质量，单位为 kg。

需要注意的是成人不考虑解剖学参数随年龄的变化，因此，在这种情况下，S 在时间上是不变的。

4．**活性骨髓**（active bone marrow） 活性骨髓具有造血活性，并且从产生的大量红细胞中获得其红色。活性骨髓是白血病放射性风险的靶区。

5．**放射性活度**（activity） 在无限小的时间间隔内放射性物质的核转化数除以其持续时间（s）。放射性活度 SI 单位是贝可勒尔（Bq，$1\mathrm{Bq} = \mathrm{s^{-1}}$）。

6．**年摄入量限值**（annual limit of intake，*ALI*） 在 ICRP 60 出版物中 *ALI* 被定义为放射性核素在 1 年内的摄入量（以 Bq 计），它将导致 20mSv 的有效剂量。因此，工作人员的平均 *ALI* 是：

$$ALI_j = \frac{0.02}{e_j(50)} \quad \text{公式 1-3}$$

式中：

0.02——职业照射年剂量限值，单位为 Sv/a；

$e_j(50)$——核素 j 的单位摄入量的待积（50 年）有效剂量系数，单位为希沃特每贝可勒尔（Sv/Bq）。

ICRP 不再建议使用 *ALI*，因为要符合剂量限值，还必须考虑外部辐射的总剂量以及所有类型放射性核素的摄入量。

7．**贝可勒尔**（becquerel，Bq） 放射性活度 SI 单位的专用名称（$1Bq=1s^{-1}$）。

8．**生物半衰期**（biological half life） 生物系统隔室清除其放射性核素（在没有额外放射性输入和衰变的情况下）过程中，其含量减少一半所需的时间。

9．**待积有效剂量**［committed effective dose，$E(\tau)$］ 在 ICRP 130 系列出版物中，职业照射摄入后的积分时间为 50 年。根据以下表达式，使用男性（F）和女性（M）的个体靶器官或组织 T 的待积当量剂量 $H_T(50)$ 计算待积有效剂量 $E(50)$：

$$E(50) = \sum\nolimits_T w_T \cdot \left[\frac{H_T^M(50) + H_T^F(50)}{2}\right] \quad \text{公式 1-4}$$

待积有效剂量的 SI 单位与吸收剂量 J/kg 相同，其专用名称为希沃特（Sv）。

10．**待积当量剂量**［committed equivalent dose，$H_T(50)$］ 在 ICRP 130 系列出版物中，使用 50 年待积期计算器官或组织区域的当量剂量。将其作为参考成年男性或参考成年女性靶器官或组织 T 中的当量剂量率的时间积分。反过来，这些是在参考工作人员摄入放射性物质后通过参考生物动力学和剂量学模型预测的。因此，当摄入后积分期为 50 年，则有：

$$H_T(50) = \int_0^{50} \dot{H}(r_T, t)\,dt \quad \text{公式 1-5}$$

对于两种性别，在急性摄入后时间 t 的靶区域 r_T 中的当量剂量率 $\dot{H}(r_T,t)$ 用公式 1-6 计算：

$$\dot{H}(r_T, t) = \sum\nolimits_{r_S} A(r_S, t) \cdot S_W(r_T \leftarrow r_S) \quad \text{公式 1-6}$$

式中：

$A(r_S,t)$——摄入后时间 t 的源区 r_S 中放射性核素的活度，单位为 Bq，是参考生物动力学模型所预测的工作人员的值；

$S_W(r_T \leftarrow r_S)$——辐射加权系数 S（即源区 r_S 中每次核转化所致参考成年男性和参考成年女性靶区 r_T 的当量剂量），Sv/（Bq · s）。

待积当量剂量的 SI 单位与吸收剂量 J/kg 相同，其专用名称为希沃特（Sv）。

11．**导出空气浓度**（derived air concentration，DAC） DAC 是放射性核素在空气中

的活度浓度，单位为 Bq/m^3，如果性别平均呼吸速率为 $1.1m^3/h$，若年工作时间为 2 000h，则可基于年度摄入量（ALI）用以下公式导出：

$$DAC_j = \frac{ALI_j}{2\,000} \qquad \text{公式 1–7}$$

ICRP 不建议使用 DAC，因为是否符合剂量限值，还必须考虑外照射以及所有类型放射性核素所致的总剂量。

12．**剂量系数**（dose coefficient） 对于成年工作人员，剂量系数定义为单位摄入量所致给定器官或组织 T 中的待积当量剂量 $[h_T(50)]$，或单位摄入量的待积有效剂量 $[e(50)]$，其中 50 是计算剂量的年限。

13．**剂量约束**（dose constraint） 对由源所致器官或组织的个人当量剂量或有效剂量的前瞻性和与源相关的限制，这可为源可能会引起个人高受照剂量提供基本的防护水平，并作为当量剂量或有效剂量的上限，以对该源进行防护最优化。

14．**剂量限值**（dose limit） 个人有效剂量或器官或组织当量剂量的值，在计划照射情况下不得超过这个值。

15．**记录剂量**（recording dose） 在 ICRP 130 系列出版物中，记录剂量是指有效剂量，它是通过将测量的外照射个人剂量当量 $H_p(10)$ 与参考工作人员的待积有效剂量相加。记录剂量可以使用特定位置的照射参数进行评估，例如物质的吸收类型和吸入气溶胶的活性中值空气动力学直径，但参考工作人员的剂量学参数应按照 ICRP 130 系列出版物中规定的值。记录剂量应到每个工作人员，并且需要保存以便报告和回顾性证明符合法规要求。

16．**单位含量剂量函数**（dose per content function） ICRP 130 系列出版物中表列了一组 $z(t)=e(50)/m(t)$ 或 $z(t)=h_T(50)/m(t)$ 的值，其中 $e(50)$ 是有效剂量系数，$h_T(50)$ 是器官或组织的当量剂量系数，$m(t)$ 是内污染后 t 时刻单位测量值所致的摄入量。$z(50)$ 的值表示测定的人体内或特定器官中单位活度或每日排泄量相应的待积有效剂量或待积当量剂量（Sv/Bq）。

17．**含量**（content） 特定器官、组织或身体中放射性物质的活度。

18．**单位摄入剂量系数**（dose per intake coefficient） ICRP 130 系列出版物中的单位放射性核素摄入量的待积有效剂量，$e(50)$，或单位放射性核素摄入量的器官或组织 r_T 的待积当量剂量，$h_T(r_T,50)$，其中计算剂量的待积期为 50 年。

19．**有效剂量**（effective dose，E） 根据 2007 年 ICRP 有效剂量的定义，有效剂量计算如下：

$$E = \sum\nolimits_T w_T \cdot \left[\frac{H_T^M + H_T^F}{2}\right] \qquad \text{公式 1–8}$$

式中：

H_T^M——参考成年男性的器官或组织的当量剂量；

H_T^F——参考成年女性的器官或组织的当量剂量；

w_T——靶组织 T 的组织权重因数，$\sum_T w_T = 1$ 是对随机效应诱导敏感的人体所有器官或组织进行求和。

由于 w_R 和 w_T 无量纲，因此有效剂量的 SI 单位为 J/kg，其专用名称为希沃特（Sv）。

20．**当量剂量**（equivalent dose，H_T） 器官或组织的当量剂量定义为：

$$H_T = \sum_R w_R \cdot D_{R,T} \quad \text{公式 1-9}$$

式中：

w_R——辐射类型 R 的辐射权重因数；

$D_{R,T}$——参考成年男性或参考成年女性的器官或组织 r_T 中来自辐射类型 R 的器官吸收剂量。

由于 w_R 是无量纲的，虽然当量剂量的 SI 单位与吸收剂量相同 J/kg，但其专用名称是希沃特（Sv）。

21．**照射**（exposure） 受照射状态或条件。外照射是受到来源于身体外部辐射照射，内照射是来源于身体内的辐射照射。

22．**戈瑞**（gray，Gy） 吸收剂量 SI 单位的专用名称（1Gy=1J/kg）。

22．**骨髓**（bone marrow） 骨髓是一种柔软的高度细胞化组织，占据长骨的圆柱形空腔和由轴向和附肢骨骼的骨小梁限定的空腔。总骨髓由海绵状、网状、结缔组织框架组成，称为“基质”，另外还包括骨髓（血细胞形成）组织、脂肪细胞（脂肪细胞）、淋巴组织的小积聚，以及许多血管和血窦。有两种类型的骨髓，活性（红色）和非活性（黄色），其中括号内的形容词表征骨髓产生血细胞的潜能（造血）。

23．**非活性（骨）骨髓**［inactive（bone）marrow］ 与活性骨髓相反，非活性骨髓造血功能是不活跃的（即不直接支持造血作用）。它从脂肪细胞（脂肪细胞）中获得黄色骨髓，占据骨髓框架的大部分空间。

24．**骨髓细胞**（bone marrow cellularity） 在给定骨髓体积分数骨中具有造血活性的细胞。骨髓细胞的年龄和骨骼位点依赖性参考值在 ICRP 70 出版物的表 14 中给出。作为第一近似，骨髓细胞增生程度可以认为是 1 减去骨髓的脂肪部分相对比例。

25．**骨内膜（或骨内膜层）**［endosteum（or endosteal layer）］ 覆盖骨小梁的区域中的骨小梁表面的 50mm 厚的层和所有长骨的轴内的髓腔的皮质表面的层。它被认为是放射性骨癌的靶区。该靶区取代了之前 ICRP 26 出版物和 ICRP 30 出版物中引入的靶区——骨表面。骨表面已被定义为单细胞层，厚度为 10mm，覆盖骨小梁和骨的吸收腔表面。

26．**骨松质**（spongy bone） 它是骨小梁和骨髓组织（活性和非活性）的结合组织，呈海绵状，由相互交织的骨小梁排列而成，配布于骨的内部。骨松质是 ICRP 110 出版物参考体模中定义的三个骨区域之一，另外两个是皮质骨和髓质骨髓。由于骨小梁，活性和非活性骨髓的相对比例随骨骼部位而变化，骨松质的元素组成均匀性和质量密度不是恒定的，而是随骨骼部位而变化。

27．**平均吸收剂量**（mean absorbed dose） 特定器官或组织 r_T 区域的平均吸收剂量由公式 1-10 给出：

$$D_T = 1/m_T \int D dm \qquad \text{公式 1-10}$$

式中：

m_T——器官或组织的质量，单位是 kg；

D——质量元 dm 中的吸收剂量。平均吸收剂量的 SI 单位是焦耳每千克（J/kg），其专用名称是戈瑞（Gy）。

28．**职业照射**（occupational exposure） 工作人员在其工作过程中受到的照射。

29．**防护量**（protection quantities） ICRP 为放射防护制定的量，可以量化全身和局部身体所受外照射以及放射性核素摄入的电离辐射照射的程度。

30．**辐射权重因数**（radiation weighting factor，w_R） 在放射防护中，用以表示不同类型辐射的相对危害效应（随机性效应）的因子。用符号 w_R 表示。它是无量纲因子，用于从器官或组织中的平均吸收剂量推导器官或组织的当量剂量。

31．**参考水平**（reference level） 在应急或现存可控照射情况下，它代表一个剂量或风险水平，高于该水平，对计划允许照射的发生将判断为不合适，并且低于该水平或风险应当实施防护的优化。参考水平值的选择将取决于所考虑的照射的主要情况。

32．**参考男性和参考女性（参考个人）**[reference male and reference female（reference individual）] 由 ICRP 定义的用于放射防护的具有解剖学和生理学特征的理想化男性或女性。

33．**参考参数值**（reference parameter value） 被视为有效用于剂量计算，并由 ICRP 推荐的参数、因子或数值。这些值视为常数，不受不确定因素的影响。

34．**参考人**（reference person） 理想化的人，通过平均参考男性和参考女性的相应剂量来计算器官或组织的当量剂量。参考人的当量剂量用于计算有效剂量。

35．**参考模体**（reference phantom） ICRP 110 出版物中定义的人体计算体模（基于医学成像数据的男性或女性体素体模），其解剖学特征与 ICRP 89 出版物中定义的参考男性和参考女性的解剖学特征相似。

36．**参考工作人员**（reference worker） 成人参考工作人员是参考生物动力学和剂量学模型及其参数值的组合，作为 ICRP 130 系列出版物参考工作者的定义（全身生物动力学模型、人呼吸道模型、人消化道模型和剂量测定模型）。参考工作人员的生物动力学模型的结构和参数值对性别、年龄、种族和其他个体特异性特征是不变的，但是基于参考男性参数值，其中还可以获得性别特定模型。

37．**希沃特**（sievert，Sv） 当量剂量和有效剂量 SI 单位的专用名称，Sv=J/kg。

38．**源区**（source region，r_S） 含有放射性核素的物体区域。该区域可以是器官、组织、消化道或膀胱的内容物，或骨骼和呼吸道中的组织表面。

39．**靶区**（target region，r_T） 在人体摄入放射性物质后，吸收辐射能量的体（或参考模体）内的一个解剖学区域。该区域可能是一个器官或某一特定组织，例如胃肠道、膀胱、骨骼和呼吸道。

40．**组织权重因数**（tissue weighting factor，w_T） 在辐射防护中，用于计算不同器官或组织对发生辐射随机性效应的不同敏感性的因数。用符号 w_T 表示，其总和值如下：

$$\sum_T w_T = 1 \quad \text{公式 1-11}$$

41．**内照射个人监测**（individual monitoring of internal exposure） 对体内或排泄物中放射性核素的种类和活度，以及利用个人空气采样器对吸入放射性核素的种类和活度进行的测量及其对结果的解释。

42．**摄入量**（intake） 通过吸入或食入、或经由完好皮肤或伤口进入体内的放射性核素的量。

43．**胃肠道吸收系数**（fractional absorption in the gastrointestinal tract，f_1） 元素直接从消化道吸收到体液的分数值。

44．**个人空气采样器**（personal air sampler，PAS） 一种专门设计用来测量职业人员呼吸带空气中的放射性气溶胶或气体时间积分活度浓度以估算该职业人员摄入量的便携装置。

45．**固定空气采样器**（static air sampler，SAS） 用来监测工作场所条件的装置，并能就放射性核素的构成及粒子大小提供有用的资料。

46．**调查水平**（investigation level，IL） 审管部门所规定的有效剂量、摄入量或放射性污染等量的数值，达到或超过这一数值时应进行调查。

47．**记录水平**（recording level，RL） 审管部门所规定的有效剂量、摄入量或放射性污染等量的数值，当工作人员接受的剂量或摄入量达到或超过这一数值时应进行记录。

48．**常规监测**（routine monitoring） 按国家相关的法规和标准对未豁免的放射工作单位应开展的日常性规范化监测，其监测结果是判断放射工作是否符合国家法规和标准的依据。

49．**任务相关监测**（task-related monitoring） 为特定操作提供有关操作和管理方面的即时决策而进行的个人监测。例如，在进入核电厂、大型辐照场等的控制区时除佩戴常规个人剂量计外，还应佩戴报警式个人剂量计所进行的监测。

50．**特殊监测**（special monitoring） 为了说明某一特定问题，而在一个有限期内进行的个人监测。例如，在进行辐射源事故处理时，对事故应急处理人员所进行的个人监测。伤口监测和医学应急监测属于特殊监测。

二、生物动力学模型术语

1．**吸收**（absorption） 无论机制如何，物质都将转移到血液中。通常适用于颗粒的解离和可溶性物质和从颗粒中解离的物质被血液吸收。

2．**空气动力学直径**（aerodynamic diameter，d_{ae}） 单位密度（$1g/cm^3$）球的直径（mm），

其在空气中具有与目标颗粒相同的终末沉降速度。

3．**消化道**（alimentary tract） 从口到肛门的管道，用于消化食物。

4．**消化道转移因子**（alimentary tract transfer factor，f_A） 进入消化道的活度被吸收到血液中的分数，这里不考虑放射性衰变或内源性活度进入消化道的损失。

5．**肺泡间质**（AI）**区域**［alveolar-interstitial（AI）region］ 呼吸道的一部分，包括呼吸性细支气管、肺泡管和囊泡及其肺泡，以及间质结缔组织（16 带及以后气道）。

6．**活性中值空气动力学直径**（activity median aerodynamic diameter，AMAD） 是一种特定气溶胶的空气动力学直径值，它的 50% 的气载活度与小于活性中值空气动力学直径的粒子相结合，而 50% 的气载活度与大于活性中值空气动力学直径的粒子相结合。

为简便起见，在内照射剂量测定中用 AMAD 以表示整个气溶胶的空气动力学直径的单一"平均"值。活性中值空气动力学直径适用于哪些沉积主要取决于惯性碰撞和沉降的粒度（即通常大约为 0.5μm）。

7．**空气热动力学直径活性中值**（activity median thermodynamic diameter，AMTD） 对于更小的粒子，沉积通常主要取决于扩散，并采用空气热动力学直径活度中值。空气热动力学直径活度中值的定义虽与活性中值空气动力学直径相似，但所指的是粒子的热动力学直径。

8．**基底细胞**（basal cell） 立方上皮细胞附着在胸外和支气管上皮的基底膜上，而且不是伸到表面。

9．**血液**（blood） 对应于生物动力学模型中的转运隔室。

10．**支气管区**（bronchial region，BB） 呼吸道的一部分，由气管和支气管组成（气道 1～8 级）。

11．**细支气管区**（bronchiolar region，bb） 呼吸道的一部分，由细支气管和末端细支气管组成（气道 9～15 级）。

12．**清除**（clearance） 通过颗粒运输和吸收进入血液将呼吸道中物质去除。

13．**计数中值粒径**（count median diameter，CMD） 测量的样品中 50%（按数量计）的颗粒（例如通过显微镜检查）的直径大于某一直径，这个直径为 CMD。

14．**隔室**（compartment） 在 ICRP 130 系列出版物中，定义为体内放射性物质的数学库，可以通过一级动力学来表征。隔室可以与器官（例如肝脏）、器官的一部分（例如肺的支气管区域）、组织（例如骨骼）、组织的一部分（例如骨表面）相关联，或者是身体的另一种物质（例如血液）。活度被认为是均匀分布在隔间中。

15．**沉积**（deposition） 放射性核素摄入体内后，在摄入器官内沉积下来的量。例如，在一次急性吸入之后，沉积在呼吸道内的放射性核素量。

16．**内源性排泄**（endogenous excretion） 专用于描述从血液到消化道的物质排泄术语，适用于胆汁排泄和物质通过消化道壁的通道。

17．**外源性排泄**（exogenous excretion） 术语用于指定通过消化道而不吸收的物质（粪便）排泄。

18．**胸外**（ET）**气道**［extrathoracic（ET）airway］ 呼吸道的一部分，由前鼻道（ET_1

区域）和后鼻道、咽和喉（ET_2 区域）组成。咽部的口腔部分不再是 ET_2 区域的一部分，因为它包含在人消化道模型中。

19．**受照（在吸入的情况下）**（exposure） 人受照的放射性核素空气浓度（Bq/m^3）与受照时间的乘积。或当空气浓度随时间变化时，人受照的放射性核素空气浓度的时间积分在受照时间积分。

20．**胃肠道的分数吸收**（fractional absorption in the gastrointestinal tract，f_1） 元素直接从肠道吸收到血液中的部分，用于 ICRP 30 出版物消化道模型。

21．**人消化道模型**（human alimentary tract model，HATM） ICRP 100 出版物提出该名词，用于描述摄入物质通过人体消化道的运动的生物动力学模型。

22．**人呼吸道模型**（human respiratory tract model，HRTM） 用于描述人体呼吸道中吸入物质的沉积、转运和吸收的生物动力学模型。该名词发表于 ICRP 66 出版物，并在 ICRP 130 出版物中进行了更新。

23．**可吸入性**（inhalability） 在吸气之前，存在于周围空气中的微粒进入鼻子和嘴巴的微粒分数。

24，**质量中值粒径**（mass median diameter，*MMD*） 气溶胶中物质质量的 50% 与直径大于 *MMD* 的颗粒有关。对于其几何标准差为 σ_g 的对数正态分布，可以用计数中值粒径（*CMD*）计算 *MMD*：

$$MMD = CMD + 3\exp\left(\left(\ln\sigma_g\right)^2\right) \qquad \text{公式 1-12}$$

如果物质具有均匀的比活度，则 *MMD* 将等于活性中值空气动力学直径（*AMAD*)。

25．**粒子运输**（particle transport） ICRP 130 出版物中表明粒子运输是指将物质从呼吸道清除到消化道和淋巴结，并将物质从呼吸道的一部分移动到另一部分的过程。

26．**参考生物动力学模型**（reference biokinetic model） 参考生物动力学模型主要用于职业人员相关的系列出版物。参考生物动力学模型描述了放射性核素在身体的各种器官或组织中的摄入、摄取、分布和滞留，以及随后通过各种途径从身体排泄的过程。

27．**分泌细胞**（secretory cell） 非纤毛上皮细胞，具有黏液或浆液分泌物。

28．**皮下组织**（subcutaneous tissue） 松散的纤维组织位于皮肤下方。它包括血管、结缔组织、肌肉、脂肪和腺体。在通过伤口摄取放射性核素时，它代表伤口部位的组织，在将可溶性或溶解的物质通过淋巴管移入血液或不溶性物质之前，放射性核素可保留在该组织中。

29．**热动力学直径**（thermodynamic diameter，d_{th}） 球形颗粒的直径（mm)，其在空气中具有与目标颗粒相同的扩散系数。

30．**胸部**（TH）**气道**［thoracic（TH）airway］ 由支气管、细支气管和肺间质区共同组成。

31．**转运室**（transfer compartment） 为了计算方便，ICRP 早前将隔室引入了许多生物动力学模型中，用于解释放射性物质通过血液在组织中沉积的转运。

32．**物质的类型（根据其从呼吸道进入血液的吸收率进行分类）**（types of materials）F类物质定义为易于从呼吸道吸收到血液中的沉积物质（快速吸收）。M类物质定义为沉积物质，其具有从呼吸道吸收到血液中的中等速率（中速吸收）。S类物质定义为在呼吸道中相对不溶的沉积物质（慢速吸收）。出于剂量学目的V类物质定义是指从呼吸道即时吸收到血液中的沉积物质（仅限某些气体和蒸气，吸收非常快）。

三、内照射监测术语

1．**生物测定**（bioassay） 又称内照射监测，指通过直接（体内）测量或通过间接（体外）分析从体内排出或以其他方式移除的物质来确定体内放射性核素的性质、活度、位置或滞留的任何程序。

2．**测定含量**（content） 放射性物质在特定器官、组织或身体中的活度。

3．**判定限**（decision threshold） 对被量化的物理效应（例如，样品中存在放射性核素）的实际测量结果超出某一固定测量值，这时可以认为该物理效应存在。判定限是物理效应不存在的原假设与其存在的备择假设之间判定的统计检验的临界值。当实际测量结果超过临界值时，这表示应该拒绝原假设。以这样一种方式设计统计检验，即错误地拒绝原假设（Ⅰ型错误）的概率最多等于给定值α。判定限是后验量，在特定测量之后评估，以便确定测量结果是否显著。判定限也称为"临界值"或"有意义的最小活度"。

4．**导出调查水平**（derived investigation level，*DIL*） 一个可测量的预设水平，它是从调查水平或其他主要初级水平导出的。可以用与个人或工作环境相关的任何操作参数设置*DIL*。对于放射性核素摄入量的个体监测，*DIL*最可能与测量的身体、器官或组织含量，排泄物中的活度水平或个人空气采样器测量的空气活度浓度有关。

5．**检测限**（detection limit） 通过测量程序确保特定概率下可检测到的测量的最小真实值。检测限是根据判定限与统计检验和假设相关联的最小真值，即如果实际上真实值等于或超过检测限，则错误地不拒绝原假设（Ⅱ型错误）的概率最多等于给定值β。检测限是先验量，在执行测量之前针对特定的测量方法进行评估。

6．**直接测量**（direct measurement） 体内放射性核素任何类型的测量的通用术语（即全身计数，肺计数，甲状腺计数等）。

7．**排泄率（瞬时）**（excretion rate）（instantaneous） 从排泄物去除放射性核素的瞬时速率（Bq/s）。

8．**测量量**（measured quantity，M） 在体内测量的情况下，测量量是指放射性核素在全身、器官或组织中的活度（Bq）；在体外测量的情况下，测量量是指放射性核素在排泄物样品中的活度，在多数情况下，应使用24h样品。

9．**参考生物测定函数**（reference bioassay function） ICRP系列出版物定义为通过参考生物动力学模型预测的一组列表值$m_{(t)}$，描述在时间t_0急性摄入后体内活度的时间过程（"滞留函数"）或排泄在尿液或粪便中的活度（"排除函数"）。滞留函数$m_{(t)}$表示摄入

后 t 时刻体内、器官或组织中放射性核素的预测活度，而排除函数 $m_{(t)}$ 表示在摄入后的时间 t，24h 排泄物样品中放射性核素的预测活度。在 ICRP 130 系列出版物中，排除函数中的 t 是直到 24h 样本采集期结束时的天数，在样本采集期间，样本中的放射性衰变被考虑在内。

10．**阈值水平**（threshold levels） 一个测量值，超过这些值应采取某些特定的行动或决定，通常包括记录水平和调查水平。记录水平在该水平之上应记录结果，较低的值可忽略；调查水平在此水平之上，应检查该结果的原因或含义。

第二节　内照射监测的相关模型

一、概述

当人员在放射性核素污染的环境中时，可能通过多种途径导致体内摄入，包括：吸入、食入以及通过完整的皮肤和伤口进入。放射性核素摄入、体内转移和排泄途径见图 1–1。

估算摄入放射性核素所致的内照射剂量，必须有合理的生物动力学模型和剂量学模型。单个元素及其放射性同位素的生物动力学模型用于计算在给定时间段内特定组织、器官或身体某一区域（源区域）内发生的转移总数（成人通常为 50 年，儿童为 70 岁），通

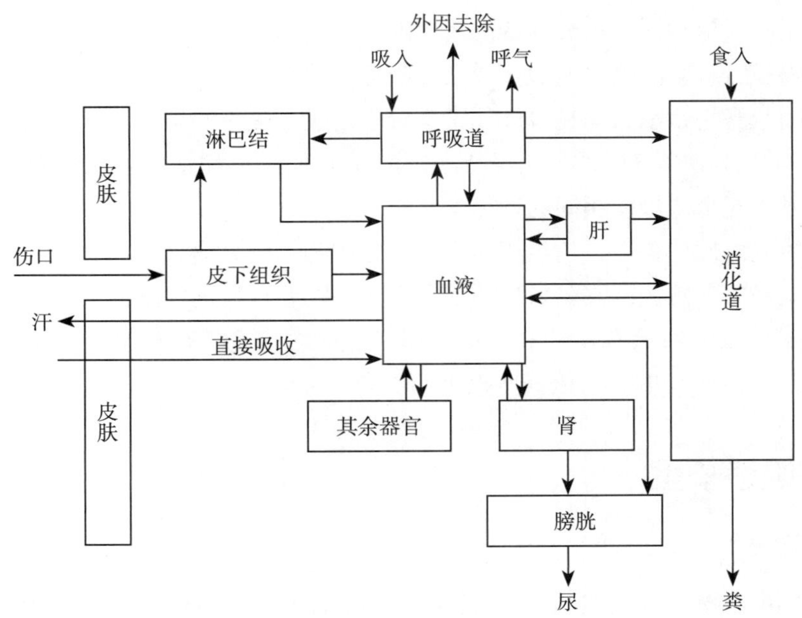

图 1–1　放射性核素摄入、体内转移和排泄途径概图

过确定每个源区域的时间积分活度估算相应的内照射剂量。剂量学模型用于计算所有重要器官 / 组织（靶）中发生在每个源区域内转移所致的能量沉积，同时考虑到所有发射的能量和产额（ICRP 107 出版物）。

全身模型描述了放射性核素到达体循环后在体内随时间的分布和滞留，以及从体内排泄。与 ICRP 当前和过去描述放射性核素在呼吸道和消化道中行为的生物动力学模型相比，ICRP 的全身模型在模型结构和参数值方面通常是特定于元素的。一个单一的通用模型结构描述了所有潜在重要的系统储存库和辐射防护中所有感兴趣的元素的转移路径，将过于复杂而无法实际应用。然而，在以前的 ICRP 出版物中，通用模型结构已用于解决已知（或预期）在体内具有相似性质的元素组（通常是化学家族）的全身生物动力学。例如，ICRP 20 出版物介绍了碱土金属元素钙、锶、钡和镭的通用模型公式，但提供的大多数模型参数是元素特定值。在 ICRP 30 出版物的第 1 ~ 3 部分中，为钚开发的模型，包括参数值以及模型结构，应用于大多数锕系元素。ICRP 关于公众成员放射性核素摄入量的出版物增加了通用全身模型结构的使用，并在 ICRP 出版物中进一步扩展，因为它有助于开发、描述和应用全身生物动力学模型。此外，一个重大进展是，随着数据的可用性，模型在器官滞留和排泄的动态方面已经变得更加符合生理学，因此它们适用于生物测定数据的解释以及剂量系数计算。

通过放射性衰变产生放射性核素链的放射性核素（称为“母体”放射性核素）的剂量系数包括在母体摄入后，体内产生的放射性子体的剂量贡献。剂量系数可能在很大程度上取决于有关子体生物动力学的假设。ICRP 130 出版物对放射性衰变在体内产生的子体放射性核素的命运做出如下假设。

对于除惰性气体外的所有放射性核素：描述吸入的母体从呼吸道吸收到血液中的参数值，可应用于呼吸道中形成的衰变链的所有成员。

在全身隔室，或吸收到血液后，或在呼吸道或消化道通过放射性核素衰变产生的子体放射性核素的全身生物动力学在母体元素部分中定义。除一些例外，通常假设子体的全身生物动力学与母体的全身生物动力学无关。对于其他成员都是同一元素的同位素的衰变链，子体被赋予与全体母体相同的动力学。

摄取母体放射性核素后，消化道内容物（在小肠或较高隔室中）衰变产生的子体放射性核素的默认吸收分数 f_A，或在系统隔室中产生并随后转移进入消化道内容物，是当作为母体摄入时子体放射性核素 f_A 的参考值。如果放射性核素具有对应于不同化学或物理形式的多个参考值，则 f_A 的默认值是所提供的最高参考值。

二、人呼吸道模型

（一）概述

ICRP 66 出版物中描述的人呼吸道模型（human respiratory tract model，HRTM）用于 ICRP 相关出版物中计算工作人员和公众的吸入剂量系数，以及 ICRP 78 出版物中的生物测定函数。2002 年 ICRP 出版物 *ICRP Supporting Guidance 3: Guide for the Practical Application of the ICRP Human Respiratory Tract Model* 给出了有关其使用的进一步指导。

ICRP 130 出版物梳理了修订版的 HRTM，并注明了对原始 HRTM 的简单更改。所作的主要修订与通过粒子运输和血液吸收来清除沉积物质有关。这些修订涉及对相关近期信息的评估和分析，以及实施 HRTM 修订的判断。

与 HRTM 的原始版本一样，呼吸道被视为两类组织：胸外（ET）和胸腔（TH）气道。将这些组织细分成区，这主要基于对辐射敏感性的差异。TH 区包括支气管［BB：气管（气道 0 带）、支气管（气道 1 ~ 8 带）］，细支气管（bb：气道 9 ~ 15 带），AI（气体交换区：气道 16 带及以后）和 TH 淋巴结（LN_{TH}）。ET 区包括前鼻道（ET_1），后鼻道、咽和喉（ET_2），和 ET 淋巴结（LN_{ET}），见图 1-2。为了与 HATM 保持一致，ICRP 66 出版物的口腔通道不再包含在 ET_2 区。这不会影响模型获得的结果，因为进入口腔的空气在 ET 中的沉积仅发生在喉部。

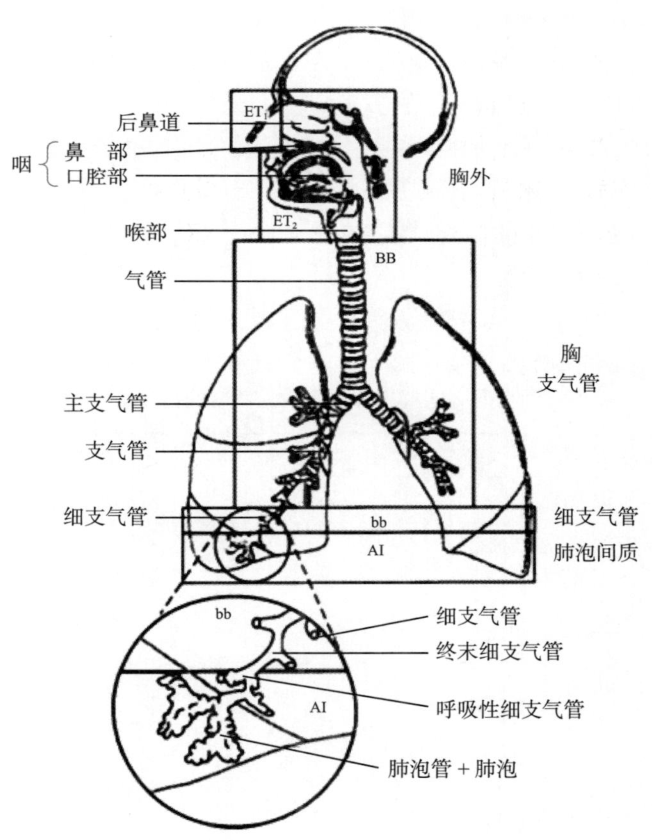

ET_1. 胸外区域，包括前鼻道；ET_2. 胸外区域，包括后鼻道、咽喉和喉；BB. 支气管区；bb. 细支气管区；AI. 肺泡间质区。

图 1-2　1994 年 ICRP 呼吸道模型中定义的呼吸道区域

注：咽的口腔部分不再是 ET 的一部分

（二）放射性核素沉积

1．**固体或液体颗粒材料的气溶胶** ICRP 66 出版物中描述的沉积模型评估了实际感兴趣的所有目标气溶胶大小（0.6nm ~ 100μm）和每个区域中气溶胶的沉积分数。对于 ET 区域，测量的沉积效率与粒度和气流的特征参数相关，并按解剖学尺寸进行缩放以预测在其他条件下（例如年龄、性别）的沉积。对于 TH 气道，使用气体传输和颗粒沉积的理论模型来计算每个 BB、bb 和 AI 区中的颗粒沉积，并量化受试者的肺部大小和呼吸频率的影响。为了模拟颗粒沉积，在吸入和呼出期间将这些区域视为一系列过滤器。通过考虑空气动力学（重力沉降，惯性碰撞）和热力学（扩散）过程竞争性地评估每个区的沉积效率。计算呈对数正态的粒度分布的气溶胶的各区的沉积分数，其中几何标准差被视为粒径中值的函数，其值从 0.6nm 处的 1.0 增加至约 1μm 处的 2.5。

除了 ET_1 和 ET_2 区之间 ET 气道中沉积物的分布外，ICRP 66 出版物对气溶胶沉积模型的实施没有进行任何改变。现在 ET 气道中的总沉积物被划分为 65% 沉积至 ET_1 和 35% 沉积至 ET_2，而不是 ICRP 66 出版物中约 50% 沉积至 ET_1 和 50% 沉积至 ET_2。

对于职业照射，ICRP 推荐的 AMAD 常用默认值是 5μm。几微米的 AMAD 是由分散机制产生的气溶胶的特征。然而，氡的短寿命子体成为空气中的自由离子，与微量气体和蒸气快速反应，形成直径约 1nm 的颗粒（“独立子体”）。反过来，这些可能附着在现有的大气气溶胶颗粒（“附着子体”）上。

对于 AMAD 为 5μm 的气溶胶，参考工作人员吸入后所致呼吸道每个区域的沉积分数值见表 1–1。

表 1–1 参考工作人员[①]吸入活性中值空气动力学直径为 5μm 气溶胶所致的呼吸道区域沉积分数（吸入活度的百分比）

区域	沉积 /%[②, ③]
ET_1（前鼻道）	47.94
ET_2（后鼻道、咽和喉）	25.82
BB（支气管）	1.78
bb（细支气管）	1.10
AI（肺泡间质）	5.32
合计	81.96

注：①参考工作人员指从事轻松工作、健康、无吸烟、正常鼻子呼吸的成年男性，其中轻松工作指坐 2.5h，吸入量为 $0.54m^3/h$；轻度运动 5.5h，期间吸入量为 $1.5m^3/h$。对于两种活度水平，所有吸入的空气都通过鼻子进入。

②为了计算目的而给出足够的精度的参考值，对每个参数已知的确定的平均值而言，参考值可能偏大。

③假设颗粒密度为 $3.00g/cm^3$，形状因子为 1.5。假设粒子空气动力学直径呈对数正态分布，几何标准差 S_g 约为 2.50。

2．**气体和蒸气**　对于以气溶胶形式吸入的放射性核素，HRTM 假设呼吸道中的总沉积物和区域沉积物仅由吸入颗粒的大小分布决定。气体和蒸气的情况不同，呼吸道中的沉积完全取决于其化学形式。在这种情况下，沉积是指呼气后吸入空气中有多少物质留在体内。几乎所有吸入的气体分子都接触气道表面，但通常会返回空气，除非它们溶解于气道表面或与之发生反应。因此，沉积在每个区域中的吸入气体或蒸气的比例取决于其溶解度和反应程度。

至于微粒形式的放射性核素，提供默认参数值以供在没有更具体信息的情况下使用。气体和蒸气，具有 F 类物质吸收时，一般默认值是呼吸道中 100% 的总沉积（区域沉积：20%ET_2、10%BB、20%bb 和 50%AI）。ICRP 130 出版物分类与 ICRP 66 出版物中的建议略有不同，但更容易应用。特别是默认情况下，ET_1 中没有沉积物。ICRP 66 出版物中的 SR-0，SR-1，SR-2 等分类描述未发现是有用的，现已不再使用。

ICRP 130 出版物中，对于气体和蒸气形式的许多元素的化合物采用参数值，包括氢、碳、硫和碘。在各种情况下，给出总沉积、区域沉积和吸收的值。

3．**清除——颗粒运输**　呼吸道模型描述了呼吸道的几种清除途径，见图 1–3。沉积在 ET_1 中的一些材料通过诸如吹鼻的外在手段除去。在其他区域，颗粒向消化道和淋巴结的运动（颗粒运输）与呼吸道中颗粒物质吸收到血液中各途径之间存在竞争性清除。由颗粒运输和吸收到血液中的清除率是彼此独立的。进一步假设所有清除率都与年龄和性别无关。

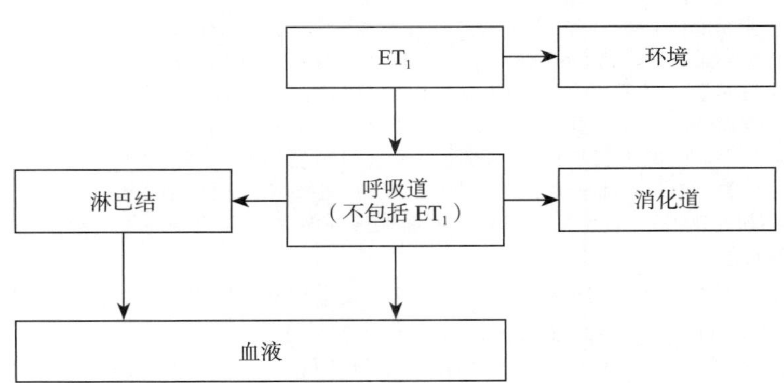

图 1–3　2002 年 ICRP 修改后的呼吸道（ET_1，前鼻道）清除途径

与原始 HRTM 一样，假设所有材料的颗粒运输速率相同。因此，提供通用隔室模型来描述所有材料的颗粒运输。最新的修订颗粒运输模型见图 1–4（原始模型参见 ICRP 66 出版物的附录 A）。速率常数的参考值尽可能来自人类研究，因为已知哺乳动物物种之间的颗粒运输速率差异很大。

沉积在传导气道（区域 ET_1、ET_2、BB 和 bb）中的大多数材料的清除率是基于人类志愿者试验的结果。在鼻子呼吸期间，ET 气道中大约 65% 的沉积物沉积在 ET_1 中，并且以大约 8h 的生物半衰期（$2.1d^{-1}$ 的速率）清除，约三分之一通过吹鼻清除和三分之二转

移到 ET_2。这通过从隔室 ET_1 到环境的 0.6d^{-1} 颗粒运输速率和从 ET_1 到隔室 ET'$_2$ 的 1.5d^{-1} 的颗粒运输速率实现的，见图 1–4。大多数沉积在 ET_2 或从其他区域（ET_1 和 BB）转移到 ET_2 的颗粒通过黏膜纤毛作用迅速清除至咽喉，并在约 10min 的时间内被吞咽。这表示从隔室 ET'$_2$ 到消化道的清除率为 100d^{-1}。

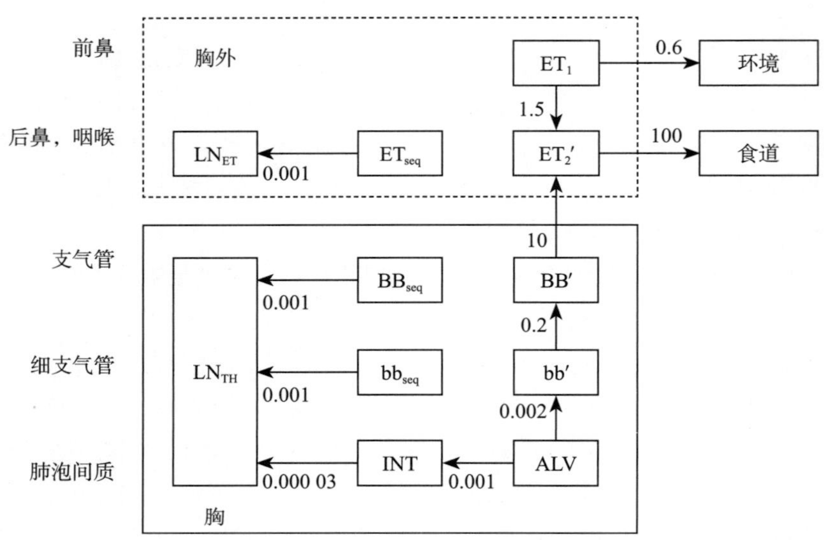

ET_1. 保留沉积在前鼻道中的物质（区域 ET_1 未细分）；ET_{seq}. 在鼻腔通道中沉积的一小部分颗粒在气道组织中长期滞留（$t_{½}$ 约 700d）；LN_{ET}.ET 区域的淋巴管和淋巴结；LN_{TH}.TH 区域的淋巴管和淋巴结；ET'$_2$. 除了滞留在 ET_{seq} 中的小部分（取为 0.000 5）外，沉积在后鼻道和咽喉（ET_2 区域）中的物质的短期滞留（$t_{½}$ 约 10min）；BB'.BB 区域中颗粒的短期滞留（$t_{½}$ 约 100min），颗粒转运至 ET；bb'.bb 中颗粒的短期滞留（$t_{½}$ 约 3.5d），颗粒转运至 BB；BB_{seq}. 在支气管区域中沉积的一小部分颗粒在气道壁中长期滞留（$t_{½}$ 约 700d）；bb_{seq}. 在细支气管区域中沉积的一小部分颗粒在气道壁中长期滞留（$t_{½}$ 约 700d）；ALV. 沉积在肺泡中的颗粒滞留（$t_{½}$ 约 250d），沉积物的一小部分（0.67）通过粒子运输到纤毛气道（bb）被去除，而其余部分则渗透到间质（INT）；INT. 沉积在肺泡中并渗透到间质的颗粒非常长期滞留（$t_{½}$ 约 60a）：颗粒被缓慢地移除到淋巴结。

图 1–4　修订的人呼吸道模型中，不同呼吸道区域颗粒运输时间依赖性隔室模型

注：1. 箭头旁边显示的比率是以 d^{-1} 为单位的参考值；

2. 假设在后鼻道、咽喉（ET_2）、支气管（BB）和细支气管（bb）中沉积的 0.2% 的物质滞留在气道壁（分别为 ET_{seq}，BB_{seq} 和 bb_{seq}）

一些动物实验表明，沉积在传导气道中的极小部分颗粒滞留（隔室）在气道壁中。考虑到这一点，假设在区域 ET_2、BB 和 bb 中沉积的 0.2% 的材料滞留在气道壁（分别分隔在 ET_{seq}、BB_{seq} 和 bb_{seq}）。将材料以 0.001d^{-1} 的速率从这些隔室清除到区域淋巴结（生物半衰期约 700d）。

在几项试验研究中已经对人肺清除量进行了量化，吸入后约 1 年，此时 AI 区域中约 50% 的沉积物仍然存在。职业照射后胸部活度的测量和尸检时肺部活度的测量表明，一些材料可以保留在肺部数十年。这在修订模型中表现为肺泡室（ALV）中的沉积，其总

速率为 0.003d^{-1}（生物半衰期约 250d），以 0.002d^{-1} 的速率清除到支气管树（bb'）和以 0.001d^{-1} 的速率清除到间质室（INT）。INT 隔室非常缓慢地清除到区域淋巴结（速率为 0.000 03d^{-1}）。因此，AI 区域中约 33% 的沉积物被隔离在间质中。

在整个支气管树（区域 BB 和 bb）中，黏液速度通常随气管增大而增加，使得停留时间从最小、最远端的细支气管中的几天到气管和主支气管中的不到 1h。这表示从隔室 bb' 到隔室 BB 的清除速率 0.2d^{-1}（生物半衰期约 3.5d）和从 BB' 到 ET'$_2$ 的清除速率 10d^{-1}（生物半衰期约 2h）。

4．清除——吸收入血　吸收到血液中取决于沉积材料的物理和化学形式。在原始和修订的 HRTM 中，除了 ET_1 假定不发生吸收外，假定（默认情况下）在所有区域（包括淋巴结）以相同的速率吸收。人们认识到，在 AI 区域中比 ET、BB 和 bb 区域吸收可能更快，但是没有足够的信息依据来支撑这一考虑。

在 HRTM 中，吸收过程被视为两个阶段：将颗粒分解成可被血液吸收的物质（溶解）；可溶性物质和从颗粒中溶解的物质（摄取）吸收到血液中。与两个阶段相关的清除率具有时间依赖性。

（1）溶解：原始和修订的 HRTM 都使用相同的简单隔室模型来表示时间依赖性溶解。假设一部分（f_r）以速率 s_r 相对快速地溶解，而剩余部分（$1-f_r$）以速率 s_s 较慢地溶解，见图 1–5A。

该方式的局限性在于它只能表示随时间降低的总溶解速率。为了解决这个问题，ICRP 66 出版物给出了一个更灵活的方式，见图 1–5B。在此，将沉积在呼吸道中的材料分配给标记为“初始状态的颗粒”的隔室，以恒定速率 s_p 溶解。将材料同时（以恒定速率 s_{pt}）转移到标记为“转化状态的颗粒”的相应隔室中，具有不同的溶解速率 s_t。使用该方式，初始溶解速率约为 s_p，最终溶解速率约为 s_t。因此，通过适当参数选择，包括 $s_t>s_p$，可以表示增加的溶解速率。s_p 与 s_{pt} 的比率近似于快速溶解的值。

可以注意到，可以使用图 1–5A 中所示的模型表示的任何时间依赖性溶解行为也可以通过图 1–5B 中所示的模型以及选择适当的参数值来表示。因此，如果溶解速率随着时间的推移而降低，通常情况下，可以使用任一方式，则可以得到相同的结果：

$$\begin{cases} s_p = s_s + f_r\left(s_r - s_s\right) \\ s_{pt} = \left(1-f_r\right)\left(s_r - s_s\right) \\ s_t = s_s \end{cases} \qquad \text{公式 1–13}$$

然而，如上所述，反之则并非如此。

图 1–5B 所示的方式默认应用于 ICRP 早期出版物。然而，它提供的额外灵活性在实践中很少需要，并且呈现更复杂（并且更不直观）。因此，现在采用图 1–5A 所示的更简单的方式作为默认方法，保留更灵活的方法作为替代方案。在 ICRP 130 系列出版物的元素部分中给出了显示随时间增加的溶解速率的材料的实例，其由“初始状态的颗粒”和“转化状态的颗粒”（包括铝化铀）表示。

（2）摄取：溶解物质吸收到血液中通常被认为是瞬时的。然而，对于某些元素，部分溶解的物质会迅速吸收到血液中，但由于相当一部分与呼吸道成分结合而吸收得更慢。为了表示时间依赖性吸收，假设溶解物质的一部分（f_b）保持在“束缚”状态，以速率 s_b 进入血液，而剩余部分（$1-f_b$）瞬间进入血液，见图 1–5。在模型中，处于“束缚”状态的材料不会被颗粒运输过程清除，而只能通过摄入血液中来清除。因此，除了不发生吸收的 ET_1 之外，每个区域仅需要一个“束缚”隔室。

图 1–5 所示的系统适用于图 1–4 所示的颗粒运输模型中的每个隔室。假设 ET_1 没有发生吸收，但如果使用图 1–5A 中的模型，ET_1 沉积物仍然必须在快速和慢速隔室之间进行分区，因为材料从 ET_1 清除到 ET_2 确实发生吸收。

对于所有元素，建议根据吸收是快速（F 类）、中速（M 类）还是慢速（S 类），来使用参数的默认值。对于气体或蒸气，建议为立即摄入血液中［非常快（V 类）］。

F、M 和 S 类物质的原始默认参考值（在 ICRP 66 出版物中给出）不是基于对实验数据的综述，而是基于颗粒运输速率的比较。例如，选择快速溶解速率 s_r 的值为 $100d^{-1}$ 等于从鼻子（ET_2）到咽喉的颗粒清除率。

在 ICRP 130 系列出版物中，对与放射防护有关的吸入材料的吸收特性进行了详细综述。并总结在每个元素的吸入材料部分。

在信息可获得的情况下，特定参数值可采用来自体内和体外研究的试验数据。如 ICRP 130 出版物附录 A 中所述，这些提供了一个数据库，用于指导选择通常被认为以“快”“中”或“慢”速率清除材料的代表值。在 ICRP 130 系列出版物中使用了基于修订版 HRTM 中默认 F、M 和 S 物质选择的值。

在图 1–5A 所示的模型中，沉积物的一部分 f_r 最初被分配给标记为“快速溶解”的隔室，其余的（$1-f_r$）最初被分配到标有“慢速溶解”的隔室。在图 1–5B 所示的模型中，

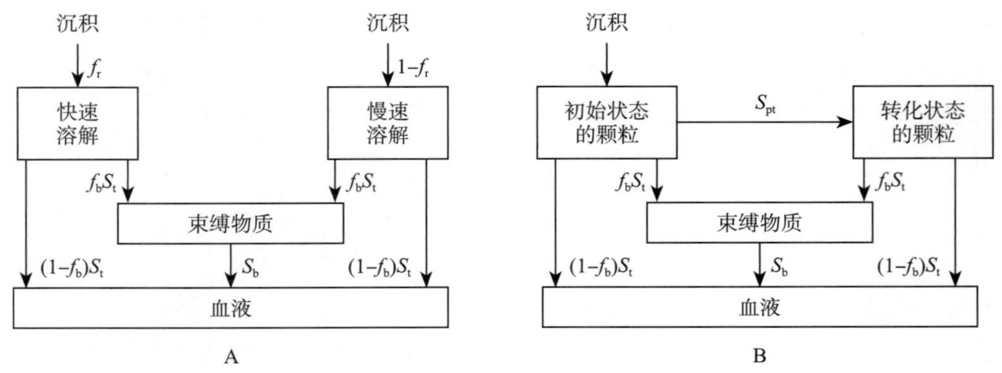

f_r. 以速率 s_r 快速溶解的沉积分数；（$1-f_r$）. 以速率 s_s 慢速溶解的沉积分数；f_b. 溶解物质保留为束缚状态，并以速率 s_b 进入血液的分数；S_b. 从束缚状态转移到血液的速率；S_{pt}. 物质从“初始状态的颗粒”隔室转移到“转化状态的颗粒”隔室的速率；S_t.“转化状态的颗粒”隔室中物质的溶解速率。

图 1–5　表示时间依赖性血液吸收（溶解和吸收）的替代隔室模型

注：A. 依赖于溶解类型；B. 依赖于颗粒运输状态

所有沉积物最初被分配给标记为“初始状态的颗粒”的隔室，标记为“转化状态的颗粒”的隔室中的材料以相同的速率进行颗粒运输。标记为“束缚物质”的隔室中的材料不受颗粒运输影响，仅通过摄入血液来清除。

在元素部分（以及配套的电子附件中为其提供的剂量系数和生物测定功能）中采用了材料特定的吸收率，用于有限数量的选定材料，即：

1）有体内数据，可以从中得出特定的参数值；

2）不同研究的结果是一致的；

3）有人认为可能存在职业照射材料；

4）特定参数值与默认 F、M 或 S 物质参数值明显不同，以证明提供额外的特定剂量系数和生物测定功能是合理的。

ICRP 66 出版物未给出基于实验结果将物质分为吸收类型的标准。这类标准在 ICRP 71 出版物中制定。在没有关于吸收类型的信息的情况下，对于大多数元素的所有颗粒类型假设为 M 类。如果在急性摄入后 30d 吸收到血液中的量大于在相同条件下恒定吸收率为 $0.069d^{-1}$（对应 10d 的生物半衰期）的假设材料在同一时期内吸收的量，则该物质被指定为 F 类。同样地，如果在相同条件下，在急性摄入后 180d 吸收到血液中的量小于在相同时间段内恒定速率为 $0.001d^{-1}$（对应约 700d 的生物半衰期）的假设材料吸收到血液中的量，则将物质视为 S 类。

使用这些标准每个元素的颗粒类型被分为 HRTM 的默认吸收类型。然而，严格应用将材料作为 S 类的标准需要至少 180d 持续时间的实验，并且由于这会排除许多有用的信息，因此在某些情况下使用了外推。对于可以应用该标准的研究，应做出声明，表明结果“符合”F 类（M 或 S 类）。对于研究结果指向特定类型，但没有足够信息来应用标准的研究，则应做出声明，说明结果“表明”或“提示”为 F 类（M 或 S 类）行为。对于一些很少或没有从呼吸道吸收实验数据的元素，可以根据化学类比将材料分配到默认类型。

对于每种元素的可溶性（F 类）形式，对从呼吸道到血液的总体吸收速率进行估算（可获得信息时）。通常，这可能是由以下过程组合产生的：①沉积材料的溶解（如果不是作为液滴吸入，因此已经溶解在溶液中）；②通过内膜中液体转移到上皮细胞，特别是在气管中；③通过上皮细胞转移。严格地说，就模型结构而言，前两个将被描述为“溶解”并由快速溶解速率 s_r 表示，因为材料经粒子转运而穿过上皮细胞，除非极快，否则应以束缚表示。在实践中，通常很难评估应该为每个过程分配多少总体速率，并且为简单起见，使用 s_r 来表示总体吸收速率。然而，假设 s_r 是元素的特征，并且这可以预期通过内膜液和上皮细胞的转移。在元素之间 s_r 值变化很大，范围从大约 $1d^{-1}$（例如钇）到 $100d^{-1}$（例如铯）。这种方法是由于这样一个事实，即 s_r 的值往往对沉积在传导气道（内膜液相对较厚）中的吸入材料的整体生物动力学影响大于对沉积在肺泡区域的材料的影响，这是因为，它与类似量级的粒子运输速率竞争（从 BB’ 到 ET'_2 的 $10d^{-1}$ 和从 ET'_2 到食管的 $100d^{-1}$）。由于元素之间 s_r 估计值的差异很大，在 ICRP 130 系列出版物中对于可以对其进行估计值的元素，采用了特定元素的值。

对于某些元素的可溶形式，部分溶解的物质被迅速吸收到血液中，但很大一部分被吸收得较慢。在某些情况下，这可以通过形成颗粒材料（通过颗粒传输清除）来表示。然而，在其他情况下，一些溶解的物质似乎附着在肺结构组分上，并且仅通过吸收到血液中而被清除。为了代表后一种随时间变化的吸收，假设溶解物质的一部分（f_b）保留在“束缚”，并以 s_b 的速率进入血液，而其余部分（$1-f_b$）瞬间进入血液，见图 1–5。保留在束缚状态而不是转化为颗粒物质的证据可以是一种或多种形式（例如保留材料的全身吸收而不是粪便清除；比沉积在呼吸的相同区域中的不溶性颗粒更慢地清除，显微镜检查显示扩散而不是局部质量活度）。

虽然模型中的束缚状态主要是考虑到对于来自肺泡区域的可溶性物质的缓慢清除，但默认情况下，假设相同的束缚态参数值适用于所有区域。在某些情况下（例如长寿命 α 发射体的长期束缚态），这可能会无意中导致 BB 和 bb 区域的估算剂量偏高。由于给予这些组织的高权重（分配因子），这反过来可导致计算出肺的高当量剂量。因此，在 ICRP 130 系列出版物中，假设对于采用束缚态的那些元素（$f_b>0$），如果有实验证据支持这一点，则将其应用于传导气道（ET_2、BB 和 bb 区域）。

对于很少或没有从呼吸道吸收实验数据的一些元素，元素特异性吸收参数值（s_r、f_b 和 s_b）可以基于化学类比。

如上所述，来自试验数据（来自体内和体外研究）的特定参数值提供了一个数据库，以指导选择通常以“快速”“中速”或“慢速”速率清除材料的代表值。需要强调的是，这不是可以通过某些客观统计方法得出中心值的代表性调查。相反，它为 ICRP 130 出版物附件 A 中所述的判断提供了依据。应用于 ICRP 130 系列出版物中的修订后的 HRTM 的更新默认值见表 1–2。

表 1–2　修订后的人呼吸道模型中 F、M 和 S 类物质的默认吸收参数值①, ②

溶解分数及速率	类型		
	F（快速）	M（中速）	S（慢速）
迅速溶解分数（f_r）	1.00	0.20	0.01
快速（s_r）	30③	3④	3④
慢速（s_s）	—	0.005 0	0.000 1

注：①为计算目的而给出足够精度的参考值，可能大于选择的反应已知可信度参数的平均值。
②绑定状态也用于某些元素的默认类型。
③许多元素的 F 类形式采用元素特异性快速溶出速率。
④如果 F 类小于 $3d^{-1}$，则 F 类的元素特定值也用于 M 和 S 类。

默认吸收率（表示为大约一半）以及沉积在每个区域（从呼吸道）到达血液的相应物质的量可总结如下：

V 类：瞬间吸收 100%。不需要对这类物质进行区域沉积评估，因为在剂量计算中，它们可以被视为直接注射到血液中。

F 类：对于 s_r 的一般默认值 30d^{-1}，100% 吸收，生物半衰期约为 30min。几乎所有沉积在 bb 和 AI 的物质都快速吸收，沉积在 BB 的物质大约 80%，沉积在 ET_2 的物质大约 25%，沉积在 ET_1 的物质大约 20% 被快速吸收。沉积在 BB 和 ET 中的其他物质，通过颗粒运输被清除到消化道。

M 类：对于 s_r 的一般默认值为 3d^{-1}，20% 吸收的生物半衰期约为 6h，80% 的生物半衰期约为 140d。沉积在 bb、BB、ET_2 和 ET_1 中的物质，分别有大约 20%、5%、0.5% 和 0.4% 的被快速吸收。AI 中大约 80% 的沉积物最终到达血液。

S 类：对于 s_r 的一般默认值为 3d^{-1}，1% 吸收的生物半衰期约为 6h，99% 的生物半衰期约为 7 000d。沉积在 bb、BB、ET_2 和 ET_1 中的物质，分别有约 1%、0.25%、0.03% 和 0.02% 的被快速吸收。AI 中大约 30% 的沉积物最终到达血液。

对于 F、M 和 S 类型，存在于 ET_1 中的一些物质通过外部手段除去。大部分还沉积在呼吸道中的未被吸收的物质通过粒子运输被清除到消化道。转移到淋巴结的少量继续以与呼吸道相同的速率被吸收到血液中。

对于从呼吸道清除到消化道的物质，默认假设是消化道中的吸收分数是 f_r 和 f_A 的乘积，其中 f_A 是对于相对可溶形式的元素在消化道中的吸收分数。该方法基于以下考虑：f_r 代表可在消化道中吸收的物质的可溶部分，而 f_A 代表可溶部分的消化道吸收。在采用这种方法时，人们认识到重要的是不要高估消化道中的吸收，因为这可能导致高估预测的尿液排泄，并因此相应地低估了尿样生物测定的摄入量。

5．在呼吸道中生成的子体放射性核素　以下特别适用于吸入母体放射性核素后在呼吸道中形成的子体。在吸入之前形成并与母体一起吸入的子体放射性核素通常被视为单独的摄入量，因此假定吸入的每个子体放射性核素采用适合其同位素元素的生物动力学。

ICRP 66 出版物指出，预计：

（1）颗粒溶解的速率由颗粒基质决定，因此吸入材料的溶解参数值将应用于呼吸道内颗粒内形成的子体（“共享动力学”）；

（2）包括氡在内的稀有气体形成的子体放射性核素是例外，因为它们会从粒子中扩散出来；

（3）溶解材料的行为取决于其元素形式，因此，子体放射性核素的结合部分参数值将不是母体的那些（“独立动力学”）。

然而，尽管如此，在 HRTM 的先前应用中（例如 ICRP 68、71、72 和 78 出版物），除稀有气体外，母体的吸收参数值适用于呼吸道中形成的衰变链的所有成员（“共享动力学”）。ICRP 一直采用相同的方法。

在 α 粒子衰变过程中形成的核的反冲动能至少与粒子发射氡的扩散机制一样重要。这种反冲也适用于由 α 发射形成的其他子体放射性核素。在不溶性颗粒的情况下，与母体相比，这将导致衰变链成员的活度逐渐降低。在计算剂量系数时，通过 α 反冲实现子体丢失是不切实际的。但是，应该牢记这一现象，特别是在使用子体监测母体放射性核素的摄入量和剂量时。

然而，如果有实验结果可以直接比较母体放射性核素的吸收行为与其放射性子体的吸收行为，那么它们将被汇总在母体元素的吸入部分（例如铀、钍）中。这些信息可能对一些情况有用，例如进行个人监测，特别是如果通过对一个或多个子体的监测来评估母体的摄入量时。

出于计算目的，在 ICRP 130 系列出版物中应用了这样的假设：在呼吸道内形成的稀有气体，包括氡，以 $100d^{-1}$ 的速率从体内清除。

对于从呼吸道清除到消化道的物质，假设消化道中的吸收分数为 $f_r \cdot f_A$。在呼吸道中形成子体时，f_r 被认为是沉积在呼吸道中的母体，但 f_A 被认为是进入消化道的子体放射性核素的值。

在吸收到血液中后，假定在呼吸道中形成的子体可采用其母体放射性核素的全身模型。

（三）呼吸道剂量学模型

HRTM 剂量学型在 ICRP 66 出版物的第 8 节中描述。出于剂量学目的，将呼吸道视为两种组织：TH 和 ET 气道。再细分为区域，主要基于对辐射敏感度的差异。TH 区域是 BB、bb、AI 和 LN_{TH}。ET 区域是 ET_1、ET_2 和 LN_{ET}。

每个呼吸道区域的剂量计算包含处于风险中的靶细胞的平均剂量。在 AI 区和淋巴结（LN_{TH} 和 LN_{ET}）中，认为处于风险中的细胞分布在整个区域，并且分别计算整个肺和淋巴结的平均剂量。对于构成导气管的区域（ET_1、ET_2、BB 和 bb），靶细胞被认为位于距气道表面一定深度范围的组织层中，并且计算该层的平均剂量。在 ET_1、ET_2、BB 和 bb 中鉴定的靶细胞和每个区域中含有靶细胞的组织的质量用于剂量计算，其值见表 1–3。

这些区域中，还存在几个可能的源区。例如，在 bb 区域中，滞留在气道壁（bb_{seq}）中的颗粒被置于 20 ~ 25mm 深度（即低于靶细胞）的巨噬细胞层中；与上皮“结合”的活度均匀分布在其中；并且还考虑了 AI 区中存在的活度的照射。在最初的 HRTM 中，黏膜纤毛清除有两个阶段：快速清除阶段的活度（隔室 bb_1）位于纤毛上方的黏液层中；在缓慢清除阶段（隔室 bb_2）中的活度被认为是在纤毛之间的黏液中。在修订后的 HRTM 中，只有一个清除阶段。

对于每个源 / 靶组合，ICRP 66 出版物提供非穿透性辐射（α、β 和电子）的吸收分数作为能量函数。由于空间分辨率不足，这些吸收分数未在体素模型中表示，因此使用 ICRP 66 出版物中给出的值。它们是使用单个圆柱几何体来代表传送气道的每个区域（ET_1、ET_2、BB、bb）：BB 的代表性支气管直径为 5mm，bb 的代表性细支气管直径为 1mm。如 ICRP 66 出版物中所列，单个 BB 和 bb 源区的吸收分数是作为慢速和快速清除源区的厚度加权总和得出的。

考虑到组织间敏感性的差异，每个区域的当量剂量 H_i 乘以分配分数 A_i，表示该区域相对于整个器官的估计灵敏度。A_i 的推荐值见表 1–3。在 ICRP 103 出版物中，LN_{ET} 和 LN_{TH} 包含在组织“淋巴结”中，其本身包括在其余组织和器官的列表中，因此不再分别

表 1-3　呼吸道靶区的剂量学参考值

组织	区域	靶细胞	靶细胞深度[①]/μm	靶区质量[①, ②]/kg		w_T 分配分数（A_i[①, ③]）
				男	女	
ET	ET_1	基底	40 ~ 50	2.000×10^{-5}	1.729×10^{-5}	0.001
	ET_2	基底	40 ~ 50	4.500×10^{-4}	3.890×10^{-4}	0.999
TH	BB	分泌（BB_{sec}）	10 ~ 40	8.648×10^{-4}	7.771×10^{-4}	1/3[③]
		基底（BB_{bas}）	35 ~ 50	4.324×10^{-4}	3.885×10^{-4}	
	bb	分泌	4 ~ 12	1.949×10^{-3}	1.874×10^{-3}	1/3
	AI		[④]	1.100	0.904	1/3

注：ET：胸外；TH：胸部；ET_1：前鼻道；ET_2：后鼻道、咽、喉；BB：支气管；bb：细支气管；AI：肺泡间质。

[①]参考值：为计算目的给出足够的精度，为反映选择的精度，对确定已知每个参数的平均值可能大于此值。对于 BB、bb 和 AI 区域，A_i 的每个值正好是三分之一。

[②]男性值取自 ICRP 68 出版物的表 3；ET 和 AI 的女性值取自 ICRP 66 出版物的表 5；这里使用来自 ICRP 66 出版物的表 2、4 和 B6 的信息计算 BB 的女性值。BB_{sec} 和 BB_{bas} 的质量是支气管上皮的质量，分泌细胞和基底细胞分别通过支气管上皮分布，并基于气道尺寸的参考值。AI 的质量包括血液，但不包括淋巴结。

[③]BB 的剂量（H_{BB}）计算为 BB_{sec} 和 BB_{bas} 的剂量的算术平均值。

[④]计算区域的平均剂量。

包含在 ET 和 TH 气道中，因为它们在原始 HRTM 中。在 ICRP 66 出版物中 w_T 的分配分数 A_i 在表 1-3 中重新分配给其他区域。每个区域的当量剂量 H_i 的加权总和分别是 ET 或 TH 气道的当量剂量，如下：

$$\begin{cases} H_{ET} = H_{ET_1}A_{ET_1} + H_{ET_2}A_{ET_2} \\ H_{TH} = H_{BB}A_{BB} + H_{bb}A_{bb} + H_{AI}A_{AI} \end{cases} \qquad \text{公式 1-14}$$

将 ICRP 103 出版物中针对肺指定的组织权重因数 $w_T = 0.12$ 应用于与 TH 区域的当量剂量 H_{TH}。ET 气道包括在其余组织和器官列表中。

（四）呼吸道模型的最新变化

ICRP 130 出版物中更新了 ICRP 66 出版物中描述的人呼吸道模型（HRTM），考虑到 ICRP 66 出版物其出版以来积累的数据，该模型的基本特征保持不变。含有放射性核素的吸入颗粒沉积在胸外（ET）气道（鼻、喉等），肺的支气管（BB）和细支气管（bb）气道以及肺泡间质（AI）区域，不同区域的沉积主要取决于粒径。从呼吸道清除主要是通过溶解和吸收到血液中，以及将颗粒输送到喉然后进入消化道的竞争过程。吸收到血液中或通过粒子运输清除的比例取决于物质的形态和溶解度，以及放射性核素的放射性半衰期。

ICRP 的呼吸道模型在此也适用于气体和蒸气，以及氡及其放射性子体的吸入。

ICRP 130 出版物对于血液吸收的主要变化如下：

1. 重新定义 F、M 和 S 类物质的吸收默认值。对 M 和 S 类物质，更高的快速溶解分数值（f_r），分别为 0.2 和 0.01，而不是 0.1 和 0.001，M 和 S 类物质快速溶解率（s_r）为 $3d^{-1}$；F 类物质快速溶解率（s_r）为 $30d^{-1}$，而不是 $100d^{-1}$。

2. 在有足够信息的选定情况下（例如铀的形式）材料特定参数值 f_r、s_r 和缓慢溶解率（s_s）。

3. 特定元素的 s_r 值和束缚状态参数 f_b 和 s_b，已有足够的信息可用。

4. 气体和蒸气的修正处理，其中溶解度和反应性根据沉积在呼吸道中的比例来定义。默认假设是 100% 沉积（20%ET_2，10%BB，20%bb 和 50%AI）和 F 类吸收。未发现 ICRP 66 出版物中描述的 SR-0，SR-1，SR-2 分类是有用的，因此不再使用。

ICRP 130 出版物对于粒子运输的清除，主要变化如下：

1. 基于新的人体试验研究，给出了更真实的鼻通道清除，包括从前部区域到后部区域的转移。

2. 基于最近的人体试验研究，修改了支气管树粒子缓慢清除的特征；现在假设它仅在细支气管中发生，而不是在整个支气管树中作为颗粒尺寸依赖性现象发生。

3. 根据最近的数据，包括暴露于不溶性 ^{60}Co 颗粒和二氧化钚的工作人员的长期随访，通过修订模型结构，延长了在肺部 AI 区域的滞留时间。

三、人消化道模型

（一）概述

ICRP 30 出版物的人消化道模型（HATM）已被 ICRP 100 出版物中的 HATM 描述取代。修订的原因有很多，包括有关材料肠道输运信息的改进，以及我们对敏感细胞位置理解的发展。模型结构见图 1–6，参数值见表 1–4。至于 HRTM，HATM 的一个重要特征是针对含有癌症诱导敏感细胞的区域进行剂量的具体计算，以及在可获得信息的情况下考虑特定吸收和 / 或滞留值。HATM 和 HRTM 相互兼容、互联，见图 1–6。

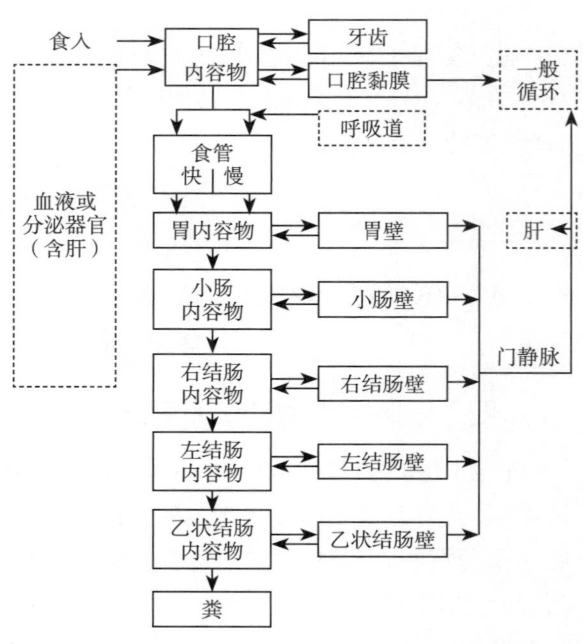

图 1–6 人消化道模型（HATM）的结构图

注：虚线框表示 HRTM 和全身生物动力学模型器官与 HATM 之间有相关

表 1-4　参考工作人员总膳食的通用人消化道模型默认转移系数（每天）①, ②

转移开始器官	转移终点器官	转移系数③/d^{-1}
口腔内容物	食管快速	6 480.00
口腔内容物	食管缓慢	720.00
食管快速	胃内容物	12 343.00
食管缓慢	胃内容物	2 160.00
胃内容物	小肠内容物	20.57
小肠内容物	右结肠内容物	6.00
右结肠内容物	左结肠内容物	2.00
左结肠内容物	乙状结肠内容物	2.00
乙状结肠内容物	大便	2.00

注：①ICRP 100 出版物假定的参考工作人员为成年男性的转移率。

②除非在相关元素中另有规定，否则此处未给出的其他转移系数假定为零。在大多数情况下，小肠（SI）内容物从消化道吸收到血液中，而不会滞留在 SI 壁中。相应的转移系数为：$f_A\lambda_{SI,RC}/(1-f_A)$，其中 $\lambda_{SI,RC}$ 是从 SI 内容物到右结肠内容物的转移系数。

③给出的值的精确度是出于计算目的，并不反映确定中心值已知。

（二）模型结构

HATM 描述了放射性核素通过摄入进入口腔，或者在从呼吸道粒子运输后进入食管。它描述了通过所有消化道区域的转移顺序，包括口腔、食管、胃、小肠和结肠段，然后在粪便中排空。计算所有这些区域的剂量。出于剂量计算的目的，基于可用的通过时间信息将结肠分成右结肠、左结肠和直肠乙状结肠（乙状结肠和直肠）。直肠包括在乙状结肠中，因为直肠乙状结肠难以确定单独运输时间，直肠没有特定的 w_T 值。总结肠剂量组合为质量加权平均值，包括右结肠、左结肠和直肠乙状结肠。

（三）模型参数

HATM 给出了口腔、食管和胃中固体食物、液体和总饮食的不同输运时间。假设为一级动力学，这是涉及通过消化道内腔转移材料的复杂过程简化。但是，预期可以合理准确地表示放射性核素在每个管段中的平均停留时间。

1．**修正因子**　HATM 中给出了区域输运默认时间，它是基于所收集的特定性别、年龄组和材料类型（例如固体、液体、热量液体或无热量液体）的数据的中心估计值。如在 ICRP 100 出版物中广泛说明的那样，即使在正常条件下，材料通过食管的每个主要部分的转移，受试者间和受试者内也显示出相当大的变异性。例如，便秘、腹泻、非正常饮食、药物和各种影响神经系统或增加能量需求的疾病可能导致与标准的极大偏差。

2．**性别特定值**　HATM 为成人提供了内容物通过区域的尺寸和运输时间的性别特定参数值。虽然通常女性的胃和肠的尺寸小于男性，但通过这些区域的估计中心运输时间，女性约比男性大三分之一。然而，考虑到在男性和女性通过消化道的任何区域的运输时间大的可变性，参考工作人员被定为成年男性的参考运输时间。

3．**从呼吸道或唾液进入的物质** 从呼吸道清除的黏液和相关物质通过口咽进入食管。对于摄入的食物和液体，HATM 指定了食管转运的两个组成部分，代表 90% 的吞咽物质的运输相对较快（总饮食的平均运输时间为 7s）和剩余的 10% 的运输相对较慢（总饮食为 40s）。一般假设较慢的食管通过时间适用于从呼吸道清除的所有材料。对于进入唾液消化道的活度也做了同样的假设。

（四）消化道吸收

放射性核素可能会进入消化道：直接摄入；吸入后间接导致黏膜纤毛颗粒从呼吸道到口咽和食管；或在唾液、胆汁或胃液等分泌物中。或者，它们可以通过母体放射性核素的衰变在消化道中产生。放射性核素在血液中的吸收，在 HATM 中规定为进入消化道的量的一部分，总吸收表示为 f_A。该模型结构允许在任何可获得信息的区域中使用吸收数据。在大多数情况下，没有关于放射性核素的区域吸收的信息，默认假设是所有吸收都发生在小肠中（即 $f_{SI}=f_A$）。作为默认，还假设没有从壁到消化道内容物的循环。

ICRP 130 系列出版物推荐的一些 f_A 值与 ICRP 30 出版物模型中的 f_1 值相同，这是因为还没有足够的新信息来修订相关的值。尽管在某些情况下（例如相对长寿命的碘的同位素），假设这些核素对消化道区域和其他组织的剂量不敏感，但是这类少数病例获得的具体数据仅在相关区域的吸收中考虑。

放射性核素的吸收程度取决于元素及其化学形式。化学形式的变化可能发生在消化过程中，从口腔开始，但主要发生在胃和小肠。化学形式或物质形成的这些变化将决定对放射性核素吸收的可能性，从而决定通过肠上皮细胞进入血液的程度。

通过摄入的母体放射性核素 Y 的衰变在消化道中产生的子体放射性核素 X 的默认吸收分数 f_A 是母体 Y 的 f_A 作为参考。如果 X 具有对应于不同化学或物理形式的多个参考值，则默认值 f_A 是为 X 提供的最高参考值。

对于从呼吸道清除后到达消化道的吸入颗粒，在确定 f_A 值时考虑肺中的溶解度是合适的。对于根据其物理化学形式表现出溶解度范围的一些元素，有证据表明 M 类或 S 类物质的溶解度降低也与肠吸收减少有关。对于从呼吸道转移到消化道的放射性核素，默认 f_A 值确定为吸收类型的 f_r 和元素可溶形式的 f_A 值的乘积。通过吸入母体放射性核素 Y 的衰变在呼吸道或消化道中产生的放射性核素 X 的默认吸收分数 f_A 是吸收类型的 f_r 与作为母体放射性核素摄入的 X 的参考 f_A 的乘积。如果 X 具有对应于不同化学或物理形式的多个参考吸收分数 f_A，则为默认值在呼吸道或消化道中产生的 X 的吸收分数 f_A 是吸收型的 f_r 和 X 的最高参考值的乘积。

ICRP 130 系列出版物中使用的一些生物动力学模型预测放射性核素的全身行为，描述了从全身隔室分泌到消化道内容物中的情况。从全身隔室转移到消化道的小肠或更高区段的活度被假定为再次吸收到血液中。在这种情况下，分泌活度的默认吸收分数 f_A 是摄取放射性核素的参考 f_A。如果针对不同形式的摄取放射性核素给出 f_A 的多个参考值，则其默认 f_A 是为该核素提供的最高参考值。

（五）消化道的滞留

在可获得信息的情况下，模型结构允许使用关于不同隔室中放射性核素滞留的数据。人类和动物数据表明摄入的放射性核素滞留在牙齿或消化道区域（主要是小肠）壁的黏膜组织中，可用于改进消化道剂量的计算。在 ICRP 100 出版物中给出的镉的例子表明，与使用 ICRP 30 出版物模型计算的剂量相比，^{115}Cd 在牙齿上的滞留使口腔黏膜的估计剂量几乎增加了两个数量级。类似地，与用 ICRP 30 出版物模型计算的剂量相比，在小肠壁中滞留 ^{59}Fe 可能使当量剂量增加约两倍。然而，在两个实例中，这些器官剂量的增加不会导致待积有效剂量的显著变化，因待积有效剂量主要来自其他组织的贡献。有关消化道组织中滞留的信息，在 ICRP 130 系列出版物的各个元素部分给出。

（六）消化道剂量学方法

HATM 允许明确计算每个消化道区域内癌症诱导的靶区域的剂量，主要考虑来自区域内容物中放射性核素的剂量，并适当考虑放射性核素的黏膜滞留。

由于食管和口腔这些区域的运输时间短，所以食管和口腔的摄入放射性核素剂量非常低。然而，它们都被包括在内是因为特定的 w_T 被分配给食管，并且因为口腔中的滞留，例如在牙齿上的滞留，会导致口腔黏膜的剂量显著增加（在 ICRP 103 出版物中将其添加到构成其余部分的器官和组织中）。

通常，在剂量和癌症风险方面更重要的消化道区域是胃，特别是结肠。虽然小肠可能接受比胃更大的剂量，但它对辐射诱导的癌症不敏感，并且 ICRP 没有指定特定的 w_T 值。因此，小肠包含在构成其余部分的器官和组织中。

ICRP 100 出版物对 HATM 的一个重要修订是用于计算非穿透 α 和电子辐射的在各个区域的剂量的方法。在 ICRP 30 出版物中，假设内容物中 β 和 α 发射体对任何胃肠道壁的剂量分别为内容物表面剂量的 100% 和 1%。相比之下，新的 HATM 考虑了靶细胞在每个胃肠道区域壁的黏膜层中的位置以及 β 和 α 粒子进入壁的深度。在各种情况下，与癌症诱导相关的目标是上皮干细胞，位于口腔和食管复层上皮的基底层，以及在胃、小肠和大肠的单细胞层上皮细胞的隐窝内。

与使用 ICRP 30 出版物模型获得的估计值相比，新方法通常导致结肠内容物中 β 和 α 发射放射性核素对结肠的剂量估计大大降低。这是因为结肠内容物和覆盖靶干细胞的黏膜组织中的 α 粒子和电子能量的损失（深度为 280 ~ 300μm）。这减少了电子在靶区中的能量沉积，并且导致在内容物中发射的 α 粒子对靶区中的剂量贡献为零。在没有放射性核素滞留在消化道壁的情况下，消化道所有区域摄入的 α 发射体的剂量将完全是由于它们被吸收到血液中，以及随后软组织全身活度的辐射。

局部结肠剂量减少对总待积有效剂量的影响将根据放射性核素而变化。在 ICRP 100

出版物中给出 ^{55}Fe、^{90}Sr 和 ^{239}Pu 的实例表明，结肠局部剂量的这种减少对有效剂量的影响很小或没有，因为主要贡献来自吸收到血液中的活度和器官和组织的当量剂量。一般而言，f_A 值大的放射性核素或在体内长期滞留的长寿命放射性核素对有效剂量的影响很小。然而，对于 ^{106}Ru 的例子，待积有效剂量和结肠剂量分别减少约 1/2 和 1/5，这是由于该放射性核素有效剂量的主要贡献是消化道区域的当量剂量。

ICRP 100 出版物中剂量的计算基于消化道各部分干细胞层最初吸收的电子和 α 粒子分数值。ICRP 130 系列出版物中，已对粒子类型以及内容物和壁中的源进行了新的计算。对于小肠内的区域，已经实施了新的分段折叠模型。

（七）消化道模型的最新变化

ICRP 30 出版物的人消化道模型（HATM）已被 ICRP 100 出版物中描述的 HATM 取代。HATM 的主要特征可归纳如下。

1．包括所有消化道区域：口腔、食管、胃、小肠、右结肠、左结肠和直肠乙状结肠（乙状结肠和直肠）。

2．默认假设是元素及其放射性同位素吸收到血液中仅发生在小肠中［即总吸收分数（f_A），等于小肠的吸收分数（f_{SI}）］。可获得有效信息时，对特定模型结构，在其他区域也有可能吸收。

3．可获得有效信息时，允许保留在消化道区域壁的黏膜组织和牙齿上的模型结构。

4．明确说明消化道每个区域内癌症诱导的靶区的位置。

ICRP 100 出版物给出了消化道切片的干细胞层的电子和 α 粒子吸收分数的初步值。ICRP 130 出版物已对两种粒子类型以及内容物和壁源进行了新的计算。对于小肠内的区域，已经实施了新的分段折叠模型。其细节参考 ICRP 133 出版物。

四、完整皮肤和伤口模型

（一）完整皮肤模型

完整皮肤是大多数物质进入体内的有效屏障，很少有放射性核素在很大程度上穿过它。实际中，存在一些重要的例外包括液态或气态的氚水、有机碳化合物和气态或液态中的碘。

由于可能受照射场景范围很广，因此没有通过皮肤吸收放射性核素的一般模型。皮肤可能因接触气溶胶、液体、污染表面或受污染衣物而受到污染。污染物的物理和化学形式（包括 pH）和皮肤的生理条件是任何剂量评估的重要因素。

应考虑受污染皮肤区域的辐射剂量和吸收后对全身的辐射剂量。ICRP 103 出版物建议局部皮肤剂量应计算敏感细胞，假设深度为 70μm，或在皮肤表面以下 50～100μm 的组织层上，最大受照的 $1cm^2$ 皮肤组织上取平均值。这适用于分布在皮肤表面或聚集成颗粒的活度。ICRP 不推荐用剂量模型计算沉积在皮肤上的放射性核素的剂量，也没有给出剂量系数。

（二）伤口模型

放射性核素可以从受污染的伤口部位转移到血液中，以及转移到其他器官和组织。美国国家辐射防护与测量委员会（National Commission of Radiation Protection，NCRP）第156号报告开发出一种模型来描述不同物理化学形式的材料的转移，见图1-7。由于缺乏足够的人体数据，该模型的参数值基于实验动物数据。当与元素特异性的全身生物动力学模型结合时，该模型可用于计算器官和组织的待积当量剂量，并在放射性核素转移至血液和体循环后确定待积有效剂量，以及预测尿液和粪便排泄。

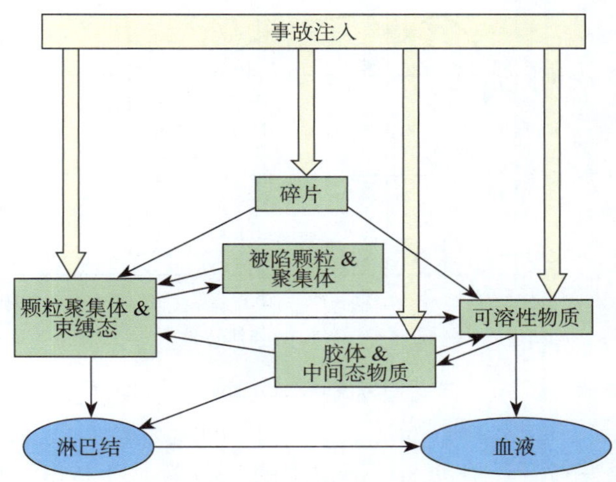

图1-7　美国国家辐射防护与测量委员会（NCRP）的伤口测量模型

该模型旨在适用于注射或穿透伤口后的可溶性和不溶性放射性物质。五个隔室用于描述伤口部位内放射性核素的物理或化学状态。这些物质包括：可溶性物质、胶体和中间态物质、颗粒聚集体和束缚态、被陷颗粒和聚集体以及碎片。在某些情况下，隔室包含其原始物理化学形式的放射性核素。在其他情况下，最初沉积的物质会随时间而改变状态并从一个隔室移动到另一个隔室。在大多数情况下，根据规定的放射性核素的物理和化学形式，模型简化为两个或三个隔室。

对于最初以可溶形式存在于伤口中的放射性核素定义了四种滞留类别，分为弱、中、强和极强四种类型。这些通常指的是伤口部位持续滞留的程度。分类标准基于：①大鼠肌内注射放射性物质沉积后剩余的分数；②初始滞留部分的清除分数。

从伤口部位释出放射性核素，可溶性物质通过血液发生，颗粒通过淋巴结发生。颗粒在淋巴结中的进一步溶解也导致放射性核素转移到血液中。血液是将伤口模型与相应的放射性元素特异性全身生物动力学模型联系起来的中央隔室。一旦放射性核素到达血液，它就像是以可溶形式直接注入血液中一样。这与HRTM和HATM采用的方法相同。

为了说明该模型在生物测定解释中的应用，将伤口模型与^{137}Cs的ICRP全身生物动力学模型联系起来。伤口模型中 ^{137}Cs 的主要默认值的参数应用于伤口模型，并预测尿液和粪便排泄模式，见图 1–8。该模式显示摄入后 2 ~ 3d 达到 ^{137}Cs 的尿液峰值排泄，以及约 5d 达到粪便峰值排泄。这两种模式都反映了 ^{137}Cs 从伤口部位的快速移动，以及它在全身器官部位的分布和排泄。

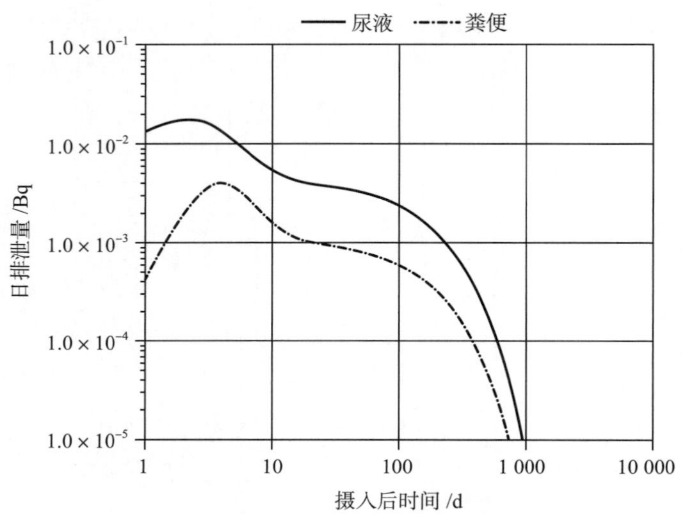

图 1–8　弱类 ^{137}Cs 伤口急性摄入后的预测值（Bq/Bq 摄入量）

为了比较，如果假设受污染的伤口部位中的 ^{137}Cs 存在于核电反应堆燃料的颗粒中，则可以给出颗粒类别的参数值。在这种情况下，血液的溶解和吸收比弱类慢得多，尿液和粪便排泄模式大约 10d 后呈现假平衡模式，持续数年，见图 1–9。

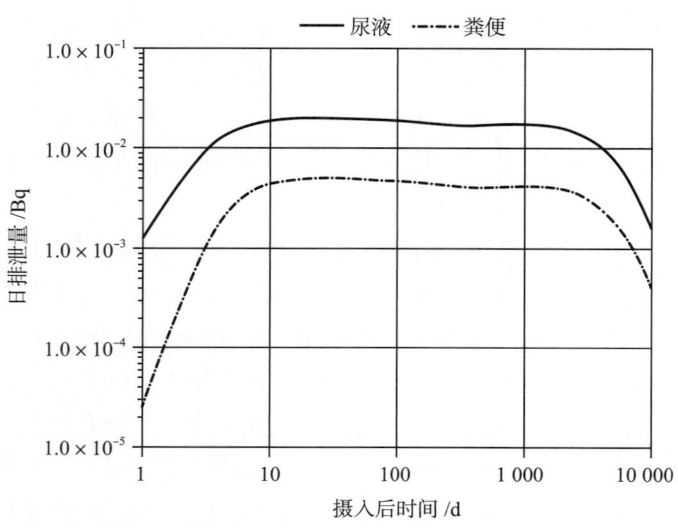

图 1–9　颗粒类 ^{137}Cs 伤口急性摄入后的预测值（Bq/Bq 摄入量）

皮肤的伤口，如擦伤、烧伤或其他病理损伤的存在可能会大大增加放射性物质到达皮下组织的能力，随后进入体循环。尽管沉积在伤口部位的大部分材料可以保留在该部位，并且可以通过外科手术切除，但是可溶性（可运输的）材料可以转移到血液中并因此转移到身体的其他部位。实际上，对伤口引起的内部污染的评估是根据专家判断逐案处理的。在许多情况下，可以直接从尿液生物测定数据评估从伤口部位转移到血液中的放射性核素的量。ICRP 不建议使用剂量测定模型来计算从伤口部位转移到血液和其他器官和组织的放射性核素的剂量。然而，这些模型由 NCRP（2006）公布，因此，摄入途径为注射的剂量系数在 ICRP 电子附件中给出，这可以帮助评估伤口污染后的剂量。

五、全身生物动力学模型

（一）母体放射性核素

描述放射性核素在到达体循环后在体内的时间依赖性分布和排泄的模型，在此称为全身生物动力学模型。与 ICRP 的生物动力学模型描述放射性核素在呼吸道和消化道中的行为不同，ICRP 的全身生物动力学模型通常是关于模型结构和参数值的元素特定模型。一个通用的模型，描述了所有潜在重要的系统处置库和辐射防护中所有相关的元素的转移路径，将过于复杂且没有太多实际用途。而在早期的 ICRP 出版物中偶尔使用通用模型结构来描述小组元素的全身生物动力学，这些元素通常是化学族，已知或预期在体内具有定性相似的行为。例如，ICRP 20 出版物介绍了碱土金属元素钙、锶、钡和镭的通用模型公式，但提供了大多数模型参数的元素特定值。在 ICRP 30 出版物的第 1 ~ 3 部分中，为钚开发的模型，包括参数值以及模型结构，应用于大多数锕系元素。另外几种锕系元素的生物动力学模型在 ICRP 30 出版物的第 4 部分中进行了修改，其中钚的模型结构被用作通用结构。一组共同的参数值应用于钚、镅和锔。元素特定值应用于其他元素的模型中的选定参数。ICRP 关于公众成员摄入放射性核素的剂量的系列出版物中增加了通用系统模型结构的使用，并进一步扩展，因为它促进了制定、描述和全身生物动力学模型的应用。

ICRP 130 系列出版物中使用的全身生物动力学模型通常遵循生理学描述性建模方案，这种方案在不涉及 ICRP 72 系列出版物中公众成员放射性核素摄入剂量，因此仅是有限应用。也就是说，模型结构包括一个或多个代表血液的隔室，描述了从血管外储存库到血液中的活度反馈（即它们是循环模型），并且，就实际情况而言，描述了被认为决定个体元素系统生物动力学的主要生理过程。

一些元素（如碘和铁）的全身生物动力学模型是在模型结构中开发的，这些模型结构专门用于描述这些元素在体内的独特行为。然而，大多数元素的模型是在 ICRP 72 系列出版物中应用于亲骨性放射性核素的两种通用模型结构之一，或这些结构的变体中构建的。这不仅适用于亲骨性放射性核素，也适用于骨骼中沉积相对较低的元素（如钴和钌），因为身体中那些元素的主要储存库和转移路径包含在这两个结构之中。在某些情况下，ICRP 72 系列出版物中应用的模型结构已略作修改以适应元素的特定特性，或鉴于元素生物动力学某些方面的信息有限而简化。

ICRP 130 系列出版物中使用的全身生物动力学模型包括显性遗传学方法生物去除尿液和粪便中的全身活度。在一些元素的模型中还描绘了额外的排泄途径，例如汗液。

用于膀胱的生物动力学模型在 ICRP 67 和 68 出版物中有所描述。工作人员每天的排空次数为 6。为了表示膀胱的动力学的一级过程，从膀胱中清除的速率取为 $12d^{-1}$。

在 ICRP 130 系列出版物中使用的许多全身模型中，假设在从全身隔室转移到代表特定元素的内源性分泌途径的消化道的特定部分后，粪便中的活度被排除。分泌物通过消化道不同部分的传输速率是 HATM 中规定的与元素无关的速率。从全身隔室转移到小肠或小肠道的内容物中的活度被假定为部分再吸收到血液中。转移到右侧结肠或下段内容物的活度被认为不会被再吸收。

（二）子体放射性核素

在 ICRP 30 和 68 出版物中，一般假设在摄入母体放射性核素后在全身隔室中产生的衰变链成员采用母体的生物动力学，这被称为“共享动力学”假设。当母体是铅、镭、钍或铀的同位素，以及碲的碘子体和产生的惰性气体同位素时，在 ICRP 68 出版物中作出了衰变链成员的“独立动力学”的替代假设。子体“独立动力学”的实施是基于系统产生的子体放射性核素的一般行为模式，这是通过对实验和职业研究的综述提出的。也就是说，数据表明在软组织或骨表面产生的大多数放射性子体倾向于从母体迁移并开始遵循其特有的生物学行为，而在观察期间，骨中产生的放射性核素往往与骨中的母体放射性核素一起滞留。

“独立动力学”的假设通常应用于 ICRP 130 系列出版物的在骨容积隔室以外的全身隔室中产生的子体放射性核素，或在呼吸道或消化道中产生后吸收到血液中的子体放射性核素。基本假设是，子体放射性核素从其在全身池中产生或吸收时起就遵循其自身的特征行为。由于许多母体和子体组合的全身模型的结构差异，这种假设的实施并不总是直截了当。例如，放射性核素可能出生在母体模型中明确指定的组织中，而在子体放射性核素的特征模型中并不是明确指定的组织。当发生这种情况时，必须先确定子体放射性核素的清除率和清除活度的目的地，然后才能解决模型。

即使子体放射性核素是在子体放射性核素特征模型中明确指定的源器官组织中产生的，如果子体放射性核素模型将组织划分为不同的隔室，“独立动力学”的默认处理可能会变得有些随意，因为无法通过母体模型中的隔室识别。例如，如果将组织分成隔室是基于母体的生理学或解剖学以及基于子体动力学的考虑，则可能发生这种情况。这些隔室可识别性的问题应根据具体情况加以解决。

ICRP 130 系列出版物的每个元素部分都描述了元素放射性同位素的剂量学重要的子体的“独立动力学”假设的实施。给定母体元素的实施方法取决于：体内产生的衰变链成员行为信息的可用性，该链成员行为剂量估算的不确定性，该元素的放射性核素衰变链的长度，以及该链成员特征系统模型的复杂性和一致性。在某些情况下，主要涉及具有较短物理半衰期或生物半衰期的子体放射性核素，鉴于其在体内产生后的短期行为的不确定性，子体的特征全身模型被更简单的模型所取代，该模型被认为足以满足实际目的。例如，在某些情况下，假设短寿命子体放射性核素在他们的产生地方就会衰变。作为第二个例子，惰性气体作为母体放射性核素的相对详细的经典模型被更简单的模型所取代，用于它们在体内产生后的行为。在所有情况下，母体元素（Y）的子体元素（X）的全身模型对于所有以 Y 为母体元素的衰变链是相同的。例如，摄入 ^{228}Th 后在全身池中产生 ^{224}Ra 的全身模型也可用于摄入 ^{227}Th 后在全身池中产生的 ^{223}Ra。

第三节　剂量学方法

一、辐射防护量

（一）辐射防护量之间的关系

辐射防护量包括用于辐射防护的基本物理量、防护评价量和可用于防护监测的量。ICRP 和 IAEA 给出了辐射防护使用的剂量学量的关系，见图 1–10。从图中可以看出：辐射防护使用的剂量学量中最基础的量是物理量，包括吸收剂量（D）、比释动能（k）和注量（Φ），这些量均为可测的量；用于辐射防护评价的称为防护评价量，包括器官吸收剂量（D_T），RBE（相对生物效能）加权平均吸收剂量（AD_T），器官当量剂量（H_T）和有效剂量（E），这些量均不是可直接测量的量，它们必须通过物理量或实用量的测量结果来估算；用于外照射场所和人员监测的实用量包括周围剂量当量 [$H^*(d)$] 、定向剂量当量

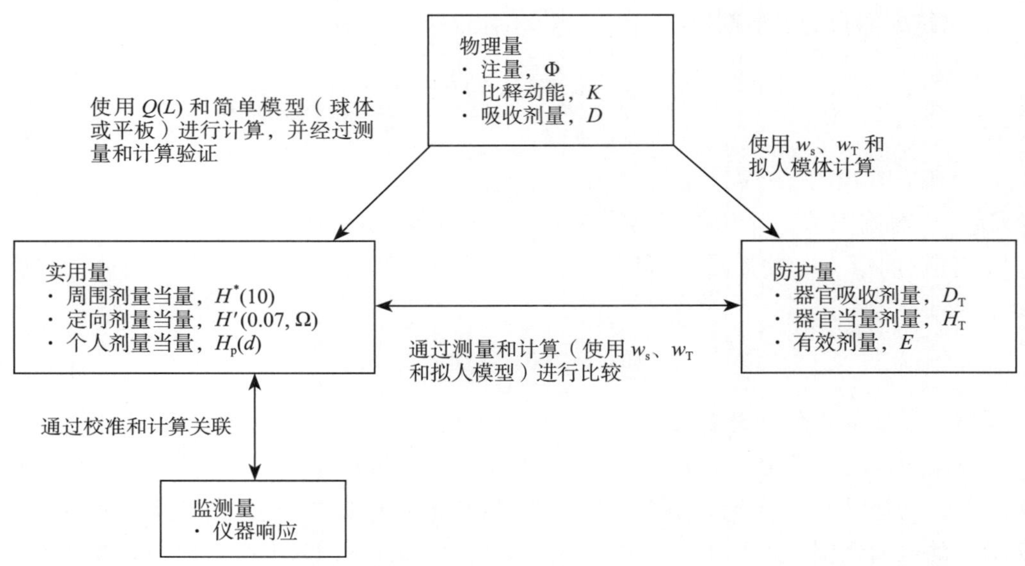

图 1–10　辐射防护剂量学量及其应用相互关系

$[H'(0.07,\Omega)]$ 和个人剂量当量 $[H_P(d)]$，这些量均为可直接测量的量；另外放射性活度、活度浓度及比活度等也是用于防护监测的量。这些量的测量结果主要用于防护评价量的估算，这些量在监测中均需要对测量仪器和方法进行校准，使其测量值可溯源到国家标准。

用于个人监测的个人剂量当量可以理解为身体表面下适当深度吸收剂量与线束品质因子的乘积；用于场所监测的周围剂量当量可以理解为空间某一点的空气吸收剂量与线束品质因子的乘积；有效剂量可用不同组织或器官的当量剂量与组织权重因数的加权和；与随机性效应相关的组织或器官的当量剂量是用不同辐射对组织或器官的平均吸收剂量与辐射权重因数的加权和；与确定性效应相关的组织或器官的 RBE 权重吸收剂量是用不同辐射对组织或器官的平均吸收剂量与相对生物效能的加权和；组织或器官的平均吸收剂量通常可以通过贯穿辐射剂量、体内放射性活度和体表的放射性比活度测量来确定。

（二）辐射防护评价量

用于辐射防护评价的主要剂量学量指器官吸收剂量 D_T、器官相对生物效能权重吸收剂量 AD_T、器官当量剂量 H_T、和有效剂量 E。

1．**器官吸收剂量 D_T** 它通常是整个器官或组织吸收剂量的平均值。因此，在低剂量时，假定用一个特定组织或器官的吸收剂量均值作为吸收剂量的量度，而不评价在组织或器官中的剂量分布，对辐射防护而言是可以接受的。

吸收剂量均值是对整个特定器官（例如肝），组织（例如肌肉）或组织区域（例如骨表面，皮肤）范围内进行平均。吸收剂量能否代表特定器官、组织或组织区域电离辐射能量沉积的程度与一些因素有关。对于外照射，主要取决于照射在该组织中的均匀性和入射辐射的贯穿程度或射程。就辐射防护评价而言，对光子和中子，大多数器官内的吸收剂量分布是足够均匀的，因而，平均吸收剂量是对整个器官或组织范围内剂量的一个适当的度量。

2．**组织或器官的当量剂量** 组织或器官的当量剂量，H_T 可用公式 1–15 计算：

$$H_T = \sum_R w_R D_{TR} \qquad \text{公式 1–15}$$

式中：

w_R——辐射 R 的权重因数，具体见表 1–5；

D_{TR}——辐射 R 在一个组织或器官中引起的平均吸收剂量。

3．**有效剂量** 有效剂量 E 可用公式 1–17 计算，其中 w_T 是组织权重因数，其值可见表 1–6。

$$E = \sum_T w_T H_T \qquad \text{公式 1–17}$$

器官当量剂量和有效剂量的单位为 J/kg，其单位的专用名为希沃特（Sv）。

在有效剂量的定义中，考虑了人体器官和组织在随机性效应的辐射危害方面的相对辐射敏感性，它是以人体器官或组织内的平均当量剂量为基础的。这个量给出的数值，考虑了所给定的照射情况，但是不考虑具体的个人特性。ICRP 认为由此得到的有效剂量的近似程度对于辐射防护来讲是可以接受的。

表 1–5　ICRP 103 出版物推荐的辐射权重因数 w_R

辐射类型	能量范围	辐射权重因数 w_R
光子	所有能量	1
电子和 μ 介子	所有能量	1
质子和带电 ð 介子	>2MeV	2
α 粒子、裂变碎片、重离子	所有能量	20

注：下列连续函数用于中子辐射权重因数的计算，其中 E_n 是中子能量。

$$w_R = \begin{cases} 2.5+18.2e^{-[\ln E_n]^2/6}, & <1\text{MeV} \\ 5.0+17.0e^{-[\ln(2\times E_n)]^2/6}, & 1\text{MeV}\leqslant E_n<50\text{MeV} \\ 2.5+3.25e^{-[\ln 0.04E_n]^2/6}, & E_n>50\text{MeV} \end{cases} \quad \text{公式 1–16}$$

表 1–6 中给出的其余组织中的特定组织的有效剂量可直接进行相加而不需要进一步质量加权，每一个其余组织的权重因数低于其他任何有名称的组织的最小值（0.01）。

表 1–6　ICRP 2007 年建议书中的组织权重因数 w_T

器官 / 组织	组织数目	w_T	合计贡献
肺、胃、结肠、骨髓、乳腺、其余组织	6	0.12	0.72
性腺	1	0.08	0.08
甲状腺、食管、膀胱、肝	4	0.04	0.16
骨表面、皮肤、脑、唾液腺	4	0.01	0.04

注：1. 性腺的 w_T，用于对睾丸和卵巢剂量的平均值。

2. 对结肠的剂量，如 ICRP 60 出版物用公式所示，取为对上大肠和下大肠剂量的质量加权平均值，所指定的其余组织（总计 14 种，每种性别 13 种）是：肾上腺、胸外（ET）区、胆囊、心脏、肾、淋巴结、肌肉、口腔黏膜、胰腺、前列腺（男性）、小肠、脾、胸腺、子宫 / 子宫颈（女性）。

有效剂量的采用，使得可以把情况差异很大（例如不同种类辐射的内照射和外照射）的照射组合在一个单一数值中。这样，基本的照射限值就可以用一个单一的量来表示。

在实际应用中，对器官剂量或者外照射情况下的转换系数和内照射情况下剂量系数（单位摄入的剂量，Sv/Bq）的计算，并不是基于个体的数据，而是基于 ICRP 89 出版物中给出的人体参考值。另外，在评价公众成员的照射时，可能需要考虑某些与年龄相关的资料，例如食物消费量等。参考值的采用，以及在有效剂量计算中对两种性别进行平均的做法表明，参考剂量系数的用途并不在于提供某个具体个人的剂量，而是参考人的剂量。还将制定适用于不同年龄儿童的参考计算模体，用于计算公众成员的剂量系数。

有效剂量的主要用途是提供证明是否满足剂量限值的一个量。在这个意义上，有效剂量主要被用于监管目的。有效剂量用于限制随机性效应（癌症和遗传效应）的发生，它不适用于评价组织反应的概率。在剂量远低于年有效剂量限值的剂量范围内，不应当发生组织反应。只有在极少数几种情况下（如组织权重因数低的单个器官、如皮肤的急性局部照射），使用有效剂量的年剂量限值会不足以避免组织反应。在这种情况下，也需要对局部组织剂量进行评价。

4．**相对生物效能权重器官吸收剂量** 相对生物效能权重器官吸收剂量用于核或辐射应急中避免或最大限度减少严重确定性效应采取应急防护行动一般准则的设置。相对生物效能权重器官吸收剂量用 AD_T 表示。AD_T 用公式 1–18 计算：

$$AD_T = \sum_R RBE_{TR} \times D_{TR} \qquad \text{公式 1–18}$$

式中：

AD_T——器官 T 的相对生物效能（RBE）权重吸收剂量，单位为戈瑞（Gy），它主要用来反映严重确定性效应的风险，并使得来自不同辐射类型的器官或组织的剂量可直接进行比较；

RBE_{TR}——不同辐射类型和照射方式 R 对器官 T 的相对生物效能，注意，在这里的 RBE 不但考虑了辐射类型，还考虑到内照射，特别是 α 内照射对不同疾病及病变器官所致确定性效应的差异。

对于外照射，可以直接描述为 $AD_{红骨髓}$、$AD_{皮肤}$、$AD_{甲状腺}$和 $AD_{胎儿}$等就可以了。对内照射：应描述为 $AD(\Delta)_{红骨髓}$、$AD(\Delta)_{皮肤}$、$AD(\Delta)_{甲状腺}$和 $AD(\Delta)_{胎儿}$等，$AD(\Delta)$ 系指一个时间段 Δ 内通过摄入受到的将导致 5% 的受照个体产生严重确定性效应的相对生物效能权重吸收剂量。

相对生物效能（relative biological effectiveness，RBE）是衡量不同辐射种类在诱发特定健康效应效能方面的一种相对标准，表示为产生相同程度的某一规定生物学终点所需的两种不同辐射种类吸收剂量的反比。应注意的是，在诱发随机效应方面相对生物效能的值以辐射权重因数 w_R 表示。仅在应急准备和响应诱发确定性效应方面，用相对生物效能的值来表示有意义的严重确定性效应。针对选定严重确定性效应的 RBE_{TR}（无量纲）的组织或器官特定值和辐射特定值见表 1–7。

表 1–7 RBE_{TR} 的组织或器官特定值和辐射特定值

健康效应	关键组织或器官	照射[①]	RBE_{TR}
造血综合征	红骨髓	外照射和内照射 γ	1.0
		外照射和内照射 n	3.0
		内照射 β	1.0
		内照射 α	2.0

续表

健康效应	关键组织或器官	照射[1]	RBE_{TR}
肺炎	肺[2]	外照射和内照射 γ	1.0
		外照射和内照射 n	3.0
		内照射 β	1.0
		内照射 α	7.0
胃肠综合征	结肠[3]	外照射和内照射 γ	1.0
		外照射和内照射 n	3.0
		内照射 β	1.0
		内照射 α	0.0
骨疽	组织[4]	外照射 β、γ	1.0
		外照射 n	3.0
湿性脱屑	皮肤[5]	外照射 β、γ	1.0
		外照射 n	3.0
甲状腺功能减退	甲状腺	摄入碘同位[6]	0.2
		其他趋甲状腺物	1.0

注：①外部 β、γ 照射包括源材料内产生的韧致辐射的照射。

②呼吸道的肺泡间质区组织。

③对于在结肠内容物中均匀地分布的 α 发射体，假定肠壁的辐照可忽略不计。

④面积超过 $100cm^2$ 面积表皮下 5mm 深度的组织。

⑤面积超过 $100cm^2$ 面积表皮下 0.4mm 深度的组织。

⑥甲状腺组织的均匀辐照被认为比 ^{131}I、^{129}I、^{125}I、^{124}I 和 ^{123}I 等碘的低能 β 发射同位素所致内部照射有 5 倍以上的可能产生确定性效应。放射性核素在甲状腺组织中有非均匀的分布。同位素碘 131 发射低能 β 粒子，由于这些粒子的能量在其他组织内的损耗导致关键甲状腺组织的辐照效能降低。

5．**内照射防护评价量**　在内照射剂量估算中，最常用的是待积器官当量剂量 $H_T(\tau)$ 和待积有效剂量 $E(\tau)$，组织或器官 T 中的待积当量剂量 $H_T(\tau)$ 定义为：

$$H_T(\tau)=\int_{t_0}^{t_0+\tau}\dot{H}_T(t)\mathrm{d}t \qquad \text{公式 1-19}$$

式中：

$\dot{H}_T(t)$——在 t_0 时刻摄入放射性核素之后 t 时刻的剂量当量；

τ——积分时间。

对应急情况下急性摄入引起的急性内照射，τ=30d，这时用 $\varDelta$ 表示积分时间，这时应计算待积器官相对生物效能权重吸收剂量，表示为 $AD_T(\varDelta)$。

待积有效剂量 $E(\tau)$ 由公式 1-20 给出：

$$E(\tau)=\sum\nolimits_T W_T H_T(\tau) \qquad \text{公式 1-20}$$

$H_T(\tau)$ 和 $E(\tau)$ 是摄入放射性物质后，随时间积分的一个剂量学量。对于职业工作人员，待积有效剂量评价的待积时间通常为摄入后 50 年。50 年的待积时间，是 ICRP 考虑到一个参加工作的年轻人的平均寿命而取的整数值。摄入所产生的待积有效剂量也被用于公众成员的预期剂量估算。在上述情况中，所考虑的 50 年的待积周期适用于成年人。对于婴幼儿和儿童，剂量评价年龄应达到 70 岁。如果没有特殊说明，对于成年人 τ 的值为 50 年，对于婴幼儿为 70 年。

用上述公式直接计算 $H_T(\tau)$ 和 $E(\tau)$ 比较困难，辐射防护中并不需要这样复杂的计算，而是采用简单的隔室模型代表器官中的放射性核素的转移、沉积和排除进行简化。因此，若令 $h_T(\tau)=\frac{1}{A_0}\int_{t_0}^{t_0+\tau}\dot{H}_T(t)\mathrm{d}t$，则组织或器官 T 中的待积当量剂量 $H_T(\tau)$ 可用公式 1–21 计算：

$$H_T(\tau)=A_0h_T(\tau) \qquad \text{公式 1–21}$$

式中：

A_0——放射性核素的总摄入量（活度），单位为 Bq；

$h_T(\tau)$——每单位摄入量引起的 T 器官的待积组织或器官的剂量系数，单位为 Sv/Bq。

若令 $e(\tau)=\frac{1}{A_0}\sum_T W_T H_T(\tau)$，则有效剂量 $E(\tau)$ 可用公式 1–22 计算：

$$E(\tau)=A_0e(\tau) \qquad \text{公式 1–22}$$

式中：

$e(\tau)$——待积有效剂量系数，即每单位摄入量引起的待积有效剂量预定值，单位为 Sv/Bq。

公式 1–21 和公式 1–22 是剂量系数方法估算内照射剂量的基本公式，对职业内照射剂量估算而言，尽管 ICRP 130 系列出版物中已建议了新的剂量估算方法，但包括我国在内的大多数国家，在今后的一段时间内，相关的国家技术标准和规范中还在采用这一规范。对公众照射的内照射剂量估算，剂量系数方法，是 ICRP 唯一推荐的方法。

ICRP 基于建立的不同放射性核素的人体生物动力学模型和相应的剂量学模型，对不同放射性核素的 $h_T(\tau)$ 和 $e(\tau)$ 值进行了计算，并公布于其相应的出版物。原则上，只要能估算出摄入量（A_0）再结合 ICRP 给出的 $h_T(\tau)$ 或 $e(\tau)$ 值，就可以方便地计算出 T 器官的待积当量剂量 $H_T(\tau)$ 或待积有效剂量 $E(\tau)$。

从 2015 年开始的 ICRP 放射性核素职业摄入（occupational intakes of radionuclides，OIR）5 个系列出版物中，不仅修订了原先的剂量系数法中职业照射相关的参数，而且提出了用内照射个人监测结果直接估算剂量的新方法，ICRP 将其称为单位含量函数（dose per content function）方法。

职业人员，如果采用常规个人监测方法的一次测量结果为 M，可以不再估算摄入量，通过下面的公式估算待积有效剂量：

$$E(50)=\sum_j M_j(t)\times Z_j(t) \qquad \text{公式 1–23}$$

式中：

$M_j(t)$——摄入后 t 天时测得的体内或器官内放射性核素 j 的活度，单位为贝可勒尔（Bq），或日排泄量（排出率），单位为贝可勒尔每天（Bq/d）；

$Z_j(t)$——摄入后 t 天时体内或器官内的每预期活度含量或日排泄量（排出率）的待积有效剂量，单位为希沃特每贝可勒尔（Sv/Bq）。

$Z_j(t)$ 的数值可从 2015 年开始的 ICRP 放射性核素的职业摄入（OIR）5 个系列出版物中获取。ICRP 的 $Z_j(t)$ 用公式 1–24 计算：

$$Z_j(t)=e_j(50)/m_j(t) \qquad \text{公式 1–24}$$

式中：

$m_j(t)$——摄入单位活度放射性核素 j 后 t 天时体内或器官内该核素的活度，或日排泄量（排出率）的预期值，无量纲；对常规监测 $t=T/2$；

T——内照射常规监测的周期。

二、剂量系数

随着 ICRP 辐射防护基本建议的修改（由 1977 年 ICRP 26 出版物到 1990 年 ICRP 60 出版物再到 2007 年 ICRP 103 出版物），总是需要重新计算 ICRP 提供的剂量系数，因为计算当量剂量和有效剂量时使用的辐射和组织权重因数发生了变化。此外，用于计算剂量的模型的改进也导致需要重新计算剂量系数值。在修订中纳入了许多方法学改进，包括修订和更新的生物动力学和剂量学模型。

基于 2007 年 ICRP 建议书的公众相关值的新剂量系数修正目前还未完成，ICRP 119 出版物提供了根据 ICRP 60 出版物计算的剂量系数汇编，它综述了以前的出版物，这些出版物提供了工作人员，3 月龄婴儿、1 岁、5 岁、10 岁和 15 岁的儿童，以及成年公众的待积有效剂量系数和待积当量剂量系数。它还包括职业外照射的转换系数，取自 ICRP 74 出版物，是基于单位空气比动能或注量估计器官吸收剂量，是假设全身是受到许多理想化的标准几何照射条件下，单能光子、电子和中子的照射。

ICRP 128 出版物提供了基于 ICRP 60 出版物方法计算的放射性药物剂量系数汇编，此汇编参考了以前的 ICRP 53、80 和 106 出版物。ICRP 还基于 ICRP 60 出版物的方法提供了计算母亲摄入后食入母乳转移到胎儿和婴儿的放射性核素所致剂量的剂量系数（ICRP 88 和 95 出版物）。

人体的计算模型（或数学模型）用于模拟来自内和外照射在器官和组织中的能量沉积。这些模体通常是基于表示它的几何形状的数学表达式，这些几何形状为身体结构形状提供了合理的近似。这类体模是在美国橡树岭国家实验室为美国核医学会医学内照射剂量（medical internal radiation dose，MIRD）委员会根据 ICRP 开发的。从最初的成人 MIRD 模体，开发了几个小儿模体来代表不同年龄的婴儿和儿童。这些模型已用于计算 ICRP 剂量系数。

最近，一些团体开发了基于医学成像数据的“断层扫描”或“体素”模型，提供了更真实的人体解剖学表示。ICRP 110 出版物是与国际辐射单位和测量委员会（International Commission on Radiation Units and Measurements，ICRU）联合发布的，提供了以这种方式从个体的成像数据中得出的成年男性和女性的参考模型。选择这些个体是因为它们与成年参考男性和女性的外部尺寸和器官质量相似，随后对模型进行了调整以与这些数据保持一致。使用男性和女性体模而不是雌雄同体的 MIRD 体模需要在计算有效剂量时进行明确的性别平均。因此，在与 2007 年建议书相关的计算中，男性和女性的有效剂量分别计算，并在计算性别平均参考人的有效剂量时取平均值。ICRP 还为不同年龄的儿童开发了一套参考模型，并将为孕妇和胎儿提供参考模型。

ICRP 130、134、137 和 141 出版物提供了工作人员内照射剂量估算方法学和更新的剂量系数及内照射监测数据，此系列的最终出版物还在准备中。关于公众成员放射性核素摄入和患者放射性药物管理的更新版剂量系数的工作也还在进行中。2020 年 ICRP 还首次提供了公众成员（包括儿童）外照射的剂量系数。

三、剂量估算方法的历史演变

（一）ICRP 30 系列出版物

1．**概述**　应当明确指出的是，对职业照射，ICRP 30 系列出版物的相关模型、方法和参数虽然已被 ICRP 130 系列出版物的建议所取代，但考虑到我国现在的实际情况、在今后一段时间内还会使用这部分的相关资料，所以有必要做一些概括性的介绍。

基于 ICRP 26 出版物的职业人员放射性核素摄入限值 ICRP 系列及内照射相关剂量学参数出版物包括 ICRP 30 系列出版物和 ICRP 54、68 和 78 出版物。

ICRP 30 出版物分 4 部分发布，每部分还有一个补编。此外，还单独发布了关于放射性核素转化的出版物。由于 ICRP 30 系列出版物已被 ICRP 130 系列出版物取代，下面仅对关键的技术作简单描述。

（1）第一部分涉及补编的主要内容：在第一部分及其补编中提供了如下核素的生物学和剂量学资料：氢、磷、锰、钴、氪、锶、锆、铌、钼、碲、碘、铯、钸、钋、镭、钍、铀、钚、镅、锔和锎。这部分包括整个 ICRP 30 的正文，该正文描述了所用的剂量学方法，包括有关 21 个具有放射性同位素的元素的数据，这些放射性同位素在放射防护中具有相当重要的意义。

ICRP 30 出版物始终使用 SI 单位，吸收剂量的单位的 SI 专名是戈瑞（Gy），适当当量为希沃特（Sv），活度为贝可勒尔，并建议了剂量当量的限值。ICRP 26 出版物中指出，个人、群体或群体中致命癌症的风险和其后代中遗传性疾病的风险要么由个人所接受的总剂量当量决定，而不依赖于剂量当量率和剂量当量的具体方式，要么由受照群体的集体剂量当量决定。因此，ICRP 建议通过一个剂量限值系统来尽量减少这些疾病的风险。其主要原则如下：

1）不得采用任何实践活动，除非采用这种活动产生积极的净效益；

2）在考虑到经济和社会因素后，所有受照应尽可能低；

3）个人的剂量当量不得超过 ICRP 建议的限值。

ICRP 30 出版物仅涉及根据原则 3）限制工作人员摄入放射性核素的导出次级标准。

放射性核素进入人体后，若干器官或组织将受到辐射。职业人员在任何一年的实践中，必须限制人体所有器官中的 H_{50} 值，以便由此产生的癌症和遗传病的总风险小于或等于 ICRP 26 出版物中建议的全身均匀照射年剂量当量限值 50mSv 的风险。还施加了额外的限制，以防止只有在超过某一剂量阈值时才产生这些影响。

对于几种化学形式中的每一种放射性核素，通过摄入或吸入，为年摄入量限制（ALI）提供了二级标准。还给出了每个放射性物质的导出空气浓度（DAC）的值。这是通过将 ALI 除以参考人在工作年吸入的空气量来获得的。还导出了参考人淹没在放射性惰性气体云和元素氚云中的 DACs。在这种情况下，还应对任何一年器官或组织从外照射中获得的剂量当量施加限制。

DAC 的值必须始终谨慎使用。吸入放射性核素的最高限值是 ALI，而对于浸入，则是实践中任何一年中空气中放射性核素活度浓度的时间积分。这里没有为水中的导出浓度制定标准，因为水只是通过食入途径的一个来源。任何年份摄入的总活度应通过使用 ALI 的摄入值来控制。

这部分还介绍了用于计算放射性核素的单位摄入量的 H_{50} 一般原理。在 ICRP 30 出版物中，H_{50} 在任何靶器官中都包括人体其他器官中放射性核素发射的光子产生的剂量，以及靶器官本身中放射性核素产生的辐射的剂量。对于任何源器官中放射性核素的每次转化，在任何靶器官中单位质量吸收的总能量，由适当的质量因子加权，称为比有效能（specific effectual energy，SEE）。在任何靶器官中的 H_{50}，都与 SEE 和转化次数 U 直接相关，U 是在放射性核素摄入后源器官中在 50 年内发生的。所有 H_{50} 的值仅与所述放射性核素的单位摄入量相关，但包括由母体放射性核素在体内转化产生的任何子体核素所贡献的待积当量剂量。

这部分也分别介绍了放射性物质进入人体的具体模式，即人呼吸道模型和人消化道模型。呼吸道模型用于计算肺内的平均待积当量剂量，ICRP 认为这是一种复合组织，包括气管和支气管、肺区及其相关的区域淋巴组织。该模型还用于计算吸入活度的分数，这些分数被转移到体液或胃肠道。同样，人消化道模型首先用于计算肠道解剖上不同部分的平均待积当量剂量，这些部分在应用 ICRP 的基本极值被视为单独的器官，其次用于计算转移到体液中的摄入活度的分数。

这部分描述了用于骨中放射性核素剂量测定的模型。对相关的靶组织估计待积当量剂量，确定为靠近骨表面和红骨髓的某些细胞。

还描述了用于导出 DAC 的方法，用于将个体浸入放射性、化学惰性气体或元素氚中。提出的论点表明，氚的限制因素是肺的照射，而对于惰性气体，则是身体的外部照射。结果表明，人体内受吸收气体的照射可以忽略不计。

ICRP 30 出版物第一部分中列出了计算多种元素的放射性同位素的 ALI 和 DAC 所需的相关代谢参数。在呼吸系统剂量学模型中使用的肺清除分类以及描述它们在成人全身和相关器官中滞留的模型。在每组元素值的代谢数据之后，为 ALI 和 DAC 提供放射性半衰期超过 10min 的放射性同位素。该元素的个别同位素的相关剂量学数据以计算机打印的形式在 ICRP 30 出版物第一部的补编中给出。这些资料包括放射性核素的放射性衰变的资料、不同源器官活度产生的若干靶器官的 SEE 值、通过摄入和吸入各种化学形式而使单位摄入的若干源器官发生 50 年以上的衰变的次数、H_{50} 值以及 H_{50} 相应组织对辐射诱发的癌症和遗传性疾病的敏感性加权值，最后是职业照射的 ALI 和 DAC 值表。这些元素的新陈代谢数据和其放射性同位素的剂量学数据将在可用时发布。这部分或补编中给出放射性核素的 H_{50}、ALI 和 DAC 的值是仅用于解释成人职业照射的标准，不提供其他年龄的信息。ALI 的数值仅基于单独考虑辐射剂量，化学毒性尚未考虑。

ICRP 强调，此处提供的数据仅在 ICRP 26 出版物所述基本防护建议的框架内使用。特别注意第 102 条的建议中的暗示，只有当认真的成本效益分析表明所产生的风险是合理的时，才允许相当大比例的工作人员长期连续摄入 ALI 或附近的放射性核素。ICRP 30 出版物中使用的模型通常是保守的，用于导出 ALI 和 DAC 的值，以确保工作人员的保护。因此，此处提供的数据不应断章取义地使用，例如，估计个别病例的癌症风险。所作的各种假设应视为事实，而不是既定事实。需要进一步的研究和数据来改进已经使用的模型。

（2）第二部分涉及补编的主要内容：这部分中给出的数据将与 ICRP 30 出版物第 1 部分中所述的文本和剂量学模型一起使用。

在第二部分及其补编中提供了如下核素的生物学和剂量学资料：氟、钠、硫、氯、氩、钾、钙、铬、铁、铜、锌、溴、铷、钇、锝、铑、银、镉、铟、氙、钡、铼、锇、铱、金、汞、铅、铋和镎。

自第 1 部分出版以来，ICRP 已决定将眼晶状体的推荐剂量当量限值从一年 0.3Sv 降低到一年 0.15Sv。在考虑惰性气体氩气和氙气的放射性同位素的导出空气浓度（DAC）时，使用这个新值。本部分附录中还给出了第 1 部分中某些放射性同位素的 DAC 的相应变化值。

为了得出此处考虑的元素的某些放射性同位素的年摄入量限值（ALI），新增了以下相关的内容。

1）增加了浸入 ^{37}Ar 的 DAC，增补了一些核素的吸收分数，给出了数据表通用说明。①除 ^{37}Ar 外，数据表均直接从计算机打印输出中复制；②考虑到代谢模型和衰变图数据的不确定性，提供 ALI 和 DAC 的值将给一位有效数字。将所有表中的其他数据给两位有效数字，以减少舍入误差；③首先通过应用 10% 规则排除靶器官，然后应用 1% 规则排除源器官，来选择要包含在表中的数据；④放射性子体的数据是指体内放射性母体核素转化产生的子体数量。对于至少是吸入或食入母体放射性核素的一种摄入方式时，仅当放射性子体对总加权承诺剂量当量的贡献超过 0.1% 时才打印该放射性母体的数据。

2）比有效能（SEE）：①对于指定的放射性核素（包含在适当条件下的任何放射性子

体），给出了许多靶器官中因多个源器官的核转化而产生的比有效能（SEE）值；②在计算人体各个器官或组织中的待积当量剂量的方法时，虽然在 SEE 表中全身也常常视为源器官，但在核转化次数表中从未将其列为源器官。下面的示例说明了计算方法。

如果器官 i 质量 M_i 与核转化总数 U_i 相关联，而其余部分质量块 $70\,000-\sum_i M_i$g 与核转化总数（U_{ROB}）相关联，则在体内的核转化分布也可以表示为两个分量之和：a. $\dfrac{U_{\mathrm{ROB}}\times 70\,000}{\left(70\,000-\sum_i M_i\right)}$ 核转化均匀地分布在所有器官和身体的组织；b. $U_i=\dfrac{M_i\times U_{\mathrm{ROB}}}{\left(70\,000-\sum_i M_i\right)}$ 每个器官 i 的转化针对这些成分中的每一个分别计算特定靶器官或组织中的待积当量剂量，然后求和以得出那些靶器官或组织中的总待积当量剂量。因此，SEE 值计算时经常用 a 分量形式将全身体作为源器官与核转换总数关联使用。对特定来源器官的 SEE 使用 b 分量相关联。

3）核转换数：①给出了核转化数 U 的值，它是吸入和食入特定放射性核素单位活性后 50 年内在源器官中发生的，还包括体内特定的放射性核素核转化所形成的任何放射性子体提供 U 值。对于摄入，对于每个合适的 f_1 值，给出了相应的 U 的值，f_1 是食入核素化合物中被吸收到血液中的分数（第 1 部分：第 6 章）；对于吸入，每种合适的吸入类别 D、W 或 Y 给出了相应的 U 的值（第 1 部分：第 5 章）。在第 2 部分中讨论的每个元素的代谢数据中，给出了不同化合物的 f_1 值以及 D、W 或 Y 的值；②所考虑的一个源器官的完整清单，包括放射性核素进入人体后包含沉积这些核素的组织。"其余器官或组织"是指身体其余部分的名称，除代谢数据中代谢模型和第 1 部分表 4.1 中所提及的源器官外，整个身体的其他器官或组织。例如，对于磷，在代谢模型和第 1 部分表 4.1 中唯一被指定为源组织的组织是矿物骨。因此，磷同位素的"其余器官或组织"的质量是整个身体的质量（70 000g）减去矿物骨的质量（5 000g），即 65 000g。在列出"其余器官或组织"的地方，其质量（g）在下面的括号中给出；③假定转运室中的核转化均匀分布在人体的所有器官或组织中。因此，针对特定器官或组织的核转化次数是两个成分的总和。a. 根据代谢模型计算出的器官或组织核转化的数量；b. 传输隔间中核转化部分（U_1）。U_1 用公式 1–25 计算：

$$U_1=\frac{M\times U_{\mathrm{tr}}}{70\,000} \qquad \text{公式 1–25}$$

式中：

M——器官或组织的质量，单位为 g；

U_{tr}——转运室中的核转化数；

70 000g 是整个身体的质量。

4）待积当量剂量和加权待积当量剂量：①性腺的待积当量剂量被认为是睾丸和卵巢中较大的待积当量剂量；②肌肉的待积剂量当用于乳房；③吸入类别下列出的每个器官或组织的待积当量剂量值，适用于活性中值空气动力学直径（activity median aerodynamic diameter，AMAD）为 1μm 的气溶胶。由分别沉积在肺的 N-P，T-B 和 P 区的物质产生的待积当量剂量的百分比在待积当量剂量值下方的括号中给出。这些百分比可用于计算 AMAD 小于 1μm 的气雾的待积当量剂量；④“其余”是未在下列方面中提及的靶器官或组织的统称：a. 代谢模型；b. 消化道模型；c. 权重因数表。

分配给“其余”的定额剂量当量是任何靶器官或组织中最大定额剂量当量者，不包括在上述 a、b 和 c 中提及的器官或组织。在待积当量剂量表中括号中给出了加权系数 0.06、0.12、0.l8，0.24 或 0.30，在表下面是“剩余”的待积当量剂量。该权重系数由靶器官或组织的数量决定，其数量最多不超过 5 个，选择在 10% 规则下没有去除器官或组织，或者包含在上面的 a、b 和 c 中的器官或组织，这些器官或组织也符合条件的权重因数为 0.06（第 1 部分第 2.2 和 4.7 节）。如果没有这样的器官或组织，那么对于其余组织，则不给出确定的剂量当量或加权的定额剂量当量。

例如：假设某元素在 a 代谢模型提及肝、肾和身体其他部位。在 b 消化道模型提及胃、小肠、大肠上部和大肠下段。在 c 权重因数表中列出性腺、乳房、肺、红骨髓、甲状腺和骨表面。还假设 10% 的规则不能消除大肠下部、肝脏和肾脏以及子宫、脾脏和肾上腺的（在身体的其他部分）。然后，将为“剩余”分配当量剂量，该剂量相应于子宫、脾脏或肾上腺中的最大值，并在下面的括号中显示权重系数 0.12。此权重因数适用于“其余”中所允许的最多五个中的两个，因为，如前所述在 a、b 和 c 类中已命名了另外三个，即大肠下段、肝脏和肾脏。

5）浸没的剂量当量率和加权剂量当量率：给出了由于浸入惰性气体的单位浓度而引起的皮肤和晶状体的剂量当量率值。因为在这些组织中未考虑随机效应，加权剂量当量率没有相应的值。

6）年摄入量限值和导出空气浓度：①要强调的是，ALI 是基本的次级限值。因此，对于吸入来说，如果 $C(t)$ 是空气中放射性核素的瞬时活度浓度，而 $B(t)$ 是瞬时呼吸率，单位时间的 m^3，则受照应满足以下不等式：

$$\int C(t)B(t)\mathrm{d}t \leqslant ALI \qquad \text{公式 1-26}$$

式中：

积分是在实践的任何一年中完成的。

为了方便起见，给出了 DAC 的值，即 $DAC=ALI/2.4\times10^3\mathrm{Bq/m^3}$。不过应始终谨慎使用 DAC 的该值。它仅适用于在“轻度活动”的条件下，每年工作 2 000h（50 周，每周 40h）的参考人；②如果沉浸在惰性放射性气体中的 DAC 是由对任何器官或组织（通常是皮肤）的非随机限制确定的，则该器官或组织将列在 DAC 下方。括号中还列出了满足 ICRP 关于限制随机效应的建议的 DAC 值。需要强调的是，DAC 的年工作时间为 2 000h。应考虑工作人员可能会暴露于空气中惰性放射性气体活度比 DAC 高。

（3）第三部分涉及补编的主要内容：在第三部分及其补编中提供了如下核素的生物学和剂量学资料：铍、碳、镁、铝、硅、钪、钛、钒、镍、镓、锗、砷、硒、钯、锡、锑、镧、镨、钕、钷、钐、铕、钆、铽、镝、钬、铒、铥、镱、镥、铪、钽、钨、铂、铊、砹、钫、锕、镤、锫、锿、镄和钔。

这部分中提供的数据将与ICRP 30出版物的第1部分中描述的文本和剂量模型一起使用，本序言中涉及的章节与第1部分有关。

为了得出钪的放射性同位素的年摄入量限值（annual limit of intake，ALI），进行了以下假设。在钪的代谢数据中，转运室中有0.4%的元素转移到骨骼中。假定骨架中的钪根据它们各自的质量成比例地分布在皮质骨、小梁骨和红骨髓之间。在第7章中不将红骨髓视为源器官，并且对于红骨髓中钪的放射性同位素的剂量测定，已做出与第2部分中铟的放射性同位素相同的假设，如下所述。对于在红骨髓中产生的光子，吸收部分取自Snyder等人的研究结果。对于在红骨髓中产生的β颗粒，假定红骨髓中的吸收分数为1，并且整个骨骼表面的当量剂量被视为红骨髓中吸收剂量的一半。

在接下来的页面中，每个放射性半衰期大于10min元素的相关代谢数据都位于该元素的ALI和DAC值表之前。所描述的代谢模型适用于元素稳定同位素的化合物。

给出了摄入人体的口服和吸入途径的ALI（Bq）的值。要强调的是，吸入限值适当使用ALI，为了方便起见，给出了DAC（Bq/m^3，每周工作40h）的值，应始终谨慎使用。

吸入ALI和DAC的值适用于AMAD为1μm的微粒。这部分介绍了一种校正其他尺寸微粒值的方法，所需的数值数据在本部分的附录中给出。

这部分给出的ALI和DAC的所有值均适用于有职业照射的成年人，并且用于其他任何目的必须出于审慎考虑。

2．职业照射

（1）职业摄入放射性核素的剂量系数：1990年在ICRP 60出版物中关于辐射防护标准的建议是考虑到与辐射照射相关的有害的新生物信息而制定的，并取代了ICRP 26出版物中较早的建议。要采用ICRP 60出版物的建议，就必须修改ICRP 30出版物第1～4部分，其中包含的ICRP的次级限值的相关内容。为了便于立即应用这些新建议，基于ICRP 30出版物的方法和生物动力学信息，对年摄入量限值（ALI）进行了修订，其中纳入了新的剂量限值和组织权重因数w_T，发行于ICRP 61出版物。

自发行ICRP 61出版物以来，ICRP已发布了经修订的呼吸道动力学和剂量学模型。ICRP 130出版物的主要目的是为使用该新模型的工作人员提供剂量系数值。自ICRP 30出版物发布以来，ICRP 56、67和69出版物中发布了针对某些放射性核素的新生物动力学模型。这些已被采用，用于代替ICRP 30出版物中给出的那些参数来计算ICRP 130出版物中给出的剂量系数。计算中使用的组织和辐射权重因数是ICRP 60出版物中建议的那些。因此，ICRP 130出版物替代了ICRP 61出版物。在适当的时候，将对ICRP 30出版物进行了全面修订，其中解剖和生理数据以及更新的生物动力学将会发行模型。

（2）职业内照射个人监测：我国现行的国家标准GBZ 129—2016《职业性内照射个人监测规范》采用了ICRP 78出版物中的方法、术语及参数。为有利于GBZ 129—2016《职业性内照射个人监测规范》的实施，下面将对ICRP 78出版物中的技术问题进行一些介绍。

1）剂量限值、剂量约束和调查水平：对于职业照射，ICRP 建议（ICRP 60 出版物，1991）在连续 5 年内有效剂量限值为 100mSv，在一年内的平均值 20mSv，并进一步规定在任何一年内有效剂量不得超过 50mSv。眼、皮肤、手和脚的当量剂量还有额外的年度限值，但对摄入放射性核素的情况，这些限值不太相关。如果工作人员可能同时受到外部辐射和放射性核素的摄入，则年度限值适用于一年内发生的来自外部辐射的有效剂量与摄入的待积有效剂量之和。对于内照射，ICRP 建议应根据每年待积有效剂量最大值 20mSv 来控制放射性核素的摄入。

剂量约束是来自特定源的个人剂量的值，在防护优化时应使用剂量约束，以制定可能导致某些个人剂量超出约束的保护措施。剂量约束是防护优化的必要组成部分，因此是前瞻性地使用，它们不是追溯应用的限值。

调查水平定义为应该检查结果的原因或含义的水平。因此，它们可被追溯使用。可用个人或工作环境相关的任何操作参数设置为调查水平。为了对放射性核素摄入量进行个人监测，它们最有可能与体内含量、排泄物活度或由个人空气采样器测量的空气活度浓度有关。在摄入多种放射性核素的情况下，一年内的总的摄入量不应使确定的待积有效剂量大于 20mSv。为单个放射性核素设定研究水平时应考虑到其他放射性核素的存在以及外照射辐射对剂量的贡献。

2）监测的目的：监测一词是指测量和测量结果的解释。估计放射性核素摄入量的个人监测可包括以下一种或多种技术：体内放射性核素的全身或身体局部直接测量；排泄物中活度的测量；通过人员携带的空气采样器测量空气中的活度浓度。任何测量都应能辨识放射性核素，定量其活度，用摄入量或确定的有效剂量解释测量结果。在一些情况下，如上定义的个人监测技术没有足够的灵敏度，这时可能有必要依赖工作场所监测技术。

进行放射性核素摄入量个人监测的主要目标是：①对显著暴露的组织中的待积有效剂量以及适当的待积当量剂量进行评估，以证明其是否符合管理和法规要求；②有助于操作控制和设施设计；③在意外照射的情况下，为启动和支持任何适当的健康监护和治疗提供有价值的信息。

3）个人监控程序的类型：ICRP 指出，专门用于预计摄入量很大而控制污染的控制区工作的工作人员应采用放射性物质摄入量的常规监测。仅在由于正常操作而造成工作场具有连续污染风险时仅要求进行常规监测。常规监测程序的测量是与已知摄入量无关的预定时间进行的，因此有必要对摄入模式做出一些假设。

针对执行特定任务，或者怀疑摄入量情况异常的监测项目。在这些情况下，摄入时间或潜在摄入时间已知，并且工作场所监测项目可能会提供一些有关任何污染物的物理和化学性质的信息。

还可以进行偶尔的测量以验证令人满意的工作条件。

4）个人剂量监测的范围：ICRP 指出（ICRP 60 出版物，1991 年），有必要确定需要对其进行个人监测的工作人员群体。提供个人监测的决定取决于许多因素。如前所述，对预计摄入量很大而控制污染的控制区工作的工作人员应采用放射性物质摄入量的常规监测。

还有其他一些因素，例如技术或管理因素，这为评估较低剂量的个人剂量提供了依据。但是，由于在较低剂量水平下评估剂量的相对不确定度会增加，因此当一年中低于1mSv时，通常就不需要正式评估剂量。

经验表明，有必要考虑对涉及以下操作的工作人员的内照射进行常规的个人监测：①处理大量气态和挥发性物质，例如，大规模生产过程、重水反应堆和发光中的氚及其化合物；②钚和其他超铀元素的加工；③钍矿石的加工，以及钍及其化合物的应用［放射性粉尘和钍射气（氡-220）及其子体的放射性活度可能导致内照射］；④高品位铀矿石的采矿和精炼；⑤天然铀和轻度浓缩铀加工和反应堆燃料的制造；⑥大量的放射性核素生产；⑦处理大量的^{131}I，例如，核素治疗。

工作场所监测的结果还可能表明需要临时的特殊个人监测项目，或确定是否需要进行常规监测。

在前面的ICRP 68出版物的工作人员摄入放射性核素的剂量系数中已对相关内容进行了较详细的描述。这节里仅对相关内容进行了概括性的描述。因此，不再重复描述相关内容。

5）个人监测方法：这里将简要介绍主要的测量技术，以及其优点和局限性。在大多数情况下，可以通过体内活度测量、排泄物活度监测、使用个人空气采样器进行空气采样监测或这些技术的组合来实现对放射性核素摄入的个人监测。测量技术的选择取决于几个因素：放射性核素发射的辐射类型；污染物的生物动力学行为；相应核素的生物清除率和放射性衰变，及其在体内的滞留；所需的测量频率；以及适当的测量设备的灵敏度、可用性和便利性。

如果可以实现足够的灵敏度，则常规监测程序通常仅涉及一种类型的测量。对于某些放射性核素，只有一种测量技术可行，例如：氚的摄入量就只有尿液监测。对于测量和解释都困难的放射性核素（例如钚的同位素），必须采用多种技术。如果可以使用不同的方法来获得足够的灵敏度，则在解释准确性方面的一般优先顺序为：体内活度测量、排泄物分析、个人空气采样。工作环境的监测结果（场所监测）可以提供有助于解释个人监测结果的信息，例如：有关微粒的粒度、化学形式和溶解度、摄入时间的信息。空气污染的工作场所监测结果有时可用于估算个人摄入量。然而，就结果解释而言，对空气采样的测量结果的解释并不简单，并且可能会产生误导。代表性采样的最常见形式是在多个选定的位置使用固定采样，以合理地代表工作人员工作位置的呼吸区域。当常规使用这种方法定量测定摄入量时，应使用特殊的监测程序确定结果的代表性，该程序通常采用个人空气采样器监测进行比对。

与特定任务或事件有关的监测通常可能涉及多种技术，以便对异常情况进行最佳评估，例如，对体内活度和排泄物进行测量的程序，在某些情况下还涉及个人空气采样。在某些可疑事件的情况下，可以采用筛查技术（例如测量鼻涕样本或鼻涂片）来初步估计事件的严重性。在这些情况下，可以使用鼻咽区分布来确认摄入量是否发生，并且可以粗略估计摄入量。

体内活度直接测量。IAEA（1996年）就直接测量放射性核素的体内含量提供了指导。

直接测量身体或器官的含量可以快速方便地估算体内的活度。仅对那些放射性核素发射出可以从人体逸出的辐射才是可行的。原则上，该技术可用于发射 X 或 γ 辐射，正电子的放射性核素，因为它们可以通过测量湮没辐射来检测；可以通过测量韧致辐射来检测到的高能 β 粒子；可以通过测量特征 X 射线检测到的一些 α 发射。

许多用于测量体内全身或局部放射性核素的设施都由一个或多个高效探测器组成，这些探测器安装在屏蔽良好、低本底的环境中（IAEA，1996 年）。探测器的几何构造应被布置成适合于测量的目的，例如，确定全身活度或身体某个区域中的活度（例如，胸部或甲状腺），头骨或膝盖可用作测量骨骼中放射性核素的合适部位。

在测量人体活度之前，必须小心清除表面污染。对于常规测量，为了放射防护的目的，通常需要确定全身含量。然后，身体的总体活度将包括全身活度以及胃肠道和呼吸道的活度。但是，在特殊研究或在解释异常测量时，通过轮廓扫描或通过探测器沿人体不同位置放置的相对响应分析来确定人体中的分布可能是有益的。

对常见的裂变和活化产物，例如 ^{131}I、^{137}Cs 和 ^{60}Co，可以用相对简单的设备进行检测，其水平足以达到辐射防护的目的。这种简单的设备可能是一个探测器，可以观测整个身体或身体的一部分，或者对于碘同位素来说，可以是一个靠近甲状腺放置的小型探测器。简单设备的优点是可以在工作场所进行操作，从而减少了访问远程全身监测设备所需的时间。然后可能会更频繁地进行测量，以便任何异常大的摄入量都可以在发生后立即被识别出来。相反，需要高灵敏度的技术来监测一些放射性核素，达到保护目的所需的水平，例如发射 α 的放射性核素和钚同位素。

直到最近，大多数体内活度测量设施，无论是高灵敏度还是简单的系统，都使用了铊激活碘化钠检测器。它们的优点在于可以制造大体积的晶体，因此提供了高效率的 γ 射线检测。然而，从放射性核素混合物获得的 γ 射线能谱的解释可能会带来一些困难。光谱的成分可以通过多元线性回归分析技术进行解析，但这要求事先用所需放射性核素散布在基质中的标准源来对检测设备进行校准，以模拟人体中的分布和衰减。高效锗探测器的可用性不断提高，从而可用于受到发射 γ 射线放射性核素混合物照射的工作人员的监测。这些探测器的高能量分辨能力可简化从放射性核素的复杂混合物中获得的光谱的解释。

如果污染物发出高能的 γ 射线，则可以使用常规的 β-γ 探测器轻松检测伤口中存在的活度。在发射 α 放射性核素的污染情况下，检测会更加困难，因为伴随 α 衰变的低能 X 射线会在组织中严重衰减，伤口越深，这种作用就越重要。通常必须对含放射性物质进行定位，这需要一个准直的探测器。如果要对放射性核素混合物的污染做出良好的估计，则检测仪必须具有能量辨识能力。

排泄物和其他生物材料的分析。在一些情况下，排泄物监测可能是那些没有 γ 射线发射或仅具有低能量光子发射的放射性核素的唯一测量技术。排泄物监测程序通常涉及尿液分析，但在某些情况下可能需要进行粪便分析，例如，某些元素优先通过粪便排泄分析，评估 S 型物质从呼吸道清除的情况。对一些特定调查还可以对其他样本进行分析。例如，在怀疑有高水平污染的情况下，可将鼻涕或鼻涂片或血液作为常规筛查技术。

尿液样本的采集涉及三个方面的考虑。首先，必须注意避免样品的偶然污染。其次，通常有必要从提供的样本中尿液中评估每单位时间排出的总活度；对于大多数常规分析，首选 24h 采集，如果这不可行，则必须认识到较小的样品可能没有代表性；氚是一种特殊情况，通常只采集少量样品，并将测得的活度浓度与人体水中的活度浓度联系起来。第三，分析所需的体积取决于分析技术的敏感性。对于某些放射性核素，只有通过分析几天的排泄物才能获得足够的灵敏度。

由于日常粪便排泄量的波动，分析粪便样本以进行常规监测的不确定度较大。因此，理想情况下，应收集几天内的粪便样本进行分析。但是，这在实践中可能很难实现，并且解释可能需要基于单个样本。粪样监测通常用于特殊监测，尤其是在已知或怀疑通过吸入 *M* 或 S 类化合物的摄入后。在这类每天排泄量的监测可能对评估肺部清除率及估计摄入量很有用。早期结果可能有助于识别受内污染的个体。

可以通过用闪烁或半导体探测器直接测量来确定生物样品中发射 γ 射线的放射性核素。分析发射 α 和 β 的放射性核素需要化学分离，然后再用适当的测量技术进行分析。α 或 β 总活度的测量有时可能会用作简单的筛选技术，但是没有方法可以准确确定样品中所有 α 和 β 的活度。该技术可用于预计摄入量与年摄入量相比非常低的日常监测。其结果不是定量解释，而是用于提供令人满意的条件的确认，这是一个不寻常的结果，表明需要进一步研究，其中包括放射化学分析。对于已知的污染事件发生之后或者用于识别那些值得早期注意的样品进行总活度测量也可能很有用。除非已知放射性核素成分，否则不得将总 α 或 β 的测量值用于摄入量或有效剂量的定量评估。

呼气活度的测量对一些放射性核素是一种有用的监测技术。在 ICRP 130 出版物所考虑的放射性核素中，它对于 ^{226}Ra 和 ^{228}Th 可能是有用的技术，因为这两种放射性核素的衰变链都包括可能被呼出的气体。

空气采样分析。①个人空气采样器（personal air sampler，PAS）是一种便携式设备，专门用于通过测量个人呼吸带中空气中活度的时间积分浓度来估算工作人员个人的摄入量。包含过滤器的采样头戴在靠近呼吸带的上躯干上。空气是由工作人员携带的经过校准的气泵吸入过滤器中。理想情况下，采样率将代表工作人员的典型呼吸率（约 1.2m^3/h）。但是，ICRP 130 出版物给出的当前设备的采样率仅约为该值的 1/5。在采样周期结束时测量过滤器上的活度，以提示任何异常高的摄入量。然后可以保留过滤器，并在更长的时间内堆积，并通过放射化学分离和高灵敏度测量技术确定其活度。可以通过将测得的在摄入期间的积分空气浓度乘以工作人员呼吸量来估算采样期间的摄入量。PAS 设备有三个重要要求：首先，采样器应收集足够的材料以用于在合理的计数时间内可测量到与大量摄入量相对应的活度。这将主要取决于 PAS 需要检测的最低待积有效剂量。通常，在日常监测中，每年检测的总摄入量所致的待积有效剂量要求超过年有效剂量 / 限值的 1/10。其次，由采样器吸入的空气量应足以在统计学上能准确地代表工作人员在呼吸带中的活度浓度。PAS 监测最常用于钚这类放射性核素的监测，极少量的微粒可能含有与大量摄入量相对应的活度。这样对少量事件进行采样的统计信息成为确定采样精度的关键因素。第三，应该知道采样器收集微粒的特性。这些取决于采样头的抽吸效率和过滤器的收集效率。抽吸效率是进入采样器的空气中的粒子浓度与周围空气中的粒子浓度之比。微粒的空气动力学直径通常小于或近于1，但较大粒子的惯性将根据条件给出欠采样或过采样的趋势。②固定空气采样器（SAS）通常用于监视工作场所的状况，但可能会低估工作人员呼吸区域中空气中的浓度，通常低至约1/10。但是，如果SAS设备放置在适当的位置，则可以使用PAS和SAS测量值的比较来确定PAS和SAS空气浓度比（PAS：SAS），该比例值可用于解释SAS测量值，并用来进行剂量评估。但是我们应该认识到，使用SAS是一种相对间接的评估剂量的方法，并且使用结果来估计单个剂量需要仔细评估受照条件和工作实践。除了用于潜在剂量估算的用途外，SAS设备还可以提供有关放射性核素组成以及颗粒大小的有用信息（如果与大小分析器一起使用）。

6）测量的质量保证：在ICRP 130出版物中，质量保证可以描述为由计划的和系统的措施组成，这些措施对于确保测量程序的结果具有足够的信心是必要的。质量保证包括质量控制，及所有基于已建立的要求对设备、仪器和程序的充分性的评估。质量保证要求可由国家法规确定。确保以下质量控制程序：①设备和仪器功能正常；②它们已正确校准；③建立并实施了相关程序；④正确执行了分析方法；⑤记录保存；⑥避免误差。

建立一种独立的方法来评估测量程序的质量很重要。认可是对有能力开展特定活动组织的正式承认。认可程序应涵盖所有质量保证所以组成部分，应包括程序、文档、培训、校准、维护、解释和纠正措施。相互比较可让参与者将在明确定义的条件下的测量结果或剂量评估结果与参考值以及其他实验结果进行比较。测量的比对可能有两种类型：对包含已知数量的放射性核素的模型或样品进行测量，可以使参与者确定其程序的准确性。尽管无法确定绝对准确度，但在真实的生物样品或人体中与未知数量的放射性核素进行的比对，使每个参与者都可以将其结果与通过其他实验室或其他技术获得的结果进行比较。这种比较有助于提高准确性，并有助于与国内和国际的方法协调。

（3）摄入量和剂量估算：从放射性核素的摄入量评估剂量分为三个步骤：

1）个人监测实施；

2）根据监测结果估算摄入量；

3）基于摄入量估算剂量。

评估剂量的总不确定度是这些步骤不确定度的总和。与每个阶段相关的不确定度及其量化所需的工作量取决于所涉及的放射性核素、有关受照水平及其时间过程的信息以及采样或测量的时间。通常，测量中的不确定度是最容易估计的。当活度水平低且接近检测限时，由于计数统计导致的不确定度可能会主导总体不确定度。对于易于检测并有足够数量的放射性核素，与其他不确定度来源相比，计数统计带来的不确定度将很小。还必须考虑测量程序其他部分的系统不确定度，例如体内测量的校正、体型的校正。应注意避免样品或人体表面污染，但如果存在且未被识别，则这些污染可能会引起严重的误差。当前测量结果可能有必要对于先前摄入的剩余活度进行校正。

在常规监测程序中，摄入量评估中的不确定度可能难以量化，在常规监测程序中，测量是在预定时间进行的，与摄入量的时间无关。有必要在测量结果的解释质量和与测量频率相关的实际限制之间做出平衡。必须定义一个简单的规则，以降低由于受照时间未知而使摄入量估计中可能出现的误差。在 ICRP 78 出版物对选择监测周期的规范是使未知摄入时间引起的任何低估都不超过三分之一。事实上，在实践中，这种是低估的一个最大值，因为受照时间的实际分布是未知的，因此从统计上来说，所有评估的误差在系统上都不相同。受照的随机分布使这种误差明显低于三分之一。如果很大部分摄入发生在采样或测量之前，则摄入量可能被高估三倍以上。在排泄物监测的情况下，这尤其重要，因为每天排泄的比例可能在摄入后立即随时间迅速变化。如果在常规监测程序中发现结果出乎意料的高，则几天后重复采样或测量，并据此调整摄入量估计值，将是适当的。替代方法是，如果合适并且方便的话，可以在一段时间没有受照之后，例如在周末或假日之后，收集样品或进行测量。

最后要考虑的因素是给定摄入量剂量评估的不确定度。使用标准生物动力学模型可能会导致解释上的某些错误，但是对于小摄入量和小剂量，使用特定模型是不合理的。基于生物动力学参数值的个体特异性分析，可以证明剂量接近年剂量限值的摄入量是合理的。无法使用标准模型的一种情况是采取了核素治疗措施以增强从体内放射性核素排出。

由于所有这些原因，很难很好地估计摄入量估算的不确定度。因此，建议以标准为基础进行估算，并将该估算作为摄入量的标称值。然后可以根据与受照有关的潜在健康后果，更详细地考虑不确定度。在这种情况下，可以根据所考虑的实际情况来分析先前确定的各种不确定度的相对贡献。

（4）监测计划的制定：可能受照的程度是否需要监测决定性因素；如果发生合并性事件，需要予以识别；还需要评估防护装备（evaluate protective equipment，RPE）的有效性。国际标准 ISO 20553 按照受照情况确定监测计划的准则见表 1–8，示意性说明见图 1–11。

表 1–8　按照受照情况制定监测计划的准则

选择的监测类型	规范要求	建议监测的水平
工作场所监测	对职业照射，需要评估待积有效剂量	剂量超过 1mSv，这时放射性核素的摄入量可能很大
个人监测	如果工作人员内照射剂量超过 30% 剂量限值	如果总的年剂量可能超过 6mSv

在国际标准化组织（International Organization for Standardization，ISO）标准中给出的数值仅考虑了所含放射性核素的摄入所致剂量，在外照射可能超过内照射的情况下，表 1–8 和图 1–11 中的值应减少一半。因此，有必要在不考虑个人防护措施的情况下评估可能的受照程度。如果可行，可以根据早期监测计划（个人或工作场所监测）的结果进行此评估。如果没有或无法获得其他可靠的信息，可能的年剂量可根据 IAEA《安全报告丛书》第 18 号的建议或根据国家标准 GBZ 129—2016《职业性内照射个人监测规范》进行估算。

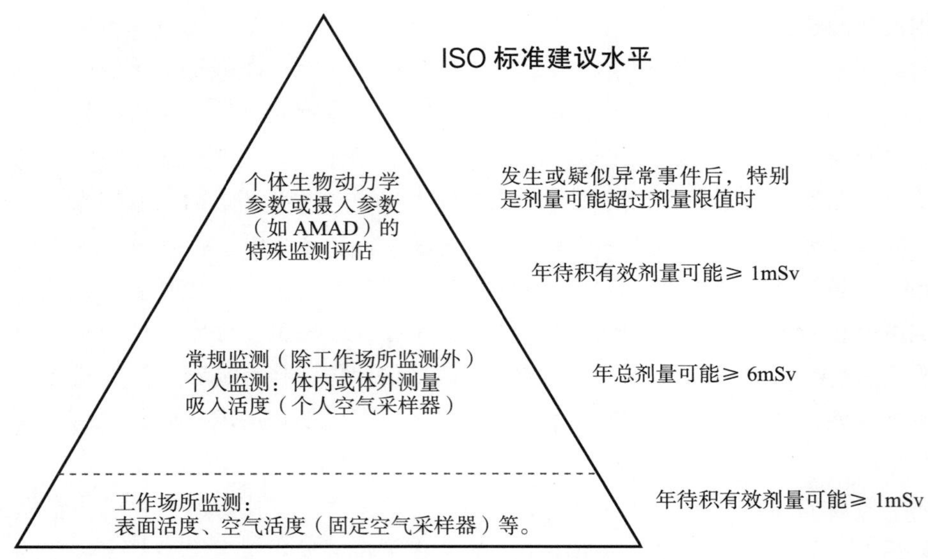

图 1–11　根据受照情况制定监测计划的说明

如果一名工作人员暴露于一种以上的放射性核素，监测方案的设计可能会忽略一些放射性核素，这些放射性核素的贡献总和可能低于每年 1mSv。

在放射性核素混合物组成已知的情况下，可以使用单个放射性核素的测量来推断其他放射性核素的活度。如果由于不完全了解放射性核素成分而产生的额外不确定度（就剂量而言）不超过 10%，则该方法是可接受的。

（5）用于剂量估算的参数

1）剂量估算参数：ICRP 78 出版物中给出了剂量学参数的核素和同位素，见表 1–9。

表 1–9　ICRP 78 出版物中给出剂量学参数的核素和同位素

核素	同位素	核素	同位素
氢	^{3}H	钍	^{228}Th、^{232}Th
铁	^{59}Fe	铀	^{234}U、^{235}U、^{238}U
钴	^{57}Co、^{58}Co、^{60}Co	镎	^{237}Np
锶	^{85}Sr、^{89}Sr、^{90}Sr	钚	^{238}Pu、$^{239,240}Pu$
钌	^{106}Ru	镅	^{241}Am
碘	^{125}I、^{129}I、^{131}I	锔	^{242}Cm、^{244}Cm
铯	^{134}Cs、^{137}Cs	锎	^{252}Cf
镭	^{226}Ra、^{228}Ra		

对于表 1–9 中每个元素，都给出了相关的生物学数据。这些数据包括化合物、吸收类型、f_1 值和生物动力学模型的简短摘要，以及有关排泄途径的信息。在适当的情况下，还会提供减少摄入量或增强排泄量的阻摄入和促排泄治疗药物的相关信息。

ICRP 78 出版物附录了有关元素的每个放射性同位素的详细信息，这些同位素对职业照射可能很重要。对于每种放射性同位素，给出以下信息：①物理半衰期、衰减模式以及能量和发射辐射的强度有助于个人监测；②可以轻松获得的具有典型检测限的个体监测方法，给出了对首选测量技术和检测限是否适当的评论，对于那些对测量和解释造成困难的放射性核素，提供有关监测计划的信息，并附有选定的参考书目；③吸入 AMAD 为 5μm 气溶胶的有效剂量系数 [$e(50)$]，数据取自 ICRP 68 出版物，并提供了该出版物中给出的所有肺吸收类型；④食入的有效剂量系数 [$e(50)$]，数据取自 ICRP 68 出版物。

对于通过吸入、摄入或直接转移至体液（在附件中的表中称为“注射”）的单次摄入，将测量参数（身体含量、器官含量或每日排泄物）的预测值按摄入后第 1 天到第 10 天的时间制成表格，即 $m(t)$，它是预期摄入 1Bq 后 t 天的测量值。在此列表中，第一天的身体或器官含量是指第一天结束时的含量。对于排泄的活度，第 1 天的值表示摄入后第一天排泄的活度，放射性衰减校正至第 1 天结束时。在体内含量测量时，以下定义是相关的。全身含量是全身性物质（包括膀胱中的物质）与滞留在呼吸道和胃肠道中的物质的总和。肺的含量是胸腔淋巴结与支气管、细支气管和肺泡间质区域含量的总和。在简单模型中，骨骼的含量被视为骨腔的含量，在更复杂的铁、铀、碱土金属和锕系元素模型中，骨架的含量被视为皮质和小梁骨以及骨髓的所有腔的总和。

ICRP 78 出版物给出了通过吸入、摄入和注射单次摄入后，预测测量值（身体含量、器官含量、每日尿液或粪便排泄量）随时间变化图表。数据按摄入量相关的活度分数的形式给出，即每 Bq 摄入量的沉积和每日排泄量。一个例外是氚水的摄入，因为这与剂量率直接相关，所以其数据以每 Bq 氚水摄入的 Bq 值给出。提供的数据涵盖了摄入后 10^4d 内或直至活度分数小于摄入量的 10^{-8} 的时间段。

用于生成表格和图表的数据来自每个元素的生物动力学模型的完整描述。在某些情况下，除了附件中列出的以外，有时还需要测量的预测值。因此，开发了一个计算机程序，使摄入后的任何时间都可以用 ICRP 78 出版物附件中给出的数据的模型进行评估。

对于常规监测，仅考虑通过吸入摄入。对于氚水，可以使用相同的数据来评估通过皮肤的摄入。对于每种放射性核素，选择满足特定要求的多个监测周期。对于每个监测周期 T，假设在监测周期的中点（$T/2$）发生了 1Bq 的摄入，则测量的预测值是监测周期结束时的预测值。其中 $m(T/2)$ 是测得量的预测值，T 是监视周期（d）。

最后，还提供了一些有关体内器官或排泄物中活度水平建立的信息，包括通过吸入途径连续每日摄入的假设情况，吸入单位摄入量（每天 1/365Bq）假设情况和摄入量导致待积有效剂量达到 20mSv 的年剂量限值。这些数据不能在任何特定的监测期内直接用于评估摄入量和剂量。但是，它们可能有两个用途。首先，能够让人们认识到各种监测技术对于在年剂量限值预测量的敏感性。其次，在工作人员不太可能大量摄入放射性核素的情况下，将偶尔的筛查结果与这些数据进行比较，可以保证摄入量确实很低。

2）剂量估算参数的质量保证：ICRP 特别重视质量保证问题。其剂量计算任务组已安排使用不同的计算机代码独立计算附件中给出的数量，计算中的任何差异发布之前均进行了核查和修改。

（6）剂量估算参数的应用

1）摄入量和剂量估算：对于已知摄入时间的特殊或与任务相关的监测，可以使用 ICRP 78 出版物附录中“特殊监测”表中的测量值估算摄入量。如果仅进行一次测量，则可以通过以下方式用测量值 M 确定：

$$摄入量=\frac{M}{m(t)} \qquad 公式 1–27$$

摄入量可以乘以剂量系数得出有效剂量。然后可以将其与剂量限值或基于剂量的任何预定调查水平进行比较。或者可以将摄入量直接与年摄入量限值进行比较，或与基于摄入量的预定调查水平进行比较。

如果测量结果表明已超出调查水平，则需要进一步调查。调查的性质将取决于超出调查水平的情况和程度。应考虑以下几点：

重复进行测量以确认或完善初始评估，使用其他监测技术，以及测试活度的时程（至少为期 10d）。然后可以刻度预测值以获得与测量数据点的最佳拟合。通常认为最佳拟合是最小化残差平方和的拟合，残差定义为将测量值与拟合曲线偏离的标准差的数量。然后，摄入量等于刻度后的预测值。

对于常规监测，假定摄入发生在监测周期 T 天的中间。对于在监测周期结束时获得的给定测量值 M，摄入量为：

$$摄入量=\frac{M}{m(T/2)} \qquad 公式 1–28$$

将摄入量乘以剂量系数就可获得监测周期中的剂量。可以将获得的剂量或摄入量与剂量限值或与该极限对应的活度的比例分数进行比较。或者可以将剂量或摄入量与预定的研究水平进行比较。

2）监测周期的影响：前一监测周期的摄入量可能会影响当前周期获得的实际测量结果。如果前一监测周期对摄入量的影响可能超过实际测量数量的约 10%，并且已经评估了摄入量和剂量，则应进行校正。对于常规监测程序中的一系列测量，可以遵循以下程序：①确定第一个监测周期内的摄入量；②（从 ICRP 78 出版物附件中的图表）预测此摄入量对后续测量的贡献；③从所有后续数据中减去此贡献；④在下一个监测周期内重复①至③。

如果常规监测程序中的测量值超过了预定的调查水平，则需要进一步调查。调查的性质将取决于超出调查水平的情况和程度。这时应考虑以下几点：①重复测量以确认或完善初始估计；②使用其他监测技术；③审查工作条件和受照情况；④如果在原始评估中使用默认参数值，则对实际污染物的粒径和化学形式进行调查，并在必要时选择更合适的值；⑤在大量摄入的情况下，将受污染的人从放射性物质工作中撤离，并调查实际的滞留和排泄特征，以完善剂量评估。

（二）主要用于公众内照射的剂量学参数

公众成员与职业人员内照射剂量估算的最大差别是公众成员的放射性核素摄入及剂量系数具有年龄依赖性。为此对关心的放射性核素，ICRP 以系列出版物方式，发布了公众摄入放射性核素的年龄相关剂量。这个系列出版物包括：

ICRP 56 出版物 1990 年《公众摄入放射性核素所致剂量的年龄依赖性：第 1 部分》

ICRP 67 出版物 1993 年《公众摄入放射性核素所致剂量的年龄依赖性：第 2 部分食入剂量系数》

ICRP 69 出版物 1995 年《公众摄入放射性核素所致剂量的年龄依赖性：第 3 部分食入剂量系数》

ICRP 71 出版物 1995 年《公众摄入放射性核素所致剂量的年龄依赖性：第 4 部分吸入剂量系数》

ICRP 72 出版物 1995 年《公众摄入放射性核素所致剂量的年龄依赖性：第 5 部分食入和吸入剂量系数汇编》

下面将对这 5 个出版物的剂量学相关的内容进行介绍。

1．ICRP 早期的出版物

（1）概述：这里早期出版物是指 ICRP 56 和 67 出版物。

ICRP 30 出版物中使用剂量学模型和生物动力学数据确定工作人员控制放射性核素摄入的次级限值（ALI）。ICRP 不建议使用这些生物动力学数据来计算公众的剂量当量和放射性核素相关那些因素，从年龄依赖的角度，影响了公众的摄入限制和器官剂量系数。

为了提供公众剂量系数，有必要了解年龄对放射性核素的生物动力学以及解剖学和生理数据的影响，也需要了解关于母亲摄入放射性核素转移到胚胎和胎儿的信息。切尔诺贝利核事故后，确定公众接受剂量系数显得十分必要。

多年来内部剂量测量领域的工作持续开展，并由于其在提供辐射保护指导方针方面的作用，ICRP 建立了一个任务小组，为公众制定与年龄有关的剂量系数。工作组的工作仅限于考虑由于各种人类活动而导致的可能被释放到环境中的最具放射性意义的放射性核素。这些项目包括铀矿开采和铣削、转换、浓缩和制造发电站操作、燃料再处理以及废物储存和处置。此外，自然产生的放射性核素存在于环境中，其浓度可能因人类活动而改变。因此，要处理的放射性核素的范围包括那些天然来源、裂变产物、放射性化物和激活产物。放射性药物使用的剂量系数见 ICRP 53 出版物。

ICRP 56 出版物描述了生物动力学数据和剂量学模型，用于计算放射性核素释放到环境后的放射性核素的年龄依赖剂量系数。吸入摄入量的剂量系数是基于当前的 ICRP 肺模型，其中不包括与年龄相关的参数。

在开发了估计相应剂量系数的剂量学和生物动力学模型之后，胚胎和胎儿的剂量学数据将在之后的出版物中提出。对于大多数放射性核素，初步估计表明，胚胎的剂量与子宫的剂量近似。对胎儿的剂量取决于胎儿和母体组织中的活度。对于大多数放射性核素，对胎儿组织的剂量将类似于或小于对相应母体组织的剂量。

ICRP 56 出版物提供了以下元素的放射性同位素的数据：氢、碳、锶、锆、铌、钌、碘、铯、铈、钚、镅和镎。

（2）ICRP 早期剂量学模型：对于职业照射，ICRP 建议将剂量当量的积分适当期限为 50 年的工作寿命。摄入放射性核素后 50 年内在整个组织 T 中平均的总剂量当量称为定剂量当量并表示为 $H_{50,\mathrm{T}}$。由于摄入了放射性核素，在 70 岁时组织累积的总剂量当量在这里列为累积剂量当量。

ICRP 56 出版物中，摄入时各个年龄组的个体提供了代表通过吸入和食入的每单位摄入的剂量当量系数。生长和相关变化不仅会影响放射性核素在体内的行为和组织剂量，而且还会影响生物效应的风险。

目标靶器官或组织 T 中的剂量当量率包括来自存在于体内和每个器官中的每种放射性核素的贡献。若个人年龄为 t_0 摄入，在年龄为 t 的器官 T 处的剂量当量率 $H_\mathrm{T}(t,t_0)$ 可以表示为：

$$\dot{H}_\mathrm{T}\left(t,t_0\right)=\mathrm{c}\sum\nolimits_\mathrm{S}\sum\nolimits_j q_{\mathrm{S},j}\left(t\right)SEE(\mathrm{T}\leftarrow\mathrm{S};t)_j \qquad \text{公式 1–29}$$

式中：

$q_{\mathrm{S},j}(t)$——在年龄 t 时源器官 S 中存在的放射性核素 j 的活度；

$SEE(\mathrm{T}\leftarrow\mathrm{S};t)_j$——源于器官 S 中放射性核素 j 的每次核转化沉积在靶组织 T 中的比有效能；

c——q 和 SEE 单位所需的任何数值常数。

在 70 岁时由于在 t_0 岁时单次摄入放射性核素而在目标靶器官或组织 T 中累积的总剂量当量 $H_\mathrm{T}(t_0)$ 定义为：

$$H_\mathrm{T}\left(t_0\right)=\int_{t_0}^{70}\dot{H}_\mathrm{T}\left(t,t_0\right)\mathrm{d}t \qquad \text{公式 1–30}$$

即：

$$H_\mathrm{T}\left(t_0\right)=\int_{t_0}^{70}\mathrm{c}\sum\nolimits_\mathrm{S}\sum\nolimits_j q_{\mathrm{S},j}\left(t\right)SEE(\mathrm{T}\leftarrow\mathrm{S};t)_j\,\mathrm{d}t \qquad \text{公式 1–31}$$

对于成年人，此处的年龄为 20 岁，每单位累积剂量当量 $H_{\mathrm{T},20}$ 摄入量在数学上等于 ICRP 30 出版物中定义的每单位摄入量的待积当量剂量（公式 1–24）。

$$SEE(\mathrm{T}\leftarrow\mathrm{S};t)=\sum\nolimits_i\frac{Q_iY_i\cdot E_iAF_i(\mathrm{T}\leftarrow\mathrm{S},t)}{M_\mathrm{T}\left(t\right)} \qquad \text{公式 1–32}$$

式中：

Q_i——第 i 类辐射的品质因数；

Y_i——每次核转化的第 i 类辐射的产额；

E_i——第 i 类辐射的平均或唯一能量；

$AF_i(\mathrm{T}\leftarrow\mathrm{S},t)$——$t$ 岁时在源区 S 发射的能量被靶器官 T 的能量吸收分数；

$M_\mathrm{T}(t)$——t 岁时靶器官 T 的质量。

放射性核素发出的辐射的能量和强度在 ICRP 38 出版物中给出。SEE 中的年龄依赖性源于被吸收部分的年龄依赖性以及目标靶器官或组织的质量。基于拟人化模体系列中考虑的各个年龄段的个体计算 SEE 值，见表 1–10。公式 1–32 要求的其他年龄的值是基于总质量的倒数通过线性插值过程获得的。例外情况是：胃肠道（胃肠道的内容是源区，而壁是靶区）；膀胱（源在内容物之内，而壁是靶区），以及骨骼的骨内膜和活性骨髓。骨骼中的放射性核素被认为分布在表面或整个骨矿物质中。被认为处于辐射危险中有两个组织：一是小梁骨的红色骨髓，另一个是皮质和小梁骨表面的细胞。

表 1–10　用于计算 SEE 的参考器官质量

器官	不同年龄阶段的器官质量 /g					
	新生儿	1 岁	5 岁	10 岁	15 岁	ICRP 参考人①
肾上腺	5.830	3.520	5.270	7.220	10.500	14.000
大脑	325.000	884.000	1 260.000	1 360.000	1 410.000	1 400.000
乳腺	0.107	0.732	1.510	2.600	360.000	360.000
胆囊壁	0.408	0.910	3.730	7.280	9.270	10.000
胃肠道下段壁	7.960	20.600	41.400	70.000	127.000	160.000
小肠壁	32.600	84.900	169.000	286.000	516.000	640.000
胃壁	6.410	21.800	49.100	85.100	118.000	150.000
胃肠道上段壁	10.500	27.800	55.200	93.400	168.000	210.000
心脏壁	25.400	50.600	92.800	151.000	241.000	330.000
肾脏	22.900	62.900	116.000	173.000	248.000	310.000
肝脏	121.000	292.000	584.000	887.000	1 400.000	1 800.000
肺	50.600	143.000	290.000	453.000	651.000	1 000.000
卵巢	0.328	0.714	1.730	3.130	11.000	11.000
活性骨髓	47.000	150.000	320.000	610.000	1 050.000	1 500.000
骨内膜组织	15.000	26.000	37.000	68.000	120.000	120.000
脾脏	9.110	25.500	48.300	77.400	123.000	180.000
睾丸	0.843	1.210	1.630	1.890	15.500	35.000
胸腺	11.300	22.900	29.600	31.400	28.400	20.000
甲状腺	1.290	1.780	3.450	7.930	12.400	20.000
膀胱壁	2.880	7.700	14.500	23.200	35.900	45.000
子宫	3.850	1.450	2.700	4.160	80.000	80.000
全身	3 400.000	9 800.000	19 000.000	32 000.000	55 000.000	70 000.000

资料来源：INTERNATIONAL COMMISSION ON RADIOLOGICAL PROTECTION. Report of the task group on reference Man: ICRP Publication 23[R]. Oxford: Pergamon Press, 1975.

对于胃肠道和膀胱，采用表 1–9 给出的质量，按照 ICRP 30 出版物建议的方法计算吸收分数。对于骨架中的 β 粒子、单能电子和 α 粒子，所有年龄段都使用 ICRP 30 出版物中提供的吸收分数数据。β 粒子的能量在源器官内被完全吸收的假设可能导致婴儿某些小器官内吸收剂量的高估。

对于 X 射线和 γ 射线，靶器官内的能量沉积取决于源器官和靶器官的组成以及它们之间的几何关系以及任何居间组织的性质。年龄相关的特定吸收分数［特定吸收分数（AF）除以目标靶器官的质量（M_T）］已由 Cristy 和 Eckerman（1987）基于一系列代表不同年龄个体拟人化体模中的辐射输运计算制成表。红色骨髓内和骨表面细胞内的能量沉积是基于 Beddoe 等人（1976）汇编的路径长度分布中表示的骨的微观几何形状。

这些出版物显示的单位摄入量剂量系数是基于六个不同年龄的放射性核素。在生命的第一年，胃肠道的吸收和体形发生了很大的变化。为了提供合理地代表该时期的单一值，可以认为摄入量是在 3 月龄时发生的，此时体重为 6kg。各摄入年龄对应于拟人化模体系列中考虑的年龄见表 1–10。表 1–10 的器官质量值是参考值，因为其还随性别变化，并且给出了年龄分别为 1 岁、5 岁、10 岁、15 岁和成人（20 岁）的剂量系数。这些年龄组被用来提供代表值，以评估人群从放射性核素摄入量所致剂量。为了适用于其他年龄，工作组认为可以通过将特定年龄的剂量系数应用于以下给出的年龄范围来估算组织剂量：

1）3 月龄：0 ~ <1 岁；

2）1 岁：1 ~ 2 岁；

3）5 岁：>2 ~ 7 岁；

4）10 岁：>7 ~ 12 岁；

5）15 岁：>12 ~ 17 岁；

6）成人：>17 岁。

（3）早期生物动力学模型

1）胃肠道吸收：ICRP 30 出版物中描述了用于从食入的放射性核素计算剂量的模型。在此模型中，胃肠道（gastrointestinal，GI）具有四个隔室：胃（stomach，ST）、小肠（small intestine，SI）、上大肠（upper large intestine，ULI）和下大肠（lower large intestine，LLI）。食物在模型的四个隔室之间连续转移，平均停留时间分别为 1h、4h、13h 和 24h。假定放射性核素在胃肠道仅从小肠吸收到细胞外液中，除非假定放射性核素直接从胃中流到体液而没有通过胃肠道的其他部分时给出 $f_i=1$ 的值。对于相对不溶的物质发射非贯穿辐射，最高剂量将来自输运中的物质至胃肠道壁（尤其是下大肠）。

由于缺乏相关信息，曾使用了 ICRP 30 出版物中给出对婴儿、儿童和成人的模型和胃肠道的参数值。然而，人们已经认识到，物质通过胃肠道的输运时间是与年龄有关的。Corazziari 等（1985）研究表明儿童的平均胃肠道通过时间明显少于成年人。儿童使用成人参数会导致长寿命放射性核素对胃肠道不同部位的剂量高估。对于具有类似于在胃中停留时间的物理半衰期的放射性核素，高估婴儿和儿童在胃中的停留时间可能会导致小肠吸收的活度被低估，从而导致其他器官的吸收剂量被低估。

成人肠道吸收。ICRP 30 出版物中建议的肠道吸收（f_1）值，用于计算年度摄入限量，特别适用于工作场所中可能遇到的化学形式元素的摄入。这些值不一定适合考虑与食物和饮用水有关的放射性核素的摄入。此后，在 ICRP 48 出版物中对环境和职业照射考虑了钚和相关元素。最近，经济合作与发展组织（Organization for Economic Cooperation and Development，OECD）的核能机构（Nuclear Energy Agency，NEA）辐射防护和公共卫生委员会成立的专家小组审查了在公众成员环境照射中的重要放射性核素肠道摄入的数据。他们提出了适用于食物和水中摄入的放射性核素的值。在 NEA 专家组审查的 31 种元素中，ICRP 130 出版物中 ICRP 对成人 f_1 值进行修改的唯一元素是锆和铈，且是根据 ICRP 48 出版物中有关锕系元素的建议进行的修改。

婴儿胃肠道吸收。尽管动物研究的结果表明，肠道转移的增强会随着年龄的增长而逐渐降低，在大多数情况下大约在断奶时达到成年值，但新生儿中放射性核素的吸收趋于增加。因此，对于大多数元素 f_1 而言，可以认为成人的值适用于 1 岁或更大的儿童。1988 年 NEA 也提出了 f_1 值，用作婴儿出生后第一年的平均值。在没有人类或动物数据的情况下，采用了基于有限的人类数据支持的一般动物数据。对于成年人来说，在 0.01 ~ 0.5 之间的吸收率分数，假设对小于 1 岁的吸收率比成年人增加了 2 倍。但是对于在成人中具有 0.01 或更少的吸收率的元素，假定其值为成人值的 10 倍。对于假定 f_1 的增加系数为 10 的一组元素，锕系元素就是实验证据得到充分证实的很好的例子（ICRP 48 出版物，1986 年）。对于采用 2 倍因子增加的组，铌是一个例子，大鼠和豚鼠数据支持其 f_1 升高 2×10^{-2}。

当没有更具体的数据时，ICRP 130 出版物对 f_1 值小于 0.5 的所有元素都采用了这种通用方法。尽管建议将成人 f_1 值用作婴儿出生后第一年的平均值，但认为成年人值很可能适用于混合饮食中不足 1 岁的断奶婴儿，并且断奶期结束将更接近成年人的值。在此出版物中，使用婴儿 f_1 值计算了 3 月龄的哺乳期婴儿的剂量。计算的剂量可以保守地应用于 1 岁末婴儿的摄入。

在出生后不久观察到的放射性核素在胃肠道吸收的增加，这与某些哺乳类动物的肠道高水平滞留有关。吸收的增加和肠道的滞留都认为与肠细胞通过胞饮作用吸收未消化的大分子的能力有关。但单独的胞饮减少和停止（“关闭”）不可能解释不同物种中不同元素的吸收减少。除饮食变化外，许多其他的成熟期的变化也可能影响放射性核素的吸收。

2）呼吸道模型：ICRP 建立了一个呼吸道模型任务组，该组正在开发一个综合性的年龄依赖性肺模型。该模型尚不可用，因此使用 ICRP 30 出版物中描述的肺部模型来计算 ICRP 130 出版物中给出的剂量系数。当前模型并未考虑到随年龄变化的吸入物质沉积或清除率变化，并且对于当前的计算，仅考虑了与年龄相关的肺质量变化。可以设想，当新的肺部模型可用时，它将用于计算修订的年龄依赖性剂量系数。应注意，ICRP 130 出版物中给出的吸入剂量系数是暂时的。

ICRP 30 出版物的肺模型。在 ICRP 30 出版物中描述的肺部剂量模型中，呼吸系统分为三个区域：鼻咽、气管支气管区域和肺区域。吸入的气溶胶在这三个区域中的沉积分数仅是粒径分布的函数。对于活性中值空气动力学直径（AMAD）为 1μm 的气溶胶，该模型预测，吸入活度的 30% 将沉积在鼻咽区域，气管支气管区域沉积 8%，肺部区域沉积 25%。随着粒径的增加，吸入活度的较大部分将被捕获在鼻咽中。随着粒径的减小，较大的部分会渗透到肺部区域。ICRP 130 出版物的计算中使用了 1μm 的 AMAD。除非有更多具体信息，否则这是放射防护目的的通常假设。

一旦物质沉积在呼吸系统中，吸入的放射性核素的物理化学形式决定了其转移到体液或气管支气管淋巴结或通过纤毛“自动扶梯”机械清除到肠道的量。为了定义吸入物质从肺中清除的速率，将物质分类为 D、W 或 Y，以反映其在肺区域的滞留特性。此分类是指清除一半时间的范围：D 少于 10d、W 为 10 ~ 100d、Y 超过 100d。

从肺部清除到胃肠道的部分物质也将被吸收，其量取决于肠转移因子。ICRP 30 出版物附录 B 中用于计算临时剂量系数的 f_1 值是此处用于食入的值。

更新的 ICRP 肺模型。在研发新的呼吸道模型时，ICRP 呼吸道模型任务组有几个目标，即：模型应简单，简单和现实地评估呼吸道组织和身体其他器官的剂量；应年龄依赖性的，两种性别的成人、婴儿、儿童和不同种族群体以及工作人员的代表人；应该允许使用有关特定材料的信息来评估剂量。任务组正在开发一个模型，以反映特定材料的实验数据以及潜在的沉积和清除机制。预计清除将根据颗粒移动到口咽或淋巴结的过程与吸收到血液中的过程之间的竞争来描述。如果无法获得有关特定材料的特定信息，则可能建议使用类似于当前“D”“W”和“Y”的默认值。

转运室模型。从胃肠道或呼吸道转移到体液后，假定放射性核素从体液中清除进入器官和组织，或根据 ICRP 30 出版物中使用的数学模型排泄。一级动力学正式描述了放射性核素从转移隔室的转移。在没有更具体的数据的情况下，假设转移一半的时间为 0.25d，并且该时间与性别和年龄无关。并假定转运室内的放射性核素在整个人体中均匀分布。

锕系骨模型。在 ICRP“参考”成年人的钚（Pu）和镅（Am）的生物动力学模型中（ICRP 48 出版物，1986），假定到达血液的 90% 的活度在骨骼和肝脏之间均分，其余部分被排泄。假设沉积在骨骼中的活度的生物半衰期是 50 年。对于肝脏，假定的生物半衰期为 20 年。

为了得出人体中钚或镅在行为特定年龄的预测，有必要采用下述方式得出剂量学模型：①这些元素在人体中的可用数据；②这些元素在其他物种中的有关特定年龄的数据；③控制人体中这些元素行为的一般生理过程的有关特定年龄数据；④缺乏数据的生理模型的现实假设。ICRP 的锕系元素生物动力学模型的经验性质不太适用②、③和④项模型，必须使用替代模型。生理上切合实际的模型框架至少应考虑骨骼生长和重塑过程，以及从肝脏或骨骼中清除的活度的潜在回收过程。

已经开发出了钚的两种生理学年龄特征的模型和镅的年龄特征模型。两种钚模型在骨骼和肝脏上有不同的细分，但是在假定的放射性核素在不同年龄之间在骨表面，红骨髓和肝脏之间的净移动速率方面，并没有太大差异。ICRP 130 出版物采用了更简单的 Leggett 模型，对骨表面，红色骨髓和肝脏细胞的剂量产生相似的估计值。在 ICRP 130 出版物附录 A 中有这个模型的详细描述。

生物动力学数据的年龄依赖性插值法。在总结的生物动力学数据认为分别适用于 3 月龄、1 岁、5 岁、10 岁、15 岁和 20 岁（成人）的年龄。为了计算在这些年龄摄入后的剂量系数，是在假设分布因子和生物学半衰期的连续变化，再根据年龄通过线性插值求得。但是，在上述年龄之间，f_1 值保持不变。

子体产物的生物动力学。如果放射性核素具有放射性衰变产物，则包括其在体内堆积对剂量的贡献。但是，只有在有关它们的生物学行为的实验证据可用时，才给出他们的具体生物动力学数据。在所有其他情况下，假定放射性衰变产物的生物动力学行为与摄入人体的母体放射性核素相同。

ICRP 出于辐射防护的目的，早在 1977 年提出了有效剂量当量（ICRP 26 出版物）这个防护评价量，它把权重因数归因于器官和组织，当对全身进行均匀照射时，代表由于该器官或组织的照射占总随机风险的分数。ICRP 提出的用于计算有效剂量当量的权重因数，无论年龄和性别，均适用。有效剂量当量的概念和权重因数都被应用在目前对公众的剂量系数计算中，作为比较各个年龄段单次或长期摄入放射性核素的剂量的有用方法。

有效剂量当量 H_E 是器官或组织剂量当量 H_T 的加权平均值，即：

$$H_E = \sum w_T H_T \quad \text{公式 1–33}$$

式中：

w_T——器官或组织 T 的相对辐射敏感性见表 1–11。

对于性腺，卵巢和睾丸吸收剂量的最大值与 0.25 的权重因数结合使用。其余部分的权重因数 0.30 被平均分配给其余器官或指定组织中的五个，它们具有最高的总剂量当量值。有效剂量当量的计算中不包括与皮肤等效的剂量（表 1–11）。

表 1–11　ICRP 26 出版物建议的用于有效剂量当量计算的权重因子

组织或器官	w_T	组织或器官	w_T
性腺	0.25	甲状腺	0.03
乳腺	0.15	骨表面	0.03
红骨髓	0.12	其他	0.30
肺	0.12		

2．食入和吸入剂量系数　基于已公开所选元素的生物动力学数据，为计算不同年龄摄入时靶组织的剂量以及有效剂量当量，使用了摄入、分布和排泄的年龄相关参考值。ICRP 130 出版物给出了以下放射性核素的食入和吸入剂量系数：^{3}H、^{14}C、^{90}Sr、^{95}Zr、^{95}Nb、^{103}Ru、^{106}Ru、^{129}I、^{131}I、^{132}I、^{134}Cs、^{137}Cs、^{144}Ce、^{238}Pu、^{239}Pu、^{241}Pu、^{241}Am、^{237}Np、^{239}Np。

对于其中一些，人类或动物实验获得的可用数据并未提供关于摄入、分布和排泄的年龄依赖性的明确证据。在这些情况下，对于婴儿和儿童，采用与成人相同的值。通常预期这种假设会导致剂量系数的高估。

当数据是从 ICRP 30 出版物中成人的生物动力学数据获取时，在生物动力学数据表中已特别标明了这一点。

3．ICRP 67 出版物简介

（1）概述：1987 年 3 月，ICRP 成立了一个“评估公众单位摄入的剂量”的工作组，这项任务包括了年龄依赖的物理和生物动力学模型的建立，以及适当的生物动力学参数选择。在其第 1 份报告（ICRP 56 出版物）中，工作组给出了摄入和吸入氢、碳、锶、锆、铌、钌、碘、铯、铈、钚、镅和镎同位素的剂量系数。在 ICRP 130 出版物中，使用 ICRP 60 出版物中提出的新的组织权重因数（w_T），给出了硫、钴、镍、锌、钼、锝、银、碲和钋的同位素的摄入剂量系数。在使用新的 w_T 值时，除包括了对第 1 部分中给出的摄入放射性同位素的剂量系数修正外，还给出了更多放射性同位素的摄入剂量系数。介绍了铅和碱土金属锶、钡和镭的生物动力学的通用模型，用于计算这些元素的放射性同位素的摄入剂量系数。该模型已被应用于重新计算 ^{90}Sr 的摄入剂量系数，这是第 1 部分中考虑的唯一锶同位素。由于 ICRP 现在为膀胱和结肠提供了新的 w_T 值，并且由于已经获得了关于钚、镅和镎在人体内的生物动力学的新信息，工作组认为修订第 1 部分中给出的这些元素的生物动力学模型是适当的。

（2）食入剂量系数：ICRP 130 出版物是关于公众摄入的年龄依赖剂量系数系列出版物第二部分，包括下列元素的放射性同位素：硫、钴、镍、锌、锶、钼、锝、银、碲、钡、铅、钋和镭。还包括第 1 部分下列元素的放射性同位素：氢、碳、锆、铌、钌、碘、铯、铈、钚、氨和铌修正后的摄入剂量系数。ICRP 130 出版物给出了这些元素的组织分布和保留的参数，以及关于尿和粪便排泄的数据。由于需要估计对膀胱和结肠的剂量，因此需要提供关于排泄途径的信息。

锶的生物动力学模型过去被认为 ^{90}Sr 是适合应用的锶唯一同位素，在 ICRP 130 出版物中对锶的其他同位素也加以了考虑，第一部分中的开发的碱土金属模型预计更适合应用于短寿命同位素 ^{89}Sr。ICRP 67 出版物附录 A 中描述的这个模型被认为能更好地表征骨生理学。为了一致性，ICRP 67 出版物还给出了基于新模型的 ^{90}Sr 的修正剂量系数。

用于计算钚、镅和镎和星云的剂量系数的生物动力学模型已被修改，包括人类行为的信息，这是在开发第一部分模型时无法获得这些元素的信息。在这些模型中，也有必要明确地描述排泄途径。修订后的钚、镅和镎的生物动力学模型见 ICRP 130 出版物的附录 B。

将使用 ICRP 在 1994 年的出版物的呼吸道模型，重新计算第 1 部分和第 2 部分吸入途径的摄入放射性同位素的剂量系数。

已经计算了 ICRP 130 系列出版物所涵盖元素的放射性同位素的剂量系数，预计若这些由人类活动所致释放到环境中，将被认为具有对环境辐射防护目的有重要意义。

这些选定元素的放射性同位素的年龄依赖性剂量系数是基于对生物动力学数据和第 1 部分（ICRP 54 出版物，1989 年）中描述的一般剂量学模型的评估。对于碱土金属和铅的放射性同位素，任务组采用了骨骼和其他组织中吸收和保留的新的年龄依赖性生物动力学模型。这些模型在 ICRP 130 出版物附录 A 中有详细描述。在全身模型中，元素在身体隔室的移动最好用一系列的转移速率来描述。通过模型与实验数据的拟合，并给出了足够的精度以保持数值精度。

对于在骨骼中滞留了较长时间但没有滞留函数的元素，我们假设了与皮质骨的年龄依赖性周转率相对应的生物半衰期。对于 3 月龄的婴儿、1 岁、5 岁、10 岁、15 岁的儿童和成人，保留在骨体积中的放射性核素的半衰期分别为 100d、300d、500d、1 000d、1 500d 和 10 000d。这种方法也适用于第 1 部分中的元素，修改后的生物动力学数据见 ICRP 67 出版物的附录 C。

如果没有明确的证据表明器官分布和保留的年龄依赖性，婴儿和儿童采用成人的生物动力学数据。这一假设是在第 1 部分（ICRP 54 出版物，1989）中作出的，通常预计会导致对剂量系数的过高估算。

如果没有发现有关人类的相关生物动力学数据，则可以根据动物实验获得适当的数据。

食物中包含的许多元素可能比这些元素的无机形式更容易从胃肠道吸收。对于 ICRP 30 出版物中 f_1 值大于 0.5 的元素，并且没有关于从食物中吸收的具体信息，通常采用的方法是应用 f_1 值为 1。

新生儿对放射性核素的吸收往往最大，但动物研究的结果表明，肠道转移随着年龄的增长而逐渐减少，在大多数情况下大约在断奶时达到成人的值。如第 1 部分所述，在没有人类或动物数据的情况下，采用了基于有限的人类数据支持的一般动物数据。对于在成人中吸收分数为 0.001 或更小的元素，假设其值为成人值的 10 倍。对于成人的吸收分数在 0.01 ~ 0.5 之间，假设 3 月龄的婴儿增加了 2 倍。对于假设 f_1 值增加 10 倍的元素组，锕系元素是实验证据充分确立的例子。对于假定 f_1 增加的一组元素，铌的系数 2 的值是一个例子，它得到了大鼠和豚鼠数据的支持。对于成人的吸收分数值大于 0.5，这里采用的方法是假设 3 月龄的婴儿完全吸收（$f_1=1$）。

一些放射性核素被认为是完全从胃肠道吸收的。对于这种放射性核素，所有离开胃的活度都被带进入转移隔室。对于其他核素，摄入的活度的一部分从小肠进入转移隔室，其余部分穿过胃肠道而未被吸收。如果某些年龄段（但不是所有年龄段）显示完全吸收，或者如果衰变链的某些成员（但不是全部成员）显示完全吸收，则出于技术原因，假设吸收发生在小肠，0.01 的摄入物质进入肠道下段，吸收的分数为 0.99。对于转移隔室的活度损失，除非生物动力学数据表中另有规定，否则采用 0.25d 的半衰期。

全身循环内的活动被认为分布在不包括胃肠道、膀胱和胆囊内容物的质量上。因此，ICRP 130 系列中所述的放射性核素均匀分布的比活度是基于 68.8kg 的质量，而不是之前使用的 70kg。例如，这种定义上的变化导致这里给出的氚和碳的待积当量剂量超过以往给出的值。

用于计算有效剂量系数的组织权重因数 w_T 基本上是 ICRP 在其 1990 年出版物中给出的那些值，见表 1–12。ICRP 130 出版物中给出了卵巢和睾丸的剂量系数，其中较高的剂量系数用于计算有效剂量的性腺权重因数。ICRP 还澄清了表 1–11 中给出的结肠权重因数的应用。权重因数将应用于胃肠道上、下大肠壁中当量剂量的质量平均值。上大肠不再包含在其余的组织中。胃肠道壁的年龄依赖性质量见表 1–10。由于上大肠（ULI）和下大肠（LLI）壁的相对质量与年龄无关，因此结肠的当量剂量为：

$$H_{结肠} = 0.57H_{\mathrm{ULI}} + 0.43H_{\mathrm{LLI}}$$ 公式 1–34

式中：

H_{ULI}——ULI 壁上的当量剂量；

H_{LLI}——LLI 壁上的当量剂量。

当其余组织或器官中有一个器官待积当量剂量在所有器官中是最高的时，该组织或器官的权重因数为 0.025（其余的一半），其余组织和器官的待积当量剂量的质量平均为 0.025（其余的另一半）。

表 1–12　组织权重因数（w_T①）

组织或器官	w_T	组织或器官	w_T
性腺	0.20	肝	0.05
红骨髓	0.12	食管	0.05
结肠	0.12	甲状腺	0.05
肺	0.12	皮肤	0.01
胃	0.12	骨表面	0.01
膀胱	0.05	其他②	0.30
乳腺	0.05		

注：①该值是从具有相等数目的不同性别和不同年龄范围的参考人群中得出的。在有效剂量的定义中，它们适用于工作人员、整个人群以及任何性别。

②出于计算的目的，其余部分由以下九种其他组织和器官组成：肾上腺、大脑、小肠、肾脏、肌肉、胰腺、脾脏、胸腺和子宫。该列表包括可能被选择性照射的器官，其中某些器官已知容易诱发癌症，但随后如果发现其他组织或器官具有诱发癌症的显著风险，也可将其作为其他的一个器官。

当放射性核素进入膀胱时，膀胱壁的辐射剂量涉及尿流率、排尿和膀胱中存在的尿液量之间的复杂关系，并且严格取决于膀胱壁与其内容物之间的几何关系。出于辐射防护的目的，这种模型由 Snyder 和 Ford 在 1976 年开发，并由 Smith 等人将其扩展到放射性药物管理。该模型在 ICRP 53 出版物中采用，并在 ICRP 130 出版物中进行了修改，以利于将其应用于长寿命放射性核素。在 3 月龄的婴儿、1 岁、5 岁、10 岁、15 岁的儿童和成人中，膀胱的大小分别固定为 15ml、25ml、65ml、75ml、85ml 和 115ml 尿液。这些体积表示在两次排尿之间的时间间隔内膀胱的平均含量。放射性核素进入膀胱的速率取决于其从人体组织中清除的速率以及生物动力学数据所给出的尿液与粪便的排泄率。对于某些元素，生物动力学数据直接解决了排泄问题，例如，碱土金属元素、碘、铅和锕系元素。虽然元素的尿液和粪便排泄率可能会随时间变化，但当前出于剂量学目的，时间常数值是足够的。

在比率的时间变化可能很重要的情况下，并不打算将所述比率用于解释内照射监测测量结果。3 月龄和 1 岁儿童每天的空隙率数分别为 20 和 16。对于所有其他的年龄段，假定每天有 6 个空隙率。如上所述，膀胱内容物的体积相当于在一个空隙中排泄的尿液体积的一半（ICRP 23 出版物，1975）。为了表示一级过程中膀胱的动力学，从膀胱中清除的速率被认为是每天排尿次数的两倍。也就是说，对于 3 月龄的婴儿、1岁、5 岁、10 岁、15 岁儿童和成人，相应年龄组膀胱的清除率相应为 40d、32d、12d、12d、12d 和 12d。

ICRP 在表 1–13 中为食管分配了明确的 w_T。此处提出的生物动力学模型是 ICRP 30 出版物采用的，不包含有关食管中放射性核素的吸收和保留的信息。由于材料通过食管的时间相当快，因此仅需考虑其他源器官发射的穿透性辐射的剂量。在没有食管剂量模型的情况下，以胸腺的剂量作为其替代值（ICRP 60 出版物，1991 年）。

摄入放射性核素后，上下大肠的活度包括从体循环中消除的活度。除非另有说明，否则假定粪便中失去的全身活度是被分泌到大肠上部的值。

在内照射剂量估算中，应获取内污染核素的吸收类型，表 1–13 中列出了在 ICRP 相关出版物中建议的不同元素肺吸收类型及气体 / 蒸气类型。

表 1–13　不同元素的肺吸收类型和气体 / 蒸气类型

元素	肺吸收类型	气体 / 蒸气类型	ICRP 系列出版物信息	元素	肺吸收类型	气体 / 蒸气类型	ICRP 系列出版物信息
氢	F、M、S	SR-1、SR-2	56、67、71	钡	F、M、S		67、71
铍	M、S		30、Part 3	镧	F、M		30、Part 3
碳	F、M、S	SR-1、SR-2	56、67、71	铈	F、M、S		56、67 和 71
氟	F、M、S		30、Part 2	镨	M、S		30、Part 3
钠	F		30、Part 2	钕	M、S		30、Part 3
镁	F、M		30、Part 3	钷	M、S		30、Part 3
铝	F、M		30、Part 3	钐	M		30、Part 3
硅	F、M、S		30、Part 3	铕	M		30、Part 3
磷	F、M		30、Part 1	钆	F、M		30、Part 3
硫	F、M、S	SR-1	56、67 和 71	铽	M		30、Part 3
氯	F、M		30、Part 2	镝	M		30、Part 3
钾	F		30、Part 2	钬	M		30、Part 3
钙	F、M、S		71	铒	M		30、Part 3
钪	S		30、Part 3	铥	M		30、Part 3
钛	F、M、S		30、Part 3	镱	M、S		30、Part 3
钒	F、M		30、Part 3	镥	M、S		30、Part 3
铬	F、M、S		30、Part 2	铪	F、M		30、Part 3

续表

元素	肺吸收类型	气体 / 蒸气类型	ICRP 系列出版物信息	元素	肺吸收类型	气体 / 蒸气类型	ICRP 系列出版物信息
锰	F、M		30、Part 1	钽	M、S		30、Part 3
铁	F、M、S		69、71	钨	F		30、Part 3
钴	F、M、S		67、71	铼	F、M		30、Part 2
镍	F、M、S	SR-1	67、71	锇	F、M、S		30、Part 2
铜	F、M、S		30、Part 2	铱	F、M、S		30、Part 2
锌	F、M、S		67、71	铂	F		30、Part 3
镓	F、M		30、Part 3	金	F、M、S		30、Part 2
锗	F、M		30、Part 3	汞	F、M	SR-1	30、Part 2
砷	M		30、Part 3	铊	F		30、Part 3
硒	F、M、S		69、71	铅	F、M、S		67、71
溴	F、M		30、Part 2	铋	F、M		30、Part 2
铷	F		30、Part 2	钋	F、M、S		67、71
锶	F、M、S		67、71	砹	F、M		30、Part 3
钇	M、S		30、Part 2	钫	F		30、Part 3
锆	F、M、S		56、67、71	镭	F、M、S		67、71
铌	F、M、S		56、67、71	锕	F、M、S		30、Part 3
钼	F、M、S		67、71	钍	F、M、S		67、71
锝	F、M、S		67、71	镤	M、S		30、Part 3
钌	F、M、S	SR-1	56、67、71	铀	F、M、S		69、71
铑	F、M、S			镎	F、M、S		69、71
钯	F、M、S			钚	F、M、S		67、71
银	F、M、S			镅	F、M、S		67、71
镉	F、M、S			锔	F、M、S		71
铟	F、M			锫	M		30、Part 4
锡	F、M			锎	M		30、Part 4
锑	F、M、S			锿	M		30、Part 4
碲	F、M、S	SR-1		镄	M		30、Part 4
碘	F、M、S	SR-1		钔	M		30、Part 4
铯	F、M、S						

ICRP 130 出版物给出了 3 月龄的婴儿、1 岁、5 岁、10 岁和 15 岁的儿童和成人通过食入途径的摄入的剂量系数。在这些年龄摄入之后，在人体源区域的活度计算中，控制活度分布和滞留的转移率随年龄的连续变化，是根据年龄的线性插值而获得的。这适用于从小肠到体液的活性转移，通常以 f_1 值表示。对于其他年龄的应用，工作组认为可以通过将年龄特定的剂量系数应用于以下给出的年龄范围来估算组织剂量：

1）3 月龄：0 ~ <1 岁；

2）1 岁：1 ~ 2 岁；

3）5 岁：>2 ~ 7 岁；

4）10 岁：>7 ~ 12 岁；

5）15 岁：>12 ~ 17 岁；

6）成人：>17 岁。

与第 1 部分相同，单个参考对象用于代表每个年龄组。通常，由于生物动力学数据的可用于不同性别，已经采用了男性的参数值。如果已知某个元素的生物动力学存在性别差异，则会在生物动力学数据的相关章节中注明。

除非另有说明，否则假定成年年龄在 20 岁，并且成人的剂量系数是基于 20 岁时急性摄入后 50 年内的当量剂量率，碱土金属元素、铅、钚、镅和锫除外。对于这些元素，成人的转移率适用于≥25 岁，成人的剂量系数基于 25 岁时急性摄入后 50 年内的当量剂量率。之所以使用这种方法，是因为这些元素的生物动力学模型中的某些转移速率与骨形成速率相等，预计在生命的第三十年以前，骨形成速率将保持较高的水平。

ICRP 30 出版物和第 1 部分中计算的剂量用于急性摄入。对于长期摄入，剂量可能小于此处计算的剂量，因为在摄入期间生长明显。

（3）年龄相关有效剂量系数的计算：第 1 部分（ICRP 54 出版物，1989 年）概述了与年龄有关的剂量学量的计算公式。为了以年龄相关的方式实施 1990 年建议（ICRP 出版物，1991 年）中定义的有效剂量，还需要进一步讨论这个问题。

在第 1 部分中，由于年龄 t_0 的个体在急性摄入时，摄入放射性核素引起的靶器官或组织 T 处于 t 年龄的当量剂量率 $\dot{H}_{\mathrm{T}}(t,t_0)$ 表示为：

$$\dot{H}_{\mathrm{T}}(t,t_0) = \mathrm{C}\sum\nolimits_{\mathrm{S}} q_{\mathrm{S}}(t)\,SEE(\mathrm{T} \leftarrow \mathrm{S};t) \qquad \text{公式 1-35}$$

式中：

$q_{\mathrm{S}}(t)$——在年龄 t 时源区域 S 中放射性核素的活度；

$SEE(\mathrm{T} \leftarrow \mathrm{S};t)$——在年龄 t 时，源区域 S 中放射性核素的每次核转化在靶器官 T 中沉积的比有效能；

C——q 和 SEE 单位所需的任何数值常数。

由于在 t_0 岁时的摄入 70 岁时器官 T 中所累积的总待积当量剂量为：

$$H_{\mathrm{T}}(70,t_0) = \int_{t_0}^{70} \dot{H}_{\mathrm{T}}(t,t_0)\ \mathrm{d}t = \mathrm{C}\int_{t_0}^{70} \sum\nolimits_{\mathrm{S}} q_{\mathrm{S}}(t)\,SEE(\mathrm{T} \leftarrow \mathrm{S};t)\ \mathrm{d}t \qquad \text{公式 1-36}$$

当放射性核素衰变产物也具有放射性时，一组完全相似的方程式适用于来自衰变产物的剂量。由于在 t_0 岁时的摄入，在 70 岁时积累的待积有效剂量 $E(70,t_0)$ 为：

$$E(70,t_0)=\sum_{T=1}^{T=12}w_T H_T(70,t_0)+w_{其余}H_{其余}(70,t_0)\qquad 公式 1\text{-}37$$

其中第一项求和中的 12 个器官的权重因数是 w_T 见表 1-12，$w_{其余}$为其余器官的权重因数，$H_{其余}(t_0)$ 为 70 岁时在其余组织中累积的当量剂量。$H_{其余}$是根据组成其余部分的组织中的平均当量剂量计算的（ICRP 60 出版物，1991 年）。对于儿童来说，$H_{其余}$的评估必须反映器官质量的年龄依赖性。

其余当量剂量率的计算还取决于在其余器官或组织中的当量剂量有没有超过已明确组织权重因数的器官或组织中待积当量剂量（ICRP 60 出版物，1991 年）的情况。t_0 岁时摄入，在 70 岁时在其余组织中累积的当量剂量为：

$$H_{其余}(70\leftarrow t_0)=\int_{t_0}^{70}\dot{H}_{其余}(t,t_0)\,\mathrm{d}t\qquad 公式 1\text{-}38$$

对于成年人，假定器官质量与年龄无关，因此其公式与 ICRP 61 出版物相同。

基于对所选元素的生物动力学数据的评估，摄入、分布和排泄的年龄相关参考值已被用于计算不同年龄摄入时的剂量系数。在 ICRP 61 出版物中，任务组计算了摄入以下放射性核素的剂量系数：^{35}S、^{57}Co、^{58}Co、^{60}Co、^{59}Ni、^{63}Ni、^{65}Zn、^{89}Sr、^{90}Sr、^{99}Mo、^{99}Tc、^{99m}Tc、^{108m}Ag、^{110m}Ag、^{127m}Te、^{129m}Te、^{131m}Te、^{132}Te、^{133}Ba、^{140}Ba、^{210}Pb、^{210}Po、^{224}Ra、^{226}Ra、^{228}Ra。

此外，在 ICRP 61 出版物中，还针对第 1 部分中以下元素的放射性同位素给出了修订后的生物动力学数据和剂量系数：^{3}H、^{14}C、^{90}Sr、^{95}Zr、^{95}Nb、^{103}Ru、^{106}Ru、^{125}I、^{129}I、^{131}I、^{132}I、^{134}Cs、^{136}Cs、^{137}Cs、^{141}Ce、^{144}Ce、^{238}Pu、^{239}Pu、^{240}Pu、^{241}Pu、^{241}Am、^{237}Np、^{239}Np。

（4）主要放射性核素的剂量相关参数：在 ICRP 67 出版物中给出了硫、钴、镍、锌、锶、钼、锝、银、碲、钡、铅、钋、镭等 13 个核素的放射性同位素的相关内照射剂量估算资料，每个放射性同位素都分别给出了血液的摄入、分布和滞留的生物学参数以及剂量系数。由于相关信息已有所更新，这里不再列出，需要参考这些资料的可以参考 ICRP 67 出版物。

4．中期的相关出版物 中期的出版物是指 ICRP 69、71 和 72 出版物。

（1）ICRP 69 出版物：ICRP 69 出版物是在 ICRP 56 和 67 出版物发布后，给出了公众成员通过食入途径摄入铁、硒、锑、钍和铀等元素的放射性同位素所致的与年龄相关的剂量系数。ICRP 130 出版物提供了这些元素的组织分布和滞留参数以及尿和粪便排泄的数据。由于需要估计膀胱和结肠的实际剂量，因此需要有关排泄途径的信息。已经计算了 ICRP 130 出版物中涉及元素的放射性同位素的剂量系数，这些元素预计会因人类活动而释放到环境中，并被认为对环境辐射防护具有重要意义。

ICRP 69 出版物中选定元素的放射性同位素年龄相关的摄入剂量系数是基于对文献中生物动力学数据的评估以及 ICRP 56 和 67 出版物中描述的一般生物动力学和剂量学模型。

ICRP 67 出版物中给出的钚、镅和镎的通用模型结构已应用于钍，而 ICRP 67 出版物中给出的碱土金属通用模型结构已应用于铀。回收模型中身体隔室之间元素的移动最好通过一系列转移率来描述。参数源自模型对实验数据的拟合，并具有足够的精度以保持数值准确度。

如果没有关于器官分布和滞留年龄依赖性的明确证据，则对婴儿和儿童采用成人的生物动力学数据。这一假设是在 ICRP 56 和 67 出版物中做出的，通常预计会导致剂量系数的高估。如果没有发现与人体相关的生物动力学数据，则尽可能以动物实验为依据。

食物中的许多元素可能比这些元素的无机形式更容易从胃肠道吸收（ICRP 54 出版物，1989 年）。在选择推荐的 f_1 值时会考虑到这一点。如果没有关于食物吸收的具体信息，则采用默认值（ICRP 64 出版物，1993 年）。

新生儿对放射性核素的吸收往往最大，但动物研究的结果表明，肠道的吸收随着年龄的增长而逐渐减少，在大多数情况下大约在断奶时接近成人值。如 ICRP 56 出版物所述，在没有人类或动物数据的情况下，采用了基于有限人类数据支持的一般动物数据。对于成人吸收分数为 0.001 或更低的元素，假定为成人吸收分数的 10 倍；对于成人吸收分数值介于 0.01 和 0.5 之间时，假设增加了 2 倍。对于 ICRP 30 出版物中涵盖的元素，没有一个成人的 f_1 值介于 0.01 ~ 0.001 之间。这种通用方法基于 1988 年 NEA 专家组的建议。对于假定 f_1 值增加 10 倍的元素组，锕系元素是实验证据充分确立的例子（ICRP 54 出版物，1989 年）。对于假定 f_1 值增加为 2 的一组元素，铌是一个例子，得到了大鼠和豚鼠实验数据的支持（ICRP 54 出版物，1989 年）。对于大于 0.5 的成人吸收分数，这里采用的方法是假设 3 月龄的婴儿完全吸收（$f_1=1$）。

假设物质在胃肠道吸收发生在小肠中。如果在生物动力学模型中显示完全吸收，那么出于计算原因，摄入物质的 0.99 在其进入小肠后立即被吸收到转运隔室，摄入物质的一小部分 0.01 进入胃肠道的下段。除非另有规定，否则转移隔室活度的损失采用 0.25d 的半衰期（ICRP 30 出版物，1979 年）。

用于计算有效剂量系数的组织权重因数 w_T，与 ICRP 67 出版物的取值方法相同，这里不再重复介绍。特定年龄的剂量系数应用于相应年龄范围的剂量估算，年龄范围分组方法也与 ICRP 67 出版物的取值方法相同，这里也不再重复介绍。

ICRP 30 出版物与 ICRP 56 和 67 出版物中计算的剂量系数是针对急性摄入的。对于慢性摄入，每单位摄入的剂量可能比此处计算的剂量略低，其中在摄入期间增长显著。然而，由于选择年龄范围是为了说明生命期间生长和生物动力学的显著变化，因此这些系数也可以通过确定每年摄入量的待积剂量和所有年份摄入量的总和，应用于慢性摄入量以达到防护目的。

根据 ICRP 56 出版物，由于年龄 t_0 的个体在急性摄入时，摄入放射性核素引起的靶器官或组织 T 处于 t 年龄的当量剂量率 $H_T(t,t_0)$ 用公式 1–36 计算；由于在 t_0 岁时的摄入到 70 岁时器官 T 中所累积的总待积当量剂量用公式 1–37 计算；一般情况下，由于在 t_0 岁时的摄入，在 70 岁时积累的待积有效剂量 $E(70 \leftarrow t_0)$ 用公式 1–38 计算。

其余器官的当量剂量率的计算形式取决于其余器官中是否有超过给出有明确组织权重因数器官和组织中最大待积当量剂量的情况。令 H_{max} 表示具有明确权重因数的所有器官中的最大待积当量剂量，H_T 表示其余器官中的最大待积当量剂量，其余器官的当量剂量率用公式 1–34 和公式 1–35 计算。

基于对选定元素的生物动力学数据的评估，已采用与年龄相关的摄入、分布和排泄参考值来计算不同年龄组摄入的剂量系数。在 ICRP 130 出版物中，工作组计算了以下放射性核素的食入剂量系数：^{55}Fe、^{59}Fe、^{75}Se、^{79}Se、^{124}Sb、^{125}Sb、^{126}Sb、^{228}Th、^{230}Th、^{232}Th、^{234}Th、^{232}U、^{233}U、^{234}U、^{235}U、^{236}U、^{238}U。

（2）ICRP 71 出版物：ICRP 71 出版物给出了 ICRP 56、67 和 69 出版物所涵盖的 29 种元素的放射性同位素以及钙和锔的公众成员通过吸入的剂量系数。ICRP 56、67 和 69 出版物给出了与年龄相关的食入剂量系数。ICRP 56 出版物还使用 ICRP 30 出版物中描述的肺模型，给出了 12 种元素放射性同位素的初步年龄相关吸入剂量系数。

自 ICRP 56 出版物发布以来，ICRP 采用了经修订的呼吸道动力学和剂量学模型，该模型具有年龄特异性（ICRP 66 出版物）。ICRP 68 出版物中给出了使用这种新模型的工作人员的吸入剂量系数。ICRP 130 出版物的主要目的是提供公众成员的吸入剂量系数，涉及 ICRP 56、67 和 69 出版物中涵盖的 29 种元素的放射性同位素，这些元素预计会因人类活动而释放到环境中，并且被认为对辐射防护很重要。此外，还包括了一些半衰期较短的钙和锔同位素，因为这些释放到环境后，与食入比可能需要考虑短的时间内吸入这一途径。ICRP 130 出版物中给出的相应值已取代了 ICRP 56 出版物中给出的吸入剂量系数。

1994 年 ICRP 的呼吸道模型是对 ICRP 30 出版物中使用的工作人员肺模型的全面修订和更新。该模型在 ICRP 66 出版物中有完整描述，并且 ICRP 68 出版物中总结了工作人员通用剂量系数的计算。适用于一般人群照射的模型在该出版物第 2 节中给出。该模型的范围已扩展到明确适用于全人口成员，为 3 月龄婴儿、1 岁、5 岁、15 岁和 15 岁儿童以及成人提供参考值。

两种模型在方法上的主要区别在于，ICRP 30 出版物模型仅计算肺部的平均剂量，而新模型分别计算每个呼吸道区域的剂量。肺和胸外气道的当量剂量是从区域剂量的总和中获得的，基于估计的放射敏感性进行加权获得。

在 1994 年 ICRP 模型中，呼吸道由五个区域表示见图 1–2。呼吸参数决定吸入的放射性核素的量，并取决于年龄、体型和身体活动（锻炼）水平。这些是模型中随年龄变化最大的方面，也是关于妇女和儿童综合数据应考虑的方面。对于实际感兴趣的气溶胶大小（0.6nm ~ 100μm），沉积模型评估沉积在每个区域的吸入颗粒的分数。ICRP 30 出版物中给出了每个年龄组的区域沉积值，基于吸入 1μm 活性中值空气动力学直径（AMAD）气溶胶，以及每天在四个运动水平（睡眠、静坐、轻度运动和剧烈运动）上花费的时间参考值。

为了计算吸入剂量系数，必须考虑从呼吸系统清除后通过胃肠道的物质的吸收。此处用于描述放射性核素在胃肠道中的行为以及用于计算肠腔中放射性核素剂量的模型在 ICRP 30 出版物中有所描述。从呼吸系统清除后通过胃肠道的吸入物质的成人 f_1 值，见

表 1–14。在解释这些值时，认为对于环境照射，放射性核素通常可能作为吸入颗粒的次要成分存在，因此吸收到体液中将取决于颗粒基质的溶解性以及放射性核素的元素形式。通常，对于 F 类型（快速溶解）物质，此处使用 ICRP 68 出版物中应用于元素的最大 f_1 值。对于钡，应用 ICRP 67 出版物中的 f_1 值（0.2）。对于 M 和 S 类型，通常应用默认 f_1 值，分别为 0.1 和 0.01，除非该吸收类型在 ICRP 68 出版物中使用的 f_1 值较低，在这种情况下应用该值。

表 1–14　吸入物质从呼吸系统清除转移到胃肠道时成人的 f_1 值

元素	F 类	M 类	S 类
氢	1.000	0.100	0.010
碳	1.000	0.100	0.010
硫	0.800	0.100	0.010
钙	0.300	0.100	0.010
铁	0.100	0.100	0.010
钴	0.100	0.100	0.010
镍	0.050	0.050	0.010
锌	0.500	0.100	0.010
硒	0.800	0.100	0.010
锶	0.300	0.100	0.010
锆	0.002	0.002	0.002
铌	0.010	0.010	0.010
钼	0.800	0.100	0.010
锝	0.800	0.100	0.010
钌	0.050	0.050	0.010
银	0.050	0.050	0.010
锑	0.100	0.010	0.010
碲	0.300	0.100	0.010
碘	1.000	0.100	0.010
铯	1.000	0.100	0.010
钡	0.200	0.100	0.010
铈	5×10^{-4}	5×10^{-4}	5×10^{-4}
铅	0.200	0.100	0.010
钋	0.100	0.100	0.010
镭	0.200	0.100	0.010
钍	5×10^{-4}	5×10^{-4}	5×10^{-4}
铀	0.020	0.020	0.002
镎	5×10^{-4}	5×10^{-4}	5×10^{-4}
钚	5×10^{-4}	5×10^{-4}	1×10^{-5}
镅	5×10^{-4}	5×10^{-4}	5×10^{-4}
锔	5×10^{-4}	5×10^{-4}	5×10^{-4}

此处采用了与 ICRP 56、67 和 69 出版物中描述的类似方法。对于成人 f_1 值等于或小于 0.002 的元素，假设 3 月龄婴儿的值是成人的 10 倍。ICRP 130 出版物中所涵盖的元素，其成人 f_1 值没有介于 0.002 和 0.01 之间的。对于成人 f_1 值介于 0.01 ~ 0.5 之间的，假设 3 月龄婴儿增加 2 倍。对于成人 f_1 值大于 0.5 的，假设 3 月龄婴儿（f_1=1）完全吸收。对于大多数元素，成人值适用于 1 岁、5 岁、10 岁和 15 岁的儿童。但是，对于 F 类型钙、铁、钴、锶、钡、铅和镭，按照 ICRP 56 和 67 出版物中的方法，对儿童使用中间值。对于这些元素的 M 类型和 S 类型形式，默认的成人 f_1 值（分别为 0.1 和 0.01）也适用于儿童。

假设从胃肠道吸收物质发生在小肠中。如果在生物动力学模型中表明完全吸收，那么出于计算原因，将食入物质的 0.99 从小肠吸收到转运隔室，0.01 的食入物质进入胃肠道的下段。

ICRP 56、67 和 69 出版物中给出的特定年龄生物动力学模型用于描述全身活度的组织分布、滞留和排泄。基于 ICRP 67 出版物中给出的碱土金属通用模型，描述了钙的模型。ICRP 67 出版物中给出的镅模型在这里用于锔，因为这两种元素的生物动力学行为非常相似。在食管的剂量学模型中，胸腺的特定吸收分数被视为食管的近似值。结肠的权重因数适用于胃肠道上大肠壁和下大肠壁的当量剂量的质量加权平均值。

在 1990 年 ICRP 的建议中，膀胱有一个明确的 w_T 值。因此，如 ICRP 67 和 69 出版物所述，制定了一个膀胱模型，用于根据尿液中的活度计算膀胱壁的当量剂量。放射性核素进入膀胱的速率基于它们从身体组织和与生物动力学数据一起给出的尿与粪便排泄比率。虽然一种元素的尿与粪便排泄比可能随时间变化，但对于许多元素而言，时间常数值被认为足以满足目前的剂量测定目的。在比率随时间变化可能很重要的情况下，并不打算将所述比率用于解释内照射监测测量。为了用一级过程表示膀胱的清除动力学，从膀胱中清除的速率被认为是每天清除数的两倍，见表 1–15。排尿之间的时间，即单次排尿中排泄的尿液体积的一半的时间。

表 1–15　膀胱模型参数

年龄	每天清除次数	膀胱清除率 /d^{-1}	膀胱内容物 /ml
3 月龄	20	40	15
1 岁	16	32	25
5 岁	6	12	65
10 岁	6	12	15
15 岁	6	12	85
成人	6	12	115

这里考虑的一些放射性核素衰变成本身具有放射性的核素。在 ICRP 130 出版物中，针对 ICRP 67 和 69 出版物中假定的那些元素，单独的全身生物动力学已应用于母体及其

衰变产物，这适用于铅、镭、碲、钍和铀的摄入。对于其他元素，衰变产物的处理遵循ICRP 30出版物中的规定，通常的假设是它们采用其母体的生物动力学，但摄入碘同位素的情况除外，这些元素的衰变产物是惰性气体氙的同位素。对于全身吸收之前的呼吸道活度，通常的假设是衰变产物采用其母体的吸收参数，但作为惰性气体同位素的衰变产物有一些例外。

ICRP 119出版物给出了3月龄的婴儿、1岁，5岁、10岁和15岁的儿童和成人摄入的剂量系数。在大多数情况下，认为成年人是20岁。碱土金属元素、铅、钍、铀、镎、钚、镅和锔例外。对于这些元素，成人的转移率适用于≥25岁，因为生物动力学模型中的一些转移率等同于骨形成率，预计在25岁之前仍会保持较高水平。在这些年龄的摄入之后，在人体源区域的活度计算中，控制活度分布和滞留的转移率随年龄的连续变化，是根据年龄的线性插值而获得的。这适用于从小肠到体液的活性转移，通常以f_1值表示。对于其他年龄的应用，工作组认为可以通过将年龄特定的剂量系数应用于以下给出的年龄范围来估算组织剂量：

1）3月龄：0～<1岁；

2）1岁：1～2岁；

3）5岁：>2～7岁；

4）10岁：>7～12岁；

5）15岁：>12～17岁；

6）成人：>17岁。

如同在ICRP 56、67和69出版物一样，使用单一年龄代表每个年龄组。通常，由于生物动力学数据的可用性，仅采用男性的参数值。如果某种元素的生物动力学存在已知的性别差异，则在生物动力学数据的相关部分中注明。

ICRP 119出版物中计算的剂量系数是针对急性摄入的。对于长期摄入量，每单位摄入量的剂量可能略低些。然而，由于年龄范围的选择是为了说明生命中生长和生物动力学的显著变化，因此这些系数也可以通过确定每年摄入量的待积剂量和所有年份摄入量的总和，应用于慢性摄入量以达到防护目的。此处给出的吸入剂量系数是根据不同运动水平之间花费的特定时间分布计算得出的，在此期间空气中放射性核素的浓度假定为常数。

1994年版的ICRP生物动力学模型基于潜在的生理过程，具有许多优势，特别是在开发与年龄相关的参数方面。然而，它们比ICRP 30出版物中给出的要复杂得多，而且更难实施。因此，ICRP特别重视质量保证问题。

ICRP 119出版物中计算的吸入剂量系数旨在作为通用参考值。它们是使用许多参数的单个值得出的，这些参数已被选择为具有代表性，但被认为会根据照射条件和目的而变化，例如：

1）活性中值空气动力学直径；

2）默认吸收类型参数；

3）照射条件的划分（例如在室内和室外度过的时间）；

4）性别；

5）运动水平之间的时间分布。

ICRP 指出，如果任何特定物质的行为预期与所采用的生物动力学模型的行为显著不同，则应修改模型参数。1994 年版呼吸道模型旨在促进吸入化合物的材料特定参数值的应用。同样，ICRP 66 出版物包含特定主题的参数值，可以更准确地评估特定人群的剂量。此处强调了使用材料和受试者特定参数值作为呼吸系统和胃肠道吸收率的建议，因为选择的默认值具有代表性，而不是保守的。这尤其适用于尿液样本的解释，因为排泄率可能比剂量对假定的吸收率更敏感，无论是从呼吸道还是胃肠道。在可以获得更多信息的情况下，可以通过应用此出版物使用的方法对剂量进行更准确的评估。

环境剂量评估经常需要空气中的时间积分活度浓度值。可能有必要考虑一组人群，这些人群的运动水平花费的时间分布不同于 ICRP 119 出版物给出的参考沉积分数以及剂量系数所基于的人群。然而，一般来说，运动水平对每单位暴露剂量的主要影响是改变通气率，从而改变吸入量，而摄入量与之成正比。区域沉积分数，进而剂量系数，对运动水平的变化相对不敏感。因此，对于大多数目的，将此处给出的剂量系数与其他运动水平组合一起使用是合理的，并且只需调整吸入量。与评估中的其他不确定度相比，引入的误差可能可以忽略不计。

ICRP 119 出版物提供了 ICRP 56、67 和 69 出版物中提供的所有放射性核素的吸入剂量系数，以及一些物理半衰期较短的其他放射性核素的吸入剂量系数，并且还给出了钙和铯同位素的剂量系数。剂量系数适用于所有元素的 F、M 和 S 溶解类型，以及一些元素的气体和蒸气形式，见表 1–16。

表 1–16　ICRP 71 出版物所涉及的元素及其同位素

元素	气体和蒸气	放射性核素
氢	+	^{3}H
碳	+	^{14}C
硫	+	^{35}S
钙		^{45}Ca、^{47}Ca
铁		^{55}Fe、^{59}Fe
钴		^{57}Co、^{58}Co、^{60}Co
镍	+	^{59}Ni、^{63}Ni
锌		^{65}Zn
硒		^{75}Se、^{79}Se
锶		^{89}Sr、^{90}Sr
锆		^{95}Zr
铌		^{94}Nb①、^{95}Nb

续表

元素	气体和蒸气	放射性核素
钼		^{99}Mo
锝		^{99}Tc、^{99m}Tc
钌	+	^{103}Ru、^{106}Ru
银		^{108m}Ag、^{110m}Ag
锑		^{124}Sb、^{125}Sb、^{126}Sb、^{127}Sb①
碲	+	^{127m}Te、^{129m}Te、^{131m}Te、^{132}Te
碘	+	^{125}I、^{129}I、^{131}I、^{132}I、^{133}I①、^{134}I①、^{135}I①
铯		^{134}Cs、^{136}Cs、^{137}Cs
钡		^{133}Ba、^{140}Ba
铈		^{141}Ce、^{144}Ce
铅		^{210}Pb
钋		^{210}Po
镭		^{224}Ra、^{226}Ra、^{228}Ra
钍		^{228}Th、^{230}Th、^{232}Th、^{234}Th
铀		^{232}U、^{233}U、^{234}U、^{235}U、^{236}U、^{238}U
镎		^{237}Np、^{239}Np
钚		^{238}Pu、^{239}Pu、^{240}Pu、^{241}Pu
镅		^{241}Am、^{243}Am①
锔		^{242}Cm、^{244}Cm

注：①ICRP 56、67 和 69 出版物未涵盖的放射性核素。
②存在气体和蒸气的核素。

（3）ICRP72 出版物

ICRP 119 出版物汇编了 ICRP 56、67、69 和 71 出版物所涵盖的 31 种元素的放射性核素的年龄相关待积有效剂量系数，还给出了另外 60 种元素的放射性同位素的公众成员的待积有效剂量系数，在 ICRP 68 出版物中给出了这些元素的工作人员的剂量系数。ICRP 130 出版物未给出组织和器官的待积当量剂量，在少数情况下，摄入剂量系数与以前出版物中给出的系数有微小变化，此处给出的值将取代之前的值。

1）食入

对于公众接触放射性核素，食入通常是最重要的摄入途径。与这些元素的无机形式相比，食物中加入的元素可能更容易从胃肠道（GI）吸收，在选择采用 ICRP 56、67、69 和 71 出版物中吸收分数 f_1 值时，应尽可能考虑到这一点。对于另外 60 种元素的放射性同位素在 ICRP 30 和 68 出版物没有给出从食物中吸收的具体 f_1 值。除新生儿以外，这里使用的公众成员 f_1 值是在 ICRP 30 和 68 出版物中针对工作人员给出的值。

新生儿对放射性核素的吸收增加。根据可用的动物数据，在有限的人类数据的支持下，由核能机构（NEA/OECD）1988 年设立的专家组建议了一种确定婴儿 f_1 值的通用方法，即：如果成人的吸收分数值大于 0.5，则假定婴儿完全吸收；对于成人的吸收分数在 0.5 ~ 0.01 之间，假设婴儿吸收分数增加两倍；对于成人吸收分数 0.001 及以下的，假设婴儿增加了 10 倍；对于钯、铍和铪，成人值分别为 0.005、0.005 和 0.002，则婴儿值分别为 0.05、0.02 和 0.02。

对于许多元素（钙、铁、钴、锶、钡、铅和镭），还指定了 f_1 中间值。ICRP 130 出版物附录中给出了 ICRP 56、67、69 和 71 出版物中采用的 f_1 值，并在 ICRP 130 出版物中用于计算公众成员的食入剂量系数。

与 ICRP 67 和 69 出版物给出的相比，ICRP 119 出版物中给出的食入剂量系数有一些小的变化。有些是由于在计算有效剂量时对其余组织应用规则的变化而产生的。按该规则规定，在其余所有组织或器官中，对受照最多而且接受最高待积当量剂量的器官应用 0.025 的权重因数（其余组织或器官的一半），剩余的其余组织和器官的质量分配权重因数应用 0.025，拆分规则的应用现在基于剩余组织的当量剂量的四舍五入（两位有效数）值，而不是计算机中表示的值。因此，在这些器官和组织接受非常相似剂量的情况下，没有必要使用上述规则，这时有效剂量的变化通常很小。已对过去出版物中婴儿摄入 ^{210}Po 的 f_1 值的一个错误进行了纠正。

2）吸入

公众成员的吸入剂量系数使用 ICRP 66 出版物中给出的呼吸道模型计算得出，该模型量化了不同呼吸道区域沉积活度的滞留。这些区域的清除由三个过程表示。假设从前鼻道（ET_1）的清除是外在方法（例如吹鼻法），而在其他区域颗粒输运到胃肠道和淋巴结是相互竞争的，然后物质再吸收到体液中。默认情况下，假设所有物质的粒子运输速率都相同，并且除 ET_1 之外的所有区域的吸收速率都相同，并假设 ET_1 没有发生吸收。由于存在可靠的人类或动物实验数据，ICRP 建议使用物质的特定吸收率。对于化合物，根据吸收率被分为快速（F 类型）、中速（M 类型）以及慢速（S 类型）（大致对应于 ICRP 30 出版物中的吸入 D、W 和 Y 类型）。假设三个过程的清除率、粒子运输和吸收与年龄和性别无关。对于公众成员，剂量系数基于 1μm 的活性中值空气动力学直径（AMAD）和在四个运动水平上花费的时间分布（睡眠、静坐、轻度运动和剧烈运动）。

在计算吸入剂量系数时，必须考虑从呼吸系统清除后通过胃肠道的物质的吸收。在为 ICRP 71 出版物中的 31 种元素确定 f_1 值时，认为对于吸入环境照射，放射性核素通常可能作为吸入颗粒的次要成分存在，因此吸收到体液中的多少取决于粒子基质的溶解类型以及放射性核素的元素形式。通常，对于 F 类物质，应用 ICRP 68 出版物中元素的最大 f_1 值。对于 M 和 S 类，分别应用默认的 f_1 值 0.1 和 0.01，除非 ICRP 68 出版物使用了该吸收类型（或更易溶解类型）的较低值，在这种情况下应用该值。对于其余 60 个元素，使用了 ICRP 30 出版物中采用的 f_1 值。

使用 ICRP 56、67 和 69 出版物用于食入的方法，对 3 月龄婴儿的所有 91 个元素都采

用了更高的 f_1 值。对于大多数元素，成人值适用于 1 岁、5 岁、10 岁和 15 岁的儿童。然而，对于钙、铁、钴、锶、钡、铅和镭的 F 类型，按照 ICRP56、67、69 和 71 出版物中的方法对儿童使用中间值。对于这些元素的 M 类型和 S 类型，默认的成人 f_1 值（分别为 0.1 和 0.01）也适用于儿童。

在 ICRP 71 出版物中给出了 31 种元素肺吸收资料的情况下，给出了三种吸收类型的剂量系数，以及当没有关于放射性核素化学形式的具体信息时推荐默认值，其他 60 种元素的各种放射性核素的吸入剂量系数是基于 ICRP 30 出版物（第 1 ~ 4 部分），肺吸入 D、W 和 Y 类的化合物在 ICRP 68 出版物已分别对应为吸收类型 F、M 和 S。不同元素的肺吸收类型和气体 / 蒸气类型信息见表 1–2，表中也列出了信息的详细来源。计算吸入剂量系数所采用的肺吸收类型和相应的 f_1 值列在 ICRP 130 出版物的附录 A 中。

对于以颗粒形式吸入的放射性核素，假设进入呼吸道区域沉积仅受气溶胶的物理特性（例如颗粒的尺寸分布）影响。气体和蒸气的情况有所不同，呼吸道沉积与特定物质有关，几乎所有吸入的气体分子都会接触气道表面，但通常会返回到空气中，除非它们溶解在内表面中或与内表面发生反应。因此，沉积在每个区域的吸入气体或蒸气的比例取决于其溶解度和反应程度。作为一般默认方法，ICRP 66 出版物的模型根据呼吸道沉积的初始模式将气体和蒸气分为三类：① SR-0 类不溶性和非反应性（呼吸道中的沉积可忽略不计）；② SR-1 类可溶性或反应性（沉积可能发生在整个呼吸道）；③ SR-2 类高度溶解或反应性[胸外气道（ET_2）中的总沉积]。

随后在呼吸道中的滞留和体液的吸收取决于特定气体或蒸气的化学性质。ICRP 68 和 71 出版物提供了关于将气体和蒸气三个类别的信息；对 SR-1 类化合物还给出了关于沉积分数和后续清除的信息；对于 SR-0 类气体，它们都是惰性气体，给出了浸入气体云中的有效剂量率见表 1–16，气体云的外照射和呼吸道内气体的内照射都包括在内，但对于 ICRP 130 出版物考虑的大多数放射性核素，前者占主导地位。

作为 ICRP 66 出版物中定义的三种默认类型中的任何一种的替代方案，可以推荐非常快速地吸收体液（V 类）。虽然必须考虑总呼吸道沉积，但不需要评估此类物质的局部沉积，因为出于剂量计算的目的，它们可以被视为直接注射到体液中。

5．全身活度的组织分布　ICRP 56、67、69 和 71 出版物中针对 31 种元素给出的特定年龄生物动力学模型用于描述全身活度的组织分布、沉积和排泄。

对于 ICRP 130 系列出版物涵盖的其余 60 种元素的放射性同位素，所使用的生物动力学模型基于 ICRP 30 系列出版物（第 1 ~ 4 部分）为工作人员提供的模型。这些附加元素的放射性核素的剂量计算，考虑了肠道吸收、体重、几何形状和膀胱的排泄率的年龄特异性变化，但不考虑全身活度的生物动力学随年龄变化。生物动力学模型也已扩展到提供排泄途径。因为这些系数基于最近尚未经过审查的生物动力学数据，因此仅用作指导。一般认为，在计算较年轻者的剂量时使用成人生物动力学参数会导致剂量系数的高估，因为与成人相比，较年轻者从体内清除许多元素的速度更快。

在 1990 年 ICRP 的建议中给出了膀胱和结肠明确的 w_T 值。因此，开发了一种膀胱模型用于根据尿液中的活度计算膀胱壁的当量剂量，如 ICRP 67 和 69 出版物中所述。

ICRP 119 系列出版物考虑的一些放射性核素衰变成自身具有放射性的核素。对于大多数元素，衰变产物的处理遵循 ICRP 30 系列出版物的建议。通常的假设是体内产生的衰变产物如果在呼吸道或胃肠道中产生，则采用其母体的吸收参数，如果它们在血液吸收后产生，则采用其母体的生物动力学模型。然而，如果衰变产物是稀有气体的同位素，则假设稀有气体活度的一部分立即离开身体，该部分的数值取决于半衰期和发生的位置。如 ICRP 71 出版物附件 C 所述，对于铅、镭、碲、钍和铀的摄入，已对母体及其衰变产物应用了单独的全身活度生物动力学模型。在所有情况下，对应于母体放射性核素摄入量的剂量系数包括来自母体及其衰变产物的贡献。

食入和吸入剂量系数。用于计算公众成员组织待积当量剂量和待积有效剂量的食入和吸入剂量系数参见 ICRP 67、69 和 71 出版物。这些出版物通常提供 3 月龄婴儿、1 岁、5 岁、10 岁、15 岁儿童和成人摄入放射性核素的剂量系数。在大多数情况下，成年人被认为是 20 岁。钙、锶、钡、镭、铅、钍、铀、镎、钚、镅和锔例外，对于这些元素，成年人被认为是 25 岁。在计算特定年龄摄入后身体源区的活度时，控制活度分布和滞留的转移率随年龄的连续变化，是根据年龄的线性插值而获得的。这适用于从小肠到体液的活性转移，通常以 f_1 值表示。对于其他年龄的应用，工作组认为可以通过将年龄特定的剂量系数应用于以下给出的年龄范围来估算组织剂量：

1）3 月龄：0 ~ <1 岁；

2）1 岁：1 ~ 2 岁；

3）5 岁：>2 ~ 7 岁；

4）10 岁：>7 ~ 12 岁；

5）15 岁：>12 ~ 17 岁；

6）成人：>17 岁。

与 ICRP 56、67、69 和 71 出版物一样，使用单个参考对象来计算每个年龄组的剂量系数。通常由于生物动力学数据的可用性仅采用男性的参数值。如果元素的生物动力学存在已知的性别差异，则已在 ICRP 56、67、69 和 71 出版物中生物动力学数据的相关部分中注明。

ICRP 30 出版物用于计算有效剂量系数的组织权重因数 w_T 和辐射权重因数 w_R 是采用 ICRP 1990 年的建议值。

ICRP 30 出版物中计算的剂量系数是针对急性摄入的。对于长期摄入，有效剂量可能比此处计算的要低一些，因为在摄入期间增加显著。然而，由于年龄范围的选择考虑了生命中生长和生物动力学的显著变化，因此这些系数也可以通过确定每年摄入量的待积剂量和所有年份摄入量的总和，应用于慢性摄入和防护目的。

1994 年版的生物动力学模型基于潜在的生理过程，具有许多优势，特别是在开发年龄相关参数方面。然而，它们比 ICRP 30 出版物中给出的要复杂得多，而且更难实施。因此，ICRP 会特别重视质量保证问题。剂量计算工作组已安排三个参与实验室使用不同的计算机代码独立计算剂量系数。这些计算中的任何差异超过由舍入误差引起的差异，都已在结果公布之前进行了调查和解决。

四、剂量系数的汇总和调整

多年来，剂量系数已在 ICRP 各相关出版物中公布。2012 年 ICRP 119 出版物汇编了之前在 ICRP 68、72 和 74 出版物中提供的关于工作人员和公众放射性核素摄入量以及对外照射源的职业照射的系数，并进行了适当调整。在这个出版物中的剂量系数是按照 ICRP 60 出版物的建议中的规定计算的。

在 ICRP 119 出版物发布后，已开发一组新的内照射剂量系数，该系数是根据 103 出版物的建议计算得出的。到目前为止，职业照射相关方法和剂量学参数已完成更新，但公众照射的新的系列出版物还未公布，职业内照射的 ICRP 130 系列（5 个部分）已完全公布。职业照射的 ICRP 130 系列的剂量学方法及其相关生物学和剂量学参数将在第五章中介绍，这里主要介绍 ICRP 119 的相关内容。

（一）ICRP 119 出版物主要信息

1．工作人员摄入放射性核素的剂量系数

（1）ICRP 119 出版物附件 A、B 和 C 中转载了 ICRP 68 出版物中汇编的工作人员吸入和摄入放射性核素的待积有效剂量系数。ICRP 130 出版物的剂量系数是使用 ICRP 66 出版物的人呼吸道模型和 ICRP 30 出版物人消化道模型计算的。用于描述单个元素及其放射性同位素在吸收到血液中后的分布、组织滞留和排泄的生物动力学模型是为 ICRP 30 系列出版物开发的模型，ICRP 56、67 和 69 出版物中提供了更新的情况除外。所使用的辐射和组织权重因数是 ICRP 60 出版物建议中给出的值。

（2）该出版物附录 A 给出了作为微粒吸入或食入放射性核素的待积有效剂量系数。该系数适用于 8h 工作日内平均呼吸速率为 $1.2m^3/h$ 的参考工作人员（每天职业工作时吸入 $9.6m^3$ 空气）。对于颗粒气溶胶，使用了 5μm 的默认活性中值空气动力学直径（AMAD），但附录 A 中也给出了 1μm 颗粒的值。附录 B 给出了工作人员吸入可溶性或活性气体的剂量系数，附录 C 给出了适用于成年公众和工作人员的惰性气体的有效剂量率系数。

（3）该出版物附录 D 和 E 列出了用于推导附录 A 中给出的剂量系数的 f_1 值和肺清除类型。如 ICRP 30 和 68 出版物所述，摄入的放射性核素从胃肠道到血液的吸收分数指定为 f_1 值。对于大多数元素，所有化学形式都使用一个 f_1 值，但在某些情况下，有足够的信息支持对具有不同溶解度和肠道吸收的元素化合物使用不同的 f_1 值（附录 D）。正如 ICRP 66 和 68 出版物中所解释的，沉积在呼吸道中的颗粒物质的溶解度是根据肺清除类型来规定的，“F”“M” 和 “S” 类分别指快速、中速和慢速的血液吸收速率。ICRP 66 和 68 出版物还解释了吸入气体和蒸气的处理，SR-0、SR-1 和 SR-2 类取决于溶解度和活性。SR-0 类适用于不溶性和非活性惰性气体，其剂量系数考虑了浸没在气体云中的外照射和呼吸道内气体的内照射（附录C）。SR-2类适用于高度可溶合活性气体和蒸气，假设其所有吸入活度都能完全瞬间吸收到血液中。SR-1类适用于可溶性和活性气体和蒸气，其吸收到血液中的比例可能小于吸入活度的100%。

2．公众摄入放射性核素的剂量系数

（1）ICRP 119出版物附件F、G和H中转载了ICRP 72出版物中汇编的3月龄婴儿、1岁、5岁、10岁和15岁儿童以及成人摄入放射性核素的剂量系数。ICRP 72出版物的剂量系数，使用了ICRP 66出版物呼吸道模型和ICRP 30出版物的消化道模型计算。用于描述放射性核素分布、滞留和排泄的生物动力学模型是为了考虑放射性同位素的年龄依赖性而研发的，31种元素的放射性同位素的剂量系数在ICRP 56、67、69和71出版物中给出。ICRP 72出版物还为工作人员提供了附加的60种元素的放射性同位素的剂量系数研发的ICRP 30系列出版物中的生物动力学模型。这些附加元素的放射性同位素的剂量系数考虑了肠道吸收（f_1值）、身体和器官质量以及膀胱排泄率的年龄相关变化，但不考虑吸收到血液后器官滞留和排泄的生物动力学。ICRP 72出版物中指出，在计算儿童剂量系数时使用成人生物动力学参数会高估剂量，因为从组织中清除和排泄的速率通常在较低年龄段更大。

（2）ICRP 119出版物附录F给出了食入剂量系数，附录G给出了吸入颗粒气溶胶的吸入剂量系数，而附录H给出了吸入可溶性和活性气体的剂量系数。如ICRP 56和72出版物中所述，3月龄婴儿的摄入剂量系数采用比其他年龄组更高的f_1值计算。对于大多数元素，成人值更适用于1岁、5岁、10岁和15岁的儿童。然而钙、铁、钴、锶、钡、铅和镭几种元素，儿童应使用中间值。如ICRP 71和72出版物中所述，吸入剂量系数的计算假设呼吸道清除和血液吸收与年龄和性别无关。对于颗粒气溶胶，使用1μm的AMAD。对于3月龄婴儿、1岁、5岁、10岁和15岁的儿童以及成人，24h内的平均每日空气吸入量分别为2.9m^3、5.2m^3、8.7m^3、15m^3、20m^3和22m^3。

（3）ICRP 68和72出版物中汇编的剂量系数，ICRP也以电子版形式在光盘（optical disc，CD）上提供。在编制CD时，发现并纠正了一些小错误和方法上的差异，导致剂量系数发生了微小变化。CD上给出的修正值包含在ICRP 119出版物中，ICRP 119出版物第2章详细介绍了这些变化。

3．补充Excel文件的内容 ICRP 130出版物附有Excel工作簿，以机器可读的形式提供系数。该文件名为“ICRP_2011.xls”，包含ICRP 119出版物附件中每个表的一个工作表。还提供了逗号分隔变量（comma-separated values，CSV）和平面ASCII文件，包含与Excel工作簿完全相同的数据，但格式更灵活。关于这些文件的更多详情见ICRP 119出版物的附录L。

（二）ICRP 119与68和72出版物之间的差异

1．在编制*ICRP CD1 Database of Dose Coefficients：Workers and Members of the Public*的过程中，在68和72出版物中发现了^{232}Pa和^{231}U的剂量系数中的小误差。CD1数据库

中处理了这些错误，从而导致数据库与出版物之间存在差异。两种放射性核素的差异均小于 30%，数据库中的校正值包含在 ICRP 119 出版物表 2.1 和表 2.2 中。

2．在计算公众的剂量系数时，如 ICRP 71 出版物所述，将改进的生物动力学模型应用于身体器官中形成的放射性子体。修订后的方法在计算 CD 汇编的系数时一贯使用，导致与 ICRP 68 和 72 出版物中给出的值存在一些差异。在大多数情况下，对有效剂量系数的影响可以忽略不计，但发现 ^{228}Th 的差异高达 30%。

3．ICRP 剂量系数数据库包括工作场所中气体和蒸气形式的剂量系数，这些系数在 ICRP 68 出版物中未提及，但在稍后的 ICRP 71 出版物中已予以考虑。因此，ICRP 119 出版物附件 B 列出了 ICRP 68 出版物中未出现的氚化甲烷、放射性碳标记甲烷、四氧化钌、碲蒸气和碘甲烷的剂量系数。

4．ICRP 68 和 72 出版物的剂量系数计算中使用的核衰变数据取自 ICRP 38 出版物，在该出版物的准备过程中可用的物理数据不足以识别一些放射性核素的基态和激发态。根据这些核素的物理半衰期，在 CD 汇编中对它们进行了特别指定。ICRP 107 出版物更新了 ICRP 38 出版物，确定了这些核素的基态和激发态。并在 ICRP 119 出版物的表 2.3 中使用了 ICRP 107 出版物的符号及这些核素的激发态。

（三）使用剂量系数评估有效剂量

1．防护量“有效剂量”是 ICRP 辐射防护体系的基本剂量。单一数量的有效剂量表征个体以独立于个体身体相关参数［例如性别、年龄（成人）、解剖学、生理学、种族］的方式暴露于内和外部辐射源等因素。为了实现广泛的适用性，使用数学模型定义防护评价量（有效剂量和当量剂量），并广泛平均身体相关参数值。具体而言，参考个体（统称为参考人）的解剖学和生理学参数在 ICRP 23 和 89 出版物中给出，它们作为描述吸入和食入放射性核素命运的参考生物动力学模型的基础，并且作为计算模型的基础用于计算参考工作人员和公众成员的剂量系数。

2．有效剂量不是个体特定剂量，而是在特定照射条件下参考人员的剂量。参考人可以是工作人员或特定年龄的公众成员。

3．基于模型的防护量、当量剂量和有效剂量不能直接测量，必须使用相关物理量的测量结果结合 ICRP 119 出版物中给出的剂量系数来评估它们的值。对于内照射，可通过测量空气中或人体及其排泄物中的放射性核素来推断剂量。相反，暴露于外部辐射场的操作量是可直接测量的。

4．职业照射

（1）对于体外照射，可以为特定的照射几何结构定义一组实用量，这些实用量可以根据基本物理量“注量”和“自由空气比释动能”进行测量。ICRP 74 出版物详细说明了物理量和实用量之间的关系。工作场所和个人通过主动或被动方式对外照射进行监测，并根据实用量对设备进行校准。IAEA 给出了关于评估外照射引起的职业照射的附加指南。

（2）工作人员的内照射评估应基于：①预期暴露参数，如暴露持续时间、呼吸区放射性核素浓度、AMAD和放射性气溶胶材料类型；和/或②基于个人和工作场所监测方案的回顾性参数，如身体和排泄物中放射性核素的含量，以及空气活度浓度。

（3）ICRP 78出版物和IAEA《安全报告丛书》第37号为个人监测方案的设计和生物测定监测数据结果的解释提供了一般性指导。摄入量（通过吸入或食入进入人体的放射性核素的活度）可以使用ICRP 78出版物附件中"特殊监测"表中的信息，通过测量滞留或排泄的活度来评估。国际原子能机构《安全标准丛书》第37号还包含选定放射性核素的滞留和排泄的信息。在空气采样的情况下，摄入量近似于参考呼吸率、观察到的空气活度浓度和暴露持续时间的乘积。待积有效剂量是通过将工作人员的活度摄入量乘以ICRP 119出版物表格中指定摄入途径（通常是吸入）的有效剂量系数得到的。IAEA（1999b，2004）给出了关于因摄入放射性核素而导致的职业照射评估的附加指南。

上述职业照射的剂量学方法及相关参数，已被ICRP 130系列出版物中新的职业内照射方法和参数所取代，但我国的目前包括GBZ 129—2016《职业性内照射个人监测规范》在内的内照射国家标准和技术规范，均基于ICRP 30系列出版物和ICRP 54、68及78出版物的方法和参数。所以，还有必要对这类方法进行简单的介绍。在本书"第五章内照射剂量估算方法及其应用"中将主要介绍ICRP 130系列出版物的职业内照射方法及相关参数。

5．公众照射

（1）对公众照射的评估通常基于所谓的"源项"，其中列出了核设施通过监测释放点排放的放射性核素及其活度、有关设施直接辐射的信息、监测到的环境介质（食品、饮用水等）的放射性核素含量，以及有关使用环境介质（暴露场景）的习惯数据信息。为推导年待积有效剂量，ICRP 119出版物中给出的剂量系数应用于放射性核素的年度混合空气浓度，或通过吸入和食入环境介质的年度摄入量进行推导。

（2）对公众成员的个人监测可用于评估紧急情况下的公众照射。在这种情况下，尽管将使用公众成员的剂量系数，但对个人监测结果的解释应类似于描述工作人员的程序。

（3）ICRP 101出版物提供了关于用于公众照射估计代表人所受剂量的进一步指导。IAEA 2010提供了在计划、现存和紧急照射情况下制定监测计划和评估公众照射的详细方法。

第四节 内照射防护基本方法

内照射防护涉及的范围较为广泛，在计划照射、应急照射和现存照射中，均存在放射性核素内污染的问题。应急照射中的辐射防护问题已在苏旭等人的《核或辐射突发事件卫生应急准备与响应》一书中有了较详细描述，这里将主要描述计划照射和现存照射中的内照射防护。在工业（特别是核工业）、农业和医疗等国民经济领域中，控制放射性核素内污染的关键是控制各种生产和活动中的放射性核素排放。本节将重点描述放射性流出物排入环境的监管控制相关知识。由于核医学和氡的内照射防护有其自身特性，因此也将对这方面知识进行介绍。

一、内照射辐射源项控制

（一）一般原则

对于可能造成辐射危害的设施和活动必须在设计、建造、核准、运行和维护方面加以监管控制，以防止向环境释放放射性物质，或尽量减少这种释放的后果，并对公众和环境提供足够程度的保护。

在正常运行期间，一些设施和活动会产生含有少量放射性的气态流出物和液态流出物，这些放射性核素可能使公众和环境受到低水平的辐射。大多情况下，在技术上完全防止放射性流出物的排放是困难的或成本极高。在任何情况下，对公众产生的剂量都必须低于规定的限值。

根据辐射防护最优化的要求，可以得出这样的结论：如果对排放进行控制，考虑到经济和社会因素，使个人剂量、受照人员（职业和公众）、受照可能性全都保持在可合理达到的最低量（as low as reasonably achievevable，ALARA）。

若排放某些可能导致较高的放射性剂量水平，或者某些设施或活动可能带来更高的潜在辐射风险，在这种情况下，应对此类设施或活动的排放进行监管。通过核准（相关的登记或许可证）进行管理，该核准建立严格的技术和监管条件，包括对这些流出物及其放射性后果进行适当的审管和控制。对于正当的实践，核准此类排放应考虑到剂量限值和辐射防护最优化原则，以及其他相关的安全原则。

在本书中“排放”是指有计划和有控制地向环境释放气态、气溶胶或液态放射性物质。因此，该术语不包括事故情形下向环境中的排放。各类设施和活动排放含有放射性核素的液态和气态流出物可能对公众造成辐射风险。这些设施和活动包括涵盖了核燃料循环过程中的铀、钍矿的开采和加工环节核设施，以及放射性同位素在工业、医药和研究中的应用。在正常运行期间，会向大气和水体受控排放。同时，涉及在非核工业中天然存在的放射性物质的排放。在计划照射情况下，控制设施或活动向环境排放放射性应满足实践的正当性、辐射防护最优化和剂量限值三原则。

（二）控制排放的剂量约束

1．一般原则　政府或审管部门负责制定或核准在正常运行期间公众防护最优化的相关源项剂量约束。每个特定源项的剂量约束，旨在确保该源项和所有其他可能导致公众受照的源项所产生的剂量之和保持在剂量限值之内。在具体规定剂量约束时，可考虑当地本底辐射对辐射剂量的贡献。

为单一来源设定的剂量约束应以年有效剂量表示。剂量约束应低于所有受监管源在计划照射情况下对公众设定的有效剂量限值（每年 1mSv），可高于每年 10μSv。在设定剂量约束时，应考虑以下因素：

（1）与公众照射水平相关的本地特征，例如辐射途径、生活习性和辐射时长。

（2）其他核准设施和活动或可预见的未来设施和活动对剂量的可能贡献。

不同辐射途径的相对重要性取决于排放的性质和途径以及放射性核素的理化特性。辐射途径的性质应考虑到流出物是向空气还是向水排放。如果是液体排放，则应考虑是向海洋、河口还是淡水环境排放。在向大气排放的情况下，应考虑到该地区及其周围的气象数据，以及放射性物质可能沉积在陆地上并随后转移到农作物和动物体上的情况。在向水排放的情况下，应考虑到水的用途，如饮用、渔业、水产食品的生产、灌溉和娱乐。医院和小型研究实验室等一些设施可能向下水道系统排放放射性核素，这可能导致个人因职业（例如污水处理厂工作人员）或因将经过处理的污水污泥用于填埋或农业目的而受到辐射。

相关单位应开展运行前本底调查以确定设施运行前周围地区的现有本底辐射水平，包括确定外辐射水平以及环境中的放射性核素活度浓度（如水、土壤、植物、作物、食品）。该调查用于确定一个基准，在该基准之上可确定排放的实际影响。由于天然本底辐射的变化以及过去的实践、事故或核武器试验后的全球沉降物可能造成的残余污染，这一基准可能因地点而异。对于排放天然核素的实践而言，确定基准尤为重要。国际原子能机构《安全标准丛书》第 RS-G-1.8 号 *Environmental and Source Monitoring for Purposes of Radiation Protection* 中提供了关于进行运行前本底调查的指导细则。

2．剂量约束的规范和使用 在计划照射情况下，公众照射的剂量约束必须由审管部门制定或核准，为特定设施或活动设置剂量约束。然而，审管部门可能会对具有类似特点的设施或活动制定一般剂量约束。在某些情况下，排放授权的申请人提出了对某一设施或活动的剂量约束，这个限值必须是合理的，而且必须及时与审管部门讨论，并征得审管部门同意。

为了建立一般剂量约束，审管部门可考虑国际原子能机构以前的指导意见，即根据各国核燃料循环设施中通常用于优化的个人辐射量的最大水平，建议每年 0.3mSv 作为恰当的默认值。ICRP 没有明确建议对控制向环境的排放实行剂量约束，但也建议在放射性废物处置和长期辐射方面每年 0.3mSv。在 IAEA《安全标准丛书》第 SSR-5 号中规定的《放射性废物处置》要求中，规定了每年 0.3mSv 的剂量约束，以优化对公众的保护，用于处置设施的设计、建造、运行和关闭。

在为特定活动或设施设定特定剂量约束时，需要考虑以下几点：

（1）场址以及与公众辐射有关的设施和活动的特点。

（2）在经营类似设施或活动方面的良好实践和经验。

（3）设施或活动的地点。

（4）来自其他授权的活动和可预见的未来活动的剂量贡献。

（5）预期的辐射条件。

还需要考虑其他因素，例如经济和社会因素，以及对此有兴趣的团体的观点。

在考虑其他核准辐射源对公众辐射的贡献时，需要考虑当地的和远处的活动以及现有的和预期的活动。例如，对于核设施，位于同一地点的其他核设施或排放到同一水体（特别是河流和小湖泊）的其他核设施可能会导致所考虑的代表人受辐射；对于城市地区的医院而言，来自同一地区其他活动的辐射源（例如工业应用、其他医疗应用）可能会导致辐射；另一方面，就偏远地区的实践（例如铀矿开采和加工）而言，认为额外的当地辐射源会增加剂量的假设可能是不适当的。

具有多个设施的场址或存在一个以上辐射源的区域都会对代表人所受剂量产生贡献，在这种情况下，可能需要将特定剂量约束设定在一个适当低的水平。另一方面，对于位于极端偏远地区的个别设施或活动（例如铀矿），可以合理地假定没有其他的排放源，因此可以设定更高的特定剂量约束。

设定剂量约束不仅是为了考虑其他现有或计划中的公众辐射源，也是为了指导优化每一特定设施或活动的防护。在同一地点存在多个设施或活动的情况下，以设施数目来分摊一般剂量约束可能并不总是适当的。需要根据每一设施或活动对代表人所受剂量的具体贡献，为其分配一个特定剂量约束，以确保对每一个辐射源进行了最佳防护，所产生的剂量组合不超过剂量约束。在医院向下水道系统排放放射性核素的情况下，污水处理厂使用相同处理设施收集和处理多家医院排放的液体，考虑到污水处理厂的工作人员的辐射条件，可能需要设置特定的剂量约束。

在规定排放限值方面，有不同的措施和不同的选择，可优化对公众的防护水平。这些措施包括使用现有最佳可得到的技术，并结合剂量约束的应用。各国可在符合国家规定的前提下，采用此类不同的方案，实现辐射防护的最优化，确保所有受控运行所产生的剂量之和保持在剂量限值之内。

在建立排放限值中可能使用一般剂量约束和特定剂量约束的方案，见图 1-12 和图 1-13。一般剂量约束应设置为低于 1mSv/a 的剂量约束，高于 10μSv/a。设施或活动的特定剂量约束可能高于或低于一般剂量约束，这取决于确定代表人所在地点辐射条件的不同因素，例如是否存在其他辐射源。如果存在，这些辐射源可能对代表人的剂量有贡献见图 1-12。

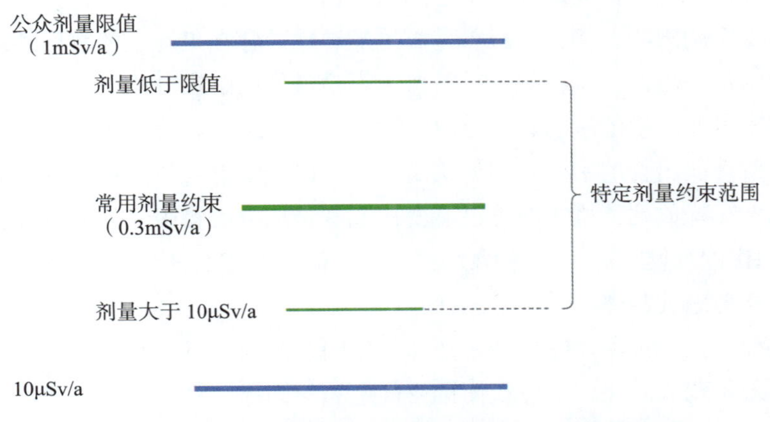

图 1-12　一般剂量约束和特定剂量约束之间的关系

在优化过程中如何将设施或活动设定的特定剂量约束作为起点以找到在保护公众方面最优的排放限值（图 1–13）。需要根据活动或设施的特点及其运行特点，允许有一定的运行弹性裕量。最优化的防护是设置低于特定剂量约束的排放限值，可略微高于公众平均剂量水平（10μSv/a）。排放限值的弹性裕量需要根据影响排放的设施或活动的特点确定，可由申请人提出，并须经审管部门核准。

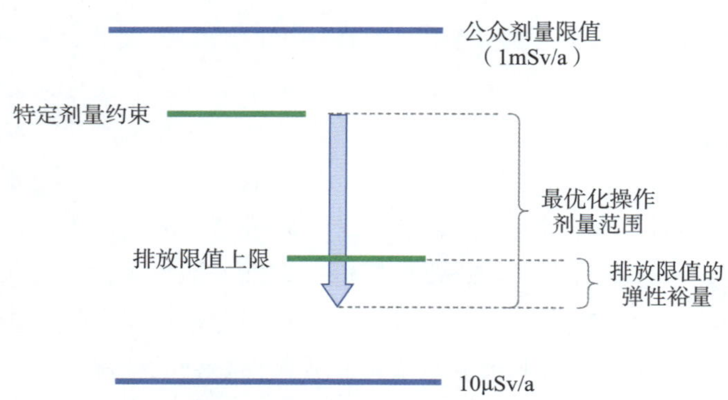

图 1–13　用于设定排放限值的剂量

注：箭头表示优化过程中考虑的低于特定剂量约束的区域，
其中还可以使用最佳可用的技术来找到最佳排放限值

如果考虑到某些设施和活动在阻滞放射性核素方面的技术特点（例如，核电厂等核设施中的高效率密封和过滤系统），特别是使用限制和减少放射性核素的现有最适用的技术，估计的排放所致剂量低于 10μSv/a 数量级。在这种情况下，审管部门可以考虑不要求再采用最优化程序。

（三）防护与安全最优化

1．**运行过程中的优化措施**　优化对放射性排放的保护不仅仅是考虑在正常运行期间与排放有关的辐射风险与任何减少费用之间的平衡问题。还应考虑废物管理决定对职业辐射和整个设施安全的影响。例如，减少排放可能导致贮存在工地上的放射性废物增加，职业辐射也相应增加。因此，这种减少排放可能不是最佳的解决办法。

运行过程中可能产生的液态和气态放射性废物，应考虑废物最小化及后续放射性流出物的处理。放射性流出物的主要处理方式是贮存，以便短寿命放射性核素（如以液体和气体形式存在的）在释放到环境之前可以衰变；或者是从流出物中除去放射性核素（例如离子交换树脂、HEPA 过滤器）。在这两大类中，可能又有多种不同的选择，应查明这些备选方式，并综合考虑其利弊。

最优化过程中，通常需要在各种选择和其他因素之间进行一些权衡。这些措施包括：

（1）如果采用残渣固化，则应权衡排放剂量和与固体废物处置后的剂量差异。

（2）公众照射和职业辐射之间的权衡（即减少公众照射，但由于改进了流出物处理系统而增加了职业辐射）。

（3）在特征已知，但确定性程度不同的选项之间作出选择。

（4）非放射性影响与常规健康和安全。

（5）意外释放的风险增加（如大型贮罐泄漏）。

当预计公众剂量为每年 10μSv 或以下时，通常不应再要求进行优化，因为进一步减少剂量的努力一般不能满足最优化的要求。

2．一些实践的特别考虑　尽管监管控制与防护最优化的要求必须适用于所有类型的设施、活动和放射性核素，但应特别考虑到某些实践中使用的某些含放射性核素流出物的特性。这些特性包括管理放射性同位素在医学中的应用或某些设施的运行或某些活动所产生的放射性废物方面的技术困难。例如，在核医学中使用未密封的放射源，将其作为医疗的一部分给予病人；或对大体积低放射性流出物活度浓度气态或液态流出物的管理，例如核电厂冷却剂系统中的中子活化物。

某些特定放射性核素的排放可能需要运营组织和审管部门在具体说明和商定防护与安全方面的最佳解决办法时给予特别考虑。这种考虑也可能导致需要采用适当的方法对这些排放进行监管控制。这类放射性核素包括从一些核设施排放的氚和 ^{14}C，以及医院用于核医学治疗的 ^{131}I。

对于这些特定实践和放射性核素，运营组织应在与审管部门讨论时，具体说明最佳的排放办法，同时考虑到以下几点：

（1）控制这些放射性核素排放有关的技术特点，例如在符合特定实践需要的范围内（特别是对于低浓度放射性核素的大量液态或气态流出物）提供减排技术。

（2）经济特征，例如废物减少技术的成本，在这类实践的防护与安全最优化框架内，这种成本可能过高和不正当。

（3）社会考虑，例如公众接受所考虑的实践类型，以及从设施或活动类型中获得的个人和社会利益。

（4）环境和效率方面的考虑，例如废物减少技术所产生的任何危险化学物质的排放或高能耗的影响。

（5）安全考虑，例如长期安全贮存大量固体、液体或气体放射性废物的安全考虑，以及意外释放的风险。

（6）与放射性废物管理有关的问题，例如与运输和贮存大量低放射性废物有关的问题。

（7）辐射防护方面的考虑，例如工作人员在减排过程和废物贮存方面接受的个人剂量和集体剂量。

对于上述具体实践和放射性核素，从辐射防护角度来看，最佳管理办法可能不会导致采用昂贵的废物减少技术，而是可能导致酌情采用更严格的措施核查运营组织和审管部门的遵守情况。最佳管理办法和选择这一办法的理由应由运营组织提出，并在可接受的情况下由审管部门核查。比对核查包括核设施在内的复杂设施的遵守情况，更严格的措施是放射性核素源项监测和环境监测计划，更详细地评价对代表人的剂量，包括确定相关的辐射途径，并经常地向审管部门报告排放情况。

3．集体剂量的使用　另一种可纳入优化过程的方法是估算管理排放的备选方案给公众造成的集体剂量，并对这些备选方案进行比较。集体剂量是特定人群所遭受的来自某一来源的总辐射剂量，它可以通过将辐射群体的平均剂量乘以该群体中的人数来获得。在估算公众的集体剂量时，应避免采用不适当的汇总，例如在较长的时间内和广泛的地理区域内个人剂量极低（即应设定截止条件）。集体剂量只应用于选项的比较，任何应用于计算的截止条件必须一致，比较才有意义。

采用不同方式的集体剂量，来帮助选择对公众最佳的防护水平，例如，为辐射危害分配货币成本，并将其与减少排放的每种备选方案的成本进行比较。然而，在充分考虑和保守的情况下，通过比较不同技术的保护结果，集体剂量的使用可能是最优化的一个实际手段。集体剂量不得用于预测健康影响。ICRP 101 出版物较详细地描述了集体剂量的最优化和使用。

4．代表人所受剂量评定　确定排放许可时，应考虑到与设施或活动相关的辐射风险相称的辐射环境影响评定结果。为设定排放限值，应使用公众剂量的预期估计值来确定符合既定辐射标准的可接受最佳排放水平。

估计公众可能产生的有效剂量取决于若干因素，例如源项的特性、放射性核素在环境中的行为及其向人的转移、辐射时间和其他相关因素。这些因素在受照人群中引起有效剂量的很大变化。为设定排放限值，应评定受照人群中高辐照人群（即代表人）的个人剂量。代表人所受剂量“相当于并代替‘关键人群组’的平均剂量”。

评价模式的详细程度应取决于所考虑的设施类型、排放的性质和信息的可获得性，并应符合分级办法。为了有效利用评价资源，一种结构化的迭代方法用于评定代表人所受剂量。这种方法应从基于非常保守（保守）假设的简单评定开始，并应在每次迭代中加以改进，必要时逐步使用更复杂的模式，具有更接近实际的假设和更具体的位置信息。

按照分级办法，一般评定的使用应限于评价小型和简单设施或活动的影响，这些设施或活动采用标准化的方法，产生可预见的低至极低的排放。IAEA《安全标准丛书》第 GSG-10 号提供了关于在不同细节和现实性层面进行评定的指导。根据设施或活动的特点，可能存在间断性排放，导致其场所内的公众照射（例如，医院使用 ^{131}I 进行诊断和治疗），或导致通常不受职业辐射的工作人员的辐射（例如，处理设施或活动流出物外部工厂的工作人员）；这种情况应在评定中仔细考虑。

为了估计代表人所受剂量，在复杂核设施寿命的早期阶段，例如在关于控制排放或设定临时排放限值的初步讨论期间，也可以使用通用方法。一旦在核准过程中获得了更多的信息，就应遵循这一通用方法，进行更具体、更实际的评定。IAEA《安全标准丛书》第 GSG-10 号就核准过程中对不同设施和活动进行预期放射性环境影响评定所需的详细程度和信息类型提供了指导，这也适用于确定排放限值的评定。

当估算的代表人所受剂量超过剂量约束时，应考虑预计排放量的减少或其特性的变化

（例如排放位置的变化）。否则，应进行更详细的评定（使用特定地点的数据或更实际的模式）。无论如何，如果使用一般的保守评定，则应确保不会过度影响最优化过程。在计算中采用可能大大高估剂量的保守假设可能导致不符合辐射防护最优化原则。

作为代表人特征的习惯（例如食物消费、室内或室外居留因子、当地生产食品的消费）应采用代表受辐射程度较高的少数人的典型习惯或特征。某些特定辐射途径的习性数据，如牛奶和作物的消费，采用分布中最高百分位数的数据（如 95% 区间内）。然而，不是所有的极端习惯都应该用来代表代表人，以避免高估。极端或不寻常的习惯不应作为代表人的特征。

在评定环境中代表人所受剂量时，应考虑以下三种主要辐射途径：

（1）环境介质中放射性核素的外照射。

（2）吸入空气的吸入内照射。

（3）摄入水和食物的食入内照射。

外辐射可能由悬浮在空气中或沉积在地面或其他表面上的放射性物质引起。为评定内辐射所致剂量，应考虑待积剂量。

在一些设施或活动中，公众外照射的贡献是通过 γ 射线直接照射，在某些情况下，还可通过天空散射 γ 射线辐射（天空辐射）。例如贮存在设施中的辐射源（例如乏燃料、放射性废物）、设施或活动中使用的辐射源（例如工业辐射装置）和设施的部件（例如核反应堆、冷却剂系统、蒸汽系统）。当直接辐射影响到代表人的辐射条件时，设定排放限值应估算并考虑由此产生的剂量，以便不超过既定的剂量约束。

设施或活动最初核准的排放是基于前瞻性评定结果，采用数字环境模式来评定空气或水中的活度浓度。随后，应使用环境转移模式和参数评定有关的其他环境介质（如沉积物或食品）中的活度浓度、估算剂量。扩散和转移参数在 IAEA《安全报告丛书》第 19 号中给出。应考虑长半衰期放射性核素及其子体在环境介质中的累积和增长。

环境中扩散和转移的评定模式应适合应用的情况，以确保评定方法适用于在所有合理可预见的条件下都满足要求。应当对模式进行核实。在可能的情况下，应通过将结果与类似辐射假想方案的模式数据进行比较，或至少通过参照其他适当模式的基准程序，对选定的模式进行核实。可以使用不同的方法，包括不同的计算工具和输入数据来进行评定。审管部门应与申请者和其他相关各方讨论，决定哪种方法最适合进行特定的评定，并应使采用的方法与评定的目的一致。IAEA《安全标准丛书》第 GSG-10 号提供了更多关于评定方法以及用于评定正常运行期间排放的模式和数据特点的信息。

在确定代表人的辐射时，应考虑到不同的年龄组。一般而言，考虑三个年龄组（1 岁婴儿、10 岁儿童和成人）的辐射情况就足够了。在某些限定情况下，可能还需要考虑胚胎或胎儿以及母乳喂养的婴儿的辐射，例如排放的某种放射性核素，对胚胎或胎儿以及母乳喂养的婴儿的辐射可能更严重（例如放射性碘的排放）。

在确定代表人时，应确保与设施或活动最近的人群不是唯一被考虑的群体。应考虑较远地点的群体，这些群体由于其特定的生活习惯而可能受到更多的影响。例如，可能一群生活在离工厂有一段距离的城镇，但吃了排放点附近水域中的鱼。

代表人的地点和生活习惯应在考虑设施或活动周期情况下，根据目前和未来的环境条件、土地利用、人口的空间分布、粮食生产、销售和消费以及其他相关因素，在合理可预见的范围内予以规定。

在确定仅有少量当地人口或没有当地人口的偏远地点的代表人的位置和生活习惯时，应考虑在正常辐射假想方案基础上假设一名理论上的代表人，辐射假想方案应包括与附近区域有关的土地利用实践，如：捕鱼、狩猎或其他季节性、周期性的土地利用。

（四）核查评审及其相关监测要求

在核准排放许可证时，审管部门应考虑防护与安全最优化的结果，并按照分级方法制定或核准排放限值。核设施等大型复杂设施须经过广泛的核准程序，应包括排放规定，并详细规定有关运行限值和条件。这些设施排放核准相关的运行限值和条件应以运营组织可以合理地预期控制的方式表示，例如以测量的排放量（总活度或活度浓度以及排放气体或液体的体积）表示，而不是只能以估算的公众剂量表示。较简单设施，例如设有小型核医学科、工业应用或小型化验室的医院，排放核准的运行限值和条件应更为宽松。

排放限值应纳入到设施或活动的核准中，使其成为运营组织或许可证持有者应遵守的监管限值。排放限值的有效期应在排放核准书或其他相关监管文件中规定，并规定审管部门在认为适当时予以评审，但至少每十年评审一次。核电厂、核燃料后处理设施和放射性同位素生产设施等复杂设施排放限值的有效期应与该设施核准的有效期相同，但须定期评审。

当预计设施或核准书所附的运行限值和条件修改会对排放特性产生重大影响时，应评审排放核准书。核设施和其他复杂设施定期进行安全评审，通常每隔十年进行一次，其中应包括对排放核准的评审。较简单的设施，例如使用有限放射性同位素的设施或活动，应定期评审，但间隔较长。一个新的实践其经验限值是有限的，审管部门应在足够长的时间后，例如在头三年内收集到足够的运行经验之后，评审其排放限值。

排放核准书中的运行限值和条件应酌情包括以下部分或全部内容：

1．与设施的不同运行状态有关的限值（例如，维护和正常运行的单独核准限值）、不同季节条件和不同环境扩散条件。例如，当河水容易泛滥，或某一特定季节的天气非常干燥，以致水位偏低时，便可对排入河流的设施作出限制。同样，在排放到潮汐海洋环境的情况下，审管部门可具体规定排放应在潮汐周期的哪个时段进行，以确保最大限度地扩散。

2．对在一定时间内（例如每月、每季、每年）可以排放的放射性流出物的活度或活度浓度的限值。

3．源项监测和环境监测的方案、系统以及向审管部门报告结果的频率（审管部门应具体说明报告的形式和要求的内容）的要求。

4．保存适当记录的要求。

5．向审管部门报告拟议修改和对辐射环境影响评定任何修订的要求。

6．如超过核准排放限值或违反运行限值及条件，须采取的行动。

7．设施或活动的排放核准的有效期和定期评审的间隔。

排放限值应有一定的弹性裕量，以满足运行中的变化和预期的运行。由审管部门判断应给予多大的弹性裕量，至少应允许正常运行所预期的排放，如核医学部门病人处理量的增加或核电厂维护期间大气排放的增加。类似设施的以往经验可提供关于应允许的最低弹性裕量的有用资料。作为优化过程的一部分，在设定排放限值时应考虑到运行灵活性的需要。

应规定不同放射性核素或放射性核素组的排放限值，具体取决于：

1．测量单个放射性核素的可行性。

2．放射性核素对代表人的剂量意义。

3．测量个别放射性核素作为设施或活动绩效指标的相关性。

除了各类放射性核素的排放限值外，还可具体规定特定放射性核素的排放限值。应根据放射性核素的性质，如其放射性的重要性（例如 ^{137}Cs、^{60}Co）或其他方面，如涉及大量放射性水平极低的液体或气体废物（例如 ^{14}C、^{3}H）来确定这些放射性核素。在某些情况下，审管部门还可能对放射性意义较低但能提供设施运行或安全状态重要变化的早期迹象的特定放射性核素加以限制（例如，冷却剂系统或核反应堆蒸汽系统中吹扫产生的氚和惰性气体）。

当放射性核素具有相关特性时，可以限制放射性核素组而不是对单个放射性核素，以便可以用总计数来测量这些放射性核素组。对于不能作为核设施常规测量的一部分进行及时分析的放射性核素（例如 ^{63}Ni、^{55}Fe、^{90}Sr），应使用比例因子将测量的一个放射性核素与其他放射性核素关联起来。应根据足够数量的详细测量结果得出比例因子，以确定流出物中放射性核素的特征成分，使用适当的方法并考虑检测限。应定期评审比例因子。

放射性核素的分组不仅应考虑到取样和量化排放的不同方式，而且还应考虑到剂量学因素。例如，核设施的气态排放通常被归类为惰性气体、卤素或碘放射性同位素和微粒。这一分类反映了惰性气体导致全身受到外辐射，放射性碘同位素导致甲状腺内辐射，以及颗粒物通常因吸入或摄入而对身体所有器官和组织构成潜在危害。分组还可以被扩展到总 α 和总 β 活度。当规定了用总 α 或总 β 计数测量的放射性核素组的限值时，该组的排放限值应根据最高比活度的放射性核素的特性来设定。在铀排放的情况下，考虑到每个铀同位素的贡献，以每年千克为单位表示的质量限值可能比总 α 活度限值更合适。

审管部门应在排放核准书或其他监管文件中列入需要报告的条件和异常情况，例如：

1．根据审管部门制定的报告标准　任何超过与公众照射有关的运行限值和条件，包括核准的排放限值。

2．根据审管部门制定的报告标准　环境剂量率或放射性核素活度浓度的任何显著增加都可归因于经核准的实践的显著增加。

在控制排放和有关的公众照射方面，有两种一般类型的监测是适用的：

1. **源项监测** 包括在排放点或在设施内（即在排放管道或在排放前的储槽）测量活度浓度或剂量率。

2. **环境监测** 包括测量环境介质（包括食品和饮用水）中的放射性核素活度浓度以及剂量率。

源项监测和环境监测的要求应在审管部门的排放核准书中具体规定。监测的必要性和频率应根据辐射影响评定的风险水平来确定。

监测计划的制定和实施应遵循分级办法。例如，在有核医学科的医院或使用短寿命放射性核素的小型研究实验室，不太可能需要进行常规环境监测。相反，审管部门可能认为，在运行之前和开始运行时，在设施附近开展一次监测活动就足以核查遵守情况。然而，即使对于这种较简单的设施，运行程序的改变也可能导致排放增加，导致需要评审监测的必要性。核燃料循环设施通常需要进行源项监测和环境监测。对于核电厂或后处理设施等复杂设施，监测计划还应提供检查设施运行状况的其他方式，并对可能导致意外排放的异常或意外情况提出警告。

运营单位应建立和实施监测计划，以核实和证明其遵守核准控制值，并对运营组织负责的源项造成的公众照射进行评定。运营组织制定的监测计划应征得审管部门核准。IAEA《安全标准丛书》第 RS-G-1.8 号提供了适用于排放控制的源项监测和环境监测方面的全面指导。

监测计划的另一个目标是向公众提供信息，保存设施或活动对环境中放射性核素水平影响的记录，并检验环境模式的预测结果，以减少剂量评定中的不确定度。根据这些目标，监测计划还应包括收集相关的辅助信息，如气象和水文数据，如有必要，根据排放水平带来的辐射风险进行收集。

运营单位应建立适当的质量保证计划，包括排放控制和监测计划。该计划应规定在发现控制和监测方面的缺陷时应采取的纠正措施，包括样品收集和测量。

满足下列具体条件的措施应酌情纳入质量保证程序：

1. 与源项监测和环境监测以及收集代表性样品有关的要求，包括确定环境介质和相关取样频率。
2. 与分析实验室的认证或资质有关的要求。
3. 测量设备的校准和性能测试程序。
4. 测量的比对程序。
5. 记录保存系统。
6. 符合审管部门要求的报告程序。

（五）天然放射性核素流出物的考虑

一般而言，对于按照 IAEA《安全标准丛书》第 GSR Part 3 号或相应国家标准规定的要求进行授权的设施和活动，控制含有人工核素或天然核素流出物排放的通用方法没有区别，例如核设施安装过程中的排放与核燃料系统中铀和钍矿开采和加工设施的排放。同样的通用方法包括使用剂量限值、剂量评定、剂量约束和防护与安全最优化或者是最尖端的可用的相关技术与当地的国家法律法规一致。

一些非核工业企业可能排放含有天然放射性核素的流出物。在一些国家，某些这样的企业被政府而不是审管部门管理，因此，放射性物质的排放可能不受监管。必要时，审管部门应与负责这些行业的其他国家主管部门合作，并应协调排放控制，以确保在管理任何流出物时考虑到辐射防护。

能够产生含有天然放射性核素的流出物的可控排放的非核工业企业包括陆上和海上石油和天然气的开采设施、地面和地下矿场、制造厂、核燃料循环之外的加工设备，稀土金属、肥料、磷石膏、钍、钛和使用锆砂生产陶瓷的生产过程。重金属提取过程中产生的废水通常也含有天然放射性核素。与这些企业有关的大多数天然放射性核素存在于产品、副产品和固体废物中。例如，在磷酸盐工业中，肥料中含有富集浓度的铀，而磷石膏废料中含有富集浓度的镭。在生产稀土元素的过程中，铀系和钍系的放射性核素在废渣中富集。

在涉及天然放射性核素的非核工业企业中，如果铀衰变链或钍衰变链中的任何放射性核素在材料中的活度浓度大于 1Bq/g，或如果 ^{40}K 的活度浓度大于 10Bq/g，则应按照计划照射情况下的排放要求控制气体或液体排放。在这些核素的活度浓度低于 1Bq/g 或 10Bq/g 的情况下，审管部门仍可以要求企业出具一份基于实际辐射情况的剂量评估报告。

IAEA《安全标准丛书》第 GSR Part 3 号规定，“对于天然放射性核素，当物质的数量巨大时应根据具体情况考虑豁免……采用与天然本底辐射所致的典型剂量相当的每年 1mSv 的剂量准则。”

应当考虑到，用于豁免含有天然放射性核素的大量物质的标准高于 IAEA《安全标准丛书》第 GSG-8 号《公众和环境的辐射防护》中通常采用的标准，也高于公众照射剂量约束的可能范围（即低于每年 1mSv 有效剂量，而高于每年 10μSv 的有效剂量）。在为这些情况规定剂量约束时，应酌情考虑针对天然放射性核素的较高标准。

在确定与授权排放天然放射性核素的设施及活动或非核工业企业排放天然放射性核素相关的运行限值和条件时，应考虑以下一些重要差异：

1. 排放并不总是来自点源，通常来自贮存材料的大面源。这意味着确定源项和在环境中的扩散会相当困难和不精确。因此，对于现有设施应进行调查以确定排放源的几何形状和特性（点源与面源），或者也可以使用适当的模式来评定面源的影响。

2. 在评定和核实代表人所受剂量时，可能需要更多地依靠环境监测。然而，在天然本底辐射水平相对较高的区域，由排放引起的环境辐射水平的任何增加都可能被天然本底辐射的波动所掩盖。

3. 应进行专门的评价以确定环境监测介质，以便能够及时跟踪任何环境辐射水平的增加。

4. 在处理或贮存大量含铀或镭的材料（包括废物堆）时，可能需要评定氡的辐射剂量。放射性尘埃可通过通风系统被排放或从废物堆中重新悬浮起来。在这种情况下，应监测通风烟囱和废物堆附近的氡和灰尘。

5．清洗残余物中含镭较高的储罐和管道（如某些石油和天然气工业中使用的储罐和管道）可能会产生液体、气溶胶或固体放射性废物，应考虑对此类废物进行监管的必要性。

6．降雨量的季节性变化可能会影响放射性排放，也可能影响到采矿和加工设施运行产生的液态流出物的辐射（例如，露天矿中矿物的贮存或加工）。例如，在旱季，流出物的稀释度可能较低，而气溶胶和氡等气体的释放量可能较高。此外，在枯水期沉积之后，在丰水期沉积物可能会被水流激起。

7．有时排放的非放射性危害可能比放射性危害更严重。在这种情况下，流出物的非放射性成分通常决定对流出物实行控制的严格程度。包含大量天然放射性核素的排放是地质、气候和技术因素复杂相互作用的结果。这类排放所引致的公众照射涉及多种辐射途径，而单位排放的辐射水平取决于相当多的现场特定条件。这种现场特定条件可导致不同现场之间非常大的单位排放剂量差异。因此，公众的有效剂量与排放率之间不存在简单和普遍的关系。但是，如果根据一种普遍和保守的办法，可以断定流出物没有放射性意义，就不需要进行详细的现场具体分析。

（六）放射性“三废”的处理

核能生产的各个环节和放射性核素在工业、农业、医学和科学研究等部门的广泛应用，都会排放出一定数量的放射性废气、废液和固态废物，简称放射性“三废”。治理放射性“三废”，对于保护环境，保障人民健康、促进农、牧、渔业发展和充分利用资源，以及发展核能事业都具有重要的意义。

对于放射性“三废”处理方法，可归纳为浓缩贮存和稀释排放两大类。

1．放射性“三废”处理效果的评价指标

（1）浓缩倍数：放射性废物的原有体积与处理后放射性浓集物体积之比。浓缩倍数越大，说明浓缩后的体积越小，贮存也就越经济、越安全。

（2）去污倍数或净化倍数：放射性废物的原有放射性浓度与处理后的剩余放射性浓度之比。去污倍数越大，说明处理后废物中剩余放射性浓度越低，排放、贮存就越安全。

2．放射性废液的处理

（1）稀释排放：低活度的放射性废水，稀释至限值以下放入下水道。

（2）放置衰变：对于短半衰期的低活度放射性废液，放置10个半衰期后，作一般废液排放。

（3）浓缩贮存：对于长半衰期高活度的废液，以化学沉淀、离子交换、蒸发等方法，将放射性物质浓集，缩小体积，以利长期贮存。

（4）固化贮存：经浓缩处理后的放射性残渣，可与水泥、沥青等混合成固态废物，再以贮存。

3．放射性固体废物的处理　主要有放置衰变和压缩贮存等方法。

4．放射性废气的处理　主要有稀释排放和净化排放等方法。

内照射防护是比较复杂的，有关国际组织和国家都很重视。为保护工作人员，预防内照射的发生，保护环境防止放射性污染，达到内照射防护目的，必须采取综合措施。应从工作场所的选址、设计、建造、室内配置、设施、个人防护、放射源的安全包装、运输、安全操作规程和废弃物处理等各个环节进行。

二、内照射个人防护

（一）概述

内照射，即放射性物质进入人体内产生的照射（体内污染），通常是指放射性物质经由空气吸入（呼吸道）、食品食入（消化道）或经皮肤、黏膜和伤口以及其他途径吸收进入体内，在体内释放对周围组织或器官造成照射。内照射不同于外照射的显著特点在于，放射性物质一经进入体内，将对机体产生连续性照射，直至完全衰变成稳定性核素或全部排出体外，对机体的照射才会停止。特别是一些有效半衰期很长的核素，在体内排泄速度很慢，容易造成人体的长期负担。因此，内照射防护的基本原则是制定各种规章制度，采取各种措施，尽可能地阻断放射性物质进入人体的各种途径，在最优化原则的范围内，使摄入量减少到容许水平以下至尽可能低的水平。

（二）放射性物质进入人体内的途径

放射性物质进入人体途径一共有 3 种：

首先是气态、气溶胶或微小粉尘的放射性物质经呼吸空气吸入肺中，进入到人体中。存在于空气中的放射性气溶胶（直径 0.1nm ~ 1μm 的固体或液体颗粒）或放射性气体呼吸进入体内。放射性物质粒径大于 1μm 者，大部分被阻滞在鼻咽部、气管和支气管内，被滞留在鼻咽部、气管和支气管的大部分灰尘通过咳痰排出体外或吞入胃内，仅少部分吸收入血。放射性物质粒径在 0.01 ~ 1μm 的落下灰危害最大，大部分沉积在肺部（包括细支气管、肺泡管、肺泡、肺泡囊），部分吸收入血，部分被吞噬细胞吞噬后滞留在肺内成为放射灶。

其次是经皮肤，放射性物质会通过破损的皮肤，进入人体内，进而吸收到全身，这多是由于表面污染所致。伤口和皮肤黏膜被污染后，如不及时洗消，放射性物质可通过伤口和皮肤黏膜的渗透、吸收进入体内。注意伤口、破损处吸收率较高。某些放射性物质，例如氧化氚或和碘的化合物甚至可以通过完好的皮肤进入体内。

最后是人们可经过污染的手，用口接触被放射性污染的器具或物品，或饮用被放射性污染的水、食物、药品等方式摄入体内，也可通过食物链经消化道进入体内。胃肠道对核素的吸收率主要取决于化学性质，碱金属元素和卤族元素极易溶于水、吸收率较高。放射性核素吸收率最高的是碱金属元素（钠、钾、铯）和某些非金属元素（碘、碲），可达 90% 以上；其次是碱土金属元素（锶、钡）为 10% ~ 40%；镧系和锕系元素的吸收率最低，为 0.01% ~ 0.1%。

（三）内照射的作用特点

1．呈持续性照射 放射性核素一经进入体内，对机体就产生连续性照射，直至放射性核素完全衰变成稳定性核素或全部排出体外，对机体的照射才会停止。

2．呈选择性照射 大部分的放射性核素在体内呈不均匀分布，按核素或化合物的化学性质被组织和器官选择性地吸收、分布和滞留，致使蓄积放射性核素的组织或器官受到选择性的照射，产生较大的生物学效应与损伤。放射性核素进入体内后，以两种方式参与体内的代谢过程：一种是参与体内稳定性核素的代谢过程，如放射性钠和碘参与体内稳定性 ^{23}Na 和 ^{127}I 的代谢；另一种是参与同族元素的代谢过程，如放射性核素 ^{90}Sr 和 ^{137}Cs 分别参与钙和钾的代谢过程。根据其在组织和器官中的代谢特点，可分为均匀性分布和选择性分布。

（1）均匀性分布：某些放射性核素较均匀地分布于全身各组织、器官中，如 ^{14}C、^{24}Na、^{40}K、^{3}H 等。

（2）选择性分布：某些放射性核素选择性地蓄积于某些组织、器官中。例如放射性碘大部分蓄积于甲状腺，碱土金属元素 ^{89}Sr、^{90}Sr、^{45}Ca 等主要蓄积于骨骼，镧系元素 ^{140}La、^{144}Ce、^{147}Pm 等主要蓄积于肝脏，^{106}Ru、^{129}Te、^{106}Rh 等主要蓄积于肾脏中。

（四）放射性物质进入人体后的排出

放射性核素从体内排出的途径、速度和排出率与放射性核素的理化性质和代谢特点有关。经呼吸进入肺部的放射性核素一部分转移到体液中，一部分被呼出体外，一部分到消化道。各部分所占的比例以及从肺部廓清的速率与气溶胶的颗粒大小，与放射性物质的化学性质，与涉及个体的生理特征有关。

食入的放射性物质一部分被消化道吸收而转移到体液中，一部分随粪便排出体外，被吸收的比例也与放射性物质的化学性质和个体的生理特征有关。

从皮肤伤口进入的放射性物质经皮下组织直接进入体液。在体液中的放射性核素仍有一部分可能通过皮肤、肾、肝、肠、肺随同汗、尿、粪便排出体外，其余将沉积在与它相亲和的器官组织中。

进入体内的放射性物质可通过胃肠道、呼吸道、泌尿器官以及汗腺、唾液腺和乳腺等途径从体内排出。

1．胃肠道 经口摄入或吸入后转移到胃肠道的难溶性或微溶性放射性核素，在最初的 2～3d 内，主要由粪便排出体外。如 ^{144}Ce、^{239}Pu、^{210}Po 由粪便可排除 90% 以上。

2．呼吸道 气态放射性核素（如氡、氚）及挥发性放射性核素，主要经呼吸道排出，而且排出率高，速度快。如氡和氚进入体内后，在最初 0.2～2h 内大部分经呼吸道排出。停留在呼吸道上段的放射性核素，可随痰咳出。

3．泌尿器官 经各种途径进入体内吸收入血的可溶性放射性核素，主要经肾随尿排出。如 ^{131}I、^{3}H 等进入体内后第 1d 尿中排出量占尿总排出量的 50% 左右，3d 内占尿总排出量的 90% 左右。

具体沉积情况与核素种类及其化合物的形态有关，如氚的化合物将分布在整个人体，整个人体受到相同的照射，而 ^{131}I 的化合物将浓集于甲状腺，^{239}Pu 浓集于肺和骨。沉积有放射性核素的器官叫源器官。源器官中放射性核素产生的辐射将对它本身及邻近的其他器官形成照射，受到照射的器官叫做靶器官，源器官本身也是靶器官，而且是最主要的靶器官。

源器官中沉积的放射性核素的量会由于自发的核衰变和生理代谢过程而减少。其中衰变减少按指数规律，用衰变常数 λ 或半衰期 T 描述其衰变的快慢。对大多数核素来说，因生理代谢过程而减少的规律也近似遵循指数规律，可以用生物半排期 T_b 和生物衰变常数 λ_b 来描述其减少情况。对于放射性半衰期特别长的核素，有效半衰期就等于它的生物半排期；而对于半衰期特别短的核素，有效半衰期应近似等于放射性半衰期。

（五）内照射常用防护措施

随着原子能科学技术的发展及和平利用的普及，使用和操作开放源的种类和数量、应用范围都在迅速增加，涉及的人员越来越多，不但有工作人员，而且放射性废弃物污染环境会影响到公众。

内照射防护的基本方法就是“隔离”和“稀释”。隔离就是把操作人员与放射性物质隔离开，例如为防止放射性物质进入空气而被吸入人体；在蒸发放射性液体环境工作或操作放射性粉尘时，必须在通风柜或手套箱内进行；为防放射性物质污染食物进入人体，就应采取严禁在工作场所吸烟和饮食等措施。稀释就是把空气或水中的放射性物质的浓度降低到相应的导出控制水平以下，例如通风、用水稀释废水、废气高烟囱排放到大气等。放射性物质没有密封的包壳，有可能向环境扩散，这种物质称为开放型或非密闭型放射性物质。在开放型放射操作中，“包容、隔离”和“净化、稀释”往往联合使用。

1．**防止吸入的主要措施**　呼吸道吸入是造成放射性内照射的主要途径，因此，要尽量防止和减少空气放射性污染。对已被放射性污染的空气，可采取的措施有：①空气过滤净化；②空气稀释；③增加室内通风等，降低空气中放射性物质浓度；④采用密闭容器；⑤使用个人防护用品（防护手套、口罩等），使工作人员和放射源隔离。

在高毒性放射性物质操作中，操作的场所必须有良好的通风，在密闭手套箱中进行，可以限制可能被污染的体积和表面，把工作场所中可能被污染的空气通过过滤净化经烟囱排放到大气中得到稀释，通过配合使用上述方法，从而使工作场所空气中放射性浓度控制在一定水平以下。

2．**防止食入的主要措施**　主要防止手、衣物、器具污染食物和水源污染，为此：①禁止在放射工作场所吃、喝和吸烟；②为防止手污染，操作放射性物质时，必须戴手套，手污染时要认真洗手，指甲常剪；③为保持食堂和宿舍卫生，不许穿着放射性工作场所的工作服进入食堂和宿舍；④警惕饮用水源的污染。

3．**防止皮肤吸入的主要措施**　包括①手或皮肤有小创伤，要妥善包扎好并戴上手套，才能操作低水平的放射性物质；②不准用有机溶剂洗手，避免增加皮肤渗透性，一般皮肤的轻微污染，可用洗消皂擦洗，再用清水冲洗，反复 2～3 次，即可取得满意的效果；③应避免皮肤与放射性物质接触，为此可穿戴一些个人防护器具，如辐射防护服、工作帽、防护手套和防护鞋等；④离开工作场所和污染区时，要彻底清洗，要特别注意一些特殊部位的清洗，洗消前后都应进行体表污染监测；⑤有创口时，应妥善包扎，并佩戴好个人防护用品，只能操作低水平的放射性物质。

（六）表面污染的消除

操作开放型放射性核素，必然要污染容器、器材等设备，有时也可能造成人体表面的污染。应尽早选择适当的去污方法和去污剂消除污染，避免扩大污染范围，并注意去污过程中的防护。

1．**体表污染的洗消** 一般皮肤的轻微污染，可用洗消皂擦洗，再用清水冲洗，反复 2～3 次，即可取得满意的效果。

2．**实验设备的去污** 根据污染材料的性质、特点选用物理的或化学的方法去污。

3．**玻璃器皿的去污** 可先用清水冲洗，再浸于 3% 盐酸或 10% 柠檬酸溶液中 1h，取出用清水冲洗。若去污不满意，则再浸入重铬酸钾硫酸饱和溶液中 15min，取出再用清水冲洗。

4．**金属器械的去污** 可用清水洗涤，如不能去污，则按不同金属选择去污剂。①不锈钢可用加热的 2mol/L 稀硝酸浸泡后刷洗，清水冲洗（切忌用强酸）；②铝用 1%HNO_3 或 Na_3PO_4 擦洗（忌用强酸、强碱）；③铜和铅可用稀盐酸洗，再用弱碱溶液中和浸洗，最后用清水冲洗。

5．**木质、水泥地面的去污** 一般去污剂擦洗效果不佳，只能用覆盖、刨削、更换等方法。

（张良安 苏 旭 刘 强）

参考文献

[1] INTERNATIONAL ATOMIC ENERGY AGENCY. Direct methods for measuring radionuclides in the body: Safety Series No. 114[R]. Vienna: IAEA, 1995.

[2] INTERNATIONAL ATOMIC ENERGY AGENCY. Clearance of materials resulting from the use of radionuclides in medicine, industry and research: IAEA-TECDOC-10005[R]. Vienna: IAEA, 1998.

[3] INTERNATIONAL ATOMIC ENERGY AGENCY. Assessment of occupational exposure due to intakes of radionuclides: Safety Standards Series No. RS-G-1.2[R]. Vienna: IAEA, 1999.

[4] INTERNATIONAL ATOMIC ENERGY AGENCY. Indirect methods for assessing intakes of radionuclides: Safety Reports Series No. 18[R]. Vienna: IAEA, 2000.

[5] INTERNATIONAL ATOMIC ENERGY AGENCY. Generic models for use in assessing the impact of discharges of radioactive substances to the environment: Safety Reports Series No. 19[R]. Vienna: IAEA, 2001.

[6] INTERNATIONAL ATOMIC ENERGY AGENCY. Methods for assessing occupational radiation doses from intakes of radionuclides: Safety Reports Series No. 37[R]. Vienna: IAEA, 2004.

[7] INTERNATIONAL ATOMIC ENERGY AGENCY. Environmental and source monitoring for purposes of radiation protection: IAEA Safety Standards Series No. RS-G-1.8[R]. Vienna: IAEA, 2005.

[8] INTERNATIONAL ATOMIC ENERGY AGENCY. Disposal of radioactive waste: IAEA Safety Standards Series No. SSR-5[R]. Vienna: IAEA, 2011.

[9] INTERNATIONAL ATOMIC ENERGY AGENCY. Regulatory control of radioactive discharges to the environment: IAEA Safety Standards No.GSG-9[R]. Vienna: IAEA, 2018.

[10] INTERNATIONAL ATOMIC ENERGY AGENCY, UNITED NATIONS ENVIRONMENT PROGRAMME. Prospective radiological environmental impact assessment for facilities and activities: IAEA Safety Standards Series No. GSG-10[R]. Vienna: IAEA, 2018.

[11] INTERNATIONAL ATOMIC ENERGY AGENCY. Occupational radiation protection: IAEA Safety Standards Series No. GSG-7. Vienna: IAEA, 2018.

[12] INTERNATIONAL ATOMIC ENERGY AGENCY. Radiation protection and safety in medical uses of ionizing radiation: IAEA Safety Standards Series No. SSG-46[R]. Vienna: IAEA, 2018.

[13] INTERNATIONAL ATOMIC ENERGY AGENCY. Protection of the public against exposure indoors due to radon and other natural sources of radiation: IAEA Safety Standards Series No. SSG-32[R]. Vienna: IAEA, 2015.

[14] INTERNATIONAL ATOMIC ENERGY AGENCY. Nuclear medicine resources manual: Human Health Series No. 37[R]. Vienna: IAEA, 2020.

[15] INTERNATIONAL COMMISSION ON RADIOLOGICAL PROTECTION. Limits for intakes of radionuclides by workers: ICRP Publication 30 Part 1: Annals of the ICRP 2(3-4)[R]. Oxford: Pergamon Press, 1979.

[16] INTERNATIONAL COMMISSION ON RADIOLOGICAL PROTECTION. Human respiratory tract model for radiological protection: ICRP Publication 66: Annals of the ICRP 24(1-3)[R]. Oxford: Pergamon Press, 1994.

[17] INTERNATIONAL COMMISSION ON RADIOLOGICAL PROTECTION. Dose coefficients for intakes of radionuclides by workers: ICRP Publication 68: Annals of the ICRP 24(4)[R]. Oxford: Pergamon Press, 1995.

[18] INTERNATIONAL COMMISSION ON RADIOLOGICAL PROTECTION. Age-dependent doses to members of the public from intake of radionuclides: Part 3 Ingestion dose coefficients: ICRP Publication 69: Annals of the ICRP 25(1)[R]. Oxford: Pergamon Press, 1995.

[19] INTERNATIONAL COMMISSION ON RADIOLOGICAL PROTECTION. Age-dependent doses to members of the public from intake of radionuclides: Part 4, Inhalation dose coefficients: ICRP Publication 71: Annals of the ICRP 25(3-4)[R]. Oxford: Pergamon Press, 1995.

[20] INTERNATIONAL COMMISSION ON RADIOLOGICAL PROTECTION. General principles for the

radiation protection of workers: ICRP Report 75: Annals of the ICRP 27(1)[R]. Oxford: Pergamon Press, 1997.

[21] INTERNATIONAL COMMISSION ON RADIOLOGICAL PROTECTION. Individual monitoring for internal exposure of workers: ICRP Report 78: Annals of the ICRP 27(3-4)[R]. Oxford: Pergamon Press, 1997.

[22] INTERNATIONAL COMMISSION ON RADIOLOGICAL PROTECTION. Doses to the embryo and fetus from intakes of radionuclides by the mother: ICRP Publication 88: Annals of the ICRP 31(1-3)[R]. Oxford: Pergamon Press, 2001.

[23] INTERNATIONAL COMMISSION ON RADIOLOGICAL PROTECTION. Basic anatomical and physiological data for use in radiological protection reference values: ICRP Publication 89: Annals of the ICRP 32(3-4)[R]. Oxford: Elsevier Science Ltd., 2002.

[24] INTERNATIONAL COMMISSION ON RADIOLOGICAL PROTECTION. Doses to infants from ingestion of radionuclides in mother's milk: ICRP Publication 95: Annals of the ICRP 34(3-4)[R]. Oxford: Pergamon Press, 2004.

[25] INTERNATIONAL COMMISSION ON RADIOLOGICAL PROTECTION. Human alimentary tract model for radiological protection: ICRP Publication 100: Annals of the ICRP 36(1-2)[R]. Oxford: Pergamon Press, 2006.

[26] INTERNATIONAL COMMISSION ON RADIOLOGICAL PROTECTION. Assessing Dose of the Representative Person for the Purpose of Radiation Protection of the Public and the Optimisation of Radiological Protection: Broadening the Process: ICRP Publication 101a: Annals of the ICRP 36(3)[R]. Oxford: Pergamon Press, 2006.

[27] INTERNATIONAL COMMISSION ON RADIOLOGICAL PROTECTION. Scope of Radiological Protection Control Measures: ICRP Publication 104: Annals of the ICRP 37(5)[R]. Oxford: Pergamon Press, 2007.

[28] INTERNATIONAL ORGANIZATION FOR STANDARDIZATION. Radiation protection-Monitoring of workers occupationally exposed to a risk of internal contamination with radioactive material[S]. ISO 20553: 2006.

[29] NATIONAL COUNCIL ON RADIATION PROTECTION AND MEASUREMENTS. Development of a biokinetic model for radionuclide-contaminated wounds and procedures for their assessment: Dosimetry and Treatment: NCRP Report No. 156[R]. Bethesda: National Council on Radiation Protection and Measurements, 2006.

[30] INTERNATIONAL COMMISSION ON RADIOLOGICAL PROTECTION. Report of the task group on reference Man: ICRP Publication 23[R]. Oxford: Pergamon Press, 1975.

[31] 苏旭，孙全富，张良安，等. 核或辐射突发事件卫生应急准备与响应 [M]. 北京：人民卫生出版社，2022.

[32] 中华人民共和国国家卫生健康委员会. 核医学放射防护要求：GBZ 120—2020[S]. 北京：中国标准出版社，2020.

[33] 中华人民共和国国家质量监督检验检疫总局. 电离辐射防护与辐射源安全基本标准：GB 18871—2002[S]. 北京：中国标准出版社，2002.

第二章
食品、饮用水及空气污染的监测

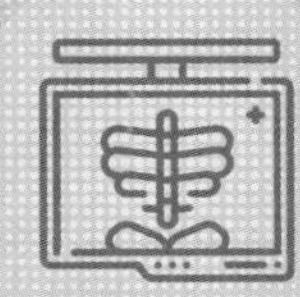

第一节 样品采集与处理

放射性监测是评价公众和环境受电离辐射影响的重要技术手段。样品采集是放射性监测的重要组成部分。通过合理的采样方案，获得的数据能够反映环境中放射性核素活度浓度的信息，并用于优化公众的辐射防护。

样品采集就是从研究总体中选取一部分代表性样本的方法，其基本要求是要保证采集的样品对全部样品具有充分的代表性。目的是通过对采集样品的分析和研究结果来估计和推断全部样品特性。样品采集是分析检验的第一步，采样不当导致的错误是实验室分析无法弥补的，因此从采样点布设到样品分析，都必须在严格的质量控制措施下进行。

合理的采样方案是样品采集的重要保障。采样方案应根据监测目的、内容和现场具体情况制定，既能满足实验室分析要求，同时要考虑社会和经济成本。采样方案应包含采样方法、采样频次、采样设备和容器、采集点的布设以及采样量等。采样量取决于采样目的、样品种类、目标分析核素、样品制备方法和分析方法等，其既要保证采样的代表性，还要满足检测方法的灵敏度，以及采样成本等，除了保证分析样品量以外，还应备有余量复查。样品采集和制备过程中应严防交叉污染和其他污染。

在样品的放射性分析中，由于样品种类繁多，基质组成复杂，通常直接测量会存在干扰，这就需要开展测量之前，对样品进行适当处理。一般情况下放射性核素活度水平都很低，直接测定有困难，需要将样品进行浓缩，这些过程称作样品的预处理。

一、食品样品的采集与处理

（一）食品样品采集

样品的采集一般分为随机取样和代表性取样两类。随机抽样就是按照随机原则，从大批样品中抽取部分样品，抽取过程应使各个部分样品均有被抽到的机会。代表性取样是根据样品随空间（位置）、时间变化的规律，采集能代表其相应部分的组成和质量的样品。

随机抽样可以避免人为倾向，但是对于不均匀样品仅用随机抽样法是不够的，必须结合代表性取样，从有代表性的各个部分分别取样，才能保证样品的代表性。

1．**牛（羊）奶**　牛（羊）奶是少数的大面积生产并每天收集的食物之一，它的成分在世界各地几乎相同，而且很容易收集到代表性样品，可以以液体或干燥的形式进行分析。奶牛（羊）在放牧期间受到的污染最严重，但即使奶牛（羊）被关在室内，吸入放射性核素或摄入饮用水和受污染饲料中的放射性核素也可能造成牛（羊）奶受到污染。应该根据放牧习惯定期检查牛（羊）奶。

可以直接从牛（羊）身上采集原汁奶，也可以采集经过消毒杀菌等加工处理后在市场上销售的奶，以及脱水处理后的奶粉。但要确认产奶的牛（羊）以当地饲料为主。采样容器可用聚乙烯容器。

鲜奶冷却、搅拌均匀后取样。采样前洗净采样设备，并用采样奶洗涤容器数次后采集，样品采集后立即分析。如需保存，则在鲜奶中加入防腐剂（每升牛奶加 5ml 甲醛）。

2．**谷物**　收获后，谷物类只有在储藏期间才会受到污染，且只有外层会受到污染。如果在生长季节发生放射性沉降，放射性核素会在植株生长过程中进入谷物。在收获季节选择具有代表性的谷物样品相对比较容易。如果放射性沉降物发生在冬季，谷物只有在下一个生长季节，通过根系吸收才会受到污染。

粮食作物中，除了大米、麦类之外，还有玉米、稗子和荞麦等，其中大米和小麦是代表性农作物。选择当地消费较多和种植面积较大、生长均匀的地方，在收获季节现场采集。采样区域应平坦开阔、无遮挡物。采样工具可用收割刀、镰刀、剪刀、铁锹等。一般可采集几十千克。

3．**肉类**　肉类取样通常应以能代表大量动物的混合样本的方式采集。根据牧草、水体等介质的相关性，选择合适的采样场，采集消费量大的当地禽类和畜类，首选健康的禽畜群体，随机选取若干个体。根据监测目的取其整体或可食部分（肉、脂和内脏等），并注意保鲜。一般可采集数千克，将样品洗净、晾干表面水分。

4. **水生生物**　由于海洋的稀释作用，一般海洋鱼类吸收放射性核素不会比淡水鱼更多，但对形成放射性颗粒物的核素可以富集到高水平。像紫贻贝这样的贻贝、一些大型藻类和其他滤食动物可以迅速吸收海水中的污染物，也可用作生物指示剂。

根据监测目的可以在养殖场直接捕集、野外捕捞或从渔业公司购买有确切产地的水生生物，不能采集以饵料为主的养殖水产品。陆地水生生物采集养殖产品鱼类、藻类和其他水生物；海洋生物采集包括鱼类、藻类、软体类以及甲壳类生物。采集整个生物或可食部位，或根据目的选取所需部位，一般采集数千克。水产品不同，捕捞期也不同。采样可根据需要使用捕捞工具等。

5．**蔬菜** 绿叶蔬菜在生长季节很容易受到外部污染。其他蔬菜，包括根茎类蔬菜也可能受到污染。取得有代表性的蔬菜样本很重要，应该仔细规划取样。在放射性沉降的早期阶段，绿色蔬菜可能是获取短寿命放射性核素的重要途径。

蔬菜种类繁多，主要以当地居民消费较多或种植面积较大的蔬菜为采集对象，原则上不选择大棚或水箱栽培蔬菜。蔬菜分为叶菜类、果菜类、根茎类和芋类等。对菠菜、油菜等非结球性叶菜，选择菜园中央部位几处生长均匀的场所，采集一定距离范围内的全部作物；对白菜、卷心菜等结球性叶菜、大型果菜、根菜以及芋类，可在菜园中央部位选择 5～7 处生长均匀的场所，选择生长良好的个体作为样品。新鲜蔬菜可采集几十千克。

6．**其他食物** 野味和蘑菇、浆果类食物，可能会受到明显污染，尽管只有在罕见的情况下，它们才会对摄入剂量产生显著影响。可以根据当地居民饮食习惯对其进行采集。

样品采集后，分装于容器或封口袋中，并进行密封、编号和包装，应保证样品不受外部污染。可对样品采用冷却或冷冻措施，以延长保存的时间。4℃±2℃的冷却温度适用于绝大多数样品，但冷却或冷冻措施不应对实验室分析造成影响。所有送往实验室的样品均须加以标识并记录。

（二）食品样品的预处理

几乎所有的样品在实验室分析测量之前都需要进一步的准备，例如切割、洗涤、去皮、研磨、均化干燥和灰化等。

1．**采样预处理** 粮食和蔬菜类样品的预处理包括将所需部分与植株的其余部分分离，并去除土壤和其他杂质，如谷物类晾晒风干后进行脱粒处理，收集干籽实。

肉类及水产类样品根据监测目的取整体或可食用部分，用清水洗净、冷冻保存。

牛奶样品短期保存时放在冰箱内，如果保存时间较长，则加入甲醛防止牛奶腐败。

鱼类采集后洗净，小鱼、鱼苗等样品可用全体，放入竹篓等器具内控干水分，称重；大鱼则用纸张擦干，去鱼鳞、去内脏，称重。分取肌肉、内脏等部位时，不要损伤内脏，以免污染其他组织。贝类在原水中浸泡一夜，使其吐出泥沙，用刀具取出贝壳中软体部分，称重。藻类要除去根部附着的岩石碎片等杂物。用作生物指示剂时，要直接进行控水，控水后称重。

2．**实验室预处理**

（1）样品干燥：常用的干燥方法包括烘箱干燥法和冷冻干燥法两类。烘箱干燥法是在电热恒温干燥箱中进行分层烘烤，温度范围为 65～100℃，烘干所需时间约为 24h。冷冻干燥法是在真空冷冻干燥机上进行，以干燥面积为 $5m^2$，冷凝温度为 －50℃，真空度为 10Pa 为例，蔬菜和粮食类样品冻干时间约为 24h，肉类和鱼类样品约为 48h。几种常见食品干粉样制备的干鲜比信息，见表 2–1。

表 2-1　几种常见食品干粉样制备的干鲜比信息

名称	干燥方法	干鲜比	名称	干燥方法	干鲜比
菠菜	烘箱干燥	1∶10	白菜	冷冻干燥	1∶17
胡萝卜	烘箱干燥	1∶9	胡萝卜	冷冻干燥	1∶10
土豆	烘箱干燥	1∶5	芹菜	冷冻干燥	1∶16
白萝卜	烘箱干燥	1∶17	苹果	冷冻干燥	1∶6
茄子	烘箱干燥	1∶17	小麦	冷冻干燥	1∶1
豆角	烘箱干燥	1∶11	玉米	冷冻干燥	1∶1
枣	烘箱干燥	1∶5	猪肉	冷冻干燥	1∶4
大米	烘箱干燥	1∶1	牛肉	冷冻干燥	1∶4
牛肉	烘箱干燥	1∶4	鱼	冷冻干燥	1∶3
羊肉	烘箱干燥	1∶4	鸡肉	烘箱干燥	1∶4
猪肝	烘箱干燥	1∶3	牛乳	烘箱干燥	1∶8
大虾	烘箱干燥	1∶4	海藻	烘箱干燥	1∶6
虾皮	烘箱干燥	1∶3	黄豆	烘箱干燥	1∶1
干海带	烘箱干燥	1∶1	虾蛄（皮皮虾）	烘箱干燥	1∶5
鲅鱼	烘箱干燥	1∶3	螃蟹	烘箱干燥	1∶4

注：1. 大米、虾皮、海带采集时为自然状态下干样，预处理时予以烘干。
2. 表中数值为我国北方地区制作干粉样品的一些典型值，随样品组成和环境条件的不同，表中值可能在一定范围内波动。

（2）样品炭化和灰化：将烘干后的样品粉碎，在 400℃下进行炭化。炭化过程中可翻动样品，使其受热均匀，防止局部温度过高造成放射性核素损失。待样品全部结块成焦炭状，可将其捣碎，继续炭化至无黑烟。将炭化的样品转移至马弗炉内，按待检测核素的要求设置灰化温度，如待测核素具有一定挥发性，则不宜超过 400℃，直至样品呈灰白色疏松状颗粒。

蔬菜类的样品应先去掉根部和不可食部分，洗净，晾干表面水分，称鲜重。放入干燥箱中烘干。将干样品装入瓷蒸发皿中，在电炉上炭化，待无烟后移入马弗炉中，采用 400℃以内的温度灰化成疏松的灰白色灰，冷却后称总灰重。部分样品灰化时着火的临界温度范围，见表 2-2。

表 2-2　部分食品样品灰化时初始着火临界温度

名称	温度 /℃	名称	温度 /℃
蛋	150 ~ 250	根菜类蔬菜	200 ~ 325
肉	150 ~ 250	牧草	200 ~ 250
鱼	150 ~ 250	面粉	175 ~ 250
水果（鲜）	175 ~ 325	干豆类	175 ~ 250

续表

名称	温度 /℃	名称	温度 /℃
水果（罐头）	175 ~ 325	水果汁	175 ~ 225
牛奶	175 ~ 325	谷物	225 ~ 325
蔬菜（罐头）	175 ~ 225	通心粉	225 ~ 325
蔬菜（鲜）	175 ~ 225	面包	225 ~ 325

资料来源：INTERNATIONAL ATOMIC ENERGY AGENCY. Measurement of radionuclides in food and the environment: Technical Reports Series No. 295[R]. Vienna: IAEA, 1989。

注：表中某类生物样品中可能含有多个品种，其中所含的成分不尽相同，使得其初始着火温度范围较大。

海产品按照当地居民生活习惯选取可食部分，净水洗后用纱布擦掉表面水珠，称鲜重，放入干燥箱中烘干。将干样品装入瓷蒸发皿中炭化，待无烟后移入马弗炉中，采用400℃以内的温度灰化成疏松的灰白色灰，冷却后称总灰重。

牛奶样品先测量体积和称重，在电炉上浓缩至半糊状后，转入瓷蒸发皿中继续浓缩至干，并炭化至无烟后，移入马弗炉中灰化，冷却后称总灰重。

常见食品样品的灰鲜比，见表 2–3。

表 2–3　常见食品样品的灰鲜比

名称	灰鲜比	名称	灰鲜比
豆类（干）	1 : 38.0	香蕉	1 : 8.0
蛋类（带壳）	1 : 10.0	水果（罐头）	1 : 2.7
面粉	1 : 9.1	水果（鲜）	1 : 6.2
玉米	1 : 12.0	苹果	1 : 3.5
大米	1 : 6.5	广柑	1 : 4.1
小麦	1 : 17.0	茶叶	1 : 56.0
干草（干菜）	1 : 23.0	蔬菜（鲜）	1 : 7.5
鱼类	1 : 13.0	蔬菜（根菜类）	1 : 7.6
鲤鱼	1 : 12.0	菠菜	1 : 15.0
贝壳类	1 : 18.0	白菜	1 : 7.3
马尾藻	1 : 38.0	萝卜	1 : 8.4
肉类	1 : 9.2	茄子	1 : 5.5
猪肉	1 : 5.6	奶	1 : 7.2
家禽	1 : 8.1	奶粉	1 : 60.0
土豆	1 : 11.0	脱脂奶粉	1 : 110.0
通心粉	1 : 7.0	面包（白）	1 : 21.0

资料来源：INTERNATIONAL ATOMIC ENERGY AGENCY. Measurement of radionuclides in food and the environment: Technical Reports Series No. 295[R]. Vienna: IAEA, 1989。

注：灰鲜比是在日常工作中对该样品求得的一个平均值，这些数值可有高达 25% 的变化，它取决于各种样品的组成和灰化条件。

二、饮用水的采集与预处理

（一）饮用水样品采集

1．**水库水（包括水塔）** 采样点应尽量靠近水库，从进水管和出水管收集。通常在采样之前，应先放水 2 ~ 3min 来冲洗管道。如果不能保证将管道中存水排尽，则需要根据管道排水量来计算需要冲洗的时间，用排尽管道存水时间的 5 倍时长来冲洗管道。如果出水管上没有取样阀门，必须将采样容器放进入水中采样时，应特别注意确保采样操作不会将杂质引入水中，并且在采样前要对设备进行消毒，以避免水库中的水受到污染。

2．**水处理厂** 应尽可能从离处理厂近的进水管和出水管收集样品。为了监测水处理的不同阶段，应在处理各阶段（例如沉淀及过滤）前后进行取样工作。

3．**输水系统** 输水系统的采样点应包括代表典型水质的地点，以及被认为易受污染的地点，如环路、低压区和系统末端。应在输水系统的不同位置，特别是输水系统的末端收集样本。如果不同来源的水混合在输水系统中，取样地点应确保每个来源的水均有一定比例。采集样品时，冲洗时间应与取样目的一致，一般 2 ~ 3min 足够。但是有时在采集样本之前，可能需要让水自由流动长达 30min，例如在对可能存在沉淀物的总水管支线进行采样前需要大量冲洗。

4．**末梢水** 在用户水龙头采样时，冲洗时间取决于采样目的。通常情况下，水龙头放水冲洗 2 ~ 3min。在冲水和取样之前，应将所有配件从水龙头上拆下。

（二）饮用水采样设备

当从水龙头取样时，使水缓慢流入采样容器并溢出。然后将容器密封。采集地表水样最简单的装置可用水桶或广口瓶，将其放入水体，充满后提取出来。对于取一定深度的水体，可用两端开口的圆桶状采水器（底端配有朝上打开的盖子），用绳子迅速将其放入水体一定深度停止，采水器在下降过程中，由于水流冲力，瓶口呈打开状，停止后瓶盖在水压下自然封住，然后再将其缓慢提出水面。

对于放射性分析，容器一般采用聚乙烯、聚四氟乙烯等材质。分析 ^{3}H 样品用棕色玻璃瓶采集。使用前，将容器用水和洗涤剂清洗后用自来水冲洗干净，然后用 10% 硝酸（或盐酸）浸泡 8h 以上，取出沥净后用自来水冲洗 3 次，并用纯水充分淋洗干净。

水样采集的体积取决于进行分析的样品数量和核素。应参照相关标准，根据不同分析方法所需的体积采集足够的样品量。采集完样品后，应立即在容器上贴上标签，以便识别样品。

（三）饮用水样品的预处理及保存

饮用水样品在取样至分析开始期间，可能会因为物理、化学或生物反应而出现变化。如果在取样和储存过程中没有采取预防措施，所测定的浓度可能与取样时存在的浓度不同。这些变化的程度取决于样品存放的温度、暴露空气中的时间、放置容器的类型、取样和分析之间的间隔等。因此必须尽量减少这些干扰，对于多数样品，采样后需要尽快分析。

如果样品需要过滤，应该在采集期间或采集后立即过滤，尽量避免样品发生变化，一般采用膜或玻璃纤维过滤器过滤样品等简单技术进行过滤。用于放射性分析的水样，为避免容器对放射性核素的吸附，通常需要将水样用硝酸酸化至 $pH<2$。但对于一些特殊放射性核素，如分析 ^{3}H、^{14}C 和 ^{131}I 的样品，为避免引入干扰则不能加入硝酸。

三、空气样品的采集与处理

空气采样监测是为了通过吸入摄入量来评价个人内照射的监测方法。分为环境空气采样、工作场所空气采样和个人空气采样。

常用的采样方法包括主动采样和被动采样。主动采样通过使用特定的设备主动吸入空气样品，这些采样器通常配备过滤器或吸附剂，以收集颗粒物或气态污染物。被动采样是利用自然空气流动来收集样品，被动采样器可以使用吸附管或固定在特定位置的吸附材料，通过自然扩散作用捕获空气中的污染物，被动采样适用于长期监测和评估。

（一）环境空气采样方法

采集方法有两类：一类是使大量空气通过液体吸收剂或固体吸附剂，将大气中浓度较低的污染物富集起来，如抽气法、滤膜法；另一类是用容器（玻璃瓶、塑料袋等）采集含有污染物的空气。前者测得的是采样时间内大气中污染物的平均浓度，后者测得的是瞬时浓度或短时间内的平均浓度。采样的方式应根据采样的目的和现场情况而定。常用空气采样系统主要包括空气取样器、流量测量与控制装置和抽气动力。

取样高度通常选在距地面 1.5m 处。取样系统的进气口与出气口之间有足够大的距离，以防止形成部分自循环。采样点应选择在周围没有树木、建筑物影响的开阔地，或在没有高大建筑物影响的无遮盖平台上。在事故空气污染监测时，要特别注意采样的效性和地理分布情况。

（二）个人空气采样

对放射性工作人员吸入工作场所中放射性污染空气进行监测宜采用个人空气采样器（PAS）进行采样。PAS 是一种用来测量放射性工作人员呼吸带空气中的放射性气溶胶或气体时间积分活度浓度以估算该工作人员摄入量的便携装置。

PAS 是将含有滤纸的采样头佩戴在工作人员靠近呼吸带高度的部位。由工作人员携带的一台经过流量刻度的抽气泵来采集空气样品，其空气采样速率应与工作人员的典型呼吸率近似（约 $1.2m^3/h$）。佩戴的时间取决于污染核素的类型和空气中的放射性核素活度浓度水平。

PAS 不能提供气溶胶颗粒大小的信息，尽管如此，确定可吸入物质的粒径分布或对其做出合理的假设仍然很重要，因为它可以对呼吸道中的沉积组分产生显著影响，从而影响剂量估算。在没有关于气溶胶粒子大小的资料的情况下，可假定活性中值空气动力学直径（AMAD）为 5μm。所有的采样器或多或少对气溶胶颗粒大小具有选择性，对特定大小的气溶胶颗粒有偏低或偏高的采样，由此可能导致摄入量估计值的误差。因此，在确定 PAS 的采气效率后应决定是否需要进行校正。有调查表明，在工作场所气溶胶空气动力学直径小于 30μm 时，PAS 采气效率接近 1.0。

（三）工作场所空气采样

固定空气采样器（static air sampler，SAS）是用来监测工作场所防护条件的采样装置，并能提供放射性核素构成和气溶胶颗粒大小的有用资料。在没有个人空气采样器资料时，可用离地 1.5m 处的 SAS 采样监测结果对工作人员进行内照射剂量估算。

工作场所空气采样，主要用于工作场所空气辐射水平的检测。一般在核设施、辐射源或非密封源放射工作场所等边界内进行空气采样。这时的采样点应设置在可能发生空气放射性污染的关键位置，通常采用固定点采样，其采样高度距地面 1.5m。选择合适介质的滤膜，如超细玻璃纤维滤纸，用于采集放射性气溶胶微粒；活性炭滤纸，用于放射性气溶胶微粒或气态碘等采集；活性炭滤膜，用于采集气态有机碘化物。

（四）采样方法

流量测量与控制装置应具有即时流量显示、流量调节和采集体积累积等功能，流量测量装置应经过法定计量单位标定。取样体积的测定，直接影响空气中放射性气溶胶的测定，取样体积不确定度应小于 10%。取样流量应保持稳定，运行期间流量变化不应大于 5%。

空气取样的流量一般为每分钟几个立方米。取样流量越大，相同时间采集的空气体积越大，探测下限越低。但是流量过大会造成滤纸堵塞甚至破损，应视情况优化选择流量，并定期更换滤纸。

环境条件的变化，可能影响到取样体积估算的准确度，为修正这种影响，空气取样体积应换算为标准状态下的取样空气体积。

布放采样器后，记录流量、采样时间、温度和气压等信息，计算采样体积。在采样周期结束后，把滤膜保留下来，把一段时间积累的滤膜合并在一起，装入密封袋，记录采样信息。应避免样品挥发、蒸发和流失。

（五）空气滤膜处理

一般情况下，进行 γ 核素分析时，可以将滤膜折叠、压样固定几何形状，放入样品盒内，固定位置后直接进行测量；进行 α、β 核素分析时，根据不同探测器的活性区将滤膜裁剪成符合要求的形状和面积，再进行测量，如果需要分离目标核素或将核素转移至溶液中，还可以用干灰化法或湿消解法对滤膜进行处理。

四、质量保证和质量控制

监测数据的可靠性，从根本上取决于样品采集的可靠性、取样代表性、反映真实情况的精确性。质量保证体系旨在确保监测数据符合规定质量标准。它涉及采样程序的全面管理，包括计划、文件、培训、样品采集和处理的一致性、实验室分析及验证和报告等方面。质量控制是指在整个质量保证体系中用来减少误差的技术指标。

（一）对采样方案的质量保证

对采样方案实施质量保证的目的是保证采样结果的客观性、代表性，由于受到各种因素影响，使得采集的样品未必反映当地的真实情况，因此在制定采样方案时，要求同时制定质量保证计划，应有涉及监测活动全过程的质量保证措施。

（二）操作人员素质要求

操作人员必须是相关专业技术人员，能够严格执行采样方案。应对操作人员进行定期检查或审计，即使是有经验的工作人员也应如此，以确保采样程序得到落实。

（三）采样技术质量控制

1．**严格按照方案进行布点、采集、预处理、样品保存和采样记录**　可通过重复性采样，对采样的精密度进行控制。尽管操作人员的精密度可能受到样品性质、复杂性，以及采样环境的影响，但通过培训可以轻易改善。设置参照点可以对采样的准确度进行控制，测试采样工具和操作人员的有效性需要适当的偏差来表示。通常情况下，样品的性质（包括质量、体积、形状和完整性）都在偏差范围内，以评估工具和操作人员的一致性。

2．**防止二次污染和损失**　需要制定清洁程序，以防止设备、工具和容器产生污染。在清洗取样设备后所取的擦拭物可指示可能的交叉污染。现场空白或对照样品可用于证明和记录在样品保存期间没有发生任何损失，以及交叉污染。

（四）文件管理体系

为了有效实施质量保证，需要一套文件体系，对质量控制、文件资料及人员培训等进行监管。具体包括采样方案、采样细节（采样人员的详细资料、空间和时间参数、样品的物理特性、采样方法、气象条件、场地特性和样品完整性）、样品的可追溯性和保管链、质控方法、人员培训档案等。所有参与采样的人员都必须了解质量保证和控制的要求。

第二节 γ放射性核素分析

一、γ谱分析方法的通用要求

（一）γ谱能量刻度

1．**能量刻度源** γ谱仪能量刻度用能量刻度源的放射性核素所发射的γ射线的能量应均匀分布在所需刻度的能区（通常为40～2 000keV），且最少需要4个能量点。

2．**能量刻度范围** 刻度的能区范围（脉冲幅度分析器满量程）可通过调节系统的增益来完成。如果所分析的能区为40～2 000keV，应调节系统增益，使^{137}Cs的661.66keVγ射线的全能峰峰位大约在多道分析器满量程的1/3处。若多道分析器取8 192道，则该峰位约在3 000道附近。

3．**能量刻度谱的获取** 谱仪系统调至合适的工作状态并待稳定后，将能量刻度源置于探测器适当位置，获取一个至少包含均匀分布于整个能区的4个孤立峰的γ谱，记录刻度源的特征γ射线能量和相应的全能峰峰位。

4．**能量刻度曲线的确定** 采用谱分析软件获得全能峰峰位，确定峰位和能量之间的关系，用谱分析软件进行γ射线能量与全能峰峰位的直线拟合。处于良好工作状态的高分辨γ谱系统的能量刻度曲线应是一条直线。

（二）γ谱有源效率刻度

有源效率刻度所使用的效率刻度源，原则上要选择与待测样品的几何形状和大小完全相同、基质一样或类似、质量密度尽量相等（或接近）、核素活度和γ射线能量都准确知道，以及源容器材料和样品盒材料相同的刻度源。当前γ谱的有源刻度方法中，包括全能峰效率曲线法和相对比较法两种。下面从谱仪刻度的一般程序开始，介绍这两种效率刻度方法。

1．**效率刻度的一般程序**

（1）调整系统参数：使谱仪处于稳定且良好的工作状态。

（2）获取刻度源谱、基体本底谱：在与待测样品测量条件相同的条件下，将刻度源置于与样品测量时几何条件完全相同的位置上，分别获取刻度源（或标准源）谱和基体本底谱（空白样品谱）。

（3）确定全能峰计数、测量时间：根据刻度的精度要求确定刻度的全能峰计数及测量时间，一般要求每个特征峰全能峰的累积计数不应小于10 000，最小净峰面积计数统计不确定度小于1%（k=2），必要时可重复测量2～3次。

（4）确定基体本底谱的获取时间：基体本底谱的获取时间不小于刻度源谱的测量时间。

（5）选取γ射线：用于全能峰效率曲线刻度时的能量点应该分布在40～2 000keV能

区内，选择至少 7 种能量的 γ 射线。

（6）计算：采用与样品谱相同的谱分析方法，分别计算刻度源谱中特征峰净面积计数（即去除康普顿散射干扰后的峰面积）和相应基体本底谱中特征能峰峰位区间的净计数（即去除康普顿散射干扰后的峰面积）。

2．全能峰效率曲线法　根据刻度源 γ 谱中各 γ 射线全能峰净面积计数率，按公式 2–1 计算探测器对应能量为 E 的 γ 射线的全能峰探测效率 $\varepsilon(E)$：

$$\varepsilon(E)=\frac{n_s-n_b}{PA_0e^{\lambda\Delta t}} \qquad \text{公式 2–1}$$

式中：

$\varepsilon(E)$——相应能量 E 的 γ 射线全能峰探测效率，单位为计数每秒贝可勒尔［计数/（秒·贝可）］；

n_s——t 时刻测量的标准源谱中相应 γ 射线能量为 E 的特征峰净峰面积计数率（扣除康普顿散射干扰后），单位为计数每秒（计数/s）；

n_b——基体本底谱中与标准源谱中能量 E 特征峰峰面积区域净计数率（扣除康普顿散射干扰后），单位为计数每秒（计数/s）；

A_0——t_0 时刻刻度源相应核素的活度，单位为贝可勒尔（Bq），t_0 通常为标准源定值的参考时间；

P——相应能量 γ 射线发射分支比；

λ——放射性核素衰变常数，单位为计数每秒（计数/s），可根据 $\lambda=\ln2/T_{1/2}$ 求得，$T_{1/2}$ 为放射性核素的半衰期；

Δt——时间间隔，这里指的是标准源定值时刻（t_0）至测量时刻（t）的时间间隔，单位为秒（s）。

在一组全能峰效率 $\varepsilon(E)$ 和相应能量 E 实验点确定后，一般的拟合函数采用公式 2–2 计算：

$$\ln\varepsilon(E)=\sum_{i=0}^{k}b_i(\ln E)^i \qquad \text{公式 2–2}$$

式中：

E——γ 射线对应的能量，单位为千电子伏（keV）；

b_i——效率刻度曲线拟合常数，单位为计数每秒贝可勒尔千电子伏［计数/（s·Bq·keV）］；

k——多项式的最高阶次，$k\leqslant m-1$，m 为相应能区内参加曲线拟合的实验效率点的数目。

通常全能峰效率曲线可通过 γ 能谱仪配套的谱分析软件来完成。一般用户只要确定 γ 射线的能量，就能通过谱分析软件自动给出拟合该能量的全能峰探测效率数值。

3．全能峰相对比较法　在样品中的核素组成已知的情况下，可选择相对比较法确定样品中核素含量。该方法的关键是选择相应核素的 γ 刻度源，即样品中的核素在标准刻度源中都有，用公式 2–3 计算标准刻度源中各个核素的刻度系数 C_{ji}：

$$C_{ji} = \frac{A_j}{n_{ji}} \quad \text{公式 2–3}$$

式中：

C_{ji}——标准刻度源中第 j 种核素的刻度系数，单位为计数每秒贝可勒尔［计数/（s·Bq）］；

A_j——标准刻度源中第 j 种核素的活度，单位为贝可勒尔（Bq）；

n_{ji}——标准刻度源中第 j 种核素的第 i 个特征峰的全能峰净面积计数率，单位为计数每秒（计数/秒）。

（三）γ 谱无源效率刻度

γ 谱仪无源效率刻度是一种理论模拟方法，原则上他可以进行多种几何形状、材质样品的探测效率模拟计算，省时省力，但其准确性需进行实验验证，如果使用得当可大大提高 γ 谱仪效率刻度的速度和准确性。当前，国内外在无源效率刻度技术方面开展了大量研究工作，其基本原理是首先对探测器进行表征，即使用单能标准点源在不同空间位置上对探测器晶体进行效率刻度，然后根据探测器的精细结构，使用蒙特卡罗模拟程序计算不同空间位置的效率，比较测量与计算结果，调整计算模型参数，直至测量和计算结果符合，最终得到探测器周围空间效率分布，形成探测器表征文件。然后根据测量样品，将其分割成大量的小体源（视为点源），对点源相对探测器的效率进行积分计算，并考虑在射线路径上的容器和其他材料导致的衰减和体源自吸收等因素的影响，最后得到该样品的效率曲线。

下面介绍该刻度方法，其过程包括以下几个步骤：①通过几何设计模板选择 LabSOCS 模型，并输入几何参数；②定义被测样品的参数和物理成分；③通过 LabSOCS 软件获得效率刻度文件；④使用效率刻度结果对相应样品的测量谱文件进行分析。

针对食品饮用水及空气样品测量中常用的 3 种样品盒规格（Φ75mm×H35mm、Φ75mm×H70mm 圆柱形样品盒和 2L 规格的马林杯样品盒），以 BE5030 宽能型 γ 谱仪配套的 LabSOCS 为例，建立 LabSOCS 无源效率刻度分析流程如下：

1. 使用精度为 1/10mm 的游标卡尺测量样品盒的内径、外径、壁厚、底厚等样品盒几何参数。

2. 进入 LabSOCS 参数输入界面（Calibrate-Efficiency-ByISOCS/LabSOCS-Run Geometry Composer-File-New-LabSOCS），根据所要测量样品盒类型选择相应的几何形状模型。对于食品和环境样品较为常用的有圆柱形样品盒模型、简易马林杯模型等。

3. 选择已表征过的探头类型（detector and end-cap），并对几何信息加以描述和注释。

4. 选择样品描述类型（尺寸、体积和质量其单位分别为 mm、mm^3 和 g）。可以根据样品类型选择参数单位，如气体可选择体积单位，固体和液体可选择重量单位。

5. 输入样品及样品盒的几何参数、密度、材料等。如果材料库中没有所需材料，可通过材料库编辑器进行编辑。在材料编辑器中，可将材料的化学成分、各成分所占百分比及材料密度输入相应位置，保存至模板参数设置界面中，进行选择。

6．完成参数输入后，进入参数设置报告界面。LabSOCS 软件默认的效率刻度能量覆盖从低能到高能的能量区域，可根据样品测量需要自定义刻度能量。

7．设置实验室环境状态如温度、压强、相对湿度等（edit-environment）。一般默认的环境为温度为 22℃，大气压为 101.33kPa，相对湿度为 30%。

8．检查输入几何参数是否有效（efficiency curve-check geometry validity）。然后存储几何参数设置文件（.geo 格式）。

9．LabSOCS 模拟计算（efficiency curve-generate efficiency data points），形成效率刻度数据点，可生成定义能量的效率刻度文件（.ecc 格式）。

10．在 Genie2000 谱分析软件中调用 LabSOCS 效率刻度文件（calibrate-efficiency-by ISOCS/LabSOCS-select），查看无源效率刻度值及曲线形态，存储为效率刻度曲线文件（.cal 格式），应用于样品计算分析。

（四）样品制备装样的一般原则

根据样品放射性核素含量高低，样品量（体积或质量）多少，检测限要求、谱仪类型和其系统的主要性能指标，以及现有条件，选择最合适的样品盒装样。装样应满足以下原则要求：

1．选择与刻度源规格、材质一致、未被放射性污染的样品盒。

2．对可能引起放射性核素壁吸附的样品（如液体或呈流汁状态样品），应选择壁吸附小或经一定壁吸附预处理的样品盒装样。

3．装样密度尽可能均匀，并尽量保证与效率刻度源的质量密度和体积一样。在达不到质量密度一致条件时，应保证样品均匀和体积一致。当体积也不能达到一致时，则保证样品均匀条件下准确记录装样体积和重量，以便必要时对结果做体积和密度修正。

4．对含有易挥发核素或伴有放射性气体生成的样品，以及需要使母子体核素达到平衡后再测量的样品，在装样后应密封。

5．装样体积和样品重量应尽量精确，前者偏差应控制在 5% 以内，后者应小于 1%。

（五）γ 谱获取

获取样品 γ 谱时，应注意以下几点：

1．应采用与获取刻度源 γ 谱相同的几何条件和工作状态下测量样品 γ 谱。

2．测量时间视样品中放射性强弱和对特征峰面积统计精确性要求而定。

3．低活度样品的长期测量中应注意和控制谱仪的工作状态变化对样品谱的可能影响，测量过程中可暂停获取谱数据（或作为一个单独谱存储一次并分析处理），待重新放置样品一次后再接着测量。

4．特别对于天然核素活度低的样品分析时，应在测量样品之前或之后（或者前后两次）测量本底谱，用于谱数据分析时扣除本底谱的贡献。

（六）样品γ谱分析

1．**核素鉴别（定性分析）**

（1）寻峰并确定峰位。

（2）根据确定的峰位，用能量刻度的系数或曲线内插值求出相应的γ能量。

（3）根据所确定的γ能量查找能量-核素数据表（库），即可得知样品中存在的核素。但有时需要根据样品核素半衰期（具体可测量峰面积的衰变曲线），一种核素的多个γ特征峰及其发射分支比比例，或核素的低能特征X射线等辅助方法加以鉴别。

2．**核素活度浓度确定（定量分析）**

（1）全能峰相对比较法：该方法要求效率刻度源与样品的大小、形状、核素组成等均相同。相对比较法适用于有待测核素体标准源可利用情况下样品中放射性核素活度浓度的分析。

利用多种计算机解谱方法，如：全峰面积法、函数拟合法、最小二乘拟合法等，计算出标准源和样品谱中各特征峰的全能峰净面积。体标准源中第j种核素的第i个特征峰的刻度系数C_{ji}见公式2–3。被测样品中第j种核素的活度浓度Q_j见公式2–4：

$$Q_j = \frac{C_{ji}\left(n_{ji} - n_{jib}\right)}{m} \qquad \text{公式 2–4}$$

式中：

Q_j——被测样品中第j种核素的活度浓度，单位为贝可勒尔每千克（Bq/kg）、贝可勒尔每升（Bq/L）或贝可勒尔每立方米（Bq/m^3）；

n_{ji}——被测样品第j种核素的第i个特征峰的全能峰净面积计数率，单位为计数每秒（计数/s）；

n_{jib}——与n_{ji}相对应的特征峰本底净面积计数率，单位为计数每秒（计数/s）；

m——被测样品所用的采样量，单位为千克、升或立方米（kg、L或m^3）。

（2）全能峰效率曲线法：效率曲线法适用于已有效率刻度曲线（包括有源或无源方式获得的），可利用其求得被测样品中放射性核素的活度浓度。

根据效率刻度后的效率曲线或效率曲线的拟合函数求出某特定能量E的γ射线所对应的效率值$\varepsilon(E)$，被测样品中第j种核素的活度浓度Q_j见公式2–5。

$$Q_j = \frac{n_{ji} - n_{jib}}{P_{ji}\varepsilon(E)m} \qquad \text{公式 2–5}$$

式中：

Q_j——被测样品中第j种核素的活度浓度，单位为贝可勒尔每千克（Bq/kg）、贝可勒尔每升（Bq/L）或贝可勒尔每立方米（Bq/m^3）；

$\varepsilon(E)$——相应能量 E 的 γ 射线全能峰探测效率，单位为计数每秒贝可勒尔［计数/（s·Bq）］；

P_{ji}——第 j 种核素发射第 i 个 γ 射线的分支比；

n_{ji}——被测样品第 j 种核素的第 i 个特征峰的全能峰净面积计数率，单位为计数每秒（计数/s）；

n_{jib}——与 n_{ji} 相对应的特征峰本底净面积计数率，单位为计数每秒（计数/s）；

m——被测样品所用的采样量，单位为千克、升或立方米（kg、L 或 m^3）。

（3）监测采样时刻的活度浓度结果：监测采样时刻的活度浓度结果 A 应为校正后的活度浓度，见公式 2–6。

$$A=\frac{Q_j}{K_1\times K_2} \qquad \text{公式 2–6}$$

式中：

K_1——采样时刻到测量开始时刻的校正因子，见公式 2–7；

K_2——样品测量过程中的校正因子，见公式 2–8。

$$K_1=e^{\frac{\ln 2\cdot\Delta t}{T_{1/2}}} \qquad \text{公式 2–7}$$

式中：

Δt——时间间隔，这里指的是监测采样时刻到测量开始时刻的时间间隔，单位为秒（s）；

$T_{1/2}$——半衰期，单位为秒（s）。

$$K_2=\left(1-e^{\frac{\ln 2\cdot t_{\mathrm{r}}}{T_{1/2}}}\right)\Big/\left(\frac{\ln 2}{T_{1/2}}\cdot t_{\mathrm{r}}\right) \qquad \text{公式 2–8}$$

式中：

t_{r}——样品测量的实际时间（即钟表时间），单位为秒（s）。

3．**合成标准不确定度**　测量结果不确定度的各分量包括采用 A 类评定方法或 B 类评定方法求出分量。A 类方法指通过多次测量，由贝塞尔公式计算不确定度的方法；B 类方法是指非 A 类的评定方法，例如刻度源所含核素活度的不确定度，一般直接引用自刻度源证书。各不确定度分量 u_i 采用“方和根”法合成得到合成标准不确定度 u_{c}，采用公式 2–9 计算：

$$u_{\mathrm{c}}=\sqrt{u_1^2+u_2^2+u_n^2} \qquad \text{公式 2–9}$$

式中：

u_{c}——合成标准不确定度；

u_i——各不确定度分量（u_1，u_2，……u_n），一般包括计数、γ 射线的发射分支比、自吸收修正、符合相加修正、半衰期、效率刻度等不确定度。

4．**扩展不确定度**　扩展不确定度 U，见公式 2–10：

$$U = ku_c \qquad \text{公式 2-10}$$

式中：

U——扩展不确定度；

k——包含因子，一般取 2，相应置信度约为 95%；

u_c——合成不确定度。

活度浓度测量结果报告的扩展不确定度 U，应注明扩展不确定度置信度：$k=2$。

5．**γ 谱分析中不确定度评定方法举例** 以食品样品为例，对 γ 谱分析中不确定度的主要来源及不确定度评定方法进行说明，其主要来源及典型值，见表 2-4。

表 2-4 食品样品 γ 能谱分析中不确定度的主要来源

不确定度来源	典型相对不确定度范围 /%	典型相对不确定度 /%
计数	0.10 ~ 20.00	5.0
γ 射线的发射分支比	0.10 ~ 11.00	<2.0
自吸收修正	0.10 ~ 5.00	<1.0
符合相加修正	1.00 ~ 15.00	<3.0
半衰期	0.01 ~ 1.00	<0.2
效率刻度	1.00 ~ 5.00	2.0
放射化学操作	1.00 ~ 10.00	3.0
样品称重	0.01 ~ 1.00	<0.5

资料来源：INTERNATIONAL ATOMIC ENERGY AGENCY. Quantifying uncertainty in nuclear analytical measurements: IAEA-TECDOC-1401[R]. Vienna: IAEA, 2004。

以食品样品 γ 谱分析为例说明不确定度评定的方法，其他样品 γ 谱分析的不确定度评定与此类似。食品样品 γ 能谱分析情况描述如下：

（1）技术：使用同轴型高纯锗（HPGe）γ 谱仪（相对效率 150%）进行 γ 谱测定，使用含不同 γ 射线能量的标准混合放射性核素进行效率计算。

（2）样品：样品质量为 70g，在形状为 $\Phi 7.9\text{cm} \times H 1.0\text{cm}$ 的样品盒中分析，将样品冷冻干燥，研磨，均质化并筛分。

（3）分析核素：^{40}K。

（4）检测项目：^{40}K 的活度浓度。

（5）不确定度来源：食品样品 ^{40}K 分析中不确定度的来源及其量化，见表 2-5。

（6）评定结果：检测结果（核素活度浓度）$A=7.1$Bq/kg。

（7）不确定度评定结果，见表 2-6。

表 2-5 食品样品 ^{40}K 分析中不确定度的来源及其量化

不确定度分量		标准不确定度	
符号	不确定度来源	估算方法	相对值 /%
u_{B1}（样品制备）	样品质量	按制造商数据重复称重或估计，假设高斯分布	0.15
	样品损失或污染	属非破坏性分析，可忽略	
	样品不均匀性	基于以前的经验，这个样本量可以忽略不计	
	样品浓缩	未使用	
u_A（计数）	效率刻度	使用商业软件从拟合的校准曲线估计	2.80
	仪器的稳定性	由于使用的设备保持在稳定的环境，可忽略其贡献	
	样品和标准源几何形状的差异	样本和标准计数几何形状没有差异，对不确定性没有贡献	
u_{B2}（衰变修正）	采样时刻到样品测量时刻的衰变修正	从表达式估计，对于长寿命核素 ^{40}K 可忽略其贡献	0
	测量过程中的衰变修正	从表达式估计，对于长寿命核素 ^{40}K 可忽略其贡献	
u_{B3}	自吸收修正	需要时根据蒙特卡罗模拟进行估计	1.30
u_{B4}	随机符合修正	从表达式估计，低计数率时其贡献可忽略不计	0
u_{B5}	级联符合修正	需要时根据蒙特卡罗模拟进行估计	0
u_{B6}	样品峰净面积的本底修正	当为泊松分布时根据测量结果（本底和样品）估计	8.20
u_{B7}	γ 发射分支比	基于核衰变数据，假设高斯分布	1.00

资料来源：INTERNATIONAL ATOMIC ENERGY AGENCY. Quantifying uncertainty in nuclear analytical measurements: IAEA-TECDOC-1401[R]. Vienna: IAEA, 2004。

表 2-6 食品样品 ^{40}K 分析中不确定度的评定结果

不确定度分量		各分量的相对标准不确定度 /%	各相对不确定度分量的平方值[①] /%	各相对不确定度分量对合成不确定度的百分贡献[①] /%
符号	分量类别			
u_{B1}	样品制备	0.15	0.022 5	0.03
u_A	计数	2.80	7.840 0	10.10
u_{B2}	核衰变修正	0	0	0
u_{B3}	自衰减修正	1.30	1.690 0	2.17
u_{B4}	随机求和的修正	0	0	0
u_{B5}	符合修正	0	0	0
u_{B6}	样品峰净面积的本底修正	8.20	67.240 0	86.40
u_{B7}	γ 发射分支比	1.00	1.000 0	1.30
			77.790 0（合计）	

资料来源：INTERNATIONAL ATOMIC ENERGY AGENCY. Quantifying uncertainty in nuclear analytical measurements: IAEA-TECDOC-1401[R]. Vienna: IAEA, 2004。

注：①基于 IAEA-TECDOC-1401：2004 年的重新估算值。

由表2-6各分量的相对标准不确定度依据公式2-9计算得到合成相对不确定度 $u_c=8.8\%$；扩展相对不确定度 $U=18\%$（包含因子 $k=2$）；测量值（核素活度浓度）$A=7.1\text{Bq/kg}$；测量值 ± 扩展不确定度 =7.1Bq/kg ± 1.3Bq/kg。

6．**结果表示** 当样品中某核素未检出，通常以"<判定限"的形式表示。"判定限"有效数字的表示方式：有效数字首位>2 的，保留 2 位有效数字；≤2 的，保留 3 位有效数字。测量结果若大于样品检测限，以"测量结果 ± 扩展不确定度"（即 $A \pm U$）表示，扩展不确定度最多保留 2 位有效数字，测量结果的有效位数由不确定度确定，结果的末位与不确定度的末位对齐。如 2.58 ± 0.13、34.6 ± 2.3 等，当数值较大（或较小）时建议以科学计数形式表示。有关判定限和检测限的计算可参见第二章第二节的三、检测方法特征参数部分。

二、不同样品 γ 谱分析方法的特殊要求

（一）食品样品 γ 谱分析的特殊要求

针对食品样品中的 γ 放射性核素分析，通常取样品的可食部分进行检测，样品测量包括鲜样直接测量、干粉样马林杯测量和灰化样测量。

1．**鲜样直接测量** 在应急情况下或对于某些易挥发的核素，通常采用鲜样直接测量。对于海藻类、蔬菜类，以及颗粒状粮食样品，可采用食品粉碎机进行粉碎，对于细粉状粮食样品无须粉碎。根据所采样品量，选择 Φ75mm × H35mm、Φ75mm × H70mm 规格的圆柱形样品盒或 2L 规格的马林杯样品盒进行装样，压实充满样品盒后密封。对于奶类样品，根据样品量选择 Φ75mm × H35mm、Φ75mm × H70mm 规格的圆柱形样品盒或 2L 规格的马林杯样品盒装样密封，记录样品净重或体积及必要的样品信息后采用高纯锗 γ 谱仪对样品进行测量分析。对于 ^{131}I 等半衰期较短核素，应在采样制样后尽快安排测量。

2．**干粉样马林杯测量** 干粉样马林杯测量是目前常用的食品样品测量分析方法，其预处理操作简单、温度低、流程短是其应用的优势。对于蔬菜、水果等样品应先去掉根部和不可食部分，洗净，晾干表面水分，切块；对于肉类样品尽量选取肌肉部分，少用油脂，切块；对于海产品净水洗后用纱布擦掉表面水珠。对于各类样品，在称量鲜重后，放入干燥设备中干燥至恒重，再称量干重，记录干鲜比。对于不用于直接测量的牛奶样品先测量体积或称重，在电炉上浓缩至半糊状后，转入瓷蒸发皿中继续浓缩至干，称重，记录干鲜比。将干燥后样品粉碎或研磨后，过筛，装入 2L 规格的马林杯内压实、密封，记录装样净重，及必要的样品信息后采用高纯锗 γ 谱仪对样品进行测量分析，样品测量分析结果要折算到鲜重。

3．**灰化样测量** 样品灰化完成后，记录并给出灰鲜比（灰 / 鲜样，单位为 g/kg）。装入 Φ75mm × H35mm 圆柱形样品盒内压实，若灰化后样品量不足以装满 Φ75mm × H35mm 圆柱形样品盒，可加入清洁无污染的 Φ75mm 的有机玻璃圆片，以固定样品盒内样品的几

何形状，密封，记录装样净重及必要的样品信息后采用高纯锗γ谱仪对样品进行测量分析。需要注意，如果采用可加入 Φ75mm 的有机玻璃圆片固定几何位置，那么分析样品所用效率刻度应该是与之相一致几何条件的效率，可以是对应的有源效率，也可以是经过有源验证有效的无源效率。另外，样品测量分析的最终结果通常要折算到样品鲜重。

（二）水样品γ谱分析的特殊要求

γ谱分析水样品时，当水样中的放射性核素活度浓度大于 1Bq/L 时，可以直接量取体积大于 400ml 的样品于测量容器内，密封待测，否则应进行必要的预处理。

1．淡水样品宜采用蒸发浓缩法 操作程序包括：①将所采样品转移至蒸发容器（如瓷蒸发皿或烧杯）中；②使用电炉或沙浴加热蒸发容器，在 70℃下蒸发，避免碘等易挥发元素在蒸发过程中的损失，当液体量减少一半时，加入剩余样品，继续浓缩但注意留出少量样品洗涤所用容器；③液体量很少时，将其转移至小瓷蒸发皿中浓缩，使用过的容器用少量蒸馏水或部分样品洗涤，并加入浓缩液中，遇到器壁上有悬浮物等吸附时，用扫帚仔细擦洗，洗涤合并入浓缩液；④将浓缩后的液体转移至测量容器，用③的方法洗涤使用过的容器；⑤转移至测量容器后，如有继续浓缩的必要，可用红外灯加热，蒸发浓缩至 20ml，在有悬浮物或析出物的情况下，沉淀后分离出水相和固相，这时应一直浓缩到水相几乎消失，塑料测量容器遇强热有时会变形，所以应注意灯和样品的距离不要太近；⑥冷却后盖上测量容器盖，注意密封（必要时使用粘合剂），即可用于γ谱测量。

2．海水样品宜采用磷钼酸铵——二氧化锰吸附分离法 向酸性样品中加入磷钼酸铵，搅拌吸附铯，其滤液呈碱性后，加入二氧化锰粉末并搅拌，则锰、铁、钴、锌、锆、铌、钌、铈等元素的放射性核素被吸附。其具体操作程序包括：①每升样品中加入浓盐酸 1ml，使样品呈酸性；②把样品转移到搪瓷或塑料容器或烧杯中，盛过样品液体的容器用 3mol/L 盐酸（以 20ml 为宜）洗涤，洗液并入样品溶液中；③以 1L 样品中加入磷钼酸铵粉末 0.5g 的比例加入磷钼酸铵搅动 30min，放置过夜；④上清液用倾斜法，转移至其他容器中，沉淀用装有滤纸的漏斗或布氏漏斗分离，用 0.1mol/L 盐酸溶液洗涤。用抽滤装置尽可能去除沉淀中的水分，滤液、洗涤液均加入到溶液中去；⑤向分离出铯的上清液中加氨水，pH 调节到 8.0～8.5；⑥以 1L 溶液加入 MnO_2 粉末 2g 的比例加入 MnO_2 搅动 2h，放置过夜；⑦上清液用倾斜法倾出倒掉，沉淀用装有滤纸的漏斗或布氏漏斗过滤，用少量水洗沉淀，使用抽滤装置除去沉淀中的水分，将载有 MnO_2 的滤纸放到④中得到的磷钼酸铵沉淀之上转移到测量容器中；⑧测量容器的盖盖好密封后，即可用于γ谱测量。

目前常用于水样品测量的样品盒为 $\Phi75mm \times H35mm$、$\Phi75mm \times H70mm$ 规格的圆柱形样品盒或 2L 规格的马林杯样品盒，测量（本底测量和样品测量）时相对探测器的几何条件和谱仪状态应与γ谱刻度时完全一致，γ谱需具备与所用样品盒相一致的液体效率刻度。

（三）空气样品γ谱分析的特殊要求

无论是进行个人空气采样，还是进行固定空气采样，γ谱测量的对象都是采样器中的过滤介质，其测量过程样品的几何位置和形状应与γ谱效率刻度用标准源保持一致。对于滤纸类过滤介质采样后，需使用专用压样器对滤纸进行压样，固定其几何形状，使其能够与效率刻度用标准源保持一致，样品分析时选用相对应效率进行计算。

三、判定限和检测限

对于γ放射性测量，当本底总计数 N_0（天然本底辐射和非感兴趣的放射性核素）足够大（约大于30），这时放射性测量的泊松分布可近似为正态分布，检测限可用公式2-11计算，判定限通常为检测限的二分之一，即 $1/2a^{\#}$。

$$a^{\#}=\frac{k_{1-\alpha}+k_{1-\beta}}{\varepsilon(E)Pm}\sqrt{n_{\mathrm{b}}\left[\frac{1}{T_{\mathrm{b}}}+\frac{1}{T_{\mathrm{s}}}\right]} \qquad \text{公式 2-11}$$

式中：

$a^{\#}$——某分析方法的检测限，若用被测样品中特定核素活度浓度表述，单位为贝可勒尔每千克（Bq/kg）；

$k_{1-\alpha}$——正态分布的 $1-\alpha$ 分位数（Ⅰ型错误概率 α 通常取为5%，在这种情况下 $k_{1-\alpha}=1.645$）；

$k_{1-\beta}$——正态分布的 $1-\beta$ 分位数（Ⅱ型错误概率 β 通常取为5%，在这种情况下 $k_{1-\beta}=1.645$）；

$\varepsilon(E)$——相应能量 E 的γ射线全能峰探测效率，单位为计数每秒贝可勒尔［计数/（s·Bq）］；

P——相应能量γ射线发射分支比；

m——测量样品的质量（当测量样品不是采集的样品直接装样测量时，m 则需根据样品制备的干鲜比或灰鲜比折算到采集的样品质量），单位为千克（kg）；

n_{b}——本底计数率，可以通过空白样品的测量来确定（$n_{\mathrm{b}}=N_{\mathrm{b}}/T_{\mathrm{b}}$）。在γ谱分析某核素时，本底计数 N_{B} 不但包含空盒本底净计数，而且应考虑测量待测样品时的谱线本底计数（或者称康普顿散射本底计数）。在实际的解谱软件中，非目标信号均应视为本底，则应使用某核素感兴趣区的总峰面积（如Gammavision软件中的Gross Area，Genie 2000软件中的Integral）作为 N_{b}。

T_{b}——本底测量活时间，单位为秒（s）；

T_{s}——样品测量活时间，单位为秒（s）。

四、质量控制和质量保证

（一）质量控制

为了提供足以表明分析结果确实可靠的证明文件，就必须有质量控制措施。质量控制措施是非常重要的，是分析结果的基础，是据以作出经济、管理、医学和法律决策或涉及上述诸项综合决策的基础。结果的可靠性是精密度（指结果的重复性）和准确度（指结果真值的偏离程度）的函数。结果的精密度可以很容易通过内部测量确定，但是准确度的确定，在大多数情况下需要以下更详细的方法：

1．由尽可能多的不同分析工作者用尽可能多的不同方法和技术进行分析。如果所得结果符合得好，那么这些结果可认为是准确的。

2．用尽可能类似于被分析物质的参考物质做控制分析。参考物质鉴定值与观测值间的符合程度就是该特定测量方法的准确度的直接量度。

3．参加实验室间的比对。在这类比对中所用样品的组成和浓度应当尽可能类似于常规监测中被分析的样品。某实验室所得结果与全部结果经统计评价所得均值间的符合程度，即是该特定测量方法的准确度的量度。

此外，实验室应当制定和实施仪器维护的常规计划，以保持其结果可靠。例如除了参加相互比对外，实验室可通过检验本底和标准样品，以经常校正仪器的工作状态，保证仪器性能。还可以通过配合使用双盲样品、空白样品和标准样品的实验室内部控制计划，校正分析结果的有效性。双盲样、空白样和标准样等质量控制样品，通常应在分析前插入常规分析的样品中一起编号，并且不让分析人员知道，故又称密码样品。

双盲样品，又称未知平行样品，为一对平行的均匀样品，将它们插入一定数量的预分析样品中，让分析人员按同样的方法分析，对其结果进行统计处理，借极差或均值差控制图，便可判断分析结果是否失控。

空白样品，用于检查分析全程污染情况的样品，一个良好的低水平核素分析程序，测得的空白样放射性活度应是本底水平而且恒定，甚至达到可以忽略不计的程度。若空白值明显超过正常值，则表明分析过程发生了严重污染，同时表明分析的常规样品结果不可靠。

标准样品，指核素含量和组成均明确知道的样品，常用于评价准确度。如果标准样品的分析结果与证书上给定值基本一致（偏差在证书给定核素扩展不确定度的范围内），就表明分析过程不存在明显的系统误差，同时分析的预测样品的分析结果是可靠的。也可将标准样品的分析结果作出控制图，以考察分析过程准确度的稳定性。标准样品还可用于评价分析方法的精密度，以校准仪器。

（二）质量保证

质量保证是监测工作的组成部分，是获得具有合适可信度的测量结果所必需的。质量保证包括质量控制，它涉及对设备、仪器及分析程序按已建立的要求进行评估的所有活动。以上介绍的质量控制，实质上是属于质量保证的重要方面。质量控制主要通过采取一系列减小误差的措施，对整个分析过程实行质量控制，并通过对结果的分析实行质量评价，及时发现分析过程中的问题，确保分析结果的可靠性。而质量保证的要求可以由国家一级的条例来确定，国际标准化组织（ISO）对一般的质量保证也提出过指导意见。为了做好全面质量保证工作，各实验室应当抓好以下各个环节：①培养一支训练有素、经验丰富的专业工作队伍；②配备良好的物理装置和设备；③研究准确可靠的分析测定方法；④采用具有证书的试剂和标准物质；⑤经常标定和保养仪器设备；⑥制定周密的采样计划和正确的采样方法；⑦研究合理简洁的数据处理方法、结果评价和报告方法；⑧建立和健全全面质量保证机构，明确工作人员的职责，推行强有力的管理。

第三节 α、β 放射性核素分析

一、总 α 和总 β 筛查

总 α 和总 β 的测量是探测放射性核素发射的 α 粒子和 β 粒子，适用于大多数放射性核素。总 α 测量可以检测出样品中可能存在的所有发射 α 粒子的放射性核素，但有一些发射低能量 β 粒子的放射性核素无法通过总 β 测量方法有效检出（例如氚），以及一些气体或易挥发放射性核素（例如氚、^{131}I、^{14}C 和 ^{35}S）会在分析过程中发生损失而不能检出。另外，天然放射性核素 ^{210}Pb 和 ^{228}Ra 的 β 能量低，探测效率相对很低，其活度可能会被低估。这些放射性核素需要采用特定方法进行测量。

通常情况下，饮用水中的放射性核素活度水平都很低，对健康危害极其有限。分析饮用水中具体放射性核素的过程费时、费力且昂贵，而总 α、总 β 测量方法能够快速给出分析结果，且测量成本低。因此 WHO 推荐首先使用总 α、总 β 测量对饮用水的放射性进行筛查，如果总 α 或总 β 放射性高于各自筛查水平时，才需要对饮用水样中具体的放射性核素进行分析。

我国 GB 5749—2022《生活饮用水卫生标准》中关于饮用水的总 α 和总 β 放射性指导值与 WHO 饮用水的筛查水平一致，总 α 放射性活度浓度为 0.5Bq/L，总 β 放射性活度浓度为 1Bq/L。检测值低于该水平时，不需要采取进一步行动，因为通常不会超过 0.1mSv/a 的个人剂量准则（IDC）。

（一）测量原理

进行样品的总 α 和总 β 放射性测量，一般采用与样品源中放射性核素的有效能量接近的标准源做相对比较测量。测量环境样品中的总 α 放射性，可选用 ^{241}Am、^{210}Po、^{239}Pu 或天然铀化合物作为标准源。总 β 放射性测量可选择 ^{90}Sr、^{90}Y、^{40}K 作为标准源。将制成的样品源与能量近似的标准源，在同样几何条件下进行总α、总β放射性相对测量。即根据已知活度的放射性标准物质制备标准源以获得仪器效率，然后在相同条件下测量样品源，对测得计数进行效率修正，再计算出样品的放射性活度浓度。

（二）测量仪器及方法

常用的总α、总β测量仪器为低本底α/β放射性测量仪，目前的α/β放射性测量仪器多为流气式正比计数器、固体闪烁计数器或半导体计数器。

流气式正比计数器探测元件面积较大，对低能β（^{3}H、^{14}C）探测效率较高。工作气体是亚甲烷，气体的压力、纯度、成分对测量结果有影响，道间串扰较大。固体闪烁计数器的β探测效率高（≥50%），受环境影响较小，仪器对高压及光电倍增管稳定性要求较高。半导体计数器的α本底低、探测效率高、能量分辨率高、道间串扰小，有利于弱α放射性测量，仪器稳定性好，但β探测效率低一些。

由于α粒子的自吸收性质，在物质中的射程质量厚度在10mg/cm^{2}以下，但β粒子射程远大于α粒子，因此样品的总α、总β放射性同时测量时，一般只考虑满足α粒子的铺样质量厚度的要求就可以，将标准物质粉末制成与样品源相同质量厚度的标准源，分别在低本底α、β测量仪上进行计数，同时测量仪器本底计数。通过分别测量α、β标准源校准计算样品中总α和总β放射性的活度浓度。

（三）水中总α、β分析方法

1．**水样预处理**　取一定量水加入烧杯中，在电热板（或沙浴）上加热浓缩后至少量，加入浓硫酸继续浓缩并将硫酸烟雾赶尽，使水样残渣转化为硫酸盐后，在马弗炉350℃±10℃下灼烧1h，取出，置于干燥器中冷却至室温。准确称量瓷蒸发皿连同固体残渣的质量，得出残渣质量。

2．**样品源制备**　将灼烧后称量过的固体残渣刮下、研细、混匀。取10mg固体残渣放入已称量的样品盘（样品盘面积为Acm^2），滴加丙酮或借助压样器将固体粉末铺设均匀、平整。在红外线干燥灯下烘干，置于干燥器中冷却至室温，准确称量。

3．**标准源制备**　取α/β标准物质粉末，烘干后在研钵中研细，于105℃恒重后，准确称取10mg置于测量盘中（面积为Acm^2），按照样品源的制备方法，制成α/β标准源。

4．**测量**

（1）仪器计数效率测定：将制备好的标准源分别置于低本底α、β放射性测量仪上测量计数，按公式2–12计算标准源的计数效率。

$$\varepsilon = \frac{n_s - n_0}{A} \qquad \text{公式 2–12}$$

式中：

ε——标准源在仪器上的α/β计数效率，单位为计数每秒贝可勒尔［计数/（s·Bq）］；

n_s——标准源的α/β计数率，单位为计数每秒（计数/s）；

n_0——仪器的α/β本底计数率，单位为计数每秒（计数/s）；

A——样品盘中标准物质的α/β放射性活度，单位为贝可勒尔（Bq）。

（2）本底测量：将清洁的空白样品盘置于仪器中测量α/β本底计数率 n_0。测量时间应足够长，以保证测定结果具有足够的精确度。

（3）样品源测量：将被测水样残渣制成的样品源在与标准源相同的几何条件下进行计数测量。记录测量的起止日期和时间。

（4）计算：按公式2-13计算水中总放射性活度浓度：

$$A=\frac{W\left(n_x-n_0\right)\times 1.02}{\varepsilon FmV} \quad \text{公式 2-13}$$

式中：

A——样品中总α/β放射性活度浓度，单位为贝可勒尔每升（Bq/L）；

n_x——样品的α/β计数率，单位为计数每秒（计数/s）；

W——水样残渣的总质量，单位为毫克（mg）；

F——放射性回收率（%）；

m——制备样品源的水样残渣的质量，单位为毫克（mg）；

V——水样体积，单位为升（L）。

5．**不确定度评定**　基于公式2-13的数学模式，放射性活度浓度 A 的相对不确定度应用公式2-14计算：

$$u_{rel}(A)=\sqrt{\left[u_{rel}(N_s)\right]^2\left[u_{rel}(W)\right]^2+\left[u_{rel}(F)\right]^2+\left[u_{rel}(\varepsilon)\right]^2+\left[u_{rel}(m)\right]^2+\left[u_{rel}(V)\right]^2} \quad \text{公式 2-14}$$

式中：

$u_{rel}(A)$——总α/总β放射性活度浓度的相对不确定度；

$u_{rel}(N_s)$——样品净计数率的相对不确定度；

$u_{rel}(W)$——水样残渣的总质量的相对不确定度；

$u_{rel}(F)$——放射性回收率的相对不确定度；

$u_{rel}(\varepsilon)$——探测效率的相对不确定度；

$u_{rel}(m)$——制备样品源所称取的水残渣质量的相对不确定度；

$u_{rel}(V)$——水样的体积的相对不确定度。

（1）计数率的相对不确定度：净计数率引入的相对不确定度用公式2-15计算：

$$u_{rel}(N_s)=\sqrt{\frac{n_x}{t_x}+\frac{n_0}{t_0}}\Big/\left(n_x-n_0\right) \quad \text{公式 2-15}$$

式中：

n_x——水样的α/β计数率，单位为计数每秒（计数/s）；

t_x——水样测量时间，单位为秒（s）；

n_0——本底计数率，单位为计数每秒（计数/s）；

t_0——本底测量时间，单位为秒（s）。

（2）探测效率的相对不确定度：根据探测效率的分析模式，探测效率的不确定度主要来自标准源活度不确定度，计数的统计误差引入的不确定度等。

（3）相对扩展不确定度 $U_{rel}(A)$，由公式 2–16 给出：

$$U_{rel}(A) = u_{rel}(A) \times k \quad \text{公式 2–16}$$

式中：

k——包含因子，通常取 k=2，对应于 95% 的置信水平。

（四）β 计数法分析食品中锶 90

1．样品预处理及锶 90 分离

（1）将食品样品洗净，晾干表面水分，称鲜重。放入干燥箱中烘干。将干样品装入瓷蒸发皿中，在电炉上炭化，待无烟后移入马弗炉中，保持 400℃灰化成疏松的灰白色灰为止。冷却后称总灰重。

（2）称取 5 ~ 20g 样品灰，加入锶载体溶液和钇载体溶液，用少许水润湿后，加入 5 ~ 10ml 硝酸，3ml 过氧化氢，置于电热板上蒸干，移入 600℃马弗炉中灼烧至样品无炭黑为止。

（3）取出样品，冷却至室温，用 30 ~ 50ml 的 2mol/L 盐酸加热浸取两次。经离心或过滤后，弃去残渣，浸取液的体积控制在 150ml 左右。加入 10g 草酸，用氢氧化铵调节溶液的 pH 至 3.5，在水浴中加热 30min，冷却至室温。过滤后，将沉淀连同滤纸移入 100ml 瓷坩埚中，烘干，移入 800℃马弗炉中灼烧 1h。

（4）取出坩埚，冷却。先用少量 6mol 硝酸溶解沉淀，直至不再产生气泡为止，再加入 1mol/L 硝酸使沉淀完全溶解。加入铋载体，搅拌下滴加 0.3mol/L 硫化钠溶液，生成黑色沉淀，过滤，收集滤液。

（5）用 1mol/L 硝酸平衡二（2- 乙基己基）磷酸酯萃取色层柱，记下从开始过柱至过柱完毕的中间时刻，作为锶、钇分离时刻，收集流出液。用 1mol/L 盐酸和 1.3mol/L 硝酸洗涤色层柱。用 6mol/L 硝酸解吸钇，收集解吸液。向解吸液加入 5ml 饱和草酸溶液，用氢氧化铵调节溶液 pH 至 1.5 ~ 2.0，水浴加热 30min，冷却至室温。抽滤后，依次用 0.5% 草酸溶液、水和无水乙醇洗涤沉淀。

（6）将沉淀连同滤纸固定在测量盘上，沉淀在 45 ~ 50℃下干燥至恒重。在低本底 β 测量仪上计数，记下测量进行到一半的时刻。

2．^{90}Y 的探测效率　用于测量 ^{90}Y 活度的计数器必须进行校准，即确定测量装置对已知活度 ^{90}Y 源的响应，它可用探测效率来表示。在与样品相同的条件下制备并测量 ^{90}Y 源的计数率。按公式 2–17 计算 ^{90}Y 的探测效率：

$$E_f = \frac{N_s}{DY_Y e^{-\lambda(t_3 - t_2)}} \quad \text{公式 2–17}$$

式中：

E_f——^{90}Y 的探测效率，单位为计数每秒贝可勒尔［计数 /（s・Bq）］；

N_s——^{90}Y 标准源的净计数率，单位为计数每秒（计数 /s）；

D——1.00ml ^{90}Sr 标准溶液中 ^{90}Y 的活度，单位为贝可勒尔（Bq）；

Y_Y——钇的化学回收率（%）；

$e^{-\lambda(t_3-t_2)}$——^{90}Y 的衰变因子，此处的 t_2 为锶钇分离时刻，单位为小时（h）；t_3 为测量 ^{90}Y 源进行到一半的时刻，单位为小时（h）；

λ——^{90}Y 的衰变常数，等于 $0.693/T$。此处的 T 为 ^{90}Y 的半衰期为 64.2h。

3．**空白试验** 每当更换试剂时必须进行空白试验，样品数不得少于 4 个。在与样品相同的条件下测量空白样品的计数率。

计算空白样品的平均计数率和标准误差，并检验其与仪器的本底计数率在 95% 的置信水平下是否有显著性的差异。

4．**结果计算** 快速法测定 ^{90}Sr 时按公式 2–18 计算样品中 ^{90}Sr 的含量：

$$A=\frac{N_s}{E_f m Y_Y e^{-\lambda(t_3-t_2)}} \qquad \text{公式 2–18}$$

式中：

A——单位样品质量中 ^{90}Sr 的含量，单位为贝可勒尔每克，（Bq/g）；

N_s——样品的净计数率，单位为计数每秒（计数 /s）；

m——称取的灰样量，单位为克（g）。

5．**不确定度评定** 基于公式 2–18 的数学模式，放射性活度浓度 A 的相对不确定度应用公式 2–19 计算：

$$u_{rel}(A)=\sqrt{[u_{rel}(N_s)]^2+[u_{rel}(E_f)]^2+[u_{rel}(Y_Y)]^2+[u_{rel}(m)]^2+[u_{rel}(\eta)]^2} \qquad \text{公式 2–19}$$

式中：

$u_{rel}(A)$——^{90}Sr 活度浓度的相对不确定度；

$u_{rel}(N_s)$——样品净计数率的相对不确定度；

$u_{rel}(E_f)$——仪器探测效率的相对不确定度；

$u_{rel}(Y_Y)$——回收率的相对不确定度；

$u_{rel}(m)$——样品称量的相对不确定度；

$u_{rel}(\eta)$——衰变因子的相对不确定度，$e^{-\lambda(t_3-t_2)}$。

（1）β 计数率的相对不确定度：净计数率引入的相对不确定度用公式 2–20 计算。

$$u_{rel}(N_s)=\sqrt{\frac{n_x}{t_x}+\frac{n_0}{t_0}}\Big/(n_x-n_0) \qquad \text{公式 2–20}$$

式中：

n_x——样品计数率，单位为计数每秒（计数 /s）；

n_0——本底计数率，单位为计数每秒（计数 /s）；

t_x——样品测量时间，单位为秒（s）；

t_0——本底测量时间，单位为秒（s）。

（2）探测效率的相对不确定度：根据探测效率的计算模式，探测效率的不确定度主要来自标准源活度不确定度，β 计数的统计误差引入的不确定度，以及计算回收率时的两次称量的不确定度。

（3）回收率的相对不确定度由两次称量的引入的相对不确定度。衰变因子不确定度非常小，可忽略。

（4）相对扩展不确定度 $U_{rel}(A)$，由公式 2–21 给出：

$$U_{rel}(A) = u_{rel}(A) \times k \qquad \text{公式 2–21}$$

式中：

k——包含因子，通常取 $k=2$，对应于 95% 的置信水平。

二、α 谱分析方法

（一）常用 α 谱仪及其测量原理

环境中不但存在着铀系、钍系和锕系的天然 α 放射性核素，还存在由核燃料循环、同位素生产及其应用产生的人工 α 放射性核素（如钋、钚、镅、锔等放射性同位素）。这些人工放射性核素毒性大、寿命长，在环境中的限制浓度很低。α 谱仪是鉴别和测定 α 核素的重要仪器。常用的 α 能谱分析的探测器主要有半导体和电离探测器。

1．半导体 α 谱仪　半导体探测器是射线在与半导体材料（硅、锗和金刚石等）发生相互作用，产生电子 - 空穴对。在电场作用下，电子和空穴向两端电极漂移并被收集，形成电信号。金 - 硅面垒半导体探测器已广泛用于 α 能谱分析。它们的灵敏面积在 25 ~ 450mm^2，抽空使用时能量分辨率（对 5.5MeV）最好可达到 13 ~ 30keV。但是通常作为环境样品低水平 α 能谱分析用的半导体探测器，一般只能采用较大面积（如直径 2.5cm 左右），而且常在室温下不抽真空使用，因此其能量分辨率半峰全宽（full width at half maximum，FWHM）一般可能要大于 50 ~ 60keV。

由于半导体探测器的面积小，为了保证足够的样品量，必须采用浓集的办法制备样品。电沉积是样品中铀、钍、钋及超铀元素的放射化学分析中最常用的制样技术。电沉积前，一般要进行适当的化学分离纯化的操作，以便除去干扰元素。这种浓集 - 分离纯化 - 电沉积 -α 能谱测量分析程序在环境和生物样品 α 核素测定中应用相当广泛。半导体 α 能谱仪还特别适用于对微孔滤纸收集的空气样品的直接测量。

样品经过前处理、化学分离后，被测核素在电压作用下镀在不锈钢盘或铂盘表面，制成电沉积样品源。样品源的有效面积应小于探测器的灵敏面积，将其置于具有一定真空度的测量室内进行测量。为避免子体生长而干扰被测核素的分析，制好样品源后应及时测量。样品源中α粒子与探测器相互作用，在前置放大器输出端产生幅度正比于入射粒子能量的脉冲信号，经过线性放大输入多道脉冲高度分析器分析，从而得到计数按能量（或道址）分布的α粒子能谱，由此能谱进行核素识别和活度测定。

在α能谱分析中常选择一种活度已知的核素作为示踪剂加入被分析样品中，以校正待测核素的化学回收率。加入的示踪剂应是被分析核素的一种同位素，要求活度准确，半衰期长。加入量的多少根据被分析核素的活度和能量而定，以能满足计数的统计要求和不干扰被测核素的分析为宜，一般取几十个 mBq。

2．屏栅电离室 屏栅电离室属于气体探测器中的一种，探测器的电极可以做得很大，性能也比较稳定，是一种常用的设备。电离室就是工作区域在饱和区的气体探测器。入射粒子电离产生的全部电子和正离子都被收集到正负电极上。气体探测器是内部充有气体、两极加有一定电压的小腔室。当α放射性核素在电离室中发射出带电粒子经过气体时，将产生一定数量的离子对。电子和正离子在电离室电场的作用下向两极漂移，从而产生电信号而被记录。但是通常的电离室在集电极上收集的电荷信号的大小不仅与α粒子的初始能量有关，而且还与α粒子的出射方位角有关，因此不能直接进行能谱分析。为克服这一缺陷，必须在通常电离室的两个电极之间再引入栅网状的第三个电极——栅极，它既可以让电离产生的电子流通过，又可以起到对正离子云的电屏蔽作用，这种电离室称作屏栅电离室。屏栅电离室一般由不锈钢制成，内部充以 $1.5\times10^5\sim2\times10^5$Pa 的 P10 气体（90% 氩 +10% 甲烷），其结构可以是圆柱形的，也可以是平行板型的。

为防止样品制备过程中丢失核素，同时省去比较费时的化学分离，把待测介质铺成大面积薄样是很理想的α能谱分析方法。利用屏栅电离室进行α能谱分析，制备出符合要求的大面积均匀薄源十分关键。若样品源本身不够薄或不均匀，即使探测器本身的能量分辨率很高，但由于样品自吸收会产生很大的拖尾峰，从而降低α能谱的分辨率。

用于屏栅电离室的大面积样品制备，可以大致采用下列步骤：

（1）对有机体，先破碎，再炭化、灰化或将其湿法消解；对土壤样，灼烧以除去有机成分；对水样，蒸发得到残渣；对建材或岩石，先粉碎，再研磨到 5μm 左右的颗粒。

（2）在经过预处理的样品中加入去离子水，如果有固体颗粒，则利用超声波将颗粒碎至 1μm 左右，然后在水溶液中加入少量黏合剂。

（3）将样品盘表面涂上表面活性剂，在真空干燥器内铺制成大面积样品源。

（二）食品中 ^{210}Po 分析

1．方法原理 Po^{4+}/Po 标准电势 E_0=0.77V，在电位序中位于碲和银之间，所以在银或比银电位低的金属镍、铜上，钋可与它们自发地进行氧化还原反应，使 Po^{4+} 还原为单质钋沉积在上面。

将样品经过浓缩或消化处理后，Po^{4+} 转化进入溶液中，在 0.5mol/L 的 HCl 体系中钋的自沉积效果最好。通过α能谱测量 ^{210}Po 的自沉积片，可以得到 ^{210}Po 活度。为校正化学回收率，常用已知活度 ^{209}Po 核素作为示踪剂加入被分析样品中分析，通过 ^{209}Po 的计数总

效率计算 ^{210}Po 活度。

2．分析步骤

（1）样品前处理：称取食品鲜样 5～50g，加入已知活度 ^{209}Po 和 100ml 硝酸，在沙浴或电热板上加热至泡沫消失后盖上表面皿，缓慢加入双氧水 10～60ml 在沙浴或电热板上加热消解，至溶液澄清，蒸发至近 5ml。加入 15ml 硝酸和 5ml 高氯酸，继续在沙浴上蒸发。当溶液中硝酸蒸发尽并升温与高氯酸反应时，多数样品会发生激烈反应，有时溶液会迅速变黑。这时要尽快取下烧杯并按高氯酸操作注意事项进行操作。稍冷后加入 5ml 硝酸并小心加热。含有机物多的样品应在硝酸存在下重复多次加热处理，直至溶液变清。蒸发除去硝酸，直至高氯酸大量冒白烟，继续蒸发至干，使其成为白色残渣，冷却。

（2）自沉积和测定：取 30ml 的 0.5mol/L 盐酸和 3.5mol/L 氯化钠混合溶液，溶解样品白色残渣（如果样品残渣不能完全溶解，可进行过滤）。在该溶液中再加入 0.3～0.6g 抗坏血酸，待完全溶解后，将溶解液转移至装有自沉积片的玻璃沉积瓶中。将玻璃沉积瓶置于 80℃恒温水浴中，连续搅拌沉积 2h。结束后取出自沉积片，先用水清洗，再用无水乙醇淋洗，室温晾干，制成样品源，在 α 能谱仪上进行测量。

3．放射性测量　样品源在 α 能谱仪上测量 ^{210}Po。用活性区大小与样品源相同的 ^{241}Am 或 ^{239}Pu 标准源作为监督源，在每批样品分析前后进行常规的效率校正，监测仪器稳定性。

4．结果计算

$$A=\frac{A_s\left(n-n_0\right)}{W\left(n_s-n_{s0}\right)} \qquad \text{公式 2–22}$$

式中：

A——食品样品中 ^{210}Po 的放射性活度浓度，单位为贝可勒尔每千克（Bq/kg）或贝可勒尔每升（Bq/L）；

A_s——示踪剂 ^{209}Po 的放射性活度，单位为贝可勒尔（Bq）；

n——样品中 ^{210}Po 计数率，单位为计数每秒（计数 /s）；

n_0——^{210}Po 对应关注区内的本底计数率，单位为计数每秒（计数 /s）；

n_s——样品中 ^{209}Po 计数率，单位为计数每秒（计数 /s）；

n_{s0}——^{209}Po 对应关注区内的本底计数率，单位为计数每秒（计数 /s）；

W——分析样品质量或体积，单位为千克（kg）或升（L）。

5．不确定度评定　基于公式 2–22 的数学模式，放射性活度浓度 A 的相对不确定度应用公式 2–23 计算：

$$u_{rel}\left(A\right)=\sqrt{\left[u_{rel}\left(A_s\right)\right]^2+\left[u_{rel}\left(n-n_0\right)\right]^2+\left[u_{rel}\left(W\right)\right]^2+\left[u_{rel}\left(n_s-n_{s0}\right)\right]^2} \qquad \text{公式 2–23}$$

式中：

$u_{rel}(A)$——放射性活度浓度 A 的相对不确定度；

$u_{rel}(A_s)$——示踪剂 ^{209}Po 的放射性活度定值的相对不确定度；

$u_{rel}(n-n_0)$——^{210}Po 净计数率的相对不确定度；

$u_{rel}(n_s-n_{s0})$——^{209}Po 净计数率的相对不确定度；

$u_{rel}(W)$——分析样品质量或分析样品体积的相对不确定度。

（1）^{210}Po 净计数的相对不确定度用公式 2-24 计算：

$$u_{rel}\left(n-n_0\right)=\sqrt{\frac{n}{t}+\frac{n_0}{t_0}}\,/\left(n-n_0\right) \qquad \text{公式 2-24}$$

式中：

$u_{rel}(n-n_0)$——^{210}Po 放射性净计数率相对不确定度；

n——样品中 ^{210}Po 计数率，单位为计数每秒（计数 /s）；

t——样品测量时间，单位为秒（s）；

n_0——^{210}Po 本底计数率，单位为计数每秒（计数 /s）；

t_0——本底测量时间，单位为秒（s）。

（2）标准中示踪剂 ^{209}Po 净计数率的相对不确定度用公式 2-25 计算：

$$u_{rel}\left(n_s-n_{s0}\right)=\sqrt{\frac{n_s}{t_s}+\frac{n_{s0}}{t_{s0}}}\,/\left(n_s-n_{s0}\right) \qquad \text{公式 2-25}$$

式中：

$u_{rel}(n_s-n_{s0})$——样品中示踪剂 ^{209}Po 放射性净计数率相对不确定度；

n_s——示踪剂 ^{209}Po 计数率，单位为计数每秒（计数 /s）；

t_s——样品测量时间，单位为秒（s）；

n_{s0}——样品中示踪剂 ^{209}Po 对应能量区的本底计数率，单位为计数每秒（计数 /s）；

t_{s0}——本底测量时间，单位为秒（s）。

（3）扩展不确定度 $U_{rel}(A)$，由公式 2-26 给出：

$$U_{rel}\left(A\right)=u_{rel}\left(A\right)\times k \qquad \text{公式 2-26}$$

式中：

k——包含因子，通常取 $k=2$，对应于 95% 的置信水平。

三、液体闪烁谱分析方法

液体闪烁谱仪（liquid scintillation spectrometer）可以同时测量 α 核素和 β 核素，尤其对低能 β 测量更为有效。目前，低本底液体闪烁谱仪主要应用于 ^{3}H、^{14}C、^{63}Ni、^{90}Sr、^{226,228}Ra、^{99}Tc 以及 ^{210}Po 等放射性核素分析。

（一）液体闪烁谱分析概述

1．工作原理 液体闪烁谱仪基本原理是依据射线与物质相互作用产生的荧光效应。首先是闪烁溶剂分子吸收射线能量成为激发态，再回到基态时将能量传递给闪烁体分子，闪烁体分子由激发态回到基态时，发出荧光光子。荧光光子被光电倍增管（photomultiplier，PMT）接收转换为光电子，再经倍增，在PMT阳极上收集到光电子，以脉冲信号形式输送出去。将信号符合、放大、分析、显示、表示出样品液中放射性强弱与大小。

液体闪烁谱仪主要由光电倍增管、收光系统、放大器、脉冲幅度分析器、样品系统组成。其中，光电倍增管用于荧光信号线性放大，脉冲幅度将直接正比于光阴极检测到的光子数，故可实现正比计数。光收集系统（收光系统）包括样品瓶及样品室，其设计原则是两光电倍增管相互之间观察到的面积最小，以减少串光，减少光子传输过程中损失，达到既提高探测效率又减少本底的效果。脉冲幅度分析器是一种电子学的检测器，由阈值不同的两个幅度甄别器组成，幅度脉冲只有在两者之间方可通过，此范围之外的所有脉冲都将被甄别掉。幅度范围相当于电子学的“窗”，其宽度由两个阈值所决定，且可以通过调节上甄别和下甄别的阈值来调节。样品系统即样品瓶（分析物和闪烁液）、样品架等。

2．闪烁液的组成　液体闪烁谱仪使用的闪烁体是一种有机的液体闪烁体，是将闪烁物质溶解在有机溶剂中形成的液体闪烁体，简称闪烁液。测量时将放射性指示剂（溶液）溶于闪烁液中，使样品与闪烁体均匀混合，达到真正的4π立体角。

闪烁液是产生闪烁过程的基础和能量转换的场所，是由一种或多种溶剂、闪烁剂和添加剂等成分组合而成的混合液体。溶剂是溶解闪烁剂和样品的介质，也是初始能量的吸收剂和转化剂，它能接收辐射能，初始激发发生在溶剂分子中，并能有效地将辐射能转移给闪烁剂。各类溶剂性能不同，见表2-7，选择溶剂时主要依据能量传递效率，其次要考虑对样品的溶解能力、溶剂的冰点、纯度以及对荧光的透明度。一般来说，人们把甲苯和二甲苯作为脂溶性或固相样品的溶剂，二氧六环作为水溶性样品的溶剂。闪烁剂（scintillator）为闪烁液中的发光物质，是闪烁液的重要组成成分，也是光子的有效来源。所以，对闪烁剂的要求，主要是探测效率高，淬灭耐受性好，在溶剂中有一定的溶解度，化学性质稳定，发射光谱与光电倍增管的响应光谱相匹配。具备上述特点的闪烁剂可以单

表2-7　闪烁液常用的溶剂性能比较

溶剂	^{14}C 相对计数率	^{3}H 相对计数率	冰点 /℃
甲苯	1.00	1.00	−95
对二甲苯	—	1.12	+12
二甲苯	0.97	1.00	≤20
1, 2, 4-三甲苯	—	1.00	−61
苯甲醚	1.00	—	−37
1, 4-二氧六环	0.70	0.34	+12
乙二醇二甲醚	0.60	0.04	−71
苯腈	0.98	0.76	−13

独使用。常用的闪烁剂是由苯基、萘基、噁唑、联二苯基、苯噁唑和 1, 3, 4- 噁二唑等基本结构与一些辅助基团组成的。

（二）淬灭

液体闪烁过程中能量转换的任何一步，其效率都不是 100% 的。处于激发态的溶剂分子、闪烁剂分子恢复到基态时，总有一部分能量以非光子形式（以热为主）损失掉，已经形成的光子也可被闪烁液内某些成分吸收，不能达到光电倍增管。上述各种方式的能量损失，统称为淬灭（quench）。简言之，液体闪烁计数时由于样品杯中放射性能量传递的损失，导致样品计数效率下降的过程称为猝灭。

从溶剂分子激发到光子产生这段时间内产生的淬灭（包括分子内淬灭、浓度猝灭、杂质淬灭）应称为化学淬灭或杂质淬灭。光子形成之后产生的猝灭是由生色团引起的，则称为颜色淬灭。

化学淬灭作用与淬灭物的化学结构有关。如醇类，直链越长淬灭越严重；对卤代烷来说，卤素原子越多，猝灭愈严重。在一定范围内，淬灭程度与淬灭物的浓度呈指数关系，此为其另一特点。

颜色猝灭多见于生物样品测定中，是由溶液中的生色杂质、血红蛋白和其他卟啉环等引起的。颜色淬灭以红色最明显，蓝色淬灭最小。

样品本身如果含 β 辐射体的物质量很少，不会构成严重的猝灭。比较严重的淬灭作用来自于与样品同时加入的溶质和溶剂对溶剂 - 溶剂能量传递过程的干扰。如水相在闪烁液中不能溶解，需加入掺合剂，这些物质会引起明显的猝灭。不论哪种淬灭，其结果都使到达光电倍增管光阴极的光子减少，致使输出脉冲幅度降低，脉冲谱左移，计数率下降。

绝大多数的放射性测量都属于相对测量，当测量条件、样品所含核素相同、探测效率相等时，可直接进行各样品计数间的比较，然而，由于各样品所含的猝灭物的质和量的不同，便导致探测效率不一致。此时样品计数的差异就不能正确反映出样品的放射性活度的差异，所以，必须进行淬灭校正。

（三）水中氚的液体闪烁分析方法

1. **样品处理** 取静置后过滤水样 500ml，加高锰酸钾，回流 2h 后蒸出中间馏分 400ml。转入二次蒸馏瓶中进行二次蒸馏，收集二次蒸馏液 300ml。蒸馏液电导率<3μS/cm。

往水中氚电解浓缩储水瓶中加入 250ml 样品蒸馏液，加入一定量氢氧化钠，将电解温度设定至 2 ~ 7℃，开始电解。准确称取电解浓缩后样品的净重，电解浓缩后的最终体积大约 10 ~ 15ml。

每次电解结束后，先用蒸馏水冲洗储水瓶，然后再加入 200ml 蒸馏水，电解 3h，重复 3 ~ 4 次后，进行下一个水样处理。

2．**制备样品**

（1）制备本底样品：将无氚水按步骤“1. 样品处理”进行蒸馏，取其蒸馏液 8ml 放入 20ml 样品计数瓶中，再加入 12ml 闪烁液，旋紧瓶盖，振荡混合均匀后避光保存备用。

（2）制备待测样品：取 8ml 蒸馏液和 12ml 闪烁液，加入 20ml 样品计数瓶中，旋紧瓶盖，振荡混合均匀后避光保存备用。

（3）制备标准样品：取 8ml 氚标准溶液水（浓度与样品相当）和 12ml 闪烁液，放入到 20ml 样品计数瓶中，旋紧瓶盖，振荡混合均匀后避光保存备用。

3．**氚的测量**

（1）仪器准备：调试仪器使之达到正常工作状态。选择氚测量的能量道宽，使其对所测氚样品的灵敏度优值达到最大。把制备好的样品，包括本底样品、待测样品和标准样品同时放入低本底液体闪烁谱仪的样品室中，避光 24h 以上。对于环境低水平样品测量和本底样品的计数时间至少应大于 1 000min。

（2）测定仪器效率：在氚测量道，对标准样品进行计数，求出标准样品的计数率，然后用公式 2–27 计算仪器的计数效率。

$$E=\frac{N_{\mathrm{d}}-N_0}{D}$$ 公式 2–27

式中：

E——仪器的计数效率，单位为计数每秒贝可勒尔［计数 /（s · Bq）］；

N_{d}——标准样品计数率，单位为计数每秒（计数 /s）；

N_0——本底样品计数率，单位为计数每秒（计数 /s）；

D——加入到标准样品中氚的活度，单位为贝可勒尔（Bq）。

电解浓缩水中氚浓度计算公式为：

$$A=\frac{V_{\mathrm{f}}\left(N_{\mathrm{x}}-N_0\right)}{V_i V_{\mathrm{m}} R_{\mathrm{e}} E}$$ 公式 2–28

式中：

A——水中氚的放射性浓度，单位为贝可勒尔每升（Bq/L）；

V_i——电解浓集前水样的体积，单位为升（L）；

V_{f}——电解浓集后水样的体积，单位为毫升（ml）；

V_{m}——测量时所用水样的体积，单位为毫升（ml）；

N_{x}——待测样品的总计数率，单位为计数每秒（计数 /s）；

R_{e}——电解浓缩氚回收率（%）。

4．**不确定度**　基于公式 2–28 的数学模式，放射性活度浓度 A 的相对不确定度用公式 2–29 计算。

$$u_{\mathrm{rel}}(A)=\sqrt{\left[u_{\mathrm{rel}}(N_{\mathrm{s}})\right]^2+\left[u_{\mathrm{rel}}(E)\right]^2+\left[u_{\mathrm{rel}}(R_{\mathrm{e}})\right]^2+\left[u_{\mathrm{rel}}(V_{\mathrm{f}})\right]^2+\left[u_{\mathrm{rel}}(V_i)\right]^2+\left[u_{\mathrm{rel}}(V_{\mathrm{m}})\right]^2}$$

公式 2–29

式中：

$u_{rel}(A)$——水氚放射性活度浓度的相对不确定度；

$u_{rel}(N_s)$——样品净计数率的相对不确定度；

$u_{rel}(E)$——仪器探测效率的相对不确定度；

$u_{rel}(R_e)$——电解浓缩氚回收率的相对不确定度；

$u_{rel}(V_f)$——电解浓集后水样的体积量取的相对不确定度；

$u_{rel}(V_i)$——电解浓集前水样的体积量取的相对不确定度；

$u_{rel}(V_m)$——测量时所用水样的体积量取的相对不确定度。

（1）净计数率 N 引入的不确定度用式 2-30 计算：

$$u_{rel}(N)=\sqrt{\frac{n_x}{t_x}+\frac{n_0}{t_0}}/(n_x-n_0) \quad \text{公式 2–30}$$

式中：

$u_{rel}(N)$——放射性活度浓度计数率的相对不确定度；

n_x——样品计数率，单位为计数每秒（计数 /s）；

n_0——本底计数率，单位为计数每秒（计数 /s）；

t_x——样品测量时间，单位为秒（s）；

t_0——本底测量时间，单位为秒（s）。

（2）仪器探测效率的相对不确定度包括标准溶液的不确定度、标准溶液配制的不确定度和标准样品计数不确定度等。

（3）电解浓缩氚回收率根据分析过程主要包括加入水样和收集水样引入的不确定度。

（4）扩展不确定度 $U_{rel}(A)$，由公式 2–31 给出：

$$U_{rel}(A)=u_{rel}(A)\times k \quad \text{公式 2–31}$$

式中：

k——包含因子，通常取 $k=2$，对应于 95% 的置信水平。

（四）水中 ^{226}Ra 的液体闪烁分析方法

1．**^{226}Ra 的分离与纯化** 取 0.5L 澄清水样至烧杯中，依次加入铅载体、钡载体溶液、H_2SO_4 和硫酸铵，搅拌后静置过夜，将镭和铅通过硫酸钡、硫酸铅共沉淀。弃去上清液，用 EDTA-2Na 热溶液和氨水溶解沉淀，再加入硫酸铵溶液，用冰醋酸调节 pH 至 4.2 ~ 4.5 重新生成沉淀，弃去上清液，除去 ^{210}Pb 干扰。再加入 EDTA-2Na 热溶液，摇荡沉淀至无明显肉眼可见的细颗粒物为止，分散均匀，转移到低钾玻璃瓶内。加入闪烁液，制备样品源，用低本底液体闪烁计数器测量。

2．**脉冲形状鉴别**（pulse shape discrimination，PSD） 在 GB/T 5750.13 中称为甄别因子，液体闪烁计数器测量水中镭 226 选择 α/β 模式进行，在样品测量之前使用标准样品对仪器的甄别因子 PSD 值进行优化。该操作分两步进行：

（1）制备模拟沉淀：分别在两个 50ml 的高密度聚乙烯（high density polyethylene，HDPE）离心管中加入 2ml 16mg/ml 钡载体、3ml 10% 硫酸铵溶液以获得 $BaSO_4$ 沉淀，3 500r/min 离心 6min 后，弃掉上清液，将沉淀物溶解在 5ml 0.25mol/LEDTA-2Na 热溶液中，转入 20ml 低钾玻璃瓶中。

（2）分别加入 10 ~ 50Bq ^{241}Am 标准液和 KCl 粉末于低钾玻璃瓶中，40℃水浴至少 30min，在 PSD 为 60 ~ 180 的范围内连续测量 60min，交叉点对应的甄别因子作为最优甄别因子值。

3．**测量关注区的优化**　在 0.5L 去离子水中加入一定活度的 ^{226}Ra 标准溶液，按操作流程分离纯化后，制备成 ^{226}Ra 标准源，在已经优化的 PSD 参数下测量，分析图谱，根据 ^{226}Ra 特征峰的半峰宽确定 ^{226}Ra 的测量关注区。

4．**总效率测定**　在去离子水中加入已知活度的 ^{226}Ra 标准溶液进行实验，测得的活度与加入的活度的比值即为本流程的总效率，通过公式 2–3 进行计算：

$$\varepsilon = \frac{N_1 - N_b}{A_Y \times V_1} \qquad \text{公式 2–32}$$

式中：

ε——^{226}Ra 的总效率（%）；

N_1——加入已知活度 ^{226}Ra 标准液样品的 ^{226}Ra 计数率，单位为计数每秒（计数 /s）；

N_b——空白沉淀悬浮样的 ^{226}Ra 计数率，单位为计数每秒（计数 /s）；

A_Y——加入 ^{226}Ra 标准溶液的活度浓度，单位为贝可勒尔每毫升（Bq/ml）；

V_1——加入 ^{226}Ra 标准溶液的体积，单位为毫升（ml）。

5．**结果计算**　水中 ^{226}Ra 含量用公式 2–33 计算：

$$A_{Ra-226} = \frac{N_s}{\varepsilon \times V} \times e^{\lambda t} \qquad \text{公式 2–33}$$

式中：

A_{Ra-226}——水中 ^{226}Ra 活度，单位为贝可勒尔每升（Bq/L）；

N_s——^{226}Ra 的净计数率，单位为贝可每秒（计数 /s）；

ε——^{226}Ra 的总效率（%）；

V——样品体积，单位为升（L）；

λ——^{226}Ra 衰变常数，单位为计数每秒（计数 /s）；

t——采样至测量时间间隔，单位为秒（s）。

6．**不确定度评定**　基于公式 2–33 的数学模式，放射性活度浓度 A 的相对不确定度用公式 2–34 计算：

$$u_{rel}(A) = \sqrt{\left[u_{rel}(N_s)\right]^2 + \left[u_{rel}(\varepsilon)\right]^2 + \left[u_{rel}(V)\right]^2 + \left[u_{rel}(\eta)\right]^2} \qquad \text{公式 2–34}$$

式中：

$u_{rel}(A)$——放射性活度浓度 A 的相对不确定度；

$u_{rel}(N_s)$——样品净计数率的相对不确定度；

$u_{rel}(\varepsilon)$——总效率引入的相对不确定度；

$u_{rel}(V)$——样品体积的相对不确定度；

$u_{rel}(\eta)$——衰变因子的相对不确定度，$e^{\lambda t}$。

（1）净计数率 N_s 引入的相对不确定度用公式 2-35 计算：

$$u_{rel}\left(N_s\right)=\sqrt{\frac{n_x}{t_x}+\frac{n_0}{t_0}}\,/\left(n_x-n_0\right) \qquad \text{公式 2-35}$$

式中：

$u_{rel}(N_s)$——^{226}Ra 放射性活度浓度计数率的相对不确定度；

n_x——水样计数率，单位为计数每秒（计数 /s）；

n_0——本底计数率，单位为计数每秒（计数 /s）；

t_x——水样测量时间，单位为秒（s）；

t_0——本底测量时间，单位为秒（s）。

（2）总效率 ε 引入的相对不确定度包括标准溶液的不确定度、标准溶液配制的不确定度和标准样品计数不确定度。衰变因子的相对不确定度非常小，可以忽略。

（3）扩展不确定度 $u_{rel}(A)$，由公式 2-36 给出：

$$u_{rel}\left(A\right)=u_{rel}\left(A\right)\times k \qquad \text{公式 2-36}$$

式中：

k——包含因子，通常取 $k=2$，对应于 95% 的置信水平。

四、电感耦合等离子体质谱分析方法

电感耦合等离子体质谱（inductively coupled plasma mass spectrometry，ICP-MS）是一种非常有效的痕量元素的现代检测手段，具有高灵敏度，高选择性，多元素检测能力，可测元素覆盖面广（包括金属和非金属元素）及线性范围宽等优点。此外，它还可以用于同位素比的测定。ICP-MS 技术在生物、环境和地质样品的痕量和超痕量元素分析中应用广泛。

（一）仪器测量原理

ICP-MS 包括五个组成部分：样品引进系统、ICP 离子源、ICP-MS 界面层、质量分析器和电子学系统（包括检测器、计算机以及数据采集与处理）。

样品通常以液态形式以 1ml/min 的速率泵入雾化器，用氩气以大约 1L/min 将其转变成细颗粒的气溶胶。从雾室出口管出来的细颗粒气溶胶通过样品注射器被传输到等离子体炬管中，生成带正电荷的离子和非光子物质。离子在等离子体中形成后，通过接口区的取样锥和截取锥引入质谱仪，含有所有的待测元素和基体离子的离子束进入质量分析器。质量分析器最常用的类型有四极杆、扇形磁场、飞行时间和碰撞 / 反应池技术，但它们基本的目的是一样的，允许具有特定质荷比的待测元素离子进入检测器，并经过滤除去所有的非待测元素、干扰和基体离子。最后一个过程是用一个离子检测器将离子转换成电信号。

（二）ICP-MS 在放射化学分析中的应用

1．**分析低水平放射性核素浓度**　ICP-MS 可以进行快速定性分析、半定量分析和定量分析。其中，定量分析方法包括外标法、内标法、标准加入法和同位素稀释法。核燃料循环和材料分析中，ICP-MS 元素分析的主要对象是铀矿地质样品、铀化合物中的杂质、核燃料和环境及生物样品等。应用于分析食品、饮用水、气溶胶核内污染等天然放射性元素铀、钍含量，以及人工放射性核素镎、钚、镅、锔、锝、碘 -129 等的分析，各种裂变核素如锶 -90、铯 -137 等放化分析回收率的测量分析。

2．**铀和钍的分析实验**　ICP-MS 定量一般采用外标法，即工作曲线法。

样品溶液制备：将样品消解为溶液，加入重蒸硝酸，使成为 2% 硝酸体系，保持所有样品的酸度一致，取 10ml 样品溶液，加入 ^{209}Bi 作为内标，内标浓度为 1μg/L。充分摇匀，待测。

标准溶液的制备：取铀、钍标准溶液，用 2% 硝酸稀释成一系列不同浓度的标准溶液，绘制标准曲线。铀、钍混合标准溶液浓度分别为 0ng/L、50ng/L、100ng/L、500ng/L、1000ng/L。

样品测量：仪器条件为载气流量 0.98ml/min，辅助气流量 0.8ml/min，冷却气流量 16.0ml/min，RF 功率 1200W，测量前使用仪器自带标准对灵敏度和分辨率进行调谐。样品中总铀的质量浓度用式 2–37 计算：

$$C_{\mathrm{U}}=\frac{C_{测}\times V_{消}}{V_{取}} \qquad \text{公式 2–37}$$

式中：

C_{U}——样品中总铀的质量浓度，单位为毫克每升（mg/L）；

$C_{测}$——样品消解液中总铀的质量浓度（由标准曲线得到），单位为毫克每升（mg/L）；

$V_{消}$——样品消解液的体积，单位为毫升（ml）；

$V_{取}$——样品的取样体积，单位为毫升（ml）。

3．**不确定度评定**　基于计算样品中总铀的质量浓度的数学模式公式 2–37，样品中总铀的质量浓度的不确定度主要由样品多次测量引入的不确定度 u_{m}、标准物质引入的不确定度 u_{s}、样品处理过程引入的不确定度 u_{t} 和标准曲线引入的不确定度 u_{c}，样品中总铀的质量浓度的不确定度分别用公式 2–38 计算：

$$u(C_{\mathrm{u}})=\sqrt{{u_{\mathrm{m}}}^2+{u_{\mathrm{s}}}^2+{u_{\mathrm{t}}}^2+{u_{\mathrm{c}}}^2} \qquad \text{公式 2–38}$$

（1）样品多次测量引入的不确定度 u_{m} 用公式 2–39 计算：

$$u_{\mathrm{m}}=\sqrt{\frac{\sum(x_i-\bar{x})^2}{n(n-1)}} \qquad \text{公式 2–39}$$

（2）标准物质的不确定度包含标准物质的均匀性引起的不确定度，标准物质的稳定性引起的不确定度以及标准物质的定值过程带来的不确定度。其对测量结果合成不确定度的贡献可用公式 2–40 计算：

$$u_s = \frac{\Delta_i}{\sqrt{3}} \qquad \text{公式 2–40}$$

式中：

Δ_i——i 种标准物质由稳定性及定值过程引进的参考值标准差的半宽度。

（3）样品处理过程引入的不确定度 u_t：总铀分析样品制备过程引入的不确定度。主要是由于样品、空白样和试剂定容引入的不确定度。其对测量结果合成不确定度的贡献一般可以通过估算给出。

（4）标准曲线引入的不确定度 u_c：往往采用已知含量的标准物质配制系列标准曲线，再用线性拟合方式，获得一维线性方程。由实验测量的仪器信号响应，可以获得待测样品中待测元素的含量。由标准曲线求得的分析结果的不确定度评定可用公式 2–41 计算：

$$u_c = \frac{s}{b}\sqrt{1+\frac{1}{n}+\frac{\left(x-\bar{x}\right)^2}{\sum_{i=1}^{n}\left(x_i-\bar{x}\right)^2}} \qquad \text{公式 2–41}$$

其中残余标准差 S 计算见公式 2–42：

$$S = \sqrt{\frac{\sum_{i=1}^{n}\left[y_i-\left(b+ax_i\right)\right]^2}{n-2}} \qquad \text{公式 2–42}$$

此处，假设拟合标准曲线为 $y=b+ax$，其中 b 为截距，a 为斜率。

式中：

S——残余标准差（或称回归的标准偏差）；

n——测量次数；

$\bar{x}$——绘制标准曲线所用全部 x 值的平均值。

（5）扩展不确定度 $U(C_u)$，由公式 2–43 给出：

$$U(C_u) = u(C_u)\times k \qquad \text{公式 2–43}$$

式中：

k——包含因子，通常取 $k=2$，对应于 95% 的置信水平。

五、紫外荧光分析方法

紫外荧光法是一种基于物质在紫外光照射下吸收能量发射荧光的特性，根据荧光的光谱和荧光强度，对物质进行定性或定量分析的方法。荧光分析法灵敏度高，一般可达到 $10^{-12} \sim 10^{-10}$g/ml，其具有选择性强、需要样品量少和方法简便等优点。利用激光作为激发光源可以获得更高的检测灵敏度、较高的响应信号，称为激光荧光分析。

（一）仪器测量原理

测定荧光可用荧光计和荧光分光光度计，二者的结构复杂程度不同，但其基本结构是相似的。由光源发出的光，经单色器过滤后让特征波长的激发光通过，照射到样品溶液使荧光物质发射出荧光，经第二个单色器让待测物质所产生的特征波长荧光通过，照射到检测器产生光电流，经放大后以指针指示或用记录仪记录其信号。仪器主要包括激发光源、单色器、样品池和检测器几部分。

（二）分析方法及应用

荧光分析法的定量测定方法较多，可分为直接测定法和间接测定法两类。某些物质只要本身能发荧光，只需将含这类物质的样品做适当的前处理或分离除去干扰物质，即可通过测量它的荧光强度来测定其浓度。有许多物质，它们本身不能发荧光，或者荧光量子产率很低，仅能显现非常微弱的荧光，无法直接测定，这时可采用间接测定方法。直接测定法是荧光分析最为简便的方法。

1．直接测定法步骤

（1）激发光源：使用紫外光源照射待测样品。紫外光源波长一般在 200 ~ 400nm 范围内，可以激发样品中的电子从基态跃迁到激发态。一般会选择波长一定的激光作为照射光源。

（2）发射荧光：样品受到激发光源照射后，分子吸收能量使其电子处于激发态，然后激发态电子会迅速返回到基态，释放出能量并发出荧光光子。荧光发射的波长通常比激发光的波长长，并且荧光的强度与样品中目标分析物的浓度成正比。

（3）荧光光谱记录：使用光谱仪或荧光光度计测量样品发射出的荧光的强度和波长分布。通过测量多组荧光光谱，可以确定荧光峰的位置和强度。

（4）分析计算：根据荧光光谱的特征，使用分析方法对目标分析物进行定量测定。这可以通过比较样品荧光光谱与标准品或者利用荧光强度与浓度之间的线性关系来实现。

需要注意的是，紫外荧光法测量要求样品对紫外光有较好的吸收性能，并且分析物在紫外激发下能够发生荧光发射才能有效测量。此外，样品的背景荧光也可能对测量结果产生影响，因此需要进行背景校正。

2．紫外荧光法分析水中铀

（1）水样的预处理：将水样静置后取上清液，如水样有悬浮物，需用孔径 0.45μm 的过滤器过滤，待测水样 pH 为 3 ~ 8。

（2）确定线性范围：用移液器移取 5.00ml 去离子水，加入石英比色皿中，加入 0.50ml 荧光增强剂，充分混匀。依次累积加入铀标准溶液，并分别测定此系列标准溶液（0.05 ~ 20μg/L）的荧光强度。以荧光强度为纵坐标，铀质量浓度为横坐标，绘制标准曲线，确定荧光强度 - 铀质量浓度的线性范围，要求线性范围内，线性相关系数大于 0.995。

（3）水样测定：移取 5.00ml 待测水样于石英比色皿中，置于微量铀分析仪测量室内进行荧光测定。向水样内加入 0.50ml 铀荧光增强剂，充分混匀后再次测定荧光强度，最后向水样内加入已知浓度的铀标准溶液测定荧光强度。

（4）质量浓度计算：

$$\rho_{\mathrm{U}}=\frac{(N_1-N_0)\times\rho_1 V_1 J}{(N_2-N_1)\times V_0}\times 1\,000 \quad \text{公式 2–44}$$

式中：

ρ_{U}——水样中的铀质量浓度，单位为微克每升（μg/L）；

N_1——加入荧光增强剂后测得的荧光强度；

N_0——未加入荧光增强剂前测得的荧光强度；

ρ_1——加入铀标准溶液的浓度，单位为微克每毫升（μg/ml）；

V_1——加入铀标准溶液的体积，单位为毫升（ml）；

J——水样稀释倍数；

N_2——加入铀标准溶液后测得的荧光强度；

V_0——分析用水样的体积，单位为毫升（ml）；

1 000——体积转换系数。

3．**不确定度评定** 基于计算，样品中总铀的质量浓度的不确定度数学模式公式 2–44，其由样品多次测量引入的不确定度 u_{m}、标准物质引入的不确定度 u_{s}、被测样品体积引入的不确定度 u_{v} 和标准溶液配制的引入不确定度 u_{ω}，水样中的铀质量浓度的不确定度分别用公式 2–45 计算：

$$u(\rho_{\mathrm{U}})=\sqrt{{u_{\mathrm{m}}}^2+{u_{\mathrm{s}}}^2+{u_{\mathrm{v}}}^2+{u_{\omega}}^2} \quad \text{公式 2–45}$$

（1）样品多次测量引入的不确定度 u_{m} 按公式 2–46 和公式 2–47 计算。

$$u_{\mathrm{m}}=S(\bar{x})=\frac{S(x)}{\sqrt{n}} \quad \text{公式 2–46}$$

$$S(x_i)=\sqrt{\frac{\sum_{i=1}^{n}(x_i-\bar{x})^2}{n-1}} \quad \text{公式 2–47}$$

式中：

u_{m}——样品多次测量的不确定度，单位为微克每升（μg/L）；

$S(\bar{x})$——样品 n 次测量平均值的标准差（也称为标准误），单位为微克每升（μg/L）；

$\bar{x}$——样品 n 次测量结果的平均值；

$S(x_i)$——样品 n 次测量序列（$x_1\cdots x_i\cdots x_n$）的标准差，单位为微克每升（μg/L）；

x——样品 n 次测量序列（$x_1\cdots x_i\cdots x_n$）；

n——样品测量总次数。

（2）扩展不确定度 $U(\rho_{\mathrm{U}})$，由公式 2–48 给出：

$$U(\rho_{\mathrm{U}})=u(\rho_{\mathrm{U}})\times k \quad \text{公式 2–48}$$

式中：

k——包含因子，通常取 $k=2$，对应于 95% 的置信水平。

六、其他分析方法

（一）加速器质谱

加速器质谱法（accelerator mass spectrometry，AMS）将加速器技术与质谱技术相结合，用于测量长寿命宇生放射性核素（如 ^{3}H、^{10}Be、^{14}C、^{26}Al、^{36}Cl、^{41}Ca、^{129}I）的同位素丰度比，从而推断样品年龄或进行示踪研究。大部分加速器质谱仪是由串列式静电加速器加上特殊的质量分析系统组成的。

与传统的质谱仪不同，AMS 用加速器可将离子加速到几兆电子伏，以至几百兆电子伏。能量的提高使得采用电子剥离技术（可以消除分子干扰）、多种新的同量异位素分离技术及重离子探测器（可鉴别不同核素而有效地抑制本底）成为可能，这样它的灵敏度比普通的质谱仪要高几个数量级，可测到 10^{3} ~ 10^{5} 原子 / 样品。对于 $^{14}C/^{12}C$ 的探测限是 1.7×10^{-15}，$^{10}Be/^{9}Be$、$^{26}Al/^{27}Al$ 探测限也可达到 10^{-15}，因此 AMS 也被称为超高灵敏度质谱仪。另外，由于 AMS 的探测效率高，所需的样品及测量时间少，如测量 ^{14}C 的样品量一般为 1 ~ 5mg，甚至少到几十微克，达到 1% 统计误差所需时间也只有十几分钟，大大优于传统的放射性衰变计数法。AMS 大大提高了低活度放射性核素的测量灵敏度以及测量效率和精确度。但其方法亦有局限性，如可供选择的核素很有限，即使可被测量，其灵敏度也因不同元素、加速器质谱仪本身品质的限制而有很大差异；样品需转化为特定的化学形态，且实验系统易被污染。尽管如此，作为一种超高灵敏度的分析方法，AMS 的应用范围在不断扩大，尤其是在生物医学和环境科学领域发挥着重要的作用。

（二）活化分析

活化分析（activation analysis）作为一种核分析方法，它的基础是核反应。该方法是用一定能量和流强的中子、带电粒子或者高能 γ 光子轰击待测样品，然后测定核反应中生成的放射性核衰变时放出的缓发辐射或者直接测定核反应中放出的瞬发辐射，从而实现元素的定性和定量分析。活化分析通常包括中子活化分析（neutron activation analysis，NAA）、带电粒子活化分析（charged particle activation analysis，CPAA）、光子活化分析（photon activation analysis，PAA）等。

在中子活化分析中，用于诱发核反应的中子可来自反应堆、加速器或核素中子源，其中以反应堆最为重要，反应堆中子活化分析占全部中子活化分析的 95% 以上。中子活化分析（NAA）可以同时测定三四十种元素，适合于各种基体复杂的样品，其方法灵敏度很高，对大多数元素的分析灵敏度在 10^{-6} ~ 10^{-13}g 之间。中子活化分析的非破坏模式即仪器中子活化分析（INAA）是指辐照样品在不经任何化学处理的情况下，根据诱导放射性核素的半衰期，在不同衰变时间后进行计数。而在其破坏模式中，在计数之前采用放射化学手段将样品分解和核素分离，以消除基质干扰或分离目标放射性核素，称为放射化学中子活化分析（RNAA）。化学分离也可以在辐照之前进行。这种方法特别适用于半衰期短的放射性核素的测定和元素形态研究［这种分析模式有时被称为分子活化分析（MAA）］，但是辐照前分离可能需要引入一个分析空白。分析空白在INAA或RNAA中几乎不使用。

活化分析用过的样品等其放射性衰变到一定程度后，还可以供其他目的所用。中子活化分析还可实现活体分析，这是其他方法难以做到的。但是用于中子活化分析的设备比较复杂，且价格较贵，尤其是照射装置不易获得。另外，还需要有一定的放射性防护设施。

带电粒子活化分析（CPAA）是选择适当的带电粒子（p、d、^{3}He、α 等）照射待分析的样品，使其中某一个或几个稳定核素产生核反应，生成放射性核素，测量放射性核素的性质和活度。带电粒子要与核靶碰撞发生核反应，必须克服核的库仑势垒，为此必须用加速器等设备加速带电粒子。CPAA 灵敏度高，但不如 NAA 简便，主要作为一种补充手段，其分析对象是一些轻元素和不适合于 NAA 的中、重元素。同时带电粒子核反应发生在样品表面，因此是表面分析的重要手段。

光子活化分析（PAA）基于由高能 γ 光子轰击靶核而引起的光核反应，发生的情况随 γ 光子的能量和靶核的原子序数而变。光子活化分析对热中子不灵敏的 C、N、O 和 F 等轻元素和某些中等或重元素 Fe、Ti、Zr、Tl 和 Pb 等，用光子活化的灵敏度相当高。

一般情况下，活化分析不确定度根据分析步骤包括四部分：①样品和对照品的制备；②辐照过程；③ γ 能谱测量；④放射化学分离（如果进行了该步骤）。

七、判定限和检测限

判定限和检测限是表征测量方法优劣的两个特征参数。对于放射性测量，当本底总计数 N_0（天然本底辐射和非感兴趣的放射性核素）足够大（大于约 30），这时放射性测量的泊松分布可近似为正态分布，判定限 a^* 和检测限 $a^\#$（以计数率表示）可分别用公式 2–49 和公式 2–50 计算：

$$a^* = k_{1-\alpha}\sqrt{n_0\left(\frac{1}{t_0}+\frac{1}{t_s}\right)} = 1.645\sqrt{n_0\left(\frac{1}{t_0}+\frac{1}{t_s}\right)} \qquad \text{公式 2–49}$$

$$a^\# = \left(k_{1-\alpha}+k_{1-\beta}\right)\sqrt{n_0\left(\frac{1}{t_0}+\frac{1}{t_s}\right)} = 3.29\sqrt{n_0\left(\frac{1}{t_0}+\frac{1}{t_s}\right)} \qquad \text{公式 2–50}$$

式中：

a^*——以样品净计数率表示的判定限，单位为计数每秒（计数 /s）；

$a^\#$——以样品净计数率表示的检测限，单位为计数每秒（计数 /s）；

$k_{1-\alpha}$——正态分布的 $1-\alpha$ 分位数（Ⅰ型错误概率 α 为预设放射性不存在而错误判断的概率，α 通常都取为5%，在这种情况下 $k_{1-\alpha}=1.645$）；

$k_{1-\beta}$——正态分布的 $1-\beta$ 分位数（Ⅱ型错误概率 β 为预设放射性存在而错误判断的概率，β 通常都取为5%，在这种情况下 $k_{1-\beta}=1.645$）；

n_0——本底平均计数率，单位为计数每秒（计数/s）；

t_0——本底的测量时间，单位为秒（s）；

t_s——样品的测量时间，单位为秒（s）。

八、质量保证和质量控制

为提供足以表明分析结果确实可靠的证明文件，就必须有质量控制措施。

（一）仪器校准和标准源刻度

监测仪器定期在国家计量部门或其授权的计量站检定，实行标识管理。测量仪器必须进行定期校准，校准时所用的标准源必须能追溯到国家法定计量部门。当重要元件更换或工作位置变动或维修后必须重新进行校准，并做记录。

标准源应当附有说明其比活度、纯度和准确度的证书，这类标准源或参考物质可从国家法定的计量部门，或其认定的部门获得，从其他途径得到的标准源可溯源于国家法定计量部门或国际计量单位。

用于校准仪器的标准样品的化学组成和相应核素的浓度均应与待测样品中的类似，校准时标准样品相对于探测器的几何条件和仪器状态均应与实际样品测量时相同。

（二）实验室间比对

定期参加国内或国际权威实验室比对，可避免实验室存在的系统误差。这些系统误差往往是由于刻度不正确、污染或使用不正确的计算方法等因素引起的。

（三）实验室内部控制

1．**仪器性能**　实验室应当制定和实施仪器维护常规计划，以保持其结果可靠。通过检验本底和标准源来定期校正仪器的工作状态。通常实测值不应超过多次测量值偏差的3倍。

2．**分析控制样品**　应当通过配合使用双盲样、空白样和标准样的实验室内部标准控制计划，校正分析结果的有效性。双盲样、空白样和标准样等质控样品，通常应在分析前插入常规分析样品中一起编号分析。

（吉艳琴　尹亮亮）

参考文献

[1] INTERNATIONAL ATOMIC ENERGY AGENCY. Guidelines on soil and vegetation sampling for radiological monitoring: Technical Report Series No. 486[R]. Vienna: IAEA, 2019.

[2] INTERNATIONAL ATOMIC ENERGY AGENCY. Quantifying uncertainty in nuclear analytical measurements: IAEA-TECDOC-1401[R]. Vienna: IAEA, 2004.

[3] INTERNATIONAL ATOMIC ENERGY AGENCY. Indirect methods for assessing intakes of radionuclides causing occupational exposure: Safety reports Series No. 18[R]. Vienna: IAEA, 2000.

[4] INTERNATIONAL ATOMIC ENERGY AGENCY. Measurement of Radionuclides in Food and the Environment: Technical Report Series No. 295[R]. Vienna: IAEA, 1989.

[5] INTERNATIONAL COMMISSION ON RADIOLOGICAL PROTECTION. Occupational intakes of radionuclides: Part 1: ICRP Publication 130: Annals of the ICRP 44(2)[R]. Oxford: Pergamon Press, 2015.

[6] INTERNATIONAL ORGANIZATION FOR STANDARDIZATION. Water quality-Sampling-Part 6: Section 6.5 Guidance on sampling of drinking water and water used for food and beverage processing[S]. ISO 5667-5: 2006.

[7] INTERNATIONAL ORGANIZATION FOR STANDARDIZATION. Water quality-Sampling-Part 3: Preservation and handling of water samples[S]. ISO 5667-3: 2018.

[8] 中华人民共和国农业部. 农产品中 ^{137}Cs 的测定：无源效率刻度 γ 能谱分析法：NY/T 2652—2014[S]. 北京：中国农业出版社，2014.

[9] 国家市场监督管理总局，国家标准化管理委员会. 环境及生物样品中放射性核素的 γ 能谱分析方法：GB/T 16145—2022[S]. 北京：中国标准出版社，2022.

第三章
体内污染监测

人体内放射性核素污染摄入的主要途径包括食入和吸入等。有关食品、饮用水和空气污染的监测已在本书第二章介绍，本章将主要介绍放射性核素进入人体后的体内污染监测。

第一节 监测方法及技术要求

针对体内放射性核素的污染监测，不同核素分析的实用监测方法的选择及技术要求见表 3–1。

表 3–1 主要核素的监测方法和技术要求

核素	实用监测方法		典型检测限	可达到的最小检测限	说明（最佳技术要求）
	设备	监测类型			
^{3}H	液闪谱仪	尿样测量	100Bq/L	10Bq/L	尿氚可以测到 10Bq/L，但一般情况下的日常监测中，工作人员尿氚的本底排泄量就会高于 10Bq/L
^{14}C	液闪谱仪	尿样测量	60Bq/L	3Bq/L	通常采用液闪谱仪测量尿中排泄的活度来监测。对于呼出气中 ^{14}C 的活度监测，目前还尚不能给出检测限或适用于常规监测的技术
^{32}P	液闪谱仪	尿样测量	5 ~ 15Bq/L	0.02Bq/L	通常采用液闪谱仪测量尿中排泄的活度来监测
^{35}S	液闪谱仪	尿样测量	5 ~ 15Bq/L	0.4Bq/L	通常采用液闪谱仪测量尿中排泄的活度来监测

续表

核素	实用监测方法		典型检测限	可达到的最小检测限	说明（最佳技术要求）
	设备	监测类型			
^{45}Ca	液闪谱仪	尿样测量	5 ~ 15Bq/L	5Bq/L	通常采用液闪谱仪测量尿中排泄的活度来监测
^{59}Fe	γ 谱仪	尿样测量	1Bq/L	0.1Bq/L	γ 谱仪测量推荐选择 1 099.3keV（分支比为 56.5%）和 1 291.6keV（分支比为 43.2%）的能峰进行分析
		全身测量	80Bq	20Bq	
^{57}Co	γ 谱仪	尿样测量	1Bq/L	0.2Bq/L	γ 谱仪测量推荐选择 122.1keV（分支比为 85.60%）和 136.5keV（分支比为 10.68%）的能峰进行分析。其中全身测量的检测限是来自屏蔽室内的测量数据
		全身测量	30Bq	30Bq	
		肺测量	4 ~ 5Bq	4Bq	
^{58}Co	γ 谱仪	尿样测量	0.4Bq/L	0.03Bq/L	γ 谱仪测量推荐选择 810.760keV（分支比为 99.44%）的能峰进行分析。其中全身测量的检测限是来自屏蔽室内的测量数据
		全身测量	30 ~ 40Bq	9Bq	
		肺测量	4Bq	4Bq	
^{60}Co	γ 谱仪	尿样测量	0.4Bq/L	0.1Bq/L	γ 谱仪测量使用 1 173.2keV（分支比为 99.85%）和 1 332.5keV（分支比为 99.9826%）的能峰进行分析。其中全身测量的检测限是来自屏蔽室内的测量数据
		全身测量	30 ~ 40Bq	10Bq	
		肺测量	8Bq	8Bq	
^{65}Zn	γ 谱仪	尿样测量	1Bq/L	0.1Bq/L	γ 谱仪测量推荐选择 1 115.55keV（分支比为 50.6%）的能峰进行分析
		全身测量	80Bq	20Bq	
^{85}Sr	γ 谱仪	尿样测量	5Bq/L	1Bq/L	γ 谱仪测量推荐选择 514keV（分支比为 96%）的能峰进行分析，但要注意 511keV 正电子湮灭峰的影响
		全身测量	50Bq	20Bq	
		肺测量	5Bq	5Bq	
^{89}Sr	β 计数器	尿样测量	1Bq/L	0.05Bq/L	放化分离后，在低本底 β 测量仪上进行测量分析
^{90}Sr	β 计数器	尿样测量	0.4Bq/L	0.05Bq/L	放化分离后，在低本底 β 测量仪上通过测量 ^{90}Y 来计算出 ^{90}Sr 的活度浓度
	液闪谱仪	尿样测量	0.4Bq/L	0.1Bq/L	也可采用液闪谱仪测量尿中排泄的活度来监测
^{90}Y	液闪谱仪	尿样测量	1 ~ 5Bq/L	1Bq/L	通常采用液闪谱仪或低本底 β 测量仪测量尿中排泄的活度来监测
	β 计数器	尿样测量	0.4Bq/L	0.05Bq/L	
^{95}Zr	γ 谱仪	尿样测量	5Bq/L	0.1Bq/L	γ 谱仪测量推荐选择 724.2keV（分支比为 44.27%）和 756.7keV（分支比为 54.38%）的能峰进行分析
		全身测量	50Bq	20Bq	
		肺测量	20Bq	—	工作人员的日常监测一般不用肺测量，肺测量的检测限是由蒙特卡罗程序模拟计算获得的

续表

核素	实用监测方法		典型检测限	可达到的最小检测限	说明（最佳技术要求）
	设备	监测类型			
^{95}Nb	γ 谱仪	尿样测量	4Bq/L	0.5Bq/L	γ 谱仪测量推荐选择 765.80keV（分支比为 99.808%）的能峰进行分析
		全身测量	40Bq	12Bq	
		肺测量	20Bq	—	工作人员的日常监测一般不用肺测量，肺测量的检测限是由蒙特卡罗程序模拟计算获得的
^{99}Mo	γ 谱仪	尿样测量	1 ~ 5Bq/L	0.01Bq/L	γ 谱仪测量推荐选择 739.5keV（分支比为 12.12%）的能峰进行分析。工作人员的日常监测一般不用肺测量
		肺测量	—	4Bq	
		全身测量	400Bq	25Bq	
^{99}Tc	液闪谱仪	尿样测量	1 ~ 5Bq/L	1Bq/L	^{99}Tc 通常采用液闪谱仪或低本底 β 测量仪测量尿中排泄的活度来监测
	β 计数器	尿样测量	4Bq/L	0.04Bq/L	
^{99m}Tc	γ 谱仪	尿样测量	5 ~ 10Bq/L	0.01Bq/L	γ 谱仪测量推荐选择 140.5keV（分支比为 88.5%）的能峰进行分析
		全身测量	90Bq	25Bq	
^{106}Ru	γ 谱仪	尿样测量	10Bq/L	3Bq/L	吸入为 S 类的常规监测要求有更低的最低检测限。γ 谱仪是通过测量其子体 ^{106}Rh 的 γ 射线来分析的，推荐选择 621.9keV（分支比为 9.87%）和 1 050.4keV（分支比为 1.490%）的能峰进行分析
		全身测量	200Bq	130Bq	
		肺测量	42Bq	—	工作人员的日常监测一般不用肺测量，该检测限是由蒙特卡罗程序模拟计算获得的
^{124}Sb	γ 谱仪	尿样测量	1Bq/L	0.02Bq/L	γ 谱仪测量推荐选择 602.7keV（分支比为 97.775%）和 1 691.0keV（分支比为 47.46%）的能峰进行分析
		全身测量	30Bq	12Bq	
		肺测量	9Bq	—	工作人员的日常监测一般不用肺测量，肺测量的检测限是由蒙特卡罗程序模拟计算获得的
^{125}Sb	γ 谱仪	尿样测量	6Bq/L	0.1Bq/L	γ 谱仪测量推荐选择 427.9keV（分支比为 29.8%）和 600.6keV（分支比为 17.77%）的能峰进行分析
		全身测量	100Bq	40Bq	
^{132}Te	γ 谱仪	尿样测量	0.5Bq/L	—	γ 谱仪测量推荐选择 228.3keV（分支比为 88.12%）的能峰进行分析
		全身测量	300Bq	—	

续表

核素	实用监测方法		典型检测限	可达到的最小检测限	说明（最佳技术要求）
	设备	监测类型			
^{125}I	γ 谱仪	尿样测量	1Bq/L	0.4Bq/L	监测一般首选甲状腺监测，如果甲状腺已被阻止吸收碘，应采用尿样测量。尿液排泄率随着摄入时间的增加而迅速下降，因此，知道实际摄入时间对尿样的监测十分必要。 γ 谱仪测量推荐选择 35.5keV（分支比为 6.63%）的能峰进行分析，但由于该能量较低，请选用宽能型、P 型优化或者低能型高纯锗 γ 谱仪进行测量，传统 P 型高纯锗 γ 谱仪无法完成 35.5keV 效率曲线法的定量分析。另外，甲状腺前组织厚薄对甲状腺测量有一定影响
		甲状腺测量	40Bq	1Bq	
^{129}I	γ 谱仪	尿样测量	1Bq/L	0.5Bq/L	监测一般首选甲状腺监测，如果甲状腺已被阻止吸收碘，应采用尿样测量。尿液排泄率随着摄入时间的增加而迅速下降，因此，知道实际摄入时间对尿样的监测十分必要。 γ 谱仪测量推荐选择 39.6keV（分支比为 7.51%）的能峰进行分析，但由于该能量较低，请选用宽能型、P 型优化、N 型或低能型高纯锗 γ 谱仪进行测量，传统 P 型高纯锗 γ 谱仪无法完成 40keV 效率曲线法的定量分析。另外，甲状腺前组织厚薄对甲状腺测量有一定影响。 如果条件允许可选择加速器质谱仪进行尿样中的 ^{129}I 分析
		甲状腺测量	40Bq	8Bq	
^{131}I	γ 谱仪	尿样测量	2Bq/L	0.3Bq/L	监测一般首选甲状腺监测，如果甲状腺已被阻止吸收碘，应采用尿样测量。尿液排泄率随着摄入时间的增加而迅速下降，因此，知道实际摄入时间对尿样的监测十分必要。 常规监测中很少使用全身测量，但如果甲状腺已被阻止吸收碘，可考虑进行全身测量。 γ 谱仪测量推荐选择 364.5keV（分支比为 81.27%）的能峰进行测量分析
		甲状腺测量	25Bq	1Bq	
		全身测量	70Bq	15Bq	
^{134}Cs	γ 谱仪	尿样测量	1Bq/L	0.04Bq/L	γ 谱仪测量推荐选择 604.7keV（分支比为 97.62%）和 795.9keV（分支比为 85.53%）的能峰进行分析，需要注意 795keV 附近存在天然核素 ^{232}Th 子体的影响。其中全身测量的检测限是来自屏蔽室内的测量数据
		全身测量	20～40Bq	11Bq	
		肺测量	9Bq	—	工作人员的日常监测一般不用肺测量，肺测量的检测限是由蒙特卡罗程序模拟计算获得的

续表

核素	实用监测方法		典型检测限	可达到的最小检测限	说明（最佳技术要求）
	设备	监测类型			
^{137}Cs	γ 谱仪	尿样测量	1 ~ 5Bq/L	0.1Bq/L	γ 谱仪测量使用 661.657keV（分支比为 84.99%）的能峰进行分析。其中全身测量的检测限是来自屏蔽室内的测量数据
		全身测量	25 ~ 60Bq	16Bq	
		肺测量	11Bq	—	工作人员的日常监测一般不用肺测量，该检测限是由蒙特卡罗程序模拟计算获得的
^{133}Ba	γ 谱仪	尿样测量	0.6Bq/L	0.06Bq/L	γ 谱仪测量推荐选择 356.0129keV(分支比为 62.05%）和 80.9979keV（分支比为 32.9%）的能峰进行分析
		全身测量	100Bq	32Bq	
^{140}Ba	γ 谱仪	尿样测量	1Bq/L	0.1Bq/L	γ 谱仪测量推荐选择 537.3keV（分支比为 24.39%）和 162.7keV（分支比为 6.22%）的能峰进行分析
		全身测量	80Bq	51Bq	
^{192}Ir	γ 谱仪	尿样测量	250Bq/L	0.5Bq/L	γ 谱仪测量推荐选择 316.5keV（分支比为 82.71%）和 468.1keV（分支比为 47.81%）的能峰进行分析
		全身测量	100Bq	—	
		肺测量	6Bq	—	工作人员的日常监测一般不用肺测量，肺测量的检测限是由蒙特卡罗程序模拟计算获得的
^{210}Pb	β 计数器	尿样测量	0.1Bq/L	0.01Bq/L	放化分离后，在低本底 β 测量仪上进行测量分析。必要时也可对粪样进行测量
	γ 谱仪	头盖骨测量	20Bq	3Bq	γ 谱仪测量推荐选择 46.5keV（分支比为 4.25%）的能峰进行分析
		膝盖骨测量	15Bq	4Bq	
^{212}Pb	γ 谱仪	全身测量	80Bq	50Bq	γ 谱仪测量推荐选择 238.6keV（分支比为 43.6%）和 300.1keV（分支比为 3.18%）的能峰进行分析
		肺测量	9Bq	8Bq	
^{214}Pb	γ 谱仪	全身测量	90Bq	50Bq	γ 谱仪测量推荐选择 351.9keV（分支比为 35.60%）和 295.2keV（分支比为 18.41%）的能峰进行分析
		肺测量	20Bq	7Bq	
^{214}Bi	γ 谱仪	全身测量	200Bq	36Bq	γ 谱仪测量推荐选择 609.3keV（分支比为 45.49%）的能峰进行分析
^{210}Po	α 谱仪	尿样测量	1mBq/L	0.1mBq/L	先通过放化分离，再进行 α 谱仪测量分析
^{226}Ra	α 谱仪	尿样测量	0.2Bq/L	—	先通过放化分离，再进行 α 谱仪测量分析。其“典型检测限”指的是样品预处理时间为 5 ~ 8h 的快速检测，不用于常规监测
	氡钍测量仪	尿样测量	5mBq/L	0.3mBq/L	先通过放化分离，在扩散器中积累氡，然后用氡钍分析仪测量分析。其“典型检测限”指的是样品预处理时间为 5 ~ 8h 的快速检测，不用于常规监测。“可达到的最小检测限”指的是样品预处理时间为 20 ~ 30d 测量获得的检测限

续表

<table>
<tr><th rowspan="2">核素</th><th colspan="2">实用监测方法</th><th rowspan="2">典型检测限</th><th rowspan="2">可达到的最小检测限</th><th rowspan="2">说明（最佳技术要求）</th></tr>
<tr><th>设备</th><th>监测类型</th></tr>
<tr><td rowspan="5">^{226}Ra</td><td>正比计数器</td><td>尿样测量</td><td>4mBq/L</td><td>—</td><td>先通过放化分离，再进行正比计数器测量分析。其“典型检测限”指的是样品预处理时间为5～8h的快速检测，不用于常规监测</td></tr>
<tr><td>液闪谱仪</td><td>尿样测量</td><td>3mBq/L</td><td>—</td><td>采用液闪谱仪测量尿中排泄的活度来监测。其“典型检测限”指的是样品预处理时间约为5～8h的快速检测，不用于常规监测</td></tr>
<tr><td>ICP-MS</td><td>尿样测量</td><td>1.72×10^{-10} mg/L</td><td>—</td><td>电感耦合等离子体质谱（ICP-MS）是一种更灵敏的测量技术，其“典型检测限”的样品预处理时间为2～3d。1.72×10^{-10}mg/L=6.3mBq/L</td></tr>
<tr><td>正比计数器</td><td>粪样测量</td><td>16mBq/24h</td><td>—</td><td>先通过放化分离，再进行正比计数器测量分析</td></tr>
<tr><td>γ谱仪</td><td>肺测量</td><td>100Bq</td><td>40Bq</td><td>^{226}Ra发射的γ射线能峰位于186.2keV，由于其与^{235}U的能峰有重叠问题，因此实际测量中，是通过测量其子体^{214}Pb的γ射线来分析的，推荐选择295.2keV（分支比为18.41%）、351.9keV（分支比为35.60%）的能峰进行分析。由于^{214}Pb的物理半衰期短，其活度近似与氡的活度相等</td></tr>
<tr><td rowspan="3">^{228}Ra</td><td>β计数器</td><td>尿样测量</td><td>1Bq/L</td><td>0.1Bq/L</td><td>放化分离后，在低本底β测量仪上进行测量分析</td></tr>
<tr><td>液闪谱仪</td><td>尿样测量</td><td>50mBq/L</td><td>—</td><td>可采用液闪谱仪测量尿中排泄的活度来监测</td></tr>
<tr><td>γ谱仪</td><td>肺测量</td><td>40Bq</td><td>15Bq</td><td>实际测量中，是通过测量其子体^{228}Ac的γ射线来分析的，γ能谱测量选择911.2keV（分支比为26.2%）的能峰进行分析</td></tr>
<tr><td rowspan="3">^{228}Th</td><td rowspan="2">α谱仪</td><td>尿样测量</td><td>1mBq/L</td><td>0.1mBq/L</td><td rowspan="2">通过放化分离后，再进行α谱仪测量分析</td></tr>
<tr><td>粪样测量</td><td>2mBq/24h</td><td>0.2mBq/24h</td></tr>
<tr><td>γ谱仪</td><td>肺测量</td><td>10Bq</td><td>8Bq</td><td>实际测量中，是通过测量其子体^{212}Pb的γ射线来进行的，推荐选择238.6keV（分支比为43.6%）的能峰进行分析。但需考虑^{212}Pb在肺中的生物动力学，因为^{212}Pb在肺中的清除率可能比钍快</td></tr>
<tr><td>^{229}Th</td><td>α谱仪</td><td>尿样测量</td><td>2mBq/L</td><td>0.1mBq/L</td><td>通过放化分离后，再进行α谱仪测量分析</td></tr>
<tr><td rowspan="2">^{230}Th</td><td rowspan="2">α谱仪</td><td>尿样测量</td><td>1mBq/L</td><td>0.1mBq/L</td><td rowspan="2">通过放化分离后，再进行α谱仪测量分析</td></tr>
<tr><td>粪样测量</td><td>2mBq/24h</td><td>0.2mBq/24h</td></tr>
</table>

续表

核素	实用监测方法		典型检测限	可达到的最小检测限	说明（最佳技术要求）
	设备	监测类型			
^{232}Th	α 谱仪	尿样测量	1mBq/L	0.1mBq/L	通过放化分离后，再进行 α 谱仪测量分析
	ICP-MS	尿样测量	7.37×10^{-8} g/L	1.47×10^{-8} g/L	电感耦合等离子体质谱（ICP-MS）是一种更灵敏的测量技术，其“典型检测限”为 7.37×10^{-8} g/L=0.3mBq/L，“可达到的最小检测限” 1.47×10^{-8} g/L=0.06mBq/L
	α 谱仪	粪样测量	2mBq/24h	0.2mBq/24h	通过放化分离后，再进行 α 谱仪测量分析
	γ 谱仪	肺测量	20Bq	10Bq	γ 谱仪通过测量其子体 ^{228}Ac 的 γ 射线来进行分析，推荐选择 911.2keV（分支比为 26.2%）的能峰进行分析。通过测量其子体 ^{228}Ac 来推算肺中 ^{232}Th 的活度并不简单，这是基于 ^{232}Th 与其子体核素衰变平衡的假设进行的。但实际上 ^{228}Ra 和 ^{228}Ac 等子体从肺部的清除率要比 ^{232}Th 快。为利用好子体核素肺测量来推算 ^{232}Th 活度，有必要知道子体核素与暴露源项中 ^{232}Th 的比值，另外还应仔细评估子体核素在肺中的生物动力学
^{234}Th	γ 谱仪	尿样测量	4Bq/L	0.1Bq/L	γ 能谱测量选择 63.3keV（分支比为 3.75%）的能峰进行分析
		肺测量	50Bq	30Bq	
^{234}U	α 谱仪	尿样测量	0.3mBq/L	0.1mBq/L	通过放化分离后，再进行 α 谱仪测量分析
		粪样测量	1mBq/24h	0.2mBq/24h	
^{235}U	α 谱仪	尿样测量	0.3mBq/L	0.05mBq/L	通过放化分离后，再进行 α 谱仪测量分析
	ICP-MS	尿样测量	0.18mBq/L	0.01mBq/L	电感耦合等离子体质谱（ICP-MS）是一种更灵敏的测量技术
	α 谱仪	粪样测量	1mBq/24h	0.2mBq/24h	通过放化分离后，再进行 α 谱仪测量分析
	γ 谱仪	肺测量	8Bq	3Bq	γ 谱仪测量推荐选择 185.720keV（分支比为 57.0%）和 143.76keV（分支比为 10.94%）的能峰进行测量分析
	γ 谱仪	全身测量	60Bq	40Bq	
^{238}U	α 谱仪	尿样测量	0.3mBq/L	0.05mBq/L	通过放化分离后，再进行 α 谱仪测量分析
	ICP-MS	尿样测量	1.6×10^{-6} mg/L	8.1×10^{-8} mg/L	其“典型检测限” 1.6×10^{-6}mg/L=0.02mBq/L，“可达到的最小检测限” 8.1×10^{-8}mg/L=0.001mBq/L
	磷光分光光度计	尿样测量	0.1μg/L	0.06μg/L	通过测量铀吸收能量后发出的磷光的特性和强度分析尿样中铀
	荧光分光光度计	尿样测量	1μg/L	—	通过测量铀吸收能量后发出的荧光的特性和强度分析尿样中铀

续表

核素	实用监测方法		典型检测限	可达到的最小检测限	说明（最佳技术要求）
	设备	监测类型			
^{238}U	α 谱仪	粪样测量	2mBq/24h	0.2mBq/24h	通过放化分离后，再进行 α 谱仪测量分析。粪样分析可作为尿样分析的补充
	γ 谱仪	肺测量	50Bq	30Bq	γ 谱仪通过测量其子体 ^{234}Th 的 γ 射线来进行分析，推荐选择 63.3keV（分支比为 3.75%）的能峰进行分析
^{140}La	γ 谱仪	尿样测量	6Bq/L	—	γ 谱仪测量推荐选择 1 596.2keV（分支比为 95.4%）和 487.0keV（分支比为 45.5%）的能峰进行分析。肺测量的测量条件是指由两个宽能型高纯锗 γ 谱仪针对胸壁厚度 2.54cm 进行 36min 的测量。全身测量的测量条件是指由两个宽能型高纯锗 γ 谱仪进行 15min 的测量。肺测量可作为特殊监测的附加测量技术
		粪样测量	6Bq/24h	—	
		肺测量	320Bq	—	
		全身测量	60Bq	—	
^{139}Ce	γ 谱仪	尿样测量	2Bq/L	—	γ 谱仪测量推荐选择 165.9keV（分支比为 79.90%）的能峰进行分析。肺测量的测量条件是指由两个宽能型高纯锗 γ 谱仪针对胸壁厚度 2.54cm 进行 36min 的测量。全身测量的测量条件是指由两个宽能型高纯锗 γ 谱仪进行 15min 的测量。全身测量可作为特殊监测的附加测量技术
		粪样测量	2Bq/24h	—	
		肺测量	5Bq	—	
		全身测量	70Bq	—	
^{141}Ce	γ 谱仪	尿样测量	9Bq/L	—	γ 谱仪测量推荐选择 145.4keV（分支比为 48.29%）的能峰进行分析。肺测量的测量条件是指由两个宽能型高纯锗 γ 谱仪针对胸壁厚度 2.54cm 进行 36min 的测量。全身测量的测量条件是指由两个宽能型高纯锗 γ 谱仪进行 15min 的测量。全身测量可作为特殊监测的附加测量技术
		粪样测量	9Bq/24h	—	
		肺测量	8Bq	4Bq	
		全身测量	150Bq	100Bq	
^{144}Ce	γ 谱仪	尿样测量	40Bq/L	5Bq/L	γ 谱仪测量推荐选择 133.5keV（分支比为 11.09%）的能峰进行分析。肺测量的测量条件是指由两个宽能型高纯锗 γ 谱仪针对胸壁厚度 2.54cm 进行 36min 的测量。全身测量的测量条件是指由两个宽能型高纯锗 γ 谱仪进行 15min 的测量。全身测量可作为特殊监测的附加测量技术
		粪样测量	40Bq/24h	—	
		肺测量	20Bq	10Bq	
		全身测量	600Bq	250Bq	
^{147}Nd	γ 谱仪	尿样测量	15Bq/L	—	γ 谱仪测量推荐选择 91.1keV（分支比为 27.9%）和 531.0keV（分支比为 13.1%）的能峰进行分析。肺测量的测量条件是指由两个宽能型高纯锗 γ 谱仪针对胸壁厚度 2.54cm 进行 36min 的测量
		肺测量	10Bq	—	
^{147}Pm	液闪谱仪	尿样测量	5Bq/L	—	通常采用液闪谱仪测量尿中排泄的活度来监测
	γ 谱仪	粪样测量	15Bq/24h	—	γ 谱仪测量推荐 121.2keV（分支比为 0.002 85%）的能峰进行分析

续表

核素	实用监测方法		典型检测限	可达到的最小检测限	说明（最佳技术要求）
	设备	监测类型			
^{153}Sm	γ谱仪	尿样测量	20Bq/L	—	γ谱仪测量推荐选择103.2keV（分支比为29.8%）和69.7keV（分支比为4.85%）的能峰进行分析。肺测量的测量条件是指由两个宽能型高纯锗γ谱仪针对胸壁厚度2.54cm进行36min的测量。全身测量的测量条件是指由两个宽能型高纯锗γ谱仪进行15min的测量。全身测量可作为特殊监测的附加测量技术
		肺测量	8Bq	—	
		全身测量	170Bq	—	
^{152}Eu	γ谱仪	尿样测量	16Bq/L	—	γ谱仪测量推荐选择121.8keV（分支比为28.41%）和344.3keV（分支比为26.59%）的能峰进行分析。肺测量的测量条件是指由两个宽能型高纯锗γ谱仪针对胸壁厚度2.54cm进行36min的测量。全身测量的测量条件是指由两个宽能型高纯锗γ谱仪进行15min的测量。膝盖骨测量的测量条件是指由两个宽能型高纯锗γ谱仪进行36min的测量。全身测量和膝盖骨测量可作为附加的测量技术
		粪样测量	16Bq/24h	—	
		肺测量	10Bq	—	
		全身测量	200Bq	—	
		膝盖骨测量	4Bq	—	
^{154}Eu	γ谱仪	尿样测量	10Bq/L	—	γ谱仪测量推荐选择123.1keV（分支比为40.4%）和1 274.4keV（分支比为34.9%）的能峰进行分析。肺测量的测量条件是指由两个宽能型高纯锗γ谱仪针对胸壁厚度2.54cm进行36min的测量。全身测量的测量条件是指由两个宽能型高纯锗γ谱仪进行15min的测量。膝盖骨测量的测量条件是指由两个宽能型高纯锗γ谱仪进行36min的测量。全身测量和膝盖骨测量可作为附加的测量技术
		粪样测量	16Bq/24h	—	
		肺测量	7Bq	—	
		全身测量	150Bq	—	
		膝盖骨测量	3Bq	—	
^{155}Eu	γ谱仪	尿样测量	10Bq/L	—	γ谱仪测量推荐选择86.5keV（分支比为30.7%）和105.31keV（分支比为21.1%）的能峰进行分析。肺测量的测量条件是指由两个宽能型高纯锗γ谱仪针对胸壁厚度2.54cm进行36min的测量。全身测量的测量条件是指由两个宽能型高纯锗γ谱仪进行15min的测量。膝盖骨测量的测量条件是指由两个宽能型高纯锗γ谱仪进行36min的测量。全身测量和膝盖骨测量可作为附加的测量技术
		粪样测量	16Bq/24h	—	
		肺测量	10Bq	—	
		全身测量	210Bq	—	
		膝盖骨测量	6Bq	—	
^{153}Gd	γ谱仪	尿样测量	14Bq/L	—	γ谱仪测量推荐选择97.4keV（分支比为29.0%）和103.2keV（分支比为21.1%）的能峰进行分析。肺测量的测量条件是指由两个宽能型高纯锗γ谱仪针对胸壁厚度2.54cm进行36min的测量。全身测量的测量条件是指由两个宽能型高纯锗γ谱仪进行15min的测量。全身测量可作为特殊监测的附加测量技术
		粪样测量	14Bq/24h	—	
		肺测量	10Bq	—	
		全身测量	180Bq	—	

续表

<table>
<tr><th rowspan="2">核素</th><th colspan="2">实用监测方法</th><th rowspan="2">典型检测限</th><th rowspan="2">可达到的最小检测限</th><th rowspan="2">说明（最佳技术要求）</th></tr>
<tr><th>设备</th><th>监测类型</th></tr>
<tr><td rowspan="4">^{159}Dy</td><td rowspan="4">γ谱仪</td><td>尿样测量</td><td>6Bq/L</td><td>—</td><td rowspan="4">γ谱仪测量推荐选择58keV（分支比为2.22%）的能峰进行分析。肺测量的测量条件是指由两个宽能型高纯锗γ谱仪针对胸壁厚度2.54cm进行36min的测量。全身测量的测量条件是指由两个宽能型高纯锗γ谱仪进行15min的测量。全身测量可作为特殊监测的附加测量技术</td></tr>
<tr><td>粪样测量</td><td>8Bq/24h</td><td>—</td></tr>
<tr><td>肺测量</td><td>4Bq</td><td>—</td></tr>
<tr><td>全身测量</td><td>70Bq</td><td>—</td></tr>
<tr><td rowspan="4">^{166}Ho</td><td rowspan="4">γ谱仪</td><td>尿样测量</td><td>4Bq/L</td><td>—</td><td rowspan="4">γ谱仪测量推荐选择80.6keV（分支比为6.55%）和1 379.5keV（分支比为0.933%）的能峰进行分析。肺测量的测量条件是指由两个宽能型高纯锗γ谱仪针对胸壁厚度2.54cm进行36min的测量。全身测量的测量条件是指由两个宽能型高纯锗γ谱仪进行15min的测量。全身测量可作为特殊监测的附加测量技术</td></tr>
<tr><td>粪样测量</td><td>14Bq/24h</td><td>—</td></tr>
<tr><td>肺测量</td><td>5Bq</td><td>—</td></tr>
<tr><td>全身测量</td><td>100Bq</td><td>—</td></tr>
<tr><td rowspan="3">^{169}Yb</td><td rowspan="3">γ谱仪</td><td>粪样测量</td><td>10Bq/24h</td><td>—</td><td rowspan="3">γ谱仪测量推荐选择63.1keV（分支比为44.2%）和198.0keV（分支比为35.8%）的能峰进行分析。肺测量的测量条件是指由两个宽能型高纯锗γ谱仪针对胸壁厚度2.54cm进行36min的测量。全身测量的测量条件是指由两个宽能型高纯锗γ谱仪进行15min的测量。全身测量可作为特殊监测的附加测量技术</td></tr>
<tr><td>肺测量</td><td>6Bq</td><td>—</td></tr>
<tr><td>全身测量</td><td>140Bq</td><td>—</td></tr>
<tr><td rowspan="4">^{177}Lu</td><td rowspan="4">γ谱仪</td><td>尿样测量</td><td>9Bq/L</td><td>—</td><td rowspan="4">γ谱仪测量推荐选择208.366keV（分支比为10.37%）和112.95keV（分支比为6.22%）的能峰进行分析。肺测量的测量条件是指由两个宽能型高纯锗γ谱仪针对胸壁厚度2.54cm进行36min的测量。全身测量的测量条件是指由两个宽能型高纯锗γ谱仪进行15min的测量。全身测量可作为特殊监测的附加测量技术</td></tr>
<tr><td>粪样测量</td><td>9Bq/24h</td><td>—</td></tr>
<tr><td>肺测量</td><td>5Bq</td><td>—</td></tr>
<tr><td>全身测量</td><td>120Bq</td><td>—</td></tr>
<tr><td rowspan="2">^{228}Ac</td><td rowspan="2">γ谱仪</td><td>肺测量</td><td>50Bq</td><td>—</td><td rowspan="2">γ谱仪测量推荐选择911.21keV（分支比为26.6%）的能峰进行分析。肺测量的测量条件是指由两个宽能型高纯锗γ谱仪针对胸壁厚度2.54cm进行36min的测量。全身测量的测量条件是指由两个宽能型高纯锗γ谱仪进行15min的测量。肺测量是常规监测的测量手段。全身测量可作为特殊监测的附加测量技术</td></tr>
<tr><td>全身测量</td><td>100Bq</td><td>—</td></tr>
<tr><td rowspan="4">^{231}Pa</td><td rowspan="4">γ谱仪</td><td>尿样测量</td><td>34Bq/L</td><td>—</td><td rowspan="4">γ谱仪测量推荐选择300.1keV（分支比为2.41%）的能峰进行分析。肺测量的测量条件是指由两个宽能型高纯锗γ谱仪针对胸壁厚度2.54cm进行36min的测量。全身测量的测量条件是指由两个宽能型高纯锗γ谱仪进行15min的测量。全身测量可作为特殊监测的附加测量技术</td></tr>
<tr><td>粪样测量</td><td>34Bq/24h</td><td>—</td></tr>
<tr><td>肺测量</td><td>46Bq</td><td>—</td></tr>
<tr><td>全身测量</td><td>600Bq</td><td>—</td></tr>
</table>

续表

核素	实用监测方法		典型检测限	可达到的最小检测限	说明（最佳技术要求）
	设备	监测类型			
^{233}Pa	γ 谱仪	尿样测量	7Bq/L	—	γ 谱仪测量推荐选择 311.904keV（分支比为 38.3%）和 300.129keV（分支比为 6.60%）的能峰进行分析。肺测量的测量条件是指由两个宽能型高纯锗 γ 谱仪针对胸壁厚度 2.54cm 进行 36min 的测量。全身测量的测量条件是指由两个宽能型高纯锗 γ 谱仪进行 15min 的测量。膝盖骨测量的测量条件是指由两个宽能型高纯锗 γ 谱仪进行 36min 的测量。全身测量和膝盖骨测量可作为特殊监测的附加测量技术
		粪样测量	7Bq/24h	—	
		肺测量	20Bq	—	
		全身测量	160Bq	—	
		膝盖骨测量	1Bq	—	
^{237}Np	α 谱仪	尿样测量	0.6mBq/L	0.1mBq/L	通过放化分离后，再进行 α 谱仪测量分析
	ICP-MS	尿样测量	1.0×10^{-12} g/L	4.0×10^{-15} g/L	电感耦合等离子体质谱（ICP-MS）是一种更灵敏的测量技术
	α 谱仪	粪样测量	1mBq/24h	—	通过放化分离后，再进行 α 谱仪测量分析
	γ 谱仪	肺测量	25Bq	13Bq	γ 谱仪是通过测量其子体 ^{233}Pa 的 γ 射线来分析，推荐选择 311.904keV（分支比为 38.3%）和 300.129keV（分支比为 6.60%）的能峰进行分析。肺测量的测量条件是指由两个宽能型高纯锗 γ 谱仪针对胸壁厚度 2.54cm 进行 36min 的测量。全身测量的测量条件是指由两个宽能型高纯锗 γ 谱仪进行 15min 的测量。肺测量可作为常规监测的测量技术，全身测量可作为特殊监测的附加测量技术
		全身测量	400Bq	200Bq	
^{239}Np	γ 谱仪	尿样测量	18Bq/L	—	γ 谱仪测量推荐选择 106.125keV（分支比为 25.9%）的能峰进行分析。肺测量的测量条件是指由两个宽能型高纯锗 γ 谱仪针对胸壁厚度 2.54cm 进行 36min 的测量。全身测量的测量条件是指由两个宽能型高纯锗 γ 谱仪进行 15min 的测量。全身测量可作为特殊监测的附加测量技术
		粪样测量	18Bq/24h	—	
		肺测量	10Bq	—	
		全身测量	200Bq	—	
^{238}Pu	α 谱仪	尿样测量	0.3mBq/L	0.05mBq/L	通过放化分离后，再进行 α 谱仪测量分析
		粪样测量	2mBq/24h	0.2mBq/24h	
	γ 谱仪	肺测量	1 000Bq	300Bq	测量利用 ^{238}Pu 衰变过程中伴随的 L_{α}、L_{β} 和 L_{γ} 等特征 X 射线进行探测，其 X 射线能区位于 14 ~ 20keV 的低能区。肺测量的测量条件是指由两个宽能型高纯锗 γ 谱仪针对胸壁厚度 2.54cm 进行 36min 的测量。肺测量可作为特殊监测的附加测量技术
^{239}Pu/^{240}Pu	α 谱仪	尿样测量	0.3mBq/L	0.05mBq/L	先通过放化分离，再进行 α 谱仪测量分析
	ICP-MS	尿样测量	100×10^{-15} g/L	1.0×10^{-15} g/L	电感耦合等离子体质谱（ICP-MS）是一种更灵敏的测量技术

续表

<table>
<tr><th rowspan="2">核素</th><th colspan="2">实用监测方法</th><th rowspan="2">典型检测限</th><th rowspan="2">可达到的最小检测限</th><th rowspan="2">说明（最佳技术要求）</th></tr>
<tr><th>设备</th><th>监测类型</th></tr>
<tr><td rowspan="4">^{239}Pu/^{240}Pu</td><td>ICP-SFMS</td><td>尿样测量</td><td>9.0×10^{-15} g/L</td><td>1.0×10^{-15} g/L</td><td>高分辨扇形磁场等离子体质谱仪（ICP-SFMS）也是一种更灵敏的测量技术</td></tr>
<tr><td>α 谱仪</td><td>粪样测量</td><td>2mBq/24h</td><td>0.2mBq/24h</td><td>先通过放化分离，再进行 α 谱仪测量分析</td></tr>
<tr><td>γ 谱仪</td><td>肺测量</td><td>4000Bq</td><td>600Bq</td><td rowspan="2">肺测量的测量条件是指由两个宽能型高纯锗 γ 谱仪针对胸壁厚度 2.54cm 进行 36min 的测量。通过 γ 谱仪测量是利用 ^{239}Pu/^{240}Pu 衰变过程中伴随的 L_α，L_β 和 L_γ 等特征 X 射线进行探测，其 X 射线能区分别位于 14～22keV 和 14～20keV 的低能区。也可通过 γ 谱仪测量 ^{241}Am 的活度来估算 ^{239}Pu/^{240}Pu 的活度</td></tr>
<tr><td>γ 谱仪</td><td>肺测量</td><td>10Bq</td><td>4Bq</td></tr>
<tr><td>^{241}Pu</td><td>液闪谱仪</td><td>尿样测量</td><td>10Bq/L</td><td>0.03Bq/L</td><td>通常采用液闪谱仪测量尿中排泄的活度来监测</td></tr>
<tr><td rowspan="2">^{242}Pu</td><td rowspan="2">α 谱仪</td><td>尿样测量</td><td>0.2mBq/L</td><td>—</td><td rowspan="2">先通过放化分离，再进行 α 谱仪测量分析</td></tr>
<tr><td>粪样测量</td><td>0.2mBq/24h</td><td>—</td></tr>
<tr><td rowspan="7">^{241}Am</td><td>α 谱仪</td><td>尿样测量</td><td>0.3mBq/L</td><td>0.05mBq/L</td><td>先通过放化分离，再进行 α 谱仪测量分析</td></tr>
<tr><td>ICP-MS</td><td>尿样测量</td><td>100×10^{-15} g/L</td><td>1.0×10^{-15} g/L</td><td>电感耦合等离子体质谱（ICP-MS）是一种更灵敏的测量技术</td></tr>
<tr><td>γ 谱仪</td><td>尿样测量</td><td>0.5Bq/L</td><td>—</td><td>γ 谱是通过测量 59.540 9keV（分支比为 35.92%）能峰进行的分析</td></tr>
<tr><td>α 谱仪</td><td>粪样测量</td><td>2mBq/24h</td><td>0.5mBq/24h</td><td>先通过放化分离，再进行 α 谱仪测量分析</td></tr>
<tr><td rowspan="3">γ 谱仪</td><td>肺测量</td><td>8Bq</td><td>2Bq</td><td rowspan="3">γ 谱仪是通过测量 59.540 9keV（分支比为 35.92%）能峰进行的分析。肺测量的测量条件是指由两个宽能型高纯锗 γ 谱仪针对胸壁厚度 2.54cm 进行 36min 的测量。膝盖骨测量的测量条件是指由两个宽能型高纯锗 γ 谱仪进行 36min 的测量。头盖骨测量通常不用于常规监测，该检测限是由蒙特卡罗程序模拟计算获得的</td></tr>
<tr><td>膝盖骨测量</td><td>10Bq</td><td>—</td></tr>
<tr><td>头盖骨测量</td><td>18Bq</td><td>—</td></tr>
<tr><td rowspan="5">^{243}Am</td><td>α 谱仪</td><td>尿样测量</td><td>0.2mBq/L</td><td>—</td><td>先通过放化分离，再进行 α 谱仪测量分析</td></tr>
<tr><td>ICP-MS</td><td>尿样测量</td><td>50×10^{-15}g/L</td><td>1×10^{-15}g/L</td><td>电感耦合等离子体质谱（ICP-MS）是一种更灵敏的测量技术</td></tr>
<tr><td>α 谱仪</td><td>粪样测量</td><td>0.2mBq/24h</td><td>—</td><td>先通过放化分离，再进行 α 谱仪测量分析</td></tr>
<tr><td rowspan="2">γ 谱仪</td><td>肺测量</td><td>4Bq</td><td>—</td><td rowspan="2">γ 谱仪测量推荐选择 74.66keV（分支比为 67.2%）和 43.53keV（分支比为 5.89%）的能峰进行分析。肺测量的测量条件是指由两个宽能型高纯锗 γ 谱仪针对胸壁厚度 2.54cm 进行 36min 的测量。膝盖骨测量的测量条件是指由两个宽能型高纯锗 γ 谱仪进行 36min 的测量</td></tr>
<tr><td>膝盖骨测量</td><td>10Bq</td><td>—</td></tr>
</table>

续表

核素	实用监测方法		典型检测限	可达到的最小检测限	说明（最佳技术要求）
	设备	监测类型			
^{242}Cm	α 谱仪	尿样测量	0.2mBq/L	0.05mBq/L	先通过放化分离，再进行 α 谱仪测量分析
		粪样测量	0.2mBq/24h	—	
^{243}Cm	α 谱仪	尿样测量	0.2mBq/L	0.05mBq/L	先通过放化分离，再进行 α 谱仪测量分析
		粪样测量	0.2mBq/24h	0.05mBq/24h	
	γ 谱仪	肺测量	27Bq	—	γ 谱仪测量推荐选择 277.599keV（分支比为 14.0%）和 228.183keV（分支比为 10.6%）的能峰进行分析。肺测量的测量条件是指由两个宽能型高纯锗 γ 谱仪针对胸壁厚度 2.54cm 进行 36min 的测量
^{244}Cm	α 谱仪	尿样测量	0.3mBq/L	0.05mBq/L	先通过放化分离，再进行 α 谱仪测量分析
		粪样测量	2mBq/24h	0.5mBq/24h	
	ICP-MS	尿样测量	0.1×10^{-15} g/L	1×10^{-15}g/L	电感耦合等离子体质谱（ICP-MS）是一种更灵敏的测量技术
^{248}Cm	α 谱仪	尿样测量	0.2mBq/L	—	先通过放化分离，再进行 α 谱仪测量分析
		粪样测量	0.2mBq/24h	—	
^{249}Bk	α 谱仪	尿样测量	1mBq/L	—	先通过放化分离，再进行 α 谱仪测量分析
		粪样测量	1mBq/24h	—	
^{249}Cf	α 谱仪	尿样测量	0.2mBq/L	—	先通过放化分离，再进行 α 谱仪测量分析
		粪样测量	0.2mBq/24h	—	
	γ 谱仪	肺测量	800Bq	—	γ 谱仪测量推荐选择 388.2keV（分支比为 66%）的能峰进行分析。肺测量的测量条件是指由两个宽能型高纯锗 γ 谱仪针对胸壁厚度 2.54cm 进行 36min 的测量
^{252}Cf	α 谱仪	尿样测量	0.2mBq/L	0.05mBq/L	先通过放化分离，再进行 α 谱仪测量分析
		粪样测量	0.2mBq/24h	—	

续表

核素	实用监测方法		典型检测限	可达到的最小检测限	说明（最佳技术要求）
	设备	监测类型			
^{254}Es	γ 谱仪	尿样测量	4Bq/L	—	γ 谱仪测量推荐选择 42.6keV（分支比为 100%）的能峰进行分析。肺测量的测量条件是指由两个宽能型高纯锗 γ 谱仪针对胸壁厚度 2.54cm 进行 36min 的测量
		粪样测量	4Bq/24h	—	
		肺测量	3Bq	—	
^{257}Fm	γ 谱仪	尿样测量	40Bq/L	—	γ 谱仪测量推荐选择 241.0keV（分支比为 11.0%）和 179.4keV（分支比为 8.7%）的能峰进行分析。肺测量的测量条件是指由两个宽能型高纯锗 γ 谱仪针对胸壁厚度 2.54cm 进行 36min 的测量
		粪样测量	40Bq/24h	—	
		肺测量	30Bq	—	

资料来源：① INTERNATIONAL COMMISSION ON RADIOLOGICAL PROTECTION. Occupational intakes of radionuclides: Part 2: ICRP Publication 134：Annals of the ICRP 45(3/4)[R]. Oxford: Pergamon Press, 2016.

② INTERNATIONAL COMMISSION ON RADIOLOGICAL PROTECTION. Occupational intakes of radionuclides: Part 3: ICRP Publication 137: Annals of the ICRP 46(3/4)[R]. Oxford: Pergamon Press, 2017.

③ INTERNATIONAL COMMISSION ON RADIOLOGICAL PROTECTION. Occupational intakes of radionuclides: Part 4: ICRP Publication 141:Annals of the ICRP 48(2/3)[R]. Oxford: Pergamon Press, 2019.

④格拉希维里，契切夫，帕塔尔肯，等. 核素数据手册 [M]. 3 版. 赵志祥，黄小龙，葛智刚，等译. 北京：中国原子能出版社，2004.

注：1. 表中检测限数据来自资料来源①、②、③，其所给出的检测限是根据欧洲、亚洲、北美和南美对特定放射性核素进行常规监测的实验室的数据汇编得出的。检测限的灵敏度取决于检测技术、计数时间和其他因素。例如，体内检测限取决于检测系统（探测器的类型、质量和数量）、测量几何位置计数、屏蔽和安装的设计等。其中，典型检测限（typical detection limits）是指常规监测中普通仪器设备的典型适用值；可达到的最小检测限（achievable detection limits）是指某种仪器设备或方法可达到的检测极限，注意不是所有的常规监测都可以达到。

2. 被监测人员排泄物样品中天然核素的监测结果应与采用统计学方法获得的当地人群排泄物中天然核素的本底值进行比较。

3. 表中多数 γ 射线推荐的能量和分支比数据来自资料来源④；只有 ^{65}Zn 的 γ 射线推荐选择的能量和分支比数据来自 GammaVision 6.07 版。

第二节 体外直接测量

直接测量（direct measurement）：通过体外探测器测量体内放射性物质发射出的电离辐射对放射性核素进行定性及定量的方法。整体测量是一种常见的直接测量，也称为全身（器官）计数。这种方法应用范围从甲状腺的放射性碘测量到体内超铀核素分析等。直接测量是定量和定位体内放射性物质的最精确方法，常见于核医学诊断。针对特定放射性核素，直接测量也是最灵敏的方法，因此广泛应用于辐射防护和医学诊断领域。

直接测量的应用主要分为三类：职业照射评估、公众照射评估和医疗照射评估。职业辐射防护中直接测量的性能要求应符合剂量评估监管规范。通常，直接测量可接受的相对不确定度在50%以内，并且检测限可低至1Bq。然而，直接测量进行低能光子（<20keV）测量时，相对不确定度可高达500%。公众照射评估的测量要求取决于测量目的。常规剂量估算需要非常灵敏地测量。而事故后监测和筛选，可用不敏感的设备进行简单测量。医疗照射的评估通常考虑的是准确性和再现性，而对灵敏度要求不高。

与间接测量（生物样品分析）方法比较，直接测量有以下优点：如果探测器可测到体内放射性核素，那么直接测量通常比间接测量更精确，这是因为它对核素的代谢信息依赖不强；可以测量进入人体后不易溶解、转移和排泄的不溶物质；不需要化学分析方法；可同时测定几个放射性核素在全身和器官的含量。

当然，直接测量也有一些缺点：通常直接测量的灵敏度常低于生物测定分析方法；体表污染影响体内污染直接测量结果分析；直接测量需要昂贵的专门设备，例如厚重的屏蔽，探测器和分析设备。

一、探测器

（一）能量分辨率

能量分辨率是指把相近能量的谱线区分开的能力，它以谱线峰的半高宽（full width at half maximum，FWHM）、1/10高宽（FWTM）表示，单位是eV或keV。当探测器的输出脉冲幅度与入射探测器的能量之间有一定对应关系时，探测器的脉冲幅度微分谱中对应单能入射辐射的峰分辨率，被称为探测器的能量分辨率。

对于高分辨率半导体探测器，能量分辨率一般用约定能量的半高宽（keV或eV）来表示。仪器生产厂商通常还会给出最大值的1/10和1/50处的峰值宽度，以及^{60}Co的1 332keVγ射线的半高宽或^{57}Co的122keVγ射线的半高宽作为参考，具体取决于探测器类型。

（二）探测效率

探测效率也称绝对探测效率，是指在一定条件下，相同时间内，探测到的粒子数与放射源发射出的该种粒子数的比值。探测效率包含探测器对放射源所张立体角大小的影响，因此与探测器离放射源的距离有关。

探测器效率也称本征探测效率、固有探测效率，指探测器在相同时间，探测到的粒子数入射到探测器的该种粒子数的比值。

实际工作中，常以实心正圆柱Φ76.2mm×H76.2mm（3"×3"）的NaI(Tl)闪烁探测器作为参考，半导体探测器与点状源之间的距离为25cm时，以对^{60}Co1 332keVγ射线的探测效率作为标准来衡量半导体探测器的效率（相对效率）。

（三）探测器的选择

直接测量的探测器选择主要取决于具体应用。需要考虑的因素包括被测量放射性核素的能量和丰度、探测器的物理特性（包括固有效率、长期稳定性和分辨率）、感兴趣区域的本底响应以及成本。适用于人体内γ、β和轫致辐射直接测量的探测器类型，见表 3–2。

表 3–2　三种辐射类型体外直接测量探测器的选择标准

探测器分类	γ 辐射：150keV ~ 3MeV	γ 辐射：20 ~ 200keV X 射线：1 ~ 150kV（1 ~ 60keV）	β 和轫致辐射：E_{max}＞1MeV E_{max} 在 500keV ~ 1MeV 范围 1keV≤E_{max}＜500keV
半导体探测器	HPGe：同轴 P 型和 N 型 相对效率：10% ~ 170%	HPGe：同轴 N 型 HPGe：半同轴 HPGe/Si(Li)：平面（阵列） Si(Li)：平面（冷却） Si：平面（室温） P 型和 N 型二极管及微条	HPGe：半同轴 HPGe/Si(Li)：平面 Si(Li)：平面（冷却） Si：平面（室温） P 型和 N 型二极管及微条
闪烁探测器	NaI(Tl)：1" 至 8" BGO、CsI、CaF_2、BaF_2 塑料闪烁体	NaI(Tl)：薄晶体 Phoswich：NaI/CsI 塑料闪烁体	NaI(Tl)：薄晶体 Phoswich：NaI/CsI CaF_2(Eu)/NaI(Tl) 塑料 /NaI(Tl) 塑料闪烁体
正比计数器		正比计数器	正比计数器

注：HPGe：高纯锗探测器；NaI（Tl）：碘化钠探测器；BGO：锗酸铋探测器；CsI：碘化铯探测器；CaF_2：氟化钙探测器；BaF_2：氟化钡探测器；Si（Li）：硅锂探测器；Si：硅探测器；Phoswich：重叠闪烁探测器。

1．**裂变和活化产物测量**　裂变和活化产物的测量通常需要检测能量大于 200keV 的光子。因此，用于这些测量的探测器和电子器件，通常比用于体内锕系核素测量的探测器和电子器件要相对简单。

2．**铀和超铀测量**　这些测量通常检测能量小于 200keV 的 X 射线和 / 或光子。例如，肺部 ^{239}Pu 的检测需要测量能量小于 20keV 的 X 射线。因此，要认真选择探测器和电子设备。传统上使用重叠闪烁探测器（Phoswich）来探测该能量范围内的光子。Phoswich 系统具有良好的探测效率，并且在测量单个放射性核素的应用中优于锗测量系统。

当体内可能有多种放射性核素时，高分辨率的锗探测器是更好的选择。与 Phoswich 探测器相比，锗探测器分辨率更高，被测量光子的能量将决定锗探测器厚度的选择。对于体内铀测量等应用，可使用厚度约为 50mm 的锗探测器。

3．**宽能测量**　直接测量设备有时需要检测体内多种放射性核素，包括铀和超铀放射性核素、裂变产物和活化产物。如果由于资金、空间或其他原因，不可能为每种放射性核素检测提供单独的检测系统，则可能需要一种能够测量光子能量范围广（100keV ~ 1Mev）的系统。然而，进行宽能测量时，测量能量光子范围广的系统可能不具有针对特定应用系统的性能特征（例如，效率、低本底等）。

对于宽能测量的体内监测设施，宽能锗探测器比低能肺部计数的平面或半平面探测器更厚，但具有类似的薄电触点和入口窗。这种设计可在不损失低能（即<100keV）的效率下，提高高能区的探测效率。然而，这种设计也有一些限制。首先，由于康普顿散射，探测器体积的增加，相应增加了低能区的本底。对于难检测的放射性核素，如 ^{238}Pu 或 ^{239}Pu，这可能导致检测限增加到不可接受的程度。

4．医用放射性核素测量　在医疗应用中，由于已知测量核素的种类，不需要对放射性核素进行鉴别。医用放射性核素测量使用一个或多个单通道分析仪（single channel analysis，SCA）是更好的选择，其目的是接收输入高脉冲谱的能量窗的信号。SCA 允许调整电子窗口的位置和宽度。它为每个落在窗口内的输入脉冲产生归一化输出脉冲，而窗口外的脉冲高度不产生信号。然后，输出脉冲由数字计数器计数，该计数器可选择预设时间或预设计数，或者远程控制。另外，还要包括一个用于轮廓扫描数字记录的附加设施。上部和下部探测器数据可以单独记录。与多通道分析仪（multiple channel analysis，MCA）相比，可以忽略不计 SCA 的死区时间，死区时间主要由输出脉冲的宽度决定。SCA 的另一优点是其简单性和高稳定性。SCA 还可用于宽窗或康普顿窗计数技术。

二、本底

本底指那些不由测量对象发出的辐射所致探测系统处理的信号。本底也可以指来自测量个体所需的放射性核素以外的来源。测量过程中，可通过降低本底提高测量灵敏度。

（一）本底来源

在直接测量能量范围（即 10 ~ 3 000keV）内本底的主要来源如下：屏蔽体外，宇宙辐射以及测量环境中的放射性核素；屏蔽材料自身的放射性核素；屏蔽室内空气中的放射性核素；屏蔽室内装置材料的放射性核素；探测器和附属设备的放射性核素；人体内除待测核素之外的其他干扰核素；测量室（包括探测器材料）的外照射散射效应。

本底一般分为两个部分：连续谱和光峰。连续谱指的是没有特征峰的本底；光峰指的是来自特定核素发射的射线。这两种成分应区别对待。

降低本底的方法不同，本底来源的相对贡献也不同。没有屏蔽时，宇宙辐射通常以连续谱的形式占主导地位，伴有（477keV、511keV、2.23MeV）个别能峰，但也会有探测器附近的放射性核素产生的其他能峰。通过有效屏蔽，屏蔽体内的放射性核素产生的本底即使不占主导地位，也会变得很重要。全身计数器测量的本底谱中可能存在的 γ 射线和 X 射线能量见表 3-3。

表 3-3　全身计数器测量的本底谱中可能存在的 γ 射线和 X 射线能量

能量 /keV	光子来源	核素来源
22.9 ~ 23.9	Cd 伴随的 K_α 特征 X 射线	Cd 屏蔽
26.1 ~ 26.6	Cd 伴随的 K_β 特征 X 射线	Cd 屏蔽
46.5	^{210}Pb	铀系、铅
63.3	^{234}Th	铀系
72.8	Pb 伴随的 $K_{\alpha2}$ 特征 X 射线	铅屏蔽
74.8	Bi 伴随的 $K_{\alpha2}$ 特征 X 射线	铀系、氡子体
75.0	Pb 伴随的 $K_{\alpha1}$ 特征 X 射线	铅屏蔽
77.1	Bi 伴随的 $K_{\alpha1}$ 特征 X 射线	铀系、氡子体
84.4	Pb 伴随的 $K_{\beta3}$ 特征 X 射线	铅屏蔽
84.9	Pb 伴随的 $K_{\beta1}$ 特征 X 射线	铅屏蔽
86.8	Bi 伴随的 $K_{\beta3}$ 特征 X 射线	铀系，氡子体
87.3	Bi 伴随的 $K_{\beta1}$ 特征 X 射线	铀系，氡子体
87.3	Pb 伴随的 $K_{\beta2}$ 特征 X 射线	铅屏蔽
89.8	Bi 伴随的 $K_{\beta2}$ 特征 X 射线	铀系，氡子体
92.8	^{234}Th	铀系
185.7	^{235}U	锕系（天然铀）
186.1	^{226}Ra	铀系
238.6	^{212}Pb	钍系
241.9	^{214}Pb	铀系，氡子体
295.2	^{214}Pb	铀系，氡子体
333.8	^{228}Ac	钍系
351.9	^{214}Pb	铀系，氡子体
477.6	^{7}Be	宇宙射线对 ^{14}N 和 ^{16}O 作用产生的放射性核素
511.0	电子湮灭	宇宙射线，高能 γ 射线发射体
583.2	^{208}Tl	钍系，^{220}Rn 子体
609.3	^{214}Bi	铀系，氡子体
661.7	^{137}Cs	核武器实验，切尔诺贝利核事故
727.3	^{212}Bi	钍系，^{220}Rn 子体
846.8	$^{214}Fe(n, n')$	宇宙射线
911.1	^{228}Ac	钍系
969.0	^{228}Ac	钍系
1 001.0	^{234}Pa	铀系

续表

能量 /keV	光子来源	核素来源
1 120.3	^{214}Bi	铀系，氡子体
1 173.2	^{60}Co	钢的污染
1 238.1	^{214}Bi	铀系，氡子体
1 332.5	^{60}Co	钢的污染
1 378.1	^{214}Bi	铀系，氡子体
1 460.8	^{40}K	钾
1 588.2	^{228}Ac	钍系
1 592.5	^{208}Tl（双逃逸峰）	钍系，^{220}Rn 子体
1 630.6	^{228}Ac	钍系
1 729.6	^{214}Bi	铀系，氡子体
1 764.6	^{214}Bi	铀系，氡子体
1 847.4	^{214}Bi	铀系，氡子体
2 103.5	^{208}Tl（单逃逸峰）	钍系，^{220}Rn 子体
2 118.6	^{214}Bi	铀系，氡子体
2 204.2	^{214}Bi	铀系，氡子体
2 230.0	^{1}H(n, γ)^{2}H	人体、模体和屏蔽中的氢的反应
2 447.9	^{214}Bi	铀系，氡子体
2 614.5	^{208}Tl	钍系，^{220}Rn 子体

（二）本底扣除的必要性

本底扣除的必要性包括：降低检测限；缩短测量时间；减少测量过程中因本底变化引起的系统误差；使计数统计所产生的测量不确定度降低到可接受水平；减少干扰峰对测量谱分析的影响。

（三）本底扣除方法

在直接测量过程中，可使用不同技术扣除本底：设置屏蔽；选择无高放射性物质的位置（附近没有反应堆、医院、回旋加速器等）；清除周围的放射性物质；选择制作探测器的材质；根据测量能量，最小化探测器的探测体积；当使用探测器阵列时，去除低效探测器；主动技术，包括反符合、脉冲上升时间鉴别和反宇宙射线门控技术。

三、直接测量方式

直接测量方式的取决因素应包括要测量的放射性核素、测量结果的应用以及可用空间和资源。测量方式一般由应用领域决定，例如辐射防护、核医学、诊断、治疗、研究以及特定测量的目标。具体考虑因素包括：待测放射性核素的物理特性，如物理半衰期、光子或β射线能量及其发射概率；解剖学方面，例如人体器官的质量、形状和分布，以及待测个体的体型；放射性同位素在人体内的生物动力学行为，即放射性核素在各个隔室中的时间分布；可用的探测器类型；可用的空间和屏蔽；测量人数；经济条件。

直接测量方式常分为三种：全身、局部和器官测量。根据测量目的选用不同的测量方式。全身或局部测量方式主要是测量全身或部分身体的活度（通常对于均匀分布的放射性核素）；器官测量方式常用于测量体内器官的活度（对于非均匀分布的放射性核素）。为了优化测量灵敏度，需要设计和配置测量系统，这是由被测量器官或身体的效率和本底决定的。然而，在某些医疗领域的应用中，由于给药的核素活度较高，可能不需要考虑测量的灵敏度。

常规全身测量最常用方式包括人躺在床上或坐在特制的椅子上。这些测量可以使用完全屏蔽的空间或使用遮蔽式屏蔽或其他局部屏蔽。在这些测量方式中，可以使用一个或多个探测器进行测量。特别是对于呼吸道吸入的放射性核素，通常使用放置在肺部上方的特殊探测器进行测量。当需要测量活度高的人员时，如在医疗应用或处置事故应急情况中，可使用开放的测量方式，并将探测器与被测人员保持固定距离。

（一）全身和局部测量

全身和局部测量主要用于测量发射光子能量大于 100keV 的放射性核素。低能放射性核素（<100keV）发射的光子一般通过对器官或身体特定区域的局部测量来确定。全身测量的目的是获得与体内放射性核素分布无关的探测器响应。在设计全身计数器时，通常需要在灵敏度和响应均匀性之间进行权衡。

1．床体测量方式 常用探测器是 NaI(Tl) 和 HPGe。具体选择取决于测量要求，包括待测放射性核素和适宜测量时间。效率更高的 NaI(Tl) 探测器可以频繁地进行测量。另一方面，高能量分辨率的 HPGe 探测器更适合测量复杂的放射性核素混合情况。两种主要配置可用于确定床体测量方式中全身或身体局部的活度：固定床（静态阵列）或扫描床。在固定床测量方式中，被测人员静止不动，一个或多个探测器置于床附近，通常在上面、下面或两者皆有。在扫描床测量方式中，要么被测人员移动通过探测器，要么探测器沿着身体移动。这两种测量方式既可用于完全屏蔽的空间，也可用于遮蔽式屏蔽或局部屏蔽。

（1）固定床测量方式：固定床测量方式通常使用多个固定探测器，数目为 1 ~ 8 个。探测器排列在水平固定床的上方和 / 或下方，被测人员仰卧于床上。一般来说，必须优化探测器与被测人员的几何位置，以保证立体角为可能遇到的活度分布和体型范围提供足够的检测限。根据要测量核素的能量范围和活度分布，使用几个大体积锗晶体探测器高效率测量全身或局部活度分布。以这样一种方式部署探测器，使他们的联合响应尽可能与体内放射性核素的分布无关，从而获得良好的均匀性响应。几个匹配使用的探测器在效率、能量分辨率和能量校准方面应尽可能近似。通常，对于发射光子能量大于 100keV 的放射性核素，如果使用两到四个探测器，其检测限可至几十贝可勒尔，其测量方式见图 3-1。固定床（静态陈列）测量方式的优点是灵敏度高，响应均匀性好，并且可独立分析来自每个探测器的信号来获得放射性核素在体内分布的信息。这种测量方式的缺点是需要较大空间，并且多信号的匹配和处理比较复杂。

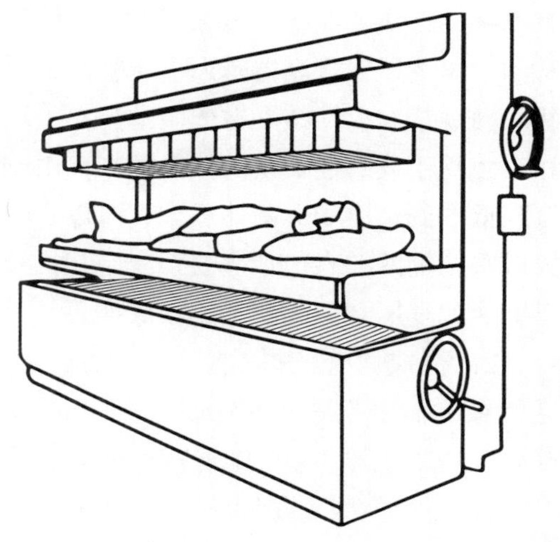

图 3-1　固定床测量方式

（2）扫描床测量方式：与固定床一样，扫描床方式安装在屏蔽良好的低本底房间，以减少天然本底。然而在大多数情况下，为了节省成本和减小房间尺寸，采用探测器移动而不是床移动。虽然探测器是沿着身体的长度纵向移动，但床或探测器也可横向移动。

探测器的排列方式是一次收集从身体的一个部位发出的光子注量的代表性样本。通过移动探测器或被测人员来扫描全身，整合整个身体长度的响应。以这种方式，扫描装置可以被设计成更均匀的几何结构。在屏蔽室里，20min 的测量计数时间内，可以检测出低于 100Bq（发射光子能量大于 100keV）的放射性核素。扫描床测量方式的主要优点是响应均匀。缺点包括需要复杂的机械装置；为避免测量死时间造成的计数损失，需要按照测量活时间来控制扫描速度，而不是按照实际（钟表）时间控制；如果使用多个探测器，处理来自多个探测器的信号比处理单个探测器信号要复杂得多；与固定床阵列方式相比，由于效率较低导致灵敏度也不高。

（3）遮蔽式屏蔽扫描：遮蔽式屏蔽扫描是扫描装置的一个特例。在这种测量方式中，被测人员平躺于床上，见图 3-2。床上方的固定高度处有局部屏蔽的探测器，床在探测器

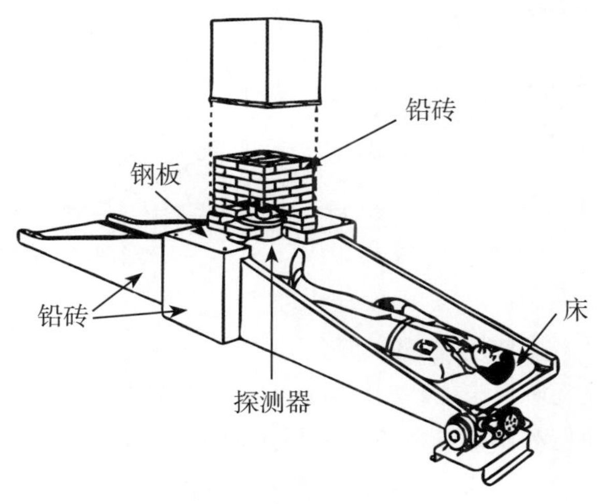

图 3-2　遮蔽式屏蔽扫描

下方移动；或者在床上方和下方相对放置两个被屏蔽的探测器，床在上下两个探测器中间移动。探测器或探测器阵列沿着被测人员的长度相对移动。探测器对整个扫描的总响应是相对独立于放射性核素在体内的分布。这种方式的优点包括可以达到合理的灵敏度；响应相对独立于放射性核素的体内分布；由于探测器本身是屏蔽的，因此不需要提供其他屏蔽来降低本底；由于屏蔽体不大，可以安装在合适的车辆上，作为移动的全身计数器。遮蔽式屏蔽扫描的缺点包括需要至少是扫描长度两倍的床移动空间；另外，该测量方式的本底可能比完全屏蔽空间测量的本底高。

2．椅式测量方式 椅式测量方式见图 3–3。被测人员坐在测量椅上，椅背可以倾斜，通常探测器支架置于距腹部 0.4 ~ 1m，这个测量方式适用 NaI(Tl) 或 Ge 探测器。安装在屏蔽室内的大型 NaI(Tl) 或 HPGe 探测器，能够在 10min 的测量时间内检测出低于 100Bq（发射光子能量大于 100keV）的放射性核素。探测器的响应取决于放射性核素在体内的分布，例如：检测肺部或肝脏的放射性核素的效率大约是均匀分布的两倍。

3．弧形测量方式 弧形测量方式见图 3–4。被测人员躺在弧形框架上，探测器位于圆弧的圆心，使得身体中线与探测器距离近似相同。理想情况下，应进行两次测量：一次是被测人员仰卧位，另一次是被测人员俯卧位。然而，后者可能会令被测人员不舒服。如果曲率半径约为 2m 时，会优化测量响应的均匀性，被测人员也会非常舒适。但在此距离下，检测效率较差，即使在屏蔽室内使用大型 NaI(Tl) 探测器，该方式也不适用测量几百贝可勒尔以下的活度。这种测量方式优点是响应均匀性好，缺点是检测的灵敏度欠佳。

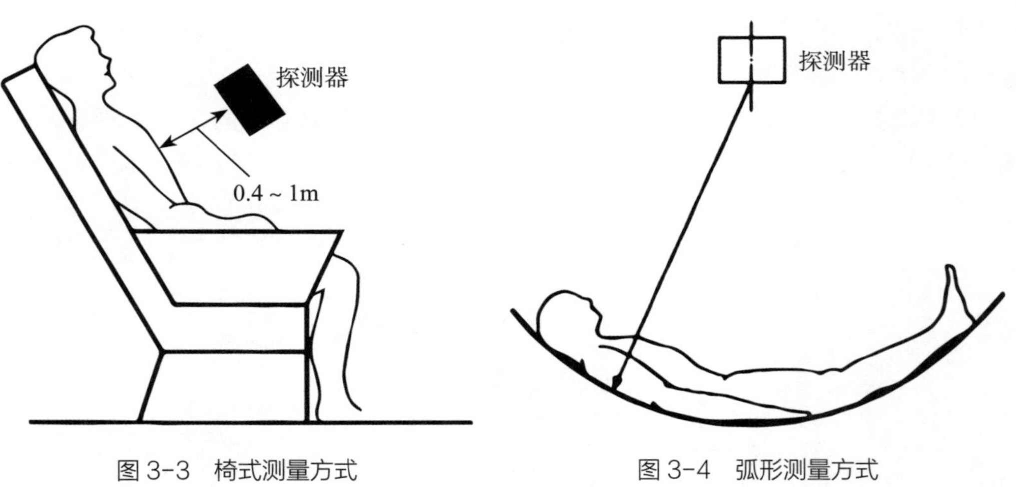

图 3–3 椅式测量方式　　图 3–4 弧形测量方式

为了提高检测效率，可使用改进的弧形测量方式——弧形躺椅方式，该方式是一种混合方法。通过模拟小半径圆弧来提高相应的均匀性，同时保持被测人员足够舒服。在这种方式中，小腿可能处于探测器视野之外，这类似于椅式测量。这种测量的响应只稍微依赖于放射性核素在体内的分布。椅子和躺椅的测量方式可以在屏蔽室内使用，或者在探测器周围和被测人员身后有局部屏蔽的开放空间内使用。该方式的主要优点是可提升检测灵敏度，并且利用倾斜角度获得多种测量方式。主要缺点是响应的不均匀（取决于探测器和被测人员的距离），以及当探测器放置在一定距离以提高均匀性时，会造成灵敏度的损失。

4．全身测量方式的比较　全身和局部测量常用方式的比较见表3–4，其中的数据仅用于证明不同几何测量方式的相对性能。测量几何形状未被优化。实际系统测量检测限的比较见表3–5。每个测量方式的屏蔽以及由此比较的本底都是不同的，因此很难直接比较各种测量方式。

表3–4　全身和局部测量常用方式的比较

几何学	机械布置	响应的均匀性	放射性核素体内分布信息	检测灵敏度
弧形	固定探测器	非常好	不能给出	低
椅子	固定探测器	不好	不能给出	高
静态矩阵	固定探测器	好	有可能给出	高
扫描	移动探测器	好	可以给出	高
遮蔽式屏蔽	移动且固定探测器	好	可以给出	中等

表3–5　不同测量方式的全身计数器的检测限

探测器	数目	尺寸或效率①	几何条件	测量时间 /s	检测限 /Bq	
					^{137}Cs	^{88}Y
NaI(Tl)	1	29.2×10.1	椅子	3 600	7	11
NaI(Tl)	5	1.5×10	扫描床	2 700	32	36
NaI(Tl)	1	10×10	椅子	900	100	85
NaI(Tl)	4	20×10	扫描床	1 200	27	21
HPGe	3	50%	扫描床	1 200	89	93
HPGe	1	55%	椅子	1 200	90	60
HPGe	4	83%	扫描床	600	26	8

注：①对于NaI(Tl)探测器为尺寸即直径×高（cm）；对于HPGe探测器为相对效率（%）。

5．全身直接测量的一般步骤　全身直接测量的一般步骤包括：

（1）测量前，被测人员应取下身上佩戴的饰品、手表、眼镜以及其他金属物件。

（2）经放射性表面污染仪测量，确定被测人员没有表面放射性污染。如果显示被测人员有放射性表面污染，应先进行放射性污染洗消，确定没有放射性表面污染后，方可测量。

（3）全身测量用于测量放射性核素均匀分布身体的情况。

（4）采取多探头组合或采用双探头对称扫描（变速或等速）测量，也可通过移动被检者进行测量。这可使体内源分布的影响减小到10%以内。

（5）对身高、体重进行测量以修正效率。

（6）贮存不同条件下的刻度系数，作为解谱参数。

（7）被检者的能谱输入计算机中，进行谱光滑，扣本底，找特征峰，解谱及计算特征峰的峰面积从而计算核素活度。

（8）本底最好采用被检者未污染的本底。无此数据时，需选择与被检者同等身材、年龄的非放射性工作人员作为对照本底，若无条件，也可固定选用水模型作本底，水模型中加入正常人含有的 ^{40}K 和 ^{137}Cs 的平均活度。

（9）测量结果反映测量时体内放射性核素的滞留活度。随后不同时间的测量数据可一起绘制全身滞留曲线。在没有用促排药物的情况下，可得到滞留曲线拟合方程，用于计算摄入量和内照射剂量。

（二）器官测量

已知放射性核素集中分布在某一器官中的情况下，例如甲状腺中的放射碘，或者需要量化几个不同器官中放射性核素含量的情况，例如肺、肝和骨中的 ^{241}Am。通过将一个或多个适当尺寸的探测器放置在感兴趣区域上，靠近身体表面的位置来进行测量。探测器的安装要能够自由移动，以获得针对身体的不同部位以及不同尺寸和形状的测量。因此，探测器支架应提供几个自由度，并且应提供刻度，以便可以为连续测量再现所选的几何形状。

1．肺部放射性核素测量 胸部探测器测量肺部、淋巴结、心肌和胸部骨骼中的放射性核素以及肝脏等邻近器官中的放射性核素。在测量肺部的放射性核素活度时，必须谨记这些干扰。然而，在某些情况下，例如在通过吸入摄入后不久，可以合理地假设所测量的胸部活度存在于呼吸道中。

发射光子能量大于100keV的放射性核素，可以用大型NaI(Tl)或重叠闪烁探测器或HPGe探测器进行测量。闪烁探测器的常见布置是将大型准直探测器，放置在被测人员所躺的床的上方和下方，并优化几何布置以实现胸部活度的高效率检测。并且，准直探测器阵列也是专门为研究呼吸道中的局部分布而设计的。

胸部计数通常用于在肺部停留时间较长的放射性核素，例如铀氧化物、钚和 ^{241}Am 氧化物。由于吸入是这些物质最常见的摄入方式，并且许多化学成分会滞留在肺部，这也是职业暴露所关注的低能核素活度的测量。当使用多个探测器阵列来测量肺部时，最好将阵列内的每个探测器独立安装，以便最大化几何效率。探测器的准确定位还需要借助解剖参考点，例如参考胸骨切迹等。据报道，如果被测人员坐姿而不是仰卧位进行测量，则检测效率会更高。

在对肺内钚同位直接测量时，由于 ^{239}Pu 在51.62keV的分支比很小，仅为0.027 1%，因此难以用该射线进行 ^{239}Pu 的活度测量。跟钚污染紧密相关的是具有较高 γ 射线分支比的 ^{241}Am，其射线59.54keV的发射率为35.9%。^{241}Am 由 ^{241}Pu 衰变而来，若已知钚同位素

跟 ^{241}Am 的活度比就可以利用 ^{241}Am 的活度估算 ^{239}Pu 的活度。

^{239}Pu 和 ^{241}Am 的活度比值随衰变而变化。设同位素 ^{239}Pu、^{241}Pu、^{241}Am 的衰变常数分别为 $\lambda_1\lambda_2$、λ_3，^{239}Pu 和 ^{241}Am 的活度比值随时间的变化可简单地从公式 3–1、公式 3–2、公式 3–3 计算得出：

$$N_1(t)=N_1(0)\mathrm{e}^{-\lambda_1 t} \qquad \text{公式 3–1}$$

式中：

$N_1(t)$——在时间 t 后 ^{239}Pu 的活度，单位为贝可勒尔（Bq）；

$N_1(0)$——在时间 0 时刻 ^{239}Pu 的活度，单位为贝可勒尔（Bq）；

λ_1——放射性核素 ^{239}Pu 的衰变常数，单位为每秒（s^{-1}），可根据 $\lambda=\ln 2/T_{1/2}$ 求得，$T_{1/2}$ 为放射性核素 ^{239}Pu 的半衰期；

t——0 时刻至 t 时刻的时间间隔，单位为秒（s）。

$$N_2(t)=N_2(0)\mathrm{e}^{-\lambda_2 t} \qquad \text{公式 3–2}$$

式中：

$N_2(t)$——在时间 t 后 ^{241}Pu 的活度，单位为贝可勒尔（Bq）；

$N_2(0)$——在时间 0 时刻 ^{241}Pu 的活度，单位为贝可勒尔（Bq）；

λ_2——放射性核素 ^{241}Pu 的衰变常数，单位为每秒（s^{-1}），可根据 $\lambda=\ln 2/T_{1/2}$ 求得，$T_{1/2}$ 为放射性核素 ^{241}Pu 的半衰期；

t——0 时刻至 t 时刻的时间间隔，单位为秒（s）。

$$N_3(t)=N_3(0)\mathrm{e}^{-\lambda_3 t}+\left(\mathrm{e}^{-\lambda_2 t}-\mathrm{e}^{-\lambda_3 t}\right)\left(\frac{\lambda_2 N_2(0)}{\lambda_3-\lambda_2}\right) \qquad \text{公式 3–3}$$

式中：

$N_3(t)$——在时间 t 后 ^{241}Am 的活度，单位为贝可勒尔（Bq）；

$N_3(0)$——在时间 0 时刻 ^{241}Am 的活度，单位为贝可勒尔（Bq）；

$N_2(0)$——在时间 0 时刻 ^{241}Pu 的活度，单位为贝可勒尔（Bq）；

λ_3——放射性核素 ^{241}Am 的衰变常数，单位为每秒（s^{-1}），可根据 $\lambda=\ln 2/T_{1/2}$ 求得，$T_{1/2}$ 为放射性核素 ^{241}Am 的半衰期；

λ_2——放射性核素 ^{241}Pu 的衰变常数，单位为每秒（s^{-1}），可根据 $\lambda=\ln 2/T_{1/2}$ 求得，$T_{1/2}$ 为放射性核素 ^{241}Pu 的半衰期；

t——0 时刻至 t 时刻的时间间隔，单位为秒（s）。

则 ^{239}Pu 和 ^{241}Am 的活度比如公式 3–4 所示：

$$^{239}\mathrm{Pu}:{}^{241}\mathrm{Am}=\lambda_1 N_1(t)/\lambda_3 N_3(t) \qquad \text{公式 3–4}$$

式中：

$N_1(t)$——在时间 t 后 ^{239}Pu 的活度，单位为贝可勒尔（Bq）；

λ_1——放射性核素 ^{239}Pu 的衰变常数，单位为每秒（s^{-1}），可根据 $\lambda=\ln 2/T_{1/2}$ 求得，$T_{1/2}$

为放射性核素 ^{239}Pu 的半衰期；

$N_3(t)$——在时间 t 后 ^{241}Am 的活度，单位为贝可勒尔（Bq）；

λ_3——放射性核素 ^{241}Am 的衰变常数，单位为每秒（s^{-1}），可根据 $\lambda=\ln2/T_{1/2}$ 求得，$T_{1/2}$ 为放射性核素 ^{241}Am 的半衰期。

通常可采取放化流程 α 谱仪或者 ICP-MS 测量的方法测定工作场所中 ^{239}Pu 的活度，用实验室 HPGeγ 谱测量 ^{241}Am 的活度，从而得到 ^{239}Pu 和 ^{241}Am 的活度之比。通过该方法，经测定肺中 ^{241}Am 的活度，就可以估算出肺中 ^{239}Pu 的活度。

2．甲状腺放射性碘的测量 甲状腺测量是通过在靠近颈部的甲状腺位置，放置一个屏蔽或带准直器的探测器进行测量。被测人员可以仰卧或坐着。通过将探测器放置在身体的不同区域（例如大腿），来评估血液中放射性碘对探测器响应的贡献。

准确评估 ^{131}I 的甲状腺含量需要屏蔽探测器，以减少甲状腺外沉积物的干扰，并将探测器放置在距颈部表面适当的距离，以便得到更为可靠的刻度因子。然而，如果测量要求仅是为了证明甲状腺活度低于适当水平，则可简化测量程序。

全身计数器、闪烁探测器和半导体探测器均可用于工作人员和公众的甲状腺测量。甲状腺中的 ^{125}I 可使用 NaI(Tl) 或 HPGe 探测器进行测量。为了获得更好的灵敏度，探测器应尽可能靠近甲状腺。测量误差的主要来源是探测器与甲状腺之间的组织吸收，因为要测量的 X 射线和 γ 射线的能量较低（27.1 ~ 35.5keV），该能量段的测量有显著的自吸收影响。

3．肝脏放射性核素测量 当评估肝脏中积累的放射性核素（例如，^{241}Am）的剂量时，有必要确定肝脏中的放射性活度。肝脏中的放射性活度也会影响探测器测量身体其他区域的响应，并且需要对这些影响进行修正。为了测量肝脏放射性活度，探测器应放置在靠近身体表面的肝脏位置。可以通过将探测器放置在对侧类似位置，来校正探测器对身体其他部位活度的响应。

4．骨骼放射性核素测量 对于发射高能光子的放射性核素，可以通过全身测量或轮廓扫描来评估骨骼中放射性核素活度。对于发射低能光子的放射性核素（例如，^{210}Pb 或 ^{241}Am），通常只评估身体某个局部的活度，该区域是独立的或不受身体其他部位活度干扰，例如颅骨或膝盖。重叠闪烁探测器（phoswich）测量颅骨中发射低能光子的核素，见图 3-5。在这种测量方式中，根据测量骨骼沉积的活度在全身骨骼沉积活度

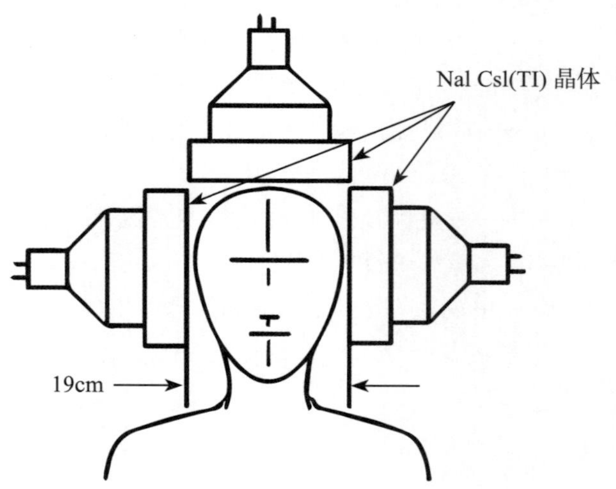

图 3-5　重叠闪烁探测器测量颅骨中发射低能光子核素（例如 ^{241}Am）

的百分比，从而推导出骨骼的总沉积量。通过测量严密设计的刻度模型来获取这个活度百分比。

5．伤口放射性核素测量　在正常情况下，放射工作人员不会有外伤。因此，常规监测没有伤口检测。然而，在工作场所难免会有外伤的意外情况，特别是在切割、机加工和钻孔或放射性同位素医疗注射等情况下，会有一定的事故风险。因此，可能需要对伤口进行特殊监测。伤口监测的目的是指导下一步去污和治疗，如用水 / 盐水冲洗、伤口切除或促排治疗，从而评估健康效应，并检查是否符合剂量限制的规定。

直接测量是用于伤口监测的快速方法（典型的计数时间为 5 ~ 10min）。该方法主要用于测量发射 X 射线或 γ 射线的放射性核素或发射高能 β 粒子（例如 ^{32}P、^{90}Y）的放射性核素。

监测技术的选择主要取决于所测量的放射性核素和 / 或其子体所发射的辐射。影响监测技术选择的其他因素还包括放射性核素的衰变率、放射性核素在伤口中的深度、放射性核素在伤口的滞留以及测量技术的可行性。对于发射 X 射线和 γ 射线的核素，探测系统的选择取决于要求的灵敏度和发射光子的能量。伤口监测通常采用 NaI(Tl) 闪烁体和 / 或 HPGe 半导体探测器来检测大多数裂变和活化产物。NaI(Tl) 探测器的主要优点是探测效率高，而 HPGe 探测器因其良好的能量分辨率，使其能精确识别的放射性核素种类和分析复杂的 γ 光谱。对于发射低能光子的放射性核素，如钚，应考虑对低能光子响应良好的探测器。

如果伤口中的放射性核素主要是发射 α 和 β 辐射的核素，这种情况下很难检测和量化。如果这种放射性核素伴随发射的 γ 射线或 X 射线，则可测量其伴随的 γ 射线和 X 射线来进行评估。如放射性核素是纯 α 和 β 辐射体并位于伤口的皮肤表面，则用表面污染测量仪器进行监测。纯 β 辐射源可以用 X 射线探测器测量 β 辐射与组织相互作用产生的韧致辐射来监测。不过后两种情况，无法对伤口的放射性核素进行定量。还可以多次直接监测伤口附近的淋巴结，以确定淋巴结中放射性核素随时间变化情况。

四、直接测量刻度

（一）基本原理

直接测量及其刻度与放射源的其他测量的原理相同。光子测量需要对粒子注量率 $\dot{\phi}$ 和立体角 Ω 的评估。$d\dot{\phi}/d\Omega$ 是粒子辐射率，此处 $d\dot{\phi}$ 是在立体角 Ω 的方向上传输的粒子注量率。对于直接测量，立体角是由器官或组织的放射源分布和测量光子辐射的探测器的尺寸和排列决定的。

直接测量有两种基本刻度方法：相对刻度和绝对刻度。绝对刻度不需要放射源测量，只需使用转移标准的方法确定刻度。虽然可以获得计数系统的几何形状和组织衰减系数，但是缺乏足够准确的放射性核素分布和吸收介质分布。因此，在实际工作中这种刻度方法不常用。

与此相反，相对刻度需要身体替代物（模体）和假定的放射性核素分布。模体只需与人体的测量特性相同，而不要求与人体外形完全逼真。在高能量光子刻度时，简单的模体即可满足要求。如果刻度的光子能量比较低，则需逼真的模体。

直接测量的相对刻度在于建立足以代表人体的模体和模拟出人体中的放射性核素的位置及其分布。

人体内活度的计算见公式 3–5：

$$A_S = A_P \dot{N}_S / \dot{N}_P \qquad \text{公式 3–5}$$

式中：

A_P——刻度源的活度，单位为贝可勒尔（Bq）；

A_S——被测源的活度，单位为贝可勒尔（Bq）；

$\dot{N}_S$——测量对象的计数率，单位为计数每秒（计数 /s）；

$\dot{N}_P$——是刻度源的计数率，单位为计数每秒（计数 /s）。

其中 $A_P / \dot{N}_P$ 为效率的倒数，被称作刻度因子。考虑到人体和模体在测量方面的差异，有时候需要对刻度因子进行调整。身高和体重常被用作调整全身分布的放射性核素的刻度因子。另一个重要的调整是发射低能光子的核素测量的刻度因子用不同胸壁厚度和构成进行校正。

以通过使用超声测量确定胸壁厚度来获得刻度因子的校正。

（二）相对刻度方法

相对刻度需要含已知刻度核素活度的模体。根据被测核素、体内核素的分布、直接测量系统的几何条件和被测光子的能量，选取相应模体。模体模拟光子在全身、组织或器官中传输的光子衰减特性，当放射源与探测器的立体角很小，或从身体的所有部分到探测器的平均自由程恒定时，也可用点源进行相对刻度。

1．**模体和组织替代物**　人体中对光子有明显衰减的主要组织有肌肉、器官组织、脂肪和骨骼。模体应该用足够模拟各种组织的传输特性的材料进行构建，这些材料称为组织替代物。每种物质的衰减程度取决于放射性核素的活度和发射光子的能量及其探测器的位置。人体内组织经常是以混合和分层的状态存在，这使得组织的物理特征难以描述。幸运的是，这些材料的质量衰减系数（μ/ρ）对于能量大于 100keV 的粒子是常数。因为，这些主要材料的密度相差不超 2 倍。这样，对于等效组织厚度（达到 60mm）衰减系数的 2 倍变化将导致入射到探测器的能量大于 100keV 的光子数目变化少于 10%。

软组织的质量衰减系数以及密度和水的基本相当，因此水可作为光子在软组织中衰减的极好替代物。一般情况下测量的光子能量在 10mm 组织或组织替代物中的透射比见表 3–6。随着光子能量的增加，组织类型的影响效应减少。如果光子能量大于 100keV，对于探测器的测量位置，脂肪和骨骼的衰减差异不会影响测量。因此，当进行高能量光子（>100keV）的全身测量，脂肪和骨的衰减效应被认为没有显著差别。

表 3-6　光子穿过 10mm 各种组织和组织替代物的透射比

能量 /keV	组织透射比			组织替代物透射比	
	肌肉	脂肪	骨（皮质）	水	肌肉组织替代物
17	0.26	0.43	1.4×10^{-6}	0.27	0.27
46	0.79	0.81	0.40	0.79	0.76
60	0.82	0.83	0.55	0.81	0.80
93	0.84	0.85	0.68	0.84	0.83
185	0.87	0.88	0.77	0.87	0.86
364	0.90	0.90	0.82	0.90	0.89
662	0.92	0.92	0.86	0.92	0.91
1 173	0.94	0.94	0.89	0.94	0.93
1 332	0.94	0.94	0.90	0.94	0.93
1 461	0.94	0.95	0.90	0.94	0.94

直接测量的刻度取决于体内分布的放射性核素和探测器的几何关系。然而，对于低能光子（能量在 100keV 以下），分布覆盖在放射性核素上的物质组成和厚度就更为重要。物质组成和厚度可直接测量或者通过类似身高和体重等身体外部参数来进行推算。即使低能光子（能量在 100keV 以下）的质量衰减较大，如在 17keV 低能光子测量时，估计得到的物质组成和厚度的不确定度仍可达到其质量衰减效应所引起不确定度的两倍。

2．**点源刻度**　点源的简单刻度能够满足对于几何效率与活度分布依赖很少的全身计数器测量。例如这种技术适合弧形测量方式。如必须对体内的衰减进行校正。可把源放在简单的模体（如水箱）或通过计算来实现。当数据分析基于较宽的能量范围，即光峰加散射辐射时，则可以获得最大的准确性。然而，这就限制了该技术只能用于一种或最多几种光峰能量在光谱中可以区分出来的放射性核素测量。

3．**简单人体测量模体的刻度**　大部分全身计数器用一个在某种程度上模拟人体的模型来刻度，该模型含有已知活度的所需放射性核素，可以在溶液中、在模型内的密封源中，或者在固体组织替代物中以永久源的形式存在。最简便的通用模体由装满放射性标准水溶液的塑料容器组成。这个概念已经扩展到基于圆形或椭圆形截面的聚乙烯圆柱体的模型。最常见的通用模型是 Bottle Manikan Absorber（BOMAB）模体，见图 3-6。BOMAB 模体还可按比例缩放来代表不同年龄段和性别的人体。

4．**仿真人体测量模体的刻度**　当特定的放射性核素发射的光子被身体组织严重衰减时，应该用解剖仿真的模体。低能光子（即<40keV）在体内最初的几厘米就容易衰减。因此，探测器的定位必须接近于身体（即提供大的立体角）。定位接近于身体的探测器的响应高度依赖放射源分布，这样通常必须用真实模体来模拟放射源分布。

特别小心刻度能量非常低的光子发射体，尤其是钚同位素。肌肉、脂肪组织、肺和骨骼中的衰减差异必须精确模拟，并且模体必须在解剖上真实。一个由劳伦斯利弗莫尔国家实验室 Griffith 等人设计的仿真躯干模体见图 3-7。

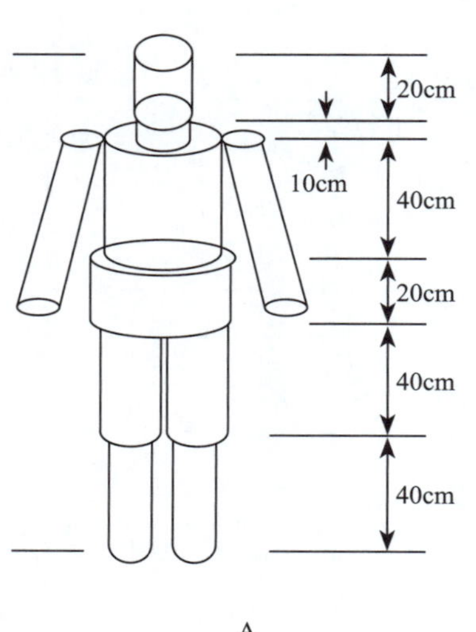

A

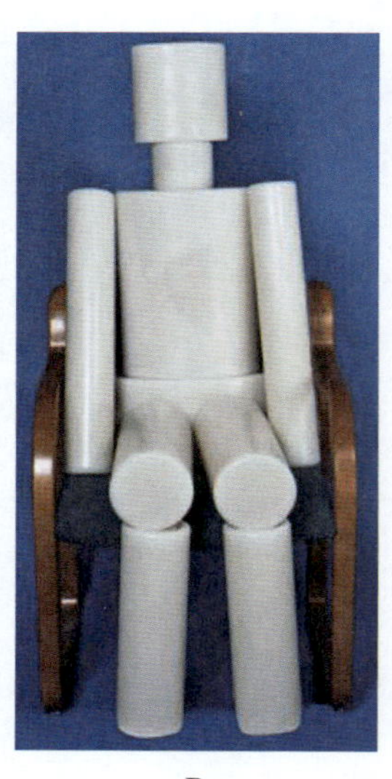

B

A. 示意图；B. 实物图。

图 3-6　BOMAB 模型示意图和实物图

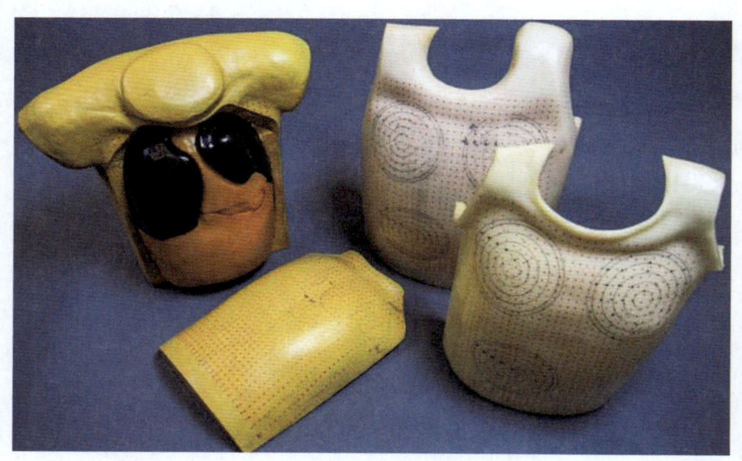

图 3-7　劳伦斯利弗莫尔国家实验室的躯干模体

5．甲状腺模体刻度　甲状腺检测需要特殊的刻度模体，该模体需再现甲状腺的大小和形状，以及其上覆盖的组织的衰减。常用于校准和实验室比对的 IAEA/ 美国国家标准研究所（ANSI）颈部甲状腺模体示意图和实物图见图 3-8。如图 3-8 所示，模体为外径 a=12.7cm，高 d=12.7cm 的圆柱体，在其一边距离表面最近距离 b=5.0mm 有一刻度源，孔直径 c=3.0cm。

根据 T/WSJD 43—2023《甲状腺 ^{131}I 体外测量技术方法》推荐，甲状腺模体也可采用高（110 ~ 130mm），直径（100 ~ 127mm）的圆柱形颈部模体。该模体应用人体组织等效材料制作，其结构应包含颈部的仿真椎骨、甲状腺。其中甲状腺为可替换模块，包

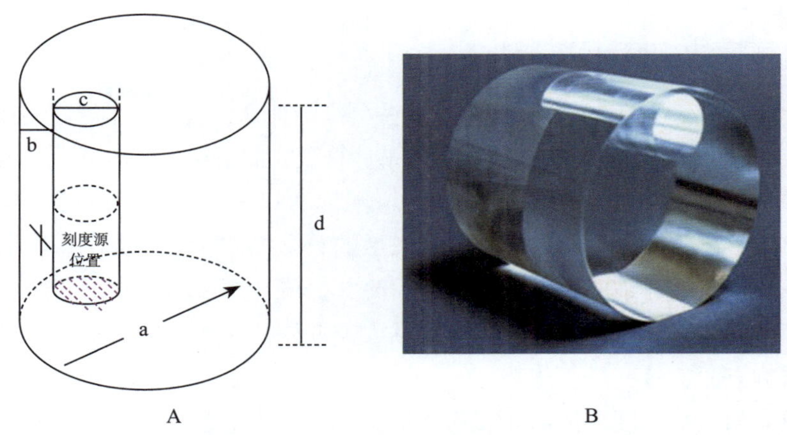

A. 示意图；B. 实物图。

图 3-8　IAEA/ANSI 颈部甲状腺模体示意图和实物图

括含源模块和基底模块两种。模体表面应刻有中心位置标志线和中心高度标志线，见图 3-9。含源甲状腺模块为空腔结构，空腔形态为双叶结构的甲状腺腺体，尺寸范围为长（46～55mm），宽（12～16mm），厚（17～23mm）。模块具备可密封的注入孔和冲洗孔，使用时灌注 ^{131}I 溶液。甲状腺峡部中心对准中心位置标志线，甲状腺容积为（18～22ml），甲状腺峡部中心到与其等高度正前方颈部皮肤表面间的距离为（5～30mm）。本底模块整体为人体组织等效材料。

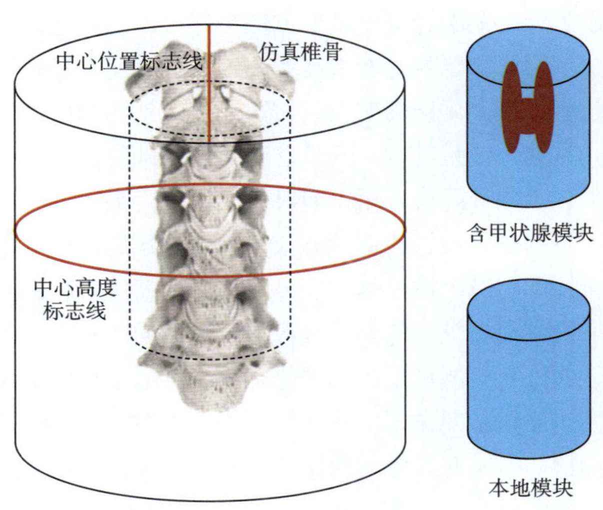

图 3-9　T/WSJD 43—2023《甲状腺 ^{131}I 体外测量技术方法》推荐的甲状腺模体示意图

6．真人刻度方法　在早期，直接测量的刻度通过给予志愿者已知活度的放射性核素完成。即使这种过程的辐射剂量小，但是现在也不会被采用。

（三）计算模体刻度计算方法

体内测量系统刻度可用计算模体完成。这些刻度的计算方法可以是绝对的或相对的。计算模体可用于放射治疗、放射防护和环境应用来计算吸收剂量和当量剂量或模拟剂量分布。

计算模体获得的刻度精确程度是模体的解剖精确和体内放射性核素分布的精确的函数。计算模体的解剖精确性日益提高，最近发展的数学模体能够提供比直接测量刻度模体所需的更多细节，这些详细的解剖信息多使用磁共振或计算机断层扫描图像来获取，其也可作为计算模体的输入信息。计算模体在评估人类多样性和放射性核素分布对体内测量系统的刻度的影响方面，具有显著优势。

用计算模体的相对刻度方法需要在简单的源几何结构中进行测量。这种方法基于模体和简单源的全能峰或全光谱的比较。将模体的计算光子与计算简单源几何形状的光子数目之比，作为一个校正因子，结合立体角和衰减校正，能用于简单源几何形状的测量结果。只要简单源和人体测量几何形状不变，这个校正因子就是一个常数。由于探测器系统的刻度通过测量简单刻度源完成，因此可以频繁地进行刻度。同样地，用相同结构和几何形状的探测器，取代的探测器刻度可以在简单源的几何形状中使用相同的校正因子和测量来完成。

研究人员用志愿者的全身磁共振显像建立了一个计算“体素”模型的数据库。每个“体素”模型包括模体的人体测量的细节。这个数据库接口带有蒙卡程序 MCNP（蒙特卡罗粒子输运程序）的修改版本。将接口、数据库和修改后的 MCNP 统称为相对刻度程序（MRIPP）。使用计算模体的数据库以建立体内测量的刻度因子。程序的操作者必须输入所用探测器的详细信息和位置信息。MRIPP 还提供可视化的模式。

另有研究人员给出了绝对蒙卡计算刻度的方法，并报道了使用人体磁共振成像的报告结果。对于绝对刻度，不需要测量放射性刻度源。绝对刻度需要一个探测器总响应特性的详细模型。绝对刻度技术预测全光谱的响应，从而允许将计算的光谱和验证测量进行质量比较。感兴趣区内的光谱的验证是关键，并且这些能量区外的变化对于建立改进的计算模型也有诊断意义。通常，不同计算模式用于绝对刻度以确定绝对刻度的价值。然而，对于体外直接测量，至关重要的是，通过使用计算技术精确构建的模体进行测量来验证。

计算模体的大型数据库提高了体外测量变异性的刻度精度。特别是当需要真实的模型时，计算方法和数据库的使用提供了低廉的替代传统模体的方法。

使用计算模体进行体外直接测量系统刻度的确认，是通过比较实际的模体和人体数据来完成的。与模体的主要比较常要求详细地计算模体的模型。人体的这个系统的刻度与从计算模体获得刻度的比较，需要对人体和模体进行测量来确定（诸如身高和体重测量等）。

（四）校正因子

各种类型的校正可用于调整从模体获得的刻度，这是将其应用于具体人员测量分析所必需的。人员体型的校正，经常通过人体的身高和体重来评估。

1．**胸壁厚度和成分的校正**（chest wall thickness and composition，CWT） 当测量器

官的低能光子（<100keV）时，必须对上面的人体组织的厚度进行校正。当CWT校正时，会遇到两种不同效应。第一种效应是增加的组织厚度所致器官中的放射性源与探测器的距离改变。第二种效应来自低能光子被覆盖在上面的组织吸收。低能光子测量的校准需要使用仿真模体并带有各种覆盖组织等效板。当测量低能光子时，脂肪内容物可显著改变效率。例如一般人胸壁有30%脂肪，那么在胸上部，测量17keV光子的效率要比胸壁肌肉含量为100%的人高54%。当前的许多方法用肌肉等值覆盖物来校准，然后转化人体的CWT为肌肉等值胸壁厚度（MEQ-CWT），单位cm。MEQ-CWT的计算见公式3-6：

$$\text{MEQ-CWT} \cong X/\mu_M[\mu_A A+\mu_M(1-A)] \qquad \text{公式 3-6}$$

式中：

MEQ-CWT——肌肉等值胸壁厚度，单位为厘米（cm）；

A——脂肪组织的含量分数；

$(1-A)$——肌肉含量的分数；

μ_A——脂肪组织的线衰减系数，单位为负一次方厘米（cm^{-1}）；

μ_M——肌肉组织的线衰减系数，单位为负一次方厘米（cm^{-1}）；

X——测量的胸壁厚度，单位为厘米（cm）。

在实际工作中，可使用身高、体重和其他人体参数来估算CWT。例如美国实验室使用公式3–7推导CWT：

$$CWT \cong -2.0038+0.115(w/h) \qquad \text{公式 3-7}$$

式中：

CWT——胸壁厚度，单位为厘米（cm）；

w——体重，单位为千克（kg）；

h——身高，单位为米（m）；

0.115——与体重和身高相关的系数，单位为每千克（kg^{-1}）。

这个经验公式在两个置信区间下，其估计胸壁厚度的误差在±0.642cm。

2．**妨碍器官和共同贡献的校正**　附近器官或覆盖组织有时会对待测器官的测量产生干扰，必须进行相应的校正。如^{241}Am分布在三个器官（肺、骨、肝），那么探测器在每个器官的预期计数按公式3–8计算：

$$\begin{aligned} N_{\text{Lung}} &= A_{\text{Lung}}\varepsilon_{\text{Lung,Lung}} + A_{\text{Bone}}\varepsilon_{\text{Bone,Lung}} + A_{\text{Liver}}\varepsilon_{\text{Liver,Lung}} \\ N_{\text{Bone}} &= A_{\text{Lung}}\varepsilon_{\text{Lung,Bone}} + A_{\text{Bone}}\varepsilon_{\text{Bone,Bone}} + A_{\text{Liver}}\varepsilon_{\text{Liver,Bone}} \\ N_{\text{Liver}} &= A_{\text{Lung}}\varepsilon_{\text{Lung,Liver}} + A_{\text{Bone}}\varepsilon_{\text{Bone,Liver}} + A_{\text{Liver}}\varepsilon_{\text{Liver,Liver}} \end{aligned} \qquad \text{公式 3-8}$$

式中：

N_{Lung}，N_{Bone}，N_{Liver}——肺、骨和肝三个器官定位测量的净计数率，单位为计数每秒（计数/s）；

A_{Lung}，A_{Bone}，A_{Liver}——肺、骨和肝中的未知^{241}Am的活度，单位为贝可勒尔（Bq）；

$\varepsilon_{Lung,Lung}$——当探测器在肺部，测量滞留肺的 ^{241}Am 的效率，单位为计数每秒贝可勒尔［计数 /（s · Bq）］；

$\varepsilon_{Bone,Lung}$——当探测器在肺部，测量滞留骨的 ^{241}Am 效率，单位为计数每秒贝可勒尔［计数 /（s · Bq）］；

$\varepsilon_{Liver,Lung}$——当探测器在肺部，测量滞留肝脏的 ^{241}Am 的效率，单位为计数每秒贝可勒尔［计数 /（s · Bq）］；

$\varepsilon_{Lung,Bone}$——当探测器在骨，测量滞留肺的 ^{241}Am 的效率，单位为计数每秒贝可勒尔［计数 /（s · Bq）］；

$\varepsilon_{Bone,Bone}$——当探测器在骨，测量滞留骨的 ^{241}Am 的效率，单位为计数每秒贝可勒尔［计数 /（s · Bq）］；

$\varepsilon_{Liver,Bone}$——当探测器在骨，测量滞留肝脏的 ^{241}Am 的效率，单位为计数每秒贝可勒尔［计数 /（s · Bq）］；

$\varepsilon_{Lung,Liver}$——当探测器在肝脏，测量滞留肺的 ^{241}Am 的效率，单位为计数每秒贝可勒尔［计数 /（s · Bq）］；

$\varepsilon_{Bone,Liver}$——当探测器在肝脏，测量滞留骨的 ^{241}Am 的效率，单位为计数每秒贝可勒尔［计数 /（s · Bq）］；

$\varepsilon_{Liver,Liver}$——当探测器在肝脏，测量滞留肝脏的 ^{241}Am 的效率，单位为计数每秒贝可勒尔［计数 /（s · Bq）］。

这种技术要求对每个感兴趣的器官都进行一次测量。该方法估算肺、肝和骨的未知活度的方法是基于解有三个未知数的三个方程。

3．有效中线校正 当测量人体或模体的活度时，如果其尺寸与刻度模体不同，则有必要对体内沉积放射源到探测器的平均距离进行校正。在测量时应进行这种校正，一般是通过定位被测人员，使被测人员的有效中线与探测器的距离同刻度模体的条件相同。有效中线通常由操作者确定，但开展人体参数测量可提高中线校正的准确性，例如，开展女性或女性模体在小腿和大腿、躯干上部和下部、颈部和头部的背腹侧厚度测量，对女性或女性模体中全身分布的 ^{137}Cs 进行校正。可将每个截面测量值的半厚度乘以体积或质量分数（相对于身体总体积或质量），然后求和，最后加权后用作有效中线。由于刻度可在几厘米范围内发生显著变化，因此受试者的有效中线与刻度模体的有效中线位于同一位置是非常重要的。一般全尺寸的 BOMAB 模体的典型体积分数，见表 3-7，可参考用于有效中线的确定。

表 3-7　BOMAB 模体的典型体积分数

部位	4 岁		10 岁		成年男性		成年女性	
	体积 /L	相对于身体总体积的比例 /%	体积 /L	相对于身体总体积的比例 /%	体积 /L	相对于身体总体积的比例 /%	体积 /L	相对于身体总体积的比例 /%
头部	2.398	12.6	3.390	9.4	4.301	6.1	3.426	6.1
颈部	0.373	2.0	0.757	2.4	1.511	1.6	1.200	2.1

续表

部位	4岁		10岁		成年男性		成年女性	
	体积/L	相对于身体总体积的比例/%	体积/L	相对于身体总体积的比例/%	体积/L	相对于身体总体积的比例/%	体积/L	相对于身体总体积的比例/%
胸部	5.070	26.7	9.954	27.6	20.13	28.7	16.04	28.6
内脏	2.813	14.8	5.571	15.5	11.28	16.1	9.017	16.6
臂部	1.046	11.0	2.037	11.4	4.136	11.8	3.313	11.8
大腿	1.884	19.8	3.788	21.1	7.537	21.5	6.040	21.5
小腿	1.238	13.0	2.274	12.7	4.762	13.6	3.840	13.7

五、数据分析

（一）谱分析

原则上，γ射线光谱分析方法包括两个方面：峰值位置，可识别放射性核素；峰面积评估，可定量人体内放射性核素活度。

1．识别放射性核素 为了识别放射性核素，首先确定光谱中的峰值，然后计算其面积。目前，已经开发了几种自动定位峰值的方法。尽管目视检查光谱是最可靠方法，但当光谱中存在大量待识别的峰或需要分析许多光谱时，自动程序就显得尤为重要。

峰定位的自动程序基于导数或相关方法。导数法通常使用光谱的二阶导数，其中一个较大的负峰和两个较小的正峰是峰存在的标志性特征。峰值位置对应于负峰值的最小值。数据平滑对于获得有意义的导数是必要的，从而能够确定下一个峰值。相关方法试图探测光谱中的高斯结构，相关或滤波函数必须在一定程度上接近峰值形状。除了高斯滤波函数外，还使用了非常简单的矩形波或三角形滤波函数。

任何搜索峰值的程序，用户可确定其灵敏度。如果灵敏度设置太低，则只会发现较大的峰。如果灵敏度设置太高，虽会发现小峰，但也会带来由计数统计涨落引起的误报。通过适当的统计分析可以拒绝假阳性峰值。在全身计数中，识别峰（包括非显著峰或部分本底峰）比忽略一些可能导致人体中某些放射性核素缺失的峰值更为重要。在医疗中，因为已知所给放射性核素的种类，不需要确定峰位。为了提高解谱速度，如果识别的核素只有两个以下，可设定较低的假阳性概率。

2．计算放射性核素活度 确定峰值（峰面积）计数的最简单方法是将包含峰值的通道中的所有计数相加，然后减去峰值下的康普顿坪计数。有多种方法可用于定义峰值范围，感兴趣区域可手动选择或自动选择为半高宽的倍数，最佳近似值为测量半高宽的2.5倍。使用从校准模体获得的半高宽不适用于低能峰，因为模体的大小和构成会改变半高宽。峰值区域内的康普顿坪可以使用基于中值平滑、线性外推和通道比或阶跃函数使用的各种技术进行估计。线性外推使用峰值上方和下方通道中的计数，见图3–10。

然后通过公式3–9计算峰面积计数：

$$N = \sum_{k=1}^{p} N_k - p/2m\left[\sum_{i=1}^{m} B_i + \sum_{j=1}^{m} B_j\right] \qquad \text{公式 3-9}$$

式中：

N——峰面积计数；

p——峰面积内的道数；

m——计算本底选择的峰面积外左侧和右侧道数；

N_k——计算峰面积的 k 道中的计数；

B_i，B_j——峰面积外左侧道 i 和右侧道 j 中的计数。

身体或器官的放射性核素活度 A 用公式 3-10 计算：

$$A = /\varepsilon t \qquad \text{公式 3-10}$$

式中：

A——身体或器官的放射性核素活度，单位为贝可勒尔（Bq）；

N——峰面积计数；

t——测量活时间，单位为秒（s）；

ε——全能峰探测效率（来自相对刻度方法），单位为计数每秒贝可勒尔［计数/（s·Bq）］。

公式 3-9 适用于可近似为直线的基线上的单峰。在为线性外推选择适当的区域时必须小心。本底光谱中的干扰峰应根据从单独测量本底光谱获得的峰面积的计算进行扣除。

用于确定峰面积的自动程序可以使用一系列复杂的方法。一些自动程序使用测量的计数来确定总面积中的计数。另一些则使用分析函数的积分（例如，高斯曲线、修正高斯曲线），拟合峰值。对于具有良好计数统计特性的单峰，使用各种技术得到的峰面积结果差异不大。然而，用户应始终通过手动分析峰值面积来验证自动方法的性能。在低活度或重叠峰的情况下，用户应通过改变拟合算法的不同参数来评估精度。

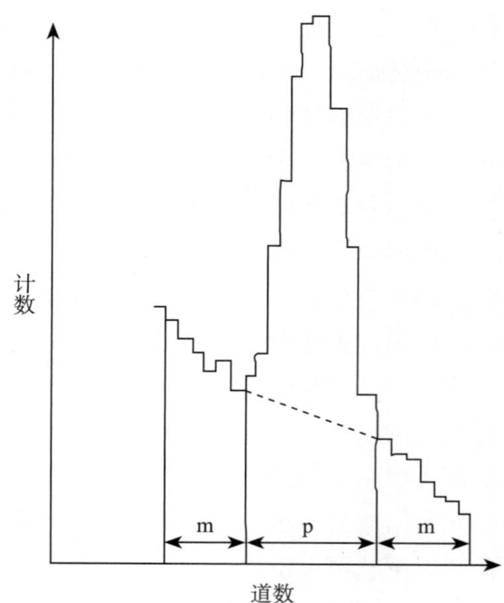

图 3-10　峰面积及其本底的确定

3．感兴趣区技术　在使用闪烁探测器和半导体探测器分析一种或几种已知放射性核素时，使用预先选择的感兴趣区（region of interest，ROI）来寻峰和计算峰面积，例如：①用于监测仅使用一种或几种已知放射性核素的专业人员。②对于使用示踪放射性核素的研究。③在医学应用中，当遵循放射性标记基质的生物学原理时。④当监控大量人群时。

（二）不确定度

体外直接测量的统计结果的可靠性常用不确定度进行评估，其不确定度主要来自计数统计、刻度过程、测量方式以及本底的统计涨落。

不确定度用一个数值区间表示，此区间的测量值具有指定的置信度。评估总不确定度时，需要考虑每个不确定度的来源并独立分析该来源的贡献。某一来源不确定度的贡献被称为“不确定度分量”。

不确定度分量主要分为两类，称为 A 类和 B 类不确定度。本质上，A 类是通过对一组观测值进行统计分析来评估的分量；而 B 类是通过其他方法评估的分量，通常是使用可用的相关信息进行科学判断。在测量体内或生物样品中的放射性活度时，A 类不确定度通常被认为仅由计数统计产生的不确定度，并且直接测量方法测量值的分布服从泊松分布，要注意生物样品测量方法的测量值分布不服从泊松分布。

体外直接测量有多种测量方式，包括全身测量以及器官或特定部位的测量，例如肺、甲状腺、颅骨、肝脏或伤口测量等。每种测量方式都需要专门的探测器系统和刻度方法。因此每种测量方式所带来的不确定度也不相同。

体外直接测量的 B 类不确定度分量包括：确定几何形状和位置的误差；测量过程中人员与探测器的相对位置和人员位置的变动；胸壁厚度的测定；模体与被测人体全身或器官之间的差异，不同部位的密度、放射性核素在体内和器官内的分布以及线性衰减系数等是不确定度的来源；影响不确定度评定的因素还有邻近身体区域的放射性物质沉积物的干扰、光谱分辨率和峰的重叠、电子学稳定性、其他放射性核素干扰、本底涨落、刻度使用的标准放射性核素的活度、人体的表面污染、来自体内天然放射性核素的干扰和刻度源不确定性等。

对于器官测量，由于身体其他部位的辐射干扰，通常很难根据被测器官的放射性活度来解释结果。对此类测量的解释，需要对放射性核素和体内产生的放射性子体的生物动力学进行假设。1996 年，IAEA 给出了使用 ^{241}Am 的说明，刻度肺部测量系统时做出的基本假设就是放射性核素在肺部均匀分布，但实际分布不符合这种假设模式。肺部放射性颗粒的分布是放射性颗粒粒径、呼吸频率和被测人员健康状况的函数。

与计数统计相关的 A 类不确定度，随着活度的增大或计数时间的延长而减少，而 B 类不确定度在很大程度上与放射性活度或计数时间无关。当放射性活度水平较低接近检测限时，总体不确定度通常主要由 A 类不确定度构成（即测量组计数统计分析的不确定度）。对于易检测且活度大的放射性核素，总不确定度中 B 类不确定度占主导地位。

六、检测方法特征参数

（一）判定限

判定限是判断被测量的物理效应是否存在的判定值，当被测量的实际测量结果超过判定限时，可以判断物理效应存在。判定限只作人体内“有”该核素的判据，不能作“无”该核素的判据。当人体内某核素未检出，通常以“<判定限”的形式表示。判定限通常为检测限的二分之一。

在体外直接测量过程中，对于本底计数（N_b）足够大（>30）的情况，其判定限可按公式 3–11 来计算：

$$a^* = \frac{k_{1-\alpha}}{\varepsilon T_d}\sqrt{\left[n_b T_d\left(1+\frac{T_d}{T_b}\right)\right]} \qquad \text{公式 3–11}$$

式中：

a^*——全身或器官活度体外直接测量的判定限，单位为贝可勒尔（Bq）；

$k_{1-\alpha}$——正态分布的 $1-\alpha$ 分位数；

ε——全能峰探测效率（来自相对刻度方法），单位为计数每秒贝可勒尔［计数/（s·Bq）］；

n_b——本底计数率，（$n_b=N_b/T_b$）；

N_b——本底计数，在实际工作中，可用环境本底计数来代替；

T_b——本底测量活时间，单位为秒（s）；

T_d——测量人体放射性活度时间，单位为秒（s）。

通常，在实际工作中，Ⅰ型错误概率 α 取为 5%，在这种情况下 $k_{1-\alpha}=1.645$；本底测量时间和人体测量时间相同（$T_b=T_d=T$）。在这种情况下，公式 3–11 可简化为公式 3–12 如下：

$$a^* = \frac{2.33\sqrt{N_b}}{\varepsilon T} \qquad \text{公式 3–12}$$

式中：

a^*——全身或器官活度体外直接测量的判定限，单位为贝可勒尔（Bq）；

N_b——本底计数，在实际工作中，可用环境本底计数来代替；

ε——全能峰探测效率（来自相对刻度方法），单位为计数每秒贝可勒尔［计数/（s·Bq）］；

T——本底测量时间和人体测量时间（$T_b=T_d=T$），单位为秒（s）。

（二）检测限

检测限是测量方法可以探测到的被测量量的最小真值。体外直接测量方法的检测限是用来表征对体内放射性核素探测能力的物理量。

在体外直接测量过程中，对于本底计数（N_b）足够大（>30）的情况，其检测限可按公式 3–13 来计算：

$$a^{\#} = \frac{k_{1-\alpha}+k_{1-\beta}}{\varepsilon T_d}\sqrt{\left[n_b T_d\left(1+\frac{T_d}{T_b}\right)\right]} \qquad \text{公式 3–13}$$

式中：

$a^{\#}$——全身或器官活度体外直接测量的检测限，单位为贝可勒尔（Bq）；

$k_{1-\alpha}$——正态分布的 1－α 分位数；

$k_{1-\beta}$——正态分布的 1－β 分位数；

ε——全能峰探测效率（来自相对刻度方法），单位为计数每秒贝可勒尔［计数/（s·Bq）］；

n_b——本底计数率，（$n_b=N_b/T_b$）；

N_b——本底计数，在实际工作中，可用环境本底计数来代替；

T_b——本底测量活时间，单位为秒（s）；

T_d——测量人体放射性活度时间，单位为秒（s）。

通常，在实际工作中，Ⅰ型错误概率 α 和Ⅱ型错误概率 β 取为 5%，在这种情况下 $k_{1-\alpha}=k_{1-\beta}=1.645$；本底测量时间和人体测量时间相同（$T_b=T_d=T$）。在这种情况下，公式 3–13 可简化为公式 3–14 如下：

$$a^{\#}=\frac{4.65\sqrt{N_b}}{\varepsilon T} \qquad \text{公式 3–14}$$

式中：

$a^{\#}$——全身或器官活度直接测量的检测限，单位为贝可勒尔（Bq）；

N_b——本底计数，在实际工作中，可用环境本底计数来代替；

ε——全能峰探测效率（来自相对刻度方法），单位为计数每秒贝可勒尔［计数/（s·Bq）］；

T——本底测量时间和人体测量时间（$T_b=T_d=T$），单位为秒（s）。

（三）常规监测中检测限的应用

常规监测中，根据直接测量的剂量估算模式推导出所致年待积有效剂量 0.1mSv 的测量值称为指导值（M_c）。在常规监测中，指导值作为是否进行剂量评估的判定标准。如实际测量值低于指导值，那么可知所致年待积有效剂量不会超过 0.1mSv。在此情况下，一般无须进行剂量评估。指导值按公式 3–15 计算。

$$M_c=\frac{D_v\times m(T/2)}{e(50)}\times\frac{T}{365} \qquad \text{公式 3–15}$$

式中：

M_c——常规监测中，推导的直接测量指导值，单位为贝可勒尔（Bq）；

D_v——为了监测目的，设定的年待积有效剂量限值，单位为希沃特（Sv）；实际工作中，常采用 0.1mSv；

$m(T/2)$——摄入单位活度后 $\Delta T/2$d 时，全身或器官的放射性核素活度，单位为贝可勒尔（Bq）；

T——监测周期（d）；

$e(50)$——待积（50年）有效剂量系数，单位为希沃特每贝可勒尔（Sv/Bq）。

常规监测中，要根据具体监测计划，选定直接测量仪器，保证直接测量仪器的检测限数值≤指导值，才能保证常规监测中直接测量的准确性符合国际标准化组织的规定。国际标准化组织给出了常规监测中，全身测量、肺部测量和甲状腺测量的指导值，分别见表3-8、表3-9和表3-10。

表3-8　常规监测全身测量所致年待积有效剂量为0.1mSv的指导值

核素	吸收类型	全身测量 最长监测周期/d	指导值/Bq
^{51}Cr	F	15	20 000
^{54}Mn	M	90	1 000
^{59}Fe	M	90	400
^{57}Co	S	180	2 000
^{58}Co	S	180	500
^{60}Co	S	180	100
^{75}Se	M	180	4 000
^{110m}Ag	S	180	200
^{137}Cs	F	180	2 000

表3-9　常规监测肺部测量所致年待积有效剂量为0.1mSv的指导值

核素	吸收类型	肺部测量 最长监测周期/d	指导值/Bq
四氟化铀（^{235}U） 三氧化铀（^{235}U）	M	180	0.6
二氧化铀（^{235}U） 八氧化铀（^{235}U）	S	180	0.3
^{241}Am	M	180	0.04

表3-10　常规监测甲状腺测量所致年待积有效剂量为0.1mSv的指导值

核素	吸收类型	甲状腺测量 最长监测周期/d	指导值/Bq
^{125}I	F	90	200
^{131}I	F	15	30

第三节 间接测量

内照射个人监测的间接测量是基于从人体分离的生物材料或从工作环境中采集的物理样品中放射性核素浓度测定的方法。间接测量最适合用于不发射穿透性辐射的放射性核素，如氚。对于其他放射性核素，例如那些只发射低能量光子的核素，间接测量可以提供更可靠的摄入量估计，尽管它可能会受到生物动力学模型的时间和个体差异的影响。在其他情况下，虽然可以使用直接方法，但间接方法可能足够准确，比直接监测更实用或更容易获得。如果没有体内监测设备，则必须采用间接方法。

一、样品采集与处理

用于估计摄入量和评估最终受照射的生物样本，最常见的是尿液和粪便，尽管在特殊情况下可以使用呼出气、血液或其他样本。生物样品的选择不仅取决于主要的排泄途径（由该核素的生物动力学模型和摄入的物理化学形式决定），还取决于诸如易于收集、分析和解释等因素。一般来说，尿液样本很容易收集，可以作为确定易吸收物质摄入量和身体组织中综合活度水平的依据。通过吸入或食入的不溶性放射性物质通常只能通过粪便样本可靠地评估，但这些样本不易收集，其测量结果难以解释。

物理样本包括空气样本、表面擦拭和污迹，以及工作场所的其他材料样本。它们可用于识别放射性核素污染物的物理 - 化学形式，可以为确定个体生物样品监测的必要性，提供有价值的信息。对于某些不发射穿透性辐射的放射性核素，并且在排泄物中只产生非常低的水平，可将物理样本与有关照射条件的合理假设相结合，为摄入量提供最佳估计。然而，由于工作场所条件的巨大变化和个人摄入的可能性，基于这些测量的内照射剂量评估可能非常不准确。此外，物理样品不能作为确定个体生物动力学特征的基础。如果分析结果可疑或丢失以及工作场所条件发生变化，这些样品也可能难以重复测量。

对于所有这些样品，在采集过程中必须避免污染。一般来说，生物样本应该只在被污染的工作区域外采集，特别是在彻底去污之后。这样，样本中的活度就代表了体内的活度。处理来自人体的所有材料样本时，还必须适当考虑到可能存在的细菌、病毒或其他生物危害。另外，应建立样品运输规范，可以考虑包括适当初筛样品、预处理样品、容器的适当包装和标签、防止生物或放射性核素污染。当样品跨国界运输时，可能还需要考虑不同国家的法规。

（一）尿样采集与处理

1．尿样的采集　尿样分析是排泄物间接测量中最常用的手段，随尿排出的放射性核素只能来自体液中。在收集尿样时需要注意以下几点：

（1）尿样的收集、储存、处理及分析应避免外来污染、交叉污染和待测核素的损失。

（2）在样品收集后，每升样品中加入 10ml 浓度为 11mol/L 的盐酸或硝酸进行酸化，以防止放射性核素因吸附在容器表面造成的损失。

（3）如果条件允许，样品在测量分析前最好采用冷藏或冷冻方式保存。

（4）对于大多数常规分析，应收集 24h 尿。如收集不到 24h 尿，最好是采集第一天早上排泄的尿进行分析，并应把尿量用肌酐量或其他量修正到 24h 尿。氚是一个例外，通常只取少量尿即能由所测尿氚浓度推算体液浓度及摄入量。

（5）要求分析的样本体积应根据分析技术的灵敏度确定，对于某些放射性核素，需要分析累积几天的尿样才能达到所要求的灵敏度。

（6）在某些情况下（如特殊监测），为减少核素经尿排出的日排量涨落对监测结果的影响，应分别分析连续 3d 的尿量，或分析连续 3d 的混合样，其平均值作为中间一天的日排量。

2．尿样制备 样品的制备应与所采用的测量分析方法相结合进行。

（1）γ 谱测量样品制备：对于尿样 γ 谱测量一般采用直接装样的方法制备样品。根据所收集尿样的样品量，选择 2L 马林杯样品盒或 $\Phi 75\times H70$mm 圆柱形样品盒作为测量容器，当尿样足够时应尽量选择 2L 马林杯样品盒装样；当收集的样品量略小于 2L，可向样品中加入纯化水，以将尿样补充到 2L 后装满 2L 马林杯（保障同效率刻度源具有相同的测量几何尺寸）；若所采集尿量远不足 2L 时则选用 $\Phi 75\times H70$mm 圆柱形样品盒装样。装样前将尿样在收集容器中混匀，然后从中取足够的量装满样品盒，密封严实后贴上标签，记录装样体积、时间以及所监测人员的必要信息，清洁样品盒表面后待测。

（2）α、β 放射性核素分析样品制备：为了精确测量 α 和 β 放射性核素，必须将待分析核素与样品基质和干扰核素进行分离。通常包括样品预处理和浓缩、化学分离待测核素和制备样品源进行测量三个步骤。由于尿液样品中放射性核素的含量非常低，ICRP 推荐采集 24h 尿样分析其放射性活度。尿液中含有有机成分，而且不同样品中盐分浓度差别较大。为了降低有机物和无机盐等基质干扰，放射化学分析方法通常需要将待测样品进行消化处理（包括湿消解法和灰化法）。尿样的前处理方法消解时使用的酸见表 3-11。通常使

表 3-11 尿样品的前处理方法

主要试剂	方法简述
浓 HNO_3、H_2O_2	样品中加入浓 HNO_3 和 H_2O_2，微波消解 1h
	样品加入浓 HNO_3 和 H_2O_2，紫外线分解 1h
	样品加入浓 HNO_3 后蒸干冷却，再加入 H_2O_2 溶解残渣，继续蒸干冷却，重复此操作直至残渣变白
浓 HNO_3、浓 HCl	样品中加入浓 HNO_3 和浓 HCl，微波消解 20min
	样品中加入 HNO_3、95℃加热 15min 后让其蒸干冷却，加入 6mol/LHCl，继续蒸干冷却，重复操作
浓 HNO_3、H_3PO_4、$Ca(NO_3)_2$	样品中加浓 HNO_3，加热搅拌，加入 H_3PO_4+40mg/L$Ca(NO_3)_2$ 恒温加热 30min，加入浓氨水至 $Ca(PO_4)_2$ 沉淀生产，加热 1h 后离心，弃去上清液

用的尿样湿消解法主要是在尿样中加入浓硝酸和过氧化氢于密闭或敞开体系中消解，通过氧化蒸发、沉淀等过程分解有机物浓缩尿中核素。

尿样的灰化法需要将尿样蒸干，首先炭化，然后将炭化后样品先在马弗炉中200～250℃温度下灰化数小时后，通常再在450℃下灰化12～24h，直到灰分呈白色或灰白色疏松颗粒或粉末状为止，必要时可延长灰化时间。

预处理后的灰分或沉淀物被重新溶解，通过溶剂萃取、离子交换和共沉淀等方法将待测核素进行分离。溶剂萃取法可将放射性核素萃取到有机相，以便进一步分析或直接通过液体闪烁法计数。离子交换分离中，包含色谱技术，调节待分析核素溶液的pH值，使样品溶液通过离子交换树脂或其他介质后将待分析核素保留在色层柱上，然后进行洗脱或其他分离。不同的放射性核素可以通过改变洗脱液的性质依次进行洗脱。共沉淀法可加入稳定载体后从溶液中提取待分析放射性核素。沉淀物可直接用来测定放射性核素含量，也可用于进一步分离。例如^{90}Sr可以与钙共沉淀，制备样品源进行β计数。

样品源的制备取决于测量技术和放射性核素种类。对于总α总β计数，可将纯化的溶液直接蒸发到不锈钢盘或滤纸上进行计数。β放射性核素样品源可以通过制备氢氧化物、草酸盐、硫酸盐、碳酸盐和磷酸盐沉淀来实现，分离沉淀物后转移到滤纸或样品盘上进行计数。α核素样品源必须非常薄且均匀，防止自吸收。样品源可以通过以下技术制备：将纯化的放射性核素电沉积到抛光的不锈钢盘上；将沉淀物沉积到小滤纸上用于计数；将核素预先提取到有机膜上再沉积到不锈钢盘上和将溶剂萃取在样品盘上蒸发。

（二）粪样采集与处理

1．粪样的采集　粪样包括通过胃肠道运输的废物和从肠壁脱落的细胞碎片，其中包含从肺中清除的物质，主要以胆汁形式排入胃肠道，以及摄入后未被胃肠道吸收的物质。

在常规监测中，对于主要通过粪排泄或需要评价吸入速度为慢速的（S类）物质自肺部的廓清时要求分析粪样。正常情况下，物质通过胃肠道运输的时间约为2d，但这与个人的饮食习惯、健康状况等因素有很大关系，并且由于放射性核素日粪排量涨落较大，因此，应连续收集3～4d总的粪样，以便获得每日排泄率的可靠估计。然而，这在实际工作中往往难以做到，而不得不以单次样品为根据作出解释。

在特殊监测中，粪样分析较多地应用，特别是在已知或怀疑吸入中可溶性或不溶性化合物后。在这些情况下，测量每天的粪排泄量对于评价从肺部的廓清和估算摄入量是有用的。

粪样的收集、储存、处理及分析，同样也应避免外来污染、交叉污染和待测核素的损失。如果条件允许，样品在测量分析前最好采用冷藏或冷冻方式保存。

2．粪样制备　样品的制备应与所采用的测量分析方法相结合进行。

（1）γ谱测量样品制备：粪样容易被生物降解，并且可能还含有大量潜在的有毒生物污染物。因此在收集后应尽早进行样品预处理制备。粪样的预处理方法包括湿消解法、冷冻干燥法和灰化法。湿消解法可以保证样品的均匀性，但其预处理过程会消耗大量的人力和时间。冷冻干燥法是一种简单的预处理方法，但其样品的均匀性不如灰化法。灰化法针对前两种方法来说是快速和简单的，并且，它还可以改善样品的均匀性以满足γ谱分析。灰化法又分为干式灰化、湿式灰化或低温灰化。大量样品主要靠干式灰化。灰化时应严格控制温度，开始炭化阶段应慢慢升温，防止着火。炭化完成后可较快地将温度升至450℃，并在该温度下灰化十至数十小时，使样品成为含碳量最少的灰。严格防止高温炉内温度过高，造成样品损失或烧结。对灰化时容易挥发的核素，如铯、碘和钌等，应视其理化性质确定其具体灰化温度或灰化前加入适当化学试剂。待处理的样品中如需分析放射性铯时，灰化温度不宜超过400℃。对要分析碘的样品，灰化前应用0.5mol/L NaOH溶液浸泡样品十几个小时。如果灰化温度过低或灰化时间不足，则会形成主要由有机成分组成的残留物。在这种情况下，残留物的颜色是黑色而不是浅灰色。黑色灰很难在酸中溶解，可能需要重复灰化步骤以实现样品达到合适均匀化的程度。灰化好的样品在干燥器内冷却后称重，并计算灰样比。将灰化后的样品灰溶解在6mol/100ml HCl中，使得放射性核素在酸性介质中保持均匀性，再装满$\Phi 75 \times H35$mm的圆柱形样品盒，密封严实后贴上标签，记录好灰样比、时间以及所监测人员的必要信息，清洁样品盒表面后待测。

（2）α、β放射性核素分析样品制备：粪样进行α、β核素分析前需要对样品进行消解以破坏有机物，预处理方法参照粪样采集与处理中的γ谱测量样品制备。然后根据待分析核素进行化学分离和样品源制备。

（三）其他生物样品采集与处理（呼出气、血液等）

1．其他生物样品的采集　在一些特殊监测中也可分析其他生物样品，但这些样品的测量通常作为一种筛查手段。

（1）鼻拭子样品：如在吸入放射性核素时，可使用鼻拭子来确定涉及了何种核素，鼻拭子必须在受照后尽快采集，采样必须快速进行，因为粒子在前鼻道会被快速清除。采样后应将样品密封保存，避免外来污染、交叉污染和待测核素的损失。

（2）呼出气样品：在有^{14}C、^{226}Ra、^{228}Th的体内污染情况下，可采集呼出气样品进行测量分析。一般情况下，呼出气样品采集时要求被监测人员向采集设备中呼吸30min，特殊情况下也可根据测量所需体积确定采样时间。呼出气的特定成分可以通过适当的技术进行提取，如采用乙醇胺吸收剂吸收二氧化碳等。

（3）血液样品：大多数放射性核素进入血液后会被迅速清除，因此血液中放射性核素测量通常不是内污染监测的良好指标。但是，在一些特殊情况下，如氚水和放射性核素复合物能够与血液中的载体相结合，这种情况下血液样品可能有助于全身放射性核素监测。血液样品应由有资质的医务人员在严格控制卫生条件的情况下采集。根据监测目的，血液样品可能需要通过添加防腐剂来稳定，以防止凝结。血液分离程序已经建立，可以将血液分离成不同的成分。然后对其放射性核素活度进行单独分析。在怀疑有高水平污染时，可采集血液样品，以分析白细胞计数、染色体畸变或其他辐射照射指标。这些都可为核素活度分析提供更多的有关高水平污染接触程度的指标。

2．其他生物样品的制备

（1）γ谱测量样品制备：对于其他生物材料样品应视采样量的情况选择原样直接测量或灰化后测量。对于血液样品，可直接装入 $\Phi75 \times H35$mm 或 $\Phi75 \times H70$mm 的圆柱形样品盒，当收集的样品量略小于两种规格样品盒容积时，可向样品中加入纯化水，以将血样补充装满 $\Phi75 \times H35$mm 或 $\Phi75 \times H70$mm 圆柱形样品盒（保障同效率刻度源具有相同的测量几何尺寸）。对于呼出气和鼻拭子样品，可将样品装入 $\Phi75 \times H35$mm 圆柱形样品盒内，在样品盒内采用有机玻璃圆片或圆环，压实并固定几何位置后，密封样品采用γ谱进行定性分析。如需定量分析则需具备相对应几何形状和材质的标准样品对仪器进行效率刻度后才可进行，或采用无源效率刻度软件模拟的方式进行模拟刻度。对于需要灰化处理的其他生物样品，可参照粪样的灰化处理方式进行制样装样。

（2）α、β放射性核素分析样品制备：由于生物样品种类繁多，且含有大量有机物，因此测量前通常都要将其有机物基体分解，并通过放射化学的方法将待分析核素进行分离、纯化后，再进行测定。分解有机物的方法有湿消解法和干灰化法。

1）湿消解法：湿消解法生物样品常用的消解试剂体系有：硝酸 - 高氯酸、硝酸 - 硫酸、硫酸 - 过氧化氢、硫酸 - 高锰酸钾、硝酸 - 硫酸 - 五氧化二钒等。

对于含大量有机物的生物样品，特别是脂肪和纤维素含量高的样品，加热消解时易产生大量泡沫，容易造成被测组分的损失。若先加硝酸，在常温下放置 24h 后再消解，可大大减少泡沫的产生。

采用硝酸 - 硫酸消解法，能分解各种有机物，但对吡啶及其衍生物（如烟碱）、毒杀芬等分解不完全。样品中的卤素在消解过程中可完全损失，汞、砷、硒等有一定程度的损失。硝酸 - 高氯酸消解生物样品是破坏有机物比较有效的方法，但要严格按照操作程序，防止发生爆炸。硝酸 - 过氧化氢消解法应用也比较普遍，有人用该方法消解生物样品测定氮、磷、钾、硼、砷、氟等元素。高锰酸钾是一种强氧化剂，在中性、碱性和酸性条件下都可以分解有机物。测定生物样品中汞时，用 1：1 硫酸和硝酸混合液加高锰酸钾，于 60℃保温分解生物样品；用 5% 高锰酸钾的硝酸溶液于 85℃回流消解食品和尿液；用硫酸加过量高锰酸钾分解尿样等，都可获得满意的效果。用过硫酸盐（强氧化剂）和银盐（催化剂）分解尿液等样品中的有机物可获得较好的效果。

有机物样品和难分解的无机物样品可用增压溶样法分解。该方法将生物样品放入外包不锈钢壳的聚四氟乙烯坩埚内（高压罐溶解法），加入混合酸或氢氟酸，在 140 ~ 160℃保温 2 ~ 6h，即可将有机物分解，获得清亮的样品溶液。

目前微波消解法是消解生物样品的高效方法。对于反应剧烈的样品，需要先进行加热分解，让大量的气体释放出，等少量或浅色气体冒出时取下后进行微波消解，此法会造成易挥发核素的损耗；对于在常温下需要长时间反应的样品，可将样品放置过夜，第二天再进行微波消解。样品经过处理后，若溶液体积小于 5ml 时则必须补加水或酸，使其体积不小于 5ml，然后再进行微波消解。

2）灰化法：灰化法分解生物样品不使用或少使用化学试剂，并可处理较大称量的样品，故有利于提高测定准确度。但是，因为灰化温度一般为400～550℃，不宜处理测定易挥发组分的样品。

通常灰化生物样品不加其他试剂，但为促进分解，抑制某些元素挥发损失，可加适量辅助灰化剂，如加入硝酸和硝酸盐，可加速样品的氧化，疏松灰分，利于空气流通；加入硫酸和硫酸盐，可减少氯化物的挥发损失；加入碱金属或碱土金属的氧化物、氢氧化物或碳酸盐、醋酸盐，可防止氟、氯、砷等的挥发损失；加入镁盐，可防止某些待测组分和坩埚材料发生化学反应，抑制磷酸盐形成玻璃状熔融物包裹未灰化的样品颗粒等。样品灰化完全后，根据需要进行核素分离，也可溶解后供测量使用。

二、测量与分析

在分析样品中放射性核素含量之前，需要确定适当的检测方法，以及在测量之前是否需要对样品进行处理。这些决定将基于所涉及的放射性核素、化学和物理形式、可能存在的干扰性放射性核素以及满足监测要求所需的检测灵敏度水平。

在许多情况下，例如从特征良好的工作场所获得的常规样品，可能对样品中可能存在的放射性核素有很好的了解。在这种情况下，可以很容易地预测现有的排放量。在其他情况下，可能需要对样品进行筛选，以识别具体的α或β粒子或X或γ放射性核素类型。

生物样品中可能的干扰源一般包括：食物和水中摄入的自然存在的放射性核素、以前摄入的放射性核素、用于诊断或治疗目的的放射性药物，以及影响样品化学处理的处方药或非处方药，如抗酸药。工作场所的空气样本可能包括自然产生的氡和钍子体，或高水平的粉尘负荷，这也可能影响样本分析。

特定放射性核素所需的测量灵敏度将取决于为证明符合监管要求而必须检测的摄入水平。对生物和物理样品中特定放射性核素的各种样品分析方法将产生测量的活度水平，例如每分钟计数。这些样品计数，在校正了由仪器或被测样品中其他干扰来源引起的任何本底计数后，必须转换为样品中放射性核素的绝对数值，例如Bq/kg。测定所分析的特定放射性核素的绝对数值的换算方法取决于所采用的分析方法。

（一）γ放射性核素分析

生物样品的分析包括选用适当的仪器检测和量化放射性核素的排放。生物样品中发射γ光子的放射性核素，一般都可以用γ能谱技术进行测量，详细分析方法可参见第二章第二节。γ能谱技术的突出优点是能够直接定性和定量确定原始生物样品中的γ放射性核素而不需要化学分离。为了对γ放射性核素进行准确、有效地分析，需要注意以下事项：γ能谱仪探测器的类型；放射性核素的物理参数，包括核素的半衰期、发射特征γ射线的能量和分支比等。

目前在核物理实验探测领域应用最广泛的两种γ谱探测器的类型是闪烁探测器与半导体探测器。闪烁探测器主要有碘化钠［NaI(T1)］和溴化镧［$LaBr_3$(Ce)］等，半导体探测器包括锗锂 Ge(Li)、硅锂 Si(Li)、高纯锗（HPGe）、碲化镉（CdTe）等。

闪烁探测器最适合用于生物样品中存在的放射性核素种类较少的情况，其能量分辨率是有限的，即使是反褶积技术也可能无法确定产生复杂光谱的放射性核素，例如来自新裂变产物混合物的光谱。然而，在许多情况下，这种方法提供了量化放射性核素含量的最敏感方法。总之，闪烁探测器具有探测效率高、转换效率高、荧光时间特性较好和灵敏体积大等优点，其能量分辨率虽然不如半导体探测器，但对环境的适应性较强，因此，它仍被广泛使用。

半导体探测器在能量分辨率方面有主要优势，因此可以几乎明确地识别混合物中的放射性核素，但由于它们需要冷却到液氮温度，因此不方便。随着技术的发展，现在主要使用的 HPGeγ 能谱仪只需在液氮冷却的类似温度下使用，而不像 Ge(Li)γ 能谱仪那样必须在液氮冷却下保存，维护较容易。随着 HPGe 能谱仪技术不断发展，如今已具有分辨率高、多种冷却方式、多种探头类型的谱仪，能同时测量多种放射性核素，而且不必进行样品的化学分离，不必用示踪剂测定回收率。此外，许多半导体探测器只能是相当小的尺寸，因此，相对于闪烁探测器，它们的灵敏度降低。HPGe 探测器由于其高分辨率和低本底，越来越多地用于低能 γ 射线的探测。对于低能 γ 射线计数，在确定检测效率时必须考虑覆盖组织的厚度。微型半导体探测器，特别是那些使用碲化镉（CdTe）、碲锌镉（CdZnTe）在室温下工作的探测器，正变得越来越普遍。CdTe 和 CdZnTe 探测器对低能 γ 射线的探测灵敏度高。它们的小尺寸（直径约 10mm，厚 2mm）使其成为局部伤口监测的理想选择。

虽然理论上能发射 γ 射线的放射性核素，都可以用 γ 谱进行测量，但是对于一些发射低能 γ 射线的放射性核素，γ 谱并不是最好的测量方法。例如，放射性核素 ^{125}I 和 ^{129}I，如使用 γ 谱测量时，只能选择 35.5keV（分支比 6.63%）和 39.6keV（分支比 7.51%）的能峰进行分析，但由于该能量的分支比都较低，只能选用宽能型、P 型优化或者低能型高纯锗 γ 谱进行测量，传统 P 型高纯锗 γ 谱无法完成 ^{125}I 和 ^{129}I 的定量分析。另外，由于康普顿效应会产生一定的干扰，其测量的准确性也会受到一定的影响。对于 ^{238}Pu、^{239}Pu、^{240}Pu、^{242}Cm、^{244}Cm、^{252}Cf 等核素，利用 γ 谱进行测量时都是测量其衰变过程中伴随的 L_α，L_β 和 L_γ 等特征 X 射线，其 X 射线能区在 13～23keV 之间。虽然，为了解决低能区 γ 放射性核素的测量问题，一些公司也推出了超低能锗探测器 γ 谱仪，其能量响应范围在 300eV～300keV 之间，一个 100mm^2 超低能锗探测器在 5.9keV 的分辨率可以达到小于 150eV（FWHM），但是这些特征 X 射线能区有较严重的重叠，当有多种核素的情况下，γ 谱测量也难以区分核素种类。

此外，为保证探测器测量的本底计数率尽可能低，以便最大限度地提高探测灵敏度，检测系统应安置在低本底的房间内，仪器使用房间不应处理开放的放射源等。还可以通过一些简单的预防措施，如将探测器用铅室屏蔽，进入实验室脱去外套和穿工作服，可以防止放射性污染被带到测量实验室。这些预防措施对于 X 和 γ 光子测量系统比 α 粒子和 β 粒子测量系统更有必要，因为光子辐射的穿透性会导致测量受到房间另一部分辐射源的影响。即使有了所有这些预防措施，本底计数和探测器效率的变化也会发生，需要经常校准计数系统。

每个探测器需要校准的三个参数是能量响应、能量分辨率和探测效率。探测效率不仅是探测器的函数，而且是被测样品的函数，因为探测效率大小与形状的几何效应，以及样品的自吸收相关。所有这些都将随着样品的大小、密度和元素组成而变化。因此，准确的校准要求被定量评估的样品必须具有标准校准源的几何形状、密度和成分。通常，实验室将根据所测量样品的范围，对其测量设备进行标准的几何结构校准。标准的几何结构是将盛有样品的容器（如 $\Phi 75 \times H 35$mm 的圆柱盒）和被测量的基质（如尿液）结合在一起，并在探测器和样品之间设置空间关系。每个探测器都应该根据测量的每个标准几何形状进行校准。实验室可以选择水作为所有标准的基质，而不是制备不同基质的校准标准。对于密度与水差别很大的样品，可能需要校正因子。

为了防止样品之间的交叉污染，最好将每个待测量的样品放在一个新的塑料袋中，每个样品应清晰地标记唯一的样品代码，测量的每个光谱应保存到唯一命名的数据文件中，并对每个样品的每次测量保持清晰的记录。

（二）α、β 放射性核素分析

1．天然 α 放射性核素的放射化学分析

（1）铀的放射化学分析：天然铀的分析方法主要有分光光度法和固体荧光法，这两种方法灵敏度较高，但在分析前需要分离和富集。目前激光荧光法和 ICP-MS 法发展成为测定样品中微量铀的新技术，一般不需要对样品进行分类浓集，消解后可直接测定。铀的 ICP-MS 法可参见第二章第三节。

（2）^{226}Ra 的放射化学分析：常用 ^{226}Ra 的放射化学分析方法有射气法、总镭 α 测定法和液体闪烁计数法。前两种方法均需要将镭分离后，放置一个月待其与子体达到平衡后，通过测量子体氡或总 α 放射性，来推算 ^{226}Ra 含量。液体闪烁计数法分析 ^{226}Ra，包括分离后直接测量和放置平衡后通过子体间接测量。这些方法均需要将镭元素从样品中分离出来，比较常用的分离方法为硫酸钡共沉淀法。^{226}Ra 也可以通过 ICP-MS 方法进行分析，且样品不需要进行元素分离。^{226}Ra 液体闪烁计数分析方法可参见第二章第三节。

（3）^{210}Po 分析方法：样品中 ^{210}Po 的放射化学分析方法采用适当前处理，然后利用电化学方法沉积（自发沉积和电沉积）在金属上，进行 α 测量。

钋在酸性介质中的自发沉积是具有选择性的分离方法，广泛用于各种生物和环境样品中 ^{210}Po 的放化分析。常采用银或铜作为钋自镀的金属材料，在适宜条件下可以定量沉积。定量沉积在银上的最佳条件是 0.5mol/L HCl，70～90℃。^{210}Po 自沉积分离后在 α 计数器或 α 能谱仪上进行测量。^{210}Po 的 α 谱分析方法可参见第二章第三节。

2．超铀核素的分析 散布于环境中的人工 α 放射性核素主要是超铀元素 ^{237}Np、^{238}Pu、^{239}Pu、^{240}Pu、^{241}Am、^{244}Cm 和 ^{242}Cm 等。

（1）超铀元素的浓集：沉淀载带法常用于样品中超铀元素的浓集，低价态的钚和超钚元素在适宜载体存在下，可用磷酸盐、草酸盐和氟化物沉淀载带。在酸性溶液中，超钚元素磷酸盐的溶解度比稀土磷酸盐小得多。为防止二价离子的沉积，草酸盐和氟化物共沉淀通常在低 pH 值下进行。

（2）超铀元素的分离纯化：离子交换法，溶剂萃取法和萃取色层分离法是广泛应用于样品中超铀元素分离纯化的方法。

在 7～8mol/L HNO_3 中，Pu 以 $Pu(NO_3)_6^{2-}$形式为阴离子交换树脂所吸附，Pu（Ⅳ）要比 Pu（Ⅵ）吸附得更牢固。这是样品中用阴离子交换法分离钚的基础。由于 Pu（Ⅲ）在任何浓度的 HNO_3 中均不被吸附，因此，可用还原淋洗剂实现钚的淋洗。在 7～8mol/L HNO_3 中，Np、Pu、Th 均被吸附在阴离子交换柱上，在盐酸介质中，Th 不会滞留在离子交换柱上，因而选用 HCl 淋洗去除 Th。Np 和 Pu 分离可借助适当淋洗剂完成。

用溶剂萃取法分离纯化超铀元素时，常用的有机溶剂为膦类和胺类萃取剂，主要有二（2-乙基己基）磷酸（HDEHP），正辛基氧化膦（TOPO），噻吩甲酰三氟丙酮（TTA），三正辛胺（TOA）等。通常以 HNO_3 介质分离纯化效果好。萃取色层分离法兼有离子交换法的高效性和萃取法的快速性优点，应用较为广泛。

（3）超铀元素的电沉积：电沉积是超铀元素放射化学分析中最常用的制样技术，电沉积前，一般要进行适当的分离纯化操作，以便去除干扰核素。这种浓集 - 分离纯化 - 电沉积分析程序在环境和生物样品超铀元素测定中应用广泛。

电沉积法制源定量准确性高，均匀性、牢固性良好，所制备的薄源不需要进行自吸收校正，适于 α 谱仪测量。在电沉积前，要求分离纯化操作（萃取、离子交换、萃取色层等）所得溶液酸度不应太高。在环境样品超铀元素分析中应用较广的电沉积体系是 HCl-NH_4Cl、$(NH_4)_2SO_4$、草酸 - 氯化铵体系，这三个体系的共同点是允许存在较大量的干扰离子。

3．裂变产物的放射化学分析　从裂变产额，半衰期和生物毒性考虑，监测 ^{90}Sr、^{137}Cs、^{125}I、^{129}I 和 ^{131}I 有更为重要的意义。裂变产物的浓集和分离方法主要有沉淀法、离子交换法、萃取色层分离法。^{90}Sr 分离目前常用的方法有沉淀分离法、液 - 液萃取法、色层分离法、吸附 / 离子交换法等。锶常采用碳酸盐、草酸盐、磷酸盐共沉淀沉积。经典的发烟硝酸法分离锶钙的最佳酸度为 15mol/L HNO_3，此法操作繁琐，目前逐渐为萃取法和色层法取代。用于锶分离的萃取剂主要有磷酸类萃取剂磷酸三丁酯（TBP）、二（2-乙基己基）磷酸（HDEHP），正辛基氧化膦（TOPO）、噻吩甲酰三氟丙酮（TTA）、冠醚类、杯芳烃类和双酰胺荚醚等。^{90}Sr 液液萃取分离的传统试剂是二（2-乙基己基）（HDEHP），在弱酸性环境下 Y^{3+} 可与 HDEHP 形成稳定的螯合物，进入有机相中，而 Sr^{2+} 与 HDEHP 难以形成缔合物而留在水相中，通过萃取、洗脱 Y^{3+} 来间接测定 Sr^{2+} 的含量。冠醚及其衍生物对金属离子具有较好的络合能力。对锶具有特殊选择性的冠醚是 18 冠 6 及其衍生物，由于 18 冠 6 在水中溶解度大，因此通过对醚环上引入疏水性的烷基基团，来进一步提高对锶的萃取效率。锶的萃取色层分离法主要有 HDEHP 萃取色层分离和冠醚萃取色层分离。HDEHP 萃取色层分离方法是生物样品灰中 ^{90}Sr 含量的标准测定方法之一。根据分离原理可采用 β 计数法测量 ^{90}Y 来推算 ^{90}Sr 或液体闪烁法测量直接测量分离得到的 ^{90}Sr。^{90}Sr

的β计数分析方法可参见第二章第三节。

4．^{3}H**的放射化学分析** 从生物样品中通过适当方法获取水分（榨取、氧化燃烧后蒸发冷凝），再测定其中的^{3}H。生物样品可通过氧化燃烧-蒸发冷凝收集浓集^{3}H，再结合正比计数管、电离室、液体闪烁法进行测量，目前以液体闪烁法应用较广。

5．^{14}C**的放射化学分析** 生物样品中的^{14}C可通过湿氧化法、燃烧法和苯合成法分离提取。常用的氧化燃烧法是通过高温燃烧将样品中的碳元素转化为二氧化碳，用碱液吸收后，混悬法或吸收法制样，再进行液体闪烁计数测量。

（拓　飞　周　强　杨宝路　张建锋）

参考文献

[1] INTERNATIONAL COMMISSION ON RADIOLOGICAL PROTECTION. Occupational intakes of radionuclides: Part 1: ICRP Publication 130: Annals of the ICRP 44(2)[R]. Oxford: Pergamon Press, 2015.

[2] INTERNATIONAL COMMISSION ON RADIOLOGICAL PROTECTION. Occupational intakes of radionuclides: Part 2: ICRP Publication 134: Annals of the ICRP 45(3/4)[R]. Oxford: Pergamon Press, 2016.

[3] INTERNATIONAL COMMISSION ON RADIOLOGICAL PROTECTION. Occupational intakes of radionuclides: Part 3: ICRP Publication 137: Annals of the ICRP 46(3/4)[R]. Oxford: Pergamon Press, 2017.

[4] INTERNATIONAL COMMISSION ON RADIOLOGICAL PROTECTION. Occupational intakes of radionuclides: Part 4: ICRP Publication 141: Annals of the ICRP 48(2/3)[R]. Oxford: Pergamon Press, 2019.

[5] INTERNATIONAL COMMISSION ON RADIATION UNITS AND MEASUREMENTS. Direct determination of the body content of radionuclides: ICRU Report 69[R]. England: ICRU, 2003.

[6] INTERNATIONAL ATOMIC ENERGY AGENCY. Indirect methods for assessing intakes of radionuclides: Safety Reports Series No. 18[R]. Vienna: IAEA, 2000.

[7] INTERNATIONAL ATOMIC ENERGY AGENCY. Quantifying uncertainty in nuclear analytical measurements: IAEA-TECDOC-1401[R]. Vienna: IAEA, 2004.

[8] 中国卫生监督协会．甲状腺^{131}I体外测量技术方法：T/WSJD 43—2023[S]. 北京，2023.

[9] Radiation protection-Dose assessment for the monitoring of workers for internal radiation exposure: ISO 27048: 2011.

[10] 格拉希维里，契切夫，帕塔尔肯，等．核素数据手册[M]．3版．赵志祥，黄小龙，葛智刚，等，译．北京：中国原子能出版社，2004.

第四章 氡及其子体检测与防护

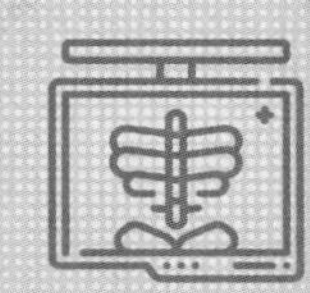

第一节 氡的特性与健康危害

一、氡的特性

氡有三种天然放射性同位素 ^{222}Rn、^{220}Rn 和 ^{219}Rn，分别来自天然放射系（铀系、钍系和锕系），各自的丰度取决于土壤的类型（^{235}U、^{238}U 和 ^{232}Th 含量）和不同放射性同位素的半衰期。

^{222}Rn 是 ^{238}U 的衰变产物，比 ^{220}Rn 的释放量少（平均少于其 1/100）。但是，它是大气中最广泛的同位素，由于半衰期（3.82d）足够长，足以让它从产生的岩石和土壤迁移到大气中。

^{220}Rn 是 ^{232}Th 的衰变产物，是三种同位素中释放量最多的一种。但是，由于半衰期短（55.8s），衰变得很快，只有在高 ^{232}Th 背景地区，如我国广东省阳江市辐射高本底地区或含高水平 ^{232}Th 的稀土矿山等特定环境下才有卫生学意义。

^{219}Rn 是 ^{235}U 的衰变产物，是三种同位素中含量最少的一种。^{235}U 含量在岩石和土壤中的含量约为 ^{238}U 的 0.73%。由于其半衰期非常短（3.96s），在大气和地下水中几乎测量不到。

通常所说的氡指 ^{222}Rn。^{222}Rn 广泛存在于人类工作生活环境之中。^{222}Rn 的放射性衰变链见图 4-1。^{222}Rn 衰变会产生一系列新的放射性核素，并释放出 α、β 和 γ 射线，将这些新生的放射性核素称为氡子体。氡子体可分为短寿命子体和长寿命子体，有剂量学意义的是 ^{222}Rn 的短寿命子体，即放射性衰变链 ^{210}Pb 以前的 ^{222}Rn 衰变子体：RaA（^{218}Po），RaB（^{214}Pb），RaC（^{214}Bi），RaC'（^{214}Po）。大多数 ^{222}Rn 的短寿命子体在大气中与气溶胶结合，以结合态的形式存在，吸入后对人体产生的危害最大。由于 ^{214}Po 的半衰期很短（165μs），一般不会进入肺部。另外三种半衰期较长的衰变产物可以到达肺部，并衰变产生 ^{210}Pb。

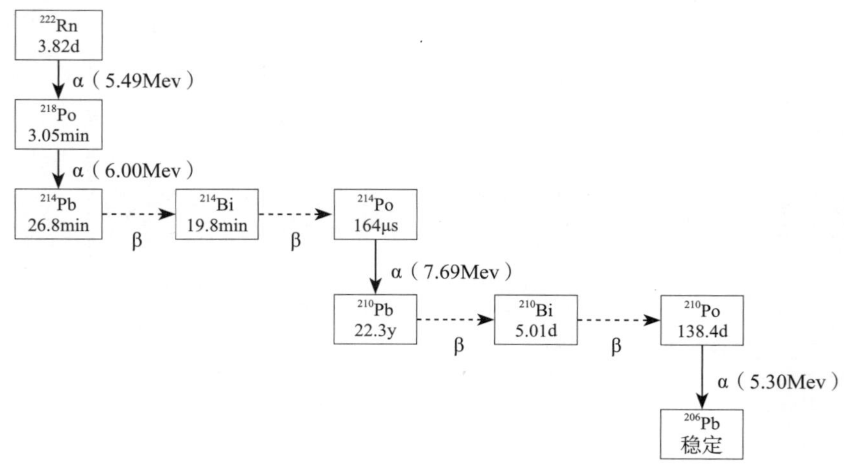

图 4-1　^{222}Rn 的放射性衰变链

一个 ^{218}Po 原子在衰变成 ^{214}Pb 时释放出一个能量为 6.00MeV 的 α 粒子。随后通过 β 衰变产生 ^{214}Bi，继续 β 衰变产生 ^{214}Po。^{214}Po 衰变释放出另一个能量为 7.69MeV 的 α 粒子，最终生成 ^{210}Pb（其半衰期为 22.23 年）。两种 α 粒子能量之和（13.692MeV，即 2.19×10^{-12}J；1eV=1.602×10^{-19}J）是 ^{218}Po 原子的 α 潜能。1 个 ^{214}Pb 和 ^{214}Bi 原子的 α 潜能为 1.23×10^{-12}J（7.69MeV），是这些原子被吸入时传递到肺组织的能量。1Bq 的 ^{222}Rn 与其短寿命衰变产物平衡时，短寿命 ^{222}Rn 衰变产物的 α 潜能为 5.57×10^{-9}J。

二、氡的来源

铀（镭）是自然界中广泛分布的微量元素，陆地岩石、土壤中都含铀（镭）。通常，环境空气中的氡 77.7% 来源于陆地释放。其次，陆地植物、地下水的载带会把土壤深部的氡带到地表向环境释放，约占 10.22%。人为的工业活动也会造成大量的氡向环境释放，核工业的采矿和水冶释放的氡约占 10.22%。此外，非核工业活动，如燃煤电厂、稀土开采、磷酸盐工业、建筑材料生产及加工等活动均可以导致氡向环境释放，约占 1.86%。

就公众而言，氡暴露主要发生在室内，尤其是居室。但是，针对某些职业人群，氡暴露是职业照射的主要来源。

室内空气中氡的来源包括房屋地基及周围土壤、建筑材料、室外空气、生活用水和天然气。根据联合国原子辐射效应科学委员会（UNSCEAR）2000 年报告，就全世界平均而言，来自建筑地基和周围土壤、建筑材料和室外空气的氡分别占室内 ^{222}Rn 的 60.4%、19.5% 和 17.8%，供水和家用燃料分别占 1.8% 和 0.5%。下面分别进行简述。

（一）房屋的地基和周围的岩石或土壤

岩石和土壤是氡最主要的来源。建筑物地基和周围土壤中的氡气可以通过扩散或渗流进入室内，进入的通路可以是地板表面的缝隙或是穿过板面的各种管线周围的缝隙。扩散和渗流的机制不同，影响因素也不同。扩散是氡进入大气的主要机制，环境中氡气由于其原子本身的热运动使之向浓度低的地方迁移。其影响因素主要与扩散介质有关，如岩石或土壤的氡浓度、孔隙度、地面的致密程度等。氡进入室内的另一种方式是气压差异引起的对流，当建筑物内部与环境地基存在压差时，气体从压力高的位置向压力低的位置迁移。影响渗流的因素主要是气象因素，如气压、风向、风速、湿度等；同时还受土壤孔隙度、密度、房屋设计结构等诸多因素影响。地基和周围的岩石或土壤的氡一般影响三层以下建筑的室内氡。

（二）建筑材料

建筑材料是室内氡的另一重要来源。具有高镭或高钍含量的建筑材料可将 ^{222}Rn 和 ^{220}Rn 释放到室内，其浓度取决于镭或钍含量及建筑材料的物理基质和材料的表面特征。以往我国建材主要是黏土砖和普通混凝土，建材对室内氡的贡献主要是镭含量较高的磷石膏、石煤砖和矿渣砖。“九五”期间（1996—2000 年）为保护耕地和缓解工业废渣存放对环境的影响，我国实施了全国范围的墙体改革。加气混凝土是目前应用最广的新型墙体材料，具有轻质、高强、可大量利用工业固体废弃物等特点。其孔隙率在 70%～80%，其中 90% 以上为贯通孔，因而导致该材料的氡析出率和扩散长度远高于传统混凝土，成为多层或高层建筑室内氡的重要来源。

（三）生活用水

在直接使用含 ^{226}Ra 高的地下水或地热水的地区会引起室内氡增高。据美国环境保护署（EPA）报道，在常温条件下氡从水中弥散至空气中的转换系数为 10^{-4}，假如家庭用水中的氡浓度为 $1\times10^{3}Bq/L$，则该家庭生活用水行为可导致室内空气的氡浓度增加 $100Bq/m^{3}$。通常，室内空气中大约有 1%～2% 的氡来源于水。温泉也是水氡的重要来源之一，一些采用温泉作为生活用水的住宅需要注意氡的污染。

（四）家用燃料

天然气、煤气、煤等在燃烧过程中，氡气会被释放到室内。尤其是天然气和液化石油气，由于没有烟囱，氡气几乎全部滞留在室内。

（五）室外空气

室外空气中氡的含量一般很低，不会增加室内氡浓度。但一些特殊地带如铀矿山、温泉、富铀和镭的断裂地带等局部区域的室外氡浓度会比较高，通过气体交换可以进入室内，导致室内氡浓度增加。

三、健康危害

环境中的氡及其衰变子体主要经由呼吸途径进入人体而产生辐射危害。氡对人体的健康危害主要是引起肺癌。人体吸入氡后，沉积在肺部的氡短寿命子体发射产生 α 粒子，与生物组织发生电离作用，导致 DNA 损伤。分子学和细胞学研究表明，DNA 损伤可能发生在任何氡暴露水平，即使是单一的 α 粒子也可能会对细胞造成严重的遗传损伤。根据核素的半衰期和理化性质，吸入氡所致的肺部辐射剂量主要来自短寿命子体 ^{218}Po（半衰期 3.05min）发射的 α 粒子（能量 $E_\alpha=6.00$MeV）和 ^{214}Po（半衰期 1.64×10^{-4}s）发射的 α 粒子（能量 $E_\alpha=7.68$MeV）。由于二者在组织中的射程仅为 48μm 和 71μm，具有很高的传能线密度，在短距离内可以对细胞 DNA 结构造成严重损伤。

20 世纪 60 年代之后，地下矿工流行病学研究表明，氡及其子体可致肺癌风险增加。1988 年，国际癌症研究机构（IARC）将氡列为人类致癌物。20 世纪 90 年代，美国电离辐射生物效应委员会（BEIR）对全球 11 个矿工流行病学队列进行汇总研究，包括铀矿、锡矿、萤石矿和铁矿，来自亚洲、澳大利亚、欧洲和北美共 6 万矿工，发生 2 600 例肺癌死亡病例。分析表明，矿山氡诱发肺癌的超额相对危险度（excess relative risk，ERR）约为每个工作水平月（working level month，WLM）0.44%（95%*CI*=0.18–1.27）。矿工患肺癌的相对危险随受照后时间的延长而减少，随到达年龄的增加而减少。经过调整暴露率和暴露周期后，发现存在反向剂量效应，暴露相对低浓度氡的矿工肺癌风险比在较高浓度氡暴露的矿工风险更大。分析还发现，吸烟矿工肺癌风险要比非吸烟者高，ERR/WLM 分别为 1.02%（95%*CI*=0.18–1.27）和 0.48%（99.5%*CI*=0.18–1.27）。

20 世纪 90 年代以后，居室氡与肺癌流行病学研究为室内氡致肺癌提供了直接证据。迄今，全球已开展了至少 40 项居室氡与肺癌的病例 - 对照研究。大多数研究表明，居室氡暴露与肺癌风险之间存在正相关关系，但是，不同研究估计的风险度也有很大差异。为了科学估算居室氡致肺癌风险，研究人员将不同研究数据进行汇总分析。迄今全球有 3 个汇总研究，包括欧洲的 13 项研究的汇总、北美的 7 项研究的汇总和中国的 2 项研究的汇总分析。

欧洲汇总的研究，包括欧洲的 13 个室内氡与肺癌的病例 - 对照研究，共包括 7 148 例病例和 14 208 例对照，有详细吸烟史和居住 15 年及以上的房屋氡浓度测量数据。分析表明，室内氡浓度和肺癌呈正相关。氡浓度每增加 100Bq/m^3，肺癌危险增加 8%（95%*CI*=3%–16%）。室内氡和肺癌的剂量 - 反应关系近似呈线性，不存在阈值。针对氡浓度低于 200Bq/m^3 的调查对象进行分析，室内氡和肺癌的剂量 - 反应关系仍有统计学意义。氡浓度暴露 100 ~ 199Bq/m^3 的人群与氡浓度暴露小于 100Bq/m^3 的人群比较，肺癌危险度要高 20%（95%*CI*=3%–30%）。调整室内氡浓度的年度变化后，用长期平均氡浓度，氡浓度每增加 100Bq/m^3，肺癌危险增加 16%（95%*CI*=5%–31%），肺癌危险与平均氡浓度剂量 - 反应关系近似呈线性。

北美 7 项研究的汇总分析，共包括 3 662 例病例和 4 966 例对照。针对每个调查对象5～30年前居住的房屋采用固体核径迹探测器测量1年，分析表明，氡浓度每增加100Bq/m^3，肺癌危险增加11%（95%CI=0%–28%）。室内氡和肺癌的剂量-反应关系也呈线性无阈。如果仅限定于“准确剂量测定”的研究对象，估计的氡致肺癌风险明显增加。针对调查前5～30年只住过一个或两个房屋的调查对象，探测器测量至少覆盖了20年的暴露时间，氡致肺癌风险增加18%（95%CI=2%–43%）。

中国甘肃省和沈阳市的两项室内氡与肺癌流行病学研究，共包括1 050例病例和1 996例对照。汇总分析表明，氡浓度每增加100Bq/m^3，肺癌危险增加13%（95%CI=1%–36%）。室内氡和肺癌的剂量-反应关系也呈线性无阈。针对调查前5～30年只住过一个房屋的调查对象，测量覆盖了全部的暴露时间，肺癌风险增加33%（95%CI=8%–96%）。

欧洲的流行病学研究了氡与吸烟的联合作用。按预期寿命75岁计算，分析非吸烟者和吸烟者（每天15～24支）不同室内氡浓度所致肺癌终身累积死亡风险。分析表明，吸烟者（每天15～24支）的肺癌相对风险是非吸烟者的25.8倍。

目前，尚无足够的科学证据表明，暴露氡存在其他疾病风险。

四、基本术语

1．**氡浓度**（radon concentration）　单位体积空气中氡的放射性活度，单位为Bq/m^3。

2．**氡子体α潜能**（potential alpha energy of radon progeny）　指氡的短寿命子体完全衰变到^{210}Pb（不包括^{210}Pb的衰变）所发射的α粒子能量的总和，单位为J。

3．**氡子体α潜能浓度**（potential alpha energy concentration of radon decay products）　单位体积空气中氡子体α潜能称为氡子体α潜能浓度，单位为J/m^3。

4．**平衡当量氡浓度**（equilibrium equivalent radon concentration）　指氡与其短寿命子体处于平衡状态、并具有与实际非平衡混合物相同的α潜能浓度时氡的活度浓度，单位用Bq/m^{3}表示。氡的平衡当量浓度既非各子体的活度浓度，亦非子体的总活度或各子体的算术平均浓度，它实际上是一种经过各子体潜能浓度加权计算的平均活度浓度，也就是说氡的平衡当量浓度是“氡子体潜能加权平均活度”。平衡当量氡浓度为lBq/m^{3}时，其α潜能浓度约为5.56×10^{-9}J/m^3。

5．**平衡因子**（equilibrium factor）　平衡当量氡浓度C_{eq}与氡的实际浓度C_{Rn}之比，用符号F表示，$F=C_{eq}/C_{Rn}$。

6．**工作水平月**［working level month（WLM）］　工作水平（WL）定义为氡的短寿命子体在1L空气中产生1.3×10^5MeV的α潜能。在1WL的α潜能浓度下累积暴露一个工作月（170h）所接受的累积照射量定义为1个工作水平月。

7．**射气系数**（emanation rcoefficient）　由介质中扩散到周围空间或介质中的氡气量与同一时间内同一体积介质中产生的氡气量的比值（a），a通常用百分数表示。

8．**表面氡析出率**（radon surface exhalation rate）　在单位时间内，从单位建筑物表面析出并进入空气的氡活度，其单位是贝可勒尔每平方米秒［Bq/(m^2·s)］。

9．**氡体析出率**（radon mass exhalation rate） 在单位时间内，从单位质量建筑物析出并进入空气的氡活度，其单位是贝可勒尔每千克秒［Bq/(kg·s)］。

10．**扩散系数**（diffusion coefficient） 表征物质扩散能力的物理量，等于在单位浓度梯度下单位时间通过单位面积扩散的物质的数量。

11．**瞬时测量**（spot measurement） 在一个相对短的时间范围内获取某时刻浓度值的方法。

12．**连续测量**（continuous measurement） 在一定的时间间隔内进行的不间断的并能够得到每一时间间隔结果的测量。

13．**累积测量**（integrating measurement） 在特定的时间周期进行的积分式测量，其结果为该时间段平均浓度。

第二节 氡及其子体测量

一、氡及其子体测量

（一）概述

空气中氡及其子体测量的基本原则为采集代表性空气样品，探测由氡及其衰变产物的连续衰变所产生的辐射。

采样方法的选择取决于测量的地点（矿山、户外、房屋、对公众开放的建筑物、工作场所等）、测量目的和氡浓度的预期水平。氡浓度及其衰变产物的潜能浓度随时间的变化而变化，在同一地点随着时间变化可以超过一个数量级。因此测量结果将取决于采样周期和采样日期，采样时间可以从几分钟到几个小时或几个月。采样时间应根据测量目的确定，具体见表 4–1。

表 4–1　不同采样类型的采样时间

测量	采样方式	常规采样时间	测量结果的特点
瞬时测量	抓取	少于 1h	仅代表特定时刻和地点的浓度
连续测量	连续	几小时到几天	在一个给定地点的采样过程中，用于监测氡浓度的时间变化；采样时间和累积间隔应与研究对象变化相一致
短期累积		几天	代表在给定地点采样期间浓度的平均值
长期累积		几个月	在一个给定地点的年平均值的估计值。这种测量方法经常用于评估人体的氡暴露量

氡及其衰变产物的测量方法，按测量时间可分瞬时测量、连续测量和为累积测量。瞬时测量给出指定地点几分钟时间内，开放和封闭环境空气中的氡浓度或氡子体 α 潜能浓度。连续测量够评估环境、公共建筑、家庭和工作场所中氡浓度随通风作用或气象条件的时间变化。累积测量可给出被测量空气中的平均氡浓度或衰变产物的平均潜能浓度，长期累积测量适用于评估人体对氡及其衰变产物的暴露程度。按采样方式可分为主动测量和被动测量。

从给定采样时间和采样周期内测量得到的平均浓度推到代表不同采样时间和 / 或采样周期的平均浓度，需要了解期间氡浓度的变化。某些情况下，这种变化的不确定度可能很大，以致这样的外推对测量目的毫无意义。因此，采样方法的选择、采样时间和采样周期、测量目的及其所需的不确定度非常重要。只有当采集的空气样品能代表被表征的空气时，才能正确解释氡浓度和潜能浓度的测量结果。

按其测量技术可分为：ZnS(Ag) 闪烁室法、液体闪烁法、γ 能谱法、脉冲电离室法、半导体法、固体核径迹法和驻极体法等。

影响氡及其衰变产物的测量因素包括环境温度、湿度、大气湍流对采样装置的影响、采样装置的气体流量、测量前探测器的保存、样品的保存、采样和测量系统的稳定性、氡浓度及其短寿命衰变产物的 α 潜能浓度变化、衰变产物对氡浓度测量的影响，测量系统内其他 α、β、γ 放射性气体核素包括其他氡的同位素及衰变产物的影响，测量设备的本底及其随时间的变化等。

氡及其衰变产物的测量装置需要通过刻度 / 校准，通过在氡及其衰变产物浓度可调控的标准氡室，建立氡浓度或衰变产物与测量装置测量变量的关系。测量装置的刻度 / 校准结果应可溯源到国家标准或国际参考氡室。

根据质量保证和质量控制体系，应由专业的工作人员选择测量方法并进行操作。通过定期使用认证的参考物质和参加实验室间的比对或能力考核，保持测量能力。此外，应避免实验室和设备的污染以及样品的交叉污染。

（二）氡浓度测量

1．**瞬时测量**　闪烁室法是测量环境氡浓度的经典方法，ZnS(Ag) 闪烁室法通常用于瞬时测量。测量原理为采用泵或真空的方法将空气引入闪烁室，氡和衰变产物发射的 α 粒子使闪烁室内壁上的 ZnS(Ag) 晶体产生闪光，光电倍增管把闪烁体发出的微弱的闪光信号转变为电脉冲，并放大 $10^5 \sim 10^8$ 倍，然后用电子学测量单元记录下来，储存在连续探测器的记忆装置中。单位时间内的电脉冲数与氡浓度成正比，因此可以确定被采集气体中氡的浓度。

将抽成真空的闪烁室带到待测点，然后打开阀门，待闪烁室内压力等于大气压力后关闭阀门，将待测闪烁室静置 3h，在确定的测量条件下进行计数测量。优点是灵敏度高，瞬时采样时间仅需十几秒，对测量的场所干扰小。缺点为现场不能得到测量结果，采样后放置一段时间才能测量；由于采样体积小，通常小于 1L，因此测量误差较大；闪烁室本底增高后难以清除；如果真空不足或闪烁室漏气也会影响测量结果。

（1）氡浓度用公式 4–1 计算

$$C=\frac{\left(\overline{N_{\mathrm{S}}}-\overline{N_0}\right)\cdot f_p}{t_c\cdot F_c\cdot n_{\alpha}(t)\cdot V_{\mathrm{sc}}\cdot f_d}=\left(\overline{N_{\mathrm{S}}}-\overline{N_0}\right)\cdot\omega \qquad \text{公式 4–1}$$

其中，

$$\omega=\frac{f_p}{t_c\cdot F_c\cdot n_{\alpha}(t)\cdot V_{\mathrm{sc}}\cdot f_d} \qquad \text{公式 4–2}$$

$$f_d=e(-\lambda\cdot\Delta t) \qquad \text{公式 4–3}$$

式中：

C——氡浓度，单位为贝可勒尔每立方米（Bq/m^3）；

$\overline{N_{\mathrm{S}}}$——总计数率，单位为计数每秒（计数 /s）；

$\overline{N_0}$——本底计数率，单位为计数每秒（计数 /s）；

t_c——测量时间，单位为秒（s）；

F_c——氡及其短寿命衰变产物达到放射性平衡后每个 α 计数的校准因子，单位为每贝可勒尔每秒的脉冲；

$n_{\alpha}(t)$——闪烁室采样等待平衡后，每贝可氡产生的 α 粒子数量，单位为个；

V_{sc}——闪烁室的体积，单位为立方米（m^3）；

f_d——测量腔室内氡衰变修正因子，无量纲；

f_p——气压修正因子，通常近似为 1，无量纲；

ω——与刻度有关的修正因子，单位为贝可勒尔每立方米秒［$Bq/(m^3\cdot s)$］；

Δt——从采样到测量的时间间隔，单位为秒（s）；

λ——氡衰变常数，单位为秒（s）。

（2）标准测量不确定度

$$u(C)=\sqrt{\left(\overline{N_{\mathrm{S}}}-\overline{N_0}\right)\cdot\frac{\omega^2}{n}+C^2\cdot u_{\mathrm{rel}}^2(\omega)} \qquad \text{公式 4–4}$$

$$u_{\mathrm{rel}}^2(\omega)=u_{\mathrm{rel}}^2(F_C)+u_{\mathrm{rel}}^2(V_{\mathrm{sc}}) \qquad \text{公式 4–5}$$

式中：

$u(C)$——氡浓度的标准测量不确定度；

$\overline{N_{\mathrm{S}}}$——总计数率，单位为计数每秒（计数 /s）；

$\overline{N_0}$——本底计数率，单位为计数每秒（计数 /s）；

ω——与刻度有关的修正因子，单位为贝可勒尔每立方米秒［$Bq/(m^3\cdot s)$］；

n——每个样品的测量次数；

$u_{\mathrm{rel}}(\omega)$——刻度有关的修正因子 ω 的相对标准不确定度；

$u_{\mathrm{rel}}(F_C)$——F_C 的相对标准不确定度；

$u_{\mathrm{rel}}(V_{\mathrm{sc}})$——$V_{\mathrm{sc}}$ 的相对标准不确定度；

（3）判定限计算：在默认情况下 $\alpha=0.05$ 时，$k_{1-\alpha}=1.65$，氡浓度判定限用公式 4–6 计算：

$$C^{*}=k_{1-\alpha}\cdot\omega\cdot\sqrt{\left(\frac{2\cdot N_{0}}{n}\right)} \qquad \text{公式 4–6}$$

式中：

C^{*}——氡浓度的判定限，单位为贝可勒尔每立方米（Bq/m^3）；

$k_{1-\alpha}$——正态分布的 $1-\alpha$ 分位数（概率 α 为预设放射性不存在的错误判断概率，通常都取为 5%，在这种情况下 $k_{1-\alpha}=1.645$）；

ω——与刻度有关的修正因子，单位为贝可勒尔每立方米每秒［$Bq/(m^3\cdot s)$］；

N_0——本底计数率，单位为计数每秒（计数 /s）；

n——样品的测量次数。

（4）检测限计算：在默认情况下 $\beta=0.05$ 时，$k_{1-\beta}=1.645$，平均氡浓度的检测限用公式 4–7 计算：

$$C^{\#}=C^{*}+k_{1-\beta}\cdot\sqrt{\left(\frac{C^{\#}}{\omega}+2\cdot\overline{N_{0}}\right)\cdot\frac{\omega^{2}}{n}+C^{\#2}\cdot u_{\mathrm{rel}}^{2}(\omega)} \qquad \text{公式 4–7}$$

式中：

$C^{\#}$——氡浓度的检测限，单位为贝可勒尔每立方米（Bq/m^3）；

C^{*}——氡浓度的判定限，单位为贝可勒尔每立方米（Bq/m^3）；

$k_{1-\beta}$——是正态分布的 $1-\beta$ 分位数（概率 β 为预设放射性存在的错误判断概率，通常都取为 5%，在这种情况下 $k_{1-\beta}=1.645$）；

ω——与刻度有关的修正因子，单位为贝可勒尔每立方米秒［$Bq/(m^3\cdot s)$］；

N_0——本底计数率，单位为计数每秒（计数 /s）；

n——样品的测量次数；

$u_{rel}(\omega)$——与刻度有关的修正因子的相对标准测量不确定度。

2．**连续测量**　连续测量用于监测氡浓度的时间变化，常用测量技术包括脉冲电离室法和静电收集法。

脉冲电离室法测量原理为氡气通过过滤材料进入电离室，氡及其衰变产物产生的 α 射线使电离室内空气电离，形成大量电子和正离子，引起电极上感应电荷变化，使收集电极上出现电流脉冲，由探测器记录。该方法的优点是灵敏度高，能反映氡浓度的时间变化，可以探测环境水平，而且稳定，测量结果可靠，操作简便。缺点是仪器价格较高，另外怕震动。

静电收集法的测量原理为空气通过滤膜（用泵或自由扩散）进入收集室，氡气衰变产生带正电荷子体（主要是 ^{218}Po 正离子），在外加电场作用下，这些正电荷子体被吸附到半导体探测器表面上。这些子体进一步衰变放出 α 粒子，被半导体探测器记录下来，根据刻度系数可确定氡浓度。如果配合多道分析器可分辨 α 粒子的能量，给出氡和衰变产物的浓度。目前国内也有多种型号的静电收集型测氡仪。

（1）平均氡浓度计算

$$C_{\mathrm{Rn}}=\sum_{i-1}^{n} Q_i/(n\cdot R) \qquad \text{公式 4–8}$$

式中：

C_{Rn}——测量期间氡浓度的平均值，单位为贝可勒尔每立方米（$\mathrm{Bq/m^3}$）；

n——测量次数；

R——体积活度响应，由仪器校准或检定单位给出，无量纲；

Q_i——单次测量的仪器示值，单位为贝可勒尔每立方米（$\mathrm{Bq/m^3}$）。

（2）标准测量不确定度

$$u_{\mathrm{rel}}(Q)=\frac{\sqrt{\sum_{i-1}^{n}\left[u(Q_i)/n\cdot R\right]^2}}{\left(\sum_{i-1}^{n} Q_i/(n\cdot R)\right)} \qquad \text{公式 4–9}$$

式中：

$u_{\mathrm{rel}}(Q)$——多次测量的标准相对测量不确定度；

$u_{\mathrm{rel}}(Q_i)$——单次测量的仪器示值标准相对测量不确定度，由测量仪器给出；

Q_i——单次测量的仪器示值，单位为贝可勒尔每立方米（$\mathrm{Bq/m^3}$）；

n——测量次数；

R——体积活度响应，由仪器校准或检定单位给出，无量纲。

（3）检测限计算

$$C^{\#}=\frac{4.66\sqrt{N_{\mathrm{b}}}}{\omega} \qquad \text{公式 4–10}$$

式中：

$C^{\#}$——氡浓度测量的检测限，单位为贝可勒尔每立方米（$\mathrm{Bq/m^3}$）；

N_{b}——仪器的本底计数；

ω——刻度因子，包括了灵敏度、测量时间等，单位为1贝可勒尔每立方米的氡每小时产生的计数率。

3．固体核径迹法 固体核径迹探测器是常用的氡浓度累积测量装置。探测器由扩散杯、滤膜和径迹片组成。有机聚合物是生产和应用最方便的径迹材料，其中CR-39径迹探测器应用最广泛，其次为LR-115固体核径迹探测器和Makrofol固体核径迹探测器。测量原理为空气中氡通过滤膜扩散进入杯中，经过一系列衰变产生的α粒子碰撞到径迹片上，产生损伤径迹（潜径迹），经蚀刻后，这些潜径迹扩大为可观察径迹。根据径迹密度和在标准浓度暴露下的刻度系数可计算得到被测场所的平均氡浓度。该方法特点为可以进行环境水平氡浓度的累积测量，直接得到被测场所的平均浓度，避免了由于时间、气象因素变化带来的影响。方法稳定、测量结果重现性好，而且体积小，便于布放和邮寄，操作简便，价格低廉。

（1）平均氡浓度计算

$$\bar{C}=\frac{\bar{N}_g-\bar{N}_0}{F_C \cdot t} \qquad \text{公式 4-11}$$

式中：

$\bar{C}$——测量周期内的时间平均氡浓度，单位为贝可勒尔每立方米（Bq/m^3）；

$\bar{N}_g$——测量氡探测器中 CR-39 径迹探测器元件上的径迹密度的平均值，单位为计数每平方厘米（个 /cm^2）；

$\bar{N}_0$——实验室或测量现场密封留存用作本底测量氡探测器中 CR-39 径迹探测器上的径迹密度的平均值，单位为计数每平方厘米（计数 /cm^2）；

F_C——刻度因子，单位为个每平方厘米每贝可勒尔小时每立方米［（个 · cm^{-2}）/（Bq · h · m^{-3}）］；

t——氡探测器在采样点的连续暴露时间，单位为小时（h）。

（2）标准测量不确定度：平均氡浓度的标准不确定度主要来源于核径迹密度的测读、刻度系数和测读面积的标准不确定度，用公式 4-12 计算：

$$u(\bar{C})=\sqrt{\left[n_g+\frac{\bar{n}_b}{n}\right]\omega^2+\bar{C}^2 \cdot u_{rel}^2(\omega)} \qquad \text{公式 4-12}$$

$$u_{rel}^2(\omega)=u_{rel}^2(F_C)+u_{rel}^2(S) \qquad \text{公式 4-13}$$

$$\omega=\frac{1}{S \cdot F_C \cdot t} \qquad \text{公式 4-14}$$

式中：

$u(\bar{C})$——平均氡浓度的标准不确定度；

n_g——测量用氡探测器中 CR-39 径迹探测器元件上的总径迹数，单位为计数；

$\bar{n}_b$——留作本底的单个 CR-39 径迹探测器元件上的总径迹数的平均值，单位为径迹数（计数）；

n——实验室或测量现场密封留存用作本底测量氡探测器个数；

ω——是影响量 t、S 和 F_C 符合公式 4-14 的综合影响量，单位为贝可勒尔小时每立方米每径迹数每平方厘米［（Bq · h · m^{-3}）/（trs · cm^{-2}）］；

$u_{rel}(\omega)$——综合影响量 ω 的相对标准不确定度；

$u_{rel}(F_C)$——刻度因子 F_C 的相对标准不确定度；

$u_{rel}(S)$——测读面积 S 的相对标准不确定度。

（3）判定限计算：平均氡浓度的判定限计算：

$$\bar{C}^*=k_{1-\alpha} \cdot \omega \cdot \sqrt{\bar{n}_b \cdot \left(1+\frac{1}{n}\right)} \qquad \text{公式 4-15}$$

式中：

$\bar{C}^*$——平均氡浓度的判定限，单位为贝可勒尔每立方米（Bq/m^3）；

$k_{1-\alpha}$——是正态分布的 $1-\alpha$ 分位数（概率 α 为预设放射性存在的错误判断概率，通常取为 5%，在这种情况下 $k_{1-\alpha}=1.645$）；

ω——影响量 t、S 和 F_C 的综合影响量，单位为贝可勒尔小时每立方米每计数每平方厘米［$(Bq \cdot h \cdot m^{-3})$/(计数 $\cdot cm^{-2}$)］；

t——氡探测器在采样点的连续暴露时间，单位为小时（h）；

F_C——刻度因子，单位为个每平方厘米每贝可勒尔小时每立方米［(个 $\cdot cm^{-2}$)/$(Bq \cdot h \cdot m^{-3})$］；

S——单个 CR-39 径迹探测器元件的测读面积，单位为平方厘米（cm^2）；

$\overline{n}_b$——留作本底的单个 CR-39 径迹探测器元件上的总径迹数的平均值，单位为计数；

n——实验室或测量现场密封留存用作本底测量氡探测器个数。

（4）检测限计算：在默认情况下（$\alpha=\beta=0.05$ 时，$k_{1-\alpha}=k_{1-\beta}=k=1.65$），平均氡浓度的检测限用公式 4–16 计算：

$$\overline{C}^{\#}=\frac{2 \cdot \overline{C}^{*}+k^{2} \cdot \omega}{1-k^{2} \cdot u_{\mathrm{rel}}^{2}(\omega)} \qquad \text{公式 4–16}$$

式中：

$\overline{C}^{\#}$——平均氡浓度的检测下限，单位为贝可勒尔每立方米（Bq/m^3）；

$\overline{C}^{*}$——平均氡浓度的判定限，单位为贝可勒尔每立方米（Bq/m^3）；

k——是正态分布的 $1-\alpha$ 和 $1-\beta$ 分位数（概率 α 为预设放射性存在的错误判断概率，概率 β 为预设放射性不存在的错误判断概率，通常都取为 5%，在这种情况下 $k=1.645$）；

ω——影响量 t、S 和 F_c 的综合性综合影响量，单位为贝可勒尔小时每立方米每径迹数每平方厘米［$(Bq \cdot h \cdot m^{-3})$/(计数 $\cdot cm^{-2}$)］；

$u_{\mathrm{rel}}(\omega)$——综合影响量 ω 的相对标准不确定度。

4．活性炭盒法 活性炭盒法是一种短期累积氡浓度测量方法，采样周期为 2～7d。测量原理为氡气扩散进入活性炭盒内被活性炭吸附，同时衰变产生的氡子体沉积在活性炭内。一定时间后，活性炭对氡的吸附和解吸过程达到动态平衡，活性炭盒内氡与其子体达到放射性平衡，然后，用 γ 谱仪测量活性炭盒内氡子体特征 γ 射线峰（或峰群）强度，根据特征峰面积计算氡浓度。优点为成本低，对于已有 γ 能谱仪的单位，只需很少花费即可开展工作，而且操作简便。缺点为对温度、湿度敏感，不适合室外和湿度大的地区使用；采样后必须尽快（小于 7d）送回实验室分析，否则氡将衰变掉。

（1）平均氡浓度计算：室内空气中氡浓度用公式 4–17 计算：

$$C_{\mathrm{Rn}}=\left(\frac{n_{\mathrm{N}}}{t_{\mathrm{g}}}-\frac{n_{\mathrm{N0}}}{t_{0}}\right) \cdot \frac{f_{\mathrm{H}} \cdot f_{\mathrm{S}} \cdot f_{\mathrm{d}}}{F_{\mathrm{C}}} \qquad \text{公式 4–17}$$

$$f_{\mathrm{d}}^{-1}=\mathrm{e}^{\lambda \cdot t_{\mathrm{i}}} \cdot\left(\frac{\lambda \cdot t_{\mathrm{g}}}{1-\mathrm{e}^{-\lambda \cdot t_{\mathrm{g}}}}\right) \qquad \text{公式 4–18}$$

式中：

C_{Rn}——氡浓度平均值，单位为贝可勒尔每立方米（Bq/m^3）；

n_N——特征峰（群峰）对应的净计数，单位为计数；

t_g——样品测量时间，单位为秒（s）；

n_{N0}——特征峰（群峰）对应的本底计数，单位为计数；

t_0——本底测量时间，单位为秒（s）；

f_H——湿度修正因数，无量纲；

f_S——采样时间和刻度暴露时间不一致造成的修正因数，无量纲；

f_d——衰变修正因数，无量纲；

F_C——刻度因子，单位为个每秒每贝可勒尔每立方米［（个·s^{-1})/(Bq·m^{-3})］；

λ——氡衰变常数，$2.10\times10^{-6}s^{-1}$；

t_i——采样开始时刻，单位为秒（s）。

（2）标准测量不确定度：标准测量不确定度用公式 4-19 计算：

$$u\left(C_{Rn}\right)=\sqrt{\omega^2\cdot\left[\frac{u^2\left(N_N\right)}{t_g^2}+\frac{u^2\left(N_{N0}\right)}{t_0^2}\right]+C_{Rn}^2\cdot u_{rel}^2\left(\omega\right)}$$ 公式 4-19

$$\omega=\frac{f_H\cdot f_S\cdot f_d}{F_C}$$ 公式 4-20

$$u_{rel}^2\left(\omega\right)=u_{rel}^2\left(F_C\right)+u_{rel}^2\left(f_d\right)$$ 公式 4-21

式中：

$u(C_{Rn})$——氡浓度测量的标准测量不确定度，单位为贝可勒尔每立方米（Bq/m^3）；

$u(N_N)$——特征峰对应净计数的标准不确定度，单位为计数；

$u(N_{N0})$——特征峰对应本底计数的标准不确定度，单位为计数；

ω——综合影响量，单位为贝可勒尔每立方米每计数每秒［（Bq·m^{-3})/(计数·s^{-1})］；

t_g——样品测量时间，单位为秒（s）；

t_0——本底测量时间，单位为秒（s）；

C_{Rn}——氡浓度，单位为贝可每立方米（Bq/m^3）；

$u_{rel}(\omega)$——ω 的相对标准不确定度；

$u_{rel}(F_C)$——F_C 的相对标准不确定度；

$u_{rel}(f_d)$——f_d 的相对标准不确定度。

（3）判定限计算

$$\overline{C}^*=k_{1-\alpha}\cdot\omega\cdot\sqrt{\left[N_b+u^2\left(N_b\right)\right]/t_g^2+\left[N_{g0}+u^2\left(N_{b0}\right)\right]/t_0^2+\left(N_{g0}-N_{b0}\right)/t_0\cdot t_g}$$ 公式 4-22

式中：

$\overline{C}^*$——氡浓度测量的判定限，单位为贝可勒尔每立方米（Bq/m^3）；

$u(N_b)$——样品测量时特征峰对应本底计数的标准不确定度，单位为计数；

$u(N_{b0})$——无样品测量时特征峰对应本底计数的标准不确定度，单位为计数；

ω——综合影响量，单位为贝可勒尔每立方米每计数每秒［$(Bq \cdot m^{-3})/$(计数$\cdot s^{-1}$)］；

N_b——样品测量时特征峰对应的本底计数，单位为计数；

N_{g0}——无样品测量时特征峰对应的总计数，单位为计数；

N_{b0}——无样品测量时特征峰对应的本底计数，单位为计数；

t_g——样品测量时间，单位为秒（s）；

t_0——本底测量时间，单位为秒（s）。

（4）检测限计算

$$\overline{C}^{\#} = \frac{2 \cdot L\left(C_{Rn}\right) + \left(k^2 \cdot \omega\right) / t_g}{1 - k^2 \cdot u_{rel}^2\left(\omega\right)} \quad \text{公式 4–23}$$

式中：

$\overline{C}^{\#}$——氡浓度测量的检测下限，单位为贝可勒尔每立方米（Bq/m^3）；

$\overline{C}^{*}$——氡浓度测量的判定限，单位为贝可勒尔每立方米（Bq/m^3）；

ω——综合影响量，单位为贝可每立方米每计数每秒［$(Bq \cdot m^{-3})/$(计数$\cdot s^{-1}$)］；

t_g——样品测量时间，单位为秒（s）；

$u_{rel}(\omega)$——ω 的相对标准不确定度。

5．驻极体法 驻极体法由体积为 50～1 000ml 的离子盒和直径为 50mm 的驻极体组成。测量原理为含氡空气通过盒壁上的滤膜孔进入离子盒，氡衰变产生的带电粒子在盒内电场的作用下，被带相反电荷的驻极体吸收，驻极体表面电压的改变值与进入离子盒的氡浓度成正比。E-PERM 所用的驻极体有两种，一种为高灵敏度驻极体，用于短期测量；另一种为低灵敏度驻极体，用于长期测量。优点为测量范围广，可用于任何环境测量；采样后不需处理，可用读数仪直接在现场测读，能快速、准确地得到测量结果；可在暴露期间读数，而不影响最终的测量结果；在达到临界电压前可反复使用。缺点为驻极体元件对 γ 射线灵敏，测量氡的同时，需测量天然本底 γ 辐射；偶尔脱落或触动驻极体表面会引起驻极体表面电压的明显下降，因而操作时需特别小心；需要进行海拔高度的校正。

（1）平均氡浓度计算

$$\overline{C} = \frac{U_i - U_f}{F_C \cdot t} - B_G \quad \text{公式 4–24}$$

$$B_G = f_{cor} \cdot \dot{D} \quad \text{公式 4–25}$$

式中：

$\overline{C}$——测量周期内的时间平均氡浓度，单位为贝可勒尔每立方米（Bq/m^3）；

U_i——暴露前初始电压，单位为伏特（V）；

U_f——暴露后结束电压，单位为伏特（V）；

F_C——刻度因子，单位为伏特每小时每贝可勒尔每立方米［$V/(h \cdot Bq \cdot m^{-3})$］；

t——氡探测器在采样点的连续暴露时间，单位为小时（h）；

B_G——环境γ的贡献，单位为贝可勒尔每立方米（Bq/m^3）。

f_{cor}——驻极体厂家的γ辐射修正因子，单位为贝可勒尔每立方米每纳戈瑞每小时［（$Bq \cdot m^{-3}$）/（$nGy \cdot h^{-1}$）］；

$\dot{D}$——暴露期间的环境γ剂量率均值，单位为纳戈瑞每小时（nGy/h）。

（2）标准不确定度

$$u\left(\bar{C}\right)=\sqrt{2 \cdot \frac{1}{\left(F_C \cdot t\right)^2} \cdot u^2\left(U_i\right)+u^2\left(B_G\right)+\left(\bar{C}+B_G\right)^2 \cdot u_{rel}^2\left(F_C\right)} \quad \text{公式 4-26}$$

$$u^2\left(B_G\right)={f_{cor}}^2 \cdot u^2\left(\dot{D}\right)+\dot{D}^2 \cdot u^2\left(f_{cor}\right) \quad \text{公式 4-27}$$

式中：

$u(\bar{C})$——平均氡浓度的标准不确定度，单位为贝可勒尔每立方米（Bq/m^3）；

$u(U_i)$——暴露前初始电压的标准不确定度，单位为伏特（V）；

$u(B_G)$——环境γ的贡献的标准不确定度，单位为贝可勒尔每立方米（Bq/m^3）；

F_C——刻度因子，单位为伏特每小时每贝可勒尔每立方米［V/（$h \cdot Bq \cdot m^{-3}$）］；

t——氡探测器在采样点的连续暴露时间，单位为小时（h）；

$u_{rel}(F_C)$——刻度因子的相对不确定度。

$u(\dot{D})$——暴露期间的环境γ剂量率的标准不确定度，单位为纳戈瑞每小时（nGy/h）；

$u(f_{cor})$——厂家给得γ辐射修正因子的标准不确定度，单位为贝可勒尔每立方米每纳戈瑞每小时［（$Bq \cdot m^{-3}$）/（$nGy \cdot h^{-1}$）］。

（3）判定限计算

$$\bar{C}^*=k_{1-\alpha} \cdot \sqrt{\frac{1}{6} \cdot \left[\frac{1+d \cdot \frac{t}{2} \cdot B_G}{t \cdot \left(b+d \cdot U_i\right)}\right]^2+u^2\left(B_G\right)+{B_G}^2 \cdot u_{rel}^2\left(F_C\right)} \quad \text{公式 4-28}$$

式中：

$\bar{C}^*$——氡浓度测量的判定限，单位为贝可勒尔每立方米（Bq/m^3）；

b——厂家的驻极体参数，单位为伏特每小时每贝可勒尔每立方米［（$V \cdot h^{-1}$）/（$Bq \cdot m^{-3}$）］；

d——厂家的驻极体参数，单位为贝可勒尔每立方米每小时［（$Bq \cdot m^{-3}$）/h］；

α——取 0.05，$k_{1-\alpha}=1.65$。

（4）检测限计算

$$\bar{C}^\#=\bar{C}^*+k_{1-\beta} \cdot \sqrt{\frac{1}{6} \cdot \left[\frac{1+d \cdot \frac{t}{2} \cdot \left(\bar{C}^\#+B_G\right)}{t \cdot \left(b+d \cdot U_i\right)}\right]^2+u^2\left(B_G\right)+\left(\bar{C}^\#+B_G\right)^2 \cdot u_{rel}^2\left(F_C\right)} \quad \text{公式 4-29}$$

式中：

$\bar{C}^\#$——氡浓度测量的判定限，单位为贝可勒尔每立方米（Bq/m^3）；

β——取 0.05，$k_{1-\beta}=1.65$。

（三）氡子体测量

需要更准确地评估氡的暴露剂量，可以直接测量氡衰变产物，平衡当量氡浓度，α 潜能浓度或每个衰变产物的活度。大多数氡子体的测量技术是利用泵将氡衰变产物收集到滤膜上，然后测量滤膜的活度。下面介绍氡子体的瞬时测量、累积测量和连续测量方法。

1. 瞬时测量 氡衰变产物的瞬时测量通常利用高效滤膜采集空气中的短寿命衰变产物，采样结束后采用探测器重复测量样品的总 α 计数，然后利用预设不同时间间隔的 α 计数和放射性衰变规律计算氡衰变产物的活度浓度。

1956 年，Kusnetz 建立了快速测量 α 潜能的方法（库兹涅茨法），该方法是以一定的流速 v（m^3/min）采样 5min，采样结束后 40 ~ 90min 内对样品进行 α 计数，然后计算氡子体 α 潜能浓度。Markov 在此基础上进行了改进（马尔可夫法），在采样结束后 7 ~ 10min 内对滤膜上的氡子体进行 α 计数，测量程序仅需 15min，但精度低于库斯涅茨法。1972 年，托马斯（Thomas）提出三段法，测量程序为以一定的流速采样 5min，采样结束后分别测量 7 ~ 10min、11 ~ 25min、26 ~ 35min 的 α 计数，可以分别测量出三个氡子体（^{218}Po、^{214}Pb、^{214}Bi）单独的浓度，然后求氡子体 α 潜能浓度。

设备包括采样系统和探测计数系统组成，结构见图 4-2。

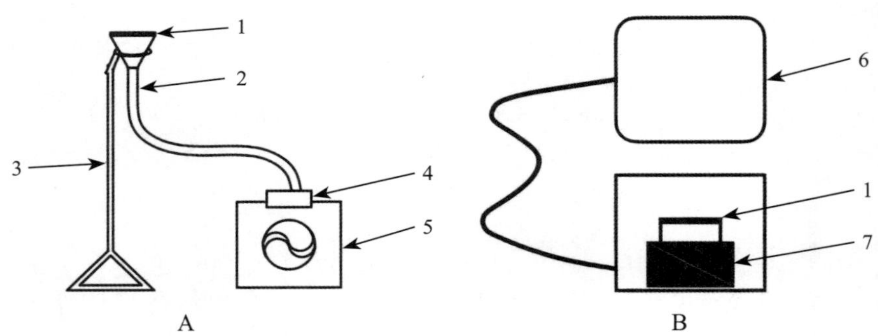

1. 过滤膜；2. 过滤器支架；3. 支架；4. 流量计和计时计；5. 泵；6. 计数系统；7. 探测器。

A. 采样系统；B. 探测系统。

图 4-2 短寿命氡衰变产物的潜能浓度的瞬时测量设备结构图

根据氡短寿命衰变产物 ^{218}Po、^{214}Pb 和 ^{214}Bi 的活度浓度计算氡子体 α 潜能浓度，具体参数包括不同时间间隔的 α 计数、探测器本底计数、探测效率、流量和采样持续时间。

（1）氡子体 α 潜能浓度计算

$$E_{\mathrm{PAEC},\,222_{\mathrm{Rn}}}=\sum_i\frac{\mathrm{E}_{\mathrm{PAE},\,i}}{V}=\sum_i\left(\frac{\mathrm{E}_{\mathrm{AEt},\,i}\cdot\mathrm{N}_i}{V_i}\right)=\sum_i\left(\frac{\mathrm{E}_{\mathrm{AEt},\,i}\cdot\mathrm{C}_i}{\lambda_i}\right)\qquad \text{公式 4-30}$$

$$E_{\mathrm{PAEC},222_{\mathrm{Rn}}}=\omega\cdot\sum_j\sum_i\frac{\mathrm{E}_{\mathrm{AEt},i}\cdot\mathrm{k}_{i,j}}{\lambda_i}\cdot\left(I_j-I_{0,j}\right)$$ 公式 4–31

其中：

$$\mathrm{C}_i=\frac{1}{\varepsilon_\mathrm{c}\cdot\mathrm{Q}}\cdot\sum_j\mathrm{k}_{i,j}\cdot\left(I_j-I_{0,j}\right)=\omega\cdot\sum_j\mathrm{k}_{i,j}\cdot\left(I_j-I_{0,j}\right)$$ 公式 4–32

$$\omega=\frac{1}{\varepsilon_\mathrm{c}\cdot\mathrm{Q}}$$ 公式 4–33

式中：

$E_{\mathrm{PAEC},222_{\mathrm{Rn}}}$——氡子体 α 潜能浓度，单位为焦耳每立方米（$\mathrm{J/m^3}$）；

$\mathrm{E}_{\mathrm{PAE},i}$——短寿命子体 i 衰变产生的 α 潜能，单位为焦耳（J）；

V——采样体积，单位立方米（$\mathrm{m^3}$）；

$E_{\mathrm{AEt},i}$——短寿命子体 i 衰变产生的 α 粒子能量，单位为焦耳（J）；

N_i——短寿命子体 i 的计数；

λ_i——短寿命子体 i 的衰变常数，单位为每秒（$\mathrm{s^{-1}}$）；

C_i——短寿命子体 i 的活度浓度，单位为贝可勒尔每立方米（$\mathrm{Bq/m^3}$）；

I_j——第 j 次计数间隔的 α 粒子总计数；

$I_{0,j}$——第 j 次计数间隔的 α 本底计数；

$\mathrm{k}_{i,j}$——第 j 次计数间隔短寿命子体 i 的计数常数；

ε_c——计数效率，单位为每个衰变的脉冲数；

Q——采样流速，单位为立方米每秒（$\mathrm{m^3/s}$）；

ω——综合影响量。

$k_{i,j}$ 的计算方法详见 ISO 11665-3：2020 附录 B，取决于氡衰变产物的衰变常数，采样持续时间以及计数时间间隔。关于 $^{218}\mathrm{Po}$，$E_{\mathrm{AEt},i}=E_{\mathrm{AE},218_{\mathrm{Po}}}+E_{\mathrm{AE},214_{\mathrm{Po}}}$；关于 $^{214}\mathrm{Pb}$，$^{214}\mathrm{Bi}$ 和 $^{214}\mathrm{Po}$，$\mathrm{E}_{\mathrm{AEt},i}=E_{\mathrm{AE},214_{\mathrm{Po}}}$。

（2）标准不确定度

$$u\left(E_{\mathrm{PAEC},222_{\mathrm{Rn}}}\right)=\sqrt{\omega^2}\cdot\sum_j\left[\left(K_{i,j}\right)\cdot\left(I_j+I_{0,j}\right)\right]+\left(E_{\mathrm{PAEC},222_{\mathrm{Rn}}}\right)^2\cdot u_{\mathrm{rel}}^2(\omega)$$ 公式 4–34

其中：

$$u_{\mathrm{rel}}^2(\omega)=u_{\mathrm{rel}}^2(\varepsilon_\mathrm{c})+u_{\mathrm{rel}}^2(Q)$$ 公式 4–35

$$k_{i,j}=\left[\sum_i\left(\frac{E_{\mathrm{AEt},i}\cdot k_{i,j}}{\lambda_i}\right)\right]^2$$ 公式 4–36

式中：

$u(E_{\mathrm{PAEC},222_{\mathrm{Rn}}})$——氡子体 α 潜能的标准不确定度，单位为焦耳每立方米（$\mathrm{J/m^3}$）；

$u_{\mathrm{rel}}(\omega)$——综合影响量 ω 的相对不确定度；

$u_{\mathrm{rel}}(\varepsilon_\mathrm{c})$——计数效率的相对不确定度；

$u_{rel}(Q)$——采样流速的相对不确定度。

主要考虑采样流量、计数效率和计数次数（包括背景水平）的不确定度。通常认为衰减常数、采样持续时间、计数持续时间以及 $k_{i,j}$ 的不确定度可以忽略不计。

（3）判定限计算

$$E^{*}_{\mathrm{PAEC},222_{\mathrm{Rn}}}=k_{1-\alpha}\cdot\omega\cdot\sqrt{2\cdot\sum_{j}\left[\left(\mathrm{K}_{i,j}\right)\cdot I_{0,j}\right]} \quad \text{公式 4-37}$$

式中：

$E^{*}_{\mathrm{PAEC},222_{\mathrm{Rn}}}$——氡子体 α 潜能浓度的判断限，单位为焦耳每立方米（J/m^3）；

α——取 0.05，$k_{1-\alpha}=1.65$。

（4）检测限计算

$$E^{\#}_{\mathrm{PAEC},222_{\mathrm{Rn}}}=a+\sqrt{a^{2}+\left(k_{1-\beta}^{2}-k_{1-\alpha}^{2}\right)\cdot\tilde{\mathrm{u}}^{2}\left(\tilde{E}_{\mathrm{PAEC}}=0\right)} \quad \text{公式 4-38}$$

$$a=k_{1-\alpha}\cdot\tilde{\mathrm{u}}(0)+\frac{1}{2}\cdot\left(\frac{k_{1-\beta}^{2}}{E_{\mathrm{PAEC}}}\right)\cdot\left[u^{2}\left(E_{\mathrm{PAEC}}\right)-\tilde{\mathrm{u}}^{2}(0)\right] \quad \text{公式 4-39}$$

式中：

$E^{\#}_{\mathrm{PAEC},222_{\mathrm{Rn}}}$——氡子体 α 潜能浓度的检测限，单位为焦耳每立方米（J/m^3）；

β——取 0.05，$k_{1-\beta}=1.65$。

如果 $\alpha=\beta$，便遵循 $E^{\#}_{\mathrm{PAEC}}=2\cdot a$。

2．**累积测量**　氡子体 α 潜能浓度的累积测量原理为通过高效滤膜连续采集空气样品中的短寿命氡子体，利用固体核径迹探测器分别记录 4 个能量范围的 α 粒子计数，然后计算短寿命氡子体的 α 潜能浓度。

测量设备应由采样系统、检测系统和计数系统组成，结构见图 4-3。

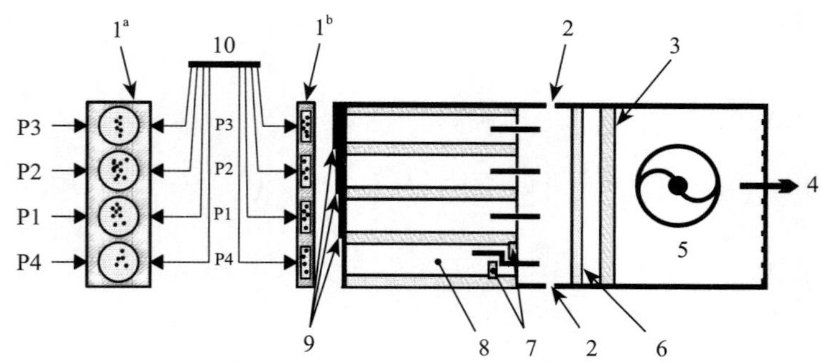

1. 固体核径迹探测器（SSNTD）；2. 进气口；3. 流量计；4. 出气口；5. 抽气泵；6. 高效过滤器；7. 挡板（扩散屏障）；8. 准直器；9. 双向聚对苯二甲酸乙二醇酯膜（boPET）；10. 扫描范围。

图 4-3　短寿命氡子体 α 潜能平均浓度累积测量装置结构图

注：[a] 前视图；[b] 侧视图；P1、P2、P3、P4 为 4 个能量区域

采样系统应包括以下组件：用于收集氡衰变产物的高效醋酸纤维素滤膜；提供采样流速并与检测系统计量特性兼容的采样泵；用于测量整个采样期间空气流速的流量计。

采样系统位于检测系统的下游。

检测系统应包括以下组件：三个不同厚度的 boPET 膜放置在准直器的一端，用于区分三个能量范围内的粒子。该组件用于减弱由收集的放射性核素发射的每个 α 粒子的初始能量，使其在固体核径迹探测器（SSNTD）的能量响应范围内。固体核径迹探测器。

计数系统应包括以下组件：用于蚀刻 SSNTD 的设备和适当的化学试剂；用于扫描和计数蚀刻轨迹的光学显微镜及相关设备。

范围 P_1 记录由 ^{218}Po、^{212}Bi 和 ^{222}Rn 引起的 α 粒子；范围 P_2 记录由 ^{214}Po 和 ^{222}Rn 引起的 α 粒子；范围 P_3 记录由 ^{212}Po 引起的 α 粒子；范围 P_4 记录由 ^{222}Rn 引起的 α 粒子，见图 4-3。

为了获得高于检测限的测量结果，至少需要一周的采样持续时间。建议在评估人体年均暴露时，进行几个月的采样。

（1）平均 α 潜能浓度计算

$$\bar{E}_{\mathrm{PAEC},\,^{222}\mathrm{Rn}}=\frac{\left[E_{\mathrm{AE},\,^{218}\mathrm{Po}}\cdot N_{^{218}\mathrm{Po}}+E_{\mathrm{AE},\,^{214}\mathrm{Po}}\cdot\left(N_{^{218}\mathrm{Po}}+N_{^{214}\mathrm{Bi}}+N_{^{214}\mathrm{Pb}}+N_{^{214}\mathrm{Po}}\right)\right]}{V}\qquad\text{公式 4-40}$$

式中：

$\bar{E}_{\mathrm{PAEC},\,^{222}\mathrm{Rn}}$——平均 ^{222}Rn α 潜能浓度，单位为焦耳每立方米（J/m^3）；

$E_{\mathrm{AE},i}$——由核素 i 的衰变产生的 α 粒子能量，单位为焦耳（J）；

N_i——核素 i 的计数；

V——采样体积，单位立方米（m^3）。

通过考虑设备记录的不同能量范围 α 粒子，以及收集效率和探测效率，平均 α 潜能浓度用公式 4-41 表示

$$\bar{E}_{\mathrm{PAEC},\,^{222}\mathrm{Rn}}=\frac{\left[E_{\mathrm{AE},\,^{218}\mathrm{Po}}\cdot\left(\bar{R}_{\mathrm{P}_1}-r\cdot\bar{R}_{\mathrm{P}_3}-a\cdot\bar{R}_{\mathrm{P}_4}\right)+E_{\mathrm{AE},\,^{214}\mathrm{Po}}\cdot\left(\bar{R}_{\mathrm{P}_2}-b\cdot\bar{R}_{\mathrm{P}_4}\right)\right]}{V}\qquad\text{公式 4-41}$$

其中：

$$\bar{R}_{\mathrm{P}_i}=\frac{\sum_{j=1}^{n}R_{\mathrm{P}_{i,j}}}{n}\qquad i=1,2,3,4\qquad\text{公式 4-42}$$

式中：

a——对应于范围 P_1 的准直器上 ^{222}Rn 衰减系数（由制造商提供，理论确定）；

b——对应于范围 P_2 的准直器上 ^{222}Rn 的衰减系数（由制造商提供，理论确定）；

$\bar{R}_{\mathrm{P}_i}$——范围 P_i 的平均净计数（已扣除背景），$i=1,2,3,4$；

n——范围 P_i 的测量次数；

r——^{212}Bi（α 分支比 36%）发射的 α 粒子数与 ^{212}Po（由 ^{212}Bi 的 β 衰变产生，分支比 64%）发射的 α 粒子数之间的比率，为 0.56；

V——采样体积，单位为立方米（m^3）；

通过范围 P_3 的径迹计数还可以确定同位素 ^{220}Rn 衰变产物的平均 α 潜能浓度：

$$\overline{E}_{\mathrm{PAEC},\,^{220}\mathrm{Rn}}=\frac{\left[E_{\mathrm{AE},\,^{212}\mathrm{Bi}}\cdot r\cdot\overline{R}_{\mathrm{P}_3}+E_{\mathrm{AE},\,^{212}\mathrm{Po}}\cdot\overline{R}_{\mathrm{P}_3}\right]}{V\cdot\varepsilon_{\mathrm{hc}}\cdot\varepsilon_{\mathrm{gd}}}=\frac{\left[E_{\mathrm{AE},\,^{212}\mathrm{Bi}}\cdot r+E_{\mathrm{AE},\,^{212}\mathrm{Po}}\right]\cdot\overline{R}_{\mathrm{P}_3}}{V\cdot\varepsilon_{\mathrm{hc}}\cdot\varepsilon_{\mathrm{gd}}}$$ 公式 4–43

式中：

$\varepsilon_{\mathrm{gd}}$——几何探测效率（理论确定），即径迹计数与滤膜上收集的沉积物发射的 α 粒子数之比；

$\varepsilon_{\mathrm{hc}}$——收集效率（实验确定），即采样收集的单位体积空气中短寿命衰变产物原子数与检测系统环境中单位体积空气中原子数之比。

（2）标准不确定度

$$u\left(\overline{E}_{\mathrm{PAEC},\,^{222}\mathrm{Rn}}\right)=\sqrt{\frac{E^2_{\mathrm{AE},\,^{218}\mathrm{Po}}\cdot\left(\overline{R}_{\mathrm{P}_1}+r^2\cdot R_{\mathrm{P}_3}\right)+E^2_{\mathrm{AE},\,^{214}\mathrm{Po}}\cdot\overline{R}_{\mathrm{P}_2}+\left(a\cdot E_{\mathrm{AE},\,^{282}\mathrm{Po}}+b\cdot E_{\mathrm{AE},\,^{214}\mathrm{Po}}\right)^2\cdot\overline{R}_{\mathrm{P}_4}}{\left(V\cdot\varepsilon_{\mathrm{hc}}\cdot\varepsilon_{\mathrm{gd}}\right)^2\cdot n}+\left(\overline{E}_{\mathrm{PAEC},\,^{222}\mathrm{Rn}}\right)^2\cdot\left[u^2_{\mathrm{rel}}(V)+u^2_{\mathrm{rel}}\left(\varepsilon_{\mathrm{hc}}\right)+u^2_{\mathrm{rel}}\left(\varepsilon_{\mathrm{gd}}\right)\right]}$$

公式 4–44

其中：

$$u^2\left(\overline{R}_{P_i}\right)=\frac{\overline{R}_{P_i}}{n}\qquad i=1,2,3,4$$ 公式 4–45

式中：

$u\left(\overline{E}_{\mathrm{PAEC},\,^{222}\mathrm{Rn}}\right)$——平均 α 潜能浓度的标准不确定度，单位为焦耳每立方米（$\mathrm{J/m^3}$）；

$u_{\mathrm{rel}}(V)$——采样体积的相对标准不确定度；

$u_{\mathrm{rel}}(\varepsilon_{\mathrm{hc}})$——收集效率的相对标准不确定度；

$u_{\mathrm{rel}}(\varepsilon_{\mathrm{gd}})$——几何探测效率的相对标准不确定度。

$E_{\mathrm{AE},^{218}\mathrm{Po}}$ 和 $E_{\mathrm{AE},^{214}\mathrm{Po}}$ 的标准不确定度、a 和 b 的标准不确定度被认为是可以忽略的；检测效率 $\varepsilon_{\mathrm{gd}}$ 的标准不确定度是通过蒙特卡罗方法计算的，通常由制造商提供；收集效率 $\varepsilon_{\mathrm{hc}}$ 的标准不确定度是通过测量获得的，通常由制造商提供。

^{220}Rn 衰变产物的平均 α 潜能浓度的标准不确定度 $u\left(\overline{E}_{\mathrm{PAEC},\,^{220}\mathrm{Rn}}\right)$，可以按照下列公式计算：

$$u\left(\overline{E}_{\mathrm{PAEC},\,^{220}\mathrm{Rn}}\right)=\overline{E}_{\mathrm{PAEC},\,^{220}\mathrm{Rn}}\cdot\sqrt{\left(\frac{1}{n\cdot\overline{R}_{\mathrm{P}_3}}+u^2_{\mathrm{rel}}(V)+u^2_{\mathrm{rel}}\left(\varepsilon_{\mathrm{hc}}\right)+u^2_{\mathrm{rel}}\left(\varepsilon_{\mathrm{gd}}\right)\right)}$$ 公式 4–46

其中：

$$u^2\left(\overline{R}_{\mathrm{P}_3}\right)=\frac{\overline{R}_{\mathrm{P}_3}}{n}$$ 公式 4–47

（3）判定限和检测限：针对 α 潜能浓度的实际测量，不需要计算判定限和检测限，因为两者都远低于任何合理环境 α 潜能浓度。我们只需给出结果的标准不确定度，如果需要，给出置信区间。

假设采样体积为 $40m^3$（为暴露时间 1 个月的典型值），将得出净 α 潜能浓度的判定限为 $0.3nJ/m^3$，以及净 α 潜能浓度的检测限约为 $0.6nJ/m^3$，这些都远低于任何合理环境的 α 潜能浓度。

3．连续测量　氡的衰变产物还可以利用 α 能谱法进行连续测量。测量原理为空气中的 ^{222}Rn 和 ^{220}Rn 衰变产物通过采样泵被连续收集到滤膜上，探测器的多道 α 谱分析器能在预选的采样间隔时间内给出 ^{218}Po、^{214}Po、^{212}Po 的 α 粒子总计数，不同核素的 α 衰变被转换成能量相当的电压脉冲自动保存在存储器内，通过软件分别给出 ^{222}Rn 和 ^{220}Rn 的平衡当量浓度（equilibrium equivalent concentration，EEC）和 α 潜能浓度（Cp）。这是目前广泛应用的一种快速氡子体测量方法。

二、个人监测方法

针对职业人员，为了解工作人员在一定时间特定场所的实际受照剂量，可使用个人剂量监测单独评估氡的暴露。氡的个人剂量计可以分为氡气个人剂量计和氡子体个人剂量计。

氡气个人氡剂量计可分为被动累积与主动连续 2 类。被动式氡气个人剂量计广泛采用固体核径迹测量技术，主要采用小型扩散室，特点是易于佩戴和邮寄，灵敏度低，适用于高浓度场所的长期暴露测量。例如英国国家辐射防护局（National Radiological Protection Board，NRPB）的被动累积式剂量计、我国铀矿工人的个人监测中应用的 KF606B 型剂量计等。主动式氡个人剂量计通常内置 α 能谱仪，具有极短的响应时间，本机内置大容量数据存储器，仪器与 PC 通过红外适配器传输数据。特点是体型小，重量轻，可以轻松佩戴，内置充电电池可连续工作长达 12d。

氡子体个人剂量计，可直接对 ^{222}Rn 或 ^{220}Rn 子体 α 潜能浓度进行测量，一般由抽气泵、滤膜和探测器组成。探测器可以采用固体核径迹探测器或者金硅面垒型半导体探测器，内设 α 分析器，可直接对 ^{222}Rn 或 ^{220}Rn 子体潜能浓度进行测量。与被动式氡气个人氡剂量计相比，这种氡子体个人剂量计较笨重、佩戴不方便，容易出现故障。

体内 ^{210}Pb 的测量，包括头骨和膝盖，用来回顾性估计矿工在几年内对 ^{222}Rn 及其子体的累积暴露。一般来说，这样的测量值不建议作为氡暴露估计，由于吸收的 ^{210}Pb 可能来自吸入氡子体以外的来源，难以解释和区分。但是，体内 ^{210}Pb 可以作为高氡暴露量的指标。也可以测量尿液样本中钋，作为氡子体暴露的筛选指标。

三、质量控制

（一）测量装置的刻度或校准

仪器和测量装置应在具有计量授权的标准氡室中进行刻度或校准，至少每年在标准氡室检定一次，仪器修理或调整后需重新检定。

主动式测量装置刻度的全部过程应按与现场操作一致的测量程序在标准氡室进行。被动式累积测量装置每次刻度需至少选择两种不同的氡浓度水平，每个水平放置至少10个测量装置，对于活性炭需要进行3个相对湿度（20%、50%和80%）的刻度。

测量装置的校准在标准氡室进行，以确定和校验测量装置对氡的响应能力和测量准确性。

（二）本底测量

每次检定前需要对仪器进行本底测量。闪烁室的本底要定期测量，或每次测量前都要测量。被动式探测器，每批需要留5%或5～10个探测器进行本底测量，需要运输或邮寄时，本底应与测量用的探测器同时邮寄。

（三）盲样测量

将累积探测器暴露在已知氡浓度环境中，用相对百分偏差（RPD）评价结果。通常，当氡浓度<150Bq/m^{3}时，RPD<25%表示正常，当氡浓度>150Bq/m^{3}时，RPD<10%表示正常。

（四）平行测量

在选定的采样点布放2个采样器平行采样，数量不低于布放总数的10%，要求每次平行测量测定值之差与平均值的相对偏差不超过20%。

（五）实验室比对

定期参加比对，检查不同实验室或测量方法间是否存在系统误差。

（六）常规性能检查

应定期对（如每次测量前）对仪器和系统进行常规性能检查，使本底、泵流量等参数处于正常状态，发现问题，应查找原因，及时进行调整和校正。

第三节　氡的迁移及相关参数测量

一、氡迁移的影响因素

由于氡原子在固体晶格中的扩散系数很低，晶格中的氡原子基本不可能释放到大气中。如果氡原子位于晶格之间的间隙，才可能扩散到表面。氡从多孔介质（岩石、土壤和建材等）释放进入大气的一系列过程见图 4-4：

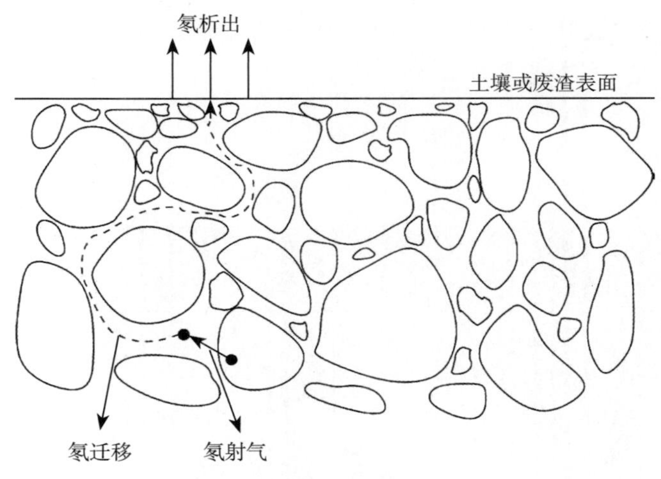

图 4-4　氡从多孔介质释放进入大气的过程

射气——镭衰变形成的氡原子从晶格（主要是由于反冲）逸出进入晶格间隙；

迁移——扩散和渗流使氡原子通过介质剖面向地表运动；

析出——氡原子被输运到地面，然后析出到大气中。

输运到介质表面的氡量表示为：

$$P = \lambda E R \rho_b \qquad \text{公式 4–48}$$

式中：

P——介质单位体积的氡产生速率，单位为贝可勒尔每立方米秒［$Bq/(m^3 \cdot s)$］；

λ——氡衰变常数，单位为每秒（s^{-1}）；

E——为射气系数，无量纲；

R——介质中镭的活度浓度，单位为贝可勒尔每千克（Bq/kg）；

ρ_b——为介质的体积密度，单位为千克每立方米（kg/m^3）。

输运到地表的氡数量随介质氡的射气系数、镭的比活度和密度的增大而增大，孔隙中的氡可以通过扩散和渗流输运到表面。某些情况下，由于地表裂缝或孔洞、气体的产生、水的输运，渗流可能起重要作用。但是，在大多数情况下，氡的主要迁移机制是扩散。因此，氡的迁移通常称为扩散。

土壤和岩石产生的氡气经向地面射气和扩散过程，氡会从地面释放到大气，被称为氡析出，用氡析出率［$Bq/(m^2 \cdot s)$］表示。

（一）射气系数

射气系数定义为介质中镭衰变产生的氡原子突破晶格的束缚并在介质中自由迁移的部分与介质内产生氡总量的比值，也被称为射气分数或射气能力。人们普遍认为，当母体镭衰变时，氡会因其反冲动能而从晶格中逸出。由于固体的反冲范围很小，通常小于 0.05μm，大多数反冲原子保留在矿物晶格中。由于在矿物的扩散系数非常小，$10^{-25} \sim 10^{-27} m^2/s$，晶格中原子的迁移对氡的释放影响很小。只有反冲氡原子停留在晶格外或在开孔中，氡才能够迁移，见图 4-5。

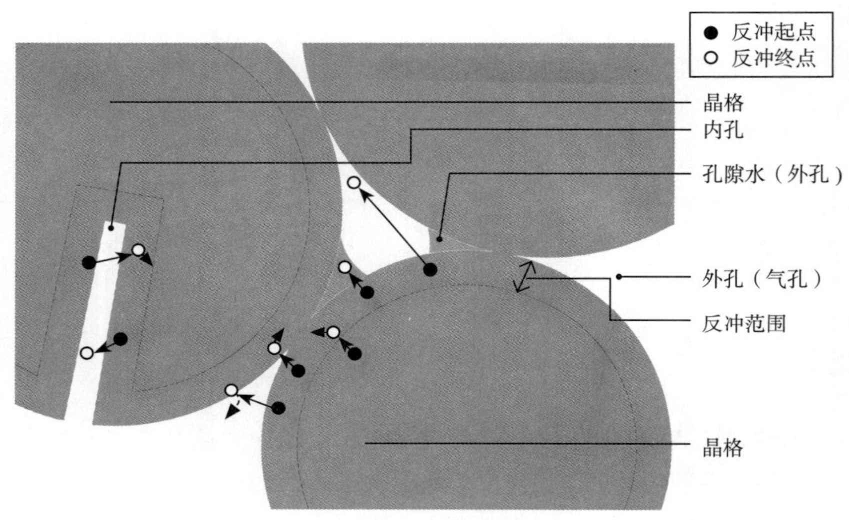

图 4-5　氡射气示意图

1．**影响射气系数的因素**　氡射气系数随容矿岩石和铀矿物的复合效应、铀矿石品位、粒度和水分含量发生变化。在实际操作中，需要测量每种材料的射气系数。下面分别简述镭分布和粒度、水分和矿物学的影响。

（1）镭的分布、粒子的大小和形状：粒子的大小和形状一定程度决定颗粒近表面铀和镭的数量，以及氡原子能否逃逸进入孔隙。如果镭均匀分布在整个颗粒中，当颗粒粒径大于 0.1μm 时，射气系数与粒径成反比。反之，镭主要分布在晶粒表面，射气系数与粒径无关，见图 4-6。

均匀分布通常是原生矿物的特征，其中包括一些冶炼残留物，如粉煤灰。表面分布则是次生矿物的特征，如沉积矿床和残留物、滤砂。还有更复杂的理论来解释氡析出介于上

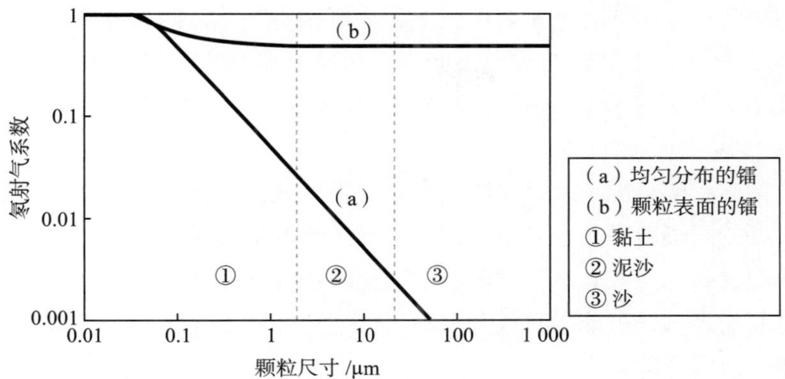

图 4-6　单粒径模型中氡的射气系数与粒径关系

述两个极端情况之间时（均匀分布还是仅表面），还需要考虑晶体结构和相邻粒子效应等因素。

（2）水分含量：众所周知，水分含量对氡的射气系数有很强的影响。由于在水中反冲的范围比空气中要小得多，水能有效阻止氡原子进入晶格孔隙。水分含量对铀尾矿氡射气系数的影响见图 4–7。在干燥介质中，由于大多数氡原子从颗粒中逸出，并将自身隐藏在相邻颗粒中，因此射气系数相对较低。随着含水量的增加，孔隙中含水量增加，反冲原子更容易停留在介质孔隙中。在较高的含水量（体积含水量在 5% 以上）情况下，原子很少能够渗透到相邻的颗粒中，并且随着含水量的增加直至饱和，射气系数几乎保持稳定。一般来说，饱和介质中的射气系数比干燥介质渣高 2 ~ 6 倍。粒径较小的介质相应射气系数较高。

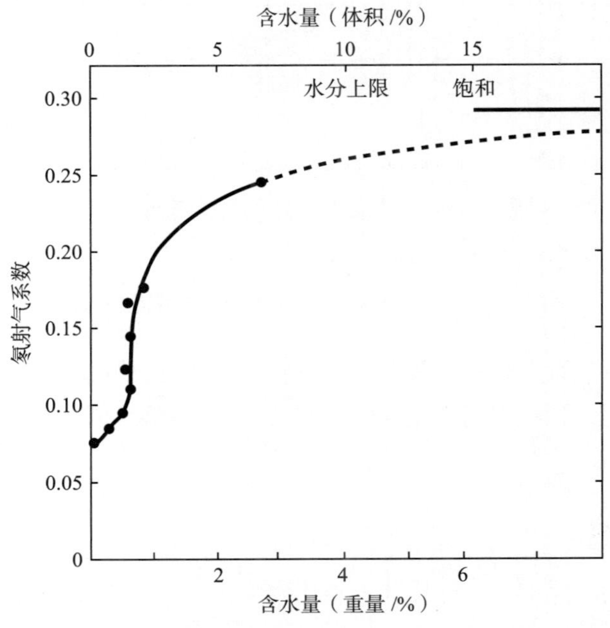

图 4-7　含水量对铀尾矿样品中氡射气系数的影响

（3）矿物学特征：氡的射气系数取决于若干矿物学特征，如晶体结构、孔隙度、颗粒形状和元素组成等。由于土壤通常由不同岩石来源的多种矿物颗粒组成，土壤颗粒的射气系数是变化的。气候变化还可能通过增加基质表面积（面积与体积比）来影响土壤的特性。

在高品位铀矿石的情况下，铀矿物往往呈厚带状或大颗粒状，通常射气系数较低。但是，高品位矿石的高辐射暴露会破坏晶格，可导致高的射气系数。因此，铀矿石品位对破碎物料及其残渣的射气系数具有不同的影响。尾矿渣在保存过程中可能会发生化学和物理变化，随着时间的推移，可能导致成分和粒度的变化。有研究表明，基质中镭的附着方式可能发生变化，从而影响氡析出。

2．天然介质的氡射气系数 大量研究报道了天然介质的氡射气系数，包括铀矿和尾矿、岩石、土壤等。氡的射气系数在不同介质之间和同一介质内有很大差异，见图 4–8。根据报道，粉煤灰和矿物质的射气系数较低，一般小于 0.1，而岩石、土壤和尾矿的射气系数较高，一般在 0.1 ~ 0.3 之间。

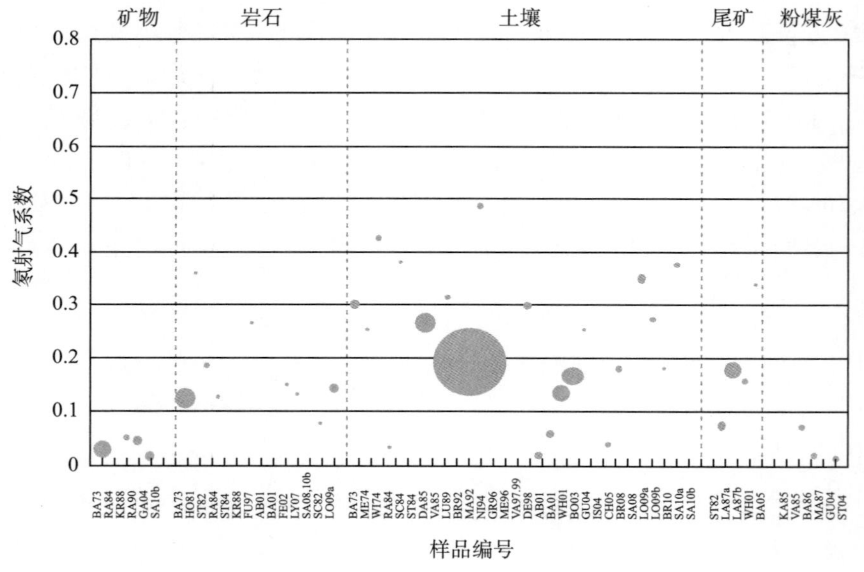

图 4–8　不同介质中的氡射气系数

土壤和尾矿的射气系数较高，表明这两种物质中镭往往在颗粒表面富集。由于放射性衰变和化学风化作用，颗粒表面产生裂纹和裂纹，也可以增加颗粒的表面积，从而提高氡的射气系数。

（二）扩散系数

氡的扩散系数用菲克第一定律描述，指出氡的扩散通量密度与浓度梯度成正比：

$$f = -D_{\mathrm{M}}\Delta C \qquad \text{公式 4–49}$$

式中：

f——氡扩散通量密度，单位为贝可勒尔每平方米每秒［Bq/(m^2·s)］，

D_M——分子扩散系数，单位为平方米每秒（m^2/s），

ΔC——氡活度浓度梯度，单位为贝可勒尔每四次方米（Bq/m^4）。

负号表示氡从高浓度扩散到低浓度。氡在空气（D_{MA}）和水（D_{MW}）中的扩散系数分别约为 1×10^{-5}m^2/s 和 1×10^{-9}m^2/s。

在土壤等多孔介质中，氡通过在土壤颗粒之间的孔隙扩散而迁移。氡在土壤的迁移或析出率比在空气中扩散的速度慢，主要受限于介质孔隙结构［孔隙率（n）］和曲折扩散路径［曲折度（τ）］。

氡在多孔介质的析出率用公式 4-51 计算：

$$f=-n_s\tau D_M\Delta C \qquad \text{公式 4-50}$$

式中：

f——氡析出率，单位为贝可勒尔每平方米每秒［Bq/(m^2·s)］；

n_s——土壤的孔隙度；

τ——曲折因子，对于纯介质，曲折因子等于 1，土壤中通常小于 1（密集均匀球体的典型值为 0.66）；

D_M——扩散系数，单位为平方米每秒（m^2/s）；

ΔC——氡活度浓度梯度，单位为贝可勒尔每四次方米（Bq/m^4）。

通常把 τ 和 D_M 放在一起定义为有效体扩散系数，表示为：

$$D=\tau D_M \qquad \text{公式 4-51}$$

因此，氡在多孔介质的氡析出率可以表示为：

$$f=-nD\Delta C \qquad \text{公式 4-52}$$

式中：

nD——表示的量用符号 De 表示，即土壤的有效容积扩散系数。通常，我们用氡扩散系数 D，不用 De。由于 D 直接取决于氡在基体中的扩散长度，为特征参数。

氡在土壤中的扩散系数与土壤的位置有关，一般取决于土壤的类型、孔径分布、含水量以及压实的程度和方法。由于 D_M 在空气和水中的含量存在较大差异，水分的影响一般大于其他物理因素。因此，许多研究人员研究了不同土壤类型的氡扩散系数对含水量的依赖性。研究表明，当土壤水分超过一定阈值时，氡的扩散受到严重阻碍，这取决于土壤孔隙的几何形状。氡扩散系数与湿度的关系为：①水分饱和度小于 0.25 时，D 相对恒定，变化范围在 $9\times10^{-7}\sim7\times10^{-6}$m^2/s 之间；②随着湿度饱和度的增加，$D$ 比中等饱和度时增加约 2 个数量级，比总饱和度时增加约 4 个数量级；③ D 在饱和度介乎 0.8 ~ 1.0 之间下降至饱和材料的典型值。

水分饱和度对扩散系数的影响可以定性解释。对于干燥土壤，扩散系数的计算为 $D=\tau D_{MA}$。当土壤水分含量低时，土壤颗粒周围形成的薄而不连续的水膜不会阻碍氡的扩

散，因此以上公式仍然适用。在潮湿度较高时，自由水出现在粒子之间的空隙中，氡原子或者在充满空气的孔隙中走较长的路径，或者在水中进行部分扩散。在这个区域，扩散系数并不完全由湿度的重量百分比决定，而是取决于水和气相的空间分布。当多孔介质接近饱和时，扩散系数接近 $D=\tau D_{MW}$ 值。在中间区域中，扩散系数最好由经验关系和数学模型决定，如孔隙分布模型都可以使用。

（三）氡析出率

氡析出率，用 f 表示，描述特定区域的氡析出情况。一个天然放射性物质（naturally occurring radioactive materials，NORM）尾矿堆氡的总释放速率，或者总析出率 F（Bq/s），用该设施的单位面积析出率乘以该设施的总表面积得出。

影响氡析出率的主要变量包括：R 是堆芯中镭的比活度（Bq/kg）、σ_b 为堆芯密度（kg/m^3）、E 为射气系数（无量纲）、D 为氡扩散系数（m^2/s）、Z 为覆盖介质厚度（m）。这些参数通常可以直接测量得到。如果没有上述参数的数据，则可以选择这些参数的默认值或近似值来估算氡析出率。

二、氡析出率及相关参数的测量

（一）射气系数的测定

射气系数一般可以用两种方法来估算：镭和氡的组合测量和不同条件下的 γ 能谱测定。第一种方法将样品放入圆柱形腔室密闭放置 4 周以上，以确保 ^{222}Rn 和 ^{226}Ra 达到放射性平衡，见图 4-9。然后，通过测量氡浓度和测量系统的有效容积来估算样品释放到空气中的氡总活度。

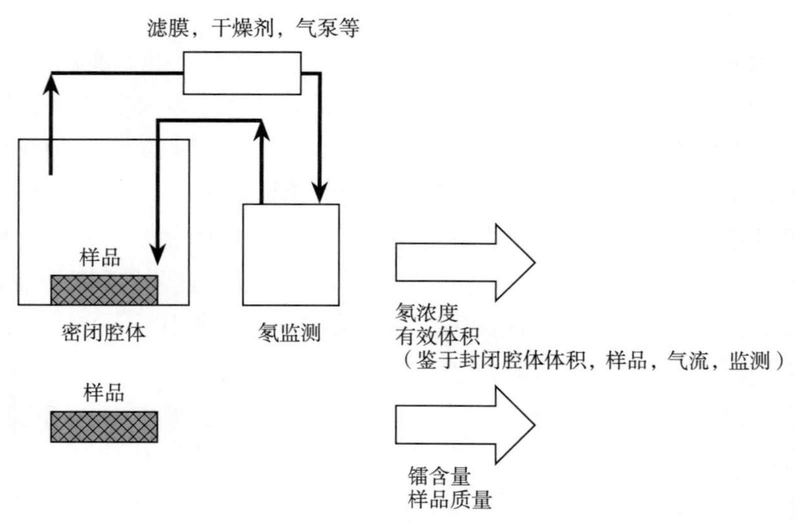

图 4-9　镭和氡的组合测量氡射气系数示意图

有效容积根据密闭腔体的容积、密闭腔体内的样品体积、测氡管路系统和氡监测仪的体积来确定。样品中镭的总活度可以用多种方法测定，例如α能谱法、γ能谱法、液体闪烁法和质谱法。射气系数的计算方法为：

$$E=\frac{VC}{MR} \qquad \text{公式 4-53}$$

式中：

E——射气系数；

V——测量装置的有效容积，单位为立方米（m^3）；

C——氡浓度，单位为贝可勒尔每立方米（Bq/m^3）；

M——样品的质量，单位为千克（kg）；

R——镭比活度，单位为贝可勒尔每千克（Bq/kg）。

用流气法测量氡，测量装置见图 4-10。

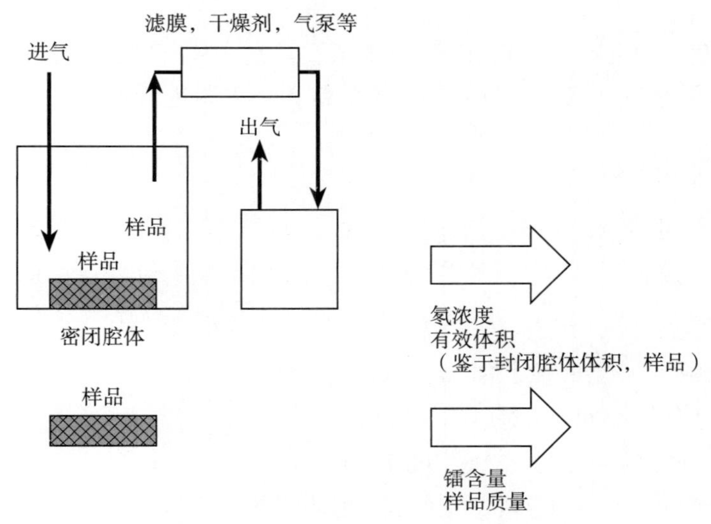

图 4-10 用流气法测量氡射气系数示意图

有效容积通过腔体的容积和密闭腔体中的样品体积来确定。同时，氡测量只需要几个小时，由于通风可以很快达到稳定状态。用无氡空气或者氡可忽略不计的空气作为载气。射气系数的计算方法是：

$$E=\frac{(\nu+\lambda V)C}{\lambda MR} \qquad \text{公式 4-54}$$

式中：

E——射气系数；

ν——流速，单位为立方米每秒（m^3/s）；

λ——^{222}Rn 衰变常数，单位为每秒（s^{-1}）；

V——有效体积，单位为立方米（m^3）；

C——氡浓度，单位为贝可勒尔每立方米（Bq/m^3）；

M——样品的总质量，单位为千克（kg）；

R——镭比活度，单位为贝可勒尔每千克（Bq/kg）。

第二种方法 γ 能谱法中，样品被密封在一个容器内，在 ^{226}Ra 及其子体达到放射性平衡之前和平衡之后进行分别测量 ^{214}Pb 或 ^{214}Bi 发出的 γ 射线计数率，见图 4-11。

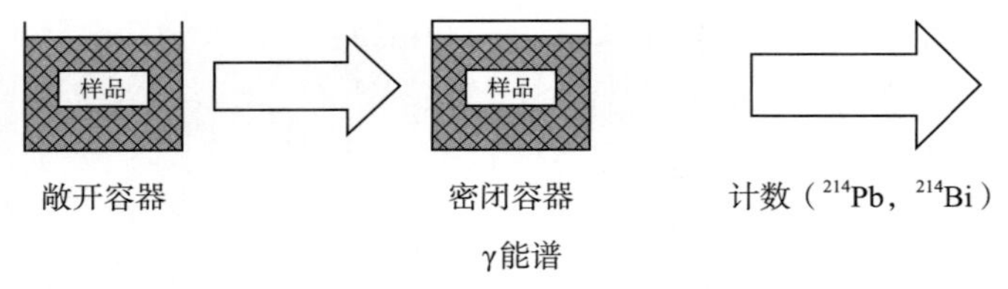

图 4-11　γ 能谱法用于氡射气系数测量过程示意图

假设氡的活度与其子体的活度相等。γ 能谱测量是一种有用的非破坏性方法，通过测量氡子体来间接测量镭。该方法只需要相对计数，不需要进行校准。射气系数的计算方法为：

$$E = \frac{N_{eq-N_0}}{N_{eq}}$$　　公式 4-55

式中：

E——射气系数；

N_{eq}——平衡条件下 ^{214}Pb 或 ^{214}Bi 特征峰值的计数率；

N_0——初始条件下与 N_{eq} 相对应的计数率。

针对 295keV（^{214}Pb），352keV（^{214}Pb），609keV（^{214}Bi）和 1 120keV（^{214}Bi）的峰群分析可提高测量精度。准备测量时，必须排除样品气孔中的氡。如果样品在分析之前长时间保存在密闭容器中，附着在样品上的氡子体会使第一次测量结果不准确。因此，通常将样品（最多只有几厘米厚）开放几个小时，或者避免用密封样品前几个小时内的测量数据。如 ^{214}Pb 或 ^{214}Bi 计数在一个月内达到平衡，则应通过估算泄漏影响来修正测量结果。

（二）扩散系数测定

介质氡的释放量直接取决于扩散系数。测定土壤、建筑材料、NORM 废渣等多孔材料中的氡扩散系数有多种方法。有的方法是基于样品的测量，有的是现场测量。具体测量方法如下。

现场中最常用的方法是土壤氡深度剖面法，将连接氡测量仪的探头插入土壤，测量距离土壤表面不同深度的氡浓度，得到土壤深度剖面的氡浓度数据。将收集的不同深度的氡浓度数据用最小二乘法拟合，通过扩散理论导出下列方程：

$$C(z)=C_{\infty}\left[1-\mathrm{e}^{\frac{z}{L_r}}\right]$$ 公式 4–56

式中：

$C(z)$——深度 z 处孔隙气体中的氡浓度，单位为贝可勒尔每立方米（Bq/m^3）；

C_{∞}——深度大于 2m 处的氡浓度，单位为贝可勒尔每立方米（Bq/m^3）；

z——深度，单位为米（m）；

L_r——氡扩散长度，单位为米（m）。

参数 C_{∞} 和 L_r 通过拟合参数获得。根据拟合得到的 L_r 值，计算扩散系数 $D_r=\lambda L_r^2$。

直接测量有效扩散系数（孔隙率和扩散系数的乘积）对预测氡析出率很重要。在测量氡析出率的情况下，可以用现场累积腔体技术直接估计氡的扩散系数。在介质表面罩累积腔体，腔体内氡浓度随时间近似呈指数增长至饱和，氡浓度在累积腔体中达到饱和所需的时间由累积腔体 - 介质测量系统的时间常数 τ_e 决定。与不能预测饱和氡浓度的一维扩散模型相比，用二维扩散理论可以预测饱和氡浓度，时间常数是氡的有效扩散系数和累积腔体尺寸的函数，用下面的关系式表示：

$$\tau_e=\frac{1}{\lambda+\frac{nD_r}{aH}k\chi_v}$$ 公式 4–57

$$\chi_v=\frac{\Gamma(v)\Gamma(v+2)}{\Gamma(v+0.5)\mathrm{T}(v+1.5)}$$ 公式 4–58

$$v=\frac{1}{\pi}\arccos\left[\frac{D_{\mathrm{MA}}}{D_{\mathrm{MA}+nD_r}}\right]$$ 公式 4–59

式中：

τ_e——时间常数 τ_e；

a——累积腔体半径，单位为米（m）；

H——腔体的有效高度，即总容积（腔体顶部容积、^{222}Rn 监测仪内部容积和管道容积之和）与腔体底部面积（m）的比值；

χ_v——综合影响量；

$\Gamma(v)$——是伽马函数；

D_{MA}——氡在空气中的扩散系数；

nD_r——氡在矿渣中的有效扩散系数。

由于上述数学关系复杂，可以通过专用表格从不同体积 / 半径（$V/\pi a$）比值的时间常数（τ_e）的观测值中查找有效扩散系数（De），见表 4–2。例如，查找腔体 $V/\pi a$ 为 $150cm^2$，时间常数（τ_e）为 140min 的有效扩散系数。通过定位观察到的时间常数 140min 的接近值，可以从表中找到 $V/\pi a=150cm^2$ 的等效扩散系数（即时间常数 141min 和 $V/\pi a=150cm^2$），这相当于 $0.002cm^2/s$ 的有效扩散系数。对于中间值，可以通过线性插值得到。

表 4-2 不同体积 / 半径（$V/\pi a$）比值的时间常数（τ_e）的观测值对应的矿渣中氡的有效扩散系数（De）表

De/（$cm^2 \cdot s^{-1}$）	时间常数 τ_e/min								
	$V/\pi a=$ 50cm²	$V/\pi a=$ 75cm²	$V/\pi a=$ 100cm²	$V/\pi a=$ 125cm²	$V/\pi a=$ 150cm²	$V/\pi a=$ 200cm²	$V/\pi a=$ 250cm²	$V/\pi a=$ 300cm²	$V/\pi a=$ 450cm²
2×10^{-6}	1 329	1 840	2 278	2 657	2 989	3 542	3 984	4 335	5 110
6×10^{-6}	849	1 208	1 534	1 829	2 099	2 572	2 975	3 312	4 113
1×10^{-5}	677	974	1 248	1 502	1 736	2 159	2 527	2 842	3 618
2×10^{-5}	495	720	932	1 132	1 321	1 670	1 984	2 259	2 969
4×10^{-5}	356	522	681	834	980	1 256	1 511	1 740	2 354
6×10^{-5}	292	431	564	693	818	1 055	1 277	1 478	2 030
8×10^{-5}	254	375	493	607	717	929	1 129	1 311	1 819
1×10^{-4}	228	337	443	547	647	840	1 024	1 192	1 666
2×10^{-4}	162	240	317	393	467	611	749	878	1 250
4×10^{-4}	112	166	220	273	326	429	529	623	901
6×10^{-4}	92	137	181	225	269	354	438	518	753
8×10^{-4}	79	118	157	196	234	309	382	452	660
1×10^{-3}	71	106	141	175	209	277	343	406	595
2×10^{-3}	48	71	94	118	141	187	232	276	407
4×10^{-3}	34	50	67	84	100	133	165	197	292
6×10^{-3}	27	41	54	67	81	107	134	159	237
8×10^{-3}	23	35	46	58	69	92	115	137	203
1×10^{-2}	20	31	41	51	61	81	101	121	180
2×10^{-2}	14	20	27	34	41	54	68	81	121
4×10^{-2}	9	14	18	23	27	36	45	54	81

2017 年，ISO 发布了防氡材料氡扩散系数的测量标准。测量原理为将一定厚度的被测材料的样品放置在源腔室和累积腔室之间，并且腔室密封，采用连续测氡仪分别测量两个腔室中的氡浓度。氡源放置在源腔室内，腔室中的氡浓度保持在一个较高的水平（通常在 1 ~ 100MBq/m³ 之间）。通过样品扩散的氡进入累积腔室，采用测氡仪进行监测。测量装置见图 4-12。氡的扩散系数通过两个腔室氡浓度随时间的变化以及面积和样品的厚度用公式计算。

累积腔室中的氡浓度随时间的增长，取决于从样品到累积腔室的氡析出率、样品的面

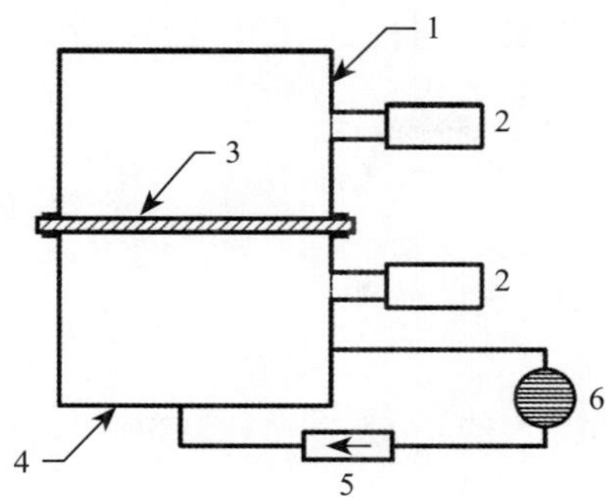

1. 累积腔室；2. 测氡仪；3. 样品；4. 源腔室；5. 泵；6. 氡源。

图 4-12　防氡材料氡扩散系数测量装置

积和累积腔室的体积。在稳态条件下，假设累积腔室中氡浓度的放射性衰变、反扩散和通风导致氡浓度的降低可以忽略，累积腔室中氡浓度的线性增长用以下公式描述：

$$C_{rc,i}=C_{rc,i-1}+\frac{E\cdot S_{S}}{V}\cdot\Delta t \qquad \text{公式 4-60}$$

式中：

$C_{rc,i}$——i 时刻累积腔室内的氡浓度，单位为贝可勒尔每立方米（Bq/m^3）；

$C_{rc,i-1}$——$i-1$ 时刻累积腔室内的氡浓度，单位为贝可勒尔每立方米（Bq/m^3）；

E——通过材料扩散的氡析出率，单位为贝可勒尔每平方米每秒［$Bq/(m^2\cdot s)$］；

S_s——样品底面积，单位为平方米（m^2）；

V——累积腔室的有效体积，单位为立方米（m^3）；

Δt——$i-1$ 时刻到 i 时刻的时间间隔，单位为秒（s）。

根据公式 4-60 推导出通过材料扩散的氡析出率计算公式为：

$$E=\frac{V\left(C_{rc,i}-C_{rc,i-1}\right)}{S_{S}\Delta t}=\rho\cdot\frac{V}{S_{S}} \qquad \text{公式 4-61}$$

式中：

ρ——线性回归直线的斜率，表示为 Bq/m^3 和 Bq/s。

假设开始测量后，源腔室中的氡浓度保持恒定，而累积腔室中的氡浓度可以忽略不计，则样品的扩散氡析出率用以下关系表示：

$$E=\frac{2\cdot C_{sc}\cdot l\cdot\lambda}{e^{d/l}-e^{-d/l}} \qquad \text{公式 4-62}$$

式中：

d——材料厚度，单位为米（m）；

C_{sc}——源腔室中的氡浓度，单位为贝可勒尔每立方米（Bq/m^3）；

l——材料的扩散长度，单位为米（m）。

通过公式 4–61 和公式 4–62 可以迭代计算出氡的扩散长度。然后，根据扩散长度计算氡扩散系数公式 4–63：

$$D = \lambda l^2 \quad \text{公式 4–63}$$

式中：

D——材料的扩散系数。

（三）氡析出相关参数的估算

1．**氡射气系数（E）** 水分饱和度对材料的氡射气系数有较强的影响。在某些情况下，可以预测材料的氡射气系数会很低。干燥条件下的氡射气系数与水分饱和度关系如下：

$$E = E_0 \left[1 + 1.85\left(1 - \exp(18.8m)\right)\right] \quad \text{公式 4–64}$$

式中：

E——射气系数；

E_0——干燥条件下的氡射气系数；

m——含水率。

2．**扩散系数（D_r）** 扩散系数与水分含量也呈函数关，可以根据水分含量来评估扩散系数。

1991 年，用 Rogers 和 Nielson 提出估算介质中的氡扩散系数（D_r）的经验公式：

$$D_r = D_{MA} n_T \exp\left(-6mn_T - 6m^{14n_T}\right) \quad \text{公式 4–65}$$

式中：

D_{MA}——氡在空气中的分子扩散系数；

n_T——总孔隙度，$n_T = 1 - (\rho_b/\rho_g)$；

ρ_b——干体积密度；

ρ_g——残渣基质的颗粒密度，取 2 700kg/m^3；

m——含水率，$m = \rho_b\theta_d/100\rho_w n_T$，其中 θ_d 为干重的水分含量；

ρ——水密度，单位为千克每立方米（kg/m^3）。

3．**镭比活度（R）** 大多数情况下，原矿基质中的镭活性浓度与该基质中的长寿命母体处于平衡状态。铀尾矿中镭比活度可以从原料的品位，以及研磨和提取过程的稀释或富集来估算。在加工提取铀之后，几乎所有的 ^{226}Ra 都将被包含在尾矿中。由于添加了各种处理化学品，在排入蓄水池的污水浆液中会有一定的稀释。因此，尾矿中的 ^{226}Ra 浓度（Bq/kg）将低于矿石中的 ^{226}Ra 浓度。如果假设稀释系数 W（每千克铀矿的固体废物），则可以根据矿石品位（即铀的百分比）粗略估计其中镭的浓度。由于矿石中铀的 1% 等于 1.241 05Bq/kg，R 可用公式 4–66 计算：

$$R = \frac{1.24 \times 10^{-5} G}{W} \quad \text{公式 4–66}$$

式中：

R——镭比活度，单位为贝可勒尔每千克（Bq/kg）；

G——矿石平均品位；

W——稀释系数。

（四）氡表面析出率的测量

氡析出率测量与氡测量技术存在共性，测定氡气体的技术都可以用来测量氡析出率。简单来说，将适当大小的容器（也称为腔室）罩在物体表面，测量腔室内氡浓度的增长或稳定浓度。测量氡析出率的三种基本方法为累积法、流气法和吸附法。下面逐一介绍。

1．**累积法**　累积法通常用于测量 ^{222}Rn、^{220}Rn 析出率。将累积腔室开口朝下倒置在测量材料表面，将圆柱形腔室插入被测量物质表面一定深度，周围密封，防止氡泄漏。氡原子从材料表面析出进入腔室内，氡浓度逐渐累积，以设定周期的几个时间间隔测定腔室内氡浓度。在某些情况下，只在设定周期结束测量一次，计算材料的氡析出率。氡浓度测量可以使用连续测量或瞬时测量，如闪烁室或 α 能谱法等。

圆柱形腔体的结构示意图见图 4-13。腔体内氡的浓度取决于系统容积（$V=V1+V2$，其中 $V1$ 为腔体剩余容积，$V2$ 为测量装置的内部容积）、腔体开口面积（m^2）、氡衰变常数（s^{-1}）、氡析出率 f［$Bq/(m^2 \cdot s)$］、氡反扩散程度和测量系统流量。氡的反扩散是指氡从腔体进入土壤 - 腔体界面气体的损失，体积小于 1L 的腔体尤其显著。腔体材料的泄漏和吸附也可影响氡浓度测量。

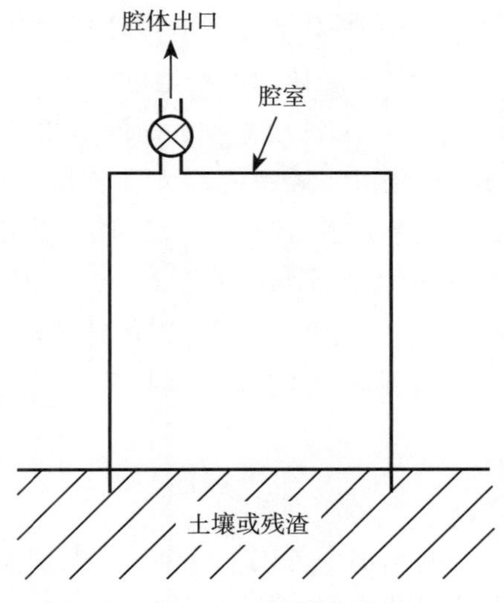

图 4-13　圆柱形腔体的结构示意图

（1）腔体的选择标准：腔体可以是直接插入表面的单腔体装置，也可以由两部分组成：一个颈圈，插入土壤中，然后将盖子密封在颈圈上。腔体避免用吸附氡的材料。腔体的尺寸可以根据析出率大小、便携性要求、测量时间以及预期的测量精度选择。大型的腔体（直径为 20 ~ 50cm）用于较大区域的代表性测量，并且可以更好覆盖不均匀的物体表面（岩石、洞穴、植被等）。此外，较大的底面积可以让更多氡进入腔室，因此，当析出率水平较低时可以使用。但是，从便携性的角度，大型腔体不方便，尤其大规模的野外研究。

小腔体（直径为 5 ~ 10cm）可用于空间高分辨率测量，以研究析出率的局部变化。但是，反扩散影响较大，需要通过模型来解释。腔体高度也存在类似情况。高的腔体，氡不能均匀混合，需要安装小型风扇进行混合。但是，反扩散的影响在高度小的腔室中会更大。在实际应用中，腔体直径和高度的选择应考虑便携性、氡析出率水平、测量空间代表性和仪器的灵敏度等因素。

（2）计算：腔体内的气体，从布放前的均匀混合状态（由于大气湍流的存在）变为布放后的扩散混合状态（由于与大气隔离），导致初始阶段的氡析出率下降，反扩散系数 $k=\left[1+n(D/Da)^{0.5}\right]^{-1}$（其中 n，D 是材料的孔隙率和氡扩散系数，Da 是氡在空气中的分子扩散系数），通常 k 值为 0.88。也就是说，由于氡浓度在腔体内逐渐增加，反扩散效能会导致氡的析出率逐渐下降。根据二维扩散理论，腔体内氡浓度随时间的变化可用公式 4–67 描述：

$$C(t)=C_0+kf\left(A/V\right)\tau_e\left(1-\exp\left[-t/\tau_e\right]\right) \qquad \text{公式 4–67}$$

式中：

C——氡浓度，单位为贝可勒尔每立方米（Bq/m^3）；

t——测量时间，单位为 min；

k——反扩散系数；

f——腔体区域内的氡析出率；

A——腔体的接触面积；

V——采样装置的有效体积，单位为立方米（m^3）；

C_0——腔体内的初始氡浓度（$t=0$），假设与稳定的大气氡浓度相同；

τ_e——氡浓度累积的时间常数，单位为 min。

τ_e 取决于腔室的尺寸和测量材料的氡扩散系数 D，关系复杂，从小腔室只有几分钟到大腔室的几个小时。在规定的间隔（至少 6 点）测量氡浓度，经拟合数据，通过上述方程可以估计参数 C_0、$C_m=kf(A/V)\tau_e$ 和 τ_e，其中 C_m 为时间 τ_e 内的累积氡浓度，单位为 $Bq/(m^3\cdot min)$。从而可以估计氡析出率 f。

当测量持续时间 t 明显低于 τ_e 时，上式近似于线性：

$$C(t)\approx C_0+k\frac{A}{V}ft \qquad \text{公式 4–68}$$

氡析出率可用氡浓度数据与时间的线性回归分析的斜率估计。该方法只适用于进行了几次氡浓度测量的短期累积腔体装置。

2．**流气法** 与累积法工作原理相似，将腔室倒置于待测材料的表面上，不同之处在于，两端开口，用泵抽气让外部气流以恒定的流速从进气口流经累积腔体从出气口流出，出气口的氡浓度用连续测量技术，如闪烁室测定。外部的气体流速必须足够高，以防止氡在腔室内积聚（应达到稳定状态）。但是，如果气体流速太高，出气口的氡浓度会很低，会增加测量误差。腔室内气压应与大气压保持一致，应确保避免气泵抽气导致腔室内压力变化。

在稳定状态下，累积腔室内的氡析出率与出气口的氡浓度和流量成正比，与腔室的覆盖面积成反比。影响氡析出率的其他因素还包括测量装置及校准。

闪烁室等非能谱氡探测技术，应该避免 ^{220}Rn 及其衰变产物的干扰，通过过滤和计数之前让气体流经足够长的管路，称为“延时管”，让 ^{220}Rn 衰变，排除对 ^{222}Rn 测量的干扰。如果需要同时测量 ^{222}Rn 和 ^{220}Rn 析出率，可以采用双滤膜法，见图 4–14。出气口的气流通过第一个滤膜，去除气流中的 ^{222}Rn 子体和 ^{220}Rn 子体，闪烁室测量 ^{222}Rn 和 ^{220}Rn 以及他们新衰变产生的子体的计数；然后气流经过延时管，大部分 ^{220}Rn 在延迟管路衰变掉，之后通过第二个滤膜去除新产生的 ^{222}Rn 子体和 ^{220}Rn 子体，然后用闪烁室再次测量记录 ^{222}Rn 及其新产生的 ^{222}Rn 子体计数。利用两次的测量计数可以分别计算 ^{222}Rn 和 ^{220}Rn 的析出率。

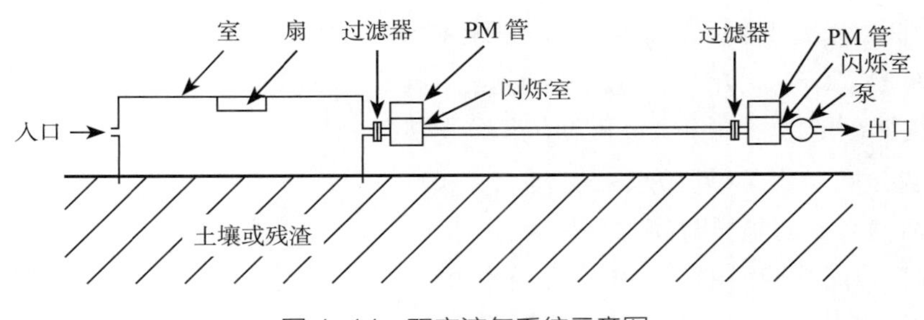

图 4–14 双室流气系统示意图

注：PM 管为光电倍增管

3．**吸附法** ^{222}Rn 析出率的吸附法将吸附介质（通常是活性炭）放置在测量物体表面。活性炭盒吸附法示意图见图 4–15。测量前，活性炭在烤箱内加热，去除可能被吸附的氡、水分和其他污染物。烘干过程可以在活性炭装盒后进行，也可在装盒之前。然后，密封活性炭盒，防止吸附环境氡或水分。

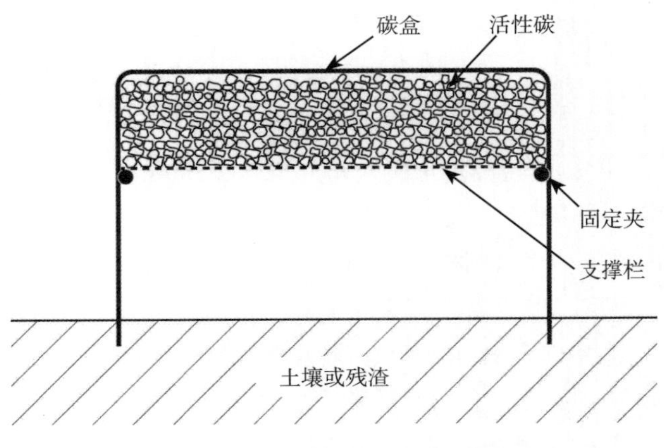

图 4–15 活性炭盒吸附法示意图

测量结束密封活性炭盒，平衡 3h 后，采用 γ 能谱仪测量氡子体 ^{214}Pb 和 ^{214}Bi 的活度。如果需要较高的计数效率，可采用液体闪烁测量技术。测量应在氡子体平衡后尽快进行，以防止氡衰变掉。

氡析出率用公式 4–69 计算：

$$f=\frac{N\cdot t_c\cdot \lambda^2\cdot \exp(\lambda t_d)}{\varepsilon\cdot A\cdot[1-\exp(\lambda t_e)]\cdot[1-\exp(\lambda t_c)]}$$ 公式 4–69

式中：

f——氡析出率，单位为贝可每平方米每秒［Bq/(m^2 · s)］；

N——净计数率，单位为计数每秒（计数 /s）；

t_c——测量时间，单位为秒（s）；

λ——^{222}Rn 的放射性衰变常数，单位为每秒（s^{-1}）；

t_d——从暴露结束到开始测量的时间间隔，单位为秒（s）；

ε——仪器刻度效率，单位贝可勒尔每秒（Bq/s）；

A——炭盒底面积，单位为平方米（m^2）；

t_e——活性炭盒的采样时间，单位为秒（s）。

当活性炭暴露在潮湿的环境中，会吸附水分，降低氡的吸附效率。为了确保水分吸附不影响测量，或者进行水分吸收修正，可以在暴露前后测量活性炭盒的重量来计算水分的吸附量。

（五）氡体析出率的测量

氡体析出率定义为单位时间从单位质量物质中释放到空气中的氡活度，测量方法是将样品放入一个密闭腔室内，并定期监测腔室内增长的氡浓度。通常，将 350 ~ 500g 样品放入密封的金属腔体内，与连续 ^{222}Rn 测量仪连接。腔室内氡浓度（C）随时间的变化为：

$$C=\frac{J_m M}{V\lambda_e}\left[1-e^{-\lambda_e t}\right]+C_0 e^{-\lambda_e t}$$ 公式 4–70

式中：

C——腔室内氡浓度，单位为贝可勒尔每立方米（Bq/m^3）；

J_m——体析出率，单位为贝可勒尔每千克小时［Bq/(kg · h)］；

C_0——在 t=0 时腔室内 ^{222}Rn 浓度，单位为贝可勒尔每立方米（Bq/m^3）；

M——样品的总干重，单位为千克（kg）；

V——有效容积（腔室内容积与测氡仪内容积之和减去样品体积），单位为立方米（m^3）；

λ_e——^{222}Rn 的有效衰变常数，即泄漏率（如果存在）与放射性衰变常数 ^{222}Rn 之和；

t——测量时间，单位为秒（s^{-1}）。

通过对上述公式的数据进行最小二乘拟合，如果知道样品干质量 M，由拟合参数得到 J_m。在 110℃的温度下烘干样品，直到达到恒定重量，从而估计出干重。

三、土壤氡浓度测量

通常，土壤氡浓度测量用一根中空钢管探针插入土壤里采集土壤中气体，探针下端开口，呈尖形，以便用锤子把探针砸入地下，使其达到地表以下所需的深度，将穿孔针插入探针，再用锤子将探针的尖端向下移动几厘米，使得在探针的下端产生了一个空腔。然后在探针的上端放置一个橡胶管，连接注射器进行瞬时采样或者与测氡仪连接进行连续测量。土壤氡浓度连续测量装置见图 4-16。

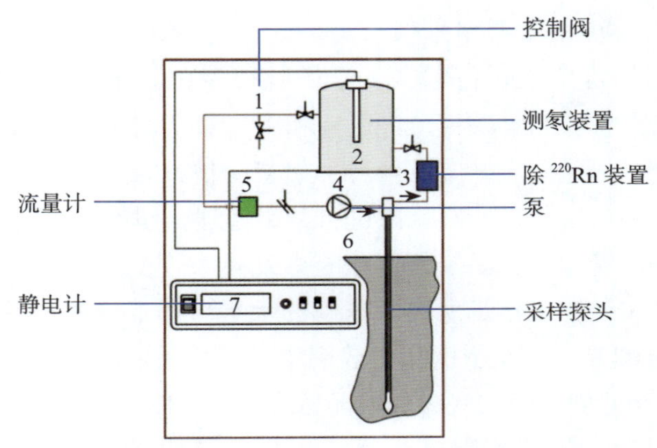

图 4-16　土壤氡浓度连续测量装置

探针下端形成的腔体体积应该足够大，以便能够收集样品。土壤气体一般从地面以下约 1.0m 的深度收集。如果土壤渗透性极低、地下水饱和度高或存在浅层固体岩层而无法收集土壤气体，可以调整采样深度。例如，如果土壤渗透性非常低，可以通过将探针扩大下端的空腔，在离地表 0.10 ~ 0.15m 深度取样。

测量过程采样器与被测土壤的密封非常重要。有石头的地方，密封可能难以实现。研究表明，对于大面积不透水的黏土土壤，由于氡从土壤孔隙扩散过程中会衰变，被动方法比主动方法的测量结果要低。

土壤氡浓度呈现季节性变化，对于近表面的土壤层，还观察到了氡浓度的昼夜变化。

第四节　氡内照射的控制与防护

一、一般原则

2007 年发布的 ICRP 103 出版物将照射情况分为三类：计划照射、应急照射和现存照射。氡来源于地壳中广泛分布的天然放射性核素，且地壳中的天然放射性核素不会发生变化，因此氡照射具有现存照射的特征。人类活动可以创造或改变氡的输运途径，从而使室内氡浓度高于室外本底水平，预防和缓解行动可以改变这些途径，但源本身并不能改变。住宅和大多数工作场所的氡照射为典型的现存照射。但是，铀矿山开采中氡照射按照计划照射管理，其他工作人员氡照射情况是否被定为计划照射由政府主管部门确定。氡浓度即使在非常高的情况，产生应急照射的可能性也不大。

按照射对象划分，氡的照射可以分为公众照射和职业照射。ICRP 65 出版物区分了住宅和工作场所氡的防护方法，采用 3 ~ 10mSv 范围作为住宅或工作场所干预行动水平的基准。ICRP 103 出版物用参考水平代替行动水平，使最优化原则在高于和低于参考水平都适用。考虑到特定个人在住宅、工作场所和多功能建筑等区域不断移动，ICRP 126 出版物不再区分居室和工作场所，将住宅和工作场所氡浓度的参考水平统一规定为 100 ~ 300Bq/m^3，推荐在所有建筑中使用整体分级氡防护方法。

ICRP 126 出版物中对工作场所氡暴露进行分级管理，使用 300Bq/m^3 参考水平和最优化原则对工作场所进行管理。如果氡暴露年有效剂量大于 10mSv，被纳入计划照射职业照射管理范畴。如果在一个工作场所内氡浓度的水平超过了参考水平，并不一定表明剂量会超出 10mSv 限值的要求。氡浓度和有效剂量之间关系取决于多种参数，包括平衡因子、照射时间等，不同地域之间这些参数差异显著。若工作场所氡浓度低于参考水平存在困难，防氡策略应开展调查作为分级方法第二步骤。这就要考虑照射情况的实际参数（如实际停留时间，氡子体测量）评估氡照射，与 10mSv 剂量进行比较，以决定进一步行动的类型和必要性。如果采用了一切合理的降氡措施后，人员在工作场所中接受的剂量仍然持续超过每年 10mSv 时，应被视为职业照射，并依据职业照射的辐射防护要求进行管理。例如：收集工作人员的信息、培训、个人剂量监测和记录以及健康监护管理等。在任何情况下，个人剂量都不应超过现存照射情况下设定的 20mSv 的上限值，这是分级方案中的第三个步骤。

工作场所中，如果工作人员受到的氡照射被认为是职业性照射，应确定相关场所位置。这些相关场所可能是某一建筑、某一建筑的部分区域或某一地点的部分区域。在这些场所中，应当使用最优化原则，遵守职业照射的要求。如果国家权威机构认为氡的照射应当被视为计划照射时，应该通过职业剂量限值来保证剂量的限制水平。

二、控制标准

（一）国际标准

1．室内 2009 年世界卫生组织（WHO）发布的《室内氡手册——公共卫生视角》，根据最新科学研究数据，为减少室内氡照射的健康危害，建议室内氡参考水平为 100Bq/m^3；如果达不到该标准，建议室内氡参考水平不超过 300Bq/m^3。2009 年，ICRP 发表声明，认可 WHO 建议的室内氡浓度参考水平。2014 年 ICRP 126 出版物《氡照射的放射防护》，将现存照射室内氡的控制限值降至 100 ~ 300Bq/m^3。

2014 年《国际辐射防护和辐射源安全基本安全标准》（BSS），修订了室内氡引起的公众照射限值，要求国家考虑普遍社会经济情况，制定住宅和公众停留时间较长的其他建筑物内氡的参考水平，建议氡参考水平一般不超过的年平均浓度 300Bq/m^3。新版 BSS 将室内氡浓度从 200 ~ 600Bq/m^3 降至 300Bq/m^3，并将行动水平改为参考水平。

2014 年，欧洲原子能共同体（European Atomic Energy Community，EURATOM）修订了室内氡浓度控制限值，从行动水平 200 ~ 400Bq/m^3 修订为参考水平 300Bq/m^3。

近年，国际组织和部分国家修订的室内氡参考水平，见表 4–3。多数国家室内氡控制标准采用世界卫生组织提出的参考水平 300Bq/m^3。

表 4–3　国际组织和部分国家室内氡标准修订情况

组织 / 国家	制定年份	原有标准	修订年份	新标准	备注
澳大利亚	1990	200	2017	200	参考水平
加拿大	1989	800	2007	200	行动水平
美国 EPA	1986	150	未修订	未修订	行动水平
英国	1990	200	2010	行动水平 200	行动水平
				目标水平 100	目标水平
德国	1994	200-1 000	2017	≤300	参考水平
韩国	—	148	未修订	未修订	行动水平
瑞士	1994	1 000	2018	300	参考水平
欧盟	1990	200 ~ 400	2014	≤300	参考水平
ICRP	1993	200 ~ 600	2014	100 ~ 300	参考水平
IAEA	1994	200 ~ 600	2014	≤300	参考水平

2．工作场所　2003 年国际原子能机构（IAEA）《安全标准丛书》No.SSG-32 出版物规定了矿山以外工作场所 ^{222}Rn 和 ^{220}Rn 的剂量。将 50mSv 作为控制剂量的上限，20mSv 作为剂量约束值，同时给出了两种剂量水平相应的氡、氡子体 α 潜能浓度、工作水平和暴露量的限值，见表 4–4。

表 4–4　IAEA《安全标准丛书》No.SSG-32 出版物规定矿山以外工作场所 ^{222}Rn 和 ^{220}Rn 的剂量

氡	控制指标				
	剂量 /mSv	潜能浓度 /（mJ · h · m^{-3}）	工作水平（WLM）	暴露量 /（Bq · h · m^{-3}）	氡浓度 /（Bq · m^{-3}）
^{222}Rn	20	14	4	2.5×10^6	3 000
	50	35	10	6.3×10^6	8 000
^{220}Rn	20	42	12	5.6×10^5	—
	50	105	30	1.4×10^6	—

2014 年 ICRP 126 出版物《氡照射放射防护》，将不同场所中氡的照射情况，分为现存照射和计划照射。ICRP 126 出版物不再区分居室和工作场所，将住宅和工作场所氡浓度的参考水平统一规定为 100 ~ 300Bq/m^3，代替了 ICRP 115 出版物中工作场所氡浓度参考水平 1 000Bq/m^3。

2014 年，国际原子能机构（IAEA）等八个国际组织联合出版的《国际辐射防护和辐射源安全基本安全标准》（BSS）将工作场所氡浓度参考水平确定为 1 000Bq/m^3。

2014 年，EURATOM 规定，成员国工作场所氡浓度参考水平为 300Bq/m^3。

2018 年，美国职业安全与健康管理局（National Institute of Occupational Safety and Health，OSHA）规定工作场所氡浓度的允许接触限值（permissible exposure limit，PEL）为 100pCi/L（3 700Bq/m^3）。针对美国总务管理局（General Services Administration，GSA）控制的租赁设施，GSA 规定工作场所氡浓度行动水平为 25pCi/L（925Bq/m^3）。

2011 年，加拿大卫生部发布的《NORM 管理指南》中规定，工作场所氡浓度限值为 200Bq/m^3。

（二）国内标准

1．室内 我国 GB 18871—2002《电离辐射防护与辐射源安全基本标准》规定住宅中氡持续照射的优化行动水平应在平均活度浓度 200 ~ 400Bq/m^3，上限值用于已建住宅氡持续照射的干预，其下限值用于对待建住宅氡持续照射的控制。

2015 年，卫生部门发布了 GB/T 16146—2015《室内氡及其子体控制要求》，代替了 GB/T 16146—1995《住房内氡浓度控制标准》，规定新建建筑物室内氡浓度设定年均浓度目标水平为 100Bq/m^3；已有建筑物室内氡浓度设定年均浓度行动水平为 300Bq/m^3。与原标准相比，降低了室内氡浓度控制值，与 WHO 和 ICRP 的最新要求一致。2019 年，颁布 GB 37488—2019《公共场所卫生指标及限值要求》中要求氡浓度的行动水平为 400Bq/m^3。同年发布的 WS/T 668—2019《公共地下建筑及地热水应用中氡的放射防护要求》建议地下建筑的氡浓度参考水平为 400Bq/m^3。

2020 年，住建部门修订发布了 GB 50325—2020《民用建筑工程室内环境污染控制标准》，规定了新建建筑竣工验收的室内氡污染控制限值为：Ⅰ类建筑物氡浓度 150Bq/m^3，Ⅱ类建筑物氡浓度为 150Bq/m^3。

2022 年，卫生部门修订发布了 GB/T 18883—2022《室内空气质量标准》建议室内氡浓度参考水平为 300Bq/m^3。

2．工作场所 GB 18871—2002《电离辐射防护与辐射源安全基本标准》规定，工作场所中氡持续照射情况下采取补救行动的行动水平在年平均活度浓度 500 ~ 1 000Bq/m^3（平衡因子为 0.4）范围内。达 500Bq/m^3 时宜考虑采取补救行动，达到 1 000Bq/m^3 时应采取补救行动。我国工作场所氡浓度控制限值一直使用限值 1 000Bq/m^3。

GBZ/T 256—2014《非铀矿山开采中氡的放射防护要求》建议井下氡浓度不超过 GB 18871 规定的氡浓度行动水平，否则应采取补救行动。

2020 年，环保部门发布的 GB 23727—2020《铀矿冶辐射防护和辐射环境保护规定》规定了将 20mSv 作为控制剂量的上限，15mSv 作为剂量约束值，同时给出了两种剂量水平相应的氡和氡子体 α 潜能浓度，见表 4–5。

表 4–5　铀矿冶氡和氡子体控制限值

剂量限值和约束值	剂量 /mSv	^{222}Rn 浓度 /（Bq · m^{-3}）	氡子体浓度 /（μJ · m^{-3}）
剂量限值	20	3 700	7.1
剂量约束值	15	2 700	5.4

三、公众照射防护

氡的公众照射主要发生在室内，特别是居室。根据 UNSCEAR 2006 报告，氡是公众接受的天然辐射剂量的主要来源，剂量贡献约占 52%。氡的公众照射是可控的，有可行的技术来预防和缓解室内的高氡情况，主要通过国家制定的参考水平和最优化原则进行防护。一个国家制定氡参考水平需要考虑该国家平均氡浓度水平、氡运移特性、高氡房屋数量和具体分布等因素，综合经济和社会因素确定。最优化包括预防与缓解。氡参考水平制定后，应采取预防和缓解措施有效降低氡照射。室内氡照射，预防的重点在于实施建筑规范以避免新建建筑物出现室内高氡情况，而缓解的重点是利用改善通风等技术降低已有建筑物内的高氡浓度。下面针对新建建筑物和已建建筑物介绍室内高氡的预防和缓解措施。

（一）新建建筑物

新建建筑物考虑采取预防措施，避免室内高氡情况，尤其是在易产生氡的地区。许多国家在新建筑中 ^{222}Rn 预防措施一般通过国家建筑规范来实施，见表 4–6。

表 4–6　各国家关于新建建筑物中预防高 ^{222}Rn 措施的法律

国家	监管部门或机构	法律法规、规范	日期
加拿大	加拿大建筑与防火法规委员会	《加拿大国家建筑规范》（1998 年修订）	1998
捷克共和国	国家核安全办公室	《第 307/2002 号条例》及修订版	2002
	捷克标准、计量和测试办公室	CSN 730601《捷克建筑标准》	2006
丹麦	住房署	《小型建筑监管》	1998
芬兰	环境署	《建筑规则 B3 地基和 D2——建筑物中室内气象和通风》	2003
德国	联邦环境、自然保护和核安全部、德国联邦土地环境部	《辐射防护条例》	2001
爱尔兰	环境部	国家建筑条例及相关技术指导文件	1997

续表

国家	监管部门或机构	法律法规、规范	日期
斯洛文尼亚	环境和空间规划部	《建筑空调与通风规则》	2002
瑞典	国家住房、建设和规划委员会	BFS 2014：3BBR 21《建筑条例》	2014
瑞士	瑞士联邦公共卫生局	SR 814.50《辐射防护条例》	1994
英国	副总理办公室，建筑法规部	《英格兰和威尔士建筑条例》	1999

在一些国家，在施工前测量土壤中 ^{222}Rn 的浓度并评价建筑工地土壤的析出率，以便就 ^{222}Rn 的预防措施纳入待建住宅的程度提供指导。根据特定情况，这些措施有助于提高 ^{222}Rn 预防措施的设计效率。在建造节能住宅中使用的建筑方法可能对室内 ^{222}Rn 的浓度产生有利或不利的影响。与现有建筑物相比，符合国家标准新建筑物的气密性往往导致较低的空气交换率。通过提高建筑物中的热效率，室内空气的较高温度可导致建筑物内的压力降低，从而可导致从土壤 ^{222}Rn 进入建筑物的量增加。一些国家修订了相关建筑法规，以确保在节能建筑中避免室内高浓度的 ^{222}Rn。

氡易析出地区指大约 1% 的住宅室内氡浓度高于全国平均值的 10 倍，这样的地区定义为氡易析出地区。尽管了解地质学和土壤类型在识别氡易析出地区时很重要，但是，描述氡易析出地区最可靠的方法是对现有住宅代表性抽样进行氡浓度测量。

当需要在氡易析出地区建造新建建筑物时，改变地基设计可以防止室内高氡发生。改变地基有两种：一是为了以后容易采取补救措施，另一种是阻止土壤氡气进入室内。但是，某些情况下，高氡的原因可能是使用镭含量高的土壤或建筑材料引起的，这些材料很容易根据发射的 γ 射线探测出来，应该进行识别并阻止或限制其使用。防氡方案对地基的设计及用被动方式阻止土壤气体进入建筑物的结构要求有较大的改变，但在以后不需要花费用。容易采取补救措施的方案是一种比较简单的解决方法，通过在地板下面铺一层镭含量低的低阻力填土层，让氡排出；也可以留下空间用于安装抽气的内部排气管。任何一种方案都会降低氡的暴露量，主要取决于建筑风格、氡析出范围、严重性以及管理。国家氡计划的初始阶段，主管部门需要认真监测预防和补救措施的效果，确保其可靠性和持久性。最有效的方案应该是两种方法结合使用。

我国 GB 50325—2020《民用建筑工程室内环境污染控制标准》规定，民用建筑设计前，必须进行场地土壤氡浓度或土壤表面氡浓度测定，并提出检测报告。当土壤氡浓度大于 20 000Bq/m^3 或土壤表面氡析出率大于 0.05Bq/(m^2·s)，则根据测量值范围，采取地面处理、基础处理或建筑物综合防氡措施，以从源头上控制室内氡污染。

针对建筑材料可能引起的室内高氡的预防，其主体材料和装修材料的放射性限量应符合国家标准 GB 6566—2010《建筑材料放射性核素限量》内照射指数≤1.0，外照射指数≤1.3 的规定。使用加气混凝土制品和空心率大于 25% 的空心砖和空心砌块时，满足内照射指数≤1.0，外照射指数≤1.3，表面氡析出率≤0.015Bq/(m^2·s)，目的是从源头上控制室内氡和外照射水平。

（二）已建建筑物

已建的建筑物补救的重点是利用改善通风等技术降低已有建筑物内的高氡浓度。常用的降低室内高氡浓度的方法如下：

1．土壤减压　采用转换建筑物与土壤之间的压差方向来减少氡的来源，称为土壤减压，通过使用小风扇从地板下面或住宅下面有孔的区域，或在悬浮地板下面空间内，抽出氡达到目的。这是欧美国家针对独立式结构房屋地基土壤氡污染所建立的一种行之有效的方法。具体做法是在房间沿地基挖一个深度在40cm左右的坑，上面铺设致密的水泥板，在土壤与地面之间形成一个气流通道。通道外侧开设数个气体交换窗，使里面的气体可与室外交换，达到稀释氡的效果。最后在建筑物外侧安装1～2组超过建筑物高度的排气管，通过这些管道和空气交换窗，将土壤中聚集的氡气排出。氡污染严重的建筑，还可在通道或排氡管处放置一台气泵，以增加土壤气体排放。用泵的方法被称为主动减压法，不用泵被称为被动减压法。

2015年，北京地热田上的一栋独立结构的房屋实施了土壤减压改造，一年后跟踪测量显示降氡效果仍保持在60%（关泵）～90%（开泵）之间。这类方法属效果持久、显著，在欧美等国广泛使用。

2．密封和屏蔽　氡可以通过与土壤接触的墙和地板上的缝隙和开口进入室内。采用提高地基对土壤气体进入的阻力或处理建筑材料，可以降低氡的扩散从而减少氡的来源。当使用其他降氡方法时，密封这些缝隙和开口是必要的基本步骤。但在住宅中发现全部非缝隙和开口并不容易。如果不把全部的氡的入口密封起来，这种方法作用甚微。另外，由于住宅的下沉以及其他应力作用，随着时间的推移会出现更大的裂缝。因此，需要每年对密封情况进行检查和维修。

在墙壁和地面涂刷一些高效防氡材料或涂料可以有效抑制氡的析出。研究表明，北京航空航天大学研发的交联丙烯乳酸性防氡涂料和西南科技大学研发的挥发性有机物（VOC）改性高分子乳液防氡涂料对高析出率的标准砖的防氡效果分别可达到99%和95%。应用到实际工程中，采用这两种防氡涂料屏蔽后房间氡的下降率可分别达78%和75%。一年后对采用VOC防氡涂料屏蔽的房间进行跟踪测量，结果显示防氡效果降至59%。防氡涂料成膜后会变硬，当墙面底材发生细小裂纹时，表面涂层会跟着开裂，致使防氡效果难以持久，这是防氡涂料普遍存在的一个问题。

在高氡潜势区修建房屋，为防止土壤氡进入建筑物，在地基和水泥地板之间铺放一层密致性好、不易穿破和不易老化的防氡膜，以屏蔽地基土壤释放的氡气。防氡膜种类很多，如聚酰胺（PA）、聚乙烯（PE）、聚氯乙烯（PVC）等。聚酰胺结晶度高、防水性能好、有良好的机械性能（拉伸强度和断裂伸长率优于其他材料），与其他材料如金属丝结合可起到很好的隔氡效果。英国国家房屋建筑委员会（National House-Building Council，NHBC）、捷克、加拿大、美国已将防氡膜技术作为新建建筑土壤氡地基防护的重要措施，建立了一系列技术标准，对施工过程予以指导。由于效果显著，英国健康保护局（Health

Protection Agency，HPA）已将最初的高氡潜势区的新建房屋，扩大到所有新建房屋。

3．水处理 许多国家，饮用水取自泉水、井水和钻井水等地下水源。这些水源的氡浓度通常高于来自水库、河流或湖泊的地表水。溶于饮用水的氡可释放到室内空气中。通常，吸入的氡剂量要高于饮水摄入的量。

世界卫生组织《饮用水水质准则》(2011年）建议，以空气中的氡浓度国家参考水平为基础，确定饮用水的氡筛查水平。在预计饮用水含氡较高的情况下，最好测量氡浓度。通过通风或使用颗粒活性炭过滤器这些直接有效的技术，可以降低饮用水中的氡浓度。

4．加强通风 为了降低室内氡浓度，采用通风降氡是一种控制室内氡污染经济而有效的方法。通过引入室外低氡浓度的新鲜空气来稀释和带走聚集在室内的氡及其子体。通风可分为自然通风、机械通风等。

将门窗打开进行自然通风是十分有效的降氡方法。如果窗户和通风口数量足够多，依靠自然通风可以使室内空气中氡浓度大大降低，直至降低90%以上。自然通风的主要缺点是受气候影响大，在炎热和寒冷的极端气候条件下，自然通风使温度改变，令人不舒服，而且增加取暖和制冷成本。此外，开窗也可能带来安全方面的问题。

如果自然通风受到天气和季节限制或达不到预期的效果时，可以采用机械通风（也称为强迫通风）来增加室内的换气率，将氡及子体排到室外。通过利用风扇在常压下将室外新鲜空气有效引入室内，将有氡空气交换出去。风扇安装可以采取不同方式：通过现有中央采暖和风管系统把新鲜空气不断吹进住宅，并在门窗关闭情况下提供通风调节；可以利用进风口，通过住宅的四周把空气吹进住宅；可以安放在窗户上；风扇还可以将室外空气吹入走廊。机械通风降氡效果可达到80%～90%。强迫通风在住宅最低层房屋进行时，会使室内空气压力降低，负压会使更多的氡从地面进入室内。

带空气-空气热交换器的通风设备，寒冷气候利用排出空气中的热量加热进入室内的空气。炎热天气进行通风时，工作程序转过来：空调排出的空气用来冷却室外进入的空气，这样可以节约50%～80%的能量。这种通风系统不受气候条件限制，可以与自然通风结合使用降氡，降低成本。

5．空气净化器 氡是放射性气体，衰变过程会形成一系列短寿命氡子体，氡子体是带电金属粒子（^{218}Po、^{214}Pb、^{214}Bi、^{214}Po），极易被空气中的气溶胶吸附，形成结合态氡子体RnD，可通过过滤技术将其去除。由于氡的问题比较复杂，采用空气净化技术来去除氡子体的方法长期以来一直受到争议。其焦点是空气中的氡子体以结合态RnD和未结合态RnDu两种形式存在，两者的中值粒径分别为1nm和100nm。同等浓度下RnDu的剂量转换系数是Rn和RnD的800倍和16倍。大量RnD被过滤掉，可能会导致RnDu浓度增高，对人体的实际剂量并没有降低。因此，空气净化技术降氡受到冷落。近年来，随着氡子体测量技术的发展，可以对大气中RnD和RnDu进行定量观察。结果显示，采用高效滤膜的空气净化器可使氡子体有效剂量降低40%～50%，静电滤膜复合型的空气净化器可降低50%～70%。

目前对氡吸附效果比较好的是活性炭，但活性炭动态吸附系数受湿度影响较大，气流湿度要控制在 20% 以内，否则将失去工程应用的意义。针对这一问题，我国已研制出活性炭变温除氡装置和活性炭加压除氡装置，但涉及低温吸附，高温解吸以及干燥、变压等过程，装置结构复杂，体积大、价格偏高，难以面向公众推广。

四、职业照射防护

氡的职业照射主要发生在矿山，包括铀（钍）矿的开采和选冶，以及其他矿山，尤其是金属矿山。20 世纪 60 年代，流行病学研究表明，氡及其子体是铀矿工的主要致病因素，氡致肺癌在铀矿山已被证实是职业性癌症。20 世纪 70—90 年代在加拿大萤石矿、瑞典铁矿和我国云南锡矿等非铀矿山也发现了高水平的氡气，调查显示矿工肺癌危险显著增加，氡及其子体是矿工发生职业性肺癌的主要原因。此外，其他一些工作场所，如地热温泉场所、水处理厂、溶洞、隧道、人防工程以及其他地下场所，氡也很容易聚集，长期在此类场所工作会对工作人员健康产生危害。

我国在铀矿冶建设初期，就借鉴国外经验教训，积极开展铀矿冶的放射防护工作。60 多年来，我国铀矿冶放射防护事业随着铀矿冶的发展而发展，建立了完善的监测、监管和防护体系，防护水平逐步提高，铀矿山的职业照射得到了较好的控制。2006 年铀矿工人个人剂量监测结果平均为 9.63mSv，其中氡子体产生的内照射剂量占总剂量的 85% 左右。

根据 2002—2006 年的调查，我国不同铀矿山的氡活度浓度和氡子体 α 潜能浓度平均值分别为 3.0 ~ 6.6kBq/m^3 和 5.6 ~ 15.5μJ/m^3。铀矿井下采场作业面氡活度浓度及氡子体 α 潜能浓度超标问题较为突出，部分矿井采场作业面中的氡活度浓度可达 5.0 ~ 48.8kBq/m^3，最高为 196.7kBq/m^3；氡子体 α 潜能浓度可达 8.7 ~ 28.4μJ/m^3，最高为 36.45μJ/m^3。

除了铀（钍）矿以外，其他非铀矿山也存在氡的职业照射问题，包括能源矿山（油气、煤炭、地热）、黑色金属与冶金辅助原料矿山（铁、锰、铬铁、耐火黏土、菱镁、萤石等矿产）、有色金属矿山（铜、铝土、铅锌、镍、钨、锡、钼、锑等矿产）、稀土金属、贵金属矿产、化工矿产（硫、磷、钾盐、硼、盐矿等矿产）、建材和其他非金属矿产（水泥石灰质原料、玻璃硅质原料、饰面用石材等）、水气矿产以及海洋矿产等。

根据 20 世纪 80—90 年代全国 255 座非铀矿山的调查结果，汇总出我国部分非铀矿山氡和氡子体水平及其所致年个人有效剂量。结果表明，氡和氡子体水平较高的非铀矿山以有色金属矿为主，主要分布在湘、赣、鲁、粤等地区。其中，以钨矿的氡水平最高，平均值为 7 943.5Bq/m^3，所致年个人有效剂量可达 86.3mSv；其次为锡矿，年个人有效剂量为 70.0mSv，均超过了年个人剂量限值（20.0mSv）。2000 年开始，随着矿山工作条件特别是通风状况改善，氡浓度呈下降趋势。以铁矿为例，收集到 2000 年前 6 家井下氡浓度调查数据，均值为 1 370Bq/m^3（55 ~ 3 778Bq/m^3）；2007—2010 年 11 座铁矿数据均值为 145Bq/m^3（33 ~ 554Bq/m^3），降低了近一个量级。有色金属矿 2000 年前 106 家，均值为 2 211Bq/m^3（328 ~ 8 793Bq/m^3），2000 年后 42 家数据均值为 1 382Bq/m^3（79 ~ 3 922Bq/m^3）。有色金属矿山氡浓度虽有所降低，但仍有相当数量矿山氡浓度超过 1 000Bq/m^3 工作场所氡浓度限值。非铀矿山及其他一些职业场所氡水平与所致的待积有效剂量见表 4–7。

表 4–7　一些职业场所氡水平与人员受照剂量

<table>
<tr><th>行业</th><th>种类</th><th>类型或地区</th><th>氡浓度 /（Bq · m^{-3}）</th><th>年均待积有效剂量 /mSv</th></tr>
<tr><td rowspan="13">能源开采</td><td rowspan="3">煤矿</td><td>大型</td><td>50</td><td>0.28</td></tr>
<tr><td>中型</td><td>100</td><td>0.55</td></tr>
<tr><td>小型</td><td>500</td><td>3.30</td></tr>
<tr><td rowspan="2">铁矿</td><td>地下</td><td>160 ~ 857</td><td>0.84 ~ 4.50</td></tr>
<tr><td>露天</td><td>34 ~ 72</td><td>0.18 ~ 0.38</td></tr>
<tr><td rowspan="2">黑色金属矿</td><td>地下</td><td>475</td><td>3.33</td></tr>
<tr><td>露天</td><td>35</td><td>0.39</td></tr>
<tr><td rowspan="2">有色金属矿</td><td>地下</td><td>1 383</td><td>9.70</td></tr>
<tr><td>露天</td><td>31</td><td>0.35</td></tr>
<tr><td rowspan="2">非金属矿</td><td>地下</td><td>294</td><td>1.87</td></tr>
<tr><td>露天</td><td>20</td><td>0.17</td></tr>
<tr><td rowspan="3">水处理与应用</td><td rowspan="2">自来水厂（地下水）</td><td>曝气工艺</td><td>3 080 ~ 4 218</td><td>0.91</td></tr>
<tr><td>过滤工艺</td><td>128 ~ 164</td><td>0.45</td></tr>
<tr><td>地热水应用场所</td><td>温泉</td><td>286</td><td>1.59</td></tr>
<tr><td rowspan="6">其他</td><td rowspan="2">蓄能电站</td><td>隧洞</td><td>1 228</td><td>5.86</td></tr>
<tr><td>车间</td><td>683</td><td>3.26</td></tr>
<tr><td>水工隧洞</td><td>四川和深圳</td><td>594</td><td>3.78</td></tr>
<tr><td>地下工程</td><td>23 个城市 [a]</td><td>247
15 ~ 2 482</td><td>1.41
0.09 ~ 14.20</td></tr>
<tr><td>旅游溶洞</td><td>8 省市 [b]</td><td>950
9 ~ 5 076</td><td>6.50
0.51 ~ 34.60</td></tr>
<tr><td>农业大棚</td><td>7 省市 [c]</td><td>200
75 ~ 497</td><td>1.67
0.35 ~ 2.38</td></tr>
</table>

注：[a] 阳江、广州、上海、上饶、泉州、宁波、南昌、桂林、厦门、武汉、郑州、北京、青岛、温州、呼和浩特、集宁、汕头、贵阳、鄂尔多斯、济南、长沙、包头、福州。

[b] 包括云南、广西、湖南、河北、北京、福建、重庆和贵州。

[c] 包括北京、河北、辽宁、河南、山东、宁夏、甘肃的数据。

下面简单介绍铀矿和非铀矿山氡及其子体的防护。

（一）铀矿氡的防护

20 世纪 50 年代，矿井主要以通风稀释控制氡。70 年代以后，由于氡及其子体浓度控制标准愈发严格，只靠加强通风稀释有的还不能满足要求，因此必然要从控制氡源来减少氡的析出。铀矿开采氡的防护措施主要包括：通风降氡、密闭氡源，喷涂防氡保护层、控制入风污染、排除矿坑水、正压通风、分区通风、清除堆积的铀矿石等。

1．铀矿通风防护的特点

（1）常规铀矿开采的通风量设计必须按排除矿井氡及其子体进行计算，用排除炮烟、粉尘所需风量进行校核。

（2）氡子体是氡的衰变产物，氡子体浓度既取决于氡浓度，又取决于氡在井下的停留时间，而且与通风空间体积有关。因此，提高矿井换气次数是降低氡子体浓度的有效措施。

（3）铀矿山氡及其子体的产生是连续自发的，故铀矿通风必须连续进行，一旦停风，氡及氡子体浓度会急剧增长。因此，当矿井通风重新启动时，必须提前 2 ~ 3h，以排除高浓度氡及氡子体的危害。

（4）减少入风流污染是铀矿通风的重要措施。应当特别注意矿体、采空区和废旧巷道对入风流的污染。

2．铀矿通风降氡防护的原则

（1）铀矿通风防护在全面考虑采矿方法、井巷布置和降氡要求的条件下，应遵守辐射防护最优化原则，即千方百计采取现实可行的工程技术措施和管理手段，尽可能减少矿工受照剂量水平。在保证个人剂量限值尽可能低的条件下，要最大限度地减少通风动力消耗。

（2）不但要使矿井氡析出量最小，而且要使氡在井下通风空间的停留时间最短，以减少矿井氡及其氡子体浓度。

3．铀矿通风防护要求

（1）必须建立完善的通风系统：有进、回风井、坑口，其间距应满足“规程”要求，且保证通风条件不受气象条件变化的干扰；通风机工作方式，即压入式或抽出式的选择要合理，使通风空间氡析出量最小；有完整的通风网络，保证入风流不被污染；抽出式通风系统的有组织进风量不应小于总风量的 80%；合理的局部通风；有科学的通风构筑物，如主扇风硐、主扇扩散器、排风扩散塔、风桥、导风墙、风门、风幕、风窗等。

（2）通风设计：包括风量计算、风压分布、通风建（构）筑物设计，满足矿井防尘降氡要求。

（3）选用科学合理的采矿工艺和防护措施相匹配，满足标准要求。

（4）根据生产发展和实际情况，及时调整矿井通风系统和网络。

（5）控制矿井空气中各项有害物浓度，特别是氡及其子体浓度，保证符合正常生产需要。

4．控制和防氡的主要措施

（1）加大通风防护投入，强化通风管理，提升铀矿辐射防护水平。

（2）选用合理的采矿工艺，考虑有利于降氡措施的实施，满足通风防氡要求。

（3）完善矿井通风系统，提高矿井通风防护效果。①选择合理可行的通风系统和通风方式。新建和改、扩建矿井的开拓方案应与矿井通风系统综合考虑，尽量将主进风井和进风巷布设在脉外。在通风方式选择时，要综合考虑排氡要求与通风调节和管理难易程度，选择合理的通风方式。②完善矿井通风网络，实现有组织进回风，避免污风循环。

（4）及时密闭废弃巷道和采空区，减少氡的析出。加强密闭质量，提高防氡析出和减少氡释放效果。

（5）根据矿井进风质量，采取必要的工程措施，防止和减少进风污染。

（6）优化通风建构筑物，提高建构筑物的通风防护作用。

（7）加强矿井局部通风管理，提高排氡效果。

（8）选用先进通风、防护监测仪器、设备，完善监测手段，指导矿井通风防护工作。

（二）非铀矿山氡的防护

1．非铀矿山的通风应满足以下要求

（1）矿山井下通风尽可能采用单通道或者平行通风系统，确保井下良好的空气质量，减少氡的蓄积。通风方式应以压入为主、压抽混合，使进风段及用风段均处于正压控制之下，抑制氡的析出。

（2）通风系统的取风口和排风口应尽可能分开并远离。

（3）保证井下每个工作点都要有足量的新风，尽量减少矿尘和氡暴露。换气次数 3～4 次 /h。

（4）通风系统应连续运行。通风系统改变、损坏或停止后，只有通风系统重新启动并通过氡浓度监测后，矿工才能恢复井下作业。

（5）用人单位应有明确措施，保证通风系统的风量、风速满足要求，并根据采矿进度不断进行必要的调整。有通风系统失效时的补救措施。

（6）当主通风系统不能满足特殊工作地点的通风要求时，应安装辅助通风系统，辅助通风系统管道的位置选择应避免造成污染空气的再次循环。

（7）通风系统运行中应对风量定期检测并有书面记录。风量的测量应在通风系统的入口和出口进行，保证新风的流量满足要求。

（8）主通风与辅助通风系统设备要定期检修和维护。有通风系统设计和日常运行缺陷的确认程序，测量设备应进行检定。

2．非铀矿山的防氡措施

（1）加大通风投入，加强通风管理。

（2）矿工在井下工作场所不应吸烟和进食，提倡矿工戒烟。

（3）用人单位应为矿工在矿山就近设置洗浴设施，矿工每次升井后、休息和吃饭前应洗浴并更换衣服。

（4）矿工就餐和休息场所（含住宿地）应空气清新，并满足其他卫生学要求。

（5）如果井下工作场所氡浓度难以降低，则应缩短矿工井下工作时间，使年氡照射量小于 2 000kBq・h/m^3。

（6）当井下特定工作岗位处氡浓度很高，年氡照射量超过 6 500kBq・h/m^3，且没有现实可行的降氡措施与防护手段时，为了限制矿工暴露，应实行轮岗。

（7）在无通风状态下从事维修工作的工作人员，应采取必要的防护措施，包括限制工作时间、佩戴个人剂量计等。

总之，氡的职业照射防护以通风为主，如果通风难以降低工作场所的氡浓度水平，可以通过缩短工作时间来降低工作人员的年有效剂量，达到职业照射的要求。

（侯长松　武云云　朱卫国）

参考文献

[1] DARBY S, HILL D, DEO H, et al. Residential radon and lung cancer: detailed results of a collaborative analysis of individual data on 7 148 persons with lung cancer and 14 208 persons without lung cancer from 13 epidemiologic studies in Europe[J]. Scand J Work, Environ Health, 2006, 32 (Suppl1): 1-83.

[2] KREWSKI D, LUBIN JH, ZIELINSKI JM, et al. Residential radon and risk of lung cancer: a combined analysis of 7 North American case-control studies[J]. Epidemiology, 2005, 16(2): 137-145.

[3] KREWSKI D, LUBIN JH, ZIELINSKI JM, et al. A combined analysis of North American case-control studies of residential radon and lung cancer[J]. J Toxicol Environ Health A, 2006, 69(7)：533-597.

[4] LUBIN JH, WANG ZY. Risk of lung cancer and residential radon in China: pooled results of two studies[J]. Int J Cancer, 2004, 109: 132-137.

[5] 苏旭. 放射防护检测与评价 [M]. 北京：中国原子能出版社，2016.

[6] 潘自强，刘森林. 中国辐射水平 [M]. 北京：中国原子能出版社，2010.

[7] 郑天亮，周竹虚，尚兵. 建筑工程防氡技术 [M]. 北京：北京航空航天大学出版社，2006.

[8] 李晓燕，郑宝山，王燕，等. 我国部分城市地下工程空气中的氡水平 [J]. 辐射防护，2007，27（6）368-374.

[9] 潘自强，刘森林，苏旭，等. 中国辐射水平与效应研究 [J]. 北京：中国原子能出版社，2023.

第五章

内照射剂量估算方法及其应用

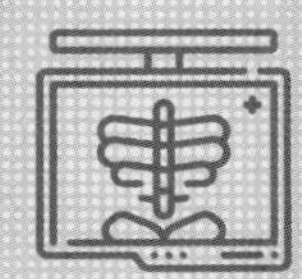

第一节 职业照射

一、概述

（一）方法简述

ICRP 107 出版物发布后，所有用于计算吸入和食入放射性核素剂量系数的生物动力学模型均已被过审查，并在许多情况下被更新。新的放射性核素职业摄入系列（即 ICRP 130 系列出版物）描述了人呼吸道模型的变化、人消化道模型的使用，以及吸收到血液中的放射性核素全身模型的规范方法。这一系列出版物还解释了放射性核素职业摄入量测量的剂量系数和生物测定数据，而不是像过去那样由单一出版物提供。可以说，考虑到使用权重因数、涉及性别平均计算当量剂量和有效剂量所固有的简化和近似，用于计算 ICRP 剂量系数的生物动力学和剂量测定模型的复杂程度大于放射防护目的所需的复杂程度。虽然较简单的模型可能足以用于放射防护目的，但除了用于计算当量剂量和有效剂量之外，ICRP 模型还用于计算用于科学目的的器官和组织吸收剂量。建立的生物动力学模型可用于许多其他领域，包括毒理学、药理学和医学，因此确保模型足够可靠很重要。

放射性核素职业摄入的 ICRP 130 系列出版物的第 1 部分，提供了生物动力学和剂量测定方法的描述，以及生物测定数据的使用。随后的第 2 ~ 5 部分将描述了包括 103 个核素同位素的特异性生物动力学模型，并提供剂量系数和生物测定数据。本书中将主要描述常用的氢（H）、铁（Fe）、钴（Co）、锶（Sr）、钌（Ru）、锝（Tc）、碘（I）、铯（Cs）、氡（Rn）、镭（Ra）、钍（Th）、铀（U）、锕（Ac）、镎（Np）、钚（Pu）、镅（Am）、锔（Cm）、锎（Cf）等 18 个核素的放射性同位素的生物动力学、相关参数和剂量测定方法，若需要使用其他核素的生物动力学、相关参数和剂量测定方法可从 ICRP 130 系列出版物中查到，系列出版物各部分的核素分布情况如下：

ICRP 130 系列出版物的第 2 部分（即 ICRP 134 出版物）涉及的放射性核素有：氢（H）、碳（C）、磷（P）、硫（S）、钙（Ca）、铁（Fe）、钴（Co）、锌（Zn）、锶（Sr）、钇（Y）、锆（Zr）、铌（Nb）、钼（Mo）和锝（Tc）等 14 个核素的放射性同位素；

ICRP 130 系列出版物的第 3 部分（即 ICRP 137 出版物）涉及的放射性核素有：钌（Ru）、锑（Sb）、碲（Te）、碘（I）、铯（Cs）、钡（Ba）、铱（Ir）、铅（Pb）、铋（Bi）、钋（Po）、氡（Rn）、镭（Ra）、钍（Th）和铀（U）等 14 个核素的放射性同位素；

ICRP 130 系列出版物的第 4 部分（即 ICRP 141 出版物）涉及的放射性核素有：镧（La）、铈（Ce）、镨（Pr）、钕（Nd）、钷（Pm）、钐（Sm）、铕（Eu）、钆（Gd）、铽（Tb）、镝（Dy）、钬（Ho）、铒（Er）、铥（Tm）、镱（Yb）、镥（Lu）、锕（Ac）、镤（Pa）、镎（Np）、钚（Pu）、镅（Am）、锔（Cm）、锫（Bk）、锎（Cf）、锿（Es）和镄（Fm）等 25 个核素的放射性同位素；

ICRP 130 系列出版物的第 5 部分（即 ICRP 151 出版物）涉及的放射性核素有：铍（Be）、氟（F）、钠（Na）、镁（Mg）、铝（Al）、硅（Si）、氯（Cl）、钾（K）、钪（Sc）、钛（Ti）、钒（V）、铬（Cr）、锰（Mn）、镍（Ni）、铜（Cu）、镓（Ga）、锗（Ge）、砷（As）、硒（Se）、溴（Br）、铷（Rb）、铑（Rh）、钯（Pd）、银（Ag）、镉（Cd）、铟（In）、锡（Sn）、铪（Hf）、钽（Ta）、钨（W）、铼（Re）、锇（Os）、铂（Pt）、金（Au）、汞（Hg）、铊（Tl）、砹（At）和钫（Fr）等 50 个核素的放射性同位素。ICRP 130 系列出版物放射性核素职业摄入的第 1 部分取代了 ICRP 30 和 68 出版物的相关内容，提供了修正后的吸入和食入放射性核素职业摄入量的剂量系数；使用人消化道模型（ICRP 100 出版物）和人呼吸道模型（ICRP 66 出版物）的修订版，考虑到最近的相关资料，计算修订了剂量系数；还提供了吸入和食入不同化学形式的元素及其同位素后，吸收到血液中的代谢资料；对吸收到血液中的放射性核素的全身生物动力学模型进行了修订，这些模型在器官和组织的摄取和滞留以及排泄方面具有更多的生物学现实表征；提供了取代了 ICRP 54 和 78 出版物的生物测定的测量解释和剂量系数的数据，如全身或器官含量或尿液排泄测量时的解释，并且更加明确了生物测定测量的照射情景，包括放射性核素摄入的模式和方式、所涉及材料的物理和化学特性，以及照射和测量之间的经过时间等；还为监测计划和数据解释提供了一些指导。

放射性核素职业摄入（OIR）可能发生在工业、医疗、农业、教育和研究设施等的日常操作中，也可能发生在涉及放射性物质的事件之后。

对放射性核素摄入引起的职业内照射进行适当评估，对于设施或活度的设计、规划和授权，工作人员的放射防护优化、放射防护的操作，以及符合监管要求的回顾性证明都至关重要。

在摄入放射性核素后，器官和组织接受的剂量会随着时间的推移而延长，因此随着时间的推移会积累当量剂量和有效的剂量，由此产生的数量被称为“待积剂量”。对工作人员的内照射应根据防护量“待积有效剂量”进行评估。

（二）前瞻性和回顾性剂量评估

ICRP 130 系列出版物提供了一套全面的剂量系数（即单位摄入的器官或组织的待积有效剂量和待积当量剂量的剂量系数），并且还提供了单位含量的剂量函数。单位含量是指单位测量活度或每日排泄样品中的单位活度。单位含量剂量函数是单位含量在指定的时间内的待积有效剂量或器官 / 组织的待积当量剂量。

这些剂量学数据可用于前瞻性和回顾性评估。使用关于在设施或实践的设计和规划阶段获得的放射性核素预计内照射信息进行的前瞻性评估，可估算从事特定活动的工作人员的摄入量和所致剂量。这些评估通常利用内照射默认假设条件以及描述材料特定性质的默认参数值，例如，吸入气溶胶的粒度分布或吸入或摄取后材料的吸收特性等。回顾性评估是使用个人监测和工作场所监测的结果来评估剂量，做好个人剂量记录并证明符合法规要求。在某些情况下，这些评估可能会使用与内照射有关的其他信息。

对因设施操作而导致的工作人员个人受照应进行回顾性评估和记录剂量，并根据记录剂量进行报告。通常，记录剂量是包括两个组成部分：①使用个人监测结果，按参考工作人员参数，回顾性评定的待积有效剂量；②对于外照射，测量的个人剂量当量，$H_p(10)$。

ICRP 130 系列出版物包含有关用于推导剂量系数的 ICRP 参考模型的详细信息，相关内容见第一章。

ICRP 130 系列出版物还概述了职业内照射监测方法和计划，以及生物测定数据解释的一般指南。同时也提供了放射性核素特定信息，用于监测方案的设计和规划，以及职业内照射剂量的回顾性评估。

ICRP 130 系列出版物中提供的材料不适用于职业放射防护范围之外的应用。应用该系列出版物的一个例子是评估大量放射性核素摄入的情况，其中器官剂量可以接近或超过组织反应的阈值，并且医学治疗可能需要有特定个体受照的重建吸收剂量和相关参数信息。在这种情况下，正式评估的记录剂量应通过器官或组织中吸收剂量的个体相关估计来补充。此类与个人有关的评估超出了职业内照射剂量评估的范围。

在某些特殊情况下，当公众已接触放射性物质，并且器官或组织中的吸收剂量低于组织反应的阈值时，ICRP 130 系列出版物中提供的材料可用于规划生物测定监测程序（通常在全身和 / 或甲状腺监测仪中使用）和对成年公众获得的生物测定监测数据的解释。

ICRP 规定的防护评价量（当量剂量和有效剂量）是应用 ICRP 建议的基础。有效剂量的概念提供单一量，可用于表征个人的内外照射，它独立于个体的身体相关参数，如性别、年龄（成人）、解剖学、生理学和种族。为了实现其广泛的适用性，使用具有生理参数值的广泛平均值的计算模型来定义有效剂量和当量剂量。具体而言，ICRP 89 出版物定义了参考个体的关键参数（人体器官和组织的质量、几何和组成），ICRP 130 系列出版物为参考工作人员（ICRP 68 出版物）提供了相关参数，包括一组相关的 ICRP 参考生物动力学模型。

有效剂量不是个体特异性剂量，而是指在特定照射条件下给予参考人的剂量。在一般情况下，参考人可以是参考工作人员或指定年龄的公众参考成员。

在内照射剂量测定中，没有定义实用量，仅提供当量剂量或有效剂量的直接评估。采用不同的方法来评估人体内放射性核素所致当量剂量或有效剂量。它们主要基于各种活度测量和生物动力学模型的应用（计算模型）。

ICRP 130 系列出版物中，提供了参考工作人员剂量系数和单位向量剂量函数。这些数据是针对各种放射性核素的一系列物理化学形式和一系列气溶胶粒度分布而提供的。提供用于摄入和注射（即直接进入血液）的数据，以便解释意外摄入（例如被污染皮肤上的物质）或通过完整或受损皮肤（注射）快速吸收放射性核素的情况下的生物测定数据。

虽然 ICRP 最近的建议中防护量的一般定义保持不变，但是有一些变化会影响每次辐射剂量的计算值，包括辐射和组织权重因数的变化，采用参考计算模型，以及新一代参考生物动力学模型。

ICRP 130 系列出版物提供了 OIR 修订的剂量系数，取代了 ICRP 30 系列出版物和 ICRP 68 出版物的值。该系列还提供了生物测定测量解释的数据，取代了 ICRP 54 和 78 出版物，并汇编了解释单个 ICRP 出版物中特定放射性核素生物测定结果所需的所有信息。

ICRP 130 系列出版物的完整数据集作为电子附件提供。纸质版出版物包含一组选定的数据和材料。每种元素及其放射性同位素的数据均以标准格式呈现。表格中的剂量系数可用于确定来自已知放射性核素摄入的器官或组织的待积有效剂量和待积当量剂量。单位向量剂量函数的列表值可用于直接从适当的生物测定量（例如全身或肺中的放射性核素活度，或每日排泄的尿液或粪便中的放射性核素）的测量值来评估待积剂量。类似地，以表格和图形格式呈现的体内或每日排泄物样品中每次摄入的放射性核素活度值可用于评估对应于单一生物测定测量的摄入量。随后可以使用列表剂量系数以摄入量评估待积剂量。

ICRP 130 系列出版物已使用 ICRP 100 出版物的人消化道模型（HATM）和 ICRP 66 出版物的人呼吸道模型（HRTM）的修订版计算了修订的剂量系数、单位向量剂量函数和参考生物测定函数。该修订版考虑了更新的数据。对 HRTM 的修订相关内容在第一章中有所描述。此外，ICRP 130 系列出版物还提供了有关吸入和食入不同化学形式元素及其放射性同位素后吸收到血液中的信息。在选定的情况下，判断数据以提出具体材料的建议。该系列出版物对放射性核素的全身生物动力学的许多模型进行了修订，使它们在器官和组织的摄入和滞留以及排泄方面具有更真实的生理学表现。

通常是基于生物动力学模型，参考生理数据，计算体模和辐射传输计算代码计算剂量系数，由此，ICRP 公布工作人员吸入或食入不同放射性核素的剂量系数，给予器官和组织的当量剂量和有效剂量。计算中的步骤可归纳如下：

通过使用参考生物动力学模型，对参考工作人员吸入或食入放射性核素后，身体器官和组织中放射性核素的分布和滞留作为时间函数进行确定。出于放射防护的目的，假设参考工作者的所有生物动力学参数在性别、解剖学、生理学、种族和其他个体相关因素上是不变的，基于可获得性别特定模型的参考男性参数值，计算在每个源区域中在 50 年周期内发生的核转变（放射性衰变）的总数。

基于男性和女性参考计算模型和蒙特卡罗辐射传输代码的剂量学模型，用于计算每个源区核衰变导致的每个靶器官或组织性特定性别的吸收剂量。

1. 应用辐射权重因数来确定器官或组织的性别特定当量剂量；

2. 特定性别的待积当量剂量是性别平均值；

3. 应用组织权重因数来确定性别平均待积有效剂量。

（三）影响当量剂量和有效剂量估算的主要因素

1. **ICRP 103 出版物的影响**　在 ICRP 103 出版物发布的 2007 年建议书中，当量剂量和有效剂量的概念和用途保持不变，但是对当量剂量和有效剂量计算中使用的方法进行了修订。根据 ICRP 60 出版物先前推荐的值，ICRP 103 出版物中辐射权重和组织权重因数发生了变化。由于光子、电子和 α 粒子的辐射权重因数（w_R）没有变化，对体内沉积的放射性核素的潜在重要性的唯一差异是中子，见表 5-1。ICRP 103 出版物所做的更改并不反映额外数据的可用性，而是为防护目的重新考虑的适当的辐射加权。放弃作为能量函数的中子 w_R 的阶跃函数反映了这样的事实，即在实践中仅使用了连续函数。连续函数的主要变化是低能量下的较低 w_R 值，其更恰当地反映了来自次级光子的低传能线密度贡献。此外，理论上有理由认为高能量的 w_R 值与质子的值接近。

表 5-1　国际放射防护委员会辐射权重因数

辐射类型	辐射权重因数（w_R）	
	ICRP 103 出版物	ICRP 60 出版物
光子	1	1
电子和 μ 介子	1	1
质子和带电的 π 介子	2	5
α 粒子，裂变碎片，重离子	20	20
中子	中子能量的修正连续函数 $w_R=\begin{cases}2.5+18.2e^{-\frac{[\ln E_n]^2}{6}}, E_n<1\text{MeV}\\5.0+17.0e^{-\frac{[\ln(2\times E_n)]^2}{6}}, 1\text{MeV}\leqslant E_n\leqslant 50\text{MeV}\\2.5+3.25e^{-\frac{[\ln 0.04E_n]^2}{6}}, E_n>50\text{MeV}\end{cases}$	中子能量的阶跃和连续函数 $w_R=\begin{cases}5, E_n<10\text{keV}\\10, 10\text{keV}\leqslant E_n\leqslant 100\text{keV}\\20, 100\text{keV}<E_n\leqslant 2\text{MeV}\\10, 2\text{MeV}<E_n\leqslant 20\text{MeV}\\5, E_n>20\text{MeV}\end{cases}$

ICRP 103 出版物中推荐的组织权重因数（w_T）值见表 5–2。相对于 ICRP 60 出版物中给出的值的变化反映了对辐射风险认识的提高。癌症风险数据的主要来源是对日本原子弹爆炸幸存者的后续研究，用于推导出具有不同癌症发病率基线值的 7 个西方和亚洲人群的平均风险系数。新的 w_T 值基于癌症发病率而不是死亡率数据，根据病死率、生活质量损失和多年的寿命损失进行调整。遗传效应的加权现在基于前两代疾病的估计而不是理论均衡。2007 年 ICRP 103 建议书中 w_T 值的主要变化是乳房增加（从 0.05 到 0.12），性腺减少（从 0.2 到 0.08），并且包含更多的器官和组织，较大的“余数”（从 0.05 到 0.12）。现在将其余剂量计算为每种性别的 13 个器官和组织的剂量的算术平均值见表 5–2。组织权重因数继续代表不同性别和所有年龄段的平均值。

表 5–2　ICRP 103 出版物的组织权重因数

组织	w_T	$\sum w_T$
骨髓，乳房，结肠，肺，胃，其余组织[①]（每种性别 13 个）	0.12	0.72
性腺	0.08	0.08
膀胱，食管，肝脏，甲状腺	0.04	0.16
骨表面，大脑，唾液腺，皮肤	0.01	0.04

注：[①]其余组织：肾上腺，呼吸道的胸外区域，胆囊，心脏，肾脏，淋巴结，肌肉，口腔黏膜，胰腺，前列腺（男性），小肠，脾脏，胸腺和子宫 / 子宫颈（女性）。

2007 年 ICRP 建议书是使用人体的参考计算体模计算外内照射的剂量。ICRP 在过去没有特定的模型，以及各种数学模型，如 1969 年 Snyder 等雌雄同体医学内照射剂量（MIRD）模型，1982 年 Kramer 等人的性别特异性模型，或者 1987 年 Cristy 和 Eckerman 的年龄特征模型。体素模型由真人的医学影像数据构建而成，比数学（或程式化）模体提供了更真实的人体描述。因此，ICRP 决定使用体素模型来定义参考体模，用于计算体内和体外照射的剂量分布。ICRP 110 出版物中描述了代表参考成年男性和参考成年女性的模型（或计算体模）。它们专门用于计算与 2007 年建议书的有效剂量概念相对应的放射防护量。对参考成年男性和参考成年女性分别计算器官和组织的当量剂量 H_T，然后在计算有效剂量时取平均值 E：

$$E = \sum_T w_T \left[\frac{H_T^M + H_T^F}{2} \right] \qquad \text{公式 5–1}$$

式中：

$H_T^M = \sum_T w_R D_{T,R}$（男）；$H_T^F = \sum_T w_R D_{T,R}$（女）。

在 ICRP 103 出版物中明确指出，有效剂量是在参考值基础上的防护量，与参考人有关，而与特定个人无关。有效剂量的主要用途是用于放射防护的规划和优化的前瞻性剂量评估，出于监管目的的合规性的回顾性证明。在过去使用雌雄同体数学模型中的当量剂量和有效剂量计算性别平均是隐含的，现在使用成年男性和女性模型的当量剂量平均值是明确的。可以看出，组织权重因数推导中的性别和年龄平均可以掩盖男性和女性之间以及成人和儿童之间绝对辐射损害估计值的差异。然而，通过分别计算男性和女性或不同年龄组的有效剂量不会改善实际防护，并且这样做可能会给这些量的精确度带来误导性影响。

2．**生物动力学模型的影响**　单个元素及其放射性同位素的生物动力学模型用于计算在给定时间段内特定组织，器官或身体区域（源区域）内发生的转化总数（给定时间段成人通常为 50 年）。对于发生在每个源区域中的核转换，考虑到所有发射能量和产额，剂量学模型用于计算所有重要器官 / 组织（靶）的剂量。当已知源区域中发生的衰减次数和靶区域中的能量沉积，可以计算靶区中的沉积吸收。

消化道和呼吸道的生物动力学模型用于定义这些体内放射性核素的代谢情况，导致吸收到血液中和 / 或从体内排出。吸收到血液中的放射性核素的行为由复杂的元素特异性全身模型描述。这些模型既可用于推导剂量系数，也可用于生物测定数据的解释。ICRP 130 系列出版物中使用的模型已在第 1 章中描述，这里不再赘述。

二、职业内照射监测

（一）概述

1．**工作人员剂量估算**　在职业照射中，工作人员接收的剂量通常来自外部和内部辐射源。对于外照射的回顾性评估，通常通过使用个人剂量计测量个人剂量当量，并将该测量值作为有效剂量值的可接受估计值进行个人监测。对于内照射的回顾性评估，待积有效剂量值是通过直接测量体内，样品生物测定或工作场所中的放射性核素活度来确定的。

如前所述，工作人员记录的有效剂量 E 通常称为记录剂量，应用下式估算：

$$E \cong H_{\mathrm{P}}(10) + E(50) \quad \text{公式 5-2}$$

式中：

$H_{\mathrm{p}}(10)$——外照射测量的个人剂量当量；

$E(50)$——通过以下方式评估的内照射的待积有效剂量。

$$E(50) = \sum_j e_{j,\mathrm{inh}}(50) \cdot I_{j,\mathrm{inh}} + \sum_j e_{j,\mathrm{ing}}(50) \cdot I_{j,\mathrm{ing}} \quad \text{公式 5-3}$$

式中：

$e_{j,\mathrm{inh}}(50)$ 和 $e_{j,\mathrm{ing}}(50)$——吸入（inh）和 / 或食入（ing）放射性核素 j 所致的有效剂量系数（单位摄入量的有效剂量，单位 Sv/Bq），是对摄入后整个 50 年的积分；

I_j——一种或多种放射性核素 j 的摄入量（单位 Bq）。

2．**监测的目的**　监测放射性核素内照射的目的是验证和记录工作人员是否受到充分防护，以免受放射性风险，并且提供符合法律要求的防护。工作人员内照射监测有两种类型：个人监测和工作场所监测。

内照射个人监测使用针对工作人员个体的测量值来评估其记录剂量，如果需要也可用其他剂量测量。在计划的和现存照射情况下，个人监测的主要目标是：

（1）评估工作人员的记录剂量并证明符合法规要求；

（2）为安全管理和设施运营控制作出贡献。

在应急照射情况下，工作人员进行个人监测的主要目标是：

（1）以记录剂量记录工作人员受照射的程度，并在适当情况下记录明显受照的器官或组织的吸收剂量；

（2）为启动和支持任何适当的健康监测和治疗提供剂量信息。

通常，当年度剂量预计为剂量限值的一小部分时，仅需要对剂量进行简单评估以证明符合法规要求。在较高剂量时，需要更多地强调特定剂量评估和受照的任何受照情况。

测量以及有关工作场所的信息应该能够识别每种放射性核素，量化其活度，并根据摄入量和 / 或待积有效剂量解释测量结果。在某些情况下，个人监测技术不足以评估剂量，可能有必要将个人和工作场所监测技术结合起来。

内照射的工作场所监控是用工作环境中进行的测量来实施。一个例子是，使用固定空气采样器测量空气中的放射性核素浓度。一般而言，工作场所监测是个人监测的补充，当后者不合理时，或者个人监测的灵敏度不足时，它可用于监测个人内照射，而不是仅做场所监测；它可用于评估工作人员群体的受照程度，但这需要对照射条件做出假设；它在证明工作条件符合安全工作标准和有无改变方面也很有价值；它可以指示放射性核素释放到工作环境中，从而启动后续的个人监测测量。

3．个人监测类别 常规监测是在正常操作条件下进行，这时工作场所可能存在实质上持续污染风险，或可能发生了还未被发现的意外摄入。常规监测程序中的测量是在与已知摄入量无关的预定时间进行的，因此有必要对摄入模式做出一些假设。如果照射可能超过剂量限值或剂量约束的特定分数，国家或地方立法或法规也可能设定系统常规监测的要求。

可以针对特定任务或者确定实际或疑似异常情况下摄入，进行其他监测程序。在这些情况下，可能会知道摄入或潜在摄入的时间，工作场所监测计划可能会提供有关任何污染的物理和化学性质的一些信息。执行特殊监测以量化实际或疑似异常事件后的重大摄入。在需要检查有关暴露条件的假设（例如，为了确认保护措施的有效性）时，将执行确认性监测。对从事特定操作的工作人员进行与任务相关的监测。

4．个人监测的需求 雇主和 / 或被许可人的一项重要职能是保持对辐射源的控制，并确保对职业照射的工作人员进行防护。为实现这一目标，2007 年 ICRP 103 出版物继续建议按控制和监督区对辐射工作场所进行分类。控制区需要考虑特定的防护措施和安全规定，以控制正常照射或正常操作期间防止污染的扩散，并防止事故照射或限制事故照射的程度。监督区是应不断审查放射性条件，但通常不需要特殊程序的区域。

有必要确定需要进行个人监测的工作人员群体。提供个人监测的决定取决于许多因素。应对指定为控制区的工作人员进行放射性物质摄入量的日常个人监测，特别是在控制污染的区域，并且不能排除存在大量摄入时。

控制区的工作人员是最经常接受工作场所辐射照射监测的人群，也可能接受特殊医学监测。他们应该有充分相关知识，接受过专门培训，并应是一个易于识别的群体。

对于年度有效剂量可能超过 1mSv 的工作人员，使用个人监测是许多组织的常见做法，即使法律可能不要求这样做。从监管，技术和管理方面的考虑，可能支持评估这些较低水平个人剂量的论点，至少是对那些评估简单实用的放射性核素。

下面例子的经验表明有必要考虑对工作人员进行内照射常规个人监测的操作类型：

（1）处理大量气态和挥发性物质（如大规模生产过程中的氚及其化合物、重水反应堆和发光物质）；

（2）反应堆设施维护；

（3）放射性废物处理（例如来自核设施和医院）；

（4）钚和其他超铀元素的加工；

（5）钍矿石的加工和钍及其化合物的使用［这些活度可能导致放射性粉尘和钍射气（^{220}Rn）及其子体的内照射］；

（6）铀矿的开采、碾磨和精炼；

（7）天然和浓缩铀加工和燃料制造；

（8）使用大量天然存在的放射性物质；

（9）放射性药物的生产；

（10）医疗应用中处理大量 ^{131}I。

工作场所监测的结果也可能表明需要一个特殊个人监测的临时计划，目的在确定对工作场所监测的例行计划的合理性。

5．怀孕和哺乳　2007 年 ICRP 103 出版物中防护政策规定，怀孕妇女的工作防护方法应为胚胎 / 胎儿提供与公众成员大致相似的防护水平。ICRP 认为，母亲在宣布怀孕之前受到的任何照射，应在 ICRP 建议的防护制度下进行控制，该政策应得到充分使用。一旦宣布怀孕应通知雇主，并考虑对胚胎 / 胎儿的额外防护。在宣布怀孕之后，怀孕工作人员的工作条件应该是使胎儿的额外外用剂量，以及胎儿和新生儿在给予胎儿和新生儿之前或期间摄入放射性核素的有效剂量不大，对胎儿和新生儿的待积有效剂量不得超过约 1mSv。

ICRP 88 和 95 出版物中提供了关于女性工作者在怀孕前或怀孕期间或哺乳期间摄入放射性核素后对胚胎、胎儿和新生儿的影响相关剂量的信息。将 ICRP 88 出版物中给出的胎儿剂量系数与相应的成人剂量系数进行比较表明，在大多数情况下，女性在怀孕前或怀孕期间接受的剂量将大大高于胎儿的剂量。然而，对于一些放射性核素，胎儿的剂量可能超过母亲的剂量。特别是，在胎儿生长期间，在怀孕后期，骨骼发育的要求可以导致磷和钙的放射性同位素的显著摄取，并且导致其他碱土金属元素少量摄取。因此，对于 P 和 Ca 的同位素，胎儿与成人剂量比达到 10 ~ 20 倍，Sr 同位素达到了 2 ~ 6 倍。胎儿甲状腺对碘的放射性同位素的摄取也会导致胎儿的剂量大于母体在妊娠晚期摄入后的剂量（剂量比高达约 3 倍）。胎儿剂量可超过母体剂量的其他放射性核素包括氚（作为氚水）、^{14}C 和

^{35}S。在摄入或吸入可溶性放射性核素（F 类型形式）后，胎儿与成人剂量比最大。由于上述资料未按 ICRP 103 出版物和相关变化计算，胎儿与成人剂量比的值可能会发生变化。即使剂量比<1，胎儿防护也可能还存在一个问题，因为在可接受的职业剂量水平下，胚胎、胎儿或新生儿的有效剂量有可能达到 1mSv。

当工作人员告知怀孕时，为限制照射而采取的措施中，应考虑对其胎儿的可能剂量。因此，实际上，在怀孕后期摄入的胎儿剂量可能不如在告知怀孕前摄入的剂量重要。已经确定了一些具有潜在重要性的放射性核素，例如，^{63}Ni 和 ^{55}Fe 等。

一般而言，与参照成人的剂量相比，估计母乳中摄入的放射性核素对婴儿的剂量较小。根据 ICRP 95 出版物中开发的模型，仅在氚水，^{45}Ca、^{75}Se 和 ^{131}I 的情况下婴儿剂量可能超过成人剂量 1 ~ 3 倍。在出生后不久通过食入母乳摄入时，婴儿剂量最高，因为在这些条件下发生最大转移。通过吸入的婴儿与成人剂量的比率通常低于食入。与 ICRP 88 出版物中由于宫内照射对胎儿的剂量的比较表明，在大多数情况下，这些剂量比母乳喂养可能产生的剂量更重要，例外情况包括 ^{60}Co、^{131}I 和 ^{210}Po。ICRP 计划在不久的将来对这些剂量系数进行修订。

（二）个人和工作场所监测方法

这节将简要介绍了主要的测量技术，它们的优点以及它们对个人监测的局限性。在大多数情况下，放射性核素摄入量的评估可以通过身体体内活度测量，排泄物监测，使用个人空气采样器进行空气采样监测，工作场所监测或这些技术的组合来实现。监测技术的选择将取决于许多因素，包括放射性核素发射的辐射类型、设备的可用性、污染物的生物动力学行为以及可能的辐射剂量。

1．体内活度直接测量 体内或器官内容物的体内活度直接测量可提供体内活度的快速和方便估计。利用放置在相对于被测对象的特定位置的一个或多个光子探测器来执行。只有发射光子辐射的放射性核素才能在体外进行直接测量。原则上，该技术可用于发射 X 或 γ 辐射的放射性核素；正电子，因为它们可以通过测量湮没辐射来检测；可以通过测量韧致辐射（例如 ^{90}Y，通过其 ^{90}Sr 母体的衰变产生的）检测到高能 β 粒子。

用于体内测量的探测器通常是部分屏蔽的，并且待测量的个体可以放置在屏蔽的低本底空间中以减少来自环境辐射源的干扰。

如果放射性核素是高产额、高能量的 γ 射线发射体或通过正电子发射衰减（发射湮没辐射），直接（体内）生物测定可能是首选的监测方法，除非放射性物质可能迅速从身体排泄的。由这种放射性核素发射的 γ 辐射是强贯穿的，因此使用靠近身体放置的闪烁或半导体探测器很容易检测到。如果材料从呼吸道迅速吸收，然后均匀分布在身体组织中（例如，大多数常见化学形式的 ^{137}Cs），或者优先分布在许多器官中（例如 ^{59}Fe），应选择全身监测。如果放射性核素优先沉积在单个器官，如甲状腺（例如 ^{125}I、^{131}I）中，则应选择相关器官的局部体外监测。对于从呼吸道吸收较慢的物质（例如 ^{60}Co 氧化物的不溶性形式），在摄入后不久进行肺部监测比全身监测更可取，因为它对肺沉积和滞留的测量比全身测量更准确。

对于一些发射能量较低 X 或 γ 和 / 或产率较低的放射性核素（例如 ^{241}Am、^{210}Pb、^{144}Ce）直接生物测定也是有用的。然而，在放射性核素主要发射低于 25keV X 射线，且产率低的情况下（特别是钚和镅的 α 发射同位素），直接生物测定可能无法达到放射防护目的所需的灵敏度。

当伤口中存在放射性活度，如果污染物发射高能 γ 射线，则可以用常规 γ 探测器检测。对 α 发射放射性核素污染的情况，检测要困难得多，因为随着 α 衰变的低能量 X 射线将在组织中强烈衰减，这种效应对于更深的伤口更重要。通常需要明确被测区域中放射性活度，这需要良好准直的检测器。如果要对放射性核素混合物的污染进行良好估计，伤口监测器必须具有高的能量分辨能力。如果进行全身测量，可能需要屏蔽伤口部位残留的任何活度。实验室通常使用市售或手工制作的物理模体用于肺部监测的体内活度的校准。这种方法在模体大小、体形和放射性核素分布方面存在一些局限性。放射性核素在校准体模中的分布应尽可能与人体中预期的一致，也可以应用数字模拟校准技术。数学软件结合体素模型和蒙特卡罗统计模拟，用来模拟模型中的光子传输和模拟探测器对光子的检测。

2．排泄物和其他生物材料分析　排泄物监测程序通常涉及尿液分析，但如果放射性物质相对不溶，也可能需要进行粪便分析。特定研究也可以分析其他样品，例如使用鼻涕或鼻涂片作为常规筛查技术。

尿液样本的收集涉及三个考虑因素。首先，必须注意避免样品的偶然污染。其次，通常需要根据所提供样品的测量结果评估或估计每次尿液排泄的总活度。对于大多数常规分析，优选 24h 样品收集，如果不可行，则必须认识到较小的样本可能不具有代表性。如果不容易收集 24h 样本，那么第一天早上排尿是优选的分析样品。对非完全的 24h 尿样，尿液中肌酐浓度的测量经常被用于估计 24h 的放射性核素排泄。获得 24h 排泄量估计值的其他方法包括按体积归一化（有或没有对比重进行校正）。氚水形式的氚是一种特殊情况，通常只需要一小部分样品，并将测得的活度浓度与体内水中的浓度联系起来。最后，分析所需的体积取决于分析技术的灵敏度。对于某些放射性核素，要通过分析几天的排泄物就可以获得足够的灵敏度。

用于常规监测的粪便样品的解释涉及粪便排泄量每日波动引起的不确定度。因此，理想情况下，收集时间应为几天。然而，在实践中，可能难以收集多个样本，并且解释可能需要基于单个样本。粪便监测常用于特殊研究，特别是在已知或怀疑吸入中等溶解性或不溶性化合物摄入后。在这些情况下，每天粪排泄量的测量可用于评估肺部清除率和摄入量估计值。至于常规监测，收集应该是几天而不是一天，很难实施。在事故发生后立即监测尤其重要，因为前几天粪便排泄的变化很大。如果可能的话，应在事件发生之后不久采取一些样本，因为早期结果可能有助于识别受照的个体。

生物样品中发射光子的放射性核素可以通过闪烁或半导体探测器的直接测量来确定。α 和 β 发射放射性核素的分析通常需要化学分离，然后采用适当的测量技术，包括 α 能谱法和液体闪烁计数。所谓的总 α 或 β 活度的测量偶尔可以用作简单的筛选技术。

越来越多地使用质谱技术来分析排泄物样品。例如，电感耦合等离子体质谱法可以实现比 α 能谱法和热电离质谱法低得多的长寿命放射性核素检测限，例如，用于监测尿液中极低活度的 ^{239}Pu。

呼气中活度的测量是可以用作某些放射性核素的监测技术，例如 ^{226}Ra 和 ^{228}Th，因为这两种放射性核素的衰变链包括可以呼出的气体。它还可用于监测体内由 ^{14}C 标记化合物的代谢形成的 $^{14}CO_2$。

对鼻涂片和鼻喷样品的活度测量可以用作有用的筛选技术。阳性测量表明可能已发生意外情况。应进行排泄物测量或肺部监测以确认摄入量并提供定量评估。

3．工作场所放射性水平监测　工作场所监测对于启动生物测定非常有用。此外，工作场所表征可用作生物测定监测的补充，因为它提供了有关工作环境中存在的放射性核素的物理和化学组成的有用信息（例如，关于粒径 AMAD 的信息）。

可以使用两种工作场所监测方法来监测个人受照：个人空气采样（PAS）和固定空气采样（SAS）。个人空气采样器是一种便携式设备，专门设计用于根据工作人员呼吸区空气中活度浓度的测量来估计单个工作人员的摄入量。在呼吸区域内的工作人员上部躯干上佩戴包含过滤器的采样头。空气由工作人员携带经校准的气泵，通过过滤器吸入。理想情况下，采样率与工作人员的典型呼吸率相似（约 $1.2m^3/h$）。但是，当前设备的采样率仅约为该值的五分之一。可以在采样期结束时测量过滤器上的活度，以指示任何异常高的摄入量。评估 PAS 测量摄入量确实存在困难。呼吸区测量值可能会有很大差异，因为它们会受到测量条件的影响，例如采样器相对于源的方向、采样器佩戴的衣领（右侧或左侧）、空气采样头的设计、颗粒大小、局部空气速度和方向，以及工作人员呼吸区域内和周围的陡峭梯度。但是一般认为，采样器可用于获得令人满意的工作人员群体摄入量估计值。然而，对于个人而言，使用 PAS 和生物样本的评估之间的相关性较差。对于环境监测，PAS 不一定能提供超过 SAS 计划的任何优势。对于已知的急性照射，也观察到 PAS 和基于生物测定样本的摄入量估计值之间缺乏相关性。

固定空气采样器通常用于监测工作场所条件，但可能低估工作人员呼吸区域的空气活度浓度。PAS 与 SAS 空气活度浓度比可能在 1 ~ 50 之间变化，具体取决于工作性质。在英国，从 PAS 数据评估的摄入量比 SAS 数据大约高一个数量级。但是，如果与级联撞击器等尺寸分析仪一起使用，SAS 装置可以提供有关放射性核素成分和粒度的有用信息。

总体而言，PAS 和 SAS 的使用可以成为全面的工作场所监测计划的重要组成部分，并提供受照风险的早期指示。使用 PAS 和 SAS 的经验表明，体内活度测量和 / 或排泄物分析对于评估空气中放射性核素的个体摄入量和有效剂量是优选。然而，对于某些超铀放射性核素，体内活度测量和尿液分析只能在几毫西弗以上，才足够可靠地量化受照，除非有可用于分析生物测定样品的敏感质谱技术。为了检测较低的照射，可能需要结合使用多种监测方法，其中可能包括空气取样和粪便分析。

（三）监测程序

这里将介绍监控程序的设计和管理。建议任何特定监测计划的重点应放在对那些被认为可能经常接受剂量在剂量限值十分之一以上的工作人员，或者在那些可能在发生事故受照的情况。

一般而言，内照射监测计划的重点考虑个体因正常操作或发生事故而可能接收超过预定水平的放射性物质的可能性。对于年度摄入所致待积有效剂量超过 1mSv 的工作人员，使用个人监测是许多组织的常见做法，尽管有些国家立法可能不要求。

将监测计划设计和剂量评估过程作为整体放射防护计划的组成部分是重要的。适当设计的监测程序应能提供满足特定需要时，剂量评估所需的数据；即使是最复杂的剂量评估计算也无法弥补监测数据的不足。

在评估剂量可能很大的情况下，使用不同监测方法（例如肺、尿、粪便监测和工作场所监测）的组合可以获得很多，因为它们提供了补充信息。例如，直接生物测定测量提供有关器官中沉积和滞留的信息，尿液测量可以提供全身吸收的测量，但工作场所监测可以提供有关空气活度浓度、颗粒大小、化学形式和摄入时间的信息。

使用生物测定监测和工作场所测量的活度对摄入量和 / 或剂量的评估可能很复杂，并且通常需要根据具体情况进行专业判断。剂量评估的责任只应由具有足够专业知识和技能的专业人员承担。专业人员通过适当的教育、培训和实践经验获得的一定的能力。

1．个人监测程序设计的一般原则　个人监测程序的规范包括要采用的监测方法（例如测量体内活度、排泄物样品和工作场所的监测），使用的测量技术（例如光子能谱法、α 能谱法、质谱法），用于常规监测的监测周期，以及用于特殊监测的测量或样品采集时间。

在设计个人监测程序时需要考虑许多因素。这些包括监测的目的（例如是否执行是为了证明符合监管要求，或仅仅是为了确认剂量非常低），当地因素（如要监测的工作人员数量），特定测量方法的可用性，以及经济因素。决定监测程序性能的主要因素是：

（1）放射性核素及其子体发射的辐射；

（2）放射性核素及其子体的有效半衰期；

（3）气溶胶的呼吸道沉积特征；

（4）呼吸道和消化道吸收放射性物质的特性；

（5）作为摄入和测量之间的时间函数，体内的滞留或身体的排泄率；

（6）特别是身体器官和组织的任何优先沉积，以及随后在这些器官中的滞留；

（7）子体的生物动力学行为之间存在的显著差异；

（8）排泄途径（如尿液、粪便）；

（9）测量的技术可行性。

可以通过考虑这些因素对评估剂量的准确性和与监测计划相关的敏感性的影响来评估监测程序的剂量学性能，这可以根据评估监测方法的决策阈和检测限进行量化。优化监测程序设计的一种方法是评估测量类型、数量和时间段的不同选择如何影响评估剂量的不确定度。

执行与任务相关的监测以提供关于特定操作的信息。

2．监测程序的类别 通常需要制定以下四类监测程序：①在正常操作期间，任何时间都有可能使工作人员摄入时，或者在其他情况下可能无法检测到意外摄入的情况，都应进行常规监测；②在实际或可疑的异常事件之后执行特殊监测；③证明工作条件令人满意，并且不需要进行常规的个人监测进行的确认性监测，它可能包括偶尔的个人监测；④执行与任务相关的监测以提供有关特定操作的信息。

这四类监测并不相互排斥。事实上，可能存在相当大的重叠。例如，有效的常规监测计划不仅可以提供有关工作人员个体暴露和剂量的可靠数据，而且还可以用来证明工作环境和工作程序受到令人满意的控制。

（1）常规监测程序：常规监测程序可能涉及单一类型的测量或多类型的技术组合，这取决于可以实现的灵敏度。对于某些放射性核素，只有一种测量技术是可行的（例如，尿液监测用于评估氚的摄入量）。对于诸如钚同位素的放射性核素，其对测量和解释都存在困难，可能必须采用多种技术。如果有足够灵敏度的不同方法，则在解释准确性方面的一般优先顺序是：体内活度测量、排泄物分析和工作场所的放射性水平监测。

这些技术通常是互补的而不是相互排斥的。例如，监测工作环境的结果可以提供工作人员受照的早期指示，因此可以用于启动特殊的生物测定监测，或者它们可以提供有助于解释个人监测结果的信息（例如空气传播活度、粒径、化学形式和溶解度，以及摄入时间）。

对于那些尿液排泄率足够高的元素，尿液监测提供了器官和组织在吸入和食入后全身摄入的量度。它还可以用于确定在转移到体循环的伤口部位中沉积的活度分数。

对于从呼吸道吸收相对缓慢的物质（即“不溶性”物质）使用尿液监测时应谨慎行事。在这些情况下，通常肺剂量对有效剂量的贡献最大，并且对放射性物质吸收特性了解的不确定度可导致评估剂量的显著误差。对于不溶性物质，除了尿液监测外，还可以通过使用粪便监测来显著提高灵敏度。这是因为沉积在ET气道和肺中的大部分不溶性物质通过消化道被清除到粪便中。

粪便监测数据的解释需要考虑许多特定于粪便排泄途径的因素。粪便的排泄是一个独立的过程（虽然它通常使用一级动力学建模），因此建议将在3d时间内排泄的量相加以获得平均每日排泄量。

在工作场所，个人可能会接触各种放射性核素，例如，燃料后处理或制造厂中出现的放射性核素。在这种情况下，使用易于检测的放射性核素来评估暴露于工厂中其他放射性核素的可能性可能是可行的。例如，^{144}Ce筛查可用于评估接触锕系元素的可能性。

如果个人监测不可行，有时可以使用工作场所空气污染监测结果来估算个人摄入量。然而，根据摄入量对空气采样测量结果的解释受到更大的不确定度和偏差的影响。

受照的可能性和可能的摄入时间模式通常取决于正在执行的任务。例如，采矿业工作人员的受照可能是长期的。另一方面，核电厂的工作人员除了极少发生的事故外，预计不会接受大量摄入量。

常规监测计划中所需的测量频率取决于放射性核素的滞留和排泄以及可用测量技术的灵敏度。监测间隔的选择还应考虑摄入发生的概率，在摄入风险较高的情况下，可能需要增加监测频率，以减少摄入时间的不确定度。应选择测量技术，以使测量值的不确定度与主要不确定度来源相比较小。

对于可能出现急性照射情况的情况，ICRP 78 出版物提供了一个简单的规则，用于限制未知照射时间引起的摄入量估计值可能出现的错误。选择监测周期，以便由未知的摄入时间引入的任何低估不超过 3 倍。因为照射的实际分布是未知的，在实践中这还是低估了的。根据监测周期内照射的概率分布，评估摄入量的误差可以取正值和负值，因此任何低估的平均值都小于 3 倍。然而，如果大部分摄入恰好在采样或测量之前发生，则摄入可能被高估超过 3 倍。这在排泄物监测的情况下可能特别重要，因为每天排泄的部分可能在摄入后立即随时间迅速变化。

另一种方法，它考虑了放射性物质特定参数的不确定度，例如，描述吸收、粒度分布和摄入时间的参数。可特定测量技术的检测限信息，可用于确定适合于感兴趣剂量水平的监测周期。

当预计会发生慢性照射时，应考虑到体内和排泄物中存在的量会随着时间的推移而增加直至达到平衡这一事实，再来选择监测程序。在每个监测周期中，测量结果将反映由于早期接受的慢性摄入而在身体器官中积累的活度。监测程序应考虑工作人员的职责安排。对于某些放射性核素，周末前后或缺勤前后进行的测量可能存在显著差异。

（2）确认性监测程序：确认工作条件令人满意的一种方法（通常对年度有效剂量小于 1mSv 的情况）是偶尔进行个体监测。意外的调查结果将为进一步调查奠定基础。这种类型的确认性监测对于长期滞留在体内的放射性核素最为有用，可以进行偶尔的测量以确认体内没有积聚活度。

（3）特殊或任务相关监测程序：与特定任务或事件相关的监测通常可以涉及技术的组合，以便对新颖或不寻常的情况进行最佳可能的评估。由于特殊和任务相关的监测涉及不同的事件，无论是真实的还是可疑的，在解释常规监测结果时遇到的问题之一不适用于已知的摄入时间。此外，可能存在关于污染物的物理和化学形式的更具体的信息。

在某些可疑事件的情况下，可以采用筛查技术（例如测量鼻喷样本或鼻涂片）来初步估计事件的严重性。在这些情况下，鼻子中的区域沉积可用于确认已经发生摄入，并且可以近似估计摄入量。阳性鼻拭子应该触发特殊的生物测定。

如果采用治疗程序来提高放射性核素从体内清除的速度，可能需要进行特殊监测以跟踪其在体内的滞留情况，并为剂量评估提供依据。在已经给予治疗的情况下，必须注意选择监测方法，因为放射性核素的正常生物动力学可能已显著改变。例如，普鲁士蓝增强了铯的放射性同位素的粪便清除。因此，除了体内和尿液监测外，还应实施粪便生物测定，尽管不常规使用。

对受到放射性污染的皮肤伤口，一些放射性物质可以渗透到皮下组织，经血液吸收并分布在身体周围。根据放射性核素类型和活度量，可能需要进行医学调查和实施特殊监测。在这些情况下，应考虑到外来物质和组织中辐射的自我衰减来确定伤口部位的放射性物质的量，以帮助决定是否需要切除。切除的放射性物质还可以提供关于同位素比率和物理化学组成的信息，其可以通知剂量评估。还可能需要进行一系列测量以进一步确定摄入血液和身体组织情况，以此计算任何额外的有效剂量。

（四）导出调查水平

导出调查水平（DIL）决定于内照射监测周期，在确定内照射监测周期时应当考虑摄入量不确定度可以接受的水平。内照射的监测周期的确定方法将在后面的举例中说明。

j 类核素某监测周期的导出调查水平（DIL），常用 DIL=IL/（365/T）计算，其中 IL 为调查水平，T 为内照射监测周期。按 ICRP 130 系列出版物建议 IL 通常设置为 1mSv，在 GBZ 129—2016《职业性内照射个人监测规范》中 IL 设置为 20mSv。

ICRP 130 系列出版物认为，在大多数可能受到放射性核素污染情况下，可以方便地将监测程序中测量的量（即全身含量、器官含量、每日尿或粪便排泄量、空气浓度）设置为导出调查水平（derived investigation level，DIL）。在 GBZ 129—2016《职业性内照射个人监测规范》中将摄入量设置为调查水平，因此，其调查水平可用 $DIL_j = IL / \left[\left(\frac{365}{T} \right) \times e_j(\tau) \right]$ 计算，其中 $e_j(\tau)$ 是类核素的待积有效剂量系数。

当某一个监测周期内，个人监测结果超过 DIL 时，应按 GBZ 129—2016《职业性内照射个人监测规范》的要求进一步调查。

另外，在 GBZ 129—2016《职业性内照射个人监测规范》中，导出记录水平 DRL 用 DRL=0.002/（365/T）计算，而且要求在这个值以上均应记录进个人剂量档案。但 ICRP 130 系列出版物取消了这个设置，因为 ICRP 130 系列出版物建议的 IL 仅为 GBZ 129—2016《职业性内照射个人监测规范》的 1/20。

（五）记录保存和报告

剂量记录保存是制定和保持放射工作人员的个人剂量记录。它是监测个人受外照射和放射性核素摄入过程的重要组成部分，以证明其是否符合剂量限值和相关限制。它还可以提供控制受照的重要信息。应建立保存记录的规范性程序，这些已在 GBZ 129—2016《职业性内照射个人监测规范》和 IAEA 的出版物中有所描述（IAEA《安全标准丛书》No. RS-G-1.2 和 Safety Series 37）。管理和 / 或监管机构应明确规定报告个人和工作场所监测结果的程序和标准。报告的信息应清晰可识别，易于理解，并且足以在稍后必要时从测量信息中重新估算剂量。要记录的信息中必须包括所使用的模型、假设和计算代码的规范。在意外情况下，需要视情况来判断管理行动的必要性和后续监测的必要性。

（六）质量管理体系

国际标准化组织（ISO）于2006年和2011年发布的两个标准讨论了在整个放射防护程序中对质量管理体系的要求。应完整地参考这些标准，应特别重视以下问题：

1．在决定质量保证程序的性质和范围时，应考虑监测的工作人员数量，以及预期的受照程度和可能性；

2．关于放射性核素成分、吸入粒径、化合物特性、吸收行为等因素的假设，应通过适当的测量进行验证；

3．应在适当的时间进行评估或审核（例如，当实施新的监测程序时，或者对程序进行重大更改时）。

实验室应以适当的间隔参与国家或国际测量和剂量评估的比对。这种参与使得能够确定测量和剂量评估程序的准确性，提高可靠性并促进方法的协调。

三、职业内照射剂量评估

（一）数据收集和处理

某些类型的测量数据可能需要在使用前给予明确，例如，通常、肺及其淋巴系统的综合活度称为“肺”活度，内照射剂量测定软件计算的正是这个量。如果单独给出肺和淋巴活度的估计值，则应将它们相加。“胸部”测量还可能包括肝脏和骨骼中沉积在这些组织中的放射性核素的活度，并且需要扣除它们的贡献。

通常，在不到24h的时间内收集的尿液和粪便样本应标化为等效的24h值。这可以通过将参考24h排泄体积或质量的比率乘以实际样品的体积或质量。男性和女性的尿液参考体积分别为1.6L和1.2L，粪便150g和120g。对于尿液采样，另一种广泛使用的方法是基于每日排泄的肌酐量进行标化，男性和女性的参考值分别为1.7g/d和1.0g/d。如果24h样本尿液少于500ml或粪便少于60g，那么在整个24h内收集它是值得怀疑的，应该考虑标化。对于某些放射性核素，现场样品的收集可以进行常规取样（例如监测氚水的摄入量）。

（二）常规监测和急性摄入的剂量评估

1．常规个人监测　对于常规个人监测，监测周期内的摄入量是根据监测周期结束时的测量值来评估的。当摄入时间未知（或不能轻易确定）并且正在进行参考评估时，应该假设摄入发生在监测周期T天的中点。如果在先前监测周期期间发生的摄入量的贡献可以忽略不计，那么对于在监测周期结束时获得的给定测量值M，摄入量为：

$$I=\frac{M}{m\left(T/2\right)} \qquad \text{公式 5–4}$$

式中：

$m(T/2)$ 是假定在监测间隔的中点发生的单位摄入的测量值的预测值。

通过将摄入量乘以剂量系数来获得监测周期中摄入量所致剂量。可以将评估的剂量或摄入量分别与剂量限值的比例分数或对应于该限值的摄入量进行比较。或者，可以将剂量或摄入量与预定的 IL 进行比较。

前一监测周期中的摄入可能影响所获得的测量结果。对于常规监测程序中的一系列测量，可遵循以下程序：

（1）确定第一监测周期内的摄入量；

（2）预测该摄入量对每个后续测量值的贡献；

（3）如果判断贡献是重要的，则从所有后续数据中减去相应的贡献；

（4）重复上面的下一个监测周期。

或者，使用单位含量剂量函数表，对于在监测周期结束时获得的给定测量 M，与摄入 I 相关的中点剂量 $E(50)$ 是：

$$E(50) = M \times z(T/2) \qquad \text{公式 5-5}$$

2．**特殊监测**

（1）估算摄入量后再估算待积有效剂量的方法：目前国家标准 GBZ 129—2016《职业性内照射个人监测规范》建议的方法是首先用个人监测结果估算摄入量，再估算待积有效剂量，此方法通常称为内照射剂量估算的“剂量系数方法”。不过，GBZ 129—2016《职业性内照射个人监测规范》中的相关剂量估算参数是采用的 ICRP 78 出版物的建议的参数。ICRP 130 系列出版物，已对相关参数进行了更新，因此，在采用此方法进行内照射剂量估算时，应采用 ICRP 130 系列出版物的相关参数。

公式 5-6 是此方法的内照射剂量估算基本模式：

$$\begin{aligned} E(\tau) &= e(\tau) \times I \\ H_T(\tau) &= h_T(\tau) \times I \end{aligned} \qquad \text{公式 5-6}$$

式中：

$E(\tau)$——待积有效剂量，单位是 Sv，对职业照射人员，待积时间 τ 为 50 年；

$e(\tau)$——单位摄入量的待积有效剂量系数，单位是 Sv/Bq，其值可以从本书附录 C 中获得；

I——摄入量，单位是 Bq；

$H_T(\tau)$——器官 / 组织 T 的待积当量剂量，单位是 Sv，对职业照射人员，待积时间 τ 为 50 年；

$h_T(\tau)$——器官 / 组织 T 的单位摄入量的待积当量系数，单位是 Sv/Bq。

不同核素放射性同位素在不同化学形态下，由吸入和食入途径所致的单位摄入量的待积有效剂量系数 $e(\tau)$，可以从 ICRP 130 系列出版物获得，常用核素的值可以从附录 C 中得到；在辐射防护评价中，器官 / 组织 T 的单位摄入量的待积当量系数 $h_T(\tau)$ 为 $e(\tau) \times w_T$，

其中组织权重因数 w_T 见表 1–6；应当注意的是，若是进行确定性效应评估时，$h(\tau)$ 的估算应考虑来自不同核素的全身生物学模型相关转移和滞留的参数；对化学毒为主的生物损伤的超铀元素评价时，不必进行剂量估算，而是需要考虑该核素在所关注器官的滞留质量。例如，对天然铀，考虑化学毒，仅需考虑 ^{238}U（占天然铀总重量的比高达 99.27%）；若考虑天然铀的放射性活度，天然铀的活度组成为 0.489^{234}U、0.022^{235}U 和 0.489^{238}U，这时 ^{234}U 和 ^{238}U 对活度的贡献同等重要，^{235}U 的贡献也不宜忽略。

用公式 5–6 进行内照射剂量估算的关键是基于个人监测方法的结果估算摄入量 I。公式 5–7 是估算 I 的基本公式：

$$I=\frac{M(t)}{m(t)} \qquad \text{公式 5–7}$$

式中：

$M(t)$——摄入特定放射性核素后在时间 t 个人监测方法测定值，单位为 Bq；

$m(t)$——特定放射性核素在摄入单位放射性活度后在时间 t 个人监测方法测定的放射性活度值，单位为 Bq/Bq，其值可以从 GBZ 129—2016《职业性内照射个人监测规范》附录 D 中获得，此时 $t=T/2$，T 为监测周期；对于已知摄入时间的特殊或任务相关监测，其值可以从 GBZ 129—2016《职业性内照射个人监测规范》附录 C 中获得；$m(t)$ 有时也被称为“滞留或排除函数”。

如果仅进行了单次测量，并且先前摄入量对测量 $M(t)$ 的贡献可以忽略不计，则摄入量 I 可以基于测量 $M(t)$ 用公式 5–5 确定。必须注意确保测量结果 $M(t)$ 和 $m(t)$ 具有可比性。例如，在尿液分析的情况下，$m(t)$ 是 24h 尿样的值，所以生物测定结果必须表示为 24h 尿液样本的总活度收集。

（2）用个人监测值直接估算待积有效的方法：基于公式 5–4 和公式 5–5 可将待积有效剂量计算表述为 $E(50)=e(50)\times I=e(50)\times M(t)/m(t)=z(t)*M(t)$，其中，$z(t)$ 由公式 5–8 给出：

$$z(t)=e(50)/m(t) \qquad \text{公式 5–8}$$

式中：

$z(t)$——称为单位含量剂量函数，也可称为单位测量值剂量函数。对特定放射性核素和特定条件，它表示单位生物测定活度所致的待积有效剂量，它是摄入后测量时间 t 的函数，在 ICRP 130 系列出版物按放射性核素和材料类型给出了“单位含量剂量函数”的值。

从上面的分析可以看出，对职业性内照射，如果进行了单次测量，并且先前摄入对测量值 $M(t)$ 的影响可忽略不计时，则待积有效剂量 $E(50)$ 可通过公式 5–9 确定：

$$E(50)=M(t)\times z(t) \qquad \text{公式 5–9}$$

式中：

$z(t)$——单位含量剂量函数，单位 Sv/Bq，其值可以从本书附录 C 中 C.1 获得。

（三）多次测量的剂量评估

1．**常规监测** 如果在先前监测周期内发生的摄入量的贡献不可忽略，则可以使用以下程序。对于某个监测周期 n 中，可以假设相关的有效剂量 $E(50)_n$ 等于 0 或正数。对于最后一个监测周期 k 结束时获得的给定测量 $M(t_k)$，相关的有效剂量 $E(50)_k$ 是：

$$E(50)_k=\left(M\left(t_k\right)-\sum_{n=1}^{k-1}\frac{E\left(50\right)_n}{z\left(t_k-\tau_n\right)}\right)z\left(t_k-\tau_k\right) \qquad \text{公式 5-10}$$

式中：

t_k——测量时间 k（最后一个监测周期 k 的结束）；

τ_n 和 τ_k——分别是监测周期 n 和 k 的中点的时间；

如果 $M(t_k)$ 低于判定限（ISO 11929-1：2019）或本底扣除的结果为负，则 $E(50)_k=0$。

2．**特殊监测** 用于摄入评估的生物测定数据可以包括在不同时间进行的不同测量的结果，甚至来自不同的监测技术（例如直接和间接测量）。

为了确定在摄入时间已知的单次摄入的最佳估计值，首先需要计算测量的单位摄入量的预测值 $m(t_i)$。接下来，确定摄入量 I 的最佳估计，使得乘积 $I\times m(t_i)$ “最适合”测量数据（t_i, M_i）。在有多种类型的生物测定数据集的情况下，建议通过同时将预测值拟合到不同类型的测量数据来评估摄入量和剂量。例如，如果尿液和粪便数据集可用，则通过同时将适当加权的预测值拟合到两个数据集来评估摄入量。

有许多数据拟合的统计方法。最广泛适用的两种方法是最大似然法（ISO 27048，2011）和贝叶斯方法。其他方法，例如点估计的均值和最小二乘拟合，可以基于最大似然方法对与数据相关的误差的某些假设进行验证。例如，如果假设数据的不确定度可以通过正态分布来表征，则可以从最大似然法导出最小二乘法。如果模型不适合数据，假设分布（例如正态或对数正态）可能对评估的摄入量和剂量产生显著影响。然而，随着模型与数据的拟合得到改善，数据不确定度对评估的摄入量和剂量的影响降低。

（四）其他情况下的考虑

1．**慢性照射** 体内存在的活度量和每日排泄的量取决于个体受照的时间段。获得的生物测定结果（例如体内，体内器官或排泄物中存在的量）将反映所有摄入量的叠加。ICRP 130 系列出版物中未给出慢性摄入量的滞留和排除函数，但可以通过卷积该系列出版物中给出的任何特定慢性摄入函数的急性摄入的滞留和排除函数来确定。

2．**内污染治疗的影响** 在涉及内污染的情况下，螯合剂或其他治疗可用于增强身体对化合物的自然清除速率，或可能阻止放射性核素在可能发生高摄取的部位（例如甲状腺中的放射性碘）的摄取。这两者的目的是减少待积剂量。

介入技术的使用可能部分或完全使用上述标准化模型方法估计摄入量和剂量无效，使用螯合剂如二亚乙基三胺五乙酸可影响停止治疗数周或数月后的排泄率。

提供具体建议是不可行的，因为任何生物测定数据的处理取决于照射的环境，以及剂量评估所需的时间和时间表。

3．伤口　由于它们的性质，由污染的切口或伤口引起的放射性核素的摄入通常占高剂量照射的可观比例。放射性核素可以从伤口部位转移到血液和其他器官和组织中，NCRP 已经开发出一种模型来描述这种转移的各种化学形式的选定放射性核素。结合特定元素的系统生物动力学模型，NCRP 模型可用于计算器官和组织的当量剂量，并在放射性核素转移至血液和体循环后确定有效剂量，以及预测尿液和粪便排泄。

如前所述，在实践中，对伤口引起的内污染的评估是根据专家判断逐案处理的。在许多情况下，可以直接从尿液生物测定数据评估从伤口部位转移到血液中的放射性核素的量。在第二章中已总结了 NCRP 的模型的主要特征，因为该信息可用于解释个别伤口污染病例的生物测定数据。

4．内照射剂量评估的不确定度　ICRP 103 出版物就不确定度评估作出如下陈述："为了评估辐射剂量，需要模型来模拟外照射的几何形状、掺入放射性核素的生物动力学和人体。建立参考模型和必要的参考参数值，这些是通过从一系列实验研究和人体研究中选择与判断的。出于监管目的，这些模型和参数值按照惯例是固定的，不受不确定度的影响。"

因此，没有要求评估或记录以及为证明符合法规要求而进行的个体剂量评估相关的不确定度。然而，对与特定监测程序（包括剂量评估程序）相关的不确定度的评估为优化监测程序的设计提供了重要信息。评估有效剂量估算的不确定度时，应考虑材料特定模型参数值的不确定度，但应将个体特定模型参数值固定在其参考值。

这里描述和讨论剂量回顾性评估中重要的不确定度来源。基于生物测定数据的内照射剂量评估的不确定度取决于：与用于确定放射性核素在体内或生物样品中的活度的测量相关的不确定度；用于解释生物测定结果的照射场景中的不确定度；用于解释生物测定结果的生物动力学和剂量测定模型中的不确定度。照射情景包括诸如摄入途径、摄入时间模式、进入体内的特定放射性核素以及沉积的放射性核素的化学和物理形式等因素。

内照射剂量监测及剂量估算的不确定度来源分析如下：

（1）照射场景中的不确定度

1）摄入时间：摄入时间模式的不确定度可能是估算剂量中不确定度的主要来源，或者它可能很少或没有贡献。例如，如果在事件发生后一段时间内没有识别出摄入量，并且全身滞留和尿液和粪便排泄率迅速减少，则假定的摄入时间模式可能是剂量估算中的主要不确定度。另一方面，如果工作人员在可立即识别的意外释放附近受照，或者全身滞留率和排泄率相当恒定，则摄入时间模式可能是剂量估算中不确定度的一个可以忽略不计的来源。

当在常规监测周期内摄入的时间未知时，通常将摄入设定为监测周期的中点。或者，可以计算并平均对应于每个可能的摄入时间的摄入，或者可以假设整个监测周期的恒定摄入速率。一般认为恒定的摄入率是这三种摄入方案中唯一的一种在测量和排泄 / 滞留函数准确已知或它们不确定但无偏差的理想条件下提供真实摄入量的无偏估计。

2）摄入路线：在实践中，人们可能会遇到摄入途径未知且无法根据保健物理记录或无法用生物测定数据轻易辨别的情况。例如，可能不知道摄入是通过单独吸入、单独摄入还是两者都进行的。即使已知吸入和食入的组合发生，关于沿两条路线的相对摄入量的信息可能很少。在没有具体信息的情况下，职业照射一般应假设为吸入摄入，因为这通常是职业环境中最常见的放射性核素受照模式。假定摄入途径对评估剂量的影响可能很大，应在评估剂量显著时进行调查。

3）摄入的放射性核素成分：当监测不包括对工作环境中存在的所有放射性同位素的测量时，关于源项（即放射性核素的特性及其相对丰度）的假设可能代表不确定度的主要来源。在许多情况下，工作人员受照于同一元素的多种同位素，一般通过测量其中一种同位素来完成监测。例如，通过测量 ^{235}U 对铀进行肺监测，这依赖于铀同位素富集水平的假设。在其他情况下，对某些放射性核素受照射的评估是基于肺部子体放射性核素的监测结果。例如，通过测量子体放射性核素来监测 ^{232}Th，依赖于关于工作人员受照的放射性物质中 ^{232}Th 衰变链中放射性核素平衡的假设。此外，受照于某些放射性核素，可能是基于测量已知存在于工作环境中的替代放射性核素。例如，^{239}Pu 的肺监测可能基于 ^{241}Am 的测量，使用关于吸入摄入的放射性核素成分中 ^{241}Am、^{241}Pu（^{241}Am 的母体）和 ^{239}Pu 的相对量以及沉积的钚同位素清除率的相对速率的假设，以及从产生的 ^{241}Am 肺部沉积和体内沉积假设。

需要有关吸入放射性核素的化学形式或形成混合物的信息，以帮助确定溶解模型，以及确定沉积在肺部的放射性活度。肺部溶出率可能是剂量评估中不确定度的主要来源，特别是当剂量估算仅基于排泄数据时。例如，如果剂量估算是基于尿液排泄数据，如果放射性物质被错误地认为是高度可溶的话，肺部的剂量有时会被低估几个数量级，或者如果放射性物质被错误地假设为具有低溶解度，则高估几个数量级。如果没有关于吸入形式的放射性核素的直接信息，尿液和粪便数据的组合以及可行的体内肺部测量可以大大降低与放射性核素的化学形式相关的剂量估算的不确定度。

4）气溶胶粒径：粒径可能是不确定度的重要来源，因为它影响假定的呼吸道沉积。尿液和粪便排泄速率取决于颗粒大小，因为粒径大小影响未吸收颗粒向消化道的转移。在某些工作环境中，多种气溶胶粒度正好处于人类可吸入的大小范围内。

（2）生物动力学模型的不确定度：生物动力学模型用于放射防护，以预测放射性核素在体内的时间依赖性分布和滞留，以及尿液和粪便中放射性核素的排泄速率。在 ICRP 130 系列出版物中使用这些模型来推导吸入或摄取放射性核素的剂量系数，并提供摄入放射性核素后用于解释生物测定数据的尿液和粪便排泄的参考率。

1）与生物动力学模型的结构相关的不确定度：可用于预测元素或化合物的生物动力学模型的置信度不仅取决于与模型的参数值相关的不确定度，还取决于与模型结构相关的不确定度。这种不确定度可能会出现，因为结构提供了已知过程的过度简化表示，省略了未知过程，或者因为部分或全部模型公式是基于数学方便而不是考虑过程。模型结构中受到限制的某些组合与相应放射性核素的生物动力学模型相关。这些限制阻碍了对模型参数值不确定度有意义的描述，因为它们对参数值的解释产生了怀疑。

2）用于构建元素生物动力学模型的信息类型：无论模型制定方法或建模方法如何，

元素或化合物的生物动力学模型，尤其是全身模型，通常主要基于以下信息来源的某些组合：① H1：关于人类的直接信息（即人类受试者中元素的定量测量）；② H2：观察人类受试者中化学性质相似元素的行为；③ A1：观察非人类物种中元素的行为；④ A2：观察非人物种中一种或多种化学性质相似元素的行为。

H2、A1 和 A2 数据作为 H1 数据（人类直接信息）的替代指标，这是基于生物动力学模型的首选信息类型。

H1、H2、A1 和 A2 数据有时会补充有各种其他类型的信息或约束，例如定量生理信息（例如骨重建率）；质量平衡的考虑；基于基本物理、化学和数学原理的理论模型的预测（例如，在肺的不同部分中吸入颗粒沉积的理论模型）；用解剖学上真实的物理模型得出的试验数据（例如用于测量吸入颗粒沉积的呼吸道部分的空心模型）和体外数据（例如化合物在模拟肺液中的溶解）。在这些补充信息来源中，质量平衡和定量生理数据具有特别广泛的用途。

3）应用的人类数据来源不确定度：理想的是将元素或化合物的生物动力学模型建立在对人类受试者中该元素的时间依赖性分布和排泄的观察（H1 数据）的基础上。某些程度的此类直接信息可用于大多数必需元素，以及一些重要的非必需元素，如铯、铅、镭、铀、镅和钚。根据模型参数的生物学现实程度，在控制感兴趣元素的生物动力学的重要过程中有用的不同元素特异性人类定量生理资料是由人类受试者提供的。例如，在 ICRP 67、69 和 71 出版物中，从骨骼中长期去除某些放射性核素是通过骨转换确定的。

尽管对于 H 模型构建而言它是优选的信息类型，但是它的数据通常具有以下一个或多个限制：小型研究组，单个元素的生物动力学中潜在的巨大的受试者间变异性；对短观察期，潜在的巨大的受试者内照射变异；不健康受试者的疾病可能改变元素生物动力学；对妇女和儿童的观测数量很少，这可能是不具代表性的样本；测量技术探测限或测量结果的不确定度达不到要求；元素摄入模式或水平的不确定性；非典型的研究条件和报告值的不一致性。在某些情况下，报告值的不一致，可能会给数据不确定度会提供一些最佳证据。

开发放射性核素生物动力学模型的一个重要工具是使用稳定元素的参考器官含量，如通过对长期暴露于环境水平或职业照射中遇到的高水平的受试者的尸检测量。这些数据通常用于调整生物动力学模型的参数值或引入新的模型组分以实现报告的摄入量、全身含量和稳定元素排泄之间的平衡。如果数据是在严格控制的条件下收集的，则平衡考虑因素可以为模型参数提供有用的约束。然而，平衡考虑通常基于来自不同信息源和不可靠测量技术的数据，并且在某些情况下，可能导致错误的模型或参数值。

基于 H1 数据的置信声明将反映多种因素，例如测量技术的可靠性、受试者的数量和健康状态、受试者和生物样本的代表性、来自不同研究的数据的一致性、关于摄入水平和模式的知识，以及信息与建模情况的相关性。例如，如果在以下任何研究人群的研究中确定数据，那么基于 H1 数据的参数值的置信度将会降低：几个已知摄入量的重病患者、几个摄入不良的健康受试者；或一个已知摄入量的健康受试者。

4）物种间外推生物动力学数据的不确定度：生物动力学数据的物种间外推是基于不同物种在细胞结构、器官结构和生物化学方面的一般生物规律性的概念。在污染物的生物动力学方面，预期具有的细胞结构、器官结构、生物化学和体温调节与人类特别接近的哺乳动物物种比非哺乳动物物种提供更好的类似物。

尽管哺乳动物物种具有广泛的结构、功能和生物化学性质相似性，但生物动力学数据的种间外推已被证明是一个不确定的过程。跨物种的相似性通常是更定性的而非定量的，因为以相同定性方式处理内部沉积的放射性核素的两个物种可能表现出与该物质不同的动力学。此外，哺乳动物物种之间存在重要的结构、功能和生物化学差异，包括特定器官的差异、肝胆汁形成和组成、胆汁分泌水平、尿量和酸度、体内脂肪量、吸收量或消化道的各个区域的分泌、消化道中的细菌类型，以及骨骼重塑的微观结构和模式。

一般而言，动物模型的选择，主要考虑选定物种在某些生物学过程和子系统方面可能与人类相似。例如，由于非人类灵长类动物和人类的骨骼相似性高，为了模拟骨架中放射性核素的分布，可以给予猴子或狒狒的实验数据相对较高的权重。由于狗与人之间在许多放射性核素的肝脏处理方面具有广泛的可定量相似性，因此可以给狗提供相对较高的权重以用于模拟放射性核素从肝脏中清除的速率。

基于生理学的模型提供了将实验动物的数据外推到人类的适当设置，因为它有助于将物种间比较集中在特定生理过程和身体的特定子系统上，此类外推可能是有效的，即使全身外推可能无效。根据所建模的过程，在某些情况下，最好将注意力集中在单一物种或少数物种的数据上，而在其他情况下，可以吸引物种集合的平均或比例数据。

可以基于动物数据置于模型值中的置信度取决于数据的质量和完整性，以及针对给定情况的动物类比的预期强度。因此，必须考虑数据中潜在的实验和统计问题，以及将这些特定数据外推到人类的逻辑基础。基于动物数据的模型值可能存在相对较高的置信度：如果进行了相当广泛的种间比较，并包括对预计最像人类的物种的观察；如果这些比较为种间外推提供了坚实的基础，要么是因为数据是物种不变的，要么是因为控制不同物种中元素生物动力学的生理过程已经合理地建立起来；如果模型结构允许对人类进行有意义的外推，通常是基于生理过程；如果这些过程在人类中得到了很好的量化（即人类的核心价值已经相当成熟）。如果数据仅适用于经常表现出与人类存在定性差异的物种（例如，如果数据仅适用于大鼠），或者如果没有对关于感兴趣数量建立对人类外推有意义的基础，则表明存在相当宽的不确定度区间。无论动物数据的质量如何，不确定度区间都应反映出这样一个事实：当数据跨物种外推时，对数据预测强度的一些信心就会丧失。

5）生物动力学数据的元素外推的不确定度：元素的生物动力学模型通常部分或全部由化学性质相似元素的数据构成，基于经验证据表明化学性质类似物通常表现出密切的生理相似性。例如，碱土金属元素钙、锶、钡和镭表现出许多生理和化学性质相似性，碱金属铷和铯紧随其化学性质类似物钾的运动。

然而，在选择时即使是化学性质类似物，还应考虑是否是生理类似物。例如，碱金属钾和钠具有紧密的物理和化学性质相似性，但在体内表现出截然相反的行为，钾主要是细胞内元素，钠主要是细胞外元素。

此外，一些在体内化学性质相似的元素可能表现出完全不同的动力学。例如，铯似乎在定性意义上遵循体内钾的行为，但在摄入后的早期与钾的分布略有不同，并且表现出显著更长的全身滞留时间。

基于化学性质相似元素的人体数据，可置于模型值中的置信水平取决于模拟数据的质量和完整性，以及给定情况下类比的预期强度。无论化学类似物的数据质量如何，置信区间都应反映这样一个事实：当元素的数据外推时，对数据的预期强度可能会被质疑。

对于给定元素，化学类比的强度很大程度上取决于发现化学性质相似元素在生理学上相似的程度。也就是说，如果相对大量的实验数据表明这些元素在体内具有基本相同的定性行为，并且一对元素的类比的定量行为相似或不同，被认为是强的预测方式。鉴于化学性质相似元素必然在生理学上相似的这一前提存在反例，如果在动物或人类中没有比较资料的元素，则化学类比不能提供高可信度。

如果已经显示化学性质类似物是良好的生理类似物，则将人类数据应用于化学类似物（H2 数据）可能优于将动物数据应用于感兴趣的元素（A1 数据）。例如，为了构建或评估人类中镅的生物动力学模型，在生理类似物锔上使用定量人类数据似乎优于使用镅上的最佳定量动物数据。可以对镭和钡，铷和钾，或其他成对的紧密生理类似物进行类似的陈述。另一方面，如果两个化学性质相似的元素仅显示广泛的生理相似性，则动物类比可能优于化学类比，特别是如果元素特异性数据可用于各种动物物种（例如，用于铀和钙）。一般而言，对于化学类似物而言，其动物数据的置信度低于感兴趣元素的动物数据。

（3）由人口估计变异引起的不确定性：“不确定性”指的是缺乏对人口中心值的了解，“变异性”指的是不同成员之间量的差异。尽管不确定性和变异性是不同的概念，但群体内生物动力学特征的变化，通常是导致生物动力学量的不确定性的重要因素。由于通常可获得的观察数量较少的可变性使得识别群体集中趋势这一特征的问题复杂化。事实上，这时无法随机选择生物动力学研究的受试者。

人体中放射性核素、药物或化学品的生物动力学变化似乎是由许多不同的生理因素或调节环境性宿主因素引起的，包括年龄、性别、怀孕、哺乳期、运动、疾病、压力、吸烟和饮食。在没有明显的环境差异的情况下，大的个体间生物动力学变化有时会持续存在，并且表明这些变异可能受到遗传的控制。在现实世界中，遗传和环境因素可能会动态相互作用，从而在摄入人体的物质中产生相当大的变化。

（4）剂量学模型的不确定度：剂量学模型用于估计由体内存在的放射性核素的核转化所发出的辐射所产生的平均吸收剂量。计算被认为是放射敏感性的靶区（器官、组织或组织区域）的吸收剂量。将辐射权重因数和组织权重因数应用于平均吸收剂量以确定等效和有效剂量。权重因数被赋予参考值，因此不被视为不确定的数量。因此，例如，与估计的器官当量剂量相关的不确定度被认为是与潜在的平均吸收剂量相关的不确定度。

导致体内发射体平均吸收剂量不确定度的物理和解剖学参数是：

1）放射性核素和任何放射性子体发射的核和原子辐射的能量和强度；

2）组织中发射辐射的相互作用系数；

3）身体组织的元素组成；

4）体内器官的体积、形状和密度；

5）描述源区和靶区的空间关系的参数。

在表示解剖结构的计算模型中存在限制，并且在用于计算靶区中吸收的能量的数值程序中存在限制。这些不确定度的大小随辐射的类型和能量以及特定的源 - 目标对而变化。基于医学成像数据（通常称为“体素模型”）的计算模型的采用通过提供一些源和目标的更真实的空间关系，在一定程度上减少了与光子和中子辐射在组织中混合辐射所致不确定度。然而，吸收剂量通常由非穿透性辐射的贡献主导。对于在医学图像数据中不能解析的源区域和靶区（例如，呼吸道和消化道以及骨架中源区域和靶区），不确定度与用于表示这些区域的计算模型相关联。

解剖模型是静态的，因此不能解决由于倾斜姿势呼吸时导致的器官空间位置变化的不确定度。

导致吸收剂量不确定度的剂量测定模型的参数是与确定发射辐射的能量和强度的核转化过程相关的那些物理参数，以及控制体内传输辐射的参数。光子的衰减和吸收系数涉及相对较小的不确定度，通常小于 10%，但稍微更高的不确定度归因于 α 粒子和电子的软组织阻止本领率值。基础核数据的改进减少了放射性核素的物理半衰期和衰变模式的分支部分的不确定度。剂量计算中用于解决自发裂变的延迟 β 和 γ 辐射的简化程序可能导致某些组织中平均吸收剂量的实质性不确定度。

剂量计算必须将解剖区域（源区域）与每个生物动力学隔室相关联。许多生物动力学模型将一些确定的器官 / 组织中的系统活度分开，并且包括称为“其他组织”的隔室，其代表残余活度。剂量测定程序在所有未在模型中明确识别的组织中均匀地分配“其他组织”隔室中的活度。实质上的不确定度可能与作为“其他组织”成员的组织的平均吸收剂量有关。“其他组织”经常包括指定明确组织权重因数的组织。例如，乳腺组织很少被明确地识别为生物动力学模型中的源区，因此，其平均吸收剂量通常基于其包含在“其他组织”中。

许多数值方法能够解决描述动力学的潜在大量（数百个）耦合微分“刚性”方程组，尽管数值精度的要求通常必须与计算时间平衡。导致平均吸收剂量不确定的隔室模型问题包括假定的衰变链成员的生物动力学（“独立或共享动力学”），以及当其他组织在解剖链成员之间的解剖学特征不同时的表示。

四、常用放射性核素相关信息和参数

（一）摄入途径

常见放射性核素的摄入途径见本书附录 A。

（二）生物动力学模型及代谢参数

常见放射性核素的生物动力学模型及代谢参数见本书附录 B。

（三）剂量学数据

常见放射性核素的剂量学数据见全书附录 C。

（四）化学形态及个人监测

1．氢（Z=1）

（1）在工作场所的化学形式：氢是一种非金属元素，主要以氧化态形式存在。氢能够与大多数其他元素发生化学反应。氚（^{3}H）是氢的放射性同位素。它在工业中以各种化学形式存在，包括氢气（元素氚）、氚水（HTO）、甲烷、金属氚化物、发光化合物、受氚污染的泵油，以及生物医学或其他研究中使用的各种有机化合物。氚是磁性和惯性约束聚变反应堆设计中受控核聚变的重要燃料。氢同位素的物理特性见表 5–3。

表 5–3　氢的同位素

同位素	物理半衰期 /a	衰变模式
^{3}H	12.32	β^-

（2）个人监测：通常通过测量尿中排泄的活度来监测氚摄入量。最常见的分析方法是液体闪烁计数，其测量方法的技术要求见表 3–1。

目前，大多数实验室都不对氚进行粪便监测，因此这里不推荐这种方法。然而，可能需要对暴露于颗粒形式氚的工作人员进行粪便监测，其检测限为 5Bq/g。

2．铁（Z=26）

（1）在工作场所的化学形式：铁是过渡金属，主要发生在氧化态Ⅱ和Ⅲ中。它是植物和动物生命的重要组成部分，是血红蛋白的关键组成部分。铁在工业中以各种化学形式使用，包括氧化物（FeO、Fe_2O_3、Fe_3O_4）、氯化物、氟化物和溴化物。

主要放射性同位素是 ^{59}Fe，其用作柠檬酸亚铁、氯化物或硫酸盐，用于医院的诊断应用。在核工业中，^{59}Fe 是一种重要的中子活化腐蚀产物。它可能在水冷反应堆的初级回路的不同部分以氧化物形式存在。铁的同位素物理特性见表 5–4。

表 5–4　铁的同位素

同位素	物理半衰期	衰变模式	同位素	物理半衰期	衰变模式
^{52}Fe	8.275h	EC、β^+	^{59}Fe	44.495d	β^-
^{55}Fe	2.737a	EC	^{60}Fe	1.5×10^{6}a	β^-

注：在 ICRP 134 出版物纸质版中仅给出了 ^{59}Fe 的剂量学参数。

（2）个人监测：^{59}Fe是一种高能γ发射体。^{59}Fe的监测通常通过尿液生物测定或全身测量来完成，其测量方法的技术要求见表3-1。

3．钴（Z=27）

（1）在工作场所的化学形式：钴是一种过渡金属，主要以氧化态Ⅱ和Ⅲ存在。钴可以在工业中以各种化学形式遇到，包括金属粉末、氧化物（CoO，Co_3O_4）和可溶性盐如硝酸盐和氯化物。

^{60}Co是核电站生产的重要活化产物，也可能存在于辐照燃料的碎片中。

大量的^{57}Co和^{60}Co被用于医药（核医学、放射疗法）和食品工业中用作灭菌的密封源。钴同位素的物理特性见表5-5。

表5-5　钴的同位素

同位素	物理半衰期	衰变模式	同位素	物理半衰期	衰变模式
^{55}Co	17.53h	EC、β^+	^{60}Co①	5.271a	β^-
^{56}Co	77.23d	EC、β^+	^{60m}Co	10.467min	IT、β^-
^{57}Co①	271.74d	EC	^{61}Co	1.65h	β^-
^{58}Co①	70.86d	EC、β^+	^{62m}Co	13.91min	β^-
^{58m}Co	9.04h	IT			

注：β^+：β^+衰变；β^-：β^-衰变；EC：电子捕获衰变；IT：同质异能跃迁衰变。
①这些放射性核素的剂量系数和生物测定数据在ICRP 134出版物纸质版中给出。

（2）个人监测

^{57}Co、^{58}Co和^{60}Co都是高能γ发射体。通常通过全身测量、尿液生物测定和肺部监测来完成，其测量方法的技术要求见表3-1。

4．锶（Z=38）

（1）在工作场所的化学形式：锶是一种碱土金属元素，主要发生在氧化态Ⅱ，它是钙的化学类似物。工业中遇到各种化学和物理形式，包括氯化物、硫酸盐、碳酸盐和钛酸盐（$SrTiO_3$）。^{85}Sr，^{89}Sr和^{90}Sr是核工业中可能遇到的三种主要裂变产物。锶也可以存在于辐照燃料的碎片中。锶同位素的物理特性见表5-6。

（2）个人监测

1）^{85}Sr：^{85}Sr监测技术包括体内直接监测技术（全身计数和必要时肺计数）以及尿液生物测定，其测量方法的技术要求见表3-1。

2）^{89}Sr：^{89}Sr通过化学分离后的β计数进行尿液生物测定来确定，其测量方法技术要求见表3-1。

3）^{90}Sr：^{90}Sr通过化学分离后尿排泄物样品的β计数或液体闪烁计数来实施，其测量方法的技术要求见表3-1。

表 5-6　锶的同位素

同位素	物理半衰期	衰变模式	同位素	物理半衰期	衰变模式
^{80}Sr	106.3min	EC、$β^+$	^{87m}Sr	2.815h	IT、EC
^{81}Sr	22.3min	EC、$β^+$	^{89}Sr①	50.53d	$β^-$
^{82}Sr	25.36d	EC	^{90}Sr①	28.79a	$β^-$
^{83}Sr	32.41h	EC、$β^+$	^{91}Sr	9.63h	$β^-$
^{85}Sr①	64.84d	EC	^{92}Sr	2.66h	$β^-$
^{85m}Sr	67.63min	IT、EC、$β^+$			

注：$β^+$：$β^+$ 衰变；$β^-$：$β^-$ 衰变；EC：电子捕获衰变；IT：同质异能跃迁衰变。
①ICRP 134 出版物纸质版仅给出了这些放射性核素的剂量系数和生物测定数据。

5．锝（Z=43）

（1）在工作场所的化学形式：锝是一种过渡金属，主要发生在氧化态Ⅳ、Ⅵ和Ⅶ中。锝酸盐或高锝酸盐（TcO_4^-）是最常见的锝离子。工业上可以遇到各种化学和物理形式的锝，例如氧化物（TcO_2、Tc_2O_7），硫化物、卤化物和硝酸盐。锝是一种从铀裂变或用中子轰击钼后获得的人造元素。^{99}Tc 是铀裂变的高收率产物，其半衰期相对较长，是核废料的重要组成部分。^{99m}Tc 经常用于核医学，用于各种诊断测试，作为不同药物的标签。锝同位素的物理特性见表 5-7。

表 5-7　锝的同位素

同位素	物理半衰期	衰变模式	同位素	物理半衰期	衰变模式
^{93}Tc	2.75h	EC、$β^+$	^{97}Tc	2.6×10^6a	EC
^{93m}Tc	43.5min	IT、EC、$β^+$	^{97m}Tc	90.1d	IT
^{94}Tc	293min	EC、$β^+$	^{98}Tc	4.2×10^6a	$β^-$
^{94m}Tc	52.0min	EC、$β^+$	^{99}Tc①	2.111×10^5a	$β^-$
^{95}Tc	20h	EC	^{99m}TC①	6.015h	IT、$β^-$
^{95m}Tc	61d	EC、$β^+$、IT	^{101}Tc	14.2min	$β^-$
^{96}Tc	4.28d	EC	^{104}Tc	18.3min	$β^-$
^{96m}Tc	51.5min	IT、EC、$β^+$			

注：$β^+$：$β^+$ 衰变；$β^-$：$β^-$ 衰变；EC：电子捕获衰变；IT：同质异能跃迁衰变。
①ICRP 134 出版物纸质版仅给出了这些放射性核素的剂量系数和生物测定数据。

（2）个人监测

1）^{99}Tc：^{99}Tc 是 β 发射体。个人监测是通过尿液生物测定的监测技术其测量方法的技术要求见表 3-1。

2）^{99m}Tc：^{99m}Tc 是异构转变核素。个人监测技术是尿液生物测定和全身测量，其测量方法的技术要求见表 3–1。

6．钌（Z=44）

（1）在工作场所的化学形式：钌是一种以各种氧化态存在，假设氧化态Ⅲ和Ⅳ最稳定，而在强氧化条件下，氧代阴离子 RuO_4^{2-} 非常稳定。工业中可能会遇到各种化学和物理形式的钌，如氧化物［RuO_2 和 RuO_4（蒸气状态）］、卤化物、硫化物和氰化物。

^{103}Ru 和 ^{106}Ru 在核工业中作为裂变产物生产。^{106}Ru 衰变为 ^{106}Rh，这是一种半衰期为 30s 的 β/γ 发射体。在切尔诺贝利核事故中，钌在火灾中变得易挥发，并在距离核电站数百公里的地方以金属形式被发现。钌同位素的物理特性见表 5–8。

表 5–8　钌的同位素

同位素	物理半衰期	衰变模式	同位素	物理半衰期	衰变模式
^{94}Ru	51.8min	EC、$β^+$	^{103}Ru	39.26d	$β^-$
^{95}Ru	1.643h	EC、$β^+$	^{105}Ru	4.44h	$β^-$
^{97}Ru	2.9d	EC	^{106}Ru①	373.59d	$β^-$

注：$β^+$：$β^+$ 衰变；$β^-$：$β^-$ 衰变；EC：电子捕获衰变。
①ICRP 134 出版物纸质版仅给出了这些放射性核素的剂量系数和生物测定数据。

（2）个人监测：^{106}Ru 是 β 发射体，但它是使用其短命子体 ^{106}Rh（$t_{1/2}$=30s）的 0.512MeV 和 0.622MeV γ 射线测量的。尿液生物测定、全身测量和肺测量可用于估计体内沉积的 ^{106}Ru 含量，其测量方法的技术要求见表 3–1。

7．碘（Z=53）

（1）在工作场所的化学形式：碘是一种挥发性卤素，主要发生在氧化态 I、O 和 V 中。溶液中最常见的碘化学形式是碘化物（I^-）和碘酸盐（IO_3^-）。工业中可能以各种化学和物理形式遇到碘，包括蒸气和气体，有机化合物如甲基和乙基碘，以及颗粒形式，包括金属碘化物（NaI、AgI）。

^{131}I、^{129}I 和 ^{132}I（来自 ^{132}Te）是三种主要的碘裂变产物，它们从反应堆事故中释放出来并存在于辐照燃料的碎片中。^{123}I 和 ^{125}I 在医学中用作成像和评估甲状腺功能的示踪剂，^{131}I 用于医学治疗甲状腺癌。碘同位素的物理特性见表 5–9。

（2）个人监测：甲状腺监测通常用于监测 ^{125}I 和 ^{131}I。摄入后尿液排泄率随着时间的推移迅速下降，因此除非已知实际摄入时间，否则优先进行甲状腺监测，其测量方法的技术要求见表 3–1。

由于 ^{125}I 和发射的是低能量光子，因此，应优先使用甲状腺计数配置中的高纯度锗探测器。

体内监测甲状腺监测是 ^{131}I 体内污染的优先方法。使用 NaI 检测器或锗检测器系统可以很容易地检测到。尿液监测也是监测放射性碘的可靠方法。因此，除非已知实际摄入时

表 5-9　碘的同位素

同位素	物理半衰期	衰变模式	同位素	物理半衰期	衰变模式
^{118}I	13.7min	EC、β^+	^{128}I	24.99min	β^-、EC、β^+
^{119}I	19.1min	EC、β^+	^{129}I①	1.57×10^7a	β^-
^{120}I	81.6min	EC、β^+	^{130}I	12.36h	β^-
^{120m}I	53min	EC、β^+	^{131}I①	8.021d	β^-
^{121}I	2.12h	EC、β^+	^{132}I	2.295h	β^-
^{123}I	13.27h	EC	^{132m}I	1.387h	IT、β^-
^{124}I	4.176d	EC、β^+	^{133}I	20.8h	β^-
^{125}I①	59.40d	EC	^{134}I	52.5min	β^-
^{126}I	12.93d	EC、β^+、β^-	^{135}I	6.57h	β^-

注：β^+：β^+ 衰变；β^-：β^- 衰变；EC：电子捕获衰变；IT：同质异能跃迁衰变。
①在 ICRP 137 出版物纸质版中给出了这些碘同位素的剂量系数和生物测定数据。

间，否则优先进行甲状腺监测。在可行的情况下，使用这两种测量可以增加估计剂量的可信度。虽然在常规监测中不常见，但在特殊情况下（例如当甲状腺被阻塞时）全身测量也是可行的。这些监测方法的技术要求见表 3-1。

8．铯（Z=55）

（1）工作场所的化学形式：铯是仅在氧化态 I 下发生的碱金属。在工业中可以以各种化学和物理形式遇到铯，包括可溶性无机盐（氯化物、硝酸盐）和溶解度较低的硫酸盐。^{134}Cs 和 ^{137}Cs 是重要的裂变产物，也可能在相对不溶的辐照燃料碎片中遇到。^{137}Cs 通常用于医疗应用，如氯化铯。铯同位素的物理特性见表 5-10。

表 5-10　铯的同位素

同位素	物理半衰期	衰变模式	同位素	物理半衰期	衰变模式
^{125}Cs	45min	EC、β^+	^{134m}Cs	2.903h	IT
^{127}Cs	6.25h	EC、β^+	^{135}Cs	2.3×10^6a	β^-
^{129}Cs	32.06h	EC、β^+	^{135m}Cs	53min	IT
^{130}Cs	29.21min	EC、β^+、β^-	^{136}Cs	13.167d	β^-
^{131}Cs	9.689d	EC	^{137}Cs①	30.167a	β^-
^{132}Cs	6.479d	EC、β^+、β^-	^{138}Cs	33.41min	β^-
^{134}Cs①	2.064a	β^-、EC			

注：β^+：β^+ 衰变；β^-：β^- 衰变；EC：电子捕获衰变；IT：同质异能跃迁衰变。
①在 ICRP 137 出版物纸质版中给出了这些铯同位素的剂量系数和生物测定数据。

（2）个人监测

1）^{134}Cs：可以使用体内尿分析、肺监测或全身计数来检测 ^{134}Cs 内照射，其方法的技术要求见表 3–1。

2）^{137}Cs：使用来自其子体 ^{137m}Ba（$t_{1/2}$=2.5min）的 0.661MeV γ 射线通过 γ 光谱检 ^{137}Cs 内照射，它在大约 94.4% 的 ^{137}Cs 衰变中产生，并与体内的 ^{137}Cs 处于长期平衡状态。γ 光谱用于体内测量和排泄物分析，其方法的技术要求见表 3–1。

9．氡（Z=86）

（1）概述：对于一般的氡暴露，吸入空气中的氡子体占辐射剂量的大部分，而不是吸入氡气本身。因此，ICRP 137 出版物附录 A 中提供了吸入 ^{222}Rn 或 ^{220}Rn 子体的有效剂量系数，并在此进行了总结，以 mSv/(mJ · h · m^{-3})、mSv/WLM 和 mSv/(Bq · h · m^{-3}) 为单位表示。

ICRP 137 出版物附件 A 提供了氡子体剂量测定的详细处理，包括对空气中氡子体物理性质的经验数据的回顾，以及表征空气中氡和氡子体浓度的数量和单位的描述。提供有效剂量系数用于在室内工作场所和矿井中吸入 ^{222}Rn 或 ^{220}Rn 的短寿命子体。还计算了在旅游溶洞中吸入 ^{222}Rn 子体的有效剂量系数。此外，ICRP 137 出版物附件 A 提供了信息和剂量测定数据，以支持现场特定剂量系数的计算，以便在气溶胶条件与典型条件明显不同的情况下使用，并且可获得足够和可靠的气溶胶数据以保证此类计算。暴露于氡和钍射线子体的器官和组织当量剂量系数在随附的电子附件中给出。吸入锕射气（^{219}Rn）子体的有效剂量系数也在 ICRP 137 出版物附件 A 中给出。

用于暴露于空气中的氡（^{222}Rn）、钍（^{220}Rn）和锕射气（^{219}Rn）及其子体的有效剂量系数在 OIR 第 5 部分中单独处理。对于 ^{222}Rn，该剂量对总有效剂量的贡献很小，通常约为 1%。

（2）工作场所的化学形式：氡是一种惰性气体，以元素形式遇到的是气体或溶解在水中。

在 ICRP 137 出版物中考虑三种氡的同位素：^{222}Rn、^{220}Rn 和 ^{219}Rn，见表 5–11。它们通常作为镭同位素（^{226}Ra、^{224}Ra 和 ^{223}Ra）的子体放射性核素出现，它们是三个自然放射性衰变系列的成员，分别以原始放射性核素 ^{238}U、^{232}Th 和 ^{235}U 为首。由于它们的起源，同位素 ^{222}Rn、^{220}Rn 和 ^{219}Rn 通常分别称为氡、钍和锕射气。两种同位素 ^{222}Rn 和 ^{222}Rn 是辐射防护中重要的氡暴露的主要来源。

表 5–11　氡的同位素

同位素	物理半衰期	衰变模式	同位素	物理半衰期	衰变模式
^{222}Rn（氡）	3.8d	α	^{219}Rn（锕射气）	4.0s	α
^{220}Rn（钍射气）	56s	α			

注：α：α 衰变。

在 ICRP 137 出版物纸质版中给出了这些氡同位素的剂量系数和生物测定数据。

铀、镭和钍天然存在于土壤和岩石中，并提供连续的氡源。氡可以通过分子扩散或对流从地壳中逃逸出来，因此存在于室外和所有建筑物的空气中。在封闭空间内积聚氡及其短寿命子体的活度浓度会产生潜在的辐射危害。这尤其适用于诸如地下矿井、旅游溶洞和供水设施的工作场所，其中处理或储存具有高氡浓度的地下水。

氡的半衰期为3.8d，可在土壤中从其形成点扩散超过1m。因此，建筑物下面的地面通常是室内氡的主要来源。相比之下，由于钍射气的半衰期较短（56s），因此它从形成点的距离比氡气短。因此，建筑材料通常是室内钍射气暴露的主要来源。由于锕射气（^{219}Rn）具有更短的半衰期（4s），其对工作场所暴露的贡献通常较低。

（3）个人监测：氡和钍射气监测程序通常涉及^{222}Rn，^{222}Rn子体或^{220}Rn子体的连续空气区域监测。也可以使用^{222}Rn子体或^{220}Rn子体的个人空气采样器。国际辐射单位和测量委员会（ICRU 88，2012）详细讨论了监测战略和方法。

骨（颅骨和膝盖）中的^{210}Pb的体内测量已被用于回顾性地估计矿工对^{222}Rn及其子体的综合暴露数年。一般而言，这种测量不建议作为氡暴露估计，因为它们难以解释，并且所包含的^{210}Pb可能源自吸入氡子体以外的其他来源。但是，它们可以用作高氡暴露的指标。还可以在尿液样品中测量钋作为筛选作为氡子体暴露的指示。

10．镭（Z=88）

（1）工作场所的化学形式：镭是一种碱土金属元素，主要发生在氧化态Ⅱ，它是钙和钡的化学类似物，镭同位素的物理特性见表5-12。工业中遇到的化学和物理形式包括氧化物、硝酸盐、氯化物、硫酸盐和发光残留物。铀在铀矿石中以微量存在。镭和铍的混合物用作中子源。^{224}Ra、^{226}Ra、和^{228}Ra是工作场所中最常见的镭同位素。目前正在研究^{223}Ra用于治疗骨转移的药物。

表5-12　镭的同位素

同位素	物理半衰期	衰变模式	同位素	物理半衰期	衰变模式
^{223}Ra	11.43d	α	^{227}Ra	42.2min	β^-
^{224}Ra	3.66d	α	^{228}Ra①	5.75a	β^-
^{225}Ra	14.9d	β^-	^{230}Ra	93min	β^-
^{226}Ra①	1 600a	α			

注：α：α衰变；β^-：β^-衰变。
①在ICRP 137出版物的纸质版中给出了这些放射性核素的剂量系数和生物测定数据。

（2）个人监测：应通过统计技术将职业照射人员排泄物样本中镭的监测结果与当地人群的背景排泄物镭浓度进行比较。可以为个体或生物测定监测计划建立基线。

1）^{226}Ra：^{226}Ra是一个α发射体。通常通过分析其在尿液中的排泄来监测^{226}Ra的摄入量。可以使用几种测量技术来测量^{226}Ra的排泄速率。这些技术中的一些在计数前需要几天的时间来制备样品，并且^{226}Ra的另外20～30d与其子体放射性核素处于平衡状态。在紧急情况下，需要更快的方法，并且检测限将更高。可以使用其他技术，例如电感耦合等离子体质谱法（ICP-MS），其制备时间约为 2 ~ 3d。镭还可以通过肺计数，通过其 186keV 的 γ 发射来测量。必须采取预防措施，因为 ^{235}U 发射几乎相同能量的光子。在某些情况下，^{226}Ra 也可能通过粪便排泄进行监测。^{226}Ra 的体外监测方法的技术要求见表 3–1。

2）^{228}Ra：^{228}Ra 摄入量可以通过分析其在尿中的排泄来确定，在化学分离后使用比例计数器中的 β 计数或液体闪烁计数。^{228}Ac 伽马光子的测量是可能的，但检测限很高。^{228}Ra 不能通过体内测量直接检测。^{228}Ra 的肺含量可以从其直接子体 ^{228}Ac 的测量值推断。^{228}Ra 的体外监测方法的技术要求见表 3–1。

11．锕（Z=89）

（1）工作场所的化学形式：锕（Ac）是锕系元素的第一种元素，主要以氧化态Ⅲ出现，本书涉及锕的同位素见表 5–13。镧系元素如 Eu（Ⅲ）或 Gd（Ⅲ）和 Am（Ⅱ）是 Ac（Ⅲ）的良好化学类似物。锕没有重要的工业用途，在工业中可能以各种化学和物理形式存在，包括氧化物（Ac_2O_3）、氯化物和硝酸盐。

铀矿石中存在痕量的 ^{227}Ac，可通过核反应堆中 ^{226}Ra 的中子辐照获得。

表 5–13　锕的同位素

同位素	物理半衰期	衰变模式	同位素	物理半衰期	衰变模式
^{224}Ac	2.78h	EC、α	^{227}Ac	21.772a	$β^-$、α
^{225}Ac	10.0d	α	^{228}Ac①	6.15h	$β^-$
^{226}Ac	29.37h	$β^-$、EC、α			

注：EC：电子捕获衰变；α：α 衰变；$β^-$：$β^-$ 衰变。
①在 ICRP 141 出版物的纸质版中给出了该放射性核素的剂量系数和生物测定数据。

（2）个人监测及技术要求：^{228}Ac 的体内肺测量用于确定放射性核素的摄入量，以进行常规监测。体内全身测量可用作特殊研究的附加技术。通常采用直接测量方法测量，主要技术是 γ 能谱法，其技术要求参见表 3–1。

12．钍（Z=90）

（1）工作场所的化学形式：钍是一种主要在氧化态Ⅳ中发生的锕系元素，钍同位素的物理特性见表 5–14。它在地球上自然丰富，主要矿石是钍、钍石和独居石，后者以矿砂为主。工业上可以以各种化学和物理形式遇到钍，例如氧化物（ThO_2）、氢氧化物、硝酸盐、氟化物和硫酸盐。

^{232}Th 可用作核反应堆中的燃料，以吸收缓慢的中子并产生裂变的 ^{233}U。

（2）个人监测

1）^{228}Th：^{228}Th 个人监测技术包括尿液和粪便生物测定。在通过测量天然钍存在的排泄物样品中的核素浓度来解释 ^{228}Th 的摄入量时必须小心。职业照射人员排泄物样本中 ^{228}Th 的监测结果应与当地人口的本底排泄物钍浓度通过统计技术进行比较。可以为个人

表 5-14　钍的同位素

同位素	物理半衰期	衰变模式	同位素	物理半衰期	衰变模式
^{226}Th	30.57min	α	^{231}Th	25.52h	β^-
^{227}Th	18.68d	α	^{232}Th ①	$1.405\times10^{10}a$	α
^{228}Th ①	1.912a	α	^{233}Th	22.3min	β^-
^{229}Th ①	$7.34\times10^{3}a$	α	^{234}Th ①	24.10d	β^-
^{230}Th ①	$7.538\times10^{4}a$	α	^{236}Th	37.5min	β^-

注：α：α 衰变；β^-：β^- 衰变。
①在 ICRP 137 出版物的纸质版中给出了这些放射性核素的剂量系数和生物测定数据。

或生物测定监测计划建立基线。

通过体内测量不能直接检测 ^{228}Th 本身。^{228}Th 的体内含量可以通过测量子体放射性核素 ^{212}Pb 和 $^{208}T1$ 的 γ 发射来推断。需要关于 ^{228}Th 及其子体放射性核素之间的平衡比的假设。源材料中子体与 ^{228}Th 放射性核素活度的比率是重要的。根据这些比率，暴露后立即进行的监测可能会受到吸入 ^{220}Rn 的强烈影响。应考虑肺中 ^{212}Pb 的生物动力学，因为 ^{212}Pb 可能有更快的肺部的清除率。

此外，在肺内形成的一部分子体放射性核素将以更快的清除速率离开肺部，而在 OIR 系列中描述的生物测定功能中没有考虑这一点。

由于 α 反冲导致子体放射性核素损失从而导致的低估应加上结果的不确定度。

呼气中钍（^{220}Rn）的测量是确定 ^{228}Th 的肺负荷的潜在有用技术。肺部负担评估的不确定度难以量化，可能低估了肺部负担。

2）^{232}Th：^{232}Th 的摄入量通过尿液样品的体外生物测定来确定，通过粪便分析补充或不补充。一般而言，有必要使用最灵敏的测量技术，以便能够在调查水平上检测 ^{232}Th 暴露。由于钍是天然存在于环境和饮食中的核素，因此预计天然钍的排泄率应该对工作人员居住地区的人口进行评估。这对于解释粪便样本结果尤为重要。应通过统计技术将职业照射人员排泄物样本中 ^{232}Th 的监测结果与当地人群的背景排泄物钍浓度进行比较。可以为个体或生物测定监测计划建立基线。

^{232}Th 本身不能通过体内测量直接检测，使用其子体放射性核素的测量进行体内肺计数。通过测量子体核素的 γ 发射来评估 ^{232}Th 肺内容物并不简单。它取决于工作人员所接触的原材料中的平衡假设以及肺中衰变链成员的生物动力学。对于其中假定 ^{232}Th 与子体放射性核素处于平衡的暴露源，通常选择测量 ^{228}Ac，因为不需要关于 ^{220}Rn 的假设来计算相应的 ^{232}Th 活度。^{228}Ra 和 ^{228}Ac 的肺清除速率比钍快。此外，在肺内形成的一部分子体放射性核素将以更快的清除速率离开肺部，而在 OIR 系列中描述的生物测定功能中没有考虑到这一点。由于 α 反冲导致子体放射性核素损失从而导致的低估应加上结果的不确定度。

当暴露源为纯化的钍源时，在纯化后立即单独含有等量的 ^{232}Th 和 ^{228}Th 时，^{228}Ac 将无法长时间测量。另一方面，在大约 3 周内，^{212}Pb 将与 ^{228}Th 处于平衡状态，并可用于指定摄入量，由于肺内形成的后代放射性核素的清除速度更快，因此低估钍的不确定度。如果再次纯化 ^{232}Th 源，根据剩下的 ^{228}Th 的量，^{212}Pb 的测量会低估 ^{232}Th，甚至可能对筛选没有用。

因此，为了使用子体放射性核素的肺监测来估计 ^{232}Th 含量，有必要知道暴露源中子体活度与 ^{232}Th 的比率。此外，应仔细评估肺中子体放射性核素的生物动力学。

呼气中钍（^{220}Rn）的测量是确定 ^{232}Th 的肺负荷的潜在有用技术。肺部负担评估的不确定度难以量化，可能低估了肺部负担。

钍同位素监测的技术要求见表 3–1。

13．铀（Z=92）

（1）工作场所的化学形式：铀是一种锕系元素，主要发生在氧化态Ⅳ和Ⅵ。它在工业中以各种化学和物理形式存在，包括氧化物（UO_3、UO_4、UO_2、U_3O_8、铀酸盐），无机盐（硝酸盐、氯化物），氟化物，碳酸盐，磷酸盐和一些有机化合物（乙酰丙酮酸盐、磷酸三丁酯）。铀的一些形式，特别是金属、碳化物和氧化物，可以遇到贫化（0.2% ^{235}U），天然（0.7% ^{235}U）或富集（>0.7% ^{235}U）铀。铀同位素的物理特性见表 5–15。任何给定的铀化合物的化学行为都是相似的，无论它是以天然、贫化还是富集形式存在。贫化铀已被用作航空和军事中的屏蔽材料应用，例如飞机控制表面的配重。^{238}U、^{235}U 和 ^{234}U 是三种主要同位素，^{235}U 通常是核动力反应堆的主要裂变材料。

值得注意的是，更容易吸收的铀化合物的摄入量受到化学毒性而非辐射剂量的限制。

表 5–15　铀的同位素

同位素	物理半衰期	衰变模式	同位素	物理半衰期	衰变模式
^{230}U	20.8d	α	^{236}U	2.342×10^7a	α
^{231}U	4.2d	EC、α	^{237}U	6.75d	$β^-$
^{232}U	68.9a	α	^{238}U①	4.468×10^9a	α、SF
^{233}U	1.592×10^5a	α	^{239}U	23.45min	$β^-$
^{234}U①	2.455×10^5a	α	^{240}U	14.1h	$β^-$
^{235}U①	7.04×10^8a	α	^{242}U	16.8min	$β^-$
^{235m}U	26min	IT			

注：α：α 衰变；EC：电子捕获衰变；IT：同质异能跃迁衰变；$β^-$：$β^-$ 衰变；SF：自发裂变。
①在 ICRP 137 出版物的纸质版中给出了这些放射性核素的剂量系数和生物测定数据。

（2）个人监测：由于 ^{234}U 和 ^{238}U 天然存在于环境和饮食中，因此预期天然铀的排泄率，应评估工作人员居住地区的人口。应通过统计技术将职业照射人员排泄物样本中 ^{234}U 和 ^{238}U 的监测结果与背景排泄物铀浓度进行比较。可以为个体或生物测定监测计划建立基线。

尿液和粪便中 ^{235}U 浓度的测量用于确定核素的摄入量。用于尿液分析的主要技术是 α 能谱法和 ICP-MS，能够测定尿液中铀的同位素组成。^{235}U 也可以通过体内肺计数来监测。全身测量可以用作补充。

尿液中 ^{238}U 浓度的测量用于监测暴露于铀的工作人员。几种技术用于尿液生物测定、α 光谱测定、ICP-MS、动力学磷光分析和荧光分析。近年来，ICP-MS 的使用有所增加，可以使用该技术和仪器的若干变体，例如四极杆、扇形场、多收集器和高分辨率 ICP-MS。这些技术中的一些可用于识别和量化尿中排泄的铀的同位素组成。粪便中的 ^{238}U 浓度也可用作监测工具，以补充尿液生物测定的结果。^{238}U 也可通过体内肺计数监测。^{238}U 检测基于其子体 ^{234}Th 发射的 62.8 ~ 92.3keV 光子。

铀同位素的监测方法和技术要求参见表 3–1。

14．镎（Z=93）

（1）工作场所中的化学形式：工业中可能会遇到各种化学和物理形式的镎，包括氧化物（NpO_2、Np_3O_8）、硝酸盐、氯化物、氟化物、草酸盐和碳酸盐。在某些特定情况下，也会遇到较不常见的形式，如溴化物、碘化物、硫化物或氮化物。本书中涉及的镎同位素的物理特性见表 5–16。^{237}Np 是镎最稳定的同位素，是核反应堆和钚生产的副产品，可作为中子探测设备的部件。

表 5–16　镎的同位素

同位素	物理半衰期	衰变模式	同位素	物理半衰期	衰变模式
^{232}Np	14.7min	EC、β^+	^{237}Np ①	2.144×10^6a	α
^{233}Np	36.2min	EC、α	^{238}Np	2.117d	β^-
^{234}Np	4.4d	EC、β^+	^{239}Np ①	2.356d	β^-
^{235}Np	396.1d	EC、α	^{240}Np	61.9min	β^-
^{236}Np	1.54×10^5a	EC、β^-、α	^{241}Np	13.9min	β^-
^{236m}Np	22.5h	EC、β^-			

注：EC：电子捕获衰变；β^+：β^+ 衰变；α：α 衰变；β^-：β^- 衰变。
①在 ICRP 141 出版物的纸质版中给出了这些放射性核素的剂量系数和生物测定数据。

（2）个人监测：尿液和粪便中 ^{237}Np 浓度的测量用于确定常规个人监测中放射性核素的摄入量。用于体外生物测定的主要技术是 α 能谱法和电感耦合等离子体质谱法（ICP-MS）。衰变产物 ^{233}Pa 在几十天内与 ^{237}Np 达到平衡，并转化为 ^{233}U，一种半衰期较长的 α 发射体。^{233}Pa 比 ^{237}Np 更容易测量，并且可以作为 ^{237}Np 污染的指示器。^{237}Np 的体内肺测量值可用于确定常规监测的放射性核素摄入量。全身测量可作为特殊调查的附加技术。体内测量的主要技术是 γ 能谱法。

镎同位素的监测技术及技术要求参见表 3–1。

15．钚（Z=94）

（1）工作场所中的化学形式：钚（Pu）是一种锕系元素，发生在各种氧化态（Ⅲ到Ⅶ），但主要处于氧化态Ⅳ。钚可能以各种化学和物理形式存在，包括金属、碳化物、氢氧化物、氧化物［PuO_2，包括钚-铀混合氧化物（MOX）］、氯化物、草酸盐和硝酸盐，以及有机形式，如 TBP。^{238}Pu、^{239}Pu、^{240}Pu 和 ^{241}Pu 是钚的主要同位素，^{239}Pu 是用于生产核武器的主要可裂变材料。本书中涉及的钚同位素的物理特性见表 5-17。

一些研究表明，钚的生物动力学取决于循环钚的总质量。这会导致同位素（例如 ^{238}Pu 和 ^{239}Pu）之间的显著差异，因为它们的生物动力学因比活度的差异而按活度来表示。

表 5-17　钚的同位素

同位素	物理半衰期	衰变模式	同位素	物理半衰期	衰变模式
^{232}Pu	33.7min	EC、α	^{240}Pu①	6.564×10^3a	α、SF
^{234}Pu	8.8h	EC、α	^{241}Pu①	14.35a	$β^-$、α
^{235}Pu	25.3min	EC、α	^{242}Pu	375×10^5a	α、SF
^{236}Pu	2.858a	α、SF	^{243}Pu	4.956h	$β^-$
^{237}Pu	45.2d	EC、α	^{244}Pu	8.00×10^7a	α、SF
^{238}Pu①	87.7a	α、SF	^{245}Pu	10.5h	$β^-$
^{239}Pu①	2.411×10^4a	α	^{246}Pu	10.84d	$β^-$

注：EC：电子捕获衰变；α：α 衰变；SF：自发裂变；$β^-$：$β^-$ 衰变。
①在 ICRP 141 纸质版出版物中给出了这些放射性核素的剂量系数和生物测定数据。

（2）个人监测：在常规个人监测中，通常采用尿液和粪便中 ^{238}Pu 浓度的测量值用于确定放射性核素的摄入量。用于体外生物测定的主要技术是 α 能谱法。^{238}Pu 的体内肺测量可用作特殊研究的附加技术。体内测量的主要技术是 X 射线能谱法。

在常规个人监测中，通常采用尿液和粪便中 ^{239}Pu 浓度的测量值用于确定放射性核素的摄入量。用于体外生物测定的主要技术是 α 能谱法和 ICP-MS，后者是更灵敏和更可取的技术。钚的工业来源通常由钚同位素和 ^{241}Am 的混合物组成，该混合物来自 ^{241}Pu 的向内生长。^{241}Am 的体内肺测量可能允许评估混合物的摄入量，或者在某些情况下，它可以用作钚的标记。对于定量解释，吸入材料中的放射性核素比率应通过分析工作环境中收集的材料或分析粪便排泄物来确定。

尿液中 ^{241}Pu 浓度的测量值用于确定放射性核素的摄入量。用于尿液分析的主要技术是液体闪烁。

尿液和粪便中 ^{242}Pu 浓度的测量值用于确定放射性核素的摄入量。使用的主要技术是 α 能谱法。

钚同位素监测方法和技术要求参见表 3-1。

16．镅（Z=95）

（1）工作场所中的化学形式：镅（Am）是一种锕系元素，其氧化态为Ⅲ至Ⅵ，但大部分处于氧化态Ⅲ。Eu（Ⅲ）或Gd（Ⅲ）等镧系元素是Am（Ⅲ）的良好化学类似物。本书中涉及的镅同位素的物理特性见表5-18。工业中可能以多种化学和物理形式出现，包括氢氧化物、氧化物（AmO_2）、氯化物、草酸盐、硝酸盐和柠檬酸盐，以及与钚化合物一起，包括作为混合氧化物反应堆燃料。

^{240}Am和^{241}Am是在核反应堆中发现的镅的两种主要同位素。

表5-18　镅的同位素

同位素	物理半衰期	衰变模式	同位素	物理半衰期	衰变模式
^{237}Am	73.0min	EC、α	^{243}Am①	7.37×10^3a	α
^{238}Am	98min	EC、β^+、α	^{244}Am	10.1h	β^-
^{239}Am	11.9h	EC、α	^{244m}Am	26min	β^-
^{240}Am	50.8h	EC、α	^{245}Am	2.05h	β^-
^{241}Am①	432.2a	α	^{246}Am	39min	β^-
^{242}Am	16.02h	β^-、EC	^{246m}Am	25.0min	β^-
^{242m}Am	141a	IT、α	^{247}Am	23.0min	β^-

注：EC：电子捕获衰变；α：α衰变；β^+：β^+衰变；β^-：β^-衰变；IT：同质异能跃迁衰变。
①在ICRP141出版物的纸质版中给出了这些放射性核素的剂量系数和生物测定数据。

（2）个人监测：测量尿液和粪便中^{241}Am的浓度用于确定放射性核素的摄入量。体外生物测定的主要技术是α能谱法和ICP-MS法，后者是更灵敏和更可取的技术。体内肺测量^{241}Am，如果测量系统足够敏感，可以用于评估放射性核素的摄入量。测量在骨骼和肝脏中^{241}Am，在大量摄入后是可行的，并可用于确定全身摄取。体内测量的主要技术是γ能谱法。

尿液和粪便^{243}Am浓度的测量值用于确定放射性核素的摄入量，以进行常规监测。用于体外生物测定的主要技术是α能谱法和ICP-MS，后者是更灵敏和更可取的技术。如果测量系统足够灵敏，^{243}Am的体内肺测量可以评估放射性核素的摄入量。大量摄入后，骨骼和肝脏中^{243}Am的测量是可行的，并可用于确定全身吸收。体内测量的主要技术是γ能谱法。

镅同位素监测方法和技术要求参见表3-1。

17．锔（Z=96）

（1）工作场所中的化学形式：锔（Cm）是一种锕系元素，主要存在于氧化态Ⅲ中。本书中涉及的锔同位素见表5-19。镧系元素如Eu（Ⅲ）或Gd（Ⅲ）和Am（Ⅱ）是Cm（Ⅲ）的良好化学类似物。锔在工业中可能会以各种化学和物理形式出现，包括氧化物（Cm_2O_3、CmO_2）、氯化物、草酸盐、柠檬酸盐和硝酸盐，并且可能与钚化合物一起存在，包括混合氧化物反应堆燃料。^{244}Cm 是在核反应堆和辐照燃料中发现的锔的主要同位素。

表 5-19　锔的同位素

同位素	物理半衰期	衰变模式	同位素	物理半衰期	衰变模式
^{238}Cm	2.4h	EC、α	^{245}Cm	8.5×10^3a	α、SF
^{239}Cm	2.9h	EC、$β^+$	^{246}Cm	4.76×10^3a	α、SF
^{240}Cm	27d	α、SF	^{247}Cm	1.56×10^7a	α
^{241}Cm	32.8d	EC、α	^{248}Cm	3.48×10^5a	α、SF
^{242}Cm①	162.8d	α、SF	^{249}Cm	64.15min	$β^-$
^{243}Cm①	29.1a	α、EC	^{250}Cm	8.3×10^3a	α、$β^-$、SF
^{244}Cm①	18.10a	α、SF	^{251}Cm	16.8min	$β^-$

注：EC：电子捕获衰变；α：α 衰变；$β^+$：$β^+$ 衰变；SF：自发裂变；$β^-$：$β^-$ 衰变。
①在 ICRP141 出版物的纸质版中给出了这些放射性核素的剂量系数和生物测定数据。

（2）个人监测：尿液和粪便中 ^{242}Cm 浓度的测量值用于确定放射性核素的摄入量，以进行常规监测。用于体外生物测定的主要技术是 α 能谱法。

尿液和粪便中 ^{243}Cm 活度浓度的测量用于确定常规监测的放射性核素摄入量。用于体外生物测定主要技术是 α 能谱法。如果测量系统足够灵敏，^{243}Cm 的体内肺部测量可允许评估放射性核素的摄入量。体内测量的主要技术是 γ 谱分析。

尿液和粪便中 ^{244}Cm 活度浓度的测量用于确定常规监测的放射性核素摄入量。用于体外生物测定的主要技术是 α 能谱法和 ICP-MS，后者是更灵敏和更可取的技术。

尿液中 ^{248}Cm 浓度的测量用于确定常规监测的放射性核素摄入量。用于尿液分析的主要技术是 α 光谱法。

锔同位素的监测方法和技术要求参见表 3-1。

18．锎（Z=98）

（1）工作场所中的化学形式：锎（Cf）是一种主要以氧化态Ⅲ存在的锕系元素。本书中涉及的锎同位素的物理特性见表 5-20。镧系元素如 Gd（Ⅲ）或 Eu（Ⅲ）和 Am（Ⅱ）是 Cf（Ⅲ）的良好化学类似物。锎可能以多种化学形式存在，包括氧化物、氯化物、柠檬酸盐和硝酸盐。

^{249}Cf 是由 ^{249}Bk 的 β 衰变形成的，而大多数其他的锎同位素是通过在核反应堆中对锫进行强中子辐射而制成的。^{252}Cf 作为强中子发射器有许多特殊应用。

（2）个人监测：尿液中 ^{249}Cf 活度浓度的测量用于确定常规监测的放射性核素摄入量。用于体外生物测定的主要技术是 α 能谱法。^{249}Cf 的体内肺测量可作为特殊研究的附加技术。体内测量的主要技术是 γ 能谱法。

表 5-20　锎的同位素

同位素	物理半衰期	衰变模式	同位素	物理半衰期	衰变模式
^{244}Cf	19.4min	α	^{251}Cf	900a	α
^{246}Cf	35.7h	α、SF	^{252}Cf①	2.645a	α、SF
^{247}Cf	3.11h	EC、α	^{253}Cf	17.81d	$β^-$、α
^{248}Cf	334d	α、SF	^{254}Cf	60.5d	α、SF
^{249}Cf①	351a	α、SF	^{255}Cf	85min	β
^{250}Cf	13.08d	α、SF			

注：α：α 衰变；SF：自发裂变；EC：电子捕获衰变；$β^-$：$β^-$ 衰变。
①在 ICRP141 出版物的纸质版中给出了这些放射性核素的剂量系数和生物测定数据。

尿液和粪便中 ^{252}Cf 活度浓度的测量用于确定常规监测的放射性核素摄入量。用于体外生物测定的主要技术是 α 能谱法。

锎同位素的监测方法和技术要求参见表 3-1。

五、职业人员剂量估算举例

内照射剂量估算中，要特别注意放射性核素种类、化合物类型、摄入途径、摄入时间、监测周期的确定、测量方法等诸多因素的影响，下面将举例说明相关影响。

（一）单次和多次测量数据

1．单次测量　对于一个男性工作人员疑似吸入 ^{137}Cs 的情况，测量是在疑似事件发生后两天进行的，见表 5-21。

表 5-21　疑似事件发生两天后进行的测量

事件后测量时间 /d	尿样		$m(t)$/(Bq · Bq^{-1})（取自本书附录 C 表 C2-37）
	体积 /ml	活度 $M(t)$/kBq	
2	1 400	50	0.011

（1）用计算摄入量方法：由于收集的尿液量等于成年男性的参考每日尿量，因此无须调整测量值。摄入量的估计值 I 可以简单地由公式 5-11 给出：

$$I = M(t)/m(t) = 50\text{kBq}/0.011\text{Bq}\cdot\text{Bq}^{-1} \approx 4.5\text{MBq} \quad \text{公式 5-11}$$

根据本书附录 C 表 C1-22，对吸入 ^{137}Cs（5μm AMAD）的待积有效剂量系数 $e(50)$ 为 9.3×10^{-9}Sv/Bq，因此该摄入量的估计的有效剂量为：

$$E(50) = I\times e(50) = (4.5\times10^{6}\text{Bq})\times(9.3\times10^{-9}\text{Sv/Bq}) \approx 0.042\text{Sv} = 42\text{mSv} \quad \text{公式 5-12}$$

（2）用测量结果直接计算：根据本书附录 C 表 C1–24，对吸入 ^{137}Cs（5μm AMAD）摄入后第 2d 的待积有效剂量系数 $z(50)$ 为 7.4×10^{-7}Sv/Bq，因此该摄入量的估计的有效剂量为：

$$E(50)=M\times Z(50)=50\text{kBq}\times7.4\times10^{-7}\text{Sv}/\text{Bq}\approx0.037\text{Sv}=37\text{mSv}\quad\text{公式 5–13}$$

从计算的结果可以看出，两种方法结果极为相近。此计算是按 ICRP 137 出版物新参数计算的，若按 GBZ 129—2016《职业性内照射个人监测规范》的参数计算，其结果要低 10% 左右。

2．多个测量数据：简单平均 在上述事件发生后第 7d 和 10d 进行进一步测量，见表 5–22。

表 5–22 疑似事件发生后 2d、7d 和 10d 的检测结果

事件后测量时间 /d	尿样		$m(t)$/（Bq · Bq^{-1}）（取自附录 C 表 C2-37）
	体积 /ml	活度 $M(t)$/kBq	
2	1 400	50.0	0.011
7	70	0.9	3.700×10^{-3}
10	140	1.2	2.600×10^{-3}

在这种情况下，由于尿量大大低于成年男性 1.4L 的参考日尿量，因此必须按如下方式调整测量值：

第 7d：调整后的活度 =(0.9kBq)×(1 400ml/70ml)=18kBq；

第 10d：调整后的活度 =(1.2kBq)×(1 400ml/140ml)=12kBq。

（1）用计算摄入量方法：以与上述相同的方式从这些新数据中的每一个点获得摄入量的估计：

第 7d：I=18kBq/0.003 7Bq · Bq^{-1}=4.9MBq；

第 10d：I=12kBq/0.002 6Bq · Bq^{-1}=4.6MBq。

将这些值结合两天后测量获得的摄入量估计值，得出三个估计值：4.5MBq、4.9MBq 和 4.6MBq，则平均值为 4.7MBq。

根据附录 C 表 C1–22，对吸入 ^{137}Cs（5μmAMAD）的待积有效剂量系数 $e(50)$ 为 9.3×10^{-9}Sv/Bq，则该摄入量的估计的有效剂量为：

$$E(50)=(9.3\times10^{-9}\text{Sv/Bq})\times(4.7\times10^{6}\text{Bq})\approx0.044\text{Sv}=44\text{mSv}$$

（2）用测量结果直接计算：根据附录 C 表 C1–24，对吸入 ^{137}Cs（5μmAMAD）摄入后第 7d 和第 10d 的待积有效剂量系数 $z(50)$ 分别为：2.1×10^{-6}Sv/Bq 和 2.4×10^{-6}Sv/Bq，这些数据中的每一个点的待积有效剂量的估计值为：

第 2d：$E(50)$=0.037Sv；

第 7d：$E(50)=18\times10^{3}\text{Bq}\times2.1\times10^{-6}\text{Sv/Bq}\approx0.038\text{Sv}$；

第 10d：$E(50)=12\times10^{3}\text{Bq}\times2.4\times10^{-6}\text{Sv/Bq}\approx0.029\text{Sv}$。

三个待积有效剂量估计值的均值为 0.035Sv。从测量值可靠程度，前两个测量结果的估算值应更好些，因此，估算结果为 0.037Sv 更好些。

3．多个数据点：未加权的最小二乘法拟合　最小二乘法也可用于基于三个测量值估算摄入量。相关乘积 $M(t)m(t)$ 和 $[m(t)]^2$ 及其总和连同数据见表 5–23。

表 5–23　相关参数和数据

事件后时间 /d	$M(t)$/kBq	$m(t)$/(Bq · Bq^{-1}) （取至附录 C 表 C2-37）	$M(t)\ m(t)$/kBq	$[m(t)]^2/(\text{Bq}\cdot\text{Bq}^{-1})^2$
2	50	0.011 0	0.550	1.2×10^{-4}
7	18	0.003 7	0.067	1.4×10^{-5}
10	12	0.002 6	0.031	6.8×10^{-6}
均值			0.650	1.4×10^{-4}

使用未加权最小二乘拟合的估计摄入量为：$I=0.65\text{kBq}/1.4\times10^{-4}=4.6\text{MBq}$。

根据本书附录 C 表 C1–22，对吸入 ^{137}Cs（5μm AMAD）的待积有效剂量系数 $e(50)$ 为 9.3×10^{-9}Sv/Bq，因此该摄入量的估计的有效剂量为：$E(50)=(9.3\times10^{-9}\text{Sv/Bq})\times(4.6\times10^{6}\text{Bq})=$ 0.043Sv。

（二）摄入时间确定及剂量估算

1．事件概括　一名技术人员暴露在 ^{131}I 蒸气中，间隔 15d 的例行检测得到了监测结果见表 5–24。

表 5–24　一名技术人员暴露在 ^{131}I 蒸气后间隔 15d 的监测结果

日期	^{131}I 在甲状腺（体内）的活度监测值	^{131}I 在日尿液（体外）的活度监测值	^{131}I 日尿液活度监测值 / 甲状腺活度监测值
12 月 4 日	710Bq	126Bq/24h	0.18
12 月 6 日	680Bq	<DL	—
12 月 8 日	490Bq	<DL	—

注：尿液（体外监测）的探测限（DL）为 1Bq/L 或 1.4Bq/24h，日尿液指 24h 连续收集的尿样。

2．解决办法　在估算待积有效剂量时，为了使用本书附录 C 中 C.2 的 $m(t)$ 表或附录 C 中 C.1 的 $z(t)$ 表，必须确定摄入发生的时间 t。在许多情况下，这个时间并不清楚。由于某些放射性核素的特定生物动力学行为，比较不同生物测定技术的结果可能会对摄入时间有所了解。

这个例子就是用测量的日尿液 / 甲状腺活度比值，与日尿液和甲状腺相应的 $m(t)$ 预期比值进行比较判断。日尿液和甲状腺相应的 $m(t)$ 预期比值见表 5–25，日尿液和甲状腺相应的 $m(t)$ 预期值来自本书附录 C 的表 C2–33。

表 5-25　吸入 ^{131}I 蒸气时甲状腺和日尿液的 $m(t)$ 预期值及其比值

摄入后时间 /d	$m(t)$ 值 /（Bq · Bq^{-1}）		日尿液 $m(t)$/ 甲状腺 $m(t)$
	甲状腺	日尿液	
1	2.30×10^{-1}	5.30×10^{-1}	2.300 00
2	2.20×10^{-1}	4.30×10^{-2}	0.200 00
3	2.00×10^{-1}	2.50×10^{-3}	0.012 50
4	1.90×10^{-1}	2.70×10^{-4}	0.001 42
5	1.70×10^{-1}	1.70×10^{-4}	0.001 00
6	1.50×10^{-1}	1.80×10^{-4}	0.001 20

这个例子中，12 月 4 日的监测显示尿液活度与甲状腺活度之间的比率为 0.18，与摄入后 2d 的预期比值 0.20 相近。因此可以得出结论，摄入可能发生在 12 月 2 日，即 12 月 4 日监测的前两天。下面再确认这样的判断：

摄入后 4d，甲状腺中 ^{131}I 的预期含量为：$(0.19\text{Bq} \cdot \text{Bq}^{-1}/0.22\text{Bq} \cdot \text{Bq}^{-1}) \times 710\text{Bq}=613\text{Bq}$；

摄入后 6d，甲状腺中 ^{131}I 的预期含量为：$(0.15\text{Bq} \cdot \text{Bq}^{-1}/0.22\text{Bq} \cdot \text{Bq}^{-1}) \times 710\text{Bq}=484\text{Bq}$；

在同一天，尿液中的预期含量应该是：$(1.8 \times 10^{-4}\text{Bq} \cdot \text{Bq}^{-1}/4.3 \times 10^{-2}\text{Bq} \cdot \text{Bq}^{-1}) \times 126\text{Bq}/24\text{h}=0.5\text{Bq}/24\text{h}$。

从上述的分析可以看出，甲状腺和尿液里的 ^{131}I 的推测含量与前面列出的实测值的基本符合，因此，可以假设在例行监测日期前两天摄入。摄入量可以使用甲状腺结果来确定。

使用上面表 5-25 给出的 $m(t)$ 值，估算出各测量点的摄入量，见表 5-26。

表 5-26　估算出各测量点的摄入量

日期	甲状腺（体内监测）/Bq	$m(t)$/（Bq · Bq^{-1}）	摄入量 /Bq
12 月 4 日	710	2.20×10^{-1}	3 227
12 月 6 日	680	1.90×10^{-1}	3 579
12 月 8 日	490	1.50×10^{-1}	3 267
平均值			3 358

在本例中，使用甲状腺监测结果而不是尿液监测结果，因为它包括对体内活度的直接测量，对时间的依赖性较小，因此可以提供最准确的内污染评估。在这个例子中，尿液结果会产生类似于甲状腺数据获得的摄入量，并且在推导摄入量时可以考虑在内。当尿样产生的摄入结果与甲状腺监测数据不相近时，需要使用体内监测结果。

从本书附录 C 的表 C1-18 可知，吸入 ^{131}I 蒸气的有效剂量系数为 1.7×10^{-8}Sv/Bq。估计的待积有效剂量为：

$E(50)=3\ 358\text{Bq} \times 1.7 \times 10^{-8}\text{Sv/Bq}=5\ 709 \times 10^{-8}\text{Sv} \approx 0.06\text{mSv}$。

若用 GBZ 129—2016《职业性内照射个人监测规范》的相关参数，估计结果会比上述结果高 10% 左右。

（三）摄入途径确定及剂量估算

【例 1】

1．事件概括　一名工作人员在日常工作中接触到 UF_6 和 UO_2F_2，这两种物质被归类为 F 类型吸收。在执行一项特殊任务后的一天，他提供了 24h 的尿液和粪便样本。在样品中测得的活度分别为 ^{238}U 的 360Bq/24h 和 ^{238}U 的 140Bq/24h。提供的尿液和粪便样本的体积和质量与预期的 24h 排泄相符。在第一次采样后的 2d 和 4d（假定摄入后第 3d 和第 5d）提供了更多的尿液和粪便样本用于生物测定：结果显见表 5–27。

表 5–27　尿液和粪便样本含量测定结果

摄入后时间 /d	尿 /（$Bq \cdot 24h^{-1}$）	粪 /（$Bq \cdot 24h^{-1}$）	摄入后时间 /d	尿 /（$Bq \cdot 24h^{-1}$）	粪 /（$Bq \cdot 24h^{-1}$）
3	12	90	5	10	12

2．路径分析　我们知道摄入日期，摄入大多是通过食入发生，工作人员用受污染的手接触其嘴巴，但有必要确定本例中的摄入途径，以便根据摄入解释生物测定结果并计算待积有效剂量。

将本书附录 C 的 C.2 中 F 类型吸收、5μm AMAD 和 $f_1=0.02$ 的摄入值 $m(t)$ 与监测数据进行比较，可以得出吸入是受照途径的结论。受照 1d 后，尿液中的活度高于粪便，如果摄入是通过食入，则不会出现这种结果。摄入后 5d，尿液和粪便中排泄的活度具有相同的数量级，这也是与食入途径不相容的结果。

因此，工作人员吸入了 F 类型铀，假设 AMAD 为 5μm，使用本书附录 C 的 C.2 的 $m(t)$，我们得到了各点摄入量估计值，见表 5–28。

表 5–28　各测量点的摄入量估算

摄入后时间 /d	样品类型	测量活度 /（$Bq \cdot 24h^{-1}$）	$m(t)$ 值 /（$Bq \cdot Bq^{-1}$）	估算的摄入量 /Bq
1	尿样	360	1.8×10^{-1}	2 000
1	粪样	140	5.6×10^{-2}	2 500
3	尿样	12	5.1×10^{-3}	2 353
3	粪样	90	3.9×10^{-2}	2 308
5	尿样	10	4.2×10^{-3}	2 380
5	粪样	12	6.2×10^{-3}	1 935
平均				2 246

天然铀的活度组成为 $0.489^{234}U$、$0.022^{235}U$ 和 $0.489^{238}U$。因此，使用本书附录 C 的 C.1 中的吸入 ^{234}U、^{235}U 和 ^{238}U 的有效剂量系数分别为 $2.5\times10^{-7}Sv/Bq$、$2.3\times10^{-7}Sv/Bq$ 和 $2.2\times10^{-7}Sv/Bq$，则天然铀的待积有效剂量分别为：

^{234}U 为：$2\,246Bq\times2.5\times10^{-7}Sv/Bq=0.56mSv$；

^{235}U 为：$2\,246Bq\times2.3\times10^{-7}Sv/Bq=0.52mSv$；

^{238}U 为：$2\,246Bq\times2.2\times10^{-7}Sv/Bq=0.49mSv$；

总有效剂量为：$E(50)=0.56mSv\times0.489+0.52mSv\times0.022+0.49mSv\times0.489=0.52mSv$。

应注意的是，天然铀 ^{234}U、^{235}U 和 ^{238}U 的质量构成比是 0.16∶0.714∶99.27。在计算天然铀的加权活度时不能用质量构成比做权数。同样，在计算天然铀的质量时，不能用活度构成比做权数。

【例 2】

1．**事件概括**　一名工作人员暴露在含有 ^{232}Th 氧化物气溶胶的空气中，该氧化物被归类为 S 类型，AMAD 为 1μm。常规监测是通过收集粪便样本完成的，总体上结果低于检测限（1.0m Bq/24h）。然而，这一次就在刚要休假前和阴性结果后 10d，一名工作人员提供了 24h 样本，结果显示粪便中的活度为 12Bq。这位工作人员回忆说，在他提供粪便样本的前一天，他的工作量增加了。在他 20d 假期的最后一天，在返回工作岗位之前，他在家中收集了 24h 的粪便样本。对该样本进行了分析，发现其低于该技术的检测限。

2．**路径分析**　在工作环境中，工作人员经常通过食入途径摄入，因为他们习惯用受污染的手接触嘴巴。食入的活度会对监测结果造成严重干扰。因此，在使用生物测定结果计算工作人员的剂量之前，有必要评估摄入途径。

（1）吸入假设：如果主要路径是吸入，这时从本书附录 C 的表 C2-57 可得，S 类型 ^{232}Th 的 $m(t=1d)=0.11Bq/Bq$，则 I（摄入量）$=12Bq/0.11Bq\cdot Bq^{-1}=109Bq$。因此，20d 假期后用插值方法可得 $m(t=20d)=5.8\times10^{-4}Bq/Bq$，粪样活度应是 $M=5.8\times10^{-4}Bq\cdot Bq^{-1}\times109Bq/24h=0.06Bq/24h=60mBq/24h$，它应在探测限以上，因此，这个假设不成立。

（2）食入假设：如果是食入方式，从本书附录 C 的表 C2-58，使用 $f_1=2\times10^{-4}$ 的值，即得 $m(t=1d)=0.28Bq/Bq$，与之相应的摄入量 $I=12Bq/0.28Bq\cdot Bq^{-1}=43Bq$。从本书附录 C 图 C2-88 可得出在 20d 的假期后，$m(t=20d)=1.5\times10^{-8}Bq/Bq$，粪样活度应是 $M(t=20d)=43Bq/24h\times1.5\times10^{-8}Bq\cdot Bq^{-1}\approx6.5\times10^{-7}Bq/24h$，它在测量方法的探测限以下，因此，这个假设成立。

如果摄入量发生在 10d 监测间隔的中间，则摄入量约为 400Bq（$12Bq/3.1\times10^{-2}Bq\cdot Bq^{-1}$），就仅用受污染的手触摸嘴巴而言，是不现实的。

从以上考虑可以得出结论，摄入是最可能的接触途径。可以合理地假设摄入发生在工作人员休假前一天，当时由于工作量增加，工作人员可能污染了他的嘴。使用这个假设，摄入量 $I=43Bq$。计算该工作人员的有效剂量计算如下：

本书附录表 C1-33 的有效剂量系数为 $7.0\times10^{-8}Sv/Bq$（与 ICRP78 出版物的值为 $9.2\times10^{-8}Sv/Bq$ 不同，注意，此后的举例中均不采用 ICRP 老的参数），因此，该工作人员的待积有效剂量为：

$E(50)=43\text{Bq}\times7.0\times10^{-8}\text{Sv/Bq}=301\times10^{-8}\text{Sv}\approx3\mu\text{Sv}$。

如果假定假期前一天通过吸入摄入，则工作人员的有效剂量计算如下：

$E(50)=109\text{Bq}\times5.4\times10^{-5}\text{Sv/Bq}\approx5.9\text{mSv}$。

从上面的计算可以看出，若摄入途径错误，可能会差三个数量级，因此，在内照射剂量估算中，摄入路径的确定是十分重要的。

（四）剂量评估中混合活化和裂变产物摄入量分析

【例 1】

1．**事件概括**　一名工作人员是一家小型专业维修公司的员工，在一家核电站进行维修工作。所做的工作是使用浓缩液清洗储罐，该浓缩液在清洗过程中必须是湿的。然而，这项工作没有严格按照书面程序进行，该男子使用的是干精矿。当他离开控制区时，在他的脸上发现了表面污染，随后证实有体内污染。

对受表面污染影响的内照射的初次保守估计表明，待积有效剂量可能高于合理的导出调查水平。因此反复进行全身计数，计数确定了腐蚀产物 ^{110m}Ag、^{58}Co、^{60}Co、^{124}Sb 和 ^{54}Mn。此外，还对排泄物进行了分析。

在此示例中，仅对 ^{60}Co 的全身测量进行解释。

2．**摄入量计算**　这个人的摄入有以下主要特征：

（1）辐射工作人员（男；20 岁；体重：70kg；身高：162cm）；

（2）通过吸入途径摄入；

（3）污染日期：1998 年 9 月 3 日。

^{60}Co 的全身计数结果（测量日期和测量的活度）见表 5–29。除了计数日期外，还显示摄入后经过的天数。本书附录 C 表 C2–14 中吸入 5μm S 类型气溶胶的全身滞留值列于第 4 列，第 5 列的摄入量通过第 3 列的值除以第 4 列的值计算得出。

表 5–29　^{60}Co 摄入量计算结果

测量日期	摄入后天数 /d	测量结果 /Bq	$m(t)$/（Bq·Bq^{-1}）（来自本书附录 C 表 C2-14）	计算的摄入量 /Bq
1998-09-04	1	136 910	0.490	2.8×10^5
1998-09-07	4	3 588	0.098	3.7×10^4
1998-09-08	5	3 793	0.080	4.7×10^4
1998-09-08	5	3 580	0.080	4.5×10^4
1998-09-09	6	3 040	0.073	4.2×10^4
1998-09-10	7	2 978	0.069	4.3×10^4
1998-09-11	8	3 206	0.068	4.7×10^4
1998-09-14	11	2 741	0.064	4.3×10^4

续表

测量日期	摄入后天数 /d	测量结果 /Bq	$m(t)$/(Bq · Bq^{-1})(来自本书附录 C 表 C2-14)	计算的摄入量 /Bq
1998-09-15	12	2 808	0.064	4.4×10^4
1998-09-16	13	2 440	0.063	3.9×10^4
1998-09-18	15	2 434	0.061	4.0×10^4
1998-09-22	19	2 745	0.059	4.7×10^4
1998-09-23	20	2 778	0.058	4.8×10^4
1998-09-30	27	2 415	0.055	4.4×10^4
1998-10-02	29	2 753	0.054	5.1×10^4
1998-10-07	34	2 505	0.052	4.8×10^4
1998-10-09	36	2 569	0.052	4.9×10^4
1998-10-14	41	2 564	0.050	5.1×10^4
1998-10-16	43	2 861	0.049	5.8×10^4
1998-10-30	57	2 084	0.046	4.5×10^4
1998-11-04	62	2 346	0.045	5.2×10^4
1998-11-06	64	2 083	0.044	4.7×10^4
1998-11-11	69	2 292	0.043	5.3×10^4
1998-11-13	71	2 021	0.043	4.7×10^4
1998-11-20	78	1 912	0.041	4.7×10^4
1998-11-27	85	1 993	0.040	5.0×10^4
1998-12-04	92	1 888	0.040	4.7×10^4
1998-12-11	99	1 916	0.039	4.9×10^4
1998-12-18	106	1 760	0.039	4.5×10^4
1999-01-08	127	1 767	0.037	4.8×10^4
1999-01-29	148	1 599	0.035	4.6×10^4
1999-02-26	176	1 603	0.033	4.9×10^4
1999-03-26	204	1 393	0.031	4.5×10^4
1999-04-27	236	1 084	0.030	3.6×10^4
1999-05-21	260	1 141	0.029	3.9×10^4
1999-06-23	293	935	0.027	3.5×10^4

3．剂量估算 从全身测量的最佳拟合得出，粒径 AMAD 为 5μm，归类为 S 类型。如果排除摄入后第一天进行的第一次测量结果，所有测量结果与生物动力学标准模型的测量结果得出的摄入量都在一个相对狭窄的范围内。

摄入值的算术平均值为 46kBq，这时的有效剂量系数为 3.1×10^{-8}Sv/Bq，用摄入量得出的待积有效剂量为：$E(50)=46\ 000\text{Bq}\times3.1\times10^{-8}\text{Sv/Bq}\approx1.4\text{mSv}$。

与摄入值的算术平均值为46kBq对应的测量值为摄入后148d的测量值为1 599Bq，这时的$z(t=148\text{d})=8.0\times10^{-7}\text{Sv/Bq}$，直接用测量值计算得出的待积有效剂量为：$E(50)=1\ 599\text{Bq}\times8.0\times10^{-7}\text{Sv/Bq}\approx1.3\text{mSv}$。

可以忽略第一个测量值，它表明摄入量较高，但排泄速度非常快。此示例中获得的粪便排泄值证实了这一点，此处未显示。因此，此处使用的模型不适用于摄入后的第一天，因为它没有考虑到很快排泄的大部分活度。然而，由于排泄速度快，这部分活度对剂量的贡献可以忽略不计。因此，上面给出的剂量估计与全身测量结果一致。

这是一个简单的示例，其中仅包含事件的部分数据。更复杂的分析，包括此处未考虑的所有其他测量结果，这也是对ICRP 78出版物模型和剂量评估进行一些修改的原因之一。

（五）内污染一段时间的剂量评估

1．**事件概括**　某事件的发生导致^{131}I在工作场所的特定区域空气中活度持续了几天。一名工作人员在周末休息前一天和周末后两天（即周五、周一和周二）在该区域工作过。这些天的摄入量被假定为相同的量级，并且被认为是在相对较短的时间内发生的，因此它们在本质上可以被认为是急性的。假定活度以具有5μm AMAD的F类型化合物的形式存在。检测方法选择的是甲状腺监测，在周三和周四进行测量，分别显示480kBq和440kBq。

2．**解决方法**　本书附录C中表C2-33中$m(t)$表中的相关数据（仅10d）见表5-30。

表5-30　$m(t)$相关数据

摄入后时间/d	甲状腺$m(t)$/（Bq·Bq^{-1}）	摄入后时间/d	甲状腺$m(t)$/（Bq·Bq^{-1}）
1	1.2×10^{-1}	6	5.2×10^{-2}
2	1.2×10^{-1}	7	7.4×10^{-2}
3	1.1×10^{-1}	8	6.8×10^{-2}
4	9.9×10^{-2}	9	6.2×10^{-2}
5	9.0×10^{-2}	10	5.6×10^{-2}

表5-30中给出的数据可以通过分别为星期一和星期二的摄入量引入2d和3d的时间偏移并横向求和来组合以给出星期三和星期四$m(t)$的预测值，见表5-31。第五列是3次摄入的$m(t)$预测值。

基于周三和周四的甲状腺监测值及其$m(t)$的预测值，可计算每日摄入量I的估计值：

星期三：480kBq，因此$I=480\text{kBq}/0.330\text{Bq}\cdot\text{Bq}^{-1}=1\ 455\text{kBq}$；

星期四：440kBq，因此$I=440\text{kBq}/0.312\text{Bq}\cdot\text{Bq}^{-1}=1\ 410\text{kBq}$。

两个估计值基本一致，可以将简单平均值1 433kBq作为星期五、星期一和星期二每

表 5–31　预计摄入量

时间	甲状腺 $m(t)$/(Bq · Bq^{-1})			
	如果周五摄入	如果周一摄入	如果周二摄入	3 次摄入 $m(t)$ 预测值
周六	0.120	—	—	0.120
周日	0.120	—	—	0.120
周一	0.110	—	—	0.110
周二	0.099	0.12	—	0.219
周三	0.090	0.12	0.12	0.330
周四	0.082	0.11	0.12	0.312

个时间的估计摄入量。

使用本书附录 C 表 C1–18 中的剂量系数，待积有效剂量为：$E(50)=3\times1\,433\times10^{3}\text{Bq}\times1.1\times10^{-8}\text{Sv}\cdot\text{Bq}^{-1}=47\text{mSv}$

在更复杂的情况下，每天的摄入量可能不相等，表 5–31 中周五、周一和周二的三列必须乘以一个合适的系数。此外，发生污染的时长（天）可能不清楚。然而，此处说明的原理可用于计算在一定时长（天）内此类污染的剂量。

（六）对含氚水摄入量的直接剂量评估

加拿大重水铀反应堆（Canada Deuterium Uranium，CANDU）和其他工作场所中，许多工作人员长期暴露在大气低水平 HTO 中，这导致工作人员通过吸入和皮肤摄入。关于生物样品测定，在未知长期时间内或间歇摄入 HTO 是一种重要情况，在这种情况下，直接剂量计算方法应优于其他类型的剂量评估方法。

对于这两种摄入形式，HTO 会在几分钟内混合到整个体内水分中，并随着体内水分的转移而排出体外。然而，由于人体水分在人体生理学中的多种作用，这种转移率变化很大。在南卡罗来纳州萨凡纳河核电厂数年监测的一大群工作人员中，90% 的半休息时间范围为 5.5 ~ 14.3d，但在炎热国家报告的时间要短得多（大约 3d）。在这种情况下，使用默认参数的生物动力学模型可能完全没有代表性，并可能导致对待积有效剂量低估或高估 2 倍或更多。因此，由于这些原因，许多工作场所的 HTO 摄入量最好通过直接剂量计算来评估。

氚衰变时仅发射微弱的 β 粒子平均能量 5.7keV，因此摄入量只能从排泄物中检测到活度。由于尿液中的氚浓度迅速接近体液中的浓度，因此可以通过现场尿样估计分布有这种水的软组织的剂量率，必要时每天采集多次。

在几个监测周期内工作人员尿液中氚的活度浓度的监测结果，以及按日尿量 1.4L 时 24h 尿液中氚的活度（Bq）的值见表 5–32。

表 5-32　测量工作人员尿液中氚的活度浓度

尿样监测日期 /t_i	尿液中氚的活度浓度 /（$MBq\cdot L^{-1}$）	24h 尿液中氚的活度 /MBq
2001-12-28	0.40	0.56
2002-01-05	1.20	1.68
2002-01-14	0.70	0.98
2002-01-25	0.50	0.70
2002-02-08	1.00	1.40

按 ICRP 建议，在常规监测中，可以假定摄入发生时间 t 为两个监测日期的中间，即 $t=(t_{i+1}-t_i)/2$，其值列见表 5-33，24h 尿样的氚的活度取这两个监测的均值。从附录 C 表 C1-2 中可获得氚水的单位含量的待积有效剂量 $z(t)$ 值（Sv/Bq）。

以 2001-12-28 和 2002-01-05 两个测量时间为例，$t=8d/2=4d$，这个时间点的 24h 尿样的氚的活度为 $(0.56MBq+1.68MBq)/2=1.12MBq$，依次可计算其待积有效剂量为：$E(50)=1.12MBq\times6.5\times10^{-10}Sv/Bq\approx0.73mSv$

其他各点也按此计算，其相应的待积有效剂量值见表 5-33。

表 5-33　测量工作人员尿液中氚的活度浓度

尿样监测日期 /t_i	摄入时间（t）/d	单位含量的待积有效剂量［$z(t)$］/（$Sv\cdot Bq^{-1}$）	尿样监测期间的待积有效剂量 /mSv
2001-12-28			
2002-01-05	4	6.5×10^{-10}	0.73
2002-01-14	5	7.0×10^{-10}	0.93
2002-01-25	6	7.5×10^{-10}	0.63
2002-02-08	7	8.0×10^{-10}	0.84

（七）^{238}Pu、^{239}Pu、^{240}Pu 和 ^{241}Am 的单次摄入量的剂量评估

1．事故背景资料　这里将基于国际原子能机构（IAEA）关于放射性核素摄入量评估的相互比较和生物动力学模型验证的协调研究项目案例。在此示例中，展示了该报告中表格的使用，以及所获得结果的局限性。

1983 年 5 月 24 日 16 点 15 分，核研究中心用于开发先进核燃料的放射化学实验室的手套箱发生爆炸。爆炸的压力打开了箱子的闸门并破坏了手套箱，两名工作人员的脸、头发和衣服都受到污染。

吸入物质活度的成分为 9%^{238}Pu、55%^{239}Pu、26%^{240}Pu 和 10%^{241}Am。假定含钚颗粒的直径在 3～40μm 之间。化学形式是在含有 10% 硝酸铵和约 3.5% 六甲基四胺的洗涤水中的氢氧化物凝胶。

立即开始测量两名工作人员身体区域和排泄物中的钚和镅活度，并持续多年。在这里给出的示例中，仅使用了其中一个人（一名 26 岁男性，体重 80kg）的一些测量结果。

从事故发生之日开始，对 ^{241}Am 肺滞留量进行了测量，结果见表 5-34（每个值的不确定度为 25%）。

表 5-34　肺中 ^{241}Am 的活度

测量日期	肺中活度 /Bq	测量日期	肺中活度 /Bq
1983-05-24	390	1983-07-07	230
1983-05-25	310	1983-10-31	220
1983-05-27	230	1983-11-04	230
1983-06-08	230	1984-05-15	220
1983-06-27	230	1986-05-05	240
1983-07-01	260	1991-05-27	180

此外，分别于 1993 年 8 月 3 日和 1993 年 11 月 15 日在两个实验室（A 和 B）进行了详细测量，以确定 ^{241}Am 在淋巴结、肺、骨骼和肝脏中的活度，见表 5-35。测量结果的不确定度在实验室 A 中为 12%（骨）和 16%（肝脏）之间，在实验室 B 中为 12%（骨）和 33%（肝脏）之间。

表 5-35　其他器官中 ^{241}Am 的活度

器官	器官活度 /Bq		器官	器官活度 /Bq	
	实验室 A	实验室 B		实验室 A	实验室 B
淋巴结	26	72	骨骼	69	65
肺	120	120	肝脏	57	24

对 ^{239}Pu+^{240}Pu 以及 ^{241}Am+^{238}Pu 进行了多次排泄物含量测量，见表 5-36 和表 5-37。

此外，在 1990 年 4 月 25 日和 1991 年 5 月 25 日进行了两次确定 ^{241}Am 尿排泄物活度含量的测量，这两个值分别为 4.3m Bq/d 和 2.3m Bq/d。

表 5-36　钚和镅的 24h 尿样测量结果

测量日期	尿排泄率 /（mBq · d^{-1}）		测量日期	尿排泄率 /（mBq · d^{-1}）	
	^{239}Pu+^{240}Pu	^{241}Am +^{238}Pu		^{239}Pu+^{240}Pu	^{241}Am +^{238}Pu
1983-05-25	11.0	110.0	1983-06-14	3.7	11.0
1983-05-26	41.0	100.0	1983-06-24	3.7	5.6
1983-06-07	4.7	16.0	1983-06-30	5.6	5.6

续表

测量日期	尿排泄率 /(mBq · d^{-1})		测量日期	尿排泄率 /(mBq · d^{-1})	
	$^{239}Pu+^{240}Pu$	$^{241}Am+^{238}Pu$		$^{239}Pu+^{240}Pu$	$^{241}Am+^{238}Pu$
1983-07-06	3.7	5.2	1986-05-03	3.7	2.7
1983-11-21	3.7	4.6	1988-08-27	5.9	4.7
1984-05-26	3.5	4.0	1989-02-11	6.2	3.8
1985-01-20	2.9	3.4	1994-01-28	3.4	2.6

表 5–37　钚和镅的 24h 粪样测量结果

测量日期	粪排泄率 /(mBq · d^{-1})		测量日期	粪排泄率 /(mBq · d^{-1})	
	$^{239}Pu+^{240}Pu$	$^{241}Am+^{238}Pu$		$^{239}Pu+^{240}Pu$	$^{241}Am+^{238}Pu$
1983-05-25	5 200.00	1 500.000	1983-06-30	0.25	0.078
1983-05-26	3 000.00	740.000	1983-07-07	0.21	0.059
1983-05-27	440.00	74.000	1983-11-21	0.42	0.094
1983-06-06	0.67	0.160	1984-05-27	0.26	0.059
1983-06-14	0.72	0.150	1985-01-20	0.26	0.075
1983-06-23	0.67	0.120			

2. 剂量估算　从肺活度数据中可以明显看出，肺活度在最初几天内显著下降，随后在三年内达到平稳状态，之后仅略有下降。这表明镅在肺中的行为更接近于吸收 S 类型而不是吸收 M 类型。尿和粪的数据也显示了类似的吸收类型。

在这个例子中，我们有可能使用 ^{239}Pu 的肺部滞留数据，表中显示出了 S 类型（慢速吸收）。与此处观察到的时间段相比，^{241}Am 和 ^{239}Pu 的半衰期都非常长，因此肺部滞留时间非常相似。摄入量滞留分数表中，ICRP72 号出版物推荐的 AMAD 的值分别为 1μm 和 5μm。由于本例中的 AMAD 在 3 ~ 40μm 之间，因此数值越高似乎越合适。

摄入后特定时间（单位：d）的肺活度测量值（单位：Bq）以及相关数据中的适当肺滞留值见表 5–38。由此，计算每次测量的摄入量（单位：Bq）。这里没有使用表 5–34 摄入后不久的第一个测量值，因为没有给出适当的摄入后不久的滞留值，并且也没有给出准确的测量时间。

可以从前六个值假设摄入约 4 ~ 5kBq 的 ^{241}Am。确切的摄入量值取决于 AMAD 的假设，它会影响沉积在肺中的活度分数，尤其是在肺的深部，其滞留期较长。从这些计算中可以看出，即使是 S 类物质的假设也低估了摄入后长时间在肺中的滞留，从这些测量结果中得出非常高的摄入值。

对于 ^{241}Am 排泄测量的评估，我们遇到了一个问题，即镅的 ICRP 模型以及相关数据仅考虑了肺吸收的 M 类型行为，而我们在此考虑的是 S 类型行为。钚与镅相似但不完全相同，因此钚的 S 类型值不能用于剂量评估。

表 5-38　根据摄入后特定时间的 ^{241}Am 测量值估算的摄入量

摄入后时间 /d	肺活度 /Bq	$m(t)$/（Bq · Bq^{-1}）①	摄入量 /Bq	摄入后时间 /d	肺活度 /Bq	$m(t)$/（Bq · Bq^{-1}）①	摄入量 /Bq
1	310	6.4×10^{-2}	4.8×10^{3}	160	220	3.3×10^{-2}	6.7×10^{3}
3	230	6.2×10^{-2}	3.7×10^{3}	164	230	3.3×10^{-2}	7.0×10^{3}
15	230	5.5×10^{-2}	4.2×10^{3}	357	220	2.7×10^{-2}	8.1×10^{3}
34	230	4.9×10^{-2}	4.7×10^{3}	1 077	240	1.4×10^{-2}	1.7×10^{4}
38	260	4.8×10^{-2}	5.4×10^{3}	2 925	180	8.5×10^{-3}	2.1×10^{4}
44	230	4.5×10^{-2}	5.1×10^{3}				

注：①该值来自 2004 年 IAEA《安全报告丛书》第 37 号。

^{239}Pu+^{240}Pu 的尿液和粪便排泄数据见表 5-39 和表 5-40。两种同位素的半衰期都很长，可以一起考虑。至于本例中使用的镅估计值，假定 S 类型肺吸收和 AMAD 为 5μm。

假定两种钚同位素的摄入量为 25kBq 的模型尿液排除函数与所有尿液测量值显示出良好的一致性。粪便排除函数仅与早期测量值以及摄入后半年进行的测量值和此后的测量值（假设两种钚同位素的摄入量为 10kBq）显示出良好的一致性。然而，在这个例子中，尿测量结果对于剂量评估似乎更可靠，因为粪便排泄受到肺滞留和黏膜纤毛清除作用输送到消化道的强烈影响。两种钚同位素的 25kBq 摄入量也与评估的 ^{241}Am 摄入量 4 ~ 5kBq 相当吻合。钚同位素的总活度约为 ^{241}Am 活度的 8 倍。

表 5-39　基于尿液排泄数据评估的摄入量估计值

测量时间	摄入后时间 /d	尿排泄量 /（Bq · d^{-1}）	$m(t)$/（Bq · Bq^{-1}）来自本书附录 C 的表 C2-69	摄入量 /kBq
1983-05-25	1	1.10×10^{-2}	2.3×10^{-6}	4.7
1983-05-26	2	4.10×10^{-2}	1.4×10^{-6}	30
1983-06-07	14	4.70×10^{-3}	2.1×10^{-7}	25
1983-06-14	21	3.70×10^{-3}	1.8×10^{-7}	21
1983-06-24	31	3.70×10^{-3}	1.7×10^{-7}	22
1983-06-30	37	5.60×10^{-3}	1.7×10^{-7}	33
1983-07-06	43	3.70×10^{-3}	1.7×10^{-7}	22
1983-11-21	181	3.70×10^{-3}	1.6×10^{-7}	23
1984-05-26	368	3.50×10^{-3}	1.7×10^{-7}	21
1985-01-20	607	2.90×10^{-3}	1.8×10^{-7}	17
1986-05-03	1 075	3.70×10^{-3}	1.8×10^{-7}	21
1988-08-27	1 922	5.90×10^{-3}	1.6×10^{-7}	37
1989-02-11	2 090	6.20×10^{-3}	1.6×10^{-7}	40
1994-01-28	3 902	3.40×10^{-3}	1.2×10^{-7}	29

表 5-40　基于粪便排泄数据评估的摄入量估计值

测量时间	摄入后时间 /d	粪排泄量 /(Bq · d^{-1})	$m(t)$/(Bq · Bq^{-1}) 来自本书附录 C 的表 C2-69	摄入量 (kBq)
1983-05-25	1	5.20×10^{3}	1.1×10^{-1}	46.000
1983-05-26	2	3.00×10^{3}	1.6×10^{-1}	18.000
1983-05-27	3	4.40×10^{2}	8.4×10^{-2}	5.200
1983-06-06	13	6.70×10^{-1}	5.9×10^{-2}	1.300
1983-06-14	21	7.20×10^{-1}	4.3×10^{-4}	1.700
1983-06-23	30	6.70×10^{-1}	3.5×10^{-4}	1.900
1983-06-30	37	2.50×10^{-1}	3.0×10^{-4}	0.830
1983-07-07	44	2.10×10^{-1}	2.6×10^{-4}	0.810
1983-11-21	181	4.20×10^{-1}	4.5×10^{-5}	11.000
1984-05-27	369	2.60×10^{-1}	2.2×10^{-5}	12.000
1985-01-20	607	2.60×10^{-1}	1.7×10^{-5}	15.000

无法使用上面提供摄入量估算数据对器官 ^{241}Am 活度的测量值进行评估，因为器官函数功能仅针对 M 类物质，而不是 S 类物质。为了进行评估，ICRP 137 出版物已修改了 ^{241}Am 生物动力学模型，这样就可以对剂量进行评价。例如，从本书附录 C 的表 C1-52 可知单位测量值的预计待积有效剂量系数 $z(t=15\text{d})=3.2\times10^{-4}$Sv/Bq，摄入后 15d 测量的肺活度为 230Bq（表 5-38），这时导出的待积有效剂量为：$E(50)=3.2\times10^{-4}\text{Sv/Bq}\times230\text{Bq}\approx73.6\text{mSv}$。

ICRP 137 出版物修改了生物动力学模型，从本书附录 C 的表 C1-46 可知，吸入 S 类 ^{239}Pu 和 ^{240}Pu 的有效剂量系数分别为 1.7×10^{-5}Sv/Bq 和 1.8×10^{-6}Sv/Bq。这样就可以通过表中的摄入量计算出相应的待积有效剂量。例如，基于表 5-39 中摄入 14d 后测量值估算的摄入量为 25kBq，吸入 S 类 ^{239}Pu 和 ^{240}Pu 的待积有效剂量分别为：$E(50)=25\text{kBq}\times1.7\times10^{-5}\text{Sv/Bq}\approx43\text{cSv}$ 和 $25\text{kBq}\times1.8\times10^{-6}\text{Sv/Bq}=45\text{mSv}$。

按 ICRP 137 出版物修改后生物动力学模型，从本书附录 C 的表 C1-48 和表 C1-49 可知，吸入 S 类型 ^{239}Pu 和 ^{240}Pu，日尿样测量的摄入后 14d 单位测量值的预计待积有效剂量系数 $z(t)$ 均为 46Sv/Bq，日尿监测值为 4.70×10^{-3}Bq/d，从而可以计算出 ^{239}Pu+^{240}Pu 的待积有效剂量为：$E(50)=4.70\times10^{-3}\text{Bq/d}\times46\text{Sv/Bq}\approx216\text{mSv}$。

（八）内照射个人监测周期的确定

内照射个人监测周期与外照射个人监测周期完全不同，内照射个人监测周期由探测方法灵敏度、设定的剂量控制值、摄入量的不确定度、核素类型和体内污染水平等因素确定。

以下为当工作人员工作环境存在 ^{131}I 蒸气，如何确定他们的内照射个人监测的周期。

为方便，确定监测周期通常表述为确定监测频率（每年监测的次数）。设定的剂量控制值一般为 2mSv/a（为年剂量限值 20mSv/a 的 1/10）；对存在 ^{131}I 蒸气的工作环境，设甲状腺体外测量 15min 的 ^{131}I 检测限为 100Bq；尿样测量 ^{131}I 的检测限为 5Bq/L。

由 GBZ 129—2016《职业性内照射个人监测规范》附录 E 可查出 ^{131}I 蒸气的吸入剂量系数为 $e_{inh}(\tau)=2\times10^{-8}$Sv/Bq，与 1/10 年剂量限值相应的年摄入量为：$I_{1mSv}=(2\times10^{-3}\text{Sv})/(2\times10^{-8}\text{Sv/Bq})=1\times10^{5}$Bq

对尿样检测：24h 尿（假设日平均排尿量为 1.4L/d）的检测限 $=5\times1.4=7$Bq

因为，$I=M(t)/m(t)$，所以，$m(t)=M(t)/I_{1mSv}=7\text{Bq}/(1\times10^{5}\text{Bq})\approx7\times10^{-5}\text{Bq/Bq}$。

从 GBZ 129—2016《职业性内照射个人监测规范》表 C.17 中可以查出，摄入后 50d 相应的 $m(t)$ 已达 7.0×10^{-5}Bq/Bq，超过这个 50d 的 $m(t)$ 将更小，尿样活度将小于检测限，因此测量周期不应小于 50d。

对甲状腺体外测量：检测限 =100Bq，相应的 $m(t)=100\text{Bq}/(1\times10^{5}\text{Bq})=1\times10^{-3}\text{Bq/Bq}$，同样可推导出测量周期不应小于 70d。

对于甲状腺测量，虽然最大时间间隔可为 70d，但从 GBZ 129—2016《职业性内照射个人监测规范》表 C.17 中 $m(t)$ 值分析表明，10d 之内 $m(t)$ 变化较小，因此气体检测时间间隔没有必要小于 10d。

从以上分析可以看出监测周期应大于 10d，而且小于 50d。

例如，监测周期定为 30d，由 GBZ 129—2016《职业性内照射个人监测规范》表 D.3 可以看出，这时的 $m(T/2)=6.6\times10^{-2}$Bq/Bq，而从 GBZ 129—2016《职业性内照射个人监测规范》表 C.17 可得 $m(t=1)=2.3\times10^{-1}$Bq/Bq，这两个值得比值为 $2.3\times10^{-1}\text{Bq}\cdot\text{Bq}^{-1}/6.6\times10^{-2}\text{Bq}\cdot\text{Bq}^{-1}\approx3.48>3$，按 GBZ 129—2016《职业性内照射个人监测规范》的要求，监测周期第 1d 的值与监测周期中间（$T/2$）的值之比不应大于 3，因此，监测周期不应大于 30d，应在 10～30d 之间。

第二节 公众照射

一、概述

（一）公众内照射评估方法的历史回顾

1987 年 3 月，国际辐射防护委员会（ICRP）第二委员会成立了内照射剂量年龄依赖工作组。工作组负责为选定的元素和放射性核素开发特定年龄的剂量学和生物动力学模型。该工作组现已更名为内照射剂量工作组，与剂量计算工作组一起编制了四份出版物，为公众提供剂量系数。

在 ICRP 56 出版物中，针对氢、碳、锶、锆、铌、钌、碘、铯、铈、钚、镅和镎的选定放射性同位素的摄入，给出了年龄特异性的生物动力学模型和摄入剂量系数（组织和器官的待积当量剂量和待积有效剂量）。待积有效剂量的计算基于 ICRP 26 出版物中给出的组织加权因素 w_T。该出版物还使用 ICRP 30 出版物中描述的肺模型给出了这些元素放射性同位素的初步年龄依赖性吸收剂量系数。

在 ICRP 67 出版物中，给出了硫、钴、镍、锌、钼、锝、银、碲和钋的年龄特异性生物动力学模型。介绍了碱土金属元素锶、钡和镭的生物动力学通用模型。该模型也适用于铅。钚、镅和镎的生物动力学模型根据用于计算待积有效剂量的通用模型进行了更新。摄入剂量系数取代了 ICRP 56 出版物中的值。

在 ICRP 69 出版物中，使用 ICRP 67 出版物中采用的方法，给出了铁、硒、锑、钍和铀放射性同位素的年龄特异性生物动力学模型和摄入剂量系数。锕系元素的通用模型用于钍，而碱土金属元素的通用模式用于铀。还介绍了一种新的、基于生理学的、依赖于年龄的铁的生物动力学模型。

1994 年，ICRP 66 出版物给出了一个经修订的人体呼吸道动力学和剂量学模型，该模型也具有年龄特异性。ICRP 71 出版物使用这一新的人呼吸道模型，给出了 ICRP 56、67 和 69 出版物中 29 种元素的选定放射性同位素的吸入剂量系数，其中生物动力学模型包括在该出版物中。吸入剂量系数取代了 ICRP 56 出版物中的值。ICRP 71 出版物中还包括 31 种元素的重要气体和蒸气化合物的剂量系数。ICRP 56、67、69 和 71 出版物的内容总结见表 5–41。

表 5–41　公众摄入放射性核素的年龄相关剂量系数的不同来源

年龄相关剂量系数	ICRP 出版物			
	56①	67②	69③	71④
食入剂量系数	+	+	+	–
消化道模型⑤	30	30	30	30
吸入剂量系数	+	–	–	+
呼吸道模型⑤	30			66
组织权重因数⑤	26	60	60	60

注：1. +/– 出版物中剂量系数给出 / 未给出。

2. 空白为未测量。

①涵盖的元素有：H、C、Sr、Zr、Nb、Ru、I、Cs、Ce、Pu、Am 和 Np。

②涵盖的元素有：S、Co、Ni、Zn、Mo、Tc、Ag、Te、Ba、Pb、Po 和 Ra，以及对 Sr、Pu、Am 和 Np 的模型更新及修订。

③涵盖的元素有：Fe、Sb、Se、Th 和 U。

④涵盖 ICRP 56、67、和 69 出版物的所有元素，再加上 Ca 和 Cm。

⑤组织权重因数分别来自 ICRP 26、60、60 和 60 出版物。

ICRP 72 汇编了 56、67、69 和 71 出版物中涵盖的 31 种元素的放射性核素食入和吸入的与年龄相关的待积有效剂量系数。

ICRP 68 出版物中给出了另外 60 种元素的放射性同位素的公众剂量系数，也给出了工作人员的剂量系数。ICRP 30 系列出版物中给出的成人生物动力学模型用于计算这些剂量系数，但使用了年龄特异性的膀胱排泄率，并假设婴儿胃肠吸收增加。

儿童的身体质量和组织几何形状的变化也被考虑在内。生物动力学参数的变化是随着年龄变化的，在评估婴儿和儿童的剂量时，尚未充分考虑，因此应谨慎使用这些额外的剂量系数。

公众照射评估通常基于所谓的“源项”，其中列出了通过放射性释放点监测，可以获得从核设施排放的放射性核素及其活度、设施直接辐射信息、监测环境介质（食品、饮用水等）中的放射性核素含量，以及关于使用环境媒介的通常数据的信息（暴露场景）。为了得出年度待积有效剂量，ICRP 119 出版物中给出的剂量系数应适用于放射性核素的年度综合空气浓度，或适用于吸入和食入环境介质的年度摄入量。

对公众成员的个人监测可用于评估紧急情况下的公众照射。在这种情况下，个人监测结果的解释应类似于对工作人员所述的程序，尽管是使用公众成员的剂量系数。

ICRP 101 出版物提供了关于估算公众接触代表人剂量的进一步指导。国际原子能机构（IAEA《安全报告丛书》第 64 号）提供了在计划、现有和应急照射情况下制定监测方案和评估公众照射的详细方法。

（二）特定年龄剂量系数

人们普遍认为，对于环境中的外照射，每单位照射剂量随年龄变化不大，然而，对于放射性核素的摄入，ICRP 发布了涵盖从婴儿期到 70 岁这段时间的 6 个年龄段的公众成员的特定年龄剂量系数（每单位摄入量剂量，Sv/Bq）。ICRP 88 出版物发布了母亲摄入放射性核素的胚胎和胎儿的剂量系数，以及 ICRP 95 出版物发布了母亲乳汁中放射性核素的新生儿剂量系数。这些系数用于计算公众人群中特定群体的剂量。本节提供了关于纳入代表人内照射的年龄特定剂量系数的进一步指导，并区分了在不同情况下的使用。作为理解，在确定合规使用特定年龄剂量系数时，需要讨论 ICRP 建议的几个目标和基本概念。

6 个年龄组（<1 岁、1 岁、5 岁、10 岁、15 岁和成人组）的剂量系数的应用应根据实用性预测，特别是前瞻性计算的不确定度，通常不会因使用年龄类别的剂量系数而显著降低。ICRP 认为，由于所涉及的不确定度，在对公众的预期剂量进行估计时，使用整套剂量系数所隐含的精确度是没有保证的。

对个人受照剂量限值至少部分是根据假定在未来数年内继续发生受照来设定的。大多数设施预计将持续至少 50 年。ICRP 声明“……计算个人一生中的平均年剂量 / 风险是合理的，这意味着没有必要计算不同年龄组的剂量；这个平均值可以用成年人的年剂量 / 风险来充分代表”。

ICRP 提供的剂量系数给出了一年内摄入的待积剂量。这种保守的剂量计算可确保个人在整个受照期间都得到防护，无论他们受照了多少年。例如，在锕系元素的情况下，剂量系数考虑了终生受照的综合待积，对个人来说这会高估任何给定年份的剂量。

在评估是否符合剂量限值时，ICRP 允许对 5 年期间取平均值，并建议采用类似的方法来确定在持续受照的前瞻性评估中要考虑的年龄组数。迄今为止的经验表明，可以合并年龄类别，不会影响在这些情况下对公众成员的防护。

鉴于上述委员会建议的目标和基本概念，有必要对特定年龄的内照射剂量系数进行一些合并。这种整合的影响的计算中可以明显看出，除锕系元素外，与公众剂量评估中通常发现的不确定性相比，不同年龄组的剂量差异通常很小（通常小于 3 倍）。

因此，为了遵守持续照射的剂量限值，委员会建议代表人的年剂量应按三个年龄类别来定义。这些类别是 0 ~ 5 岁、6 ~ 15 岁和 16 ~ 70 岁。为婴儿年龄类别选择较短的时间段，此时剂量学特征变化最快，以避免任何无端降低对较年轻年龄组的剂量的重要性。使用这三个年龄类别足以表征源的放射学影响并确保考虑到更年轻、更敏感的人群。为实际实施该建议，应使用 1 岁（婴儿）、10 岁（儿童）和成人的剂量系数和习惯的数据来代表三个年龄组。这些建议总结见表 5–42。

表 5–42　用于确定是否符合剂量限制的剂量系数的推荐方案

年龄分组 / 岁	年龄组名称	要使用的剂量系数和习惯用数据
0 ~ 5	婴儿	1 岁年龄组
6 ~ 15	儿童	10 岁年龄组
16 ~ 70	成人	成人

0 ~ 5 岁年龄组不包括胎儿或母乳喂养的婴儿。但在大多数情况下，胎儿或母乳喂养婴儿的剂量与 0 ~ 5 岁年龄组的评估剂量没有实质性差异。然而，一些放射性核素，主要是针对磷的同位素和碱土金属时胎儿和母乳喂养的婴儿接受到比母亲高得多的剂量。通常，这些放射性核素也会导致婴儿相对较高的剂量，基于该年龄组的剂量依从性，使用婴儿剂量系数，通常可以确保母亲和胎儿的剂量也符合相关限值要求。对胎儿或母乳喂养婴儿的剂量应单独评估以确保各自符合相关限值要求。鉴于这种摄入量只会在一个人一生中非常有限的时间内发生，ICRP 认为，通过比较胎儿或母乳喂养婴儿的评估剂量可能比通常公众成员的评估剂量更高估。但是，适用于胎儿或母乳喂养婴儿的限制值不应超过公众成员的剂量限值。

这种特定年龄剂量系数的整合有助于为公众提供一个强大的防护系统，并允许随着科学的发展特定年龄的剂量学信息也不断发展。ICRP 还认为，在正常和现存照射情况下，使用三个年龄类别与推导 ICRP 的公众的剂量限值是一致的，这些情况是基于个人在某个源连续照射多年。

然而，在回顾性情况下估算健康影响时，例如剂量重建，ICRP 的所有特定年龄生物动力学模型和数据继续适用。在这些情况下，估计剂量所需的特定地点数据的质量和范围通常决定了 ICRP 公布的特定年龄系数是否能提高剂量质量并减少其不确定度。

ICRP 继续鼓励在事故方案和响应中使用所有可用的特定年龄剂量系数。然而，ICRP 101 出版物中提出的综合年龄类别在某些事故情况下可能是可以接受的，尤其是在对事故的未来后果进行前瞻性评估或确定补救方案时。该决定应由适当的监管机构作出。

（三）合规性的确定

使用确定性方法，评估会产生单一剂量值，将其与相关限值进行比较以确定合规性。当对代表人的剂量值低于剂量限制并且放射防护得到优化时，ICRP 的目标就实现了。

对于概率评估，定义代表人并根据剂量分布确定依从性通常更为复杂。ICRP 101 出版物附录 B 描述了各种剂量分布以及如何使用这些分布来识别代表人以确定其合规性。如上所述，有许多可接受的方法，并且可能产生多种剂量分布。因此，ICRP 没有规定使用特定的概率评估方法。

对于剂量的某些概率评估，可能会预测分布上的基本上所有剂量都小于相关剂量限制值。在这种情况下，合规性很容易证明。

在对个人所受剂量的前瞻性概率评估中，无论是来自计划中的设施还是来自现有情况，ICRP 建议对代表人进行定义，使得从人群中随机抽取的人的概率约小于 5% 接受更大的剂量。

如果此类评估表明有几十人或更多人可以接受高于相关限制的剂量，则需要探索这些人的特征。应考虑对所选参数值进行敏感性分析，以确定是否使用了最合适的分布。还应注意公众对现有或可能反映人群极端情况的受照情况的建议。此类贡献可能未包括在运营商的分析中。尽管这些贡献通常对应于低受照情况，但经验表明，它们有时会突出潜在的重要受照途径，这些途径尚未得到解决，需要进一步调查。如果在进一步分析后表明几十人的剂量确实可能超过相关剂量限制值，则应考虑采取行动修改照射情况。

为了对特定个人的剂量进行回顾性评估，无论是为了确定设施先前运行期间的合规性还是现有情况，ICRP 都认识到，应该根据具体情况对超过剂量限制值的估计剂量进行基本评估。在某些情况下，可能预计这些剂量只会持续很短的时间或可能永远不会发生。但是，如果特定个体的剂量超过剂量限制值并且预计这些剂量会持续很长时间，则决定了运营商和监管机构应就是否需要减少源作出决定。这种情况可能需要额外的监测，以减少剂量估计的不确定度或验证剂量的大小。上述考虑应与关于先前设计基础或操作是否符合其授权的任何决定分开。

无论采用何种方法来确定合规性，ICRP 强调，辐射防护需要应用整个防护系统，同时利用对相关限制值的合规性和防护的优化。本节中描述的剂量评估方法总结见表 5-43。

表 5-43 用于确定代表人所受剂量的方法概要

类型	计算方法	
	概率方法	确定值计算
环境活度浓度资料	估计或测量浓度的分布	参数的单一值
惯用资料	惯用资料的范围或固定值	较受照组的平均值或适当国家或区域资料的第 95 个百分位值

续表

类型	计算方法	
	概率方法	确定值计算
剂量系数	基于年龄组的固定值	基于年龄组的固定值
代表人的剂量	运营商或监管机构选择的方法，代表人被确定为使得从人群中随机抽取的人将接受更大剂量的概率约小于 5%	代表人的剂量

二、公众摄入的途径

（一）食入途径

对于公众成员对放射性核素内污染，食入通常是最重要的摄入途径。与这些元素的无机形式相比，食物中含有的元素可能更容易从胃肠道吸收。在 ICRP 56、67、69 和 71 出版物中采用吸收分数 f_1 值时尽可能考虑到这一点。对于在 ICRP 30 和 68 出版物中给出了另外 60 种元素放射性同位素的剂量系数，没有给出食物中吸收的具体 f_1 值。此处，用于除新生儿外的公众成员的 f_1 值，是 ICRP 30 和 68 出版物中为工作人员提供的值。

新生儿对放射性核素的吸收增加。根据可用的动物数据，在有限的人类数据支持下，核能机构（NEA/OECD）1988 年设立的专家组建议了一种确定婴儿 f_1 值的通用方法。一般来说，这种方法已用于 ICRP 56、67、69 和 71 出版物。对于成人中大于 0.5 的吸收分数值，假定婴儿完全吸收。对于成人中 0.5 ~ 0.01 之间的吸收分数值，假定婴儿增加两倍。对于 0001 或更小的成人值，假设婴儿增加了 10 倍。对于钯、铍和铪，成人值分别为 0.005、0.005 和 0.002，婴儿值分别为 0.05、0.02 和 0.2。许多元素（钙、铁、钴、锶、钡、铅和镭）也指定了中间 f_1 值。在本书附录 C 的公众剂量系数表中表 A1 给出了 ICRP 56、67、69 和 71 出版物中采用的 f_1 值，并在 ICRP 相关出版物中用于计算公众摄入剂量系数。

与 ICRP 67 和 69 出版物中给出的相比，ICRP 72 出版物中给出的摄入剂量系数有一些小的变化。有些是由于在计算有效剂量时对其余组织的拆分规则的应用发生了变化。该规则规定，在那些受照最多的其余组织或器官接受所有器官的最高待积当量剂量的情况下，权重因数 0.025（其余的一半）适用于该组织或器官，0.025 适用于其余组织和器官质量平均值的当量剂量。拆分规则的应用现在基于其余组织当量剂量的四舍五入值（公布的两位数），而不是计算机中表示的值。因此，它现在并未应用于许多组织接受非常相似剂量的情况。有效剂量的变化通常很小。婴儿食入 ^{210}Po 的 f_1 值中的一个小错误已得到纠正。如 ICRP 71 出版物的附件 C 中所解释的，在涉及独立衰变产物动力学的计算中已经对其他组织中的活度处理进行了改进。由于所涉及的不同组织进行的计算四舍五入，所以它们之间存在非常小的差异。

（二）吸入途径

ICRP 66 出版物中给出的新的人呼吸道模型，计算了公众成员的吸入剂量系数，该模型量化了不同呼吸道区域沉积活度的滞留。这些区域的清除由三个进程表示。假定来自前鼻道（ET1）的清除是外在的（例如擤鼻涕），并且在其他地方它是由于粒子运输到胃肠道和淋巴结与物质吸收到体液中之间的竞争而产生的。默认情况下，假设所有材料的粒子运输速率都相同，并且除 ET_1 外，所有区域的吸收速率都相同。ICRP 建议只要存在可靠的人类或动物实验数据，就应使用材料特定的吸收速率。对于其他化合物，根据吸收被认为是快速（F 类型）、中速（M 类型）还是慢速（S 类型）。假设所有三个过程（鼻涕、粒子运输和吸收）的清除率与年龄和性别无关。对于公众成员，剂量系数基于 1μm 的活性中值空气动力学直径 AMAD 和在四种运动水平（睡眠、静坐、轻度运动和剧烈运动）上花费的特定时间分布。

对于吸入剂量系数的计算，必须考虑物质从呼吸系统清除后通过胃肠道的吸收。在给出 ICRP 71 出版物中的 31 种元素的 f_1 值时，认为吸入环境受照时，放射性核素通常可能作为吸入颗粒的次要成分存在，因此吸收到体液中取决于颗粒基质的溶解，以及应用到 ICRP 68 出版物中的元素。对于 M 类型和 S 类型，分别应用默认 f_1 值 0.1 和 0.01，除非在 ICRP 68 出版物中使用了该吸收类型（或更易溶解的类型）的较低 f_1 值时，在这种情况下应用该值。对于其余的 60 种元素，使用 ICRP 30 出版物中采用的 f_1 值。

使用 ICRP 56、67 和 69 出版物中用于计算摄入的方法，对于所有 91 个元素，3 月龄婴儿均采用了更高的 f_1 值。对于大多数元素，成人值适用于 1 岁、5 岁、10 岁和 15 岁的孩子。然而，对于 F 类型的钙、铁、钴、锶、钡、铅和镭，按照 ICRP 56、67、69 和 71 出版物中的方法对儿童使用中间值。对于这些元素的 M 类型和 S 类型形式，默认成人的 f_1 值（分别为 0.1 和 0.01）也适用于儿童。

在 ICRP 72 出版物中对于 ICRP 71 出版物中给出的 31 种元素的肺吸收资料，给出了三种吸收类型的剂量系数，以及在没有关于放射性核素化学形式的具体信息时推荐的默认值。

ICRP 72 出版物中计算了另外 60 种元素的各种放射性核素的吸入剂量系数，其依据是原指定为肺吸入类别 D、W 和 Y 的化合物已修订为吸收类型 F、M 和 S。有关适用于不同吸入类别 / 类型的化学形式的信息在相关的 ICRP 出版物（见 ICRP 72 出版物表 2）中提供。本书附录 C 的公众剂量系数表中列出了计算主要放射性核素吸入剂量系数所采用的肺吸收类型和相应的 f_1 值。

对于以颗粒形式吸入的放射性核素，假设吸入和呼吸道中的区域沉积仅受气溶胶物理特性的控制，例如颗粒的尺寸分布。不同气体的情况有所不同，它们的呼吸道沉积具有材料特异性。几乎所有吸入的气体分子都会接触气道表面，但通常会返回空气，除非它们溶解在内表面里或与之发生反应。因此，沉积在每个区域中的吸入气体或气体的分数取决于其溶解度和活性。

作为一般默认方法，ICRP 66 出版物的人呼吸道模型根据呼吸道沉积的初始模式将气体和气体分为三类：

1．SR-0 类不溶性和非活性：呼吸道中的沉积可忽略不计。

2．SR-1 类可溶性或活性：沉积可能发生在整个呼吸道。

3．SR-2 类高度可溶性或活性：在胸外气道（ET_2）中的总沉积。

随后在呼吸道中的滞留和对体液的吸收取决于特定气体或蒸气的化学性质。ICRP 68 和 71 出版物提供了关于将气体和气体分配给这三个类别的信息，以及关于部分沉积和随后清除的选定 SR-1 类化合物的信息。对于这里所说的 SR-0 类气体，它们都是惰性气体，浸没在气体云中的有效剂量率见表 5–44。来自云的外照射和来自呼吸道内气体的内照射都包括在内，但对于大多数此类放射性核素，前者占主导地位。

除 ICRP 66 出版物中定义的三种默认类型，可能会推荐非常快速吸收到体液的类型（V 类型）。虽然必须考虑整个呼吸道沉积，但不需要评估此类材料的区域沉积，因为为了计算剂量，可以将它们视为直接注射到体液中。

表 5–44　成人暴露于惰性气体的有效剂量率

核素	物理半衰期	单位空气活度浓度的有效剂量率（$Sv \cdot d^{-1}$)/($Bq \cdot m^{-3}$）	核素	物理半衰期	单位空气活度浓度的有效剂量率（$Sv \cdot d^{-1}$)/($Bq \cdot m^{-3}$）
氩			氙		
^{37}Ar	35.0d	4.1×10^{-15}	^{120}Xe	40.00min	1.5×10^{-9}
^{39}Ar	269.00a	1.1×10^{-11}	^{121}Xe	40.10min	7.5×10^{-9}
^{41}Ar	1.83h	5.3×10^{-9}	^{122}Xe	20.10h	1.9×10^{-10}
氪			^{123}Xe	2.08h	2.4×10^{-9}
^{74}Kr	11.50min	4.5×10^{-9}	^{125}Xe	170.00h	9.3×10^{-10}
^{76}Kr	14.80h	1.6×10^{-9}	^{127}Xe	36.40d	9.7×10^{-10}
^{77}Kr	74.70min	3.9×10^{-9}	^{129m}Xe	8.00d	8.1×10^{-11}
^{79}Kr	1.46d	9.7×10^{-10}	^{131m}Xe	11.90d	3.2×10^{-11}
^{81}Kr	2.10×10^{5}a	2.1×10^{-11}	^{133m}Xe	2.19d	1.1×10^{-10}
^{83m}Kr	1.83h	2.1×10^{-13}	^{133}Xe	5.24d	1.2×10^{-10}
^{85}Kr	10.70a	2.2×10^{-11}	^{135m}Xe	15.30min	1.6×10^{-9}
^{85m}Kr	4.48h	5.9×10^{-10}	^{135}Xe	9.10h	9.6×10^{-10}
^{87}Kr	1.27h	3.4×10^{-9}	^{138}Xe	14.20min	4.7×10^{-9}
^{88}Kr	2.84h	8.4×10^{-9}			

（三）全身活度

ICRP 56、67、69 和 71 出版物中给出的 31 种元素的年龄特异性生物动力学模型用于描述全身活度的组织分布、滞留和排泄。

ICRP 72 出版物涵盖的其余 60 种元素的放射性同位素，使用的生物动力学模型是基于 ICRP 30 系列出版物（第 1 ~ 4 部分）中针对工作人员给出的模型。这些元素的放射性核素的剂量计算考虑到肠道吸收的年龄特异性变化，体重和几何形状和膀胱的排泄率，但不是全身活度的生物动力学。生物动力学模型也被扩展到给出排泄途径。尿液和粪便排泄参数的详细信息见表 5-45。这些系数基于最近未经过审查的生物动力学数据，因此仅用作指南。一般认为，在计算较年轻者的剂量时使用成人生物动力学参数会导致高估剂量系数，因为与成人相比，较年轻者体内许多元素的清除速度更快。

表 5-45　尿液和粪便排泄参数的详细信息

元素	尿粪排泄比	ICRP 出版物	元素	尿粪排泄比	ICRP 出版物
H	①	67	Tc	1	67
C	①	67	Ru	4	67
Na	100	10A	Ag	0.05	67
P	9	54	Sb	4	69
S	9	67	Te	4	67
Cl	100	10A	I	②	67
Ca	1	10	Cs	4	67
Fe	②	69	Ba	②	67
Co	6	67	Ce	0.11	67
Ni	20	67	Au	④	10
Zn	0.25	67	Pb	②	67
Ge	③	30	Po	0.5	67
Se	2	69	Ra	②	67
Rb	3	10	Th	②	69
Sr	②	67	U	②	69
Zr	5	67	Np	②	67
Nb	5	67	Pu	②	67
Mo	8	67	Am	②	67

注：①在常用的生物动力学参数中不考虑粪排泄途径，假设膀胱壁、上大肠和下大肠与其他组织接受相同的剂量。

②推荐的生物动力学模型明确仅考虑尿排泄途径。

③肾脏中沉积的活度仅在尿液中排泄。其他组织中的活度假设比值为 1。

④假设仅在尿液中排泄。

在 1990 年 ICRP 60 出版物的建议中，膀胱和结肠被赋予了明确的 w_T 值。因此，如 ICRP 67 和 69 出版物中所述，开发了一种膀胱模型，用于计算尿液中活度对膀胱壁的当量剂量。

这里考虑的一些放射性核素会衰变为本身具有放射性的核素。对于大多数元素，衰变产物的处理遵循 ICRP 30 出版物的建议。通常的假设是，如果体内产生的衰变产物在呼吸道或胃肠道中产生，则采用其母体的吸收参数，如果在吸收到血液后产生，则采用其母体的生物动力学。然而，如果衰变产物是惰性气体的同位素，则假定一部分惰性气体活度瞬间离开人体，该部分的数值取决于半衰期和生产地点。对于铅、镭、碲、钍和铀的摄入量，如 ICRP 71 出版物的附件 C 中所述，全身活度的单独生物动力学已应用于母体及其衰变产物。在所有情况下，对应于母体放射性核素摄入量的剂量系数包括母体及其衰变产物的贡献。

三、公众内照射剂量估算

（一）基本方法

公众照射内照射剂量估算方法有概率方法和确定值计算（剂量系数）方法两种。概率方法主要是采用环境活度浓度资料或习惯资料，对公众群体的年龄和群组剂量分布、群体剂量、代表人剂量进行分析的方法，需要开展这类方法的人员，请参考 ICRP 101 出版物附录 B，本书不再介绍。这里将重点介绍剂量系数方法。

1．**剂量系数方法**　公式 5-14 是公众成员内照射剂量估算基本模式。

$$E(\tau,g)=e(\tau,g)\times I$$

$$H_{\mathrm{T}}(\tau,g)=h(\tau,g)\times I \qquad \text{公式 5-14}$$

式中：

$E(\tau,g)$——g 年龄组公众成员的待积有效剂量，单位 Sv，对公众照射人员，待积时间 τ 为 70 年；

$e(\tau,g)$——g 年龄组公众成员的单位摄入量的待积有效剂量系数，单位 Sv/Bq，其值可以从本书附录 C 中获得；

I——摄入量，单位 Bq；

$H_{\mathrm{T}}(\tau,g)$——g 年龄组公众成员的器官 / 组织 T 的待积当量剂量，单位 Sv，对公众照射人员，待积时间 τ 为 70 年；

$h_{\mathrm{T}}(\tau,g)$——g 年龄组公众成员的器官 / 组织 T 的单位摄入量的待积当量系数，单位 Sv/Bq。

不同核素放射性同位素在不同化学形态下，由吸入和食入途径所致的单位摄入量的待积有效剂量系数 $e(\tau,g)$，可以从 ICRP 119 出版物中获得，常用核素的值可以从本书附录 C 中得到；在辐射防护评价中，器官 / 组织 T 的单位摄入量的待积当量系数 $h(\tau)$ 为 $e(\tau)\times w_{\mathrm{T}}$，其中组织权重因素 w_{T} 见表 1-6。

2．**摄入量估算方法**　从公式 5-14 可以看出，公众成员内照射剂量估算的关键是估算该成员的放射性核素摄入量 I，以下介绍公众照射情况下，摄入量估算的常用方法。

（1）基于生物监测数据的方法：生物监测数据主要指人体体外监测，或排泄物监测的数据。人体体外监测包括全身、肺和甲状腺监测；排泄物监测包括 24h 尿样和 24h 粪样的监测。

公式 5–15 是用这种方法估算公众成员放射性核素 j 摄入量的基本公式：

$$I_j = M_j(t) / m_j(t) \quad \text{公式 5–15}$$

式中：

I_j——公众成员放射性核素 j 的摄入量，单位为贝可勒尔（Bq）；

$M_j(t)$——放射性核素 j 的摄入 t 天后，体内或器官内放射性核素的活度，单位贝可勒尔（Bq）；或日排泄量，单位为贝可勒尔每天（Bq/d）；

$m_j(t)$——摄入单位活度 t 天后体内或器官内放射性核素 j 的活度；或日排泄量的预期值，它们的单位分别是贝可勒尔每贝可勒尔（Bq/Bq）。

主要核素的 $m(t)$ 值可以从本书附录 C 中 C.2 查得。

（2）基于空气采样监测数据的方法：公式 5–16 是用这种方法估算公众成员放射性核素 j 摄入量的基本公式：

$$I_j = c_{j,\text{空气}} BT \quad \text{公式 5–16}$$

式中：

$c_{j,\text{空气}}$——采用空气采样器测得的放射性核素 j 的活度浓度，单位为贝可勒尔每立方米（Bq/m^3），若是采用场所采用设备，采样器应安装在人员停留位置，离地 1.5m 的位置；

B——人的呼吸率，单位为立方米每小时（m^3/h）；没有实际值时，可取 $B = 0.83m^3/h$；

T——公众成员在监测位置停留的总有效时间，单位为小时（h）。

（3）基于食品和饮用水采样监测数据的方法：公式 5–17 是用这种方法估算公众成员放射性核素 j 摄入量的基本公式：

$$I_j = \sum_i C_{i,j,\text{食品}} B_{i,\text{食品}} T_{i,\text{食品}} + C_{j,\text{水}} B_{\text{水}} T_{\text{水}} \quad \text{公式 5–17}$$

式中：

$C_{i,j,\text{食品}}$——i 类食品放射性核素 j 的活度浓度，单位为贝可勒尔每千克（Bq/kg）；

$C_{j,\text{水}}$——饮用水放射性核素 j 的活度浓度，单位为贝可勒尔每升（Bq/L）；

$B_{i,\text{食品}}$——i 类食品每天的食用量，单位为千克每天（kg/d）；

$B_{\text{水}}$——每天的饮用水量，单位为升每天（L/d）；

$T_{i,\text{食品}}$——i 类食品食用的天数，单位为天（d）；

$T_{i,\text{水}}$——饮用水的天数，单位为天（d）。

（二）食入和吸入的剂量系数

ICRP 67、69 和 71 出版物中给出了用于计算组织当量剂量和待积有效剂量方法的详细信息。

3 月龄的婴儿、1 岁、5 岁、10 岁和 15 岁的儿童和成人摄入放射性核素的剂量系数见本书附件 C。食入剂量系数见表 C.1，吸入颗粒气溶胶的剂量系数见表 C.2，吸入可溶性或活性气体的年龄依赖剂量系数见表 C.3，成年公众暴露于惰性气体的有效剂量率见表 5–44。

在计算特定年龄摄入后身体源区的活度时，根据年龄通过线性插值获得控制分布和滞留的转移率随年龄的连续变化。这也适用于从胃肠道转移活度。对于其他年龄和长期摄入的应用，ICRP 认为可以通过将特定年龄的剂量系数应用于下面给出的年龄组范围来估算其剂量：

3 月龄组：0 ~ <1 岁；

1 岁组：1 ~ 2 岁；

5 岁组：>2 ~ 7 岁；

10 岁组：>7 ~ 12 岁；

15 岁组：>12 ~ 17 岁；

成人组：>17 岁。

与 ICRP 56、67、69 和 71 出版物一样，ICRP 72 出版物单个参考对象用于计算每个年龄组的剂量系数。通常，由于生物动力学数据的可用性，已采用男性的参数值。如果元素的生物动力学在性别之间存在已知差异，ICRP 相关出版物中生物动力学数据的相应部分对此进行了说明。

用于计算有效剂量系数的组织权重因数 w_T 和辐射权重因数 w_R 是采用 ICRP 60 出版物中 1990 年建议值。目前为止，ICRP 还未给出按 2007 年 ICRP 103 出版物中 w_T 和 w_R 建议值修正后的有效剂量系数。

根据 ICRP 56、67、69 和 71 出版物，ICRP 72 出版物中计算的剂量系数适用于急性摄入。对于长期摄入，有效剂量可能略低于该计算的剂量，因为在摄入期间，有效剂量的增长是显著的。然而，由于年龄范围的选择考虑了生命期间生长和生物动力学的显著变化，这些系数也可以通过确定每年摄入的待积剂量和历年摄入量的总和，用于防护目的的慢性摄入。

基于潜在生理过程的新生物动力学模型具有许多优势，特别是在开发与年龄相关的参数方面。然而，它们比 ICRP 30 出版物中给出的模型要复杂得多，并且更难实施。因此，ICRP 特别重视质量保证问题。剂量计算任务组已安排在三个参与实验室分别使用不同的计算机代码独立计算剂量系数。这些计算中的任何差异超过由舍入误差引起的差异都已在结果公布前进行了调查和解决。

四、公众剂量估算举例

公众剂量估算主要用于受放射性污染地区的辐射防护的控制和评价。这种剂量评价是对该区域公众群体而言的，是估算其代表人的剂量，其估算结果不能用于该群体中的个人。若这个群体中的个人有意外地污染食品食入时，按 ICRP 建议，可采用前面讲述的职业人员剂量监测和剂量估算方法。

（一）污染食品和饮用水的公众剂量估算

一个受 ^{137}Cs 放射性污染地区的主要食品类型和饮用水的放射性含量监测结果见表 5–46，同时列出了这个地区公众相应食品的年消耗量，这些食品消耗了 15d，这个人群的年龄分布比为 3 月组：1 岁组：5 岁组：10 岁组：15 岁组：成人组 =1：2：5：6：6：7。试计算这个地区代表人 ^{137}Cs 的摄入量和待积有效剂量。

表 5–46　一个受 ^{137}Cs 放射性污染地区的放射性检测和公众剂量估算

监测内容	食物品名					
	奶类	粮食	叶菜类蔬菜	水果及根菜类蔬菜	肉类	饮用水
年消耗量 /(kg · a^{-1})	5	229	29	173	30	500
放射性含量检测值 /(Bq · kg^{-1})	12	32	45	23	23	32
年摄入量 /Bq	60	7 328	1 305	3 979	690	16 000

这个人群消耗污染食品 15d，因此，代表人的摄入量（$I_{代}$）为：

$I_{代}$ =(60Bq+7 328Bq+1 305Bq+3 979Bq+690Bq+16 000Bq)×(15d/365d)=1 207Bq

代表人的待积有效剂量（$E_{代}$）用公式 5–18 计算：

$$E_{代}=e_{代}(\tau)\times I_{代} \qquad \text{公式 5–18}$$

式中：

$e_{代}(\tau)$——代表人的有效剂量系数，其值用公式 5–19 计算。

$$e_{代}(\tau)=\sum_{g=1}^{6}b_g e_g(\tau)/27 \qquad \text{公式 5–19}$$

式中：

g——不同年龄组；

b_g——g 年龄组在人群中的占比；

$e_g(\tau)$——g 年龄组的有效剂量系数，其值可从本书附录 C 表 C.1 中获得。

为计算方便，对本例中 ^{137}Cs 各年龄组的有效剂量值及其他相关参数值见表 5–47。

表 5–47　^{137}Cs 各年龄组的有效剂量系数及其他相关参数

	<1 岁	1～2 岁	>2～7 岁	>7～12 岁	>12～17 岁	>17 岁
$e_g(\tau)$/(Sv · Bq^{-1})	1.1×10^{-8}	1.2×10^{-8}	9.6×10^{-9}	1.0×10^{-8}	1.3×10^{-8}	1.0×10^{-8}
年龄组占比	1	2	5	6	6	7
$b_g e_g(\tau)$	1.1×10^{-8}	2.4×10^{-8}	4.8×10^{-8}	6.0×10^{-8}	7.8×10^{-8}	7.0×10^{-8}

$$e_{代}(\tau)=\sum_{g=1}^{6}b_g e_g(\tau)/27=1.08\times10^{-8}\text{Sv/Bq}$$

由公式 5–18 和表 5–47 可以得到代表人的待积有效剂量（$E_{代}$）为 13.0μSv。

（二）空气污染的公众剂量估算

假设在人员的呼吸带有溶解类别为 M 的 ^{131}I 放射性气溶胶，并假设年空气吸入量为 7 300m^3/a，检测到的空气核素含量为 45mBq/m^3，若一个 11 岁的少年在该环境中停留了 10min，试估算其摄入量和待积有效剂量。

该少年 10min 吸入的空气量 =7 300m^3/a×(5d/365d)=100m^3/a

该少年 10min 经吸入的 ^{131}I 摄入量 =100m^3/a×45mBq/m^3=4 500mBq=4.5Bq

从本书附录 C 表 C.2 可以获得，>7～12 岁年龄组 M 类 ^{131}I 的吸入有效剂量系数 $e(\tau)$ 为 1.9×10^{-8}Sv/Bq。

该少年 10min 经吸入 ^{131}I 所致待积有效剂量 =4.5Bq×1.9×10^{-8}Sv/Bq=0.085 5μSv。

第三节 应急照射

一、剂量评估方法

（一）概述

为防护目的计算的有效剂量是根据人体器官和组织的当量剂量确定的，而这些当量剂量又是从这些器官和组织的平均吸收剂量计算出来的。有效剂量是给定照射条件下参考人的值，不考虑特定个体的特征。特别地，选择用于确定有效剂量的组织权重因数，取舍值代表不同年龄和不同性别的许多个体的平均值。将参考男性和参考女性的每个器官或组织的当量剂量取平均值，并将这些平均剂量各自乘以相应的组织权重因数，以确定参考人的性别平均有效剂量。由此得出，有效剂量不能提供个体特异性剂量，而是在给定的照射条件下为参考人提供的。

两种替代方法可用于回顾剂量评估。通过直接测量计算放射性核素的摄入量（例如通过外部计数测量全身或特定器官和组织中的放射性核素的活度）和 / 或间接测量（例如测量尿液或粪便中放射性核素的活度，或工作场所的放射性水平监测）。生物动力学模型用于解释放射性核素摄入量评估中的测量值，之后使用 ICRP 推荐的参考剂量系数（单位摄入量的剂量，Sv/Bq）或使用 ICRP 推荐的方法确定有效剂量。

使用与摄入时间相关的函数直接从测量值计算待积有效剂量。测量可以是全身或器官的含量，24h 尿液或粪便样品中的活度，或工作场所空气中放射性核素的活度浓度。对于生物测定数据的解释，该方法需要使用作为摄入后时间的函数的“单位含量函数”表。

这两种方法是等效的，只要使用相同的生物动力学模型、参数值和假设，就应该产生相同的结果。

所有放射性核素的“单位摄入的剂量系数”表格在 ICRP 130 系列出版物和随附的电子附件中给出。还提供了对应于在急性摄入放射性核素后，在特定时间的测量值对应的待积有效剂量的预期值。这些表格提供了一种简单易用的工具，可促进生物测定数据解释的统一。

在某些情况下，可以在有效剂量的计算中由参考值改变为特定参数值。因此重要的是区分在特定照射环境下计算有效剂量时可能改变的参考参数值，以及在有效剂量定义下不能改变的哪些值。由于有效剂量适用于参考人员，因此不应更改个体特定参数值，而可更改特定材料的参数值。个体特异性参数的实例包括描述剂量测定体模、HRTM 呼吸和粒子运输参数、除消化道转移因子之外的 HATM 参数、f_a 和所有全身模型参数的参数值。材料特异性参数的实例包括肺 - 血液吸收参数、气溶胶参数（例如，吸入气溶胶的 AMAD 和 f_a）。

在大多数情况下，与剂量限值相比，评估剂量较低。对于此类情况，剂量评估可能会使用推荐的特定参数默认值、前述的表格剂量系数和 ICRP 130 系列出版物附带的“单位含量剂量函数”表。如果评估的剂量可能更大，或者使用了多种监测方法并且已经进行了多次监测，则可以使用除推荐默认值以外的材料特定参数值。

在根据监测数据对剂量进行回顾性评估时，由于缺乏关于这些因素的具体信息，评估人员可能需要对诸如摄入模式和材料性质等因素做出假设。欧洲委员会建立了一个欧洲项目，这个项目旨在通过纳入监测数据（IDEAS 项目）提供估算待积剂量的一般指导原则。IDEAS 项目是采用结构化方法来解释个人监测数据。

除 ICRP 130 系列出版物的指南外，2011 年 ISO 发布的 ISO 27048：2011 国际标准规定了监测工作人员的内照射剂量评估的最低要求。IDEAS 指南和 ISO 27048：2011 均采用剂量评估所需的代价应与预期照射水平大致相符的原则。

在特殊情况下，特定个体的剂量可能会大大超过剂量限值并且需要评估辐射风险，因此需要对器官或组织剂量进行特定估计以确定器官特异性风险。在这种情况下，应计算器官吸收剂量，并使用最合适的生物有效性和风险因素数据。此回顾性个人剂量评估应仅由具有公认专业知识、技能和实践经验的专业人员执行。

以下部分讨论了应该在受照中收集的信息，总结了单个或多个数据处理的测量方法，并讨论与内照射剂量评估相关的不确定度，包括测量不确定度。讨论了两种类型的分析：参考评估和特定场所的评估。

（二）分析类型

1. 使用 ICRP 默认生物动力学和剂量学计算模型进行基本评估 对于预期评估的放射性核素摄入对工作人员的年度待积有效剂量低、处理的放射性核素的半衰期短且存在的材料数量有限的装置和任务，可以进行内照射监测以证明合规性或可能为其他目的而监测。对于这些设施中的工作人员，通常不需要使用特定于现场或特定于材料的参数来评估监测测量的结果。一个典型的例子是核医学服务。如果国家当局要求，将使用 ICRP 标准模型完成对技术人员、医生和护士的生物测定监测，而无须工作场所特征描述（例如确定AMAD）。其他示例可包括使用痕量放射性同位素研究的大学或实验室。

对于此类常规操作，如果确认了新的摄入量，可以使用以下默认假设进行参考评估：

（1）摄入量是监测间隔中的急性事件；

（2）照射是通过吸入 AMAD 为 5μm 的材料；

（3）吸收和 f_a 值：已知材料的吸收类型或默认特定吸收参数值，如前所述。如果化合物未知，则应使用“未指定化合物”的吸收类型。或者，如果特定地点或特定材料的默认值可用并记录在案，则可以使用这些默认值，前提是它们被证明适用于工作人员参与的过程。如果确认待积有效剂量的值小于先前建立的低值（例如 1mSv），则不需要进一步评估。

二、基于地面监测的剂量估算

这时通常应进行地面平均放射性比活度的监测。基于这类监测可进行代表人总有效剂量和婴儿当量剂量的剂量估算。估算中需要的监测值到代表人总有效剂量和婴儿当量剂量的剂量系数参见表 5–48，表中提供了待积时间 $\varDelta$ 为 7d 和 1 年的值。下面介绍这些量的估算方法。

（一）代表人的总有效剂量

$E_{\mathrm{grd,i}}(\varDelta)$ 的值见表 5–48，该值是地面场景下，由核素 i 单位地面沉积比活度在时段 $\varDelta$ 中致代表人的总有效剂量，单位是 $\mathrm{Sv/(Bq \cdot m^{-2})}$。因此，只要能监测到地面沉积的放射性核素 i 的比活度，就能很容易地得到这个核素所致的代表人（成人或婴儿）的总有效剂量。

下面介绍 $E_{\mathrm{grd},i}(\varDelta)$ 的估算方法，它由公式 5–20 确定：

$$E_{\mathrm{grd},i}(\varDelta)=e_{\mathrm{grd\text{-}sh},i}(\varDelta)+e_{\mathrm{air\text{-}sh},i}(\varDelta)+e_{\mathrm{inh\text{-}resu},i}(\varDelta)+e_{\mathrm{inadv\text{-}ing},i}(\varDelta) \qquad \text{公式 5–20}$$

式中：

$e_{\mathrm{grd\text{-}sh},i}(\varDelta)$——地面场景时，放射性核素 i 的单位地面的沉积活度在照射时间段 $\varDelta$ 内所致代表个人外照射有效剂量，由公式 5–21 确定。

$$e_{\mathrm{grd\text{-}sh},i}(\varDelta)=e_{\mathrm{plane\text{-}srf},i}(\text{成人})\times C_{\mathrm{or}}F_{\mathrm{grd}}\times SF_{e_{\mathrm{ext}}}(\text{成人}\rightarrow\text{婴儿})+WI_{G,i}(\varDelta)+\left[F_{\mathrm{sf}}\times F_{\mathrm{of}}+(1-F_{\mathrm{of}})\right]$$

公式 5–21

式中：

$e_{\mathrm{plane\text{-}srf},i}$（成人）——从无限光滑平面源的放射性核素 i 的单位表面活度到成人的有效剂量率，单位（$\mathrm{Sv \cdot s^{-1}}$）/（$\mathrm{Bq \cdot m^{-2}}$）。这些参数值见表 5–49，这些值适用于站在理想平面上的裸露皮肤表面均匀受污染人员。这会高估真实的（非平面）浓度均匀表面的剂量。因此，下面将讨论使用地面粗糙度校正因子。

$C_{or}F_{grd}=0.7$（无量纲）——地面粗糙度校正因子，用于说明由于地面粗糙度导致的剂量率降低；

$SF_{e_{ext}}$（成人→婴儿）=1.4（无量纲）——比例因子，用于将外照射成人的有效剂量转换为婴儿的有效剂量；

$WI_{G,i}(\Delta)$——放射性核素 i 外照射地面剂量率在照射时间段 Δ 内的时间积分风化因子，单位 s。7d 和 1 年照射时间的相应值见表 5–50。

$F_{sf}=0.4$（无量纲）——居住在房间人员剂量率的屏蔽修正因子，其值来自 IAEA 较早的建议（IAEA-TECDOC-955），欧洲共同体的建议值为 0.42。

$F_{of}=0.6$（无量纲）——人员在房间的居留因子，其值来自 IAEA 较早的建议。

$e_{air\text{-}sh,i}(\Delta)$——代表人（即该照射场景和途径的婴儿）在照射时间段 Δ 内的外照射有效剂量，对于地面场景而言，这种外照射是由于单位地面沉积核素放射性核素 i 悬浮在空气产生的，单位为 Sv/（Bq · m^{-2}），其值由公式 5–22 确定：

$$e_{air\text{-}sh,i}(\Delta)=e_{air\text{-}sh,i}(\text{成人})\times TI_{grd\to air,i}(\Delta)\times SF_{e_{ext}}(\text{成人}\to\text{婴儿}) \qquad \text{公式 5–22}$$

式中：

$e_{air\text{-}sh,i}$（成人）——放射性核素 i 每单位空气活度浓度致成人的外照射有效剂量率，单位（Sv · s^{-1}）/（Bq · m^{-3}）。这些值在表 5–49 中给出，适用于站在半无限，均匀污染的大气云中心的裸露皮肤表面个体。对真实均匀浓度（有限）烟羽流，上述剂量会高估剂量。

$TI_{grd\to air,i}(\Delta)$——放射性核素 i 从地面到空气（通过风或其他自然过程中悬浮到空气中）的时间积分转移因子，在受照时间段 Δ 积分，单位 s/m。表 5–50 中给出了 7d 和 1 年受照时间的值。

$SF_{e_{ext}}$（成人→婴儿）=1.4（无量纲）——将外照射成人的有效剂量转换为婴儿有效剂量的比例因子。

$e_{inh\text{-}resu,i}(\Delta)$——在地面场景中，代表人在这种照射场景和途径下，成年人体内在照射期 Δ 内从地面单位比活度的地面沉积物悬浮物吸入放射性 i，所致的待积有效剂量，单位 Sv/（Bq · m^{-2}）。其值由公式 5–23 确定。

$$e_{inh\text{-}resu,i}(\Delta)=e_{inh,i}(\text{成人})\times TI_{grd\to air,i}(\Delta)\times F_{rf}\times Q_{air} \qquad \text{公式 5–23}$$

式中：

$e_{inh,i}$（成人）——成人吸入核素 i 单位摄入活度所致的待积有效剂量，单位为 Sv/Bq。相关的值见表 5–49。

$TI_{grd\to air,i}(\Delta)$——放射性核素 i 从地面到空气（通过风或其他自然过程重新悬浮到空气中）的时间积分转移因子，在暴露时间段 Δ 积分，单位为 s/m。其值见表 5–50。

$F_{rf}=1$（无量纲）——空气中放射性物质沉积在肺部肺区域（可呼吸部分）的分数。实际上，在大多数情况下，预期 F_{rf} 小于此默认值的十分之一。

$Q_{air}=1.2\text{m}^3/\text{h}=3.3\times10^{-4}\text{m}^3/\text{s}$——进行轻度活动的成年人的呼吸速率。

$e_{inadv\text{-}ing,i}(\Delta)$——对于地面场景而言，在照射时间段 Δ 内，由于意外摄入地表比活度地面沉积物，射性核素 i 单位所致的代表人（即这种场景和途径的婴儿）的待积有效剂量，单位 Sv/（Bq・m^{-2}）。其值用公式 5–24 计算：

$$e_{\text{inadv-ing},i}(\varDelta) = e_{\text{ing},i}(\text{婴儿}) \times TI_{\text{grd}\to\text{GI},i}(\varDelta,\text{婴儿}) \qquad \text{公式 5–24}$$

式中：

$e_{\text{ing},i}$（婴儿）——放射性核素 i 通过食入途径单位摄入量所致婴儿的待积有效剂量，单位 Sv/Bq。其值见表 5–49。

$TI_{\text{grd}\to\text{GI},i}$（$\varDelta$, 婴儿）——由于婴儿（即这次照射场景和途径的代表人）在照射时间段 $\varDelta$ 内累积积分意外摄入放射性核素 i 时，从地面到胃肠道的时间累积转移因子，单位为 m^2。婴儿 7d 和 1 年照射时间的值见表 5–51。

（二）胎儿的总当量剂量

$H_{\text{胎儿},\text{grd-scen},i}(\varDelta)$ 值，单位 Sv/（Bq/m^2）见表 5–52，它是地面场景下，照射时间段 $\varDelta$ 时间内，放射性核素 i 的单位地面沉积比活度所致胎儿的总当量剂量。因此，只要能监测到地面沉积的放射性核素 i 的比活度，就能很容易地得到这个核素所致的代表胎儿的总有效剂量。

下面介绍 $H_{\text{胎儿},\text{grd-scen},i}(\varDelta)$ 的估算方法，它用公式 5–25 计算：

$$H_{\text{胎儿},\text{grd-scen},i}(\varDelta) = h_{\text{胎儿},\text{grd-sh},i}(\varDelta) + h_{\text{胎儿},\text{air-sh},i}(\varDelta) + h_{\text{胎儿},\text{inh-resu},i}(\varDelta) + h_{\text{胎儿},\text{inadv-ing},i}(\varDelta) \qquad \text{公式 5–25}$$

式中：

$h_{\text{胎儿},\text{grd-sh},i}(\varDelta)$——对于“地面”情况，在照射时间段 $\varDelta$ 中，从地面沉积放射性核素 i 的单位地面比活度产生的地面照射致使胎儿受到的外照射当量剂量，单位为 Sv/（Bq・m^{-2}）。其值用公式 5–26 计算：

$$h_{\text{胎儿},\text{air-sh},i}(\varDelta) = h_{\text{red,mar,plane-srf},i}(\varDelta) \times C_{\text{or}}F_{\text{grd}} \times WI_{\text{G},i}(\varDelta) \times SF_{(h_{\text{red,mar}}\to h_{\text{胎儿}}),\,\text{grd-sh},i} \times \left(F_{\text{sF}} \times F_{\text{oF}} + (1 - F_{\text{oF}}\right) \qquad \text{公式 5–26}$$

式中：

$h_{\text{red,mar,plane-srf},i}$（成人）——从无限光滑平面源放射性核素 i 所致的成人红骨髓剂量率，单位为（Sv・s^{-1}）/（Bq・m^{-2}）。其值见表 5–53，并且适用于站在表面均匀污染理想平面上的受照个体。这会高估均匀浓度的真实表面（非平面）剂量。因此，将使用地面粗糙度校正因子。

$C_{\text{or}}F_{\text{grd}}=0.7$（无量纲）——地面粗糙度校正因子，用于说明由于地面粗糙度导致的剂量率降低。

$SF_{(h_{\text{red,mar}}\to h_{\text{胎儿}}),\text{grd-sh},i}=0.9$（无量纲）——地面照射时，红骨髓当量剂量率与胎儿当量剂量率的剂量系数的比例因子。

$WI_{\text{G},i}(\varDelta)$——放射性核素 i 外照射地面剂量率在照射时间段 $\varDelta$ 内的时间积分风化因子，单位 s。7d 和 1 年照射时间的相应值见表 5–50。

$F_{\text{sF}}=0.4$（无量纲）——居住在房间人员剂量率的屏蔽修正因子，其值来自 IAEA 较早的建议（IAEA-TECDOC-955），欧洲共同体的建议值为 0.42。

$F_{oF}=0.6$（无量纲）——人员在房间的居留因子，其值来自 IAEA 较早的建议。

$h_{胎儿,air\text{-}sh,i}(\varDelta)$——地面场景下，在照射时间段 $\varDelta$ 内，由于单位地面比活度的地面沉积物悬浮在空气中的放射性核素 i 而产生的空气照射所致胎儿的外照射当量剂量，单位 Sv/（Bq·m^{-2}）。其值用公式 5–27 确定：

$$h_{胎儿,mar,air\text{-}sh,i}(\varDelta)=h_{red,mar,air\text{-}sh,i}(成人)\times SF_{(h_{red,mar}\leftarrow h_{胎儿}),air\text{-}sh}\times TI_{grd\rightarrow air,i}(\varDelta) \qquad 公式 5\text{–}27$$

式中：

$h_{red,mar,air\text{-}sh,i}$(成人)——人员在浸没在半无限的气载放射性物质云场景时，单位摄入量的放射性核素 i 空气活度浓度所致成年人红骨髓当量剂量率，单位为（Sv·s^{-1})/(Bq·m^{-3})。这些值见表 5–53，适用于站在半无限、均匀污染的大气云中心受照的个人。这会高估站在真实均匀浓度的（有限）烟羽中人员的剂量。

$SF_{(h_{red,mar}\leftarrow h_{胎儿}),air\text{-}sh}=0.9$（无量纲）——对空气中这类受照时，比例因子，用于将红骨髓当量剂量率转换为对胎儿的当量剂量率的剂量系数的校准因子。

$TI_{grd\text{-}air,i}(\varDelta)$——在照射时间段 $\varDelta$ 中，放射性核素 i 从地面到空气（通过风或其他自然过程重新悬浮到空气中）的时间积分传递因子。7d 和 1 年照射时间的值见表 5–50。

$h_{胎儿,inh\text{-}resu,i}(\varDelta)$——地面场景下，在受照期 $\varDelta$ 中，孕妇从单位地面比活度的地面重悬浮的沉积物中吸入放射性核素 i 所致胎儿的待积当量剂量，单位 Sv/(Bq·m^{-2})。其值用公式 5–28 确定：

$$h_{胎儿,inh\text{-}resu,i}(\varDelta)=h_{胎儿,inh,i}\times TI_{grd\rightarrow air,i}(\varDelta)\times F_{rf}\times Q_{air} \qquad 公式 5\text{–}28$$

式中：

$h_{胎儿,inh,i}$——成人（即孕妇）吸入每单位摄入量的放射性核素 i 所致胎儿的当量剂量，单位 Sv/Bq。其值见表 5–53。

$TI_{grd\rightarrow air,i}(\varDelta)$——放射性核素 i 从地面到空气（通过风或其他自然过程重新悬浮到空气中）的时间积分转移因子，在受照时间段 $\varDelta$ 中积分，单位 s/m。7d 和 1 年受照时间的值见表 5–50。

$F_{rf}=1$（无量纲）——空气中放射性物质沉积在肺部肺区域（可呼吸部分）的分数。实际上，在大多数情况下，预期 F_{rf} 小于此默认值的十分之一。

$Q_{air}=1.2m^3/h=3.3\times10^{-4}m^3/s$——进行轻度活动的成年人的呼吸速率。

$h_{胎儿,inadv\text{-}ing,i}(\varDelta)$ 是指地面场景下，在受照期 $\varDelta$ 中，成人（即孕妇）意外摄入地面沉积物中单位摄入量的放射性核素 i 的地面比活度所致胎儿的待积当量剂量，单位为 Sv/（Bq·m^{-2}）。其值用公式 5–29 确定：

$$h_{胎儿,inadv\text{-}ing,i}(\varDelta)=h_{胎儿,ing,i}\times TI_{grd\rightarrow GI,i}(\varDelta,成人) \qquad 公式 5\text{–}29$$

$h_{胎儿,ing,i}$——成人（即孕妇）食入单位摄入量的放射性核素 i 所致的胎儿的待积当量剂量，单位为 Sv/Bq。其值见表 5–53。

$TI_{grd \to GI,i}$（Δ, 成人）——成人由于意外摄入（考虑到胎儿受照）而放射性核素 i 从地面到胃肠道的时间积分转移因子，在受照时间段 Δ 积分，单位 m^2。成年人 7d 和 1 年受照时间的值见表 5-51。

表 5-48　基于地面监测的总有效剂量和婴儿当量剂量的剂量系数

单位：Sv/（Bq · m^{-2}）

放射性核素	$E_{grd,i}$（Δ）转换系数		婴儿当量剂量系数	
	Δ=7d	Δ=1a	Δ=7d	Δ=1a②
^{86}Rb	3.5×10^{-11}	1.3×10^{-10}	2.0×10^{-11}	8.3×10^{-11}
^{89}Sr	1.1×10^{-11}	2.4×10^{-11}	6.6×10^{-11}	1.1×10^{-10}
^{90}Sr①	1.6×10^{-10}	4.4×10^{-10}	1.8×10^{-10}	4.6×10^{-10}
^{91}Sr	2.1×10^{-11}	2.1×10^{-11}	1.3×10^{-11}	1.3×10^{-11}
^{91}Y	1.3×10^{-11}	4.1×10^{-11}	1.3×10^{-12}	1.3×10^{-11}
^{95}Zr①	8.7×10^{-10}	1.0×10^{-8}	5.4×10^{-10}	6.3×10^{-9}
^{97}Zr①	8.2×10^{-11}	8.2×10^{-11}	5.1×10^{-11}	5.1×10^{-11}
^{99}Mo①	4.8×10^{-11}	5.7×10^{-11}	2.9×10^{-11}	3.5×10^{-11}
^{103}Ru①	1.7×10^{-10}	1.3×10^{-9}	1.0×10^{-10}	8.0×10^{-10}
^{105}Ru	1.1×10^{-11}	1.1×10^{-11}	7.0×10^{-12}	7.0×10^{-12}
^{106}Ru①	1.4×10^{-10}	2.5×10^{-9}	5.4×10^{-11}	1.5×10^{-9}
^{105}Rh	8.8×10^{-12}	9.1×10^{-12}	5.2×10^{-12}	5.4×10^{-12}
^{127m}Te①	1.8×10^{-11}	1.3×10^{-10}	2.0×10^{-11}	7.2×10^{-11}
^{127}Te	2.2×10^{-13}	2.2×10^{-13}	9.8×10^{-14}	9.8×10^{-14}
^{129m}Te①	3.8×10^{-11}	2.0×10^{-10}	3.1×10^{-11}	1.3×10^{-10}
^{131m}Te	1.3×10^{-10}	1.3×10^{-10}	1.3×10^{-10}	1.3×10^{-10}
^{132}Te①	4.8×10^{-10}	6.1×10^{-10}	5.0×10^{-10}	5.9×10^{-10}
^{131}I	1.4×10^{-10}	2.7×10^{-10}	8.5×10^{-10}	1.18×10^{-9}
^{133}I	4.3×10^{-11}	4.4×10^{-11}	9.9×10^{-11}	9.9×10^{-11}
^{134}I	7.2×10^{-12}	7.2×10^{-12}	4.6×10^{-12}	4.6×10^{-12}
^{135}I	3.2×10^{-11}	3.2×10^{-11}	2.6×10^{-11}	2.6×10^{-11}
^{134}Cs	5.9×10^{-10}	1.9×10^{-8}	3.6×10^{-10}	1.2×10^{-8}
^{136}Cs	6.6×10^{-10}	2.1×10^{-9}	4.1×10^{-10}	1.3×10^{-9}
^{137}Cs①	2.6×10^{-10}	8.6×10^{-9}	1.4×10^{-10}	5.4×10^{-9}
^{140}Ba①	8.8×10^{-10}	2.7×10^{-9}	5.6×10^{-10}	1.7×10^{-9}

续表

放射性核素	$E_{grd,i}$（$\varDelta$）转换系数		婴儿当量剂量系数	
	$\varDelta$=7d	$\varDelta$=1a	$\varDelta$=7d	$\varDelta$=1a②
^{141}Ce	3.0×10^{-11}	1.8×10^{-10}	1.5×10^{-11}	9.8×10^{-11}
^{143}Ce	3.0×10^{-11}	3.1×10^{-11}	1.7×10^{-11}	1.8×10^{-11}
^{144}Ce①	7.4×10^{-11}	7.0×10^{-10}	1.8×10^{-11}	3.6×10^{-10}
^{143}Pr	3.5×10^{-12}	4.9×10^{-12}	1.1×10^{-13}	3.4×10^{-13}
^{147}Nd	4.5×10^{-11}	1.2×10^{-10}	2.4×10^{-11}	6.6×10^{-11}
^{239}Np	2.7×10^{-11}	3.1×10^{-11}	1.5×10^{-11}	1.7×10^{-11}
^{238}Pu	9.3×10^{-8}	2.2×10^{-7}	2.6×10^{-9}	6.2×10^{-9}
^{239}Pu	1.0×10^{-7}	2.4×10^{-7}	2.5×10^{-9}	5.8×10^{-9}
^{240}Pu	1.0×10^{-7}	2.4×10^{-7}	2.5×10^{-9}	5.8×10^{-9}
^{241}Pu	2.0×10^{-9}	4.6×10^{-9}	1.9×10^{-12}	4.4×10^{-12}
^{241}Am	8.2×10^{-8}	1.9×10^{-7}	1.4×10^{-9}	3.4×10^{-9}
^{242}Cm	5.0×10^{-9}	9.9×10^{-9}	9.3×10^{-10}	1.8×10^{-9}
^{244}Cm	4.8×10^{-8}	1.1×10^{-7}	1.4×10^{-9}	3.2×10^{-9}

注：本章中“胎儿”一词既涵盖胚胎和胎儿。
①这些核素在 OIL 计算中已被视为该放射性核素与其子体处于平衡状态，因此不需要另行考虑。
②为简单起见，使用的暴露期为 1 年而不是 9 个月。

表 5-49 用于计算地面场景中代表人总有效剂量的剂量系数

放射性核素	$e_{plane\rightarrow srf,i}$（成人）/[（Sv·s^{-1}）·（Bq·m^{-2}）$^{-1}$]	$e_{air\text{-}sh,i}$（成人）/[（Sv/s^{-1}）·（Bq·m^{-3}）$^{-1}$]	$e_{inh,i}$（成人）/（Sv·Bq^{-1}）	$e_{ing,i}$（婴儿）/（Sv·Bq^{-1}）
^{86}Rb	9.3×10^{-17}	4.8×10^{-15}	9.3×10^{-10}	2.0×10^{-8}
^{89}Sr	2.3×10^{-18}	7.7×10^{-17}	7.9×10^{-9}	1.8×10^{-8}
^{90}Sr①	5.6×10^{-18}	2.0×10^{-16}	1.6×10^{-7}	9.3×10^{-8}
^{91}Sr	6.8×10^{-16}	3.5×10^{-14}	4.1×10^{-10}	4.0×10^{-9}
^{91}Y	5.7×10^{-18}	2.6×10^{-16}	8.9×10^{-9}	1.8×10^{-8}
^{95}Zr①	2.4×10^{-15}	1.2×10^{-13}	9.9×10^{-9}	1.3×10^{-8}
^{97}Zr①	1.5×10^{-15}	7.5×10^{-14}	9.7×10^{-10}	1.4×10^{-8}
^{99}Mo①	2.6×10^{-16}	1.3×10^{-14}	1.0×10^{-9}	3.6×10^{-9}
^{103}Ru①	4.6×10^{-16}	2.3×10^{-14}	3.0×10^{-9}	4.6×10^{-9}
^{105}Ru	7.7×10^{-16}	3.8×10^{-14}	1.8×10^{-10}	1.8×10^{-9}

续表

放射性核素	$e_{plane\to srf,i}$（成人）/ [（Sv·s^{-1}）·（Bq·m^{-2}）$^{-1}$]	$e_{air\text{-}sh,i}$（成人）/ [（Sv/s^{-1}）·（Bq·m^{-3}）$^{-1}$]	$e_{inh,i}$（成人）/（Sv·Bq^{-1}）	$e_{ing,i}$（婴儿）/（Sv·Bq^{-1}）
^{106}Ru①	2.1×10^{-16}	1.0×10^{-14}	6.6×10^{-8}	4.9×10^{-8}
^{105}Rh	7.6×10^{-17}	3.7×10^{-15}	3.5×10^{-10}	2.7×10^{-9}
^{127m}Te①	1.6×10^{-17}	3.9×10^{-16}	9.9×10^{-9}	1.9×10^{-8}
^{127}Te	5.2×10^{-18}	2.4×10^{-16}	1.4×10^{-10}	1.2×10^{-9}
^{129m}Te①	7.7×10^{-17}	3.3×10^{-15}	7.9×10^{-9}	2.4×10^{-8}
^{131m}Te	1.4×10^{-15}	7.0×10^{-14}	9.4×10^{-10}	1.4×10^{-8}
^{132}Te①	2.4×10^{-15}	1.2×10^{-13}	2.1×10^{-9}	3.2×10^{-8}
^{131}I	3.8×10^{-16}	1.8×10^{-14}	7.4×10^{-9}	1.8×10^{-7}
^{133}I	6.0×10^{-16}	2.9×10^{-14}	1.5×10^{-9}	4.4×10^{-8}
^{134}I	2.5×10^{-15}	1.3×10^{-13}	5.5×10^{-11}	7.5×10^{-10}
^{135}I	1.5×10^{-15}	8.0×10^{-14}	3.2×10^{-10}	8.9×10^{-9}
^{134}Cs	1.5×10^{-15}	7.6×10^{-14}	2.0×10^{-8}	1.6×10^{-8}
^{136}Cs	2.1×10^{-15}	1.1×10^{-13}	2.8×10^{-9}	9.5×10^{-9}
^{137}Cs①	5.9×10^{-16}	2.9×10^{-14}	3.9×10^{-8}	1.2×10^{-8}
^{140}Ba①	2.8×10^{-15}	1.5×10^{-13}	7.1×10^{-9}	3.4×10^{-8}
^{141}Ce	7.4×10^{-17}	3.4×10^{-15}	3.8×10^{-9}	5.1×10^{-9}
^{143}Ce	2.8×10^{-16}	1.3×10^{-14}	8.3×10^{-10}	8.0×10^{-9}
^{144}Ce①	5.8×10^{-17}	2.8×10^{-15}	5.3×10^{-8}	3.9×10^{-8}
^{143}Pr	7.0×10^{-19}	2.1×10^{-17}	2.4×10^{-9}	8.7×10^{-9}
^{147}Nd	1.4×10^{-16}	6.2×10^{-15}	2.4×10^{-9}	7.8×10^{-9}
^{239}Np	1.6×10^{-16}	7.7×10^{-15}	1.0×10^{-9}	5.7×10^{-9}
^{238}Pu	8.4×10^{-19}	4.9×10^{-18}	1.1×10^{-4}	4.0×10^{-8}
^{239}Pu	3.7×10^{-19}	4.2×10^{-18}	1.2×10^{-4}	4.2×10^{-8}
^{240}Pu	8.0×10^{-19}	4.8×10^{-18}	1.2×10^{-4}	4.2×10^{-8}
^{241}Pu	1.9×10^{-21}	7.3×10^{-20}	2.3×10^{-6}	5.7×10^{-9}
^{241}Am	2.8×10^{-17}	8.2×10^{-16}	9.6×10^{-5}	3.7×10^{-8}
^{242}Cm	9.6×10^{-19}	5.7×10^{-18}	5.9×10^{-6}	7.6×10^{-8}
^{244}Cm	8.8×10^{-19}	4.2×10^{-18}	5.7×10^{-5}	2.9×10^{-8}

注：①这些核素在 OIL 计算中已被视为该放射性核素与其子体处于平衡状态，因此不需要另行考虑。

表 5-50　外照射地面剂量率时间积分风化因子和再悬浮的时间积分转移因子

放射性核素	$WI_{G,j}$（7d）/s	$WI_{G,j}$（1a）/s	$TI_{grd\text{-}air,i}$（7d）/（s·m^{-1}）	$TI_{grd\text{-}air,i}$（1a）/（s·m^{-1}）
^{86}Rb	5.3×10^{5}	2.2×10^{6}	2.4×10^{0}	3.2×10^{0}
^{89}Sr	5.7×10^{5}	5.5×10^{6}	2.5×10^{0}	4.1×10^{0}
^{90}Sr①	6.0×10^{5}	2.3×10^{7}	2.5×10^{0}	6.0×10^{0}
^{91}Sr	5.0×10^{4}	5.0×10^{4}	4.7×10^{-1}	4.7×10^{-1}
^{91}Y	5.8×10^{5}	6.3×10^{6}	2.5×10^{0}	4.2×10^{0}
^{95}Zr①	5.8×10^{5}	6.8×10^{6}	2.5×10^{0}	4.3×10^{0}
^{97}Zr①	8.7×10^{4}	8.7×10^{4}	7.4×10^{-1}	7.4×10^{-1}
^{99}Mo①	2.8×10^{5}	3.4×10^{5}	1.6×10^{0}	1.7×10^{0}
^{103}Ru①	5.7×10^{5}	4.4×10^{6}	2.4×10^{0}	3.9×10^{0}
^{105}Ru	2.3×10^{4}	2.3×10^{4}	2.3×10^{-1}	2.3×10^{-1}
^{106}Ru①	6.0×10^{5}	1.8×10^{7}	2.5×10^{0}	5.5×10^{0}
^{105}Rh	1.8×10^{5}	1.8×10^{5}	1.2×10^{0}	1.2×10^{0}
^{127m}Te①	5.9×10^{5}	1.0×10^{7}	2.5×10^{0}	4.7×10^{0}
^{127}Te	4.9×10^{4}	4.9×10^{4}	4.6×10^{-1}	4.6×10^{-1}
^{129m}Te①	5.6×10^{5}	3.8×10^{6}	2.4×10^{0}	3.7×10^{0}
^{131m}Te	1.5×10^{5}	1.6×10^{5}	1.1×10^{0}	1.1×10^{0}
^{132}Te①	3.1×10^{5}	4.0×10^{5}	1.7×10^{0}	1.8×10^{0}
^{131}I	4.5×10^{5}	9.8×10^{5}	2.1×10^{0}	2.5×10^{0}
^{133}I	1.1×10^{5}	1.1×10^{5}	8.6×10^{-1}	8.6×10^{-1}
^{134}I	4.5×10^{3}	4.5×10^{3}	4.5×10^{-2}	4.5×10^{-2}
^{135}I	3.4×10^{4}	3.4×10^{4}	3.4×10^{-1}	3.4×10^{-1}
^{134}Cs	6.0×10^{5}	2.0×10^{7}	2.5×10^{0}	5.7×10^{0}
^{136}Cs	5.0×10^{5}	1.6×10^{6}	2.3×10^{0}	2.9×10^{0}
^{137}Cs①	6.0×10^{5}	2.3×10^{7}	2.5×10^{0}	6.0×10^{0}
^{140}Ba①	5.0×10^{5}	1.5×10^{6}	2.3×10^{0}	2.9×10^{0}
^{141}Ce	5.6×10^{5}	3.7×10^{6}	2.4×10^{0}	3.7×10^{0}
^{143}Ce	1.7×10^{5}	1.7×10^{5}	1.2×10^{0}	1.2×10^{0}
^{144}Ce①	6.0×10^{5}	1.6×10^{7}	2.5×10^{0}	5.4×10^{0}
^{143}Pr	5.1×10^{5}	1.6×10^{6}	2.3×10^{0}	3.0×10^{0}
^{147}Nd	4.9×10^{5}	1.3×10^{6}	2.2×10^{0}	2.8×10^{0}
^{239}Np	2.6×10^{5}	2.9×10^{5}	1.5×10^{0}	1.5×10^{0}
^{238}Pu	6.0×10^{5}	2.3×10^{7}	2.5×10^{0}	6.0×10^{0}
^{239}Pu	6.0×10^{5}	2.4×10^{7}	2.5×10^{0}	6.0×10^{0}
^{240}Pu	6.0×10^{5}	2.4×10^{7}	2.5×10^{0}	6.0×10^{0}
^{241}Pu	6.0×10^{5}	2.3×10^{7}	2.5×10^{0}	6.0×10^{0}
^{241}Am	6.0×10^{5}	2.3×10^{7}	2.5×10^{0}	6.0×10^{0}
^{242}Cm	5.9×10^{5}	1.3×10^{7}	2.5×10^{0}	5.0×10^{0}
^{244}Cm	6.0×10^{5}	2.3×10^{7}	2.5×10^{0}	6.0×10^{0}

注：①这些核素在 OIL 计算中已被视为该放射性核素与其子体处于平衡状态，因此不需要另行考虑。

表 5-51　由于意外摄入的从地面到胃肠道的时间累积转移因子

放射性核素	$TI_{grd\rightarrow GI,i}$（7d，婴儿）/m^2	$TI_{grd\rightarrow GI,i}$（7d，成人）/m^2	$TI_{grd\rightarrow GI,i}$（1a，婴儿）/m^2	$TI_{grd\rightarrow GI,i}$（1a，成人）/m^2
^{86}Rb	1.7×10^{-4}	8.5×10^{-5}	2.3×10^{-4}	1.2×10^{-4}
^{89}Sr	1.8×10^{-4}	8.9×10^{-5}	2.9×10^{-4}	1.5×10^{-4}
^{90}Sr①	1.8×10^{-4}	9.2×10^{-5}	4.3×10^{-4}	2.1×10^{-4}
^{91}Sr	3.4×10^{-5}	1.7×10^{-5}	3.4×10^{-5}	1.7×10^{-5}
^{91}Y	1.8×10^{-4}	9.0×10^{-5}	3.0×10^{-4}	1.5×10^{-4}
^{95}Zr①	1.8×10^{-4}	9.0×10^{-5}	3.1×10^{-4}	1.5×10^{-4}
^{97}Zr①	5.4×10^{-5}	2.7×10^{-5}	5.4×10^{-5}	2.7×10^{-5}
^{99}Mo①	1.2×10^{-4}	5.8×10^{-5}	1.2×10^{-4}	6.0×10^{-5}
^{103}Ru①	1.8×10^{-4}	8.9×10^{-5}	2.8×10^{-4}	1.4×10^{-4}
^{105}Ru	1.7×10^{-5}	8.3×10^{-6}	1.7×10^{-5}	8.3×10^{-6}
^{106}Ru①	1.8×10^{-4}	9.2×10^{-5}	3.9×10^{-4}	2.0×10^{-4}
^{105}Rh	8.7×10^{-5}	4.3×10^{-5}	8.7×10^{-5}	4.4×10^{-5}
^{127m}Te①	1.8×10^{-4}	9.1×10^{-5}	3.4×10^{-4}	1.7×10^{-4}
^{127}Te	3.3×10^{-5}	1.7×10^{-5}	3.3×10^{-5}	1.7×10^{-5}
^{129m}Te①	1.8×10^{-4}	8.8×10^{-5}	2.7×10^{-4}	1.3×10^{-4}
^{131m}Te	7.9×10^{-5}	3.9×10^{-5}	7.9×10^{-5}	4.0×10^{-5}
^{132}Te①	1.2×10^{-4}	6.2×10^{-5}	1.3×10^{-4}	6.5×10^{-5}
^{131}I	1.5×10^{-4}	7.7×10^{-5}	1.8×10^{-4}	9.1×10^{-5}
^{133}I	6.2×10^{-5}	3.1×10^{-5}	6.2×10^{-5}	3.1×10^{-5}
^{134}I	3.3×10^{-6}	1.6×10^{-6}	3.3×10^{-6}	1.6×10^{-6}
^{135}I	2.4×10^{-5}	1.2×10^{-5}	2.4×10^{-5}	1.2×10^{-5}
^{134}Cs	1.8×10^{-4}	9.2×10^{-5}	4.1×10^{-4}	2.1×10^{-4}
^{136}Cs	1.6×10^{-4}	8.2×10^{-5}	2.1×10^{-4}	1.1×10^{-4}
^{137}Cs①	1.8×10^{-4}	9.2×10^{-5}	4.3×10^{-4}	2.1×10^{-4}
^{140}Ba①	1.6×10^{-4}	8.2×10^{-5}	2.1×10^{-4}	1.1×10^{-4}
^{141}Ce	1.8×10^{-4}	8.8×10^{-5}	2.7×10^{-4}	1.3×10^{-4}
^{143}Ce	8.3×10^{-5}	4.2×10^{-5}	8.4×10^{-5}	4.2×10^{-5}
^{144}Ce①	1.8×10^{-4}	9.2×10^{-5}	3.9×10^{-4}	1.9×10^{-4}
^{143}Pr	1.7×10^{-4}	8.3×10^{-5}	2.1×10^{-4}	1.1×10^{-4}
^{147}Nd	1.6×10^{-4}	8.1×10^{-5}	2.0×10^{-4}	1.0×10^{-4}
^{239}Np	1.1×10^{-4}	5.4×10^{-5}	1.1×10^{-4}	5.6×10^{-5}
^{238}Pu	1.8×10^{-4}	9.2×10^{-5}	4.3×10^{-4}	2.2×10^{-4}
^{239}Pu	1.8×10^{-4}	9.2×10^{-5}	4.3×10^{-4}	2.2×10^{-4}
^{240}Pu	1.8×10^{-4}	9.2×10^{-5}	4.3×10^{-4}	2.2×10^{-4}
^{241}Pu	1.8×10^{-4}	9.2×10^{-5}	4.3×10^{-4}	2.1×10^{-4}
^{241}Am	1.8×10^{-4}	9.2×10^{-5}	4.3×10^{-4}	2.2×10^{-4}
^{242}Cm	1.8×10^{-4}	9.1×10^{-5}	3.6×10^{-4}	1.8×10^{-4}
^{244}Cm	1.8×10^{-4}	9.2×10^{-5}	4.3×10^{-4}	2.1×10^{-4}

注：①这些核素在 OIL 计算中已被视为该放射性核素与其子体处于平衡状态，因此不需要另行考虑。

表 5-52 “地面”情景下代表人总有效剂量和胎儿总当量剂量的剂量系数

放射性核素	$E_{grd\rightarrow scen,i}$(7d)/[Sv·(Bq·m^{-2})$^{-1}$]	$E_{grd\rightarrow scen,i}$(1a)/[Sv·(Bq·m^{-2})$^{-1}$]	$H_{胎儿,grd\rightarrow scen,i}$(7d)/[Sv·(Bq·m^{-2})$^{-1}$]	$H_{胎儿,grd\rightarrow scen,i}$(1a)/[Sv·(Bq·m^{-2})$^{-1}$]
^{86}Rb	3.5×10^{-11}	1.3×10^{-10}	2.0×10^{-11}	8.3×10^{-11}
^{89}Sr	1.1×10^{-11}	2.4×10^{-11}	6.6×10^{-11}	1.1×10^{-10}
^{90}Sr①	1.6×10^{-10}	4.4×10^{-10}	1.8×10^{-10}	4.6×10^{-10}
^{91}Sr	2.1×10^{-11}	2.1×10^{-11}	1.3×10^{-11}	1.3×10^{-11}
^{91}Y	1.3×10^{-11}	4.1×10^{-11}	1.3×10^{-12}	1.3×10^{-11}
^{95}Zr①	8.7×10^{-10}	1.0×10^{-8}	5.4×10^{-10}	6.3×10^{-9}
^{97}Zr①	8.2×10^{-11}	8.2×10^{-11}	5.1×10^{-11}	5.1×10^{-11}
^{99}Mo①	4.8×10^{-11}	5.7×10^{-11}	2.9×10^{-11}	3.5×10^{-11}
^{103}Ru①	1.7×10^{-10}	1.3×10^{-9}	1.0×10^{-10}	8.0×10^{-10}
^{105}Ru	1.1×10^{-11}	1.1×10^{-11}	7.0×10^{-12}	7.0×10^{-12}
^{106}Ru①	1.4×10^{-10}	2.5×10^{-9}	5.4×10^{-11}	1.5×10^{-9}
^{105}Rh	8.8×10^{-12}	9.1×10^{-12}	5.2×10^{-12}	5.4×10^{-12}
^{127m}Te①	1.8×10^{-11}	1.3×10^{-10}	2.0×10^{-11}	7.2×10^{-11}
^{127}Te	2.2×10^{-13}	2.2×10^{-13}	9.8×10^{-14}	9.8×10^{-14}
^{129m}Te①	3.8×10^{-11}	2.0×10^{-10}	3.1×10^{-11}	1.3×10^{-10}
^{131m}Te	1.3×10^{-10}	1.3×10^{-10}	1.3×10^{-10}	1.3×10^{-10}
^{132}Te①	4.8×10^{-10}	6.1×10^{-10}	5.0×10^{-10}	5.9×10^{-10}
^{131}I	1.4×10^{-10}	2.7×10^{-10}	8.5×10^{-10}	1.1×10^{-9}
^{133}I	4.3×10^{-11}	4.4×10^{-11}	9.9×10^{-11}	9.9×10^{-11}
^{134}I	7.2×10^{-12}	7.2×10^{-12}	4.6×10^{-12}	4.6×10^{-12}
^{135}I	3.2×10^{-11}	3.2×10^{-11}	2.6×10^{-11}	2.6×10^{-11}
^{134}Cs	5.9×10^{-10}	1.9×10^{-8}	3.6×10^{-10}	1.2×10^{-8}
^{136}Cs	6.6×10^{-10}	2.1×10^{-9}	4.1×10^{-10}	1.3×10^{-9}
^{137}Cs①	2.6×10^{-10}	8.6×10^{-9}	1.4×10^{-10}	5.4×10^{-9}
^{140}Ba①	8.8×10^{-10}	2.7×10^{-9}	5.6×10^{-10}	1.7×10^{-9}
^{141}Ce	3.0×10^{-11}	1.8×10^{-10}	1.5×10^{-11}	9.8×10^{-11}
^{143}Ce	3.0×10^{-11}	3.1×10^{-11}	1.7×10^{-11}	1.8×10^{-11}
^{144}Ce①	7.4×10^{-11}	7.0×10^{-10}	1.8×10^{-11}	3.6×10^{-10}
^{143}Pr	3.5×10^{-12}	4.9×10^{-12}	1.1×10^{-13}	3.4×10^{-13}
^{147}Nd	4.5×10^{-11}	1.2×10^{-10}	2.4×10^{-11}	6.6×10^{-11}
^{239}Np	2.7×10^{-11}	3.1×10^{-11}	1.5×10^{-11}	1.7×10^{-11}
^{238}Pu	9.3×10^{-8}	2.2×10^{-7}	2.6×10^{-9}	6.2×10^{-9}
^{239}Pu	1.0×10^{-7}	2.4×10^{-7}	2.5×10^{-9}	5.8×10^{-9}

续表

放射性核素	$E_{grd\to scen,i}$(7d)/[Sv·(Bq·m^{-2})$^{-1}$]	$E_{grd\to scen,i}$(1a)/[Sv·(Bq·m^{-2})$^{-1}$]	$H_{胎儿,grd\to scen,i}$(7d)/[Sv·(Bq·m^{-2})$^{-1}$]	$H_{胎儿,grd\to scen,i}$(1a)/[Sv·(Bq·m^{-2})$^{-1}$]
^{240}Pu	1.0×10^{-7}	2.4×10^{-7}	2.5×10^{-9}	5.8×10^{-9}
^{241}Pu	2.0×10^{-9}	4.6×10^{-9}	1.9×10^{-12}	4.4×10^{-12}
^{241}Am	8.2×10^{-8}	1.9×10^{-7}	1.4×10^{-9}	3.4×10^{-9}
^{242}Cm	5.0×10^{-9}	9.9×10^{-9}	9.3×10^{-10}	1.8×10^{-9}
^{244}Cm	4.8×10^{-8}	1.1×10^{-7}	1.4×10^{-9}	3.2×10^{-9}

注：①这些核素在OIL计算中已被视为该放射性核素与其子体处于平衡状态，因此不需要另行考虑。

表5-53　用于计算“地面”情景下代表人的总有效剂量的剂量换算系数

放射性核素	$h_{red.mar,plane\to srf,i}$(成人)/[(Sv/s^{-1})·(Bq·m^{-2})$^{-1}$]	$h_{red.mar,air\to sh,i}$(成人)/[(Sv/s^{-1})·(Bq·m^{-3})$^{-1}$]	$h_{婴儿,inh,i}$/(Sv·Bq^{-1})	$h_{婴儿,ing,i}$/(Sv·Bq^{-1})
^{86}Rb	9.2×10^{-17}	4.6×10^{-15}	7.5×10^{-10}	2.2×10^{-9}
^{89}Sr	1.9×10^{-18}	6.4×10^{-17}	6.6×10^{-8}	1.3×10^{-7}
^{90}Sr①	4.8×10^{-18}	1.7×10^{-16}	1.7×10^{-7}	3.4×10^{-7}
^{91}Sr	6.6×10^{-16}	3.3×10^{-14}	3.6×10^{-11}	1.3×10^{-10}
^{91}Y	5.3×10^{-18}	2.4×10^{-16}	5.9×10^{-11}	1.7×10^{-12}
^{95}Zr①	2.3×10^{-15}	1.1×10^{-13}	3.0×10^{-9}	1.5×10^{-9}
^{97}Zr①	1.5×10^{-15}	7.1×10^{-14}	9.7×10^{-11}	3.2×10^{-10}
^{99}Mo①	2.5×10^{-16}	1.2×10^{-14}	8.4×10^{-10}	2.5×10^{-9}
^{103}Ru①	4.5×10^{-16}	2.1×10^{-14}	9.9×10^{-10}	3.6×10^{-10}
^{105}Ru	7.5×10^{-16}	3.6×10^{-14}	5.3×10^{-11}	6.0×10^{-11}
^{106}Ru①	2.1×10^{-16}	9.8×10^{-15}	6.0×10^{-9}	6.9×10^{-10}
^{105}Rh	7.3×10^{-17}	3.4×10^{-15}	1.9×10^{-11}	2.7×10^{-11}
^{127m}Te①	2.9×10^{-16}	2.1×10^{-8}	7.5×10^{-9}	9.2×10^{-18}
^{127}Te	4.9×10^{-18}	2.2×10^{-16}	1.5×10^{-11}	4.9×10^{-12}
^{129m}Te①	3.1×10^{-15}	1.9×10^{-8}	6.8×10^{-9}	6.8×10^{-17}
^{131m}Te	1.3×10^{-15}	6.7×10^{-14}	1.2×10^{-7}	5.4×10^{-8}
^{132}Te①	2.4×10^{-15}	1.2×10^{-13}	3.4×10^{-7}	1.4×10^{-7}
^{131}I	3.6×10^{-16}	1.7×10^{-14}	9.9×10^{-7}	1.1×10^{-6}
^{133}I	5.8×10^{-16}	2.8×10^{-14}	2.3×10^{-7}	2.5×10^{-7}
^{134}I	2.5×10^{-15}	1.3×10^{-13}	1.9×10^{-9}	1.9×10^{-9}
^{135}I	1.5×10^{-15}	7.8×10^{-14}	4.8×10^{-8}	5.2×10^{-8}
^{134}Cs	1.5×10^{-15}	7.2×10^{-14}	3.9×10^{-9}	1.1×10^{-8}
^{136}Cs	2.0×10^{-15}	1.0×10^{-13}	1.2×10^{-9}	3.5×10^{-9}
^{137}Cs①	5.7×10^{-16}	2.7×10^{-14}	2.5×10^{-9}	7.2×10^{-9}

续表

放射性核素	$h_{red.mar,plane \to srf,i}$（成人）/[（$Sv/s^{-1}$）·（$Bq \cdot m^{-2}$）$^{-1}$]	$h_{red.mar,air \to sh,i}$（成人）/[（Sv/s^{-1}）·（$Bq \cdot m^{-3}$）$^{-1}$]	$h_{婴儿,inh,i}$/（$Sv \cdot Bq^{-1}$）	$h_{婴儿,ing,i}$/（$Sv \cdot Bq^{-1}$）
^{140}Ba①	2.7×10^{-15}	1.4×10^{-13}	8.1×10^{-9}	1.2×10^{-8}
^{141}Ce	6.5×10^{-17}	2.8×10^{-15}	3.8×10^{-10}	6.0×10^{-11}
^{143}Ce	2.6×10^{-16}	1.2×10^{-14}	3.7×10^{-11}	8.9×10^{-11}
^{144}Ce①	5.3×10^{-17}	2.5×10^{-15}	5.7×10^{-9}	4.7×10^{-11}
^{143}Pr	5.2×10^{-19}	1.6×10^{-17}	7.5×10^{-13}	1.1×10^{-14}
^{147}Nd	1.2×10^{-16}	5.4×10^{-15}	1.9×10^{-11}	7.3×10^{-11}
^{239}Np	1.5×10^{-16}	6.5×10^{-15}	5.9×10^{-10}	9.2×10^{-11}
^{238}Pu	1.9×10^{-19}	1.7×10^{-18}	3.1×10^{-6}	6.3×10^{-9}
^{239}Pu	1.2×10^{-19}	2.7×10^{-18}	2.9×10^{-6}	5.9×10^{-9}
^{240}Pu	1.9×10^{-19}	1.7×10^{-18}	2.9×10^{-6}	5.9×10^{-9}
^{241}Pu	1.4×10^{-21}	5.6×10^{-20}	2.2×10^{-9}	4.5×10^{-12}
^{241}Am	1.7×10^{-17}	5.2×10^{-16}	1.6×10^{-6}	3.2×10^{-9}
^{242}Cm	2.3×10^{-19}	1.9×10^{-18}	1.1×10^{-6}	2.2×10^{-9}
^{244}Cm	2.0×10^{-19}	1.5×10^{-18}	1.6×10^{-6}	3.3×10^{-9}

注：①这些核素在 OIL 计算中已被视为该放射性核素与其子体处于平衡状态，因此不需要另行考虑。

三、基于食品监测的剂量估算

（一）基于地面沉积物监测的剂量估算

在应急响应中，往往不可能有较完善的食品分析数据，这时可用地面沉积物监测结果进行食品摄入剂量的初步估算。基于这类监测值（计算操作水平 $OIL_{3\gamma}$ 所需）的剂量估算时，在受照期 Δ 为 1 年的情况下，计算代表人预期有效剂量和胎儿的当量剂量时的剂量系数见表 5–54。具体计算方法将在这节中讨论。

1．代表人的待积有效剂量 表 5–54 提供的 $e_{ing,食品分析前,i}$ 是基于地面沉积监测，放射性核素 i 单位地面沉积比活度相应的代表人（成人和婴儿）通过食入途径 1 年的待积有效剂量，单位为 $Sv/(Bq \cdot m^{-2})$。因此，只要有放射性核素 i 单位地面沉积比活度的监测结果，就很容易估算出地面沉积的该核素所致的代表人通过食入途径 1 年的待积有效剂量。

下面讨论 $e_{ing,食品分析前,i}$ 的估算方法，它由公式 5–30 确定。对于食入而言，成人和婴儿代表人的剂量系数是按导致最高剂量的食物消耗率考虑的。

$$e_{ing,食品分析前,i} = \Big[\varphi_1 \times F_{奶} \times U_{牛} \times F_{饲料} \times T_{饲料 \to 牛 \to 奶,i} \times \mathrm{Max}\big\{Q_{奶}(婴儿) \times e_{ing,i}(婴儿), Q_{奶}(成人) \times e_{ing,i}(成人) + \mathrm{Max}\{Q_{lv}(婴儿) \times e_{ing,i}(婴儿), Q_{lv}(成人) \times e_{ing,i}(成人)\big\} \times \varphi_2 \times F_{lv}\Big] \times \Delta_{eff,OIL3,i} \times F_{消费,i}$$

公式 5–30

式中：

$\varphi_1=3m^2/kg$——牧草在干重时的质量截留因子，即植物中的比活度（Bq/kg）与地面上的单位地面比活度（Bq/m^2）（土壤加植被）之比；

$\varphi_2=0.3m^2/kg$——叶菜类蔬菜（新鲜或湿重）的质量截留因子，即植物比活度（Bq/kg）与地面单位地面比活度（Bq/m^2）（土壤加植被）的比值；

$F_{奶}=0.5$（无量纲）——在采取控制摄入量行动之前，假定所受到影响而消耗的牛奶比例；

$F_{lv}=0.5$（无量纲）——在采取控制摄入量行动之前，假定所受到影响消耗的叶菜类蔬菜比例；

$U_{牛}=16kg/d=1.9\times10^{-4}kg/s$——奶牛干重饲料的消耗率；

$F_{饲料}=0.7$（无量纲）——假定受到影响的牛饲料分数；

$T_{饲料\rightarrow牛\rightarrow奶,i}$——放射性核素 i 从饲料到牛奶的转移因子，单位 s/L。其值见表 5-55；

$Q_{奶}$（婴儿）$=120L/a=3.8\times10^{-6}L/s$——婴儿的牛奶消耗率（按代表人考虑）；

$Q_{奶}$（成人）$=105L/a=3.3\times10^{-6}L/s$——成人的牛奶消耗率（按代表人考虑）；

Q_{lv}（婴儿）$=20kg/a=6.3\times10^{-7}kg/s$——婴儿（按代表人）按鲜重计算的叶菜类蔬菜的消费率；

Q_{lv}（成人）$=60kg/a=1.9\times10^{-6}kg/s$——成人（按代表人）按鲜重计算的叶菜类蔬菜的消费率；

$e_{ing,i}$（婴儿）——婴儿食入单位摄入量的放射性核素 i 所致的有效剂量，单位为 Sv/Bq。其值见表 5-56；

$e_{ing,i}$（成人）——成人食入单位摄入量的放射性核素 i 所致的有效剂量，单位为 Sv/Bq。其值见表 5-56；

$\Delta_{eff,OIL3,i}$——在采用地面沉积监测的剂量估算中，摄入放射性核素 i 的有效时期，单位为 s。其值见表 5-57；

$F_{消费,i}$（无量纲）——是人类食入后，放射性核素 i 残留的分数。其值见表 5-58。

2．胎儿的待积有效剂量　基于地面沉积监测时，放射性核素 i 的单位地面沉积比活度所致胎儿的待积当量剂量 $h_{胎儿,ing,food,analysis,i}$，见表 5-54。该值是孕妇子宫内发育期内摄入食物，牛奶和饮用水后引起的，单位为 Sv/（$Bq\cdot m^{-2}$）。因此，只要有放射性核素 i 单位地面沉积比活度的监测结果，就很容易估算出地面沉积的该核素所致婴儿发育期的待积有效剂量。

下面讨论 $h_{ing,food\text{-}pre\text{-}analy,i}$ 的估算方法，由公式 5-31 确定：

$$h_{ing,food\text{-}pre\text{-}analy,i}=\Big[\varphi_1\times F_{奶}\times U_{牛}\times F_{饲料}\times T_{饲料\rightarrow牛\rightarrow奶}\times Q_{奶}(成人)\times h_{胎儿,ing,i}+\varphi_2\times F_{lv}\times Q_{lv}(成人)\times h_{胎儿,ing,i}\Big]\times\Delta_{eff,OIL3,i}\times F_{消费,i}\qquad 公式\ 5\text{-}31$$

式中：

$h_{胎儿,ing,i}$——成人（即孕妇）摄入单位摄入量的放射性核素 i 所致胎儿的当量剂量，单位 Sv/Bq。其值见表 5-56。

其他因素如上所述。

由于很难对受影响的饮用水的剂量做出合理的估算，因此这些计算不包括摄入受影响的饮用水对剂量的贡献。但是，由于其可能是剂量的重要贡献者，因此，当超过 $OIL_{3\gamma}$ 时，作为预防措施，直接收集的雨水的消耗和分配也受到限制。

表 5-54 基于地面沉积监测的剂量系数

放射性核素	$e_{ing,food,analysis,i}$/[Sv·(Bq·m^{-2})$^{-1}$]	$h_{胎儿,ing,food,analysis,i}$/[Sv·(Bq·m^{-2})$^{-1}$]	放射性核素	$e_{ing,food,analysis,i}$/[Sv·(Bq·m^{-2})$^{-1}$]	$h_{胎儿,ing,food,analysis,i}$/[Sv·(Bq·m^{-2})$^{-1}$]
^{86}Rb	1.2×10^{-7}	1.2×10^{-8}	^{134}I	8.3×10^{-21}	2.8×10^{-20}
^{89}Sr	4.3×10^{-9}	6.3×10^{-8}	^{135}I	1.0×10^{-11}	8.1×10^{-11}
^{90}Sr①	2.9×10^{-8}	2.1×10^{-7}	^{134}Cs	1.8×10^{-8}	1.0×10^{-8}
^{91}Sr	6.2×10^{-12}	4.0×10^{-13}	^{136}Cs	3.0×10^{-9}	1.5×10^{-9}
^{91}Y	2.5×10^{-9}	6.8×10^{-13}	^{137}Cs①	1.3×10^{-8}	6.8×10^{-9}
^{95}Zr①	1.7×10^{-9}	6.2×10^{-10}	^{140}Ba①	2.8×10^{-9}	2.7×10^{-9}
^{97}Zr①	4.2×10^{-11}	2.8×10^{-12}	^{141}Ce	5.9×10^{-10}	2.1×10^{-11}
^{99}Mo①	1.3×10^{-10}	1.9×10^{-10}	^{143}Ce	7.3×10^{-11}	2.4×10^{-12}
^{103}Ru①	5.6×10^{-10}	1.3×10^{-10}	^{144}Ce①	6.3×10^{-9}	2.2×10^{-11}
^{105}Ru	9.3×10^{-14}	9.2×10^{-15}	^{143}Pr	6.8×10^{-10}	2.6×10^{-15}
^{106}Ru①	7.9×10^{-9}	3.3×10^{-10}	^{147}Nd	5.4×10^{-10}	1.5×10^{-11}
^{105}Rh	3.6×10^{-11}	8.8×10^{-13}	^{239}Np	1.1×10^{-10}	5.0×10^{-12}
^{127m}Te①	3.4×10^{-9}	3.5×10^{-9}	^{238}Pu	1.1×10^{-7}	3.1×10^{-9}
^{127}Te	1.1×10^{-12}	1.2×10^{-14}	^{239}Pu	1.2×10^{-7}	2.9×10^{-9}
^{129m}Te①	3.4×10^{-9}	2.5×10^{-9}	^{240}Pu	1.2×10^{-7}	2.9×10^{-9}
^{131m}Te	1.3×10^{-10}	1.4×10^{-9}	^{241}Pu	2.4×10^{-9}	2.2×10^{-12}
^{132}Te①	9.9×10^{-10}	1.1×10^{-8}	^{241}Am	1.0×10^{-7}	1.6×10^{-9}
^{131}I	4.6×10^{-8}	3.8×10^{-7}	^{242}Cm	1.2×10^{-8}	1.0×10^{-9}
^{133}I	8.9×10^{-10}	6.7×10^{-9}	^{244}Cm	6.0×10^{-8}	1.6×10^{-9}

注：①这些核素在 OIL 计算中已被视为该放射性核素与其子体处于平衡状态，因此不需要另行考虑。

表 5-55 放射性核 *i* 素从饲料到牛乳的转移因子

放射性核素	$T_{饲料\to牛\to奶,i}$/(d·L^{-1})	$T_{饲料\to牛\to奶,i}$/(s·L^{-1})	放射性核素	$T_{饲料\to牛\to奶,i}$/(d·L^{-1})	$T_{饲料\to牛\to奶,i}$/(s·L^{-1})
^{86}Rb	1.0×10^{-1}	8.6×10^{3}	^{91}Y	6.0×10^{-5}	5.2×10^{0}
^{89}Sr	1.3×10^{-3}	1.1×10^{2}	^{95}Zr①	3.6×10^{-6}	3.1×10^{-1}
^{90}Sr①	1.3×10^{-3}	1.1×10^{2}	^{97}Zr①	3.6×10^{-6}	3.1×10^{-1}
^{91}Sr	1.3×10^{-3}	1.1×10^{2}	^{99}Mo①	1.1×10^{-3}	9.5×10^{1}

续表

放射性核素	$T_{饲料\to牛\to奶,i}$/(d·L^{-1})	$T_{饲料\to牛\to奶,i}$/(s·L^{-1})	放射性核素	$T_{饲料\to牛\to奶,i}$/(d·L^{-1})	$T_{饲料\to牛\to奶,i}$/(s·L^{-1})
^{103}Ru①	9.4×10^{-6}	8.1×10^{-1}	^{137}Cs①	4.6×10^{-3}	4.0×10^{2}
^{105}Ru	9.4×10^{-6}	8.1×10^{-1}	^{140}Ba①	1.6×10^{-4}	1.4×10^{1}
^{106}Ru①	9.4×10^{-6}	8.1×10^{-1}	^{141}Ce	2.0×10^{-5}	1.7×10^{0}
^{105}Rh	5.0×10^{-4}	4.3×10^{1}	^{143}Ce	2.0×10^{-5}	1.7×10^{0}
^{127m}Te①	3.4×10^{-4}	2.9×10^{1}	^{144}Ce①	2.0×10^{-5}	1.7×10^{0}
^{127}Te	3.4×10^{-4}	2.9×10^{1}	^{143}Pr	5.0×10^{-6}	4.3×10^{-1}
^{129m}Te①	3.4×10^{-4}	2.9×10^{1}	^{147}Nd	5.0×10^{-6}	4.3×10^{-1}
^{131m}Te	3.4×10^{-4}	2.9×10^{1}	^{239}Np	5.0×10^{-5}	4.3×10^{0}
^{132}Te①	3.4×10^{-4}	2.9×10^{1}	^{238}Pu	1.0×10^{-5}	8.6×10^{-1}
^{131}I	5.4×10^{-3}	4.7×10^{2}	^{239}Pu	1.0×10^{-5}	8.6×10^{-1}
^{133}I	5.4×10^{-3}	4.7×10^{2}	^{240}Pu	1.0×10^{-5}	8.6×10^{-1}
^{134}I	5.4×10^{-3}	4.7×10^{2}	^{241}Pu	1.0×10^{-5}	8.6×10^{-1}
^{135}I	5.4×10^{-3}	4.7×10^{2}	^{241}Am	4.2×10^{-7}	3.6×10^{-2}
^{134}Cs	4.6×10^{-3}	4.0×10^{2}	^{242}Cm	2.0×10^{-6}	1.7×10^{-1}
^{136}Cs	4.6×10^{-3}	4.0×10^{2}	^{244}Cm	2.0×10^{-6}	1.7×10^{-1}

注：①这些核素在 OIL 计算中已被视为该放射性核素与其子体处于平衡状态，因此不需要另行考虑。

表 5-56　用于食品摄入的剂量转化因子

放射性核素	$e_{ing,i}$(婴儿)/(Sv·Bq^{-1})	$e_{ing,i}$(成人)/(Sv·Bq^{-1})	$h_{胎儿,ing,i}$/(Sv·Bq^{-1})	$ad_{真皮\text{-}srf,i}$/[(Gy·s^{-1})·(Bq·m^{-2})$^{-1}$]
^{86}Rb	2.0×10^{-8}	2.8×10^{-9}	2.2×10^{-9}	3.3×10^{-14}
^{89}Sr	1.8×10^{-8}	2.6×10^{-9}	1.3×10^{-7}	3.2×10^{-14}
^{90}Sr①	9.3×10^{-8}	3.1×10^{-8}	3.4×10^{-7}	5.0×10^{-14}
^{91}Sr	4.0×10^{-9}	6.5×10^{-10}	1.3×10^{-10}	3.2×10^{-14}
^{91}Y	1.8×10^{-8}	2.4×10^{-9}	1.7×10^{-12}	3.2×10^{-14}
^{95}Zr①	1.3×10^{-8}	2.2×10^{-9}	1.5×10^{-9}	5.9×10^{-15}
^{97}Zr①	1.4×10^{-8}	2.2×10^{-9}	3.2×10^{-10}	6.5×10^{-14}
^{99}Mo①	3.6×10^{-9}	6.2×10^{-10}	2.5×10^{-9}	2.4×10^{-14}
^{103}Ru①	4.6×10^{-9}	7.3×10^{-10}	3.6×10^{-10}	1.1×10^{-15}
^{105}Ru	1.8×10^{-9}	2.6×10^{-10}	6.0×10^{-11}	2.6×10^{-14}
^{106}Ru①	4.9×10^{-8}	7.0×10^{-9}	6.9×10^{-10}	4.5×10^{-14}
^{105}Rh	2.7×10^{-9}	3.7×10^{-10}	2.7×10^{-11}	7.3×10^{-15}
^{127m}Te①	1.9×10^{-8}	2.5×10^{-9}	7.5×10^{-9}	1.4×10^{-14}

续表

放射性核素	$e_{ing,i}$（婴儿）/（Sv · Bq^{-1}）	$e_{ing,i}$（成人）/（Sv · Bq^{-1}）	$h_{胎儿,ing,i}$/（Sv · Bq^{-1}）	$ad_{真皮\text{-}srf,i}$/[（Gy · s^{-1}）·（Bq · m^{-2}）$^{-1}$]
^{127}Te	1.2×10^{-9}	1.7×10^{-10}	4.9×10^{-12}	1.4×10^{-14}
^{129m}Te①	2.4×10^{-8}	3.0×10^{-9}	6.8×10^{-9}	3.1×10^{-14}
^{131m}Te	1.4×10^{-8}	1.9×10^{-9}	5.4×10^{-8}	7.1×10^{-15}
^{132}Te①	3.2×10^{-8}	4.1×10^{-9}	1.4×10^{-7}	3.0×10^{-14}
^{131}I	1.8×10^{-7}	2.2×10^{-8}	1.1×10^{-6}	1.1×10^{-14}
^{133}I	4.4×10^{-8}	4.3×10^{-9}	2.5×10^{-7}	2.6×10^{-14}
^{134}I	7.5×10^{-10}	1.1×10^{-10}	1.9×10^{-9}	3.4×10^{-14}
^{135}I	8.9×10^{-9}	9.3×10^{-10}	5.2×10^{-8}	2.2×10^{-14}
^{134}Cs	1.6×10^{-8}	1.9×10^{-8}	1.1×10^{-8}	1.1×10^{-14}
^{136}Cs	9.5×10^{-9}	3.0×10^{-9}	3.5×10^{-9}	6.4×10^{-15}
^{137}Cs①	1.2×10^{-8}	1.3×10^{-8}	7.2×10^{-9}	1.5×10^{-14}
^{140}Ba①	3.4×10^{-8}	5.0×10^{-9}	1.2×10^{-8}	5.7×10^{-14}
^{141}Ce	5.1×10^{-9}	7.1×10^{-10}	6.0×10^{-11}	6.0×10^{-15}
^{143}Ce	8.0×10^{-9}	1.1×10^{-9}	8.9×10^{-11}	2.6×10^{-14}
^{144}Ce①	3.9×10^{-8}	5.3×10^{-9}	4.7×10^{-11}	4.3×10^{-14}
^{143}Pr	8.7×10^{-9}	1.2×10^{-9}	1.1×10^{-14}	2.0×10^{-14}
^{147}Nd	7.8×10^{-9}	1.1×10^{-9}	7.3×10^{-11}	1.4×10^{-14}
^{239}Np	5.7×10^{-9}	8.0×10^{-10}	9.2×10^{-11}	5.0×10^{-15}
^{238}Pu	4.0×10^{-7}	2.3×10^{-7}	6.3×10^{-9}	6.0×10^{-17}
^{239}Pu	4.2×10^{-7}	2.5×10^{-7}	5.9×10^{-9}	2.3×10^{-17}
^{240}Pu	4.2×10^{-7}	2.5×10^{-7}	5.9×10^{-9}	5.7×10^{-17}
^{241}Pu	5.7×10^{-9}	4.8×10^{-9}	4.5×10^{-12}	3.6×10^{-20}
^{241}Am	3.7×10^{-7}	2.0×10^{-7}	3.2×10^{-9}	3.7×10^{-16}
^{242}Cm	7.6×10^{-8}	1.2×10^{-8}	2.2×10^{-9}	5.4×10^{-17}
^{244}Cm	2.9×10^{-7}	1.2×10^{-7}	3.3×10^{-9}	5.1×10^{-17}

注：①这些核素在 OIL 计算中已被视为该放射性核素与其子体处于平衡状态，因此不需要另行考虑。

表 5-57　基于地面沉积监测的食入放射性核素 i 有效的有效期

放射性核素	$\Delta_{eff,OIL3,i}$/s	$\Delta_{eff,OIL4\text{-}Ur,i}$/s	$\Delta_{eff,OIL4\text{-}Acu,i}$/s	$\Delta_{eff,OIL7,i}$/s
^{86}Rb	1.0×10^{6}	7.4×10^{4}	2.8×10^{4}	2.3×10^{6}
^{89}Sr	1.4×10^{6}	7.5×10^{4}	2.9×10^{4}	6.3×10^{6}
^{90}Sr①	1.7×10^{6}	7.6×10^{4}	2.9×10^{4}	3.1×10^{7}
^{91}Sr	4.9×10^{4}	3.0×10^{4}	2.1×10^{4}	5.0×10^{4}

续表

放射性核素	$\Delta_{eff,OIL3,i}$/s	$\Delta_{eff,OIL4\text{-}Ur,i}$/s	$\Delta_{eff,OIL4\text{-}Acu,i}$/s	$\Delta_{eff,OIL7,i}$/s
^{91}Y	1.4×10^{6}	7.6×10^{4}	2.9×10^{4}	7.2×10^{6}
^{95}Zr①	1.4×10^{6}	7.6×10^{4}	2.9×10^{4}	7.8×10^{6}
^{97}Zr①	8.3×10^{4}	4.1×10^{4}	2.4×10^{4}	8.7×10^{4}
^{99}Mo①	2.9×10^{5}	6.2×10^{4}	2.7×10^{4}	3.4×10^{5}
^{103}Ru①	1.3×10^{6}	7.5×10^{4}	2.9×10^{4}	4.9×10^{6}
^{105}Ru	2.3×10^{4}	1.8×10^{4}	1.5×10^{4}	2.3×10^{4}
^{106}Ru①	1.7×10^{6}	7.6×10^{4}	2.9×10^{4}	2.3×10^{7}
^{105}Rh	1.7E+05	5.4×10^{4}	2.6×10^{4}	1.8×10^{5}
^{127m}Te①	1.5×10^{6}	7.6×10^{4}	2.9×10^{4}	1.2×10^{7}
^{127}Te	4.7×10^{4}	3.0×10^{4}	2.1×10^{4}	4.9×10^{4}
^{129m}Te①	1.2×10^{6}	7.5×10^{4}	2.9×10^{4}	4.2×10^{6}
^{131m}Te	1.4×10^{5}	5.1×10^{4}	2.6×10^{4}	1.6×10^{5}
^{132}Te+	3.2×10^{5}	6.4×10^{4}	2.8×10^{4}	4.0×10^{5}
^{131}I	6.4×10^{5}	7.1×10^{4}	2.8×10^{4}	1.0×10^{6}
^{133}I	1.0×10^{5}	4.5×10^{4}	2.5×10^{4}	1.1×10^{5}
^{134}I	4.5×10^{3}	4.3×10^{3}	4.3×10^{3}	4.5×10^{3}
^{135}I	3.3×10^{4}	2.4×10^{4}	1.8×10^{4}	3.4×10^{4}
^{134}Cs	1.7×10^{6}	7.6×10^{4}	2.9×10^{4}	2.7×10^{7}
^{136}Cs	8.5×10^{5}	7.3×10^{4}	2.8×10^{4}	1.6×10^{6}
^{137}Cs①	1.7×10^{6}	7.6×10^{4}	2.9×10^{4}	3.1×10^{7}
^{140}Ba①	8.3×10^{5}	7.3×10^{4}	2.8×10^{4}	1.6×10^{6}
^{141}Ce	1.2×10^{6}	7.5×10^{4}	2.9×10^{4}	4.1×10^{6}
^{143}Ce	1.6×10^{5}	5.3×10^{4}	2.6×10^{4}	1.7×10^{5}
^{144}Ce①	1.7×10^{6}	7.6×10^{4}	2.9×10^{4}	2.1×10^{7}
^{143}Pr	8.6×10^{5}	7.3×10^{4}	2.8×10^{4}	1.7×10^{6}
^{147}Nd	7.7×10^{5}	7.2×10^{4}	2.8×10^{4}	1.4×10^{6}
^{239}Np	2.5×10^{5}	6.1×10^{4}	2.7×10^{4}	2.9×10^{5}
^{238}Pu	1.7×10^{6}	7.6×10^{4}	2.9×10^{4}	3.1×10^{7}
^{239}Pu	1.7×10^{6}	7.6×10^{4}	2.9×10^{4}	3.2×10^{7}
^{240}Pu	1.7×10^{6}	7.6×10^{4}	2.9×10^{4}	3.2×10^{7}
^{241}Pu	1.7×10^{6}	7.6×10^{4}	2.9×10^{4}	3.1×10^{7}
^{241}Am	1.7×10^{6}	7.6×10^{4}	2.9×10^{4}	3.2×10^{7}
^{242}Cm	1.6×10^{6}	7.6×10^{4}	2.9×10^{4}	1.6×10^{7}
^{244}Cm	1.7×10^{6}	7.6×10^{4}	2.9×10^{4}	3.1×10^{7}

注：①这些核素在 OIL 计算中已被视为该放射性核素与其子体处于平衡状态，因此不需要另行考虑。

表 5-58　人类食入时放射性核素 i 残留的分数

放射性核素	$F_{消费,i}$（无量纲）	放射性核素	$F_{消费,i}$（无量纲）
^{86}Rb	9.6×10^{-1}	^{134}I	5.5×10^{-9}
^{89}Sr	9.9×10^{-1}	^{135}I	7.9×10^{-2}
^{90}Sr①	1.0×10^{0}	^{134}Cs	1.0×10^{0}
^{91}Sr	1.8×10^{-1}	^{136}Cs	9.5×10^{-1}
^{91}Y	9.9×10^{-1}	^{137}Cs①	1.0×10^{0}
^{95}Zr①	9.9×10^{-1}	^{140}Ba①	9.5×10^{-1}
^{97}Zr①	3.7×10^{-1}	^{141}Ce	9.8×10^{-1}
^{99}Mo①	7.8×10^{-1}	^{143}Ce	6.0×10^{-1}
^{103}Ru①	9.8×10^{-1}	^{144}Ce①	1.0×10^{0}
^{105}Ru	2.4×10^{-2}	^{143}Pr	9.5×10^{-1}
^{106}Ru①	1.0×10^{0}	^{147}Nd	9.4×10^{-1}
^{105}Rh	6.2×10^{-1}	^{239}Np	7.5×10^{-1}
^{127m}Te①	9.9×10^{-1}	^{238}Pu	1.0×10^{0}
^{127}Te	1.7×10^{-1}	^{239}Pu	1.0×10^{0}
^{129m}Te①	9.8×10^{-1}	^{240}Pu	1.0×10^{0}
^{131m}Te	5.7×10^{-1}	^{241}Pu	1.0×10^{0}
^{132}Te①	8.1×10^{-1}	^{241}Am	1.0×10^{0}
^{131}I	9.2×10^{-1}	^{242}Cm	1.0×10^{0}
^{133}I	4.5×10^{-1}	^{244}Cm	1.0×10^{0}

注：①这些核素在 OIL 计算中已被视为该放射性核素与其子体处于平衡状态，因此不需要另行考虑。

（二）基于食品分析监测的剂量估算

基于食品分析结果见表 5-59，受照期 Δ 为 1 年时（在 OIL_7 计算中需要的）对代表人的有效剂量到胎儿的当量剂量的剂量系数。下面将分别介绍这些转换系数的确定方法。

1．**代表人的待积有效剂量**　表 5-59 提供了 $e_{ing,食品分析后,i}$ 是在有食品分析情况下，代表人 1 年内从食入食品、牛奶或饮用水等食物中放射性核素 i 单位活度浓度所致的待积有效剂量，单位为 Sv/(Bq · kg^{-1})。对于食入，代表人的定义是成人和婴儿的剂量系数和消耗率的组合，导致最高剂量，见表 5-6。

下面介绍 $e_{ing,食品分析后,i}$ 的估算方法，它用公式 5-32 确定。

$$e_{ing,食品分析后,i}=\text{Max}\left\{Q_{饮食}(婴儿)\times e_{ing,i}(婴儿),Q_{饮食}(成人)\times e_{ing,i}(成人)\right\}\times\Delta_{eff,OIL7,i}\times F_{饮食,OIL7}\times F_{pre}$$

公式 5-32

式中：

$e_{ing,i}$（婴儿）——婴儿摄入单位摄入量的放射性核素 i 所致的待积有效剂量，单位 Sv/Bq。其值见表 5-56；

$e_{ing,i}$（成人）——成人摄入单位摄入量的放射性核素 i 所致的待积有效剂量，单位 Sv/Bq。其值见表 5-56；

$Q_{饮食}$（婴儿）=415kg/a=1.6×10^{-5}kg/s——婴儿总饮食中食品，牛奶和饮用水的消费率（考虑代表人）；

$Q_{饮食}$（成人）=1040kg/a=3.2×10^{-5}kg/s 是成人总饮食中食物，牛奶和饮用水的消费率（考虑到胎儿受照）；

$\Delta_{eff,OIL7,i}$——基于食品分析结果时，摄入的放射性核素 i 有效时期，单位 s。其值见表 5-57；

$F_{饮食,OIL7}$=0.5（无量纲）假设有食品分析结果时，受总饮食（即所消耗的所有食物，牛奶和饮用水）的分数的影响。实际上，若考虑饮食的不同成分和来源，预计它会更小；

F_{pre}=1（无量纲）是制备后剩余的可摄入的放射性物质的比例。假定正常的准备 / 加工（例如洗涤和烹饪）而没有减少，实际上在某些情况下，是大大降低了食物中放射性核素的浓度。

2．胎儿的待积当量剂量　$h_{胎儿,ing,食品分析后,i}$ 见表 5-59，它是在有食品分析结果时，孕妇在超过 1 年的时间内摄入食物、牛奶或饮用水中放射性核素 i 单位活度浓度所致胎儿的待积当量剂量，单位为 Sv/(Bq·kg^{-1})。

下面介绍 $h_{胎儿,ing,食品分析后,i}$ 的估算方法，它用公式 5-33 确定：

$$h_{胎儿,ing,食品分析后,i} = h_{胎儿,ing,i} \times Q_{饮食}\left(成人\right) \times \Delta_{eff,OIL7,i} \times F_{饮食,OIL7} \times F_{pre} \qquad 公式 5\text{-}33$$

式中：

$h_{胎儿,ing,i}$——成人（即孕妇）摄入单位活度的放射性核素 i 所致胎儿的待积当量剂量，单位 Sv/Bq，其值见表 5-56。

其他因素如上所述。

表 5-59　基于食品分析结果时的剂量系数

放射性核素	$e_{ing,食品分析后,i}$/[Sv·(Bq·kg^{-1})$^{-1}$]	$h_{胎儿,ing,食品分析后,i}$/[Sv·(Bq·kg^{-1})$^{-1}$]	放射性核素	$e_{ing,食品分析后,i}$/[Sv·(Bq·kg^{-1})$^{-1}$]	$h_{胎儿,ing,食品分析后,i}$/[Sv·(Bq·kg^{-1})$^{-1}$]
^{86}Rb	3.1×10^{-7}	8.4×10^{-8}	^{105}Ru	2.7×10^{-10}	2.3×10^{-11}
^{89}Sr	7.4×10^{-7}	1.3×10^{-5}	^{106}Ru①	7.4×10^{-6}	2.6×10^{-7}
^{90}Sr①	1.9×10^{-5}	1.7×10^{-4}	^{105}Rh	3.3×10^{-9}	8.2×10^{-11}
^{91}Sr	1.3×10^{-9}	1.1×10^{-10}	^{127m}Te①	1.5×10^{-6}	1.5×10^{-6}
^{91}Y	8.5×10^{-7}	2.0×10^{-10}	^{127}Te	3.8×10^{-10}	3.9×10^{-12}
^{95}Zr①	6.5×10^{-7}	2.0×10^{-7}	^{129m}Te①	6.7×10^{-7}	4.7×10^{-7}
^{97}Zr①	8.3×10^{-9}	4.6×10^{-10}	^{131m}Te	1.4×10^{-8}	1.4×10^{-7}
^{99}Mo①	8.2×10^{-9}	1.4×10^{-8}	^{132}Te①	8.5×10^{-8}	9.4×10^{-7}
^{103}Ru①	1.5×10^{-7}	2.9×10^{-8}	^{131}I	1.2×10^{-6}	1.8×10^{-5}

续表

放射性核素	$e_{ing,食品分析后,i}$/[Sv·(Bq·kg^{-1})$^{-1}$]	$h_{胎儿,ing,食品分析后,i}$/[Sv·(Bq·kg^{-1})$^{-1}$]	放射性核素	$e_{ing,食品分析后,i}$/[Sv·(Bq·kg^{-1})$^{-1}$]	$h_{胎儿,ing,食品分析后,i}$/[Sv·(Bq·kg^{-1})$^{-1}$]
^{133}I	3.1×10^{-8}	4.5×10^{-7}	^{143}Pr	9.7×10^{-8}	3.1×10^{-13}
^{134}I	2.2×10^{-11}	1.4×10^{-10}	^{147}Nd	7.0×10^{-8}	1.6×10^{-9}
^{135}I	2.0×10^{-9}	2.9×10^{-8}	^{239}Np	1.1×10^{-8}	4.5×10^{-10}
^{134}Cs	8.4×10^{-6}	4.9×10^{-6}	^{238}Pu	1.2×10^{-4}	3.3×10^{-6}
^{136}Cs	1.0×10^{-7}	9.5×10^{-8}	^{239}Pu	1.3×10^{-4}	3.1×10^{-6}
^{137}Cs①	6.7×10^{-6}	3.7×10^{-6}	^{240}Pu	1.3×10^{-4}	3.1×10^{-6}
^{140}Ba①	3.5×10^{-7}	3.1×10^{-7}	^{241}Pu	2.4×10^{-6}	2.3×10^{-9}
^{141}Ce	1.4×10^{-7}	4.0×10^{-9}	^{241}Am	1.0×10^{-4}	1.7×10^{-6}
^{143}Ce	9.0×10^{-9}	2.5×10^{-10}	^{242}Cm	8.0×10^{-6}	5.8×10^{-7}
^{144}Ce①	5.4×10^{-6}	1.6×10^{-8}	^{244}Cm	6.1×10^{-5}	1.7×10^{-6}

注：①这些核素在 OIL 计算中已被视为该放射性核素与其子体处于平衡状态，因此不需要另行考虑。

四、基于皮肤监测的剂量估算

基于皮肤监测时的剂量系数（计算操作水平 $OIL_{4\gamma}$ 和 $OIL_{4\beta}$ 时需要），见表 5–60。

（一）代表人的待积有效剂量

表 5–60 提供基于皮肤监测时，放射性核素 *i* 的单位皮肤表面比活度的待积有效剂量 $e_{ing,skin,i}$ 是由于“误食”而导致的代表人（即此场景和途径的婴儿）的待积有效剂量，单位 Sv/(Bq·m^{-2})。其值用公式 5–34 计算：

$$e_{ing,皮肤,i} = e_{ing,i}(婴儿) \times T_{皮肤\to GI}(婴儿) \times \varDelta_{eff,OIL4-Ur,i} \quad 公式 5\text{–}34$$

式中：

$e_{ing,i}$（婴儿）——单位摄入量的放射性核素 *i* 所致的婴儿待积有效剂量，单位 Sv/Bq。其值见表 5–56；

$T_{皮肤\to GI}$（婴儿）$=6.4 \times 10^{-8} m^2/s$——代表人（即该场景和途径的婴儿）的意外摄入导致从皮肤到胃肠道的转移因子；

$\varDelta_{eff,OIL4-Ur,i}$——对于通用应急准则，是基于皮肤监测时，对皮肤意外摄入的放射性核素 *i* 的有效滞留期，单位 s。其值见表 5–57。

（二）胎儿的待积当量剂量

表 5–60 提供的 $h_{胎儿,ing,皮肤,i}$ 是基于皮肤监测时，因从皮肤上意外摄入放射性物质后，放射性核素 *i*，单位皮肤表面比活度所致胎儿的待积当量剂量，单位为 Sv/(Bq·m^{-2})。其值用公式 5–35 确定：

$$h_{胎儿,ing,皮肤,i} = h_{胎儿,ing,i} \times T_{皮肤\to GI}(成人) \times \Delta_{eff,OIL4,-Ur,i}$$ 公式 5-35

式中：

$h_{胎儿,ing,i}$——成人（即孕妇）摄入单位摄入量的放射性核素 i 所致的胎儿待积当量剂量，单位 Sv/Bq。其值见表 5-56；

$T_{皮肤\to GI}$（成人）$=3.2\times10^{-8}m^2/s$——引起胎儿的照射，它是由于孕妇意外摄入从皮肤到胃肠道的转移因子；

$\Delta_{eff,OIL4\text{-}Ur,i}$ 对于通用应急准则，是基于皮肤监测时，皮肤意外摄入的放射性核素 i 的有效滞留期，单位 s。其值见表 5-57。

（三）代表人的 RBE 真皮权重吸收剂量

表 5-60 提供 $ad_{真皮,i}$ 是基于皮肤监测时，皮肤表面放射性核素 i 的单位比活度致使代表人真皮的 RBE 权重吸收剂量，单位为 $Gy/(Bq\cdot m^{-2})$。其值用公式 5-36 确定：

$$ad_{真皮,i} = ad_{真皮-srf,i} \times \Delta_{eff,OIL4\text{-}Acu,i}$$ 公式 5-36

式中：

$ad_{真皮\text{-}srf,i}$——皮肤表面上放射性核素 i 单位比活度所致代表人的真皮肤 RBE 权重吸收剂量率，单位为 $(Gy\cdot s^{-1})/(Bq\cdot m^{-2})$。其值见表 5-56；

$\Delta_{eff,OIL4\text{-}Acu,i}$——对于急性通用应急准则，是基于皮肤监测时，皮肤意外摄入的放射性核素 i 的有效滞留期，单位为 s。其值见表 5-57。

表 5-60 基于皮肤监测时的剂量系数

放射性核素	$e_{ing,skin,i}$/[$Sv\cdot(Bq\cdot m^{-2})^{-1}$]	$h_{胎儿,ing,皮肤,i}$/[$Sv\cdot(Bq\cdot m^{-2})^{-1}$]	$ad_{真皮,i}$[$Gy\cdot(Bq\cdot m^{-2})^{-1}$]
^{86}Rb	9.5×10^{-11}	5.2×10^{-12}	9.5×10^{-10}
^{89}Sr	8.7×10^{-11}	3.2×10^{-10}	9.1×10^{-10}
^{90}Sr①	4.6×10^{-10}	8.3×10^{-10}	1.4×10^{-9}
^{91}Sr	7.8×10^{-12}	1.3×10^{-13}	6.8×10^{-10}
^{91}Y	8.7×10^{-11}	4.1×10^{-15}	9.2×10^{-10}
^{95}Zr①	6.1×10^{-11}	3.7×10^{-12}	1.7×10^{-10}
^{97}Zr①	3.8×10^{-11}	4.2×10^{-13}	1.6×10^{-9}
^{99}Mo①	1.5×10^{-11}	4.9×10^{-12}	6.5×10^{-10}
^{103}Ru①	2.2×10^{-11}	8.7×10^{-13}	3.1×10^{-11}
^{105}Ru	2.0×10^{-12}	3.4×10^{-14}	4.1×10^{-10}
^{106}Ru①	2.4×10^{-10}	1.7×10^{-12}	1.3×10^{-9}
^{105}Rh	9.4×10^{-12}	4.7×10^{-14}	1.9×10^{-10}
^{127m}Te①	9.4×10^{-11}	1.8×10^{-11}	4.1×10^{-10}
^{127}Te	2.3×10^{-12}	4.7×10^{-15}	2.8×10^{-10}

续表

放射性核素	$e_{ing,skin,i}$/[Sv·(Bq·m^{-2})$^{-1}$]	$h_{胎儿,ing,皮肤,i}$/[Sv·(Bq·m^{-2})$^{-1}$]	$ad_{真皮,i}$[Gy·(Bq·m^{-2})$^{-1}$]
^{129m}Te①	1.2×10^{-10}	1.6×10^{-11}	8.8×10^{-10}
^{131m}Te	4.6×10^{-11}	8.9×10^{-11}	1.8×10^{-10}
^{132}Te①	1.3×10^{-10}	2.9×10^{-10}	8.4×10^{-10}
^{131}I	8.2×10^{-10}	2.5×10^{-9}	3.1×10^{-10}
^{133}I	1.3×10^{-10}	3.6×10^{-10}	6.4×10^{-10}
^{134}I	2.1×10^{-13}	2.6×10^{-13}	1.4×10^{-10}
^{135}I	1.3×10^{-11}	3.9×10^{-11}	4.0×10^{-10}
^{134}Cs	7.8×10^{-11}	2.7×10^{-11}	3.2×10^{-10}
^{136}Cs	4.5×10^{-11}	8.2×10^{-12}	1.8×10^{-10}
^{137}Cs①	5.9×10^{-11}	1.8×10^{-11}	4.3×10^{-10}
^{140}Ba①	1.6×10^{-10}	2.8×10^{-11}	1.6×10^{-9}
^{141}Ce	2.5×10^{-11}	1.4×10^{-13}	1.7×10^{-10}
^{143}Ce	2.7×10^{-11}	1.5×10^{-13}	6.7×10^{-10}
^{144}Ce①	1.9×10^{-10}	1.2×10^{-13}	1.2×10^{-9}
^{143}Pr	4.1×10^{-11}	2.6×10^{-17}	5.8×10^{-10}
^{147}Nd	3.6×10^{-11}	1.7×10^{-13}	4.1×10^{-10}
^{239}Np	2.2×10^{-11}	1.8×10^{-13}	1.3×10^{-10}
^{238}Pu	2.0×10^{-9}	1.5×10^{-11}	1.7×10^{-12}
^{239}Pu	2.1×10^{-9}	1.4×10^{-11}	6.7×10^{-13}
^{240}Pu	2.1×10^{-9}	1.4×10^{-11}	1.6×10^{-12}
^{241}Pu	2.8×10^{-11}	1.1×10^{-14}	1.0×10^{-15}
^{241}Am	1.8×10^{-9}	7.9×10^{-12}	1.1×10^{-11}
^{242}Cm	3.7×10^{-10}	5.4×10^{-12}	1.5×10^{-12}
^{244}Cm	1.4×10^{-9}	8.1×10^{-12}	1.5×10^{-12}

注：①这些核素在 OIL 计算中已被视为该放射性核素与其子体处于平衡状态，因此不需要另行考虑。

五、基于甲状腺监测的剂量估算

$h_{甲状腺,^{131}I}=1.2\times10^{-5}$Sv/Bq，它是指婴儿由于甲状腺中 ^{131}I（甲状腺负担）所致的甲状腺待积当量剂量（计算 OIL_8 时需要）。$h_{甲状腺,ing,^{131}I}$ 找不到具体的值，可根据假设 ^{131}I 摄入量的大约 1/3，再用公式 5-37 估算 $h_{甲状腺,^{131}I}$。

$$h_{甲状腺,^{131}I} = h_{甲状腺,ing,^{131}I} / F_{^{131}I-ret-in-甲状腺}$$ 公式 5-37

式中：

$F_{^{131}I\text{-ret-in-}甲状腺}=0.3$（无量纲）——摄入后存留在甲状腺中的 ^{131}I 分数；

$h_{甲状腺,ing,^{131}I}=3.6\times10^{-6}Sv/Bq$——婴儿单位摄入量的 ^{131}I 所致的甲状腺待积当量剂量。

六、应急剂量估算举例

在应急照射情况下，通常是基于地面场景监测（表面比活度）、食品分析监测、皮肤污染监测和甲状腺监测进行剂量估算，按 IAEA《安全标准丛书》No.GSR Part 7 的要求，这时对内照射应估算 7d 和 1 年的代表人总待积有效剂量和胎儿当量剂量。下面用基于地面场景监测和皮肤污染监测的剂量估算进行举例说明。

（一）地面场景应急的剂量估算

若在应急现场监测到 ^{134}Cs 的地面平均放射性比活度为 12.3（MBq/m^2），估算 7d 和 1 年的代表人总待积有效剂量和胎儿当量剂量。

这种情况估算 7d 和 1 年的代表人总待积有效剂量和胎儿当量剂量的剂量系数见表 5-61。平均放射性比活度乘以相应的剂量系数，就可以得到相应的应急剂量估算结果，其值见表 5-61。

表 5-61　^{134}Cs 的代表人总待积有效剂量和胎儿待积当量剂量的剂量估算

	代表人		婴儿	
剂量系数 /Sv·（Bq·m^{-2}）$^{-1}$	$\Delta=7d$	$\Delta=1a$	$\Delta=7d$	$\Delta=1a$
	5.9×10^{-10}	1.9×10^{-8}	3.6×10^{-10}	1.2×10^{-8}
剂量估算结果	待积有效剂量 /mSv		待积当量剂量 /mSv	
	7.26	234.00	4.43	148.00

若需要计算公众成人代表人的待积有效剂量，从表 5-49 可以获得此时有效剂量率剂量系数为 1.5×10^{-15}（$Sv\cdot s^{-1}$）/（$Bq\cdot m^{-2}$），若假设公众代表人在该环境中停留了 40h（144 000s），则该代表人的有效剂量为 2.7mSv。

（二）皮肤污染监测的应急剂量估算

假设 ^{90}Sr 污染物通过食入途径进入了人体，同时进行的皮肤污染监测值为 4 440Bq/m^2，再从表 5-60 可查得相应的剂量系数 $e_{ing,skin,i}$ 为 $4.6\times10^{-10}Sv/(Bq\cdot m^{-2})$，从而代表人（成人）待积有效剂量为：4 440$Bq/m^2\times4.6\times10^{-10}Sv/(Bq\cdot m^{-2})$ =2.04μSv。

第四节 内照射剂量估算软件

目前，我国使用的内照射剂量估算软件包括常规个人监测、特殊个人监测、环境样监测、核应急剂量估算、氡致剂量估算和核医学患者内照射剂量估算 6 个大模块。

一、基于常规个人监测的剂量估算

常规个人监测基本信息见图 5–1。

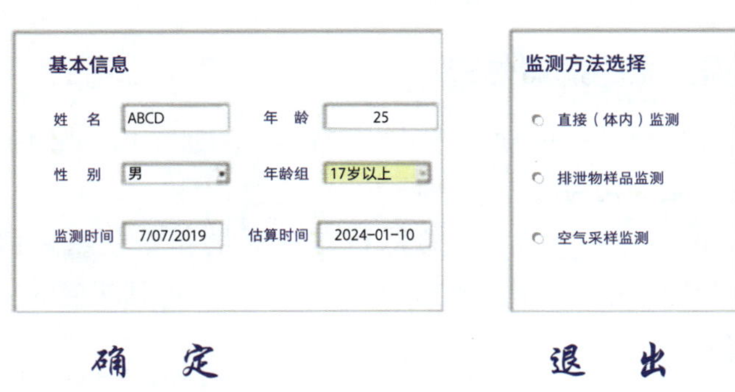

图 5–1 常规个人监测基本信息

这个大模块中，主要包括直接（体内）监测、排泄物样品监测和空气采样监测的剂量估算 3 个功能模块。

（一）常规直接（体内）个人监测

基于常规直接（体内）个人监测数据的剂量估算用户界面见图 5–2。

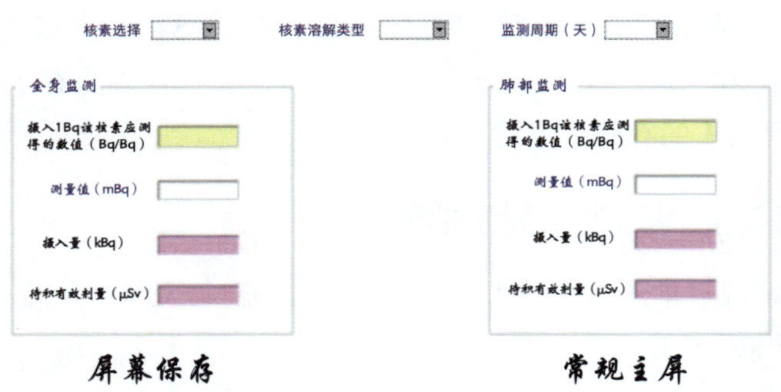

A

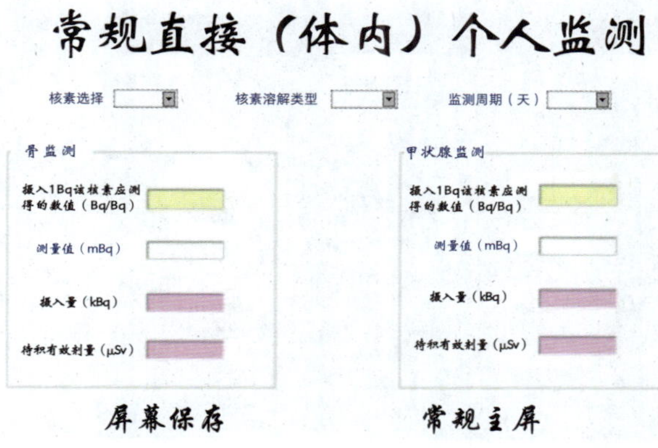

B

图 5-2　基于常规直接（体内）个人监测数据的剂量估算用户界面

这个用户界面包括了常规直接监测的四个方面：图 5–2 的 A 中为全身监测和肺部监测；图 5–2 的 A 中为甲状腺监测和骨监测。本模块是基于国家标准 GBZ 129—2016《职业性内照射个人监测规范》编制的。需要依次输入核素选择→摄入核素溶解类型→监测周期→测量值等信息。可供选择的放射性核素包括：^{57}Co、^{58}Co、^{60}Co、^{59}Fe、^{85}Sr、^{106}Ru、^{125}I、^{129}I、^{131}I、^{134}Cs、^{137}Cs、^{226}Ra、^{228}Ra、^{228}Th、^{232}Th、^{235}U、^{237}Np、^{238}Pu、^{239}Pu、^{240}Pu、^{241}Am、^{242}Cm、^{244}Cm 及 ^{252}Cf。对职业常规监测仅考虑吸入的情况，因而需要进一步对放射性核素进入体液的溶解速度类型进行选择。摄入核素溶解类型进行选择中，inhF、inhM 和 inhS 分别表示放射性核素进入体液的溶解速度为快（F）、中（M）和慢（S），在同位素碘摄入时，Vap 表示气态。这里和其他常规个人监测的监测周期就是个人常规监测的监测周期，应特别注意的是计算机得出的累积活度就是这个周期内所致的剂量值。点击“屏幕保存”，可将界面上的信息保存到特定的 Excel 文件中，以便查询。

（二）常规排泄物个人监测

基于排泄物监测的常规个人监测数据的剂量估算用户界面见图 5–3。

这个用户界面包括基于尿样监测和基于粪样监测的两个剂量估算功能模块。本模块也是基于国家标准 GBZ 129—2016《职业性内照射个人监测规范》编制的。需要依次输入核素选择→监测类型→溶解类型→监测周期→测量值等信息。

这个界面中可供选择的放射性核素包括：^{3}H、^{57}Co、^{58}Co、^{60}Co、^{59}Fe、^{85}Sr、^{89}Sr、^{90}Sr、^{106}Ru、^{125}I、^{129}I、^{131}I、^{134}Cs、^{137}Cs、^{226}Ra、^{228}Ra、^{228}Th、^{232}Th、^{234}U、^{235}U、^{238}U、^{237}Np、^{238}Pu、^{239}Pu、^{240}Pu、^{241}Am、^{242}Cm、^{244}Cm 及 ^{252}Cf。监测类型指尿样和粪样。核素溶解类型主要有 inhF、inhM 和 inhS 三种，它们的含义对应于溶解速度类型 F、M 和 S。这里的监测周期就是个人常规监测的监测周期，应特别注意的是计算机得出的累积活度就是这个周期内的值。点击“屏幕保存”，可将界面上的信息保存到特定的 Excel 文件中，以便查询。

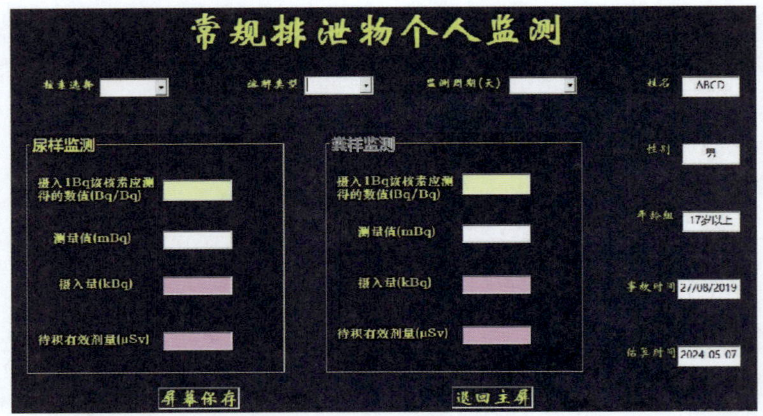

图 5-3　常规排泄物个人监测数据的剂量估算用户界面

（三）常规（个人）空气采样监测

基于常规个人空气监测数据的剂量估算用户界面见图 5-4。

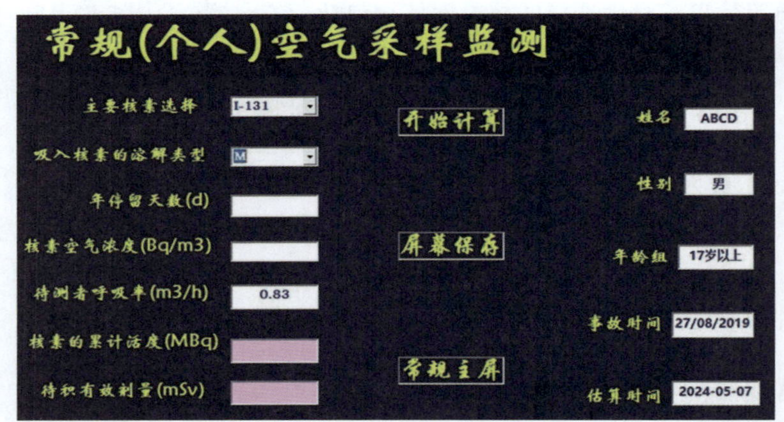

图 5-4　基于常规个人空气监测数据的剂量估算用户界面

这个界面中，需要依次输入的信息是主要核素选择→吸入核素的溶解类型→监测周期→核素空气浓度（Bq/m^3）→待测者呼吸率（m^3/h）等信息。基于监测周期、待测者呼吸率和核素空气浓度的值可求得核素的累计活度（kBq），机器将自动给该信息框赋值。若直接输入核素的累计活度，则核素空气浓度（Bq/m^3）和待测者呼吸率（m^3/h）就自动失去意义。直接输入核素的累计活度主要是为佩戴了个人空气采样器的人员进行吸入放射性核素的剂量估算而设置的。

可供选择的放射性核素包括：^{89}Sr、^{90}Sr、^{95}Zr、^{103}Ru、^{106}Ru、^{132}Te、^{131}I、^{132}I、^{133}I、^{135}I、^{134}Cs、^{137}Cs、^{140}Ba、^{144}Ce、^{239}Np、^{238}Pu、^{239}Pu、^{240}Pu、^{241}Pu、^{241}Am、^{242}Cm 及 ^{244}Cm。

“人的呼吸率”可根据具体情况录入，UNSCEAR 的成人数据为 0.83m^3/h，被选作本系统成人的默认值，1 岁以下、1 岁、5 岁、10 岁和 15 岁的机器默认值分别取为 0.13m^3/h、0.23m^3/h、0.37m^3/h、0.60m^3/h、0.77m^3/h。

核素的溶解类型主要指该核素进入体液的溶解速度类型 F、M 和 S。这里的监测周期就是个人常规监测的监测周期，应特别注意的是计算机得出的累计活度就是这个周期内的值。点击“屏幕保存”，可将界面上的信息保存到特定的 Excel 文件中，以便查询。

二、基于特殊个人监测的剂量估算

特殊个人监测基本信息见图 5-5。

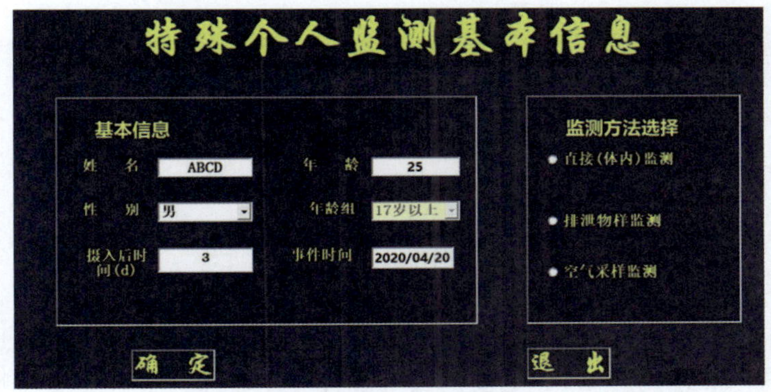

图 5-5　特殊个人监测基本信息

这个大模块中，主要包括直接（体内）监测、排泄物样监测和空气采样监测的剂量估算 3 个功能模块。

基于特殊直接（体内）个人监测数据的剂量估算用户界面见图 5-6。

特殊直接（体内）个人监测
核素选择
摄入类型
AMAD 选择
5μm
全身监测
摄入1Bq该核素应测得的数值（Bq/Bq）
测量值（mBq）
摄入量（kBq）
待积有效剂量（μSv）
估算方法选择
监测方法选择
肺部监测
摄入1Bq该核素应测得的数值（Bq/Bq）
测量值（mBq）
摄入量（kBq）
待积有效剂量（μSv）
估算程序
器官剂量
特殊主屏

A

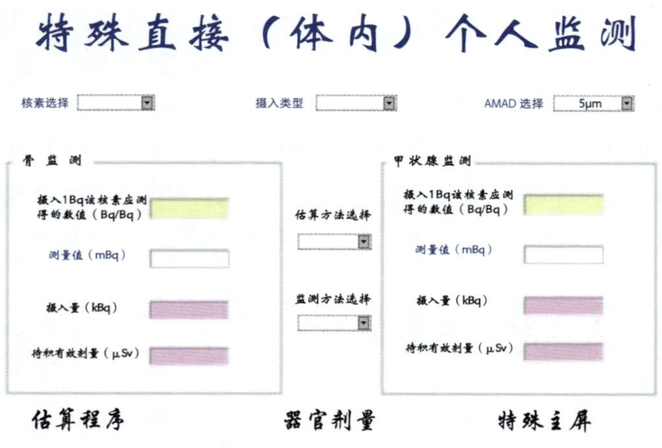

特殊直接（体内）个人监测

核素选择　　摄入类型　　AMAD 选择　5μm

骨监测

摄入1Bq该核素应测得的数值（Bq/Bq）

测量值（mBq）

摄入量（kBq）

待积有效剂量（μSv）

估算方法选择

监测方法选择

甲状腺监测

摄入1Bq该核素应测得的数值（Bq/Bq）

测量值（mBq）

摄入量（kBq）

待积有效剂量（μSv）

估算程序　　器官剂量　　特殊主屏

B

图 5-6　基于特殊直接（体内）个人监测数据的剂量估算用户界面

（一）特殊直接（体内）监测

这个用户界面包括了特殊直接监测的四个方面：图 5-6 的 A 中为全身监测和肺部监测；图 5-6 的 A 中为甲状腺监测和骨监测。第一步是进行剂量估算方法的选择，本模块提供了国家标准 GBZ 129—2016《职业性内照射个人监测规范》和 ICRP 130 两种剂量估算方法。本章第一节公式 5-4）是 GBZ 129—2016《职业性内照射个人监测规范》剂量估算方法的基本数学模型，这节中还有相关的辅助性数学模型，其相关剂量学参数可从该国家标准中获取。本章第一节公式 5-6）是 ICRP 130 系列出版物中方法的基本数学模型，这节中还有相关的辅助性数学模型，其相关剂量学参数可从 ICRP 130 系列出版物中获取。

这个模块中，可供选择的放射性核素与常规监测的相同，这里不再重复。

当选择 GBZ 129—2016《职业性内照射个人监测规范》剂量估算方法时，可供选择的放射性核素与前面常规个人监测的基本相同，这里不再重复。这时应依次进行核素选择→摄入类型选择→ AMAD 选择→输入测量值信息。摄入类型为“inge”（食入）、“inhaF”（F 类吸入）、“inhaM”（M 类吸入）、“inhaS”（S 类吸入）和“inhaV”（气态吸入）五类，不同核素的摄入类型不同，当选定核素后，在摄入类型组合框中给出相应供选择的摄入类型，例如，选择核素类型为 ^{60}Co，则在组合框中显示“inge”“inhaM”和“inhaS”三种摄入类型供选择。这时 AMAD 有 5μm 和 1μm 两种类型可选择。在输入相应的测量值后，会自动赋予摄入量和待积有效剂量，若需要计算器官剂量，点击“器官剂量”可得到器官或组织待积当量剂量结果，见图 5-7。

当选择“ICRP130”剂量估算方法时，这时需要依次进行监测方法选择→核素选择→摄入类型选择→输入测量值等信息，这时 AMAD 默认 5μm。剂量学参数是按不同核素摄入类型给出的，而摄入类型随监测方法和核素类型的选择而定，例如，“肺”监测时，其核素类型选定“^{238}Pu”，则可选择的摄入类型为：硝酸钚、二氧化钚、二氧化物（陶瓷）、二氧化物（非陶瓷）、二氧化物（纳米颗粒）、F 类型、M 类型和 S 类型八种；又如，“肺”监测时，其核素类型选定“^{241}Am”，则可选择的摄入类型为：硝酸镅、F 类型、M 类型和 S 类型四种。

测量值输入完成后，点击“摄入量”文本框，再点击“待积有效剂量”文本框，就可以在界面上得到剂量估算结果，若需要计算器官剂量，点击“器官剂量”可得到器官或组织待积当量剂量结果见图 5-7。

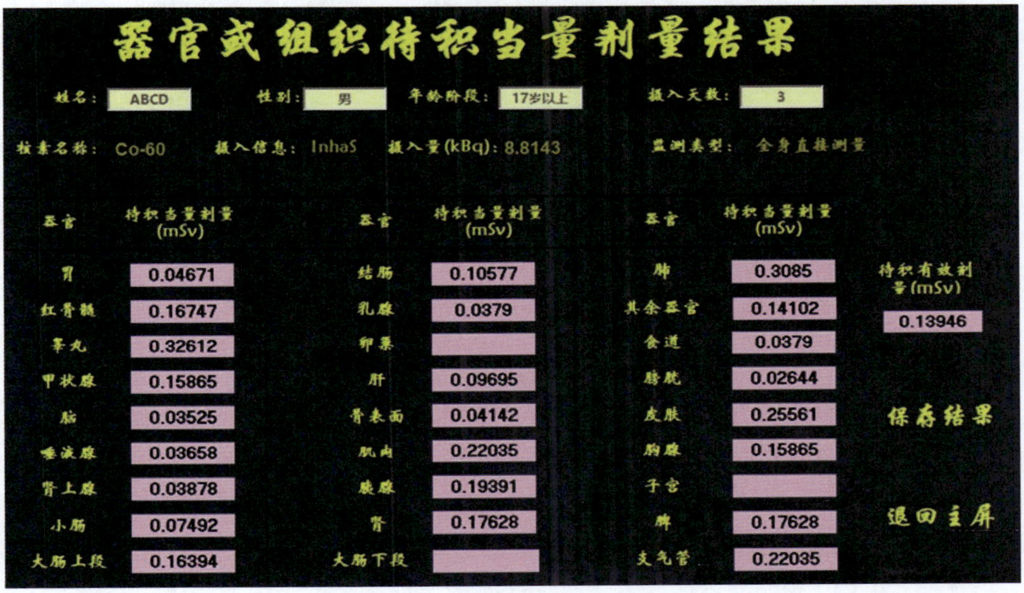

器官或组织待积当量剂量结果

姓名：ABCD　性别：男　年龄阶段：17岁以上　摄入天数：3

核素名称：Co-60　摄入信息：InhaS　摄入量(kBq)：8.8143　监测类型：全身直接测量

器官	待积当量剂量(mSv)	器官	待积当量剂量(mSv)	器官	待积当量剂量(mSv)	
胃	0.04671	结肠	0.10577	肺	0.3085	待积有效剂量(mSv)
红骨髓	0.16747	乳腺	0.0379	其余器官	0.14102	0.13946
睾丸	0.32612	卵巢		食道	0.0379	
甲状腺	0.15865	肝	0.09695	膀胱	0.02644	
脑	0.03525	骨表面	0.04142	皮肤	0.25561	保存结果
唾液腺	0.03658	肌肉	0.22035	胸腺	0.15865	
肾上腺	0.03878	胰腺	0.19391	子宫		
小肠	0.07492	肾	0.17628	脾	0.17628	退回主屏
大肠上段	0.16394	大肠下段		支气管	0.22035	

图 5-7　器官或组织待积当量剂量结果

（二）特殊排泄物样监测

基于特殊排泄物个人监测数据的剂量估算用户界面见图 5-8。

这个用户界面包括基于尿样监测和基于粪样监测的两个剂量估算功能模块。

这个界面中，第一步是进行剂量估算方法的选择，本模块同样提供了国家标准 GBZ 129—2016《职业性内照射个人监测规范》和 ICRP 130 两种剂量估算方法。本章第一节公式 5-4 是 GBZ 129—2016《职业性内照射个人监测规范》剂量估算方法的基本数学模型，这节中还有相关的辅助性数学模型，其相关剂量学参数可从 GBZ 129—2016《职业性内照射个人监测规范》中获取。本章第一节公式 5-6 是 ICRP130 系列方法的基本数学模型，这节中还有相关的辅助性数学模型，其相关剂量学参数可从 ICRP 130 系列出版物中获取。

这个模块中，可供选择的放射性核素与常规监测的相同，这里不再重复。

当选择 GBZ 129—2016《职业性内照射个人监测规范》剂量估算方法时，可供选择的放射性核素与前面常规个人监测的基本相同，这里不再重复。这时应依次进行核素选择→

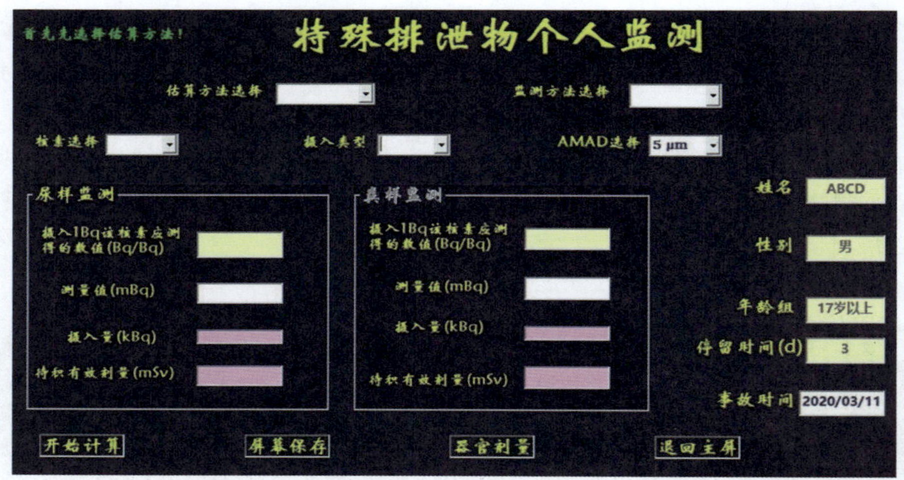

图 5-8　基于特殊排泄物个人监测数据的剂量估算用户界面

摄入类型选择→ AMAD 选择→输入测量值。摄入类型为“inge”（食入）、“inhaF”（F 类吸入）、“inhaM”（M 类吸入）、“inhaS”（S 类吸入）和“inhaV”（气态吸入）五类，不同核素的摄入类型不同，当选定核素后，在摄入类型组合框中给出相应供选择的摄入类型，例如，选择核素类型为 ^{131}I，则在组合框中显示“inge”“inhaF”和”inhaV”三种摄入类型供选择。这时，AMAD 有 5μm 和 1μm 两种类型可选择。在输入相应的测量值后，会自动赋予摄入量和待积有效剂量，若需要计算器官剂量，点击“器官剂量”可得到器官或组织待积当量剂量结果见图 5-7。

当选择“ICRP130”剂量估算方法时，这时需要依次进行监测方法选择→核素选择→摄入类型选择→输入测量值等信息，这时 AMAD 默认 5μm。剂量学参数是按不同核素摄入类型给出的，而摄入类型随监测方法和核素类型的选择而定，例如，“肺”监测时，其核素类型选定 ^{238}Pu，则可选择的摄入类型为：硝酸钚、二氧化钚、二氧化物（陶瓷）、二氧化物（非陶瓷）、二氧化物（纳米颗粒）、F 类型、M 类型和 S 类型八种；又如，“肺”监测时，其核素类型选定 ^{90}Sr，则可选择的摄入类型为：F 类型、M 类型和 S 类型三种。测量值输入完成后，点击“摄入量”文本框，再点击“待积有效剂量”文本框，就可以在界面上得到剂量估算结果，若需要计算器官剂量，点击“器官剂量”可得到器官或组织待积当量剂量结果见图 5-7。

（三）特殊（个人）空气采样监测

基于特殊（个人）空气采样监测数据的剂量估算用户界面见图 5-9。

这个界面中，需要依次输入的信息是核素选择→摄入类型→ AMAD 选择→停留时间、核素空气浓度（Bq/m^3）→待测者呼吸率（m^3/h）等信息，若有必要可输入待测者的姓名。基于监测周期、待测者呼吸率和核素空气浓度的值可求得累计活度（kBq），机器将自动给该信息框赋值。若直接输入核素的累计活度，则核素空气浓度（Bq/m^3）和待测

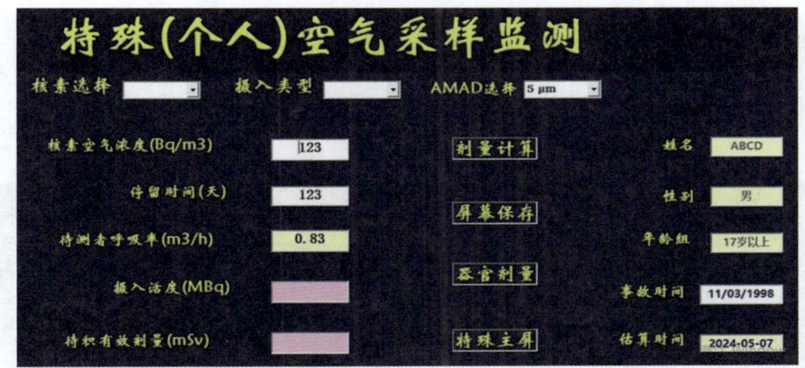

图 5-9　基于特殊（个人）空气采样监测数据的剂量估算用户界面

者呼吸率（m^3/h）就自动失去意义。直接输入核素的累计活度主要是为佩戴了个人空气采样器的人员进行吸入放射性核素的剂量估算而设置的。

可供选择的放射性核素与常规监测的相同，这里不再重复。

“人的呼吸率”可根据具体情况录入，UNSCEAR 的成人数据为 $0.83m^3/h$，被选作本系统成人的默认值，1 岁以下、1 岁、5 岁、10 岁和 15 岁的机器默认值分别取为 $0.13m^3/h$、$0.23m^3/h$、$0.37m^3/h$、$0.60m^3/h$、$0.77m^3/h$。

核素溶解类型主要指该核素进入体液的溶解速度类型 F、M 和 S。若需要计算器官剂量，点击“器官剂量”可得到器官或组织待积当量剂量结果见图 5–7。

三、基于环境样品监测的剂量估算

基于公众食入和吸入环境样品监测数据的内照射剂量估算的用户界面，这个界面中估算方法分为吸入气溶胶、吸入可溶物质、食入和饮水三种情况，见图 5–10。

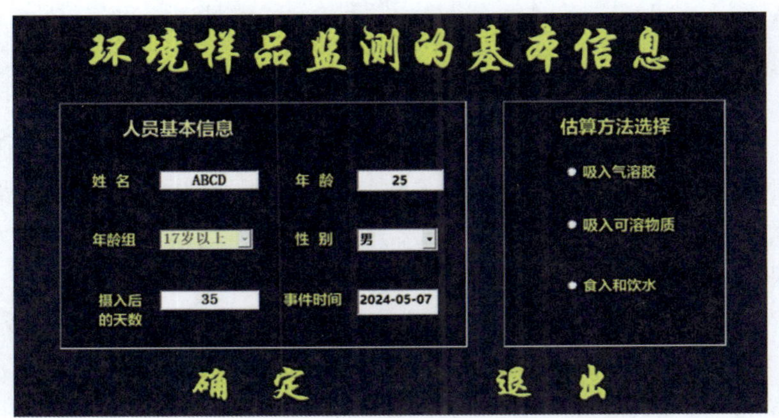

图 5-10　基于公众食入和吸入的环境样品监测的基本信息界面

（一）吸入气溶胶

基于公众吸入气溶胶监测数据的内照射剂量估算用户界面见图 5-11。

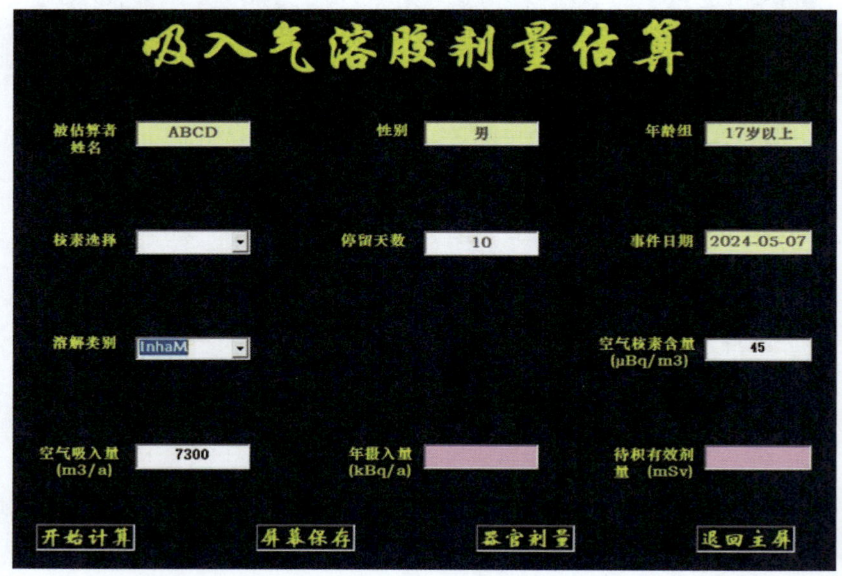

图 5-11　基于公众吸入气溶胶监测数据的内照射剂量估算用户界面

正式开始计算前，首先依次输入核素选择→溶解类别→停留天数→空气核素含量（μBq/m^3）和空气吸入量（m^3/a）等信息。若需要界面中黄色文本框的信息，可先行输入，若不需要可不输入。

可选择的核素类型有：^{108}Ag、^{110m}Ag、^{241}Am、^{243}Am、^{133}Ba、^{140}Ba、^{14}C、^{45}Ca、^{47}Ca、^{141}Ce、^{144}Ce、^{242}Cm、^{244}Cm、^{57}Co、^{58}Co、^{60}Co、^{134}Cs、^{136}Cs、^{137}Cs、^{55}Fe、^{59}Fe、^{3}H、^{125}I、^{129}I、^{131}I、^{132}I、^{133}I、^{134}I、^{135}I、^{99}Mo、^{94}Nb、^{95}Nb、^{59}Ni、^{63}Ni、^{237}Np、^{239}Np、^{210}Pb、^{210}Po、^{238}Pu、^{239}Pu、^{240}Pu、^{241}Pu、^{224}Ra、^{226}Ra、^{228}Ra、^{103}Ru、^{106}Ru、^{35}S、^{124}Sb、^{125}Sb、^{126}Sb、^{127}Sb、^{75}Se、^{79}Se、^{89}Sr、^{90}Sr、^{99}Tc、^{99m}Tc、^{127m}Te、^{129m}Te、^{131m}Te、^{132}Te、^{228}Th、^{230}Th、^{232}Th、^{234}Th、^{232}U、^{233}U、^{234}U、^{235}U、^{236}U、^{238}U、^{65}Zn 和 ^{95}Zr。核素溶解类别与前面的模块类似，这里不再重复。要注意的是输入空气核素含量（μBq/m^3）、空气吸入量（m^3/a）后，不必再输入核素的摄入量（kBq），机器将自动给该信息框赋值。若输入核素的摄入量（kBq），则空气核素含量（μBq/m^3）、空气吸入量（m^3/a）就失去意义。人的呼吸率可根据具体情况录入，UNSCEAR 的成人数据为 0.83m^3/h，被选作本系统成人的默认值，1 岁以下、1 岁、5 岁、10 岁和 15 岁年龄组的机器默认值分别取为 0.13m^3/h、0.23m^3/h、0.37m^3/h、0.60m^3/h、0.77m^3/h。若需要计算器官剂量，点击“器官剂量”可得到器官或组织待积当量剂量结果见图 5-7。

（二）吸入可溶性物质

基于公众吸入可溶性物质监测数据的内照射剂量估算用户界面见图 5-12。

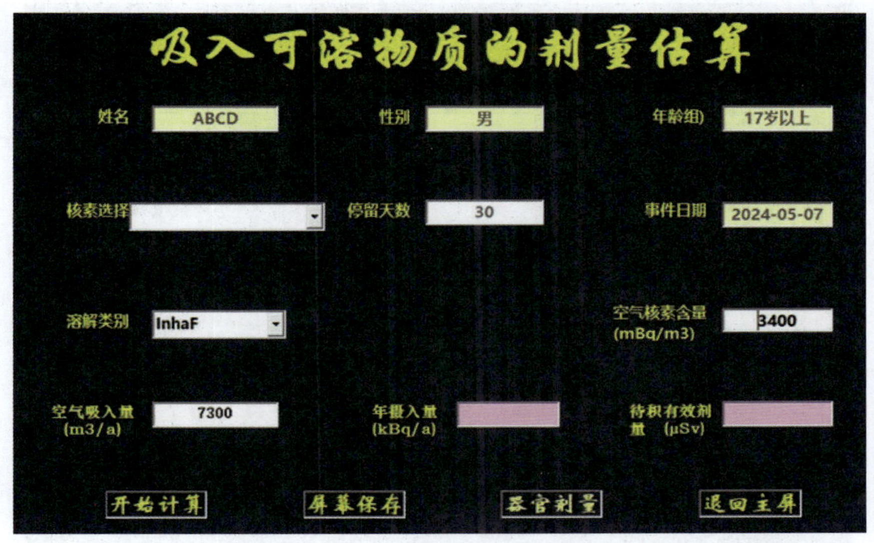

图 5-12 基于公众吸入可溶性物质监测数据的内照射剂量估算用户界面

正式开始计算前，首先依次输入核素选择→溶解类别→停留天数→空气核素含量（$\mu Bq/m^3$）和空气吸入量（m^3/a）等信息。若需要界面中黄色文本框的信息，可先行输入，若不需要可不输入。

可选择的可溶性物质较多，例如，“^{35}Carbondisulphide”“^{11}Carbon dioxide”“^{11}Carbon monoxide”“^{11}Carbon vapour”“^{14}Carbon dioxide”“^{14}Carbon monoxide”“^{14}Carbon vapour”“Elementalhydrogen”“^{120}Elementaliodine”“^{120m}Elementaliodine”“^{121}Elementaliodine”“^{123}Elementaliodine”“^{124}Elementaliodine”“^{125}Elementaliodine”“^{126}Elementaliodine”“^{128}Elementaliodine”“^{129}Elementaliodine”“^{130}Elementaliodine”“^{131}Elementaliodine”“^{132}Elementaliodine”“^{132m}Elementaliodine”“^{133}Elementaliodine”“^{134}Elementaliodine”“^{135}Elementaliodine”等。

核素溶解类别与前面的模块类似，这里不再重复。要注意的是输入空气核素含量（$\mu Bq/m^3$）、空气吸入量（m^3/a）后，不必再输入核素的摄入量（kBq），机器将自动给该信息框赋值。若输入核素的摄入量（kBq），则空气核素含量（$\mu Bq/m^3$）、空气吸入量（m^3/a）就失去意义。人的呼吸率可根据具体情况录入，UNSCEAR 的成人数据为 $0.83m^3/h$，被选作本系统成人的默认值，1 岁以下、1 岁、5 岁、10 岁和 15 岁年龄组的机器默认值分别取为 $0.13m^3/h$、$0.23m^3/h$、$0.37m^3/h$、$0.60m^3/h$、$0.77m^3/h$。若需要计算器官剂量，点击“器官剂量”可得到器官或组织待积当量剂量结果见图 5-7。

（三）食品和饮用水

基于公众食入和饮用水监测数据的内照射剂量估算用户界面见图 5–13。

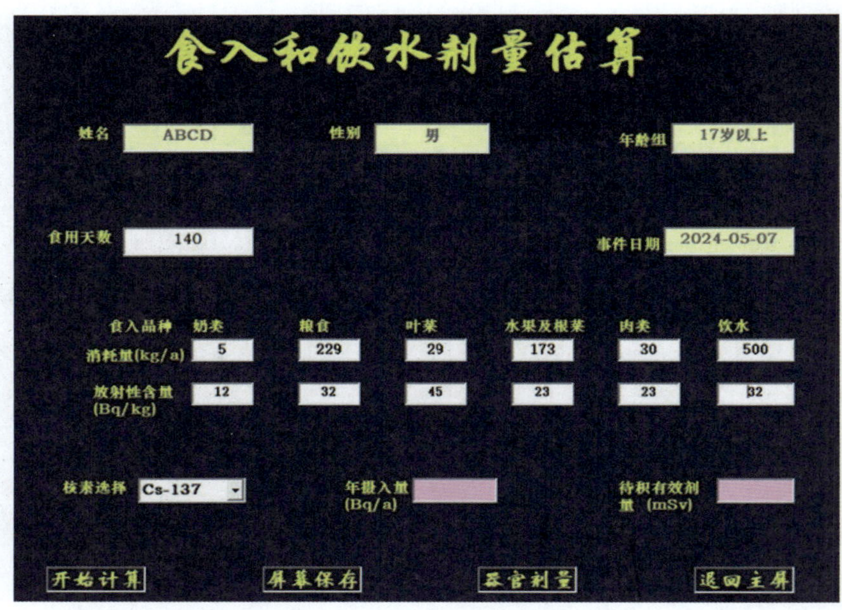

图 5–13　基于公众食入和饮用水监测数据的内照射剂量估算用户界面

正式开始计算前，首先依次输入食用天数→各类食入品种消耗量和放射性含量→核素选择等信息。若需要界面中黄色文本框的信息，可先行输入，若不需要可不输入。

食入各类品种消耗量，以及品种类型随民族、地区、个人生活习惯等变化很大，国内外标准推荐的食谱对特定人群的群体代表人可以参考，例如本模块给出的不同食品的消耗量（kg/a）的默认值，仅是一个使用较多的建议值，使用时应十分小心，绝不能用到公众个体，用户应使用更合理的值。

可供选择的核素较多，基本上与吸入气溶胶剂量估算时的类似，这里不再列举。若需要计算器官剂量，点击“器官剂量”可得到如图 5–7 所示的器官或组织待积当量剂量结果。

四、核应急内照射剂量估算

核应急内照射剂量估算主要包括事故早期、事故中期、沉积核素及应急公众剂量估算等 4 个功能模块。事故早期内照射剂量估算有两种情况：吸入烟羽核素和吸入再悬浮放射性核素的内照射剂量估算；事故中期内照射剂量估算有三种情况：食入途径、饮水途径和吸入再悬浮放射性核素的内照射剂量估算。

（一）事故早期

基于事故早期监测数据的内照射剂量估算用户界面见图 5–14。

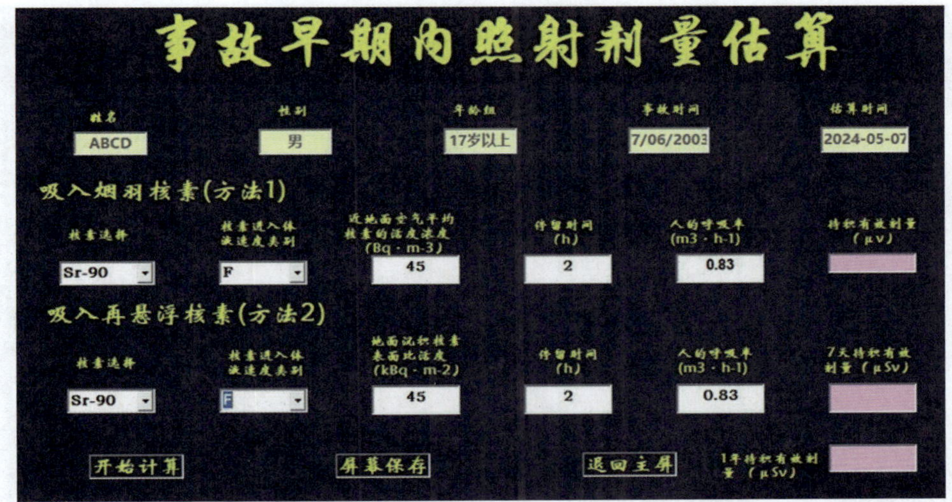

图 5–14 基于事故早期监测数据的内照射剂量估算用户界面

在这一估算界面中，这两种情况既可以同时计算，也可以分别计算。

对于吸入烟羽核素情况，“核素选择”“核素进入体液速度类别”“近地空气放射性核素的时间积分浓度（kBq · s/m^3）”“人的呼吸率（m^3/h）”等文本框需要输入相关的信息。可供选择的放射性核素包括：^{89}Sr、^{90}Sr、^{95}Zr、^{103}Ru、^{106}Ru、^{132}Te、^{131}I、^{132}I、^{133}I、^{135}I、^{134}Cs、^{137}Cs、^{140}Ba、^{144}Ce、^{239}Np、^{238}Pu、^{239}Pu、^{240}Pu、^{241}Pu、^{241}Am、^{242}Cm 及 ^{244}Cm。核素进入体液速度类别分为三种：快速（F）、中速（M）和慢速（S）。“人的呼吸率”可根据具体情况录入，UNSCEAR 的成人数据为 0.83m^3/h，被选作本系统成人的默认值，1 岁以下、1 岁、5 岁、10 岁和 15 岁的机器默认值分别取为 0.13m^3/h、0.23m^3/h、0.37m^3/h、0.60m^3/h、0.77m^3/h。

近地空气放射性核素的时间积分浓度（kBq · s/m^3）的测量时应尽可能地多累积一些时间，若是测量近地空气放射性核素活度浓度（kBq/m^3）基础上计算时间积分浓度时，也应注意时空分布不均匀的问题。

对吸入再悬浮放射性核素情况，“主要核素选择”“核素进入体液速度类别”“地面沉积放射性核素的表面比活度（kBq/m^2）”“人的呼吸率（m^3/h）”等文本框需要输入相关的信息。可供选择的放射性核素、核素进入体液速度类别选择及人的呼吸率（m^3/h）方式均与吸入烟羽核素相同，不再重复。

吸入烟羽核素和吸入再悬浮放射性核素情况下可同时计算，也可分别计算，其结果除显示在用户界面上外，还可保存到特定的 Excel 文件中。

（二）事故中期

基于事故中期监测数据的内照射剂量估算用户界面见图 5–15。

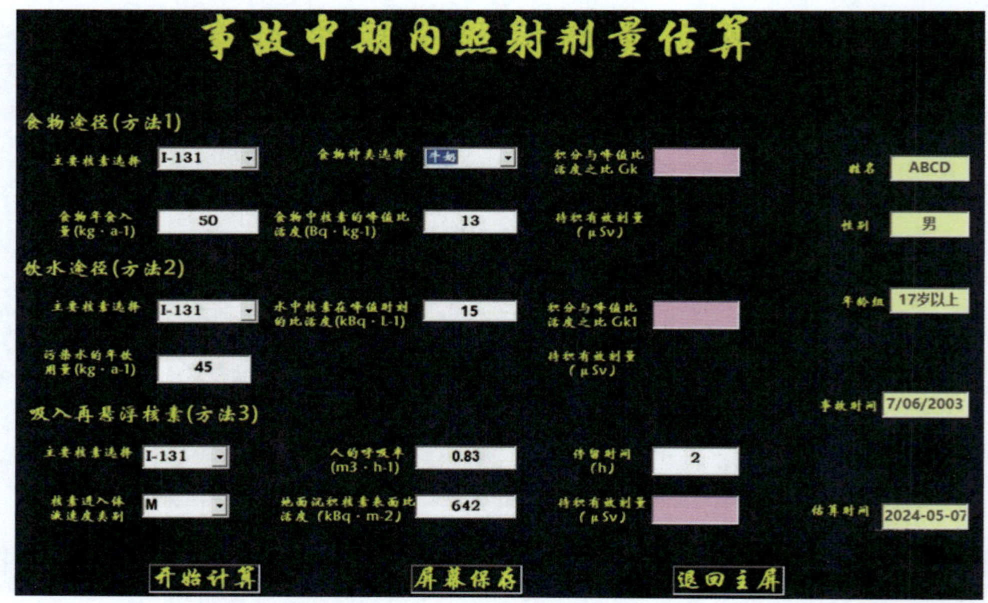

图 5–15 基于事故中期监测数据的内照射剂量估算用户界面

在这一估算界面中，有三种情况：食入途径、饮水途径和吸入再悬浮放射性核素的内照射剂量估算。这三种情况既可以同时计算，也可以分别计算。这三种情况下可供选择的放射性核素包括：^{89}Sr、^{90}Sr、^{95}Zr、^{103}Ru、^{106}Ru、^{131}I、^{133}I、^{134}Cs、^{137}Cs、^{144}Ce、^{239}Pu、^{241}Am、^{242}Cm 及 ^{244}Cm。

对食入途径，食物种类的选择包括：牛奶、奶制品、暴露的水果和蔬菜、其他水果和蔬菜、肉类等。如果对水果和蔬菜等进行了清洗、去皮等处理，则在是否去污处理的选择框中应该选择“是”。此外，还需录入食物年食入量（kg/a）和食物中核素的峰值比活度（Bq/kg），在这些信息皆录入后，便可进行估算了。

（三）沉积核素

基于事故沉积核素所致公众成员剂量估算用户界面见图 5–16。

这个界面主要包括共用信息（4 个黄色文本框，居留因子和屏蔽因子选择）、地面沉积核素表面比活度或离地 1m 处周围剂量当量监测值的剂量估算（简称为方法 1）和用皮肤或衣物沉积核素表面比活度监测值的剂量估算（简称为方法 2）等三个部分。共用信息中的居留因子和屏蔽因子选择是必须输入或选择的信息。

居留因子可以按实际情况取值，若实际情况不清楚时可使用机器的默认值（0.8）。屏

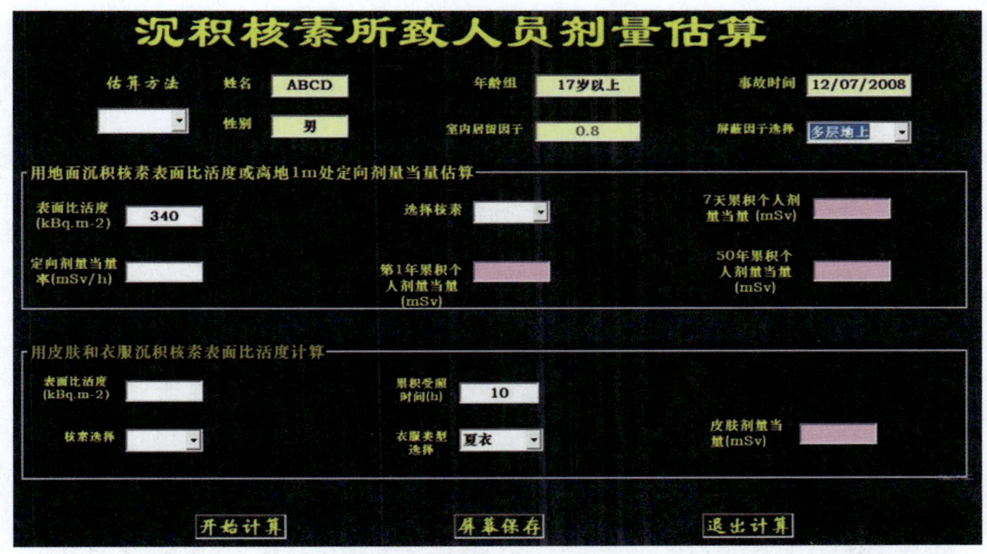

图 5-16　基于事故沉积核素所致公众成员剂量估算用户界面

蔽因子选择实际是选择地面的建筑物，然后由机器根据建筑物的类型自动赋予屏蔽因子。本次选择中的建筑物的类型有平房、二层地下、二层地上、多层地下、多层地上等五种。他们的屏蔽因子分别为 0.25、0.01、0.1、0.005、0.01。

方法 1 中可选择以下核素有：^{95}Zr、^{95}Nb、^{103}Ru、^{106}Ru、^{132}Te、^{131}I、^{132}I、^{133}I、^{135}I、^{134}Cs、^{137}Cs、^{140}Ba、^{144}Ce、^{239}Np、^{238}Pu、^{239}Pu、^{240}Pu、^{241}Pu、^{241}Am、^{242}Cm、^{244}Cm 等 21 种核素。应当注意的是地面沉积核素表面比活度（MBq/m^2）这个值随时间变化，事故发生后应尽快测量这个值，也可以测量一段时期的平均值，这时的测量应尽可能地多累积一些时间，而且还应注意时空分布不均匀的问题。若无法监测到地面沉积核素表面比活度时，才可以使离地 1m 处周围剂量当量监测值进行相应的剂量估算。这个方法可以得到 7d 内的、1 年内的和 50 年内的累积剂量当量（mSv）结果，这些值应是内外照射的共同贡献结果。

方法 2 中可选择以下核素有 ^{14}C、^{18}F、^{22}Na、^{24}Na、^{26}Al、^{32}P、^{33}P、^{35}S、^{36}Cl、^{40}K、^{42}K、^{43}K、^{45}Ca、^{47}Ca/^{47}Sc、^{46}Sc、^{47}Sc、^{51}Cr、^{52}Mn、^{54}Mn、^{56}Mn、^{52}Fe、^{55}Fe、^{59}Fe、^{56}Co、^{57}Co、^{58}Co、^{60}Co、^{65}Ni、^{64}Cu、^{67}Cu、^{65}Zn、^{66}Ga、^{67}Ga、^{68}Ga、^{76}As、^{75}Se、^{77}Br、^{82}Br、87Rb、85Sr、^{89}Sr、^{90}Sr/^{90}Y、^{90}Y、^{99}Mo/^{99m}Tc、^{99m}Tc、^{99}Tc、^{103}Ru/^{103m}Rh、^{106}Ru/^{106}Rh、^{110m}Ag、^{111}AG、^{109}Cd、^{111}In、^{113m}In、^{115m}In、^{125}Sn、^{122}Sb、^{124}Sb、^{126}Sb、^{123m}Te、^{132}Te、^{123}I、^{124}I、^{125}I、^{131}I、^{131}Cs、^{134}Cs、^{137}Cs、^{133}Ba、^{140}Ba/^{140}La、^{140}La、^{139}Ce、^{141}Ce、^{143}Ce、^{143}Pr、^{147}Pm、^{153}Sm、^{152}Eu、^{154}Eu、^{156}Eu、^{169}Er、^{169}Yb、^{186}RE、^{188}RE、^{192}Ir、^{198}Au、^{197}Hg、^{203}Hg、^{201}Tl、^{204}Tl、^{210}Pb、^{210}Po、^{235}U、^{238}U、^{238}Pu、^{239}Pu、^{241}Am、^{244}Cm、^{252}Cf 等 100 多种核素。选定核素后，还应选择穿衣服类型（春秋衣、冬衣、夏衣和裸露皮肤表面），并输入累积时间和监测的比活度值，剂量估算结果是皮肤剂量当量（mSv）。

（四）核事故应急剂量估算

以下两种不同情况公众成员的核事故应急剂量估算的用户界面，见图 5–17 和图 5–18。

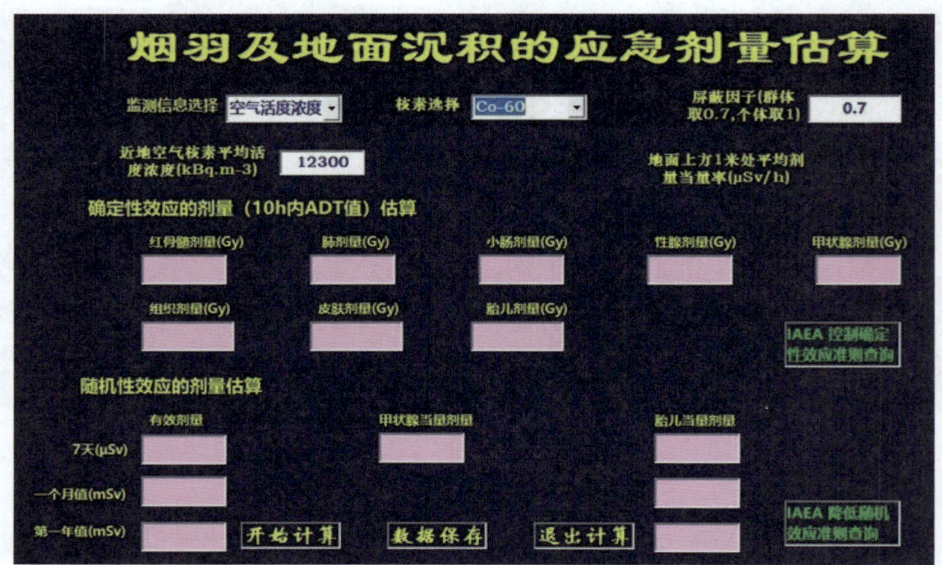

图 5–17　基于空气活度浓度监测的核事故应急剂量估算的用户界面

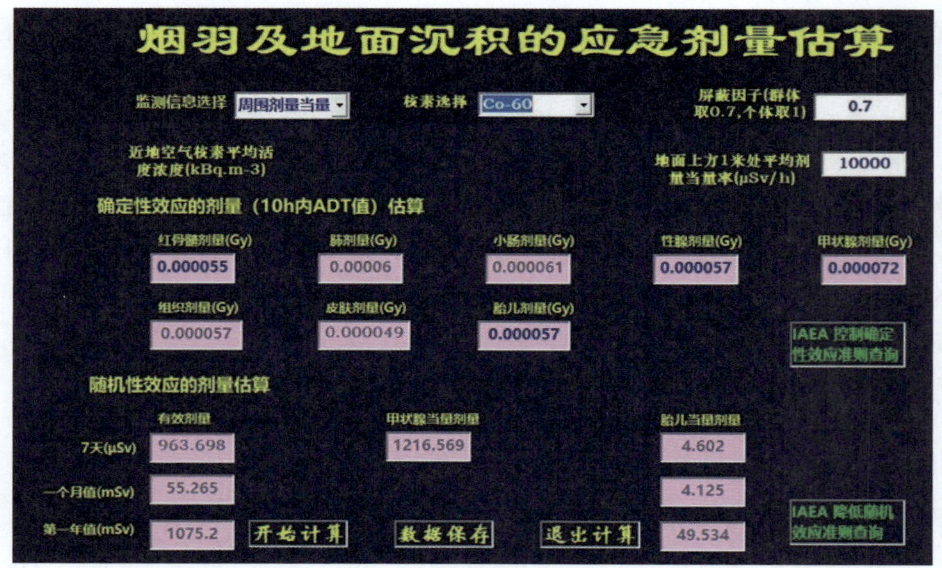

图 5–18　基于地面沉积核素比活度监测的核事故应急剂量估算的用户界面

这两个界面主要用于核和辐射事故现场人员的确定性效应和随机效应控制的剂量估算，其剂量学量符合 IAEA《安全标准丛书》No.GSR Part 7 的规范要求。提供的可供选择的核素有 ^{86}Rb、^{89}Sr、^{90}Sr、^{91}Sr、^{91}Y、^{95}Zr、^{97}Zr、^{99}Mo、^{103}Ru、^{105}Ru、^{106}Ru、^{105}Rh、

^{127m}Te、^{127}Te、^{129m}Te、^{131m}Te、^{132}Te、^{131}I、^{133}I、^{134}I、^{135}I、^{134}Cs、^{136}Cs、137Cs、140Ba、^{141}Ce、^{143}Ce、^{144}Ce、^{143}Pr、^{147}Nd、^{239}Np、^{238}Pu、^{239}Pu、^{240}Pu、^{241}Pu、^{241}Am、^{242}Cm、^{244}Cm，总共 38 个核素。

对基于空气活度浓度监测的方法，应首先选定要监测的核素，再输入选定核素的空气活度浓度监测值。对基于地面沉积核素比活度监测的方法，也应首先选定要监测的核素，再输入选定核素监测的地面沉积核素平均比活度值。

两种方法均可得到确定性效应和随机效应控制的剂量估算值。

控制确定性效应可计算红骨髓、肺、小肠、性腺、甲状腺、组织、皮肤和胎儿等器官/组织 10h 内的 AD_T（T 器官的相对生物效能权重吸收剂量）值。本模块还提供了 IAEA 控制确定性效应准则的查询。

控制随机效应可计算有效剂量、甲状腺当量剂量和胎儿当量剂量的值。有效剂量和胎儿当量剂量可同时给出事故后 7d、1 个月和 1 年内的值；甲状腺当量剂量仅给出事故后 7d 内的值。本模块还提供了 IAEA 控制随机性效应准则的查询。

（张良安　苏　旭　刘　强）

参考文献

[1] 国家卫生健康委员会. 电离辐射所致皮肤剂量估算方法：GBZ/T 244–2017[S]. 北京：中国标准出版社，2017.

[2] 国家卫生和计划生育委员会. 职业性内照射个人监测规范：GBZ 129–2016[S]. 北京：人民卫生出版社，2016.

[3] 国家市场监督管理总局. 核事故应急情况下公众受照剂量估算的模式和参数：GBT 17982 [S]. 北京：中国标准出版社，2018.

[4] 国家卫生健康委员会. 核医学放射防护要求：GBZ 120–2020[S]. 北京：中国标准出版社，2020.

[5] SNYDER SF, TRAUB RJ. The Livermore phantom history and supplementation[J]. Health Phys, 2010, 98: 459-465.

第六章

核医学内照射剂量估算与辐射防护

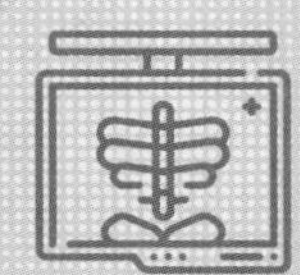

随着核医学的发展，放射性药物的使用越来越广泛。一方面，出于核医学诊疗效果评估的需要，另一方面，根据辐射防护的最优化原则，放射性药物所致患者剂量引起了广泛的关注。为此，ICRP 在 1988 年以 ICRP 53 出版物发布了“放射性药物所致患者剂量”。该出版物汇集了大约 120 种放射性药物的器官吸收剂量和每单位活度的有效当量剂量的计算结果。随后，ICRP 多次对放射性药物所致患者剂量的估算方法及其参数进行了补充、修订和更正，其主要出版物如下：

1. ICRP 62 出版物 1992 年《生物医学研究中的放射防护》。该出版物包含了 ICRP 53 出版物的第一个增编，增编增加了 6 种新的放射性药物的生物动力学和剂量学数据，以及对 ICRP 53 出版物中所有放射性药物的单位给药活度的有效剂量表。这一部分被后来的 ICRP 80 出版所取代。

2. ICRP 80 出版物（ICRP 53 出版物增编）1998 年《放射性药物所致患者剂量》。该出版物提供了 10 种新的放射性药物的器官吸收剂量和有效剂量参数，并重新计算了 ICRP 53 出版物中常用的 19 种放射性药物的剂量学数据，并纠正了 ICRP 53 出版物中的印刷错误等。

3. ICRP 106 出版物（ICRP 53 出版物增编 3）2008 年《放射性药物所致患者剂量》。该出版物提供了 33 种放射性药物的生物动力学和剂量学模型，并对接受过核医学检查的母亲提供了与母乳哺乳的相关建议；同时还提供了 12 种新的放射性药物的生物动力学模型，以及器官吸收剂量和有效剂量参数。

4. ICRP 128 出版物 2015 年《放射性药物所致患者剂量：常用放射性药物相关的现有资料汇编》。该出版物提供了与主要放射性药物所致患者剂量当前的相关信息汇编，包括生物动力学模型及其参数，器官和组织的吸收剂量，以及基于 ICRP 60 出版物的有效剂量。主要汇集了 ICRP 53、80 和 106 出版物等相关内容。该出版物还提供了关于 ^{82}Rb- 氯化物、^{123}I、^{124}I、^{125}I、^{131}I- 碘化物以及 ^{123}I-FP-CIT（多巴胺转运蛋白）的新信息。同时还强调，该出版物中的数据适用于核医学诊断而不是治疗。

5．ICRP 140 出版物 2019 年《放射性药物治疗的放射防护》。在这个出版物中，ICRP 提供了与放射性药物治疗有关的患者、工作人员和公众的辐射防护建议。从事放射性药物治疗的核医学医师、开处方的医生和其他相关医院工作人员需要熟悉患者和工作人员的辐射防护注意事项。该出版物概述了各种放射药物治疗方法的治疗程序和计算辐射剂量的框架。在放射性药物治疗中，组织的吸收剂量由身体各种器官和组织对放射性药物的摄取、滞留和清除以及放射性核素的物理半衰期决定。生物动力学参数通过使用复杂程度不同的技术进行直接测量来确定。对于治疗计划，通常在治疗前使用示踪标记诊断给药进行吸收剂量计算，或者可以在每次治疗给药后已经给药的活度的基础上进行回顾性剂量测定。不确定度评定提供了关于偏差和随机变化来源及其大小的额外信息，这些分析显示了吸收剂量计算的可靠性和质量。有效剂量可以提供一个可归因于辐射照射随机效应的危害（主要是癌症）终生风险的近似度量，但有效剂量不能预测个人未来的癌症发病率，也不适用于与放射性药物治疗相关的短期确定性效应。

此外，对于在核医学诊疗过程中的育龄女性患者，或女性工作人员，或正在怀孕和处于哺乳期的女性，放射性药物的摄入对胚胎、胎儿以及哺乳期的新生儿带来的影响势必需要引起广泛的关注。为此，ICRP 也发布了相关的出版物：

1．ICRP 88 出版物 2001 年《母亲摄入放射性核素所致胚胎和胎儿剂量》。该出版物基于 56、67、69 和 71 出版物中年龄依赖的生物动力学模型。该出版物给出了公众女性成员和女性工作者摄入 31 种元素的放射性同位素后，其后代（胚胎、胎儿和新生儿）的剂量系数。这些剂量系数对核医学的相关剂量估算也很有参考价值。

2．ICRP 95 出版物 2004 年《摄入母乳中放射性核素所致婴儿剂量》。在核医学诊断中，对允许使用放射性药物的哺乳期女性，应严格实施哺乳中断的相关规定，一般不需要进行婴儿剂量估算，在特殊情况下可参考该出版物的建议进行婴儿剂量估算。

2020 年 IAEA 在《人类健康系列 No. 37：核医学资源手册（2020 版）》中系统地对核医学实践的评估、办公场所、人力资源、设备和质量保证和质量控制、医学物理和放射性药物支持、辐射防护和安全以及临床应用方面方法，探讨了关键要素，提供了决策和资源分配的相关信息，对照分析了《安全标准丛书》（SSS）报告 No. GSR Part 3、No. GSG-7、No. SSG-46，以及《安全报告丛书》（SRS）No. 63 等出版物中的相关内容。

2021 年，ICRU 在 ICRU 96 报告《放射性药物治疗的剂量学指南》中概述了放射性药物治疗的基本原理和历史发展，回顾了放射性核素和辐射剂量测定的基本概念，对放射性药物治疗应用中的放射生物学、用于计算治疗计划的相对生物有效性（RBE）和等效剂量的生物效应模型等进行了详细的描述。该报告包括实施放射性药物治疗剂量测定和治疗计划所需的关键概念和术语，至关重要的是量化不同源区域活度的可重复性。因此，描述了一组广泛的活度量化建议，以及如何获取和使用药代动力学数据以获得源区的时间积分活度。随后是计算剂量测定治疗区域和风险区域（RARs）吸收剂量的方法。然后讨论了吸收剂量在放射性药物治疗计划和联合治疗中的实施。后面的章节还描述了处方、记录和报告治疗的建议，并以四个不同肿瘤实体放射性药物治疗的临床例子来说明建议的应用。

通过对以上 ICRP 系列出版物、IAEA 相关标准和对 ICRU 报告的梳理，目的是让读者对有关核医学诊疗操作中内照射剂量评价和辐射防护相关内容的发展历程有一个基本的认识。

本章将以核医学诊疗中患者的内照射为中心，介绍在核医学诊疗中的剂量估算的基本方法，放射性药物所致患者（包括成人、胚胎和胎儿、婴儿）剂量的估算及其应用举例，同时，也对核医学内照射辐射防护进行了介绍。本章所涉及的内容均为目前国际上最新的进展内容。

第一节　核医学内照射剂量估算基本方法

放射性药物是一种标记有放射性同位素的化学和生物物质。它通过生理和代谢过程选择性地积聚在组织、器官或病变处，利用其辐射性质进行诊断和治疗。针对患者的辐射剂量测定与估算，以评估正常器官和病变组织的吸收剂量，是十分重要的一步。

一、概述

电离辐射对物质的影响取决于以下因素：①入射粒子的类型；②辐射场，通常由粒子注量或 / 和能量注量等辐射（场）量表示；③入射辐射与物质的相互作用，这种相互作用通常用质量衰减系数 μ/ρ、质（量）能（量）转移系数 μ_{tr}/ρ、质（量）能（量）吸收系数 μ_{en}/ρ、质量阻止本领 S/ρ 和传能线密度（LET）L_Δ 等表征。ICRU 把这种辐射（场）量与相互作用系数的乘积定义为剂量学量，用以提供一种与实际或潜在的生物效应相关的物理测量方法。在剂量学计算中，这些量的值和系数必须事先知道，而在剂量学测量中，可能不需要知道它们的值。

辐射与物质发生一系列的相互作用，粒子的能量被转换并最终沉积在物质中。

关于辐射剂量学量的基本概念，参阅第一章的相关内容。

二、剂量估算基本方法

某组织剂量的计算，需要确定该组织中单位质量吸收的能量，从而进一步计算组织的吸收剂量和组织当量剂量。组织中单位质量吸收的能量涉及多方面的因素。很显然，放射性物质在源区的分布形式（分布的均匀性）、射线能量以及靶区质量的大小等因素是十分重要的。一般来讲，在计算过程中，通常假设放射性物质在源区的分布是均匀的，因此，射线能量和靶区质量的大小就是两个十分重要的参数。根据射线的基本性质，识别出放射性核素的类型、粒子或射线的特征能量和丰度，从而可以给出依赖于放射性物质的现存活度的释放率。因此，组织剂量的计算主要涉及（源区）放射性核素每次衰变的射线类型、能量和活度、靶区的质量和剂量。

（一）平均吸收剂量率

在摄入放射性物质后的 t 时刻，由在源组织 r_S 内均匀分布的放射性物质所致靶组织 r_T 的平均吸收剂量率 $\dot{D}(r_T,t)$ 可以表示为：

$$\dot{D}(r_T,t)=\sum_{r_S}A(r_S,t)S(r_T\leftarrow r_S,t) \qquad 公式 6\text{–}1$$

式中：

$\dot{D}(r_T,t)$——平均吸收剂量率，单位为戈瑞每秒（Gy/s）；

$A(r_S,t)$——源组织 r_S 中放射性药物的活度，单位为贝可勒尔（Bq）；

$S(r_T\leftarrow r_S,t)$——t 时刻源组织 r_S 中放射性核素每次核衰变所致靶组织 r_T 的平均吸收剂量，称为放射性核素的 S 系数（也称 S 值），单位为戈瑞每贝克勒尔秒［Gy/(Bq・s)］。

S 系数与核素，以及选作代表感兴趣病人或组织结构的年龄、性别解剖学模型相关。S 系数的值可以是基于预先构建的代表具有给定年龄、性别、体重和身高的参考人全身计算模体，或者是基于计算机体层扫描（CT）或核磁共振（NMR）的解剖学断层影像。此外，源区 r_S 和靶区 r_T 分别是在解剖学模型中定义的，可以代表整个器官、亚器官组织区域、单光子发射计算机断层成像（SPECT）或正电子发射断层成像（PET）影像定义的体素、肿瘤和细胞簇、单个细胞或细胞组分。如果吸收剂量分布与 SPECT 或 PET 影像定义的体素相关，那么 MIRD 方法可应用于体素水平。

（二）时间相关吸收剂量

在摄入放射性物质后的整个剂量积分时间 τ 内的靶组织 r_T 的平均吸收剂量 $D(r_T,\tau)$ 由公式 6–2 给出：

$$D\left(r_T,\tau\right)=\int_0^{\tau}\dot{D}\left(r_T,t\right)\mathrm{d}t=\sum_{r_S}\int_0^{\tau}A\left(r_S,t\right)S\left(r_T\leftarrow r_S,t\right)\mathrm{d}t \qquad 公式 6\text{–}2$$

如果 $A(r_S,t)$ 按摄入活度 A_0 归一化，表示为 $a(r_S,t)$，那么，靶组织 r_T 的吸收剂量系数 $d(r_T,\tau)$ 则表示为：

$$d\left(r_T,\tau\right)=\sum_{r_S}\int_0^{\tau}\frac{A\left(r_S,t\right)}{A_0}S\left(r_T\leftarrow r_S,t\right)\mathrm{d}t=\sum_{r_S}\int_0^{\tau}a\left(r_S,t\right)S\left(r_T\leftarrow r_S,t\right)\mathrm{d}t \qquad 公式 6\text{–}3$$

式中：

$a(r_S,t)$——称之为摄入放射性药物后 t 时刻源组织 r_S 中的放射性活度分数，无量纲；

$d(r_T,\tau)$——靶组织 r_T 的吸收剂量系数，单位为戈瑞每贝可勒尔（Gy/Bq）。

患者源组织中的时间相关放射性活度可以由定量成像直接获得，包括平面成像、SPECT、PET，或者通过组织取样（血液或尿液收集）。或者，通过一组一阶耦合微分方程的数值解析推导得到，这些方程由所有感兴趣器官或亚器官组织的腔室模型定义。后一种方法通常应用于使用放射性药物的诊断成像。对于治疗应用，患者影像数据对于优化治疗计划至关重要，而基于群体的腔室模型则往往存在不足。

特定放射性核素的 S 系数，定义源组织 r_S（以下简称源组织）与靶组织 r_T（以下简称靶组织）的空间关系和组织（以下简称组织）组成的计算模体，以及模体中位于源组织 r_S 与靶组织 r_T 之间的组织。S 由公式 6–3 给出：

$$S(r_T \leftarrow r_S, t) = \frac{1}{m(r_T, t)} \sum_i E_i Y_i \phi(r_T \leftarrow r_S, E_i, t) = \frac{1}{m(r_T, t)} \sum_i \Delta_i \phi(r_T \leftarrow r_S, E_i, t) \qquad \text{公式 6–4}$$

式中：

E_i——放射性核素发射的 i 类辐射粒子或光子的能量，单位为焦耳（J），或戈瑞千克（Gy·kg）；

Y_i——放射性核素每次核转化发射的 i 类辐射粒子或光子数，单位为每贝可勒尔秒（$Bq^{-1} \cdot s^{-1}$）；

Δ_i——放射性核素发射的 i 类辐射的平均能量，它等于 E_i 与 Y_i 的乘积，单位为焦耳每贝可勒尔秒［J/(Bq·s)］，或戈瑞千克每贝可勒尔秒［(Gy·kg)/(Bq·s)］；

$\phi(r_T \leftarrow r_S, E_i, t)$——吸收分数，定义为 t 时刻靶组织 r_T 吸收的由源组织 r_S 发射的 i 类辐射能量 E_i 的分数，无量纲；

$m(r_T, t)$——患者组织模型中与时间相关靶组织 r_T 的质量，单位为千克（kg）。

需要注意的是，当计算“自吸收剂量”时，即源组织为靶组织本身，$\phi \approx 1$。例如，β 粒子，它在组织中的射程相对于组织的尺寸要小得多，此时，E_i 的值通常取为能谱的平均值。如果吸收分数在能谱范围内变化显著，那么公式 6–4 中的求和应代之以对整个 β 能谱进行积分。

比吸收分数 $\Phi(r_T \leftarrow r_S, E_i, t)$ 定义为吸收分数 $\phi(r_T \leftarrow r_S, E_i, t)$ 与靶组织质量 $m(r_T, t)$ 之比，即：

$$\Phi(r_T \leftarrow r_S, E_i, t) = \frac{\phi(r_T \leftarrow r_S, E_i, t)}{m(r_T, t)} \qquad \text{公式 6–5}$$

单位为 kg^{-1}。则公式 6–4 可改写为下式：

$$S(r_T \leftarrow r_S, t) = \sum_i \Delta_i \Phi(r_T \leftarrow r_S, E_i, t) \qquad \text{公式 6–6}$$

（三）时间无关的吸收剂量

在类似评估整个照射期间靶组织质量发生变化（增加或减少）的吸收剂量，以及评估儿童时期接触半衰期长的放射性核素的终生平均组织剂量等情况时，S 系数的时间相关性是有必要考虑的。然而，在大多数情况下，由于在整个照射期间源组织和靶组织的质量和几何关系保持不变，S 系数的时间相关性是可以忽略的。在这种情况下，公式 6–2 可以简化为以下时间无关的形式：

$$D\left(r_{\mathrm{T}},\tau\right)=\sum_{r_{\mathrm{S}}}\tilde{A}\left(r_{\mathrm{S}},\tau\right)S\left(r_{\mathrm{T}}\leftarrow r_{\mathrm{S}}\right) \quad \text{公式 6-7}$$

式中：

$\tilde{A}(r_{\mathrm{S}},\tau)$——源组织 r_{S} 中在整个剂量积分时间 τ 内的时间积分活度（或核转化的总数），即：

$$\tilde{A}\left(r_{\mathrm{S}},\tau\right)=\int_{0}^{\tau}A\left(r_{\mathrm{S}},t\right)\mathrm{d}t \quad \text{公式 6-8}$$

$\tilde{A}(r_{\mathrm{S}},\tau)$ 的单位为贝可勒尔秒（Bq・s）。鉴于在公式 6–8 中 S 系数被定义为与时间相关，在公式 6–7 则定义为积分量的比值。公式 6–8 则可以进一步简化为公式 6–9：

$$\mathrm{d}\left(r_{\mathrm{T}},\tau\right)=\sum_{r_{\mathrm{S}}}\tilde{a}\left(r_{\mathrm{S}},\tau\right)S\left(r_{\mathrm{T}}\leftarrow r_{\mathrm{S}}\right) \quad \text{公式 6-9}$$

其中：

$$\tilde{a}\left(r_{\mathrm{S}},\tau\right)=\int_{0}^{\tau}a\left(r_{\mathrm{S}},t\right)\mathrm{d}t=\frac{1}{A_{0}}\int_{0}^{\tau}A\left(r_{\mathrm{S}},t\right)\mathrm{d}t=\frac{\tilde{A}\left(r_{\mathrm{S}},\tau\right)}{A_{0}} \quad \text{公式 6-10}$$

式中：

$\tilde{a}(r_{\mathrm{S}},\tau)$——时间积分放射性活度分数，在整个剂量积分期间 τ 内在源组织 r_{S} 中，在这种情况下，这个分数主要受核衰变的影响，单位为贝可勒尔秒每贝可勒尔［（Bq・s）/Bq］，即秒（s）。

（四）时间相关源区活度

放射性药物摄入后，在体内的分布是随时间变化的。也就是说，在公式 6–2 源组织 r_{S} 中的放射性药物活度 $A(r_{\mathrm{S}},t)$ 是随时间变化的。有两种通用的方法用来建立摄入放射性药物后体内放射性活度时间的相关性模型。第一种是基于影像的源区活度的量化，然后这些数据进行数学拟合为指数项的和。第二种是建立新的或使用现有的隔室模型。

1．**源区中的时间相关活度** 放射性药物可以通过多种途径进入人体。含放射性物质的组织区域就成为源区，而源区中发射出来的辐射被靶区所吸收。放射性药物一旦进入人体，就会在人体的各种组织和器官中进行生物摄取和生物廓清。对于一个给定源区，生物摄取和生物廓清的动力学通常是指数形式的，用 T_{bu} 和 T_{bc} 分别表示生物摄取一倍或生物廓清一半所需的时间，生物摄取和生物廓清的速率常数分别表示为 λ_{bu} 和 λ_{bc}，其中，$\lambda=\ln(2)/T$。生物摄取和生物廓清，再加上物理性质的放射性核素衰变（物理衰变常数 λ_{p} 或物理半衰期 T_{p}），从而分别合成有效摄取（λ_{eu}）和有效廓清（λ_{ec}）速率常数，或有效摄取一倍的时间（T_{eu}）和有效廓清一半的时间（T_{ec}），如公式 6–11 和公式 6–12 所示：

$$\lambda_{\mathrm{eu}}=\lambda_{\mathrm{bu}}+\lambda_{\mathrm{p}},T_{\mathrm{eu}}=\frac{T_{\mathrm{bu}}T_{\mathrm{p}}}{T_{\mathrm{bu}}+T_{\mathrm{p}}} \quad \text{公式 6-11}$$

$$\lambda_{ec}=\lambda_{bc}+\lambda_p, T_{ec}=\frac{T_{bc}T_p}{T_{bc}+T_p} \qquad \text{公式 6-12}$$

因此，公式 6–2 中的源区时间相关活度 $A(r_S,t)$ 则可表示为摄入活度 A_0，某一给定源区 r_S 摄入总摄入活度的分数 f_S，以及与时间相关放射性药物廓清和放射性药物摄取指数项之差，这三项的乘积，如公式 6–13 所示：

$$A(r_S,t)=A_0f_S[e^{-\lambda_{bc}t}-e^{-\lambda_{bu}t}]e^{-\lambda_p t}=A_0f_S[e^{-\lambda_{ec}t}-e^{-\lambda_{eu}t}] \qquad \text{公式 6-13}$$

一般来说，对源组织区的放射性药物摄取用单一指数项就足够了，然而在某些情况下，通常需要两个或更多的指数项来充分模拟源区的放射性药物廓清。例如，如果为更好地体现放射性药物的廓清，公式 6–13 将修改成公式 6–14 形式：

$$A(r_S,t)=A_0\left[f_{S_1}e^{-\lambda_{ec1}t}+f_{S_2}e^{-\lambda_{ec2}t}-\left(f_{S_1}+f_{S_2}\right)e^{-\lambda_{eu}t}\right] \qquad \text{公式 6-14}$$

式中：

λ_{ec_1} 和 λ_{ec_2}——放射性廓清第一和第二组分的有效廓清速率常数；

f_{S_1} 和 f_{S_2}——位于源组织区 r_S 相同的两个组分内的摄入活度分数。

那么，公式 6–8 所示的源区内的时间积分活度 $\tilde{A}(r_S,\tau)$ 则如公式 6–15 所示：

$$\tilde{A}(r_S,\tau)=\int_0^\tau A(r_S,t)\,dt=\frac{A_0f_{S_1}}{\lambda_{ec_1}}[1-e^{-\lambda_{ec1}\tau}]+\frac{A_0f_{S_2}}{\lambda_{ec_2}}[1-e^{-\lambda_{ec2}\tau}]-\frac{A_0\left(f_{S_1}+f_{S_2}\right)}{\lambda_{eu}}[1-e^{-\lambda_{eu}\tau}]$$

公式 6–15

2．系统生物分布的多隔室模型的时间相关活度　评估放射性药物在身体不同源区的时间积分活度的另一种方法是使用系统生物分布的隔室模型。这些模型中的隔室可能是可识别的器官或组织亚器官区域，或者它们可能是数学结构，用以追踪给定源组织内可观察到的时间相关放射性活动的变化，类似于公式 6–14 的两项指数项的廓清项。隔室模型定义了一个一阶微分方程系统，该方程表征放射性核素从供体到接收隔室的放射性活度流，这些放射性核素或者是在原位发生物理衰变，或者放射性药物摄入后在原位产生放射性子体。这一组方程的解是放射性核素及其放射性子体的时间相关分布，该分布是与人体解剖学区域相关的用数学表达的隔室（池）。假设，$A_{i,j}(t)$ 表示 t 时刻 j 隔室中放射性核素 i 的活度，i=1,2,……,N（i=1 为放射性核素母体），那么，放射性核素的活度变化速率可如公式 6–16 所示：

$$\frac{dA_{i,j}(t)}{dt}=\sum_{\substack{k=1\\k\neq j}}^{M}A_{i,k}\lambda_{i,k,j}-A_{i,j}\left[\sum_{\substack{k=1\\k\neq j}}^{M}\lambda_{i,k,j}+\lambda_{p,i}\right]+\sum_{k=1}^{i-1}A_{k,j}\beta_{k,i}\lambda_{p,i} \qquad \text{公式 6-16}$$

式中：

M——描述放射性核素动力学的隔室数；

$\lambda_{i,k,j}$——生物动力学模型中由隔室 j（供体隔室）到隔室 k（接收隔室）放射性衰变链体 i 的生物学转移系数；

$\lambda_{p,i}$——放射性衰变链体 i 的物理衰变常数；

$\beta_{k,i}$——放射性衰变体 k 形成放射性衰变体 i 的分数（分支比）。

给定隔室 $A_{i,j}(t=0)$，则公式 6–15 定义了放射性核素及其子体在患者体内的动态行为。公式 6–16 右边的第一项，表示从所有供体隔室进入隔室 j 中的放射性衰变体 i 的速率。公式 6–16 右边的第二项，表示放射性衰变体 i 从隔室 j 中廓清速率，包括通过物理衰变和转移到接收隔室。公式 6–15 右边的第三项，表示在隔室 j 内由初级粒子 k 衰变成的衰变体 i 的速率。需要注意的是，假设衰变链的各子体是有产生顺序的，也就是说，形成衰变体 i 的初级粒子指数将小于 i。

$N \times M$ 常一阶微分方程组必须用适当的数值方法求解。初始条件通常是所有隔室的 $A_{i,j}(t=0)$，摄入放射性核素母体（即 $i=1$）的隔室除外，此时的初始条件为非零。为了计算解剖区域的时间积分活度值，需要通过源区 r_S 将公式 6–16 中的每一个生物动力学隔室与解剖区域进行关联。源区可能是活性组织，也可能不是。例如，它们可能包括消化道中的内容物。更广泛地说，隔室模型可以用来表示放射性药物的不同“状态”，例如游离或肿瘤结合（在肿瘤靶向药物的情况），或者蛋白质结合 / 有机（如放射性碘）。如前所述，源区可以由多个生物动力学隔室组成。因此，表征源区 r_S 中的衰变体 i 的时间积分活度 $\tilde{A}(r_S,\tau)$ 的公式 6–8，代之以公式 6–17 所示：

$$\tilde{A}\left(r_S,\tau\right)=\sum_j\int_0^{\tau}A_{i,j}\left(t\right)\mathrm{d}t \qquad \text{公式 6–17}$$

公式 6–17 的总和是对与源区 r_S 相关的所有动力学隔室 j 求和，$A_{i,j}(t)$ 的值通过公式 6–16 的计算得到。源区 r_S 中的时间积分放射性活度分数 $\tilde{a}_i(r_S,\tau)$，即在 τ 时间内患者源器官内时间积分活度占总的初始摄入量的分数，如公式 6–18 所示：

$$\tilde{a}_i\left(r_S,\tau\right)=\frac{\tilde{A}_i\left(r_S,\tau\right)}{\sum_j A_{i,j}\left(0\right)} \qquad \text{公式 6–18}$$

其中，分母中的总和是 $t=0$ 时刻隔室中的总的初始摄入量。

例如，ICRP 用于放射防护和核医学剂量估算的碘的全身生物动力学模型见图 6–1。该模型适用于所有碘的放射性同位素。该模型通过三个子系统描述了全身碘的生物动力学：①循环（甲状腺外）无机碘；②甲状腺碘（捕获和器官结合碘，以及甲状腺激素的合成、储存和分泌）；③甲状腺外有机碘。该模型的结构包括与消化道的连接，见图 6–1。正常成年男性和女性的转移系数基线值见表 6–1。大的转移系数代表物质从源隔室到靶隔室的快速转移，而低的转移系数代表缓慢地转移。这些值可以通过迭代选定的转移系数来进行调整，以代表个体患者的碘代谢，包括甲状腺功能亢进或甲状腺癌患者，从而统计上接近在不同组织隔室中测量的时间 - 活度数据。

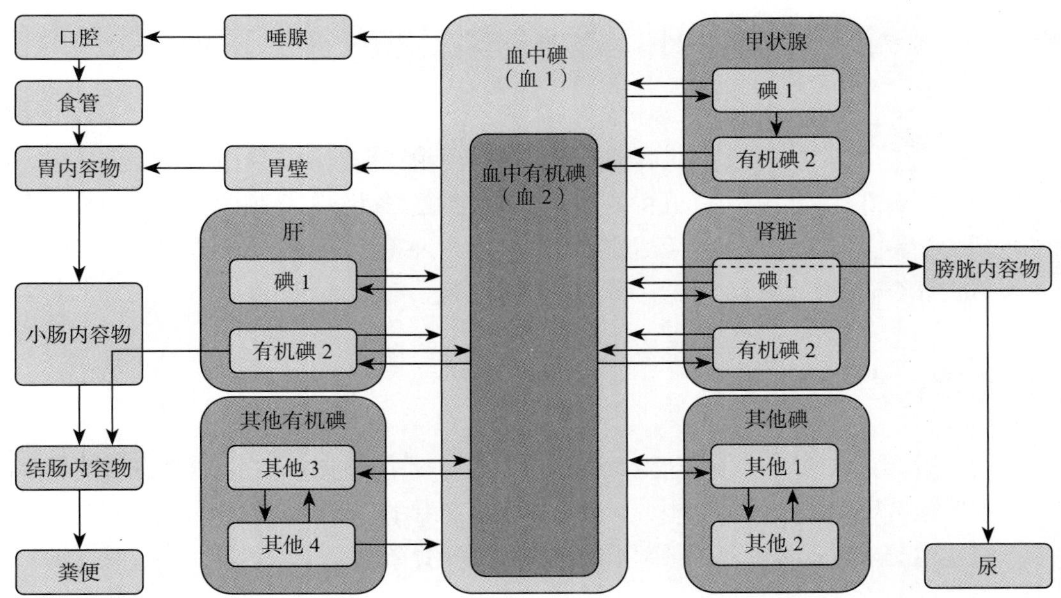

图 6-1　ICRP 建议的碘的全身生物动力学模型的结构

表 6-1　用于正常男性和女性的系统碘生物动力学模型的生物学转移系数基线值

途径	转移系数 /d^{-1}	途径	转移系数 /d^{-1}
血 1→甲状腺 1	7.26①	其他 2→其他 1	56.00
血 1→膀胱内容物	11.84	肾脏 1→血 1	100.00
血 1→唾腺	5.16	肝 1→血 1	100.00
血 1→胃壁	8.60	血 2→其他 3②	15.00
血 1→其他 1②	600.00	其他 3→血 2	21.00
血 1→肾脏 1	25.00	其他 3→其他 4	1.20
血 1→肝 1	15.00	其他 4[b]→其他 3②	0.62
唾腺→口腔	50.00	其他 4→血 1	0.14
胃壁→胃内容物	50.00	血 2→肾脏 2	3.60
甲状腺 1→甲状腺 2	95.00	肾脏 2→血 2	21.00
甲状腺 1→血 1	36.00	肾脏 2→血 1	0.14
甲状腺 2→血 2③	0.007 7	血 2→肝 2	21.00
甲状腺 2→血 1	0④	肝 2→血 2	21.00
其他 1→血 1	330.00	肝 2→血 1	0.14
其他 1→其他 2[b]	35.00	肝 2→右结肠内容物	0.08

注：①取决于 Y : S 的比率，其中 Y（μg/d）为稳定碘的膳食摄入量，S（μg/d）是甲状腺激素稳定碘的分泌速率。

②对于剂量学目的而言，假设“其他 1”“其他 2”“其他 3”和“其他 4”的每一个隔室均匀分布在全部剩余组织（未明确标识）。

③对高摄入量的稳定碘，从“甲状腺 2”流出的量在“血 2”和“血 1”间分配。

④对高摄入的稳定碘为非零。

第二节 放射性药物诊断患者内照射剂量估算

在临床核医学的发展过程中，新的方法和新的放射性药物的不断引入，需要对每一特定诊断实践中具有代表性的患者群体的合理准确的剂量学估算，以便于优化各种替代放射诊断技术的使用，并对该核医学诊断实践的集体辐射暴露和危险进行估计。

本节主要介绍放射性药物诊断患者的内照射剂量估算。

一、器官和组织的选择

绝大多数器官和组织（“靶器官和组织”）的吸收剂量都进行计算。这些吸收剂量可能是由于在其他区域（“源区域”）中放射性核素衰变引起的。因此，一个特定器官或组织的吸收剂量通常是来自各种来源的贡献的总和，包括靶标器官或组织本身。在吸收剂量的估算中通常包括两组靶器官和组织，见表 6–2。

表 6–2 吸收剂量计算的两组器官和组织

第一组	第一组	第二组	第二组
肾上腺	泪腺	食管[①]	
骨表面	唾腺	其他组织[②]	
乳腺	脊髓	卵巢	
脑		胰腺	
胆囊壁		红骨髓	
胃肠道		皮肤	
胃壁		脾脏	
小肠壁		睾丸	
大肠壁		胸腺	
心脏壁		甲状腺	
肾脏		膀胱壁	
肝		子宫	
肺			

注：[①]替代胸腺吸收剂量。

[②]主要是肌肉组织。

第一组的靶器官和组织的吸收剂量一般都需要进行计算。当其他器官和组织接受的吸收剂量明显高于对身体剩余部分的平均水平时，或在特别感兴趣时，第二组靶组器官和组织的吸收剂量需要计算。

表 6–2 中未包括的器官和组织的吸收剂量通常可以通过使用为“其他组织”（如肌肉）提供的吸收剂量来近似。吸收剂量是对一个器官或区域的平均吸收剂量。一般来说，这些平均吸收剂量的计算方法是假设放射性核素在源区是均匀分布的。对肾脏来说，剂量分布均匀的假设是一个例外，此时可能要考虑放射性核素在肾脏内的非均匀分布。然而，即使是在这种情况下，也是根据放射性核素均匀地分布于两个肾脏的假设对其他器官和组织的吸收剂量进行估算。

脑区域可能接受远高于平均剂量，如 ^{123}I 标记的 FP-CIT 的壳核和尾核。在放射性药物的有效剂量估算中并没有使用这一剂量结果。需要强调的是，剂量很小，即使大脑的中心区域接受的剂量是平均水平的 10 倍，它仍然低于可以观察到已知确定性效应（“组织反应”）的剂量水平。

眼晶状体被认为是一种危险的组织，因为有可能干扰视力的混浊。目前用于核医学的放射性药物中的放射性核素并不集中在健康人眼的组织中，但用于合成黑色素的碘苯丙胺可能除外。因此，眼晶状体不包括在表 6–2 中。

二、剂量估算

（一）器官和组织的平均吸收剂量

某一靶器官或组织的平均吸收剂量 $D(r_T)$ 是不同源器官或组织 r_S 中的放射性核素核转化引起的贡献总和，如公式 6–19 所示：

$$D\left(r_{\mathrm{T}}\right)=\sum_{r_{\mathrm{S}}} D\left(r_{\mathrm{T}} \leftarrow r_{\mathrm{S}}\right) \quad \text{公式 6–19}$$

靶器官和组织本身也是所有源器官和组织之一。有几种方法用来估算来自靶器官和组织本身以及其他源器官和组织的吸收剂量。目前，在核医学中最常使用的剂量估算方法是吸收分数法，该方法使用了一种表格化数据，即来自特定源区并在靶组织中吸收的能量分数。这种方法后来得以进一步地改进，引入了 S 值（即 S 系数），它包含了一种特定放射性核素的所有必要的物理信息。这种更直接的方法，来自单一源器官中放射性核素所致的靶器官吸收剂量，如公式 6–20 所示：

$$D\left(r_{\mathrm{T}} \leftarrow r_{\mathrm{S}}\right)=\tilde{A}_{r_{\mathrm{S}}} \times S\left(r_{\mathrm{T}} \leftarrow r_{\mathrm{S}}\right) \quad \text{公式 6–20}$$

式中：

$\tilde{A}_{r_S}$——时间积分活度，或称累积活度，它等于源区 r_S 中的全部核转化数，单位为贝可勒尔（Bq）；

$S(r_T \leftarrow r_S)$——源区 r_S 中单位累积活度所致的靶区吸收剂量，单位为戈瑞每贝可勒尔（Gy/Bq）。

$S(r_T \leftarrow r_S)$ 其值取决于辐射类型、每次转化所发射的能量、靶器官的质量，以及代表成人和不同年龄儿童的数学模型的几何形状。当源器官是全身，不包括生物动力学数据表中已经列出的器官时，一个常见的近似方法是使用基于“全身”作为源器官和组织计算的

S 系数。在 ICRP 的相关报告中，就是使用了这样一种近似方法。

如果没有 S 系数，每次核转化的吸收剂量可以用吸收分数 ϕ 计算得到，如公式 6-21 所示：

$$S\left(r_{\mathrm{T}} \leftarrow r_{\mathrm{S}}\right)=\frac{c}{m_{r_{\mathrm{T}}}} \sum_{i} E_{i} Y_{i} \phi_{i} \quad \text{公式 6-21}$$

式中：

$m_{r_{\mathrm{T}}}$——靶器官或组织的质量，见表 6-3；

E_i——辐射类型 i 的平均能量；

Y_i——每次核转化辐射类型 i 的产额（粒子数）；

ϕ_i——辐射类型 i 的能量吸收分数；

c——常数，其值取决于公式 6-21 中各量的单位。若能量 E_i 的单位取为焦耳（J），靶器官或者组织的质量 m_{T} 为千克（kg），$c=1$，相应地，每次核转化的吸收剂量 $S(r_{\mathrm{T}} \leftarrow r_{\mathrm{S}})$ 的单位则为戈瑞（Gy）。

表 6-3　不同年龄器官和组织的模型质量

器官	成人	15 岁	10 岁	5 岁	1 岁	新生儿
肾上腺 /g	16.30	10.50	7.22	5.27	3.52	5.83
脑 /g	1 420	1 410	1 360	1 260	884	352
乳腺 /g	351.000	361.000	2.600	1.510	0.732	0.107
胆囊内容物 /g	55.70	49.00	38.50	19.70	4.81	2.12
胆囊壁 /g	10.500	9.270	7.280	3.730	0.910	0.408
胃肠道						
下大肠内容物 /g	143.00	109.00	61.70	36.60	18.30	6.98
下大肠壁 /g	167.00	127.00	70.00	41.4.00	20.60	7.96
小肠内容物 /g	1 100.0	838.0	465.0	275.0	138.0	52.9
胃内容物 /g	260.0	195.0	133.0	75.1	36.2	10.6
胃壁 /g	158.00	118.00	85.10	49.10	21.80	6.41
上大肠内容物 /g	232.0	176.0	97.5	57.9	28.7	11.2
上大肠壁 /g	220.0	168.0	93.4	55.2	27.8	10.5
心脏内容物 /g	454.0	347.0	219.0	134.0	72.7	36.5
心脏壁 /g	316.0	241.0	151.0	92.8	50.6	25.4
肾脏 /g	299.0	248.0	173.0	116.0	62.9	22.9
肝 /g	1 910	1 400	887	584	292	121
肺 /g	1 000.0	651.0	453.0	290.0	143.0	50.6
肌肉 /g	28 000	15 500	7 000	2 000	1 000	760
卵巢 /g	8.710	10.500	3.130	1.730	0.714	0.328
胰腺 /g	94.3	64.9	30.0	23.6	10.3	2.8
剩余组织 /g①	51 800	40 000	23 100	13 300	6 400	2 360

续表

器官	成人	15 岁	10 岁	5 岁	1 岁	新生儿
骨骼						
活性骨髓 /g	1 120	1 050	610	320	150	47
皮质骨 /g	4 000	3 220	1 580	875	299	0
松质骨 /g	1 000	806	396	219	200	140
皮肤 /g	3 010	2 150	888	538	271	118
脾 /g	183.00	123.00	77.40	48.30	25.50	9.11
睾丸 /g	39.100	15.500	1.890	1.630	1.210	0.843
胸腺 /g	20.9	28.4	31.4	29.6	22.9	11.3
甲状腺 /g	20.70	12.40	7.93	3.45	1.78	1.29
膀胱内容物 /g	211.0	160.0	103.0	64.7	32.9	12.4
膀胱壁 /g	47.60	35.90	23.20	14.50	7.70	2.88
子宫 /g	79.00	79.00	4.16	2.70	1.45	3.85
全身 /g	73 700	56 800	33 200	19 800	9 720	3 600
血液（男性）/ml	5 300	4 500	2 400	1 400	500	270
血液（女性）/ml	3 900	3 300	2 400	1 400	500	270

注：①“剩余组织”定义为当所有定义器官（除肌肉外）去掉后模体的剩余部分。

在 ICRP 的相关出版物中，给出了每单位摄入活度不同器官和组织的吸收剂量，习惯上也称之为剂量系数。本书附录 E 中 E.1 列出了目前我国核医学诊断中常用放射性核素动力学数据和剂量系数。

（二）累积活度的估算

由公式 6-20 可以看出，靶器官和组织平均吸收剂量 $D(r_T)$ 计算中的另外一个重要的量，就是累积活度 $\tilde{A}_{r_S}$。这一部分内容，在第一节的相关内容有详细的介绍，此处不再赘述。

需要强调的一点就是，对于核医学中吸收剂量的计算，通常假定一个器官的有效半衰期等于物理半衰期。产生这种近似的原因是，放射性药物中标记的放射性核素，其物理半衰期比生物半衰期短。对于短寿命的放射性核素，一个缓慢的生物排泄可能并不明显，因而，对于吸收剂量估算来讲，这个近似是足够准确的。在 ICRP 相关出版物的放射性核素的吸收剂量表中，采用的生物半衰期是无穷大（$t \to \infty$），严格来说这并不是完全正确的。因此，在使用生物动力学数据时，应记住这一点。

（三）剂量估算的不确定度

对参考人器官或组织的平均吸收剂量进行估计的不确定度，主要来自两个方面：一方面是累积活度的不确定度，另一方面是 S 系数的不确定度。如果进行定期的质量控制，那么放射性药物的计划摄入活度与实际摄入活度之间的差异对总不确定度的贡献较小。靶器官的质量变化，以及光子辐射情况下源器官和靶器官之间的距离的变化，是 S 系数不确定度的主要因素，而物理数据（如在靶器官中的产额和能量沉积）不是 S 系数不确定度的主要因素。估算吸收剂量值与实验值之间的差异在 20% ~ 60% 范围内。

估算累积活度值的变异很大程度上是由于对组织中放射性药物的吸收、分布和滞留的定量描述方面的不确定性。一个器官的功能障碍可以导致这些因素相当大的变化。体内放射性核素滞留的变异，由于受到作为放射性药物而摄入的短半衰期放射性核素的限制，因此，放射性药物在器官和组织中吸收和分布的变化往往是累积活度不确定度的主要因素。

有计算表明，不同器官吸收剂量的估算结果与患者的实际吸收剂量比较，相差不超过三倍。对于短寿命放射性核素标记的物质，如 ^{99m}Tc，这种偏差甚至更小。与器官吸收剂量相比，有效剂量对分布模式的变化并不敏感，可能在两倍内变化。

（四）有效剂量

1．核医学中有效剂量的使用　在辐射防护体系中，ICRP 引入了防护评价量，其根本目的在于定量地评估对遭受辐射暴露后相关器官或组织可能受到的损害风险，其中的有效剂量用于这种遭受辐射暴露后的随机效应的评估。

首先，遭受辐射暴露后的损害，取决于辐射的类型，或者更具体地说，取决于电离密度。因此，ICRP 引入了当量剂量这一概念。靶器官或组织 T 的平均当量剂量 H_T 由公式 6–22 给出：

$$H_T = \sum_R w_R D_{T,R} \qquad \text{公式 6–22}$$

式中：

$D_{T,R}$——组织或器官 T 因辐射 R 的平均吸收剂量；

w_R——辐射权重因数。在诊断核医学中使用的所有类型的 $w_R=1$，这一假设可能不适用于 DNA 中的俄歇电子辐射。

随机效应（即癌症和遗传）的风险应由所有器官和组织的当量剂量之和来进行评估。但是，在整个身体均匀照射时，不同组织或器官对随机效应总风险贡献是不同的，换句话说，不同组织和器官的相对辐射敏感性是有差异的。基于这样一种情况，ICRP 引入了一种表征这一特性的权重因数，即组织权重因数 w_T，见表 6–4。

因此，有效剂量由所有组织和器官的当量剂量 H_T 与相应的组织权重因数 w_T 之积求和而得，如公式 6–23 所示：

$$E = \sum_T w_T H_T = \sum_T w_T \sum_R w_R D_{T,R} \qquad \text{公式 6–23}$$

有效剂量 E 的 SI 单位的专有名称为希沃特（Sv）。

有效剂量对于比较与随机效应有关的剂量具有实用价值，如不同的诊断检查和介入操作，在不同的医院和国家使用类似的技术和操作，以及在同一医学检查中使用不同的技术，前提是获得有效剂量的代表性患者或患者群体在年龄和性别方面是相似的。但是，当

表 6–4　组织权重因数 w_T

组织或器官	w_T		组织或器官	w_T	
	ICRP 60 出版物	ICRP 103 出版物		ICRP 60 出版物	ICRP 103 出版物
红骨髓	0.12	0.12	食管	0.05	0.04
结肠	0.12	0.12	肝	0.05	0.04
肺	0.12	0.12	甲状腺	0.05	0.04
胃	0.12	0.12	骨内膜（骨表面）	0.01	0.01
乳腺	0.05	0.12	脑		0.01
其余组织	0.05①	0.12②	唾液腺		0.01
性腺	0.20	0.08	皮肤	0.01	0.01
膀胱	0.05	0.04			

注：①肾上腺、脑、上大肠、小肠、肾、肌肉、胰腺、脾、胸腺、子宫。

②肾上腺、胸外区域、胆囊、心脏、肾、淋巴结、肌肉、口腔黏膜、胰腺、前列腺（男性）、小肠、脾、胸腺、子宫 / 子宫颈（女性）。

被比较的代表性患者或患者群体的分布（例如儿童、所有女性、老年人群）的年龄和性别分布存在显著差异与 ICRP 的性别和所有年龄的参考分布存在显著差异时，这种有效剂量的比较可能是不合适的，这是因为随机效应的风险大小取决于年龄和性别。

在评估特定个体受照的回顾性情况下的随机效应风险，以及人类受照的流行病学评估中，不能使用有效剂量。对医用电离辐射的风险评估，最好是针对个别组织、接受医疗照射群组的年龄和性别分布的采用适当的风险值进行评估。

对于儿童受照，随机效应的风险将会更高，可能是成人的 2 ~ 3 倍。对于许多常见的诊断检查，这种较高的风险则通过减少放射性药物的摄入活度达到降低的目的。对于大约 60 岁的患者，这种风险也会降低大约两成，因为患者受照年龄较高时，风险甚至更低。

2．**有效剂量估算**　有效剂量估算中所考虑的器官和组织见表 6–4。

需要注意的是，在目前的 ICRP 相关出版物中有效剂量估算均使用的是 ICRP 60 出版物推荐的辐射权重因数 w_R 和组织权重因数 w_T，见表 6–4 的剂量系数。在 2007 年，ICRP 103 出版物更新和修正了辐射权重因数 w_R 和组织权重因数 w_T，见表 6–4。

在表 6–4 中那些赋予特定组织权重因数的器官和组织，总是包含在有效剂量估算的器官和组织里。对于性腺、卵巢和睾丸吸收剂量的算术平均值与权重因数 0.20 结合使用。血液和血管吸收剂量并不包含在有效剂量的估算中。

结肠的权重因数使用时是乘以胃肠道的上大肠（ULI）和下大肠（LLI）壁当量剂量的质量平均值。由于 ULI 壁与 LLI 壁的质量比值与年龄无关，因此，结肠当量剂量可由公式 6–24 得到：

$$H_{结肠}=0.57\times H_{上大肠}+0.43\times H_{下大肠} \qquad 公式 6–24$$

式中：

$H_{上大肠}$和 $H_{下大肠}$——分别是上大肠壁和下大肠壁的当量剂量。

在 ICRP 相关出版物中使用的生物动力学模型不包含关于食管中放射性核素的摄取和滞留信息。这是因为，物质通过食管的时间通常比物理半衰期短得多，因此只考虑从其他源区发射的穿透辐射的吸收剂量。在没有食管吸收分数数据的情况下，通常代之以胸腺的剂量。其余组织的权重因数 0.05 的使用，是乘以表 6–4 表注①中所列的 10 种组织和器官的质量加权平均剂量。在这些情况下，如果某一剩余组织或器官的当量剂量超过任何其他剩余组织或器官的当量剂量，则该单一剩余组织或器官将赋予 0.025 的组织权重因数，其他剩余组织当量剂量的均值则赋予剩余的 0.025 组织权重因数。

许多放射性药物在尿液中会迅速排出体外，因此，膀胱壁的吸收剂量往往比其他器官和组织的吸收剂量要大，从而对有效剂量的贡献可能比较大。

放射性核素的不同化学形态可能会改变放射性核素的分布和动力学，从而可能导致吸收剂量的不同分布。本方法也适用于任何其他被认为对辐射敏感的器官。

三、应用举例

某成年女性患者因病情诊断，需要进行使用 37MBq 的 ^{18}F-FDG 进行 PET 扫描。估算该患者肺、红骨髓、子宫的吸收剂量，以及有效剂量。

根据上述信息，摄入活度 $A=37\text{MBq}$，由本书附录 E-24 查得，如下：

$D_{肺}=2.0\times10^{-2}\text{mGy/MBq}$；$d_{红骨髓}=1.1\times10^{-2}\text{mGy/MBq}$；$d_{子宫}=1.8\times10^{-2}\text{mGy/MBq}$；$d_{有效剂量}=1.9\times10^{-2}\text{mSv/MBq}$

因此，各器官的吸收剂量 D_T 分别为：

$D_{肺}=d_{非}\times A=2.0\times10^{-2}\text{mGy/MBq}\times37\text{MBq}=0.7$（mGy）；

$D_{红骨髓}=d_{红骨髓}\times A=1.1\times10^{-2}\text{mGy/MBq}\times37\text{MBq}=0.4$（mGy）；

$D_{子宫}=d_{子宫}\times A=1.8\times10^{-2}\text{mGy/MBq}\times37\text{MBq}=0.7$（mGy）；

有效剂量 E: $E=d_{有效剂量}\times A=1.9\times10^{-2}\text{mSv/MBq}\times37\text{MBq}=0.7$（mSv）。

第三节　放射性药物治疗患者内照射剂量估算

上一节已经介绍了核医学诊断患者内照射剂量估算的内容，本节将介绍核医学放射性药物治疗患者的内照射剂量估算相关内容。放射性药物治疗中未密封的放射性核素比诊断核医学中通常使用的放射性核素具有更大的活度。使用放射性药物治疗的目标，是优化肿瘤控制率和正常器官 / 组织的潜在并发症之间的关系。这种优化的关键是能够量化传递给肿瘤和正常组织的辐射剂量。在放射性药物治疗中，对器官或组织的吸收剂量取决于放射性药物在身体各器官和组织中的吸收、滞留和清除，以及放射性核素的物理半衰期。生物动力学参数是通过使用复杂程度不同的技术进行直接测量确定的。对于治疗计划，吸收剂量计算通常在治疗前使用有标记的诊断给药进行，或者可以根据每次治疗给药后进行回顾性剂量测定。

一、生物效应建模

电离辐射的生物响应通常取决于对感兴趣组织中细胞的吸收剂量。内照射剂量学方法提供了一种估计器官和组织吸收剂量值的方法，可用于预测潜在的长期随机风险和短期组织不良反应（也称为确定性效应）。对于放射性药物治疗的应用，剂量学提供了基于已建立的放射生物机制和生物效应模型的关键信息，以确定最大效益最大化所需的给药活度。吸收剂量是进行这些计算所需的基本物理量。本节将重点介绍电离辐射确定性效应的数学模型，包括与放射性药物相关的吸收剂量和吸收剂量率的时间和空间变化的影响。

吸收剂量并不是影响放射治疗生物学结果的唯一因素，因此，人们试图量化和模拟辐射的生物学效应。在这些分析中，有些是基于与生物现象概念上的联系，而另一些则是严格的经验主义。在所有这些分析中，物理量吸收剂量（和/或吸收剂量率）是关键变量。与所有的建模一样，以下介绍的生物效应模型反映了人类目前的知识状态，但并不代表基本事实。因此，随着对吸收剂量和可观察到的效应之间关系的理解的进一步发展，这些模型也将得到进一步的改进。

基于剂量学的治疗计划通常使用标准化的剂量学方法和经过验证的放射生物学模型。参考放射生物学模型和参数可能不能准确地预测单个患者的疗效和毒性，但可以通过比较不同治疗药物和治疗策略的疗效使得治疗得到优化。因此，采用生物效应模型的治疗规划对于优化核医学中的放射性核素治疗具有现实意义。

（一）吸收剂量率和线性平方（LQ）模型

在核医学中，通过长时间照射的吸收剂量，在慢性照射中 DNA 损伤能够得到一定的修复。在 LQ 模型中，这种修复效应用 Lea-Catcheside 时间因子 $G(\tau)$ 进行建模：

$$G(\tau)=\frac{2}{D^2}\int_0^{\tau}\dot{D}(t)\mathrm{d}t\int_0^{t}\dot{D}(w)e^{-\mu(t-w)}\mathrm{d}w \quad \text{公式 6–25}$$

式中：

$G(\tau)$——Lea-Catcheside 时间因子，无量纲；

$\dot{D}(t)$ 和 $\dot{D}(w)$——吸收剂量率，单位为 Gy/s；

μ——修复速率常数（假定为指数修复），即修复事件的概率随时间的函数呈指数下降，单位为 s^{-1}；

w——第一次断裂的时间，单位为 s；

t——第二次断裂的时间，单位为 s；

τ——辐照持续时间，单位为 s。

第二个积分表示断裂之间的时间。对于在核医学中，存活分数的LQ方程如公式6–26所示：

$$SF = e^{-[\alpha D + G(\tau)\beta D^2]} \quad \text{公式 6–26}$$

式中：

SF——存活分数，无量纲；

D——吸收剂量，单位为Gy；

$G(\tau)$——Lea-Catcheside时间因子，无量纲；

α——线性指数，单位为Gy^{-1}；

β——二次指数，单位为Gy^{-2}。

通常，但并不总是取决于感兴趣的靶细胞和生物终点，公式6–25中的积分时间τ应该取无穷大（即完全衰减）。

虽然一些人认为细胞存活曲线的LQ模型只适用于相对较低的分次治疗剂量（小于5Gy），但另一些人认为它对更高的吸收剂量是有效的。但无论LQ模型有效性如何，对于单独使用的放射性药物治疗并不重要。

（二）生物有效剂量（biologically effective dose，BED）

吸收剂量分布、辐射品质、受照射细胞和组织基质的放射敏感性以及吸收剂量率（以及分次照射计划），都是描述辐射所致效应概率的相关量。LQ模型的线性指数α与二次指数β的比值，与受照细胞或组织的固有辐射敏感性有关。在长时间的辐照环境（与具有较长物理半衰期的放射性核素一样），亚致死DNA损伤的修复也很重要，因为它与β值密切相关，这种亚致死修复发生在剂量释放期间。修复过程的半时间是LQ模型中的另一个重要量，对于放射性药物治疗需要明确地加以确定。

由于不同吸收剂量率或不同分次数释放相同吸收剂量的生物响应差异，引入了生物有效剂量（BED）的概念。BED定义为，引起一定生物效应所需的吸收剂量，如果这一剂量是在分次照射中以无限小的单次剂量释放，或者以非常低的吸收剂量率的形式释放。因此，可以得到如下形式：

$$SF = e^{-\alpha BED} = e^{-[\alpha D + G(\tau)\beta D^2]} \quad \text{公式 6–27}$$

式中：

SF——存活分数，无量纲；

BED——生物有效剂量，单位为Gy；

D——吸收剂量，单位为Gy；

α——线性指数，单位为Gy^{-1}；

β——二次指数，单位为Gy^{-2}。

通过取方程每边的自然对数，求解适用于核医学的公式，如公式6–28所示：

$$BED = D\left(1+\frac{G(\tau)}{\frac{\alpha}{\beta}}\cdot D\right)$$ 公式 6–28

式中：

BED——生物有效剂量，单位为 Gy；

D——吸收剂量，单位为 Gy；

$G(\tau)$——Lea-Catcheside 时间因子，无量纲；

α——线性指数，单位为 Gy^{-1}；

β——二次指数，单位为 Gy^{-2}。

在器官或组织区域，吸收剂量率可如公式 6–29 所示：

$$\dot{D}(t)=\dot{D}(0)e^{-\lambda t}$$ 公式 6–29

式中：

λ——吸收剂量率速率常数，单位为 s^{-1}。

在公式 6–29 假设的这种吸收剂量率情况下，公式 6–25 中的修复因子，可以简化如公式 6–30 所示：

$$G(\tau)=\frac{\lambda}{\lambda+\mu}$$ 公式 6–30

式中：

$G(\tau)$——Lea-Catcheside 时间因子，无量纲；

λ——吸收剂量率速率常数，单位为 s^{-1}；

μ——修复速率常数，单位为 s^{-1}。

这样，可以得到一个更简单的 BED 公式，如公式 6–31 所示：

$$BED = D\left(1+\frac{D}{\frac{\alpha}{\beta}}\cdot\frac{\lambda}{\lambda+\mu}\right)$$ 公式 6–31

式中：

BED——生物有效剂量，单位为 Gy；

D——吸收剂量，单位为 Gy；

α——线性指数，单位为 Gy^{-1}；

β——二次指数，单位为 Gy^{-2}。

λ——吸收剂量率速率常数，单位为 s^{-1}；

μ——修复速率常数，单位为 s^{-1}。

公式 6–31 是核医学中最公认的 BED 估算模式，但它仅适用于其时间相关的吸收剂量率可以由单指数函数描述的器官或感兴趣区（ROI）。在核医学中通常也能见到多指数项吸收剂量率曲线的更为复杂的 *BED* 表达式。也有一个适用于 MIRD 的 *S* 系数方法的公式。更复杂的时间 - 吸收剂量率曲线需要进行数值积分或离散卷积。

BED 可以应用于任何靶 ROI，包括体素和细胞。当单个体素的不确定性太大而不能产生可靠结果时，公式 6–31 可以使用公式 6–32 形式：

$$BED_i = D_i\left(1+\frac{D_i}{\dfrac{\alpha}{\beta}}\cdot\frac{\lambda}{\lambda+\mu}\right)$$ 公式 6–32

式中：

BED_i——第 *i* 个靶 ROI 的生物有效剂量，单位为 Gy。

D_i——第 *i* 个靶 ROI 的吸收剂量，单位为 Gy。

α——线性指数，单位为 Gy^{-1}。

β——二次指数，单位为 Gy^{-2}。

λ——吸收剂量率速率常数，单位为 s^{-1}。

μ——修复速率常数，单位为 s^{-1}。

i——可以指特定体素，或具有相同吸收剂量、吸收剂量率和放射生物学参数的体素集，或者如细胞或细胞核那样的感兴趣体积（VOI）。当放射生物学参数 α、β 和 μ 在体素或区域水平上也表现出空间依赖性，并且有这些变量的数据（例如，来自生理 PET 成像或先验知识），那么这些参数也可以进行空间索引。

BED——没有一个明确的以细胞生物学为基础的机制。然而，它是一个可以解释吸收剂量率影响的有用量。在放射性药物治疗中，解释吸收剂量率的差异尤为重要，这是因为，对于相同的放射性药物和给药活度或吸收剂量，吸收剂量率可能因患者而异。当比较低分子量和高分子量放射性药物、长半衰期和短半衰期放射性药物的生物效应，或制定放射性药物治疗分次方案时更是如此。

计算 *BED* 值的最大不确定性在于放射生物参数值的不确定性。特别要注意的是，在公式 6–32 中的修复速率常数 μ 没有下标，即所有正常组织类型一个值，肿瘤类型一个值。正常组织由多种细胞类型组成，它们通常不具有相同的放射敏感性，如骨髓、睾丸和肠道，组成这类器官的不同细胞亚群的放射敏感性相差好几个数量级。

一般来说，为治疗核医学提供剂量时，应尽可能提供吸收剂量和 *BED*，以及从一个转换到另一个所需的参数值。

1．MIRD 方法中的生物有效剂量 理论上，利用计算吸收剂量得到的源器官时间积分活度，*BED* 的计算可以用 MIRD 的 *S* 系数的形式来完成。这种方法是一种间接的方式，因为公式 6–25 中的 $G(\tau)$ 因子取决于吸收剂量率，而不是活度。在给定时间内，给定靶区的吸收剂量率是同一时间内不同源区的贡献之和。由于每个源区的动力学不同，不同源区的相对贡献随时间而变化。虽然已有利用时间积分活度计算 *BED* 的 MIRD 方法，但是，这种 MIRD 方法非常复杂，很难实现两个以上源的 *BED* 计算。

有两种使用 MIRD 方法计算 *BED*。

（1）在每个时间点使用 MIRD 方法获得吸收剂量率如公式 6–33 所示：

$$\dot{D}\left(r_S,t\right)=\sum_{r_S}\frac{A\left(r_S,t\right)\sum_i \Delta_i\phi_i\left(r_T\leftarrow r_S\right)}{m\left(r_T\right)} \qquad \text{公式 6–33}$$

式中：

$\dot{D}(r_S,t)$——源区的吸收剂量率，单位为 Gy/s；

$A(r_S,t)$——源组织 r_S 中放射性药物的活度，单位为 Bq；

Δ_i——放射性核素发射的 i 类辐射的平均能量，单位为 J/(Bq · s)，或 (Gy · kg)/(Bq · s)；

$\phi(r_T\leftarrow r_S)$——吸收分数，无量纲；

$m(r_T,t)$——靶组织 r_T 的质量，单位为 kg。

然后进行时间积分。如果来自源组织的贡献有很大的不同，那么对吸收剂量率与时间的数学拟合可能是复杂的，可能需要进行数值积分。

（2）简单地假设来自其他器官的贡献不会显著影响剂量率动力学，并使用靶时间 - 活度拟合参数作为吸收剂量率参数。虽然这是最简单的方法，但其潜在误差也是最大的，因此，只适用于靶区自吸收剂量占主导地位的情况。例如，当靶区吸收剂量几乎全部来自 α 粒子，这种简单的方法也足够了。

2．*BED*、再生、修复和积分时间　在上述方法中没有考虑到的放射生物学量，如肿瘤细胞的再生和 / 或正常组织修复，很显然，这种放射生物学量在放射生物效应中发挥了作用。对于肿瘤再生，在肿瘤细胞类型的细胞存活曲线中增加一个因子，如公式 6–34 所示：

$$SF=e^{-\alpha BED}=e^{-[\alpha D+G(\tau)\beta D^2]+\gamma\tau} \qquad \text{公式 6–34}$$

式中：

SF——存活分数，无量纲；

BED——生物有效剂量，单位为 Gy；

D——吸收剂量，单位为 Gy；

$G(\tau)$——Lea-Catcheside 时间因子，无量纲；

α——线性指数，单位为 Gy^{-1}；

β——二次指数，单位为 Gy^{-2}；

γ——与克隆细胞倍增时间相关的参数，单位为 s^{-1}；

τ——治疗时间，单位为 s。

正如前面提到的，将在吸收剂量、活度或 *BED* 计算中的积分时间 τ 取无穷大并不一定适宜，因为照射影响的时间更为有限。因此，选择定义一个治疗结束时间，超过这个时间，受照要么低于背景，要么要积分量低于一个定义的阈值，或者这一时间大于一个设定的截断值。在再生这种情况下，阈值是指释放剂量或 *BED* 的时间小于与再生所需的时间。

那么，公式 6–28 改写为公式 6–35：

$$BED = D\left(1 + \frac{G(\tau)}{\frac{\alpha}{\beta}} \cdot D\right) - K \cdot \tau \qquad \text{公式 6–35}$$

式中：

BED——生物有效剂量，单位为 Gy；

D——吸收剂量，单位为 Gy；

$G(\tau)$——Lea-Catcheside 时间因子，无量纲；

α——线性指数，单位为 Gy^{-1}；

β——二次指数，单位为 Gy^{-2}；

K——抵消肿瘤再生的参数，单位为 Gy/s；

τ——治疗的有效时间，单位为 s。

在理论上，公式 6–35 代表了对 *BED* 计算方法必要和重要的调整，有助于改善 *BED* 与效应的相关性。

二、剂量估算

在放射性药物治疗中，由于剂量治疗区（DTR）和风险区域（RAR）中的吸收剂量不可直接测量（或从直接测量推断），因而必须进行计算。以下内容概述了放射性药物治疗中吸收剂量的 3 种计算方法：①蒙特卡罗（MC）模拟；②剂量点核（DPK）卷积；③ MIRD 的 *S* 系数方法。这些方法是相互关联的。例如，*S* 系数必须使用 MC 模拟或 DPK 卷积来确定，而 DPK 卷积本身可以通过解析或 MC 模拟来计算。

MC 方法是这 3 种方法中最通用的一种。然而，它在物理学和计算机科学技能方面都要求很高，而且计算速度很慢，最终阻碍了其临床应用。但是，由于 MC 模拟的高准确性，通常被认为是宏观和微观尺度组织剂量学的“参考标准”，是计算 *S* 系数和 DPK 最可靠的工具。

DPK 卷积法通常用于体素和细胞水平（μm ~ mm 尺度）的剂量学。与 MC 方法相比，由于其适度的计算技能要求，因此，常用于发射断层扫描影像中可见的器官或肿瘤非均匀性的三维吸收剂量计算。因此，DPK 卷积通常是临床环境中个性化剂量学的首选剂量学工具。然而，基于 DPK 的体素剂量测定通常在临床上通过体素 *S* 系数（VSV）来实现，而 *S* 系数本身是由 DPK 卷积方法计算得来的。因此，DPK 卷积法比通过 MIRD 方法更加容易实现和更快速地进行剂量计算。

因为与 MIRD 方法直接关联，*S* 系数是这 3 种方法中最实用的一种。由于实施简单、吸收剂量计算速度快，是常规临床实践中最常用的方法。虽然原则上它适用于任何空间尺度，但该方法的基本近似（如标准化的解剖结构、均匀活度 / 剂量），以及所有不同源 -

靶组合的 S 系数的综合性数据库的要求，限制了其在器官、亚器官、多细胞、细胞和亚细胞水平上的应用。

（一）蒙特卡罗方法

最早用于剂量学应用的辐射输运 MC 模拟是在核医学领域。由于其广泛的实验基准，MC 模拟目前被认为是宏观三维吸收剂量计算（mm ~ cm 尺度）的金标准。与 DPK 卷积和 S 系数方法相比，MC 方法的主要优点是它直接适用于：①非均匀介质（包括软组织 - 肺和软组织 - 骨界面）；②复杂的几何结构；③辐射（或带电粒子）平衡条件不满足（如在这些界面附近）。因此，MC 模拟能够计算人体内几乎任何体积的三维吸收剂量。

MC 模拟原则上是在硅实验中，当实际实验不切实际或不可行时而代之以 MC 模拟。相反，即使吸收剂量可以通过实验测量（例如，用剂量计），由于测量装置的密度和 / 或原子组成与介质之间的差异，经常需要校正。MC 模拟为计算这种剂量校正因子提供了标准的方法。

MC 方法的一个吸引人的特点在于它适用于放射性药物治疗中感兴趣的整个目标范围——从人体器官的厘米级到毫米级的成像体素，再到微米和纳米尺度细胞、亚细胞结构和分子。

1．**MC 方法的局限性**　MC 方法的以下局限性对放射性药物剂量学具有重要意义：

（1）统计限制：只能模拟有限数量的历史，因为对于许多常规临床应用，CPU 占用时间太高——计算时间不应该干扰日常工作计划，而对于复杂的研究应用，程序的计算时间通常可以是到几天或几周。

（2）对于粒子运输必须设置低能量截止点，从而保持合理的 CPU 时间。

（3）忽略了相互作用“位置”的量子力学不确定性。当辐射（电磁或粒子）的波长远小于介质中原子或分子间的平均距离，约为 0.1nm 量级（如单位密度的液态水约 0.3nm），此时经典近似是严格合理的。否则，辐射的波特性将引起来自多个靶体的衍射相干散射，最终阻止与介质中特定靶原子或分子的相互作用。由于粒子波长随粒子能量（和粒子质量）的减小而增加，上述距离设定了经典近似应用的低限。对于液态水中的电子输运，该经典低能限估计为 1keV。然而，低能电子输运仍然可以满足经典近似。相比之下，由于重带电粒子的质量要大得多，经典近似的低能限几乎是 0eV。需要强调的是，在经典的 MC 方法中，尽管径迹是经典定义的，但大多数用于描述辐射与物质相互作用的物理模型都是基于量子力学的。尤其是当与截止能量对应的粒子射程与该体积的尺寸相当时，上述这些局限性可能导致沉积在体积中能量的不准确性很高。

2．**输运方法**　用 MC 方法模拟辐射传输有两种通用的方法。

在第一种方法中，径迹上的所有相互作用都被模拟为按时间顺序发生的离散事件。粒子以表示连续相互作用之间的距离逐步扩散，而每一步的结果（如散射角和 / 或能量损失）是由一个特定的单散射模型决定的，这种方法通常被称为离散模拟。在概念上很简单，其能量沉积的空间分辨率也是最佳的。但当必须模拟大量相互作用时，它可能会变得非常耗时。不带电粒子（光子或中子）的相互作用总是用这种方法来模拟的。相比之下，带电粒子在静止之前通常会发生大量相互作用（取决于带电粒子能量）。因此，对于带电粒子而言，离散模拟仅限于低能量、短径迹或相互作用的特定子集。

另一种方法是“凝聚历史”方法。在该方法中，径迹被分为与带电粒子平均自由射程相比足够长，因此在每个模拟“径迹”中凝聚了大量的相互作用。在凝聚历史程序中，非弹性碰撞由阻止本领或杂散分布等概念来处理，这些概念指的是许多非弹性碰撞。因此，非弹性碰撞也被“凝聚”了。通过这种方式，不是模拟每一个相互作用，而是径迹上多个相互作用的全局效应（如净能量损失和 / 或净角偏转）基于适当的多散射模型进行计算。凝集历史方法的主要优点是模拟历史数显著减少，从而缩短了计算时间。然而，使用单次散射要注意跨越边界的情形，以避免能量沉积的空间分辨率损失。在凝集历史方法中，包括了导致大角偏转和 / 或能量损失的“硬”碰撞的离散模拟。

3．放射性药物治疗应用中的注意事项 在外射束放射治疗（EBRT）中，带电粒子的初始能量在几 MeV 到几百 MeV 范围内，而靶区通常在宏观尺度上（mm ~ cm）。在这种情况下，使用凝聚历史方法，因为它能够在可接受空间分辨率条件下控制计算时间。EBRT 中的离散模拟通常局限于需要更高空间分辨率（ ~ 亚毫米）。与 EBRT 不同，放射性药物治疗涉及的空间尺度和能量范围更广。例如，剂量测量靶区的大小可能相差几个数量级，从人体器官的宏观尺度（cm）和成像体素（mm）一直延伸到细胞的微观尺度（μm）和亚细胞结构和分子（nm）。同样，粒子能量从 MeV 一直延伸到 eV。例如，电子发射谱（俄歇电子 /β）主要在 eV ~ keV 范围内，而 α 粒子发射能量延伸到几 MeV。因此，与 EBRT 相比，放射性药物治疗剂量学对低能量输运和高空间分辨率有更高的需求。在放射性药物治疗中，离散历史方法和凝聚历史方法之间的选择就不那么简单，一般来说，离散模拟（提供更高的空间分辨率）预计在放射性药物治疗中比在 EBRT 中发挥更重要的作用。需要注意的是，对放射性药物治疗的微观 MC 模拟（nm ~ μm）不能像宏观 MC 模拟（mm ~ cm）那样容易被验证。

以离散方式模拟带电粒子运输，直到低至 eV（如水介质为 7 ~ 10eV）能量范围（相应于介质的最小电子激发能），在历史上定义了一类特殊的 MC 程序，称为径迹结构程序。这些程序最适合于低能量输运，而使用凝聚历史方法的多散射模型不那么合理。径迹结构程序被认为是计算微米和纳米体积能量沉积的金标准。这种随机谱通常被用来描述辐射的“品质”，既用于防护（随机效应），也用于治疗（确定性效应）。

4．最佳实践指南 原则上，MC 模拟的空间分辨率应该在与发射辐射范围兼容的尺度上。这个尺度对 γ 射线是厘米级，β 粒子为 μm ~ mm，α 粒子为 μm，俄歇电子为 nm ~ μm。需要注意的是，由于给定的粒子及其次级粒子范围不同，MC 方法 / 程序的空间分辨率可能取决于发射体。因此，一个特定 MC 方法 / 程序的适用性将取决于特定的要求（如不确定度水平）和受照细节（如靶区尺寸和发射能）。为了简单起见，低能和高能 β 粒子之间没有区别，尽管它们的射程显著不同。一个低能 β 发射核素可以被认为是一个处于 β 发射核素和一个俄歇电子发射核素之间的情况。以下指南基于此前提。

在人体器官水平（cm），只有光子需要被输运到大的主要器官，因为α粒子、β粒子、内转换电子和俄歇电子通常属于非贯穿辐射，并且几乎被器官完全吸收。基于MC的光子剂量学必须依赖于光子与介质相互作用的离散模拟。

在体素水平（mm），大多数β发射核素都关注体素自吸收剂量，因为α粒子和俄歇电子属于非贯穿辐射。在这个空间尺度上，光子可能只对交叉照射的吸收剂量有显著贡献。对于在体素水平（mm）上的β发射核素，通常应该首选凝聚历史方法。

在细胞水平（μm），α和β发射核素都值得关注，因为俄歇电子大部分（但并非总是）被认为是非贯穿辐射，而γ发射核素的贡献微不足道。在这种情况下，凝聚历史方法可能对α和β发射核素都是足够的，而离散模拟可能为β发射核素更有优势。

在亚细胞水平（nm），α、β和俄歇电子发射核素都要引起注意，而γ发射核素的贡献几乎为零，此时，不推荐凝聚历史方法，必须使用离散模拟。

（二）剂量点核（dose point kernel，DPK）卷积

1．定义　DPK在历史上被称为“点源剂量函数”或“点源剂量分布”，通常被定义为在无限均匀介质中各向同性点源周围的吸收剂量分布。在这些条件下，DPK仅随发射点距离的变化而变化。DPK被定义为任何类型的辐射（即带电和不带电粒子）、能谱（即单能或放射性核素）和均匀介质（如水、空气、软组织和骨骼）。假设源在$r=0$点，则上述定义关系如公式6-36所示：

$$K(r)=\frac{\delta E(r)}{\delta m(r)}\qquad\text{公式 6-36}$$

式中：

$K(r)$——距离r处的DPK，即每发射粒子的吸收剂量，单位为Gy；

$\delta E(r)$——半径为r、质量为$\delta m(r)$、厚度为δr的球壳中每发射粒子吸收的能量，单位为J；

$\delta m(r)$——半径为r、厚度为δr球壳的质量，单位为kg。

上述定义隐含着DPK是球对称的，在$r=0$处有一个奇点。DPK可以通过这个关系式直接与MIRD方法联系起来，如公式6-37所示：

$$K(r)=E_0\Phi(r)\qquad\text{公式 6-37}$$

式中：

$K(r)$——距离r处的DPK，单位为Gy；

E_0——源发射粒子的能量，单位为J；

$\Phi(r)$——点各向同性比吸收分数（SAF），单位为kg^{-1}。

按照MIRD表示，$\Phi(r)$可以被重定义为$\Phi(r\leftarrow 0)$。点各向同性SAF是在半径为r、质量为$\delta m(r)$、厚度为δr的球壳中被吸收的发射能量的分数：

$$\Phi(r)=\frac{1}{E_0}\frac{\delta E(r)}{\delta m(r)}$$ 公式 6–38

式中：

$\Phi(r)$——半径为 r，点各向同性比吸收分数（SAF），单位为 kg^{-1}；

E_0——源发射粒子的能量，单位为 J；

$\delta E(r)$——半径为 r、质量为 $\delta m(r)$、厚度为 δr 的球壳中每发射粒子吸收的能量，单位为 J；

$\delta m(r)$——半径为 r、厚度为 δr 球壳的质量，单位为 kg。

对于质量密度为 ρ 的无限介质，$\Phi(r)$ 满足归一化条件：

$$4\pi\rho\int_0^{\infty}r^2\Phi(r)\mathrm{d}r=1$$ 公式 6–39

式中：

ρ——质量密度，单位为 kg/m^3；

r——球壳半径，单位为 m；

$\Phi(r)$——半径为 r，点各向同性比吸收分数（SAF），单位为 kg^{-1}。

通常引入无量纲 DPK，如公式 6–40 所示：

$$F(r)=\frac{\delta E(r)}{E_0}$$ 公式 6–40

式中：

$F(r)$——表示半径为 r、厚度为 δr 的球壳中所吸收的发射能量的分数，无量纲；

E_0——源发射粒子的能量，单位为 J；

$\delta E(r)$——半径为 r、质量为 $\delta m(r)$、厚度为 δr 的球壳中每发射粒子吸收的能量，单位为 J。

由公式 6–38 和公式 6–40，以及 $\delta m(r)=4\pi\rho r^2\delta r$，公式 6–40 可以如公式 6–41 所示：

$$F(r)=4\pi\rho r^2\Phi(r)\delta r$$ 公式 6–41

式中：

$F(r)$——表示半径为 r、厚度为 δr 的球壳中所吸收的发射能量的分数，无量纲；

ρ——球壳质量密度，单位为 kg/m^3；

r——球壳半径，单位为 m；

$\Phi(r)$——半径为 r，点各向同性比吸收分数（SAF），单位为 kg^{-1}；

δr——球壳厚度，单位为 m。

从实际角度看，距离 r 经常用标度距离 r/r_0 代替。r_0 称之为标度球体半径，单位为 m；对于单能带电粒子 DPK，$r_0=r_{CSDA}$，其距离由连续减慢近似（CSDA）确定；对于光子或放射性核素，$r_0=r_{90}$（r_{90} 为球内 90% 发射能量被吸收时的半径）。因此，公式 6–40 和公式 6–41 用标度 DPK（无量纲）表示，如公式 6–42 所示：

$$F\left(\frac{r}{r_0}\right)=\frac{\dfrac{\delta E(r)}{E_0}}{\dfrac{\delta r}{r_0}}$$ 公式 6–42

或：

$$F\left(\frac{r}{r_0}\right)=4\pi\rho r^2 r_0 \Phi(r)$$ 公式 6–43

式中：

$F(r/r_0)$——以标度距离 r/r_0 为半径、厚度为 δr 的球壳中所吸收的能量分数，无量纲；

$\delta E(r)$——半径为 r、厚度为 δr 的球壳中每发射粒子吸收的能量，单位为 J；

E_0——源发射粒子的能量，单位为 J；

r_0——标度球体半径，单位为 m；

δr——球壳厚度，单位为 m；

ρ——球壳质量密度，单位为 kg/m^3；

$\Phi(r)$——半径为 r，点各向同性比吸收分数（SAF），单位为 kg^{-1}。

标度 DPK 满足归一化条件，如公式 6–44 所示：

$$\int_0^{\infty}F\left(\frac{r}{r_0}\right)d\left(\frac{r}{r_0}\right)=1$$ 公式 6–44

这种标度 DPK 的实际重要性在于，它几乎独立于介质，这与通常的 DPK 相反，即：

$$F^{(1)}(\xi)=F^{(2)}(\xi)$$ 公式 6–45

式中：

上标（1）和（2）表示两种介质，$\xi=r/r_0$。

介质的属性只通过 r_0 的值代入。通过比较公式 6–37 与公式 6–43，可以得到（绝对）*DPK* 和标度 DPK 之间的关系，如公式 6–46 所示：

$$K(r)=\frac{E_0}{4\pi\rho r^2 r_0}F\left(\frac{r}{r_0}\right)$$ 公式 6–46

式中：

$K(r)$——距离 r 处的 DPK，单位为 Gy；

E_0——源发射粒子的能量，单位为 J；

r——球壳半径，单位为 m；

r_0——标度球体半径，单位为 m；

ρ——球壳质量密度，单位为 kg/m^3；

$F(r/r_0)$——以标度距离 r/r_0 为半径、厚度为 δr 的球壳中所吸收的能量分数，无量纲。

放射性核素的 DPK 可以用放射性核素发射谱加权的单能 DPK 之和确定。根据公式 6–37 和公式 6–43，源发射的第 i 个辐射的 DPK，如公式 6–47 和公式 6–48 所示：

$$K_i(r) = n_i E_i \Phi_i(r) \quad \text{公式 6–47}$$

$$F\left(\frac{r}{r_0}\right) = 4\pi\rho r^2 r_0 \frac{n_i}{n_{tot}} \frac{E_i}{E_{av}} \varPhi_i(r) \quad \text{公式 6–48}$$

式中：

$K_i(r)$——距离 r 处的 i 辐射的 DPK，单位为 Gy；

n_i——放射性核素每次衰变 i 辐射的粒子数，无量纲；

E_i——放射性核素每次衰变 i 辐射的平均能量，单位为 J；

$\varPhi_i(r)$——放射性核素每次衰变 i 辐射比吸收分数，单位为 kg^{-1}；

$F(r/r_0)$——以标度距离 r/r_0 为半径、厚度为 δr 的球壳中所吸收的能量分数，无量纲；

ρ——质量密度，单位为 kg/m^3；

r——球壳半径，单位为 m；

r_0——标度球体半径，单位为 m；

$n_{tot}=\sum n_i$——每次衰变发射的粒子总数，无量纲；

$E_{av}=\sum(n_i/n_{tot})E_i$——每次衰变发射的粒子平均能量，单位为 J。

由于光子和带电粒子之间的贯穿距离明显不同，因此通常需要区分光子 DPK、电子 DPK 和 α 粒子 DPK。在实践中，光子 DPK 用于器官水平的剂量学（cm 尺度），在这种情况下，β 和 α 发射体都被认为是非贯穿的。电子 DPK 主要用于临床 PET 和 SPECT 体素级剂量学（mm 尺度），而 α 和电子 DPK 用于亚细胞、细胞和多细胞级剂量学（nm ~ μm 尺度）。

2．**带电粒子**　对带电粒子 DPK（如电子 DPK 或 α 粒子 DPK）的解析近似，如公式 6–49 所示：

$$K(r) = \frac{1}{4\pi r^2} \frac{S[E(r)]}{\rho} \quad \text{公式 6–49}$$

式中：

$S[E(r)]/\rho$——质量阻止本领，单位［$(J \cdot m^2)/kg$］。

需要注意的是，严格来说，上述质量阻止本领应该是质量电子阻止本领 S_{el}/ρ。对于放射性药物治疗使用的俄歇电子 /β 发射体在水中的质量辐射阻止本领 S_{rad}/ρ 通常要比 S_{el}/ρ 小百分之几，因此，$S/\rho \approx S_{el}/\rho$ 是一个很好的近似。

结合公式 6–37、公式 6–43 和公式 6–49，带电粒子的标度 DPK 可以用阻止本领表示，如公式 6–50 所示：

$$F\left(\frac{r}{r_0}\right) = \frac{S\left[E\left(\frac{r}{r_0}\right)\right]}{\langle S \rangle} \quad \text{公式 6–50}$$

式中：

$F(r/r_0)$——以标度距离 r/r_0 为半径、厚度为 δr 的球壳中所吸收的能量分数，无量纲；

$S[E(r)]/\rho$——质量阻止本领，单位为 $(J \cdot m^2)/kg$。

$\langle S \rangle = \dfrac{E_0}{r_0}$——径迹平均阻止本领，单位为 $(J \cdot m^2)/kg$。

在中高能量（例如，1MeV 以上的 α 粒子和 10keV 以上的电子）条件下，可以使用 Bethe 阻止本领公式估算 S 值，其估计不确定性在几个百分点范围内。在较低的能量（特别是接近阻止本领最大值），Bethe 公式并不可靠，必须使用其他表达式来计算 S 值。

通过公式 6–49 从阻止本领计算的 DPK，是在假设为直线径迹的条件下计算的。因此，公式 6–49 和公式 6–50 通常对 α 发射体提供了良好的近似，但对俄歇电子 /β 发射体则没有。一般情况下，单能带电粒子 DPK 的计算，如公式 6–51 所示：

$$K(r) = \frac{1}{4\pi\rho r^2} \left.\frac{dE}{dX}\right|_{X(E_0)-r} \qquad \text{公式 6–51}$$

式中：

$K(r)$——带电粒子 DPK，单位为 Gy；

ρ——质量密度，单位为 kg/m^3；

r——球壳半径，单位为 m；

dE/dX——在 $X(E_0)-r$ 处（即在初始动能为 E_0 的粒子的剩余射程内）计算的每个距离的能量损失。这两个量，dE/dX 和 $S=dE/dl$，是不相同的，因为 dX 表示径向距离（即沿 r），而 dl 表示沿粒子径迹的距离。假设直线径迹 dE/dX 可以用 S 代替，公式 6–49 和公式 6–51 是等效的。例如，对于散射最小的 α 发射体就是这样。在俄歇电子 /β 发射体的情况下，偏离直线运动的现象可以用经验电子射程 - 能量公式来隐含地解释，该公式是由测量粒子贯穿（即射程）为入射函数的传输实验推导出的。此外，为了一个很好的近似，dE/dX 可以通过射程 - 能量倒置表达式的微分得到。对于水，Cole 经验公式是目前最常用的 dE/dX 表达式，适用于覆盖广泛能量范围（20eV ~ 20MeV）的电子。

3．非带电粒子　在径向距离 r 处的（初级）光子 DPK 的解析近似，如公式 6–52 所示：

$$K_{pr}(r) = \frac{E_0}{4\pi r^2} \frac{\mu_{en}}{\rho} e^{-\mu r} \qquad \text{公式 6–52}$$

式中：

$K_{pr}(r)$——距离 r 处的初级光子的 DPK，单位为 Gy；

μ 和 μ_{en}——分别为介质中光子的线性衰减系数和能量吸收系数，单位为 m^{-1}；

r——球壳半径，单位为 m；

ρ——质量密度，单位为 kg/m^3；

E_0——源发射粒子的能量，单位为 J。

散射光子对 DPK 的贡献通过一个乘法因子来实现的：

$$K(r) = K_{pr}(r) B_{en}(\mu r) \qquad \text{公式 6–53}$$

式中：

$K(r)$——光子 DPK，单位为 Gy；

$K_{pr}(r)$——距离 r 处的初级光子的 DPK，单位为 Gy；

r——球壳半径，单位为 m；

B_{en}——能量吸收的累积因子，无量纲；

B_{en}——它考虑了散射光子的贡献，并取决于光子的能量、介质（通过 μ）和离源的距离 r。B_{en} 可以定义为由光子（初级 + 散射）总数引起的吸收剂量与由初级光子单独引起的吸收剂量的比值。已有 15keV ~ 3MeV 光子的表格化 B_{en} 值。

4．**卷积积分** DPK 与离点源（$r=0$）距离为 r 的靶点处的吸收剂量（或剂量率）直接相关，如公式 6–54 所示：

$$D(r) = NK(r) \qquad \text{公式 6–54}$$

式中：

r——球壳半径，单位为 m；

$D(r)$——吸收剂量，单位为 Gy；

$K(r)$——表示放射性核素 DPK，单位为 Gy；

N——从源发射的粒子总数。

通过叠加原理，即任何三维源体积都可以分为无限数量的点源，而靶点吸收剂量只是点源吸收剂量贡献的叠加，那么公式 6–54 就可以扩展到“实际”（即非点源）体积。这在数学上被表示为一个卷积积分：

$$D(r) = \int K(|r' - r|) n(r') d^3 r' \qquad \text{公式 6–55}$$

式中：

r——球壳半径，单位为 m；

$D(r)$——吸收剂量，单位为 Gy；

$K(|r' - r|)$——放射性核素 DPK，单位为 Gy；

$n(r')$——源密度分布，即每体积发射的粒子数，单位为 m^{-3}；

初始变量表示源位置，非初始变量表示均匀介质中的靶点。重要的是，公式 6–55 的卷积积分适用于非均匀的源分布。当源是一个体素时，则公式 6–55 可以重新定义为剂量体素核（DVK），即体素源周围的剂量分布。当靶点也被认为是一个有限大小的体积时，卷积积分被转化为一个在源体积和靶体积上的六维积分。一般来说，求解卷积积分（3 维或 6 维）是一个烦琐而耗时的数学过程。对均匀介质任意几何结构 DPK 进行数值积分（卷积）的软件，用以实现放射性药物治疗中的个性化剂量，如 VoxelDose 和 RMDP。

公式 6–55 卷积积分的复杂度，取决于问题的几何结构。在特定的对称性下，解析解变得十分简单。球对称源和靶体积，是放射性药物治疗剂量学中特别流行的简化方法。具体地说，在源分布在球内的情况下，球内第 j 个球壳的吸收剂量可以通过以下卷积积分得到：

$$D^{(j)}=\frac{E_0}{m^{(j)}}\int_0^R 4\pi s^2 n(s)\,\mathrm{d}s\int_0^\infty \Psi\left(R,s_1^{(j)},s_2^{(j)},s,r\right)F\left(\frac{r}{r_0}\right)\frac{\mathrm{d}r}{r_0}$$ 公式 6–56

式中：

E_0——源发射粒子的能量，单位为 J；

$F(r/r_0)$——以标度距离 r/r_0 为半径、厚度为 δr 的球壳中所吸收的能量分数，无量纲；

r——球壳半径，单位为 m；

s——源与半径为 R 的球体中心的距离，单位为 m；

R——球体半径，单位为 m；

$n(s)$ ——在距离半径为 R 的球体中心为 s 处的源密度，单位为 m^{-3}；

m——质量，单位为 kg。

$\Psi(R,s_1^{(j)},s_2^{(j)},s,r)$——几何减少因子（$0\leqslant\Psi\leqslant1$），用以描述随机定向矢量长度 r 的概率，该长度 r 起于随机点 s，结束于 j 球壳，该球壳的内边界和外边界分别为 $s_1^{(j)}$ 和 $s_2^{(j)}$。

对于同心球壳，由于球面对称性，通过使用解析形式的几何因子，将六维卷积积分简化为二维积分。

除了球形几何结构外，源分布均匀使得卷积积分会进一步简化。在这种情况下，公式 6–56 中的第一个积分等于从源发射的粒子数，而第二个积分可以用吸收分数 $\phi^{(j)}$ 代表。因此，根据 MIRD 方法，由源区均匀分布活度引起的靶区吸收分数可以通过以下卷积积分得到：

$$\phi\left(r_\mathrm{T}\leftarrow r_\mathrm{S}\right)=\frac{1}{r_0}\int_0^\infty \Psi_{r_\mathrm{T}\leftarrow r_\mathrm{S}}(r)F\left(\frac{r}{r_0}\right)\mathrm{d}r$$ 公式 6–57

式中：

$\phi(r_\mathrm{T}\leftarrow r_\mathrm{S})$——吸收分数，无量纲；

Ψ——几何减少因子，$0\leqslant\Psi\leqslant1$，无量纲；

$F(r/r_0)$——以标度距离 r/r_0 为半径、厚度为 δr 的球壳中所吸收的能量分数，无量纲。

在细胞尺度上，源区和靶区采用球对称的细胞模型，由两个同心球组成核、细胞质和表面隔室。在（亚）细胞水平（即 nm ~ μm 尺度），光子的贡献可以忽略不计，因为 $\phi_{光子}\approx0$。因此，通过使用公式 6–57 和带电粒子 DPK 方程式公式 6–51，卷积积分如下式所示：

$$\phi\left(r_\mathrm{T}\leftarrow r_\mathrm{S}\right)=\int_0^\infty \Psi_{r_\mathrm{T}\leftarrow r_\mathrm{S}}(r)\frac{1}{E_0}\left.\frac{\mathrm{d}E}{\mathrm{d}X}\right|_{X(E_0)-r}\mathrm{d}r$$ 公式 6–58

式中：

$\phi(r_\mathrm{T}\leftarrow r_\mathrm{S})$——吸收分数，无量纲；

Ψ——几何减少因子，$0\leqslant\Psi\leqslant1$，无量纲；

$\mathrm{d}E/\mathrm{d}X$——在 $X(E_0)-r$ 处（即在初始动能为 E_0 的粒子的剩余射程内）计算的每个距离的能量损失，单位为 J/m；

E_0——源发射粒子的能量，单位为 J。

公式 6–56、公式 6–5、公式 6–58 中卷积积分表达式的实际重要性源于球对称条件下几何约简因子 Ψ 的解析表达式的可用性。

5．**非均匀介质** DPK 被定义为任何均匀介质（假定为无限的和各向同性的）。因此，在 DPK 中没有考虑到介质的密度和 / 或原子组成的可能变化。

对于 γ 发射体，以下改进的光子 DPK 可用于非均匀介质：

$$K(r)=[F\cdot K_{\mathrm{pr}}(r)]B_{\mathrm{en}}(\mu r)$$ 公式 6–59

式中：

$K_{\mathrm{pr}}(r)$——公式 6–52 给出的均匀介质中初级光子 DPK，单位为 Gy；

μ——光子在水中的线性衰减系数，单位为 m^{-1}；

F——考虑密度和原子组成变化的修正因子，无量纲；

B_{en}——能量吸收的累积因子，无量纲。

以水作为参考介质，修正因子如公式 6–60 所示：

$$F=e^{\left\{-\sum_j\left[\left(\mu^{(j)}-\mu^{(\mathrm{w})}\right)\times t_j\right]\right\}}$$ 公式 6–60

式中：

F——考虑密度和原子组成变化的修正因子，无量纲；

j——表示不同于水厚度为 t_j 的介质；

$\mu^{(j)}$（而不是 $\mu^{(\mathrm{w})}$）——从源区扩散到靶区时的光子线性衰减系数，单位为 m^{-1}。

公式 6–60 的使用是基于这样的假设，即等效厚度水的 B_{en} 对非均匀介质提供了一个很好的近似。由于带电粒子散射截面随介质原子组成（和粒子能量）的复杂变化，目前尚未有非均匀介质中带电粒子 DPK 类似的修正因子。对于 α 发射体，射程低于 100μm。因此，一般来说，传输介质是均匀的假设可能是合理的（忽略任何细胞结构）。这同样适用于具有更短射程（nm ~ μm 尺度）的俄歇电子发射体。相比之下，β 发射体的射程相当大（mm 尺度）。在这种情况下，忽略中等程度的非均匀性可能是一种不正确的方法。

当相同的电子源被放置在两种介质中（原子组成不是很不相同）时，所得到的 DPK 具有非常相似的形状。这是 Cross 标度方法的基础，该方法用于近似水中任何（低 Z）均匀介质的电子 DPK。在这种情况下，Cross 标度表达式（特定于电子 /β）如公式 6–61 所示：

$$K_{\mathrm{m}}(r)=\eta_{\mathrm{m,w}}^{3}\left(\frac{\rho_{\mathrm{m}}}{\rho_{\mathrm{w}}}\right)^{2}K_{\mathrm{w}}(r_{\mathrm{S}})$$ 公式 6–61

式中：

$K_{\mathrm{m}}(r)$——给定介质（m）中距离为 r 处的 DPK，单位为 Gy；

ρ_{m} 和 ρ_{w}——分别是介质（m）和水（w）的密度，单位为 $\mathrm{kg/m^3}$；

$\eta_{\mathrm{m,w}}$——修正因子，表示介质 m 相对于水（w）的“相对衰减因子”或“标度因子”，无量纲；

$K_w(r_S)$——水（w）中标度距离为 r_S 处的 DPK，单位为 Gy；其中：

$$r_S = \eta_{m,w}\left(\frac{\rho_m}{\rho_w}\right)r \qquad \text{公式 6-62}$$

$\eta_{m,w}$——一个经验介质常数，与 ICRU 给出的粒子能量或与源的距离无关，如公式 6-63 所示：

$$\eta_{m,w} = \left(0.777 + 0.03756\bar{Z} - 0.00066\bar{Z}^2\right)\frac{(S/\rho)_m}{(S/\rho)_w} \qquad \text{公式 6-63}$$

式中：

$\bar{Z}$——介质 m 的平均原子序数，无量纲；

$(S/\rho)_m$、$(S/\rho)_w$——分别是介质 m 和水的阻止本领，单位为 m^{-1}。

介质的平均原子序数 $\bar{Z}$ 由公式 6-64 计算得到：

$$\bar{Z} = \frac{\sum_i \frac{f_i Z_i^2}{A_i}}{\sum_i \frac{f_i Z_i}{A_i}} \qquad \text{公式 6-64}$$

式中：

f_i——原子序数为 Z_i 和质量数为 A_i 的第 i 个元素的权重分数。公式 6-64 中的总和是对介质中所有元素求和。对于单元素介质，$\bar{Z}=Z$。由于公式 6-63 中的阻止本领比随能量的变化而有所变化，因此，有时（任意地）使用 500keV 的 CSDA 射程的比率 $R_{CSDA,w}/R_{CSDA,m}$ 做近似。公式 6-61 仅对低 Z 介质（$Z \leqslant 18$）可靠。对于较高 Z 介质，可以使用铝（$Z=13$）作为（中间）参考介质，利用 3 种不同介质（$\eta_{2,1}=\eta_{2,3}/\eta_{1,3}$）间的标度因子的相互依赖性来推断 DPK。因此，标度因子用公式 6-65 来确定，而不是用公式 6-63：

$$\eta_{m,w} = \frac{\eta_{m,Al}}{\eta_{w,Al}} \qquad \text{公式 6-65}$$

其中：

$$\eta_{m,Al} = 0.818 \times \left(1 + 0.0284\bar{Z}\right) \times \frac{\left(\frac{S}{\rho}\right)_m}{\left(\frac{S}{\rho}\right)_{Al}} \qquad \text{公式 6-66}$$

上述标度方法，对于 $0.025\text{MeV} < E_e < 4\text{MeV}$ 且 $\bar{Z} \leqslant 18$，是总体可靠的（1%～2%），而对于 $18 < \bar{Z} < 40$ 则不是这样的，对于 $\bar{Z} \geqslant 40$ 则只能定性。

对于多层介质，公式 6-61 的一般化表示如公式 6-67 所示：

$$K_m(r) = \eta_{m,w}\left(\frac{\langle \eta_{m,w}\rho_m \rangle}{\rho_w}\right)^2 K_w(r_S) \qquad \text{公式 6-67}$$

式中：

$K_m(r)$——给定介质（m）中距离为 r 处的 DPK，单位为 Gy；

$\eta_{m,w}$——修正因子，表示介质（m）相对于水（w）的“相对衰减因子”或“标度因子”，无量纲；

ρ_m 和 ρ_w——分别是介质和水的密度，单位为 kg/m^3；

$K_w(r_S)$——水（w）中标度距离为 r_S 处的 DPK，单位为 Gy。

标度距离则由公式 6–68 确定：

$$r_S = \left(\frac{\langle \eta_{m,w}\rho_m \rangle}{\rho_w}\right) r \qquad \text{公式 6–68}$$

式中：

r_S——标度距离，单位为 m；

r——球壳半径，单位为 m；

ρ_m 和 ρ_w——分别是介质和水的密度，单位为 kg/m^3；

$\eta_{m,w}$——修正因子，表示介质 m 相对于水（w）的“相对衰减因子”或“标度因子”，无量纲。

$\langle \eta_{m,w}\rho_m \rangle$——介质中“局部”标度因子与沿电子方向的“局部”密度的乘积的平均值。

在几个实际计算中（或当介质原子序数未知时），通过设置 $\eta_{m,w}=1$，使用 Cross 标度方法的简化版本。这种简单的密度标度法适用于所有介质（对 Z 没有限制），因此，它经常是 DPK 应用中的首选方法。基于这个近似（$\eta_{m,w}=1$），多层几何结构中的标度距离如公式 6–69 所示：

$$r_S = r_w + r_1\left(\frac{\rho_1}{\rho_w}\right) + r_2\left(\frac{\rho_2}{\rho_w}\right) + \cdots \qquad \text{公式 6–69}$$

式中：

r_S——标度距离，单位为 m；

r_w——水中标度距离，单位为 m；

ρ_i 和 ρ_w——分别是介质（$i=1,2,\cdots$）和水的密度，单位为 kg/m^3；

r_i（$i=1,2,\cdots$）——i 介质厚度，单位为 m。

在上述近似条件下，公式 6–55 表示的卷积积分也不能轻易解决。在非均匀介质中实现叠加原理的一种有效的计算方案是坍缩锥体叠加法，它可同时应用于光子和电子 DPK。

6．局限性 DPK 方法有两个主要的限制性。原则上，DPK 应该易于适用于宏观尺度和微观尺度。例如，光子 DPK 被广泛用于 γ 发射体的器官水平剂量，而电子和 α 粒子的 DPK 已被广泛应用于俄歇电子 /β 和 α 发射体的细胞剂量。然而，DPK 从本质上是一个非随机量。在靶区能量沉积的随机涨落明显的情况下（如亚细胞靶区的情况），DPK 的概念就不那么有用了。在这种情况下，应该建议使用 MC 方法。类似地，由于带电粒子 DPK

在非常低能量（例如，低于阻止本领最大能量）时通常不可靠，在纳米尺度（"径迹末端"相关的地方）的剂量学应用是一种妥协的方案。

在均匀介质的假设下，DPK 被广泛用于基于三维成像的剂量学（例如，在体素水平上），因为从计算的角度来看，它比直接用 MC 方法要快得多。此外，尽管本质上是一个点源函数，卷积积分将其应用扩展到非均匀源分布。DPK 方法面临的主要问题是何时应该考虑中等异质性（例如，当考虑空气组织或骨组织界面时）。由于没有严格的方法来计算非均匀介质中的 DPK，特别是对于带电粒子，DPK 方法给出了一种近似修正方案。然而，在这种近似下，卷积积分不能轻易地用标准技术（快速傅里叶变换或快速哈特莱变换）来求解，最终限制了 DPK 在均匀介质上的实际应用。在非均匀介质的情况下，必须应用复杂的卷积算法或 MC 技术。

（三）放射性核素 *S* 系数和 MIRD 方法

在放射性药物治疗中吸收剂量计算的第三种方法是使用 MIRD 方法框架内定义的 *S* 系数。*S* 系数表示在定义源区 r_S 内均匀定位的放射性核素每次核转化对定义靶区 r_T 的平均吸收剂量。它的计算参数是衰变放射性核素的所有辐射发射的能量和产额，靶区质量和吸收分数 $\phi(r_T \leftarrow r_S, E_i)$，后者定义为在靶区沉积由源内发射的粒子能量的分数。在其与时间无关的公式中，*S* 系数表示如下：

$$S(r_T \leftarrow r_S) = \frac{1}{m(r_T)}\sum_i E_i Y_i \phi(r_T \leftarrow r_S, E_i) = \sum_i \Delta_i \Phi(r_T \leftarrow r_S, E_i) \qquad \text{公式 6–70}$$

式中：

$S(r_T \leftarrow r_S)$——单位活度的吸收剂量率，在 MIRD 方法中也称为 *S* 系数，单位为 Gy/(Bq · s)；

E_i——*i* 类辐射的平均能量，单位为 J；

Y_i——每次核衰变发射 *i* 类辐射的粒子数，单位为 $Bq^{-1} \cdot s^{-1}$；

$\phi(r_T \leftarrow r_S, E_i)$——吸收分数，无量纲；

Δ_i——每次核衰变 *i* 类辐射的平均能量，单位为 J/(Bq · s)；

Φ——比吸收分数，单位为 kg^{-1}；

$m(r_T)$——靶区质量，单位为 kg；

S 系数——是一个特定于放射性核素（通过放射性核素衰变）以及源区和靶区几何结构，以及任何介入的组织（通过它们的空间关系、元素组成和质量密度）的量。MIRD 非常适应于各种剂量学应用，例如源区和靶区可能包括一系列的解剖尺度，从整个器官到亚器官区域，到组织层，到细胞簇，再到单个细胞。此外，*S* 系数还可以与定量测定人体组织中放射性药物活度的三维成像数据相结合。后一种方法定义了关于重建 SPECT 或 PET 图像中体素的 *S* 系数。如前所述，一旦定义了源区和靶区，通常就利用 MC 来计算吸收分数 $\phi(r_T \leftarrow r_S, E_i)$，尽管也可以应用剂量点核（DPK）。

三、应用举例

^{131}I 碘化钠治疗良性甲状腺疾病：

1．**治疗剂量**　某一成年女性患者，罹患格雷夫斯病。核医学医师依据相应的治疗原则，给出的治疗剂量为：$D_{甲状腺}$=200Gy，剂量一次性给予（不分次）。

2．**剂量计算**　使用 NaI 测量系统，以 364.5keV 为中心能量窗，测量甲状腺中放射性碘摄取 $RIU(t)$，即给药后 t 时刻甲状腺中放射性碘活度与给药活度的分数。

在计划治疗前一周，给予患者 0.4MBq^{131}I 的示踪剂量。测量时间均在当天的中午 1 点整。在给药后 1d(t_1) 和 6d(t_2) 测量的 $RIU(t)$ 值分别是：$RIU(t_1)$=56%，$RIU(t_2)$=29%。有效半时间 T_e（单位为 d）按公式 6–71 计算：

$$T_e=\frac{(t_2-t_1)\times\ln2}{\ln[RIU(t_1)]-\ln[RIU(t_2)]}=\frac{5\times\ln2}{\ln(0.56)-\ln(0.29)}\approx5.3\ \mathrm{d}\qquad \text{公式 6–71}$$

依据相关生物动力学假设，吸收剂量采用单指数廓清表达式，其中包含了一个修正因子 f_u，用以补偿摄取初期较低活度的情况。因此，甲状腺的平均吸收剂量，如公式 6–72 所示：

$$\bar{D}=\frac{A_{\mathrm{admin}}\times RIU(0)\times f_u}{\lambda_e}\times S\qquad \text{公式 6–72}$$

式中：

S——MIRD 方法中的 S 系数，即每单位活度的吸收剂量率，单位［Gy/(Bq · s)］。

^{131}I 的 S 系数见表 6–5。需要注意的是，在 MIRD11 小册子中，S 系数的单位是 rad/（μCi · h）（1rad=10^{-2}Gy，1Ci=3.7×10^{10}Bq），为方便计算和使用法定单位，表 6–5 的单位修改为 Gy/（MBq · d）。

f_u——为 0.97。

λ_e——有效排出常数，按公式 6–73 计算：

$$\lambda_e=\frac{\ln2}{T_e}=\frac{\ln[RIU(t_1)]-\ln[RIU(t_2)]}{t_2-t_1}=\frac{\ln(0.56)-\ln(0.29)}{5}\approx0.13\ \mathrm{d}^{-1}\qquad \text{公式 6–73}$$

式中：

$RIU(0)$——放射性碘摄取外推至给药时刻的甲状腺中放射性碘活度与给药活度的分数；

A_{admin}——放射性碘的给药活度，单位为 MBq。

由公式 6–72、公式 6–73，给药活度 A_{admin} 的计算，如公式 6–74 所示：

$$A_{\mathrm{admin}}=\frac{1}{S}\frac{\bar{D}}{f_u}\frac{\lambda_e}{RIU(t_2)e^{-\lambda_e t}}=\frac{1}{1.43\times10^{-1}}\frac{200}{0.97}\times\frac{0.13}{0.29\times e^{-0.13\times6}}\approx1410(\mathrm{MBq\cdot d})$$

公式 6–74

其中，$RIU(0)$ 由 $RIU(t_2)$（指数衰减）外推得到。

表 6-5　^{131}I 的 S 系数（每单位活度的吸收剂量率）

单位：$Gy \cdot MBq^{-1} \cdot d^{-1}$

	源器官									
			肠道							
靶器官	肾上腺	膀胱内容物	胃内容物	SI 内容物	ULI 内容物	LLI 内容物	肾脏	肝	肺	其他组织（肌肉）
肾上腺	2.01×10^{-1}	3.96×10^{-6}	4.09×10^{-5}	2.53×10^{-5}	1.75×10^{-5}	9.08×10^{-5}	2.07×10^{-4}	9.08×10^{-5}	4.48×10^{-5}	2.72×10^{-5}
膀胱壁	2.14×10^{-1}	7.78×10^{-3}	6.49×10^{-6}	5.51×10^{-5}	3.63×10^{-5}	1.10×10^{-4}	6.49×10^{-6}	4.80×10^{-6}	1.17×10^{-6}	3.24×10^{-5}
骨（总和）	2.66×10^{-5}	1.17×10^{-5}	1.17×10^{-5}	1.62×10^{-5}	1.43×10^{-5}	2.08×10^{-5}	1.95×10^{-5}	1.49×10^{-5}	1.95×10^{-5}	1.95×10^{-5}
GI（胃壁）	5.32×10^{-5}	5.71×10^{-6}	6.29×10^{-3}	6.42×10^{-5}	6.49×10^{-5}	3.24×10^{-5}	6.10×10^{-5}	3.50×10^{-5}	3.37×10^{-5}	2.53×10^{-5}
GI（SI）	1.69×10^{-5}	4.93×10^{-5}	4.74×10^{-5}	3.89×10^{-3}	2.98×10^{-4}	1.69×10^{-4}	5.06×10^{-5}	2.98×10^{-5}	4.48×10^{-5}	2.85×10^{-5}
GI（ULI 壁）	1.82×10^{-5}	4.28×10^{-5}	6.16×10^{-5}	4.22×10^{-4}	7.14×10^{-3}	7.78×10^{-5}	5.25×10^{-5}	4.54×10^{-5}	5.90×10^{-6}	2.98×10^{-5}
GI（LLI 壁）	5.45×10^{-6}	1.30×10^{-4}	2.34×10^{-5}	1.23×10^{-4}	5.45×10^{-5}	1.10×10^{-2}	1.56×10^{-5}	5.25×10^{-6}	1.69×10^{-6}	2.98×10^{-5}
肾脏	2.08×10^{-4}	6.23×10^{-6}	6.16×10^{-5}	5.64×10^{-5}	4.99×10^{-5}	1.62×10^{-5}	9.73×10^{-3}	7.14×10^{-5}	1.75×10^{-5}	2.59×10^{-5}
肝	9.08×10^{-5}	4.67×10^{-6}	3.63×10^{-5}	3.31×10^{-5}	4.61×10^{-5}	5.84×10^{-6}	7.14×10^{-5}	1.95×10^{-3}	4.41×10^{-5}	2.01×10^{-5}
肺	4.35×10^{-5}	7.14×10^{-7}	3.24×10^{-5}	5.51×10^{-6}	5.77×10^{-6}	1.82×10^{-6}	1.62×10^{-5}	4.41×10^{-5}	2.92×10^{-3}	2.40×10^{-5}
红骨髓	4.86×10^{-5}	2.66×10^{-5}	2.08×10^{-5}	5.12×10^{-5}	4.48×10^{-5}	6.29×10^{-5}	4.93×10^{-5}	2.14×10^{-5}	2.46×10^{-5}	2.66×10^{-5}
其他组织（肌肉）	2.72×10^{-5}	3.24×10^{-5}	2.53×10^{-5}	2.85×10^{-5}	2.66×10^{-5}	3.11×10^{-5}	2.59×10^{-5}	2.01×10^{-5}	2.40×10^{-5}	1.23×10^{-4}
卵巢	1.04×10^{-5}	1.23×10^{-4}	9.08×10^{-6}	1.75×10^{-4}	2.21×10^{-4}	3.24×10^{-4}	2.21×10^{-5}	6.23×10^{-6}	2.59×10^{-6}	3.63×10^{-5}
胰腺	1.56×10^{-4}	5.12×10^{-6}	3.24×10^{-4}	3.76×10^{-5}	3.76×10^{-5}	1.30×10^{-5}	1.17×10^{-4}	7.78×10^{-5}	4.86×10^{-5}	3.24×10^{-5}
皮肤	1.17×10^{-5}	1.10×10^{-5}	9.73×10^{-6}	$9.08\times10^{-}$	9.08×10^{-6}	1.04×10^{-5}	1.17×10^{-5}	1.04×10^{-5}	1.17×10^{-5}	1.56×10^{-5}
脾	1.17×10^{-4}	3.6×10^{-6}	1.75×10^{-4}	2.85×10^{-5}	2.40×10^{-5}	1.62×10^{-5}	1.56×10^{-4}	1.75×10^{-5}	4.02×10^{-5}	2.66×10^{-5}
睾丸	1.10×10^{-6}	9.08×10^{-5}	8.43×10^{-7}	6.49×10^{-6}	7.78×10^{-6}	3.70×10^{-5}	2.40×10^{-6}	1.95×10^{-6}	3.70×10^{-7}	2.21×10^{-5}
甲状腺	3.37×10^{-6}	1.36×10^{-7}	2.53×10^{-6}	6.16×10^{-7}	6.49×10^{-7}	2.66×10^{-7}	1.56×10^{-6}	3.70×10^{-6}	1.95×10^{-5}	2.46×10^{-5}
子宫	2.21×10^{-5}	2.79×10^{-4}	1.56×10^{-5}	1.62×10^{-4}	8.43×10^{-5}	1.10×10^{-4}	1.69×10^{-5}	7.78×10^{-6}	1.75×10^{-6}	3.83×10^{-5}
全身	7.14×10^{-5}	3.83×10^{-5}	4.35×10^{-5}	6.49×10^{-5}	5.32×10^{-5}	5.71×10^{-5}	7.14×10^{-5}	7.14×10^{-5}	6.42×10^{-5}	6.36×10^{-5}

续表

靶器官	源器官									
			骨骼							
	卵巢	胰腺	红骨髓	皮质骨	小梁骨	皮肤	脾	睾丸	甲状腺	全身
肾上腺	9.08×10^{-6}	1.49×10^{-4}	3.96×10^{-5}	2.79×10^{-5}	2.79×10^{-5}	1.36×10^{-5}	1.17×10^{-4}	1.10×10^{-6}	3.37×10^{-6}	7.78×10^{-5}
膀胱壁	1.23×10^{-4}	3.24×10^{-6}	1.36×10^{-5}	1.04×10^{-5}	1.04×10^{-5}	1.10×10^{-5}	2.92×10^{-6}	9.08×10^{-5}	1.36×10^{-7}	7.14×10^{-5}
骨（总和）	1.88×10^{-5}	1.82×10^{-5}	1.62×10^{-4}	5.97×10^{-4}	4.22×10^{-4}	1.56×10^{-5}	1.49×10^{-5}	1.30×10^{-5}	1.43×10^{-5}	6.49×10^{-5}
GI（胃壁）	1.49×10^{-5}	3.24×10^{-4}	1.88×10^{-5}	1.04×10^{-5}	1.04×10^{-5}	1.10×10^{-5}	1.75×10^{-4}	1.62×10^{-6}	1.69×10^{-6}	7.14×10^{-5}
GI（SI）	2.14×10^{-4}	3.31×10^{-5}	4.80×10^{-5}	1.43×10^{-5}	1.43×10^{-5}	9.73×10^{-6}	2.53×10^{-5}	9.08×10^{-6}	2.21×10^{-7}	7.14×10^{-5}
GI（ULI 壁）	2.01×10^{-4}	3.96×10^{-5}	3.76×10^{-5}	1.30×10^{-5}	1.30×10^{-5}	9.73×10^{-6}	2.40×10^{-5}	6.29×10^{-6}	2.27×10^{-7}	7.14×10^{-5}
GI（LLI 壁）	2.59×10^{-4}	9.73×10^{-6}	5.45×10^{-5}	1.82×10^{-5}	1.82×10^{-5}	1.04×10^{-5}	1.23×10^{-5}	5.06×10^{-5}	2.21×10^{-7}	7.14×10^{-5}
肾脏	1.95×10^{-5}	1.17×10^{-4}	4.22×10^{-5}	1.69×10^{-5}	1.69×10^{-5}	1.30×10^{-5}	1.56×10^{-4}	1.56×10^{-6}	9.08×10^{-7}	7.14×10^{-5}
肝	1.10×10^{-5}	7.78×10^{-5}	1.82×10^{-5}	1.23×10^{-5}	1.23×10^{-5}	1.17×10^{-5}	1.95×10^{-5}	9.08×10^{-7}	2.59×10^{-6}	7.14×10^{-5}
肺	1.75×10^{-6}	4.41×10^{-5}	2.21×10^{-5}	1.82×10^{-5}	1.82×10^{-5}	1.23×10^{-5}	4.02×10^{-5}	2.59×10^{-7}	1.88×10^{-5}	6.49×10^{-5}
红骨髓	6.36×10^{-5}	3.50×10^{-5}	1.49×10^{-3}	6.49×10^{-5}	6.49×10^{-4}	1.49×10^{-5}	2.27×10^{-5}	1.04×10^{-5}	1.56×10^{-5}	7.14×10^{-5}
其他组织（肌肉）	3.63×10^{-5}	3.24×10^{-5}	2.34×10^{-5}	1.95×10^{-5}	1.95×10^{-5}	1.56×10^{-5}	2.66×10^{-5}	2.21×10^{-5}	2.46×10^{-5}	6.36×10^{-5}
卵巢	2.53×10^{-1}	7.14×10^{-6}	5.45×10^{-5}	1.69×10^{-5}	1.69×10^{-5}	7.14×10^{-6}	1.56×10^{-5}	0	2.66×10^{-7}	7.14×10^{-5}
胰腺	9.73×10^{-6}	3.05×10^{-2}	2.98×10^{-5}	1.82×10^{-5}	1.82×10^{-5}	1.04×10^{-5}	3.50×10^{-4}	1.04×10^{-6}	1.56×10^{-6}	7.14×10^{-5}
皮肤	9.08×10^{-6}	9.08×10^{-6}	1.30×10^{-5}	1.49×10^{-5}	1.49×10^{-5}	1.04×10^{-3}	1.04×10^{-5}	2.79×10^{-5}	1.56×10^{-5}	5.38×10^{-5}
脾	1.17×10^{-5}	3.50×10^{-4}	1.56×10^{-5}	1.43×10^{-5}	1.43×10^{-5}	1.17×10^{-5}	1.69×10^{-2}	1.49×10^{-6}	2.34×10^{-6}	7.14×10^{-5}
睾丸	0	1.30×10^{-6}	7.14×10^{-6}	1.10×10^{-5}	1.10×10^{-5}	1.69×10^{-5}	1.56×10^{-6}	8.43×10^{-2}	4.67×10^{-8}	6.49×10^{-5}
甲状腺	2.66×10^{-7}	3.05×10^{-6}	1.49×10^{-5}	1.82×10^{-5}	1.82×10^{-5}	1.49×10^{-5}	2.46×10^{-6}	4.67×10^{-8}	1.43×10^{-1}	6.29×10^{-5}
子宫	3.50×10^{-4}	1.17×10^{-5}	3.76×10^{-5}	1.10×10^{-5}	1.10×10^{-5}	9.08×10^{-6}	7.78×10^{-6}	0	2.46×10^{-7}	7.14×10^{-5}
全身	7.78×10^{-5}	7.14×10^{-5}	6.49×10^{-5}	6.42×10^{-5}	6.42×10^{-5}	5.38×10^{-5}	7.14×10^{-5}	6.36×10^{-5}	6.16×10^{-5}	6.42×10^{-5}

注：SI：小肠；ULI：上大肠；LLI：下大肠；GI：胃肠道。

第四节　胚胎、胎儿剂量估算

在核医学实践中，怀孕女性患者摄入放射性核素后，将会对胚胎、胎儿产生吸收剂量，从而对胚胎、胎儿的发育生长带来潜在的危害。这一阶段，主要有以下两方面因素需要考虑：①母体内放射核素发射的光子对胚胎和胎儿产生的吸收剂量；②在后代出生前，转移到后代（胚胎、胎儿和新生婴儿）的放射性核素产生的吸收剂量。

一、一般原则

在放射生物学研究中，认为子宫内发育的三个主要阶段是：①着床前期（0～8d）；②主要器官发生期（也称胚胎期）（9～56d）；③主要器官成长期（也称胎儿期）（57～266d）。不同发育期胎儿主要组织及全身的质量见表 6-6。在胎儿期的前几周，骨骼生长和骨化尤其迅速。在第 9 周开始时，头部几乎构成了人类胎儿的一半。随后，身长迅速增加，到第 12 周结束时大约翻了一番。大脑发育高峰期在 8～15 周内。不同器官和胚胎结构发育的大致时间见表 6-7。

表 6-6　不同发育期胎儿组织及全身的质量

单位：g

器官	8 周	10 周	15 周	20 周	25 周	30 周	38 周
脑	3.7	6.4	22.0	59.0	118.0	192.0	352.0
乳腺	0.000 2	0.000 7	0.005 4	0.016 0	0.031 0	0.052 0	0.110 0
胃壁	0.010	0.043	0.330	0.930	1.900	3.100	6.400
结肠	0.013	0.054	0.400	1.200	2.300	3.900	8.000
肾脏	0.022	0.120	1.200	3.500	7.000	12.000	23.000
肝脏	0.19	0.81	6.10	17.00	35.00	59.00	120.00
肺	0.081	0.530	4.900	13.000	22.000	32.000	51.000
性腺	0.000 5	0.002 2	0.017 0	0.047 0	0.095 0	0.160 0	0.330 0
红骨髓	0.065	0.280	2.200	6.500	13.000	23.000	47.000
骨表面	0.023	0.100	0.760	2.200	4.400	7.300	15.000
皮肤	0.19	0.80	6.00	17.00	34.00	57.00	119.00
脾脏	0.000 49	0.003 50	0.069 00	0.360 00	1.100 00	2.700 00	9.100 00
食管	0.008 2	0.041 0	0.390 0	1.300 0	2.800 0	5.100 0	11.000 0
甲状腺	0.011	0.022	0.077	0.180	0.360	0.630	1.300
胆囊壁	0.004 7	0.020 0	0.150 0	0.420 0	0.840 0	1.400 0	2.900 0
全身	4.8	21.0	160.0	480.0	1 000.0	1 700.0	3 500.0

表 6–7　人类各种器官和胚胎结构发育的大致时间

器官或结构	怀孕后天数 /d	器官或结构	怀孕后天数 /d
胚层分化与胎膜发育	7 ~ 21	甲状腺功能的开始	28
卵黄囊造血期	19 ~ 63	骨化的开始	56
胚胎肝外观	28	骨髓造血开始	70 ~ 77
肝脏造血开始	42	大脑发育的开始	25

影响母体摄入放射性核素后对胚胎和胎儿产生的辐射剂量主要包括以下几个因素：①放射性核素直接从母体血液转移到胚胎和胎儿；②沉积在母体组织中的放射性核素通过母体血液和胎盘转移；③放射性核素在胎儿组织中的分布和滞留；④胚胎 / 胎儿的生长（质量变化）；⑤来自胎盘和母体组织沉积物的辐射。

（一）母体摄入放射性核素

女性工作人员或女性公众摄入放射性核素的主要途径是吸入或食入。对于吸入放射性核素，公众女性成员的平均呼吸率为 0.737m^3/h，女性工作人员的平均呼吸率为 0.98m^3/h。虽然工作人员在怀孕期间的数值可能会发生变化，但仍保守地采用呼吸率 0.98m^3/h。除了剧烈活动外，所有吸入的空气都是通过鼻子进入的。剧烈活动时，吸入的空气有 50% 是通过口腔进入的。女性工作人员 AMAD 默认为 5μm，公众女性成员 AMAD 默认为 1μm。

在 ICRP 88 出版物中给出了剂量系数包括单次（急性）摄入和连续（慢性）吸入或食入。母亲在怀孕前和怀孕期间的摄入量都被考虑在内。采用了一系列急性摄入时间（怀孕时和怀孕第 5 周、第 10 周、第 15 周、第 25 周和第 35 周结束时）以及怀孕前 6 个月（26 周）和 2.5 年（130 周）。对于连续接触，假定在以下三个时期之一持续摄入：怀孕期间，从受孕开始；怀孕前 1 年（52 周）；怀孕前 5 年（260 周）。在所有连续摄入的情况下，无论是否均匀分布在怀孕前 1 年或 5 年或整个怀孕期间，均按单位摄入活度给出。在后两种情况下，假定在怀孕期间没有摄入放射性核素。选择不同的时间是为了估算在母体对放射性核素最可能的摄取模式情况下对胚胎、胎儿的剂量影响，同时也反映了在不同发育阶段相同摄入量对造成的剂量差异。对于怀孕期间其他时间的摄入量，剂量系数应用方式见表 6–8。

表 6–8　怀孕期间其他时间与剂量系数表中怀孕时间的对应关系

怀孕期间	剂量系数使用的怀孕时间	怀孕期间	剂量系数使用的怀孕时间
0 ~ 2 周	受孕	>12 ~ 20 周	15 周
>2 ~ 8 周	5 周	>20 ~ 30 周	25 周
>8 ~ 12 周	10 周	30 周 ~ 出生	35 周

（二）放射性核素转移至胚胎、胎儿

通过胎盘将母体血液中放射性核素转移到胚胎和胎儿，过程包括简单扩散、促进运输、主动运输、通过毛孔和通道的运动以及胞饮作用。发育中胚胎/胎儿所必需的元素的放射性同位素，遵循该元素的正常途径（例如 Na、K、Ca 和 Fe）以可溶性形式吸收到母体血液中。与以上元具有相似化学性质的元素可能遵循相似的途径，尽管转移速率可能会不同（例如 Cs 行为类似于 K、Sr 行为类似于 Ca）。对于其他元素，向胚胎和胎儿的转移速率将取决于它们对身体组织和胎盘中不同运输系统的化学亲和力，因此，吸收的程度可能难以预测。在大多数情况下，胎儿个体组织和器官之间的放射性核素分布与出生后的分布在性质上相似。除了被胎儿的器官和组织吸收外，一些放射性核素还会集中在胎盘和胎膜中。为了评估对胎儿的辐射剂量，需要胎盘组织中放射性核素的浓度。除了关于放射性核素摄取的数据外，关于母体组织和胎盘中稳定元素水平的比较信息可用于评估浓度比。

母体组织中所滞留的活度会对胚胎和胎儿产生一定的辐射剂量。此外，胎盘积累的活度也会对胎儿的剂量有所贡献。

二、剂量估算

胚胎的剂量率被认为是母体子宫的剂量率。由于胚胎体积小，忽略了分化组织的自屏蔽，因此假定所有胚胎组织接受相同的剂量。胎儿组织中的剂量率是由母体组织、胎盘和胎儿组织内的活度引起的。由于相对于母体组织而言，胎儿的方位不是固定的，因此不可能从母体组织内的放射性核素放射出的辐射计算出每个胎儿组织的特定剂量。故剂量是在胎儿的体积上取平均值，并假定所有胎儿组织从这个来源接受相同的剂量。然而，胎儿组织内的活度可能导致剂量在胎儿组织之间的不均匀分布。由于胎儿体内的活度，胎儿组织中的当量剂量率取决于感兴趣的时候胎儿组织的质量以及该组织与其他在胎儿沉积的特定放射性核素物质的关系。t 时刻（怀孕或出生后）T 组织中的当量剂量率为：

$$\dot{H}_{\mathrm{T}}(t)=\begin{cases}\sum_{\mathrm{S}}^{\text{母体}} q_{\mathrm{S,M}}(t)\mathrm{SEE}(\text{子宫}\leftarrow \mathrm{S};t),0\leqslant t\leqslant 8\text{周}(\text{胚胎期})\\ \sum_{\mathrm{S}}^{\text{母体}} q_{\mathrm{S,M}}(t)\mathrm{SEE}(\text{胎儿}\leftarrow \mathrm{S};t)+\sum_{\mathrm{S}}^{\text{母体}} q_{\mathrm{S,F}}(t)SEE(\mathrm{T}\leftarrow \mathrm{S};t),8\leqslant t\leqslant 38\text{周}(\text{胎儿期})\\ \sum_{\mathrm{S}} q_{\mathrm{S,P}}(t)\mathrm{SEE}(\mathrm{T}\leftarrow \mathrm{S};t),\ t\geqslant 38\text{周}(\text{产后})\end{cases}$$

公式 6-75

式中：

$\dot{H}_{\mathrm{T}}(t)$——t 时刻（怀孕或出生后）T 组织中的当量剂量率，单位为 Sv/s；

$q_{\mathrm{S,F}}$、$q_{\mathrm{S,M}}$ 和 $q_{\mathrm{S,P}}$——分别表示在胎儿、母体（包括胎盘）和产后来源区域的活度，单位为 Bq；

SEE(T ← S; t)——源 S 中单位活度时间 t 对在组织 T 中产生的当量剂量率，单位为 $Sv/(Bq \cdot s)^{-1}$。

需要注意的是，源区域为母体和胎儿照射胎儿产生的 SEE 值是胎儿年龄的函数，反映了胎儿时期母体身体的变化和胎儿的生长情况。SEE 计算如下：

$$\mathrm{SEE}\left(\mathrm{T} \leftarrow \mathrm{S}; t\right) = \frac{1}{M_{\mathrm{T}}\left(t\right)}\left[\sum_i E_i Y_i w_{\mathrm{R},i} AF\left(\mathrm{T} \leftarrow \mathrm{S}; E_i, t\right) + w_{\mathrm{R},\beta}\int_0^{\infty} Y\left(E\right) E AF\left(\mathrm{T} \leftarrow \mathrm{S}; E, t\right) \mathrm{d}E\right]$$

公式 6–76

式中：

E_i——由强度为 E_i 的核素在每一次核变换中发出的第 i 次离散辐射的能量，单位为 J；

$M_{\mathrm{T}}(t)$——靶组织 T 的质量，单位为 mg；

$w_{\mathrm{R},i}$——适用于第 i 次辐射的辐射权重因数，无量纲；

AF(T ← S; E_i,t)——吸收分数，代表年龄为 t 的个体，S 中发射的能量 E_i 在 T 中吸收的能量的比例；

$Y(E)\mathrm{d}E$——β 谱中的电子数，能量介于 E 和 $E+\mathrm{d}E$ 之间。

在胚胎期，母体质量没有变化，因此考虑子宫的 SEE 值。对于胎儿作为源区域，SEE 值是通过胎儿总体重倒数的线性插值得到的。对于母体作为源区域，胎儿的 SEE 是在受孕后使用线性插值得到的。在产后期间，除吸收分数数据表外，其他时间的 SEE 值是通过插值得到的。

由于母亲摄入放射性核素而给后代组织的总当量剂量 $H_{\mathrm{T}}(70)$ 是母体在子宫期间的当量剂量和其 70 年产后寿命的当量剂量之和：

$$H_{\mathrm{T}}\left(\text{后代}\right) = H_{\mathrm{T}}\left(\text{子宫内}\right) + H_{\mathrm{T}}\left(\text{产后}\right) \qquad \text{公式 6–77}$$

$$H_{\mathrm{T}}\left(\text{子宫内}\right) = \int_0^{8\text{周}} \dot{H}_{\text{子宫}}\left(t\right)\mathrm{d}t + \int_{8\text{周}}^{38\text{周}} \dot{H}_{\mathrm{T}}\left(t\right)\mathrm{d}t \qquad \text{公式 6–78}$$

$$H_{\mathrm{T}}\left(\text{产后}\right) = \int_{\text{出生}}^{70\text{岁}} \dot{H}_{\mathrm{T}}\left(t\right)\mathrm{d}t \qquad \text{公式 6–79}$$

式中：

H_{T}(后代)——后代的当量剂量，单位为 Sv；

H_{T}(子宫内)——后代在子宫内的当量剂量，单位为 Sv；

H_{T}(产后)——后代产后的当量剂量，单位为 Sv；

$\dot{H}_{\text{子宫}}(t)$——孕期 8 周内的子宫当量剂量率，单位为 Sv/s；

$\dot{H}_{\mathrm{T}}(t)$——孕期大于 8 周后的后代当量剂量率，单位为 Sv/s。

公式 6–78 中的两个积分的极限是以周为单位，公式 6–79 则以年为单位。在敏感时期对大脑的剂量定义为：

$$H_{\text{大脑}} = \int_{7\text{周}}^{8\text{周}} \dot{H}_{\text{子宫}}\left(t\right)\mathrm{d}t + \int_{8\text{周}}^{15\text{周}} \dot{H}_{\text{大脑}}\left(t\right)\mathrm{d}t \qquad \text{公式 6–80}$$

式中：

$H_{大脑}$——在敏感时期对大脑的当量剂量，单位为 Sv；

$\dot{H}_{子宫}(t)$——孕期 8 周内的子宫当量剂量率，单位为 Sv/s；

$\dot{H}_{大脑}(t)$——孕期大于 8 周后的后代大脑当量剂量率，单位为 Sv/s。

对于急性摄入量，给出了单位摄入量的剂量系数，并以 h_T(Sv/Bq) 表示。对于慢性摄入量，给出了一个恒定的连续摄取率的剂量系数使总摄取量为 1Bq，并用 h_T^c (Sv/Bq) 表示。

以上内容皆为核医学诊断性内照射剂量估算的内容。怀孕则是放射性药物治疗的禁忌证，除非这种治疗可以挽救生命。这一建议适用于放射性碘疗法和其他可能在胎儿组织中积聚的放射性核素。超过 10 ~ 13 周的妊娠，在使用 ^{131}I 化物治疗的情况下，胎儿甲状腺可能接受极高剂量的治疗。用给药前应排除怀孕的可能性。因此，在可能或预期治疗的情况下，还应建议患者在治疗前采取适当的避孕措施。在进行任何涉及电离辐射的程序之前，所有可能怀孕的女性（从初潮到绝经后 2 年）在治疗前（通常在 72h 内）需进行血液妊娠试验，以确定女性患者未怀孕。子宫手术切除则构成了不可能怀孕和不需要验孕的证据。

当一名被认为没有怀孕的女性因甲状腺癌接受放射性药物治疗，但在注射放射性碘后被发现怀孕，就会出现问题。如果发现患者在治疗性放射性碘给药后不久怀孕，应鼓励产妇大量喝水和频繁排尿，并减少放射性碘在膀胱中的滞留时间，以帮助消除孕妇放射性。如果在放射性碘治疗后数小时内发现怀孕，且胎儿年龄足够大，甲状腺功能正常，应考虑使用碘化钾阻断甲状腺功能。如果更迟地发现怀孕，放射性碘的胎盘转移可导致胎儿甲状腺吸收剂量非常高，可能造成严重损害。胎儿全身剂量通常小于 100mGy，不能以潜在的不良反应（如畸形或智力下降）为由终止妊娠。然而，母亲应给予替代甲状腺激素，并应考虑到胎儿甲状腺的影响，包括癌症的风险。

三、应用举例

已知某成年女性患者在某医院核医学科就诊，该患者就诊时不知自己已经怀孕（5 周），所以医生常规性令其做检查，该检查需口服 3.7MBq ^{125}I 的放射性药物，求胚胎的剂量。

患者怀孕 5 周，从前面的内容可知，还处于胚胎期，此时可将胚胎当作母体的器官之一处理。同时，根据 ICRP 的相关建议，此时宜将胚胎组织按母体子宫进行处理。因此，在本例中，胚胎剂量的求解实际上就是求解母体子宫剂量。

从本书附录 E 中 E.2 中的表 E-93 可得，在口服（食入）情况下，对子宫剂量贡献主要来自于母体甲状腺中的放射性 ^{125}I，其剂量系数为 $h_T=1.8\times10^{-8}$Sv/Bq。因此，在口服活度为 $A=3.7$MBq 的放射性 ^{125}I 情况下，胚胎的当量剂量为：$H_{胚胎}=A\times h_T=3.7\text{MBq}\times1.8\times10^{-8}\text{Sv/Bq}=67\text{mSv}$。

第五节 婴儿剂量估算

在核医学实践中，由于哺乳期的女性人员（包括施行放射性药物诊断和治疗的患者，以及从事核医学实践的工作人员）摄入放射性核素，导致哺乳中婴儿因吸吮母乳可能而受到内照射影响。

一、一般原则

由于许多放射性药物会在母乳中分泌，除非有相反的数据，否则最安全的假设是：当给哺乳的女性服用放射性药物时，母乳中发现放射性化合物，应考虑推迟服用放射性药物。如果哺乳的女性服用了放射性药物，则在放射性药物对婴儿产生的有效剂量>1mSv之前，不应进行母乳喂养。

（一）母乳

成熟的乳房含有管泡状的腺上皮组织、围绕着腺组织的纤维结缔组织（间质）和小叶间脂肪组织。腺体由分枝导管和末端分泌小叶组成，小叶由几个盲端分支或扩张组成，即腺泡。导管汇聚成 15 ~ 20 个较大的输乳管，在乳头的顶端开放。因此，每个输乳管都与导管和小叶系统相连，这些导管和小叶与结缔组织基质包围并混合在一起，共同形成一个乳腺叶。间质中含有数量不等的脂肪组织。随着孕期雌激素和孕酮产量的增加，导管中的分支数量和长度增加，分泌小泡随着乳汁的合成和分泌而增殖和扩张。妊娠晚期和分娩后前几天的产物不同于后来的母乳，被称为初乳。初乳含有许多细胞质脂肪和巨噬细胞，富含免疫球蛋白，但其他成分与血浆相似。真正的乳汁分泌在分娩后几天开始，是对循环中雌激素和孕酮减少的反应，这种变化似乎与催乳素的增加有关。

母乳是一种复杂的液体，在人体中由约 88% 的水、7% 的乳糖、4% 的脂肪、1% 的蛋白质和各种离子，特别是钙、钠、钾、磷酸盐、氯化物和维生素等构成。在分娩后的前 2d 内，母乳中钠、氯和蛋白质浓度的减少以及乳糖分泌的增加，预示着产奶量的大幅增加。产后 40 ~ 96h 开始大量分泌乳汁，伴随着柠檬酸盐、葡萄糖、磷酸盐和钙浓度的平行增加。例如，钙浓度从约 4mmol/L 增加到 8mmol/L，柠檬酸盐浓度从约 0.5mmol/L 增加到 4mmol/L。其他研究表明，随着产奶量的增加，包括 α- 乳白蛋白和酪蛋白的分泌增加。在乳生成期间发生的变化被认为涉及乳腺腺泡细胞之间交界复合物的闭合，阻止组织液直接进入乳腺腺泡腔，以及乳腺腺泡细胞的合成活性增加。母乳的主要营养成分见表 6-9。

研究报告显示，在哺乳开始时产奶量在最初几天迅速增加，然后从第 5d 左右开始缓慢增加。第一天产奶量的平均值约为 50ml，第二天为 100 ~ 200ml，第 5d 为 500 ~ 600ml 左右。也有其他研究数据显示，产奶量在第 5d 上升到 1 000ml/d。母乳喂养的持续时间和

表 6–9　母乳的主要成分及浓度

成分	浓度 /（g·L^{-1}）	成分	浓度 /（g·L^{-1}）
蛋白质	10.0	Ca^{2+}	0.3
脂肪	45.0	PO_4^{2-}	0.1
乳糖	70.0	SO_4^{2-}	0.1
Na^+	0.2	Cl^-	0.4
K^+	0.5		

妇女选择开始断奶的时间差异极大。引入固体食物和停止母乳喂养所需的时间也非常多变。虽然大多数母亲可能会在 6 个月之前引入固体食物，但哺乳可能会持续数月。为了研究母乳喂养对婴儿产生的剂量，此处采取了一种简单的方法：在出生后的第一周内，婴儿母乳摄入量从 0 线性增加到 800ml/d，每天喂六次，并以这一速度持续到 6 个月大。6 个月后停止饮用母乳。

（二）母体摄入

母体在怀孕前和怀孕期间以及哺乳期间的摄入均被考虑在内，包括急性摄入和慢性摄入。本文考虑的具体急性摄入时间是：怀孕前 6 个月（26 周）；怀孕第 5 周、第 15 周和第 35 周；出生后 1 周、10 周和 20 周。慢性摄入时间是妊娠期和哺乳期。选择不同的时间是为了估算在母亲摄入放射性核素的最可能模式的情况下对剂量的影响，同时也反映了在不同发育阶段摄入放射性核素对剂量可能产生的差异。

对于放射性核素的吸入，使用 ICRP 66 出版物中的人呼吸道模型，将吸入类型分为 F，M 和 S 类型颗粒材料以及气体和蒸汽。作为三种吸收类型（F、M 和 S）中的任何一种的替代方案，ICRP 71 出版物模型还指定了 V 类型，对于这种类型，血液摄取是瞬间的。这种类型适用于气体或蒸汽的吸入物，根据其在呼吸道中的沉积物分级，具体取决于它们的溶解度和反应性（SR-0，可忽略不计；SR-1，中；SR-2，高）。工作人员的模型已在 ICRP 68 出版物中进行了介绍，公众的模型则在 ICRP 71 出版物中进行了描述。对于放射性核素的食入，使用了 ICRP 30 出版物中的人消化道模型。工作人员的 f_1 值取自 ICRP 68 出版物中进行的介绍，公众的 f_1 则来自 ICRP 72 出版物。在孕期和哺乳期间对铁吸收的增加和孕期对碱土金属元素（钙、锶、钡和镭）吸收的增加均被考虑在内。

二、剂量估算

本节包括选择急性和慢性摄入情景的剂量系数表（母体每单位摄入放射性核素给婴儿的待积有效剂量，单位为 Sv/Bq）。所采用的方法是计算不同母体摄入情况下转移到母乳中的总活度，然后使用 3 月龄婴儿的食入剂量系数来计算母乳喂养婴儿的剂量系数。这种方法没有考虑在6个月的哺乳期中婴儿体重的变化或摄取放射性核素的吸收。然而，对出生后不久摄入的极端情况进行的比较表明，与3月龄婴儿相比，可能的更大肠道吸收和新生儿较小质量对以这种方式计算的婴儿剂量没有太大影响。在^{45}Ca和^{90}Sr摄入的情况下，假设新生婴儿完全吸收，与3月龄婴儿吸收0.6相比，其剂量系数增加约两倍。在^{131}I和^{137}Cs摄入的情况下，出生后不久摄入的剂量系数相应增加了1.6倍，这完全是由体重差异决定的，因为在所有年龄段，肠道对碘和铯的吸收都被认为是完全的。本书附录E中E.3列出了女性公众成员摄入放射性核素后婴儿的动力学数据和剂量系数。同时，还列出了所考虑的每个情况下，在6个月的哺乳期内，稳定元素从母亲转移到乳汁的总分数。此处只选取核医学科常见的几种核素，其他核素详见ICRP 95出版物。

虽然本书给出的剂量系数假设母乳喂养期为6个月，但它们可用于估计延长或缩短母乳喂养期的剂量。然而，对于哺乳期间摄入的许多放射性核素（例如^{131}I）来说，这并不是一个重要的考虑因素，因为传递给婴儿的总活度对母亲摄入的时间并不敏感。这一现象的原因在于，六个月的时间跨度相对于放射性核素转移发生的时间而言是相当长的。因此，无论是延长还是缩短假设的母乳喂养期，对婴儿所接受的剂量影响都是微乎其微的。对于其他放射性核素的摄入，可以通过调整相对于6个月时停止母乳喂养的摄入时间来降低延长或减少母乳喂养的时间。因每月转移大致恒定，于哺乳前摄入长寿命和大量滞留的放射性核素（例如^{239}Pu），剂量系数可以按（母乳喂养月数/6）的因子进行改变。类似的方法可以应用于母乳喂养超过6个月的长期暴露。然而，应该指出的是，虽然这些方法可以对婴儿的剂量进行合理的估计，但更准确的剂量评估将需要模型实施和具体计算。

本节中给出的剂量系数主要用于预期剂量评估。在计算这些剂量系数时，使用了生物动力学和剂量学模型中参数的参考值，这些参考值旨在代表一般人群。对于缺乏信息的元素，所使用的模型被认为更有可能高估而不是低估剂量。对于回顾性剂量评估，在剂量可能接近建议限度时，应考虑到照射的具体属性以及有关受试者的个体生物动力学和剂量学参数值。

母乳中的活度对乳房的剂量和母体内放射性核素对婴儿剂量不在这里详述，如果读者有兴趣可以参考ICRP 95出版物。

三、应用举例

示例：已知某成年女性患者，产后20周，由于病情需要须做检查，需服用3.7MBq的^{99m}Tc放射性药物进行核医学检查。估算由于母体服用放射性药物因哺乳所致新生婴儿的待积有效剂量。

从本书附录E中E.3表E-103中可知，在哺乳期摄入（慢性摄入）活度$A=3.7MBq$的^{99m}Tc放射性药物，剂量系数为$e^c=2.0\times10^{-11}Sv/Bq$，因此，由于哺乳所致新生婴儿的待积有效剂量为：$E^c=A\times e^c=3.7MBq\times2.0\times10^{-11}Sv/Bq=74\mu Sv$。

第六节　核医学内照射辐射防护

第一章第四节介绍了内照射防护的一般原则，由于核医学内照射防护有其自身的特性，本节将对核医学内照射辐射防护的相关内容进行介绍。

一、通用要求

（一）选址及布局

核医学工作场所宜建在医疗机构内独立的建筑物中，或者集中于无人长期居留的建筑物一侧或底层，同时设置相应的物理隔离和专用的人员、物流通道。避免核医学工作场所与产科、儿科、食堂等人员密集区毗邻，必须与非放射性工作场所明确划分和隔离。此外，核医学工作场所的排风口应尽可能远离周边高层建筑，以确保辐射物质的安全排放。

核医学工作场所应合理布局，从功能设置可分为诊断工作场所和治疗工作场所，同一工作场所内应根据诊疗流程合理设计各功能区域的布局。诊断工作场所应设置给药前患者或受检者候诊区、放射性药物贮存室、分装给药室（可含质控室）、给药后患者或受检者候诊室（根据放射性核素防护特性分别设置）、质控（样品测量）室、控制室、机房、给药后患者或受检者卫生间和放射性废物储藏室等功能用房。治疗工作场所应设置放射性药物贮存室、分装及药物准备室、给药室、病房（使用非密封源治疗患者）或给药后留观区、给药后患者专用卫生间、值班室和放置急救设施的区域等功能用房。诊断工作场所和治疗工作场所都需要设置清洁用品储存场所、员工休息室、护士站、更衣室、卫生间、去污淋浴间、抢救室或抢救功能区等辅助用房。对于综合性的核医学工作场所（既有诊断工作场所，又有治疗工作场所），部分功能用房和辅助用房可以共同利用。正电子药物制备工作场所至少应包括回旋加速器机房工作区、药物制备区、药物分装区及质控区等。

核医学放射工作场所应划分为控制区和监督区。控制区一般包括使用非密封源核素的房间（如放射性药物贮存室、分装及/或药物准备室、给药室等）、扫描室、给药后候诊室、样品测量室、放射性废物储藏室、病房（用于非密封源治疗患者）、卫生通道间、保洁用品储存场所等。监督区一般包括控制室、员工休息室、更衣室、医务人员卫生间等。根据 GB 18871—2002《电离辐射防护与辐射源安全基本标准》的有关规定，结合核医学科的具体情况，对控制区和监督区采取相应管理措施。控制区的入口应设置规范的电离辐射警告标志，并标明控制区的标志；监督区入口处应设置标明监督区的标志。控制区应相对集中，高活性室集中在一端，防止交叉污染。根据使用放射性药物的种类、形态、特性和活度，确定核医学治疗区（病房）的位置及其放射防护要求，给药室应靠近病房。通过设计合适的时间空间交通模式，尽量减少放射性药物、放射性废物的存放范围，限制给药后患者的活动空间。核医学工作场所应设立相对独立的工作人员、患者、放射性药物和放射性废物路径。工作人员通道和患者通道分开，减少给药后患者对其他人员的照射。注射放射性药物后的患者与注射前的患者不交叉，人员与放射性药物通道不交叉，放射性药物和放射性废物运送通道应尽可能短捷。核医学工作场所应采取合适的措施，控制无关人员随意进入控制区和给药后患者的随意流动，避免工作人员和公众受到不必要的照射。控制区的出入口应设立卫生缓冲区，为工作人员和患者提供必要的可更换衣物、防护用品、冲洗设施和表面污染监测设备。控制区内应设有给药后患者的专用卫生间。

（二）屏蔽及防护措施要求

1. 屏蔽 核医学场所屏蔽层设计应适当保守，按照可能使用的最大放射性活度、最长时间和最短距离进行计算。在设计核医学工作场所墙壁、地板及顶面的屏蔽层时，除了考虑室内的辐射源外，还要考虑相邻区域存在的辐射源影响以及散射辐射带来的照射。回旋加速器机房的建造应避免采用富含铁矿物质的混凝土，避免混凝土中采用重晶石或铁作为骨料；不带自屏蔽的回旋加速器应有单独的设备间，机房选择不易中子活化的混凝土材料。回旋加速器机房的电缆管沟、通风管道等穿过屏蔽体时，应采用地沟或S形、V形、Z形穿过墙壁，并进行屏蔽补偿，确保满足屏蔽体墙外的防护要求。防护门与墙体连接处应进行有效搭接，避免出现防护薄弱环节。

屏蔽计算时应采用可能应用放射性药物的最大活度。常用核素屏蔽材料十分之一值层厚度（tenth-value layer，TVL）见表6–10，操作不同活度的核素时防护通风柜（热室）的屏蔽厚度见表6–11。

表6–10　常用核素屏蔽材料十分之一值层厚度

单位：mm

核素	铅（11.3g/cm^3）	砖（1.65g/cm^3）	混凝土（2.35g/cm^3）
^{18}F	16.6	263.0	176.0
^{99m}Tc	1.0	160.0	110.0
^{131}I	11.0	240.0	170.0

资料来源：中华人民共和国国家卫生健康委员会. 核医学放射防护要求：GBZ 120—2020[S]. 北京：中国标准出版社，2020。

表6–11　操作不同活度的核素时防护通风柜（热室）的屏蔽厚度

操作活度 /MBq	操作活度 /mCi	屏蔽厚度 /mm		
		^{99m}Tc	^{131}I	^{18}F
1 850	50	2	19	35
3 700	100	2	22	40
7 400	200	2	25	45
11 100	300	2	27	48

续表

操作活度 /MBq	操作活度 /mCi	屏蔽厚度 /mm		
		^{99m}Tc	^{131}I	^{18}F
14 800	400	3	29	50
18 500	500	3	30	51
22 200	600	3	31	53
25 900	700	3	31	54
29 600	800	3	32	55
33 300	900	3	33	56
37 000	1 000	3	33	56
74 000	2 000	3	36	61
111 000	3 000	3	38	64
148 000	4 000	4	40	66
185 000	5 000	4	41	68
222 000	6 000	4	42	69
259 000	7 000	4	42	70
296 000	8 000	4	43	71
333 000	9 000	4	44	72
370 000	10 000	4	44	73

资料来源：中华人民共和国国家卫生健康委员会．核医学放射防护要求：GBZ 120—2020[S]. 北京：中国标准出版社，2020。

注：1. 表中数据按照距源 30cm 处剂量率 25μSv/h 计算。

2. $1Ci=3.7\times10^{10}Bq$。

距核医学工作场所各控制区内房间防护门、观察窗和墙壁外表面 30cm 处的周围剂量当量率应小于 2.5μSv/h。如屏蔽墙外的房间为人员偶尔居留的设备间等区域，其周围剂量当量率应小于 10μSv/h。放射性药物合成和分装的箱体、通风柜、注射窗等设备应设有屏蔽结构，以保证设备外表面 30cm 处人员操作位的周围剂量当量率小于 2.5μSv/h，放射性药物合成和分装箱体非正对人员操作位表面的周围剂量当量率小于 25μSv/h。固体放射性废物收集桶、暴露于地面致使人员可以接近的放射性废液收集罐体和管道应增加相应屏蔽措施，以保证其外表面 30cm 处的周围剂量当量率小于 2.5μSv/h。放射性物质贮存在专门场所内，并应有适当屏蔽。同时在该场所及周围的公众和放射工作人员应满足个人剂量限值要求。

2．污染控制

（1）操作非密封放射性材料的放射药房和实验室：操作非密封放射性材料的放射性制药厂或实验室（例如源准备区）应具有：

1）防止未经授权的人进入的措施；

2）给定房间或区域内使用的设备提供足够的空间，以随时将污染扩散到其他区域的可能性降至最低；

3）易于净化的封闭式工作站；

4）放射源的屏蔽储存；

5）固体和液体放射性废物的屏蔽临时储存，以及指定用于授权排放放射性液体废物的场所；

6）在可能发生大量外照射的地方，提供保护工作人员的屏蔽；

7）玻璃器皿等受污染物品的清洗区；

8）可以存放、穿上和脱下防护服的入口区域，并设有洗手池和污染监测仪；

9）无须直接用手接触即可操作的水龙头和皂液器以及一次性毛巾或热风干燥机；

10）紧急洗眼器，安装在洗手池附近；

11）用于人员净化的紧急淋浴。

操作非密封放射性物质的放射性药房、实验室和其他工作区应配备专门用于此目的的设备，包括：

1）尽量远离源的工具，例如钳子和镊子；

2）注射器防护罩；

3）放射性材料容器，其屏蔽装置应尽可能靠近放射源；

4）用于液体样品的双层容器（具有牢不可破的外壁）；

5）滴水盘，用于在溢出时最大限度地减少污染的扩散；

6）一次性吸头自动移液器（或者用皮下注射器代替移液器）；

7）用于屏蔽的铅墙或铅砖；

8）装有铅玻璃窗户的铅屏障；

9）含有低原子序数材料（即丙烯酸）的屏障，用于β发射体；

10）辐射和污染监测设备（地面和空气）；

11）用于将放射性物质从一个地方运送到另一个地方的屏蔽运载容器，必要时装有轮子；

12）处理溢出物的设备（去污工具）。

放射性药房或实验室水槽的排水管应尽可能直接通向主建筑下水道，不得与建筑内的其他排水管连接，除非其他排水管也携带放射性物质。这是为了最大限度地减少排水系统“倒流”和污染其他非受控区域的可能性。应提供给维护人员的排水系统的最终计划应清楚地标明放射性药房和实验室的排水管。放射性物质流经的管道应进行标记，以确保在进行任何维护之前进行监测。

一些国家要求核医学设施的排水管，特别是放射性核素治疗病房的排水管终止于衰变池中。

可能受到污染的区域的地板应采用可清洗且耐化学变化的不渗透材料制成，弯曲到墙壁，所有接缝密封并粘在地板上。墙壁应具有光滑且可清洗的表面，例如涂有可清洗的无孔油漆。使用或储存非密封放射性物质的房间表面，如长凳、桌子、座椅、门和抽屉把手等，应光滑、不吸水，以便于清洁和消毒。供应品（例如燃气、电力和真空设备）不应安装在台面上，而应安装在墙壁或支架上。地板和长凳（包括工作台）应足够坚固，足以支撑任何必要的屏蔽材料或放射性核素发生器的重量。应评估放射性核素发生器起重设备的需求。

产生或处理放射性气溶胶或气体的放射性制药厂或实验室应配备适当的通风系统，包括通风柜、层流气流柜或手套箱。通风柜应由光滑、不渗透、可清洗且耐化学物质的材料制成，并且应呈现负流速。工作表面应有一个稍微凸起的边缘，以容纳任何溢出物。通风系统的设计应使放射性药剂室或实验室相对于周围区域处于负压，并且应足以适应所使用的放射性同位素。

气流应该从空气污染可能性最小的区域流向空气污染可能发生的区域。来自放射性制药或放射化学实验室的室内空气应通过过滤系统或其他用于收集空气中放射性物质的装置排出，并且不应再循环，既不能直接与混合系统中进入的新鲜空气混合，也不能由于排气装置靠近新鲜空气入口而间接再循环。设计中应考虑竞争性气流的可能性。出于无菌的原因，一些放射性药物可能需要正压而不是负压。在这种情况下，压力梯度可以通过将其他需要负压的工作站放置在放射性药物工作站旁边来获得。

（2）接受放射性核素治疗的病人房间：为接受放射药物治疗的患者指定的房间的地板和其他表面应覆盖光滑、连续和非吸收性材料，这些材料易于清洁和净化。屏蔽的设计应采用适当的剂量限制，适用于工作人员和公众。临时存放亚麻布和被放射性材料污染的废物的箱子应设在安全区域。储存区域应使用 GB 18871—2002《电离辐射防护与辐射源安全基本标准》中的基本电离辐射符号进行清晰标记。

为接受放射药物治疗的病人指定的房间应该有单独的厕所和洗涤设施。应展示要求患者至少冲洗两次厕所和洗手的标志，以确保排泄的放射性物质得到充分稀释，并将污染降至最低。作为正常的卫生措施，设施应包括洗手池。

（3）相关标准要求：在 GBZ 120—2020《核医学放射防护要求》中，要求应依据计划操作最大量放射性核素的加权活度对开放性放射性核素工作场所进行分类管理，把工作场所分为Ⅰ、Ⅱ、Ⅲ三类。不同类别核医学工作场所用房室内表面及装备结构的基本放射防护要求见表 6–12。

表 6–12　不同核医学工作场所用房室内表面及装备结构的基本放射防护要求

种类	分类		
	Ⅰ	Ⅱ	Ⅲ
结构屏蔽	需要	需要	不需要
地面	与墙壁接缝无缝隙	与墙壁接缝无缝隙	易清洗
表面	易清洗	易清洗	易清洗
分装柜	需要	需要	不必须

续表

种类	分类		
	Ⅰ	Ⅱ	Ⅲ
通风	特殊的强制通风	良好通风	一般自然通风
管道	特殊管道①	普通管道	普通管道
盥洗与去污	洗手盆②和去污设备	洗手盆②和去污设备	洗手盆②

资料来源：中华人民共和国国家卫生健康委员会. 核医学放射防护要求：GBZ 120—2020[S]. 北京：中国标准出版社，2020。

注：①下水道宜短，大水流管道应有标记以便维修检测。

②洗手盆应为感应式或脚踏式等手部非接触开关控制。

核医学工作场所的放射性核素操作设备的表面、工作台台面等平整光滑，室内地面与墙壁衔接处应无接缝，易于清洗、去污。应按照 GB 18871—2002《电离辐射防护与辐射源安全基本标准》的规定，将辐射工作场所按放射性核素日等效最大操作量的大小分为甲级、乙级和丙级。操作放射性药物场所级别达到乙级应在手套箱中进行，丙级可在通风橱内进行。应为从事放射性药物操作的工作人员配备必要的防护用品。放射性药物给药器应有适当的屏蔽，给药后患者候诊室内、核素治疗病房的床位旁应设有铅屏风等屏蔽体，以减少对其他患者和医护人员的照射。操作放射性药物的控制区出口应配有表面污染监测仪器，从控制区离开的人员和物品均应进行表面污染监测，如表面污染水平超出控制标准，应采取相应的去污措施。放射性物质应贮存在专门场所的贮存容器或保险箱内，定期进行辐射水平监测，无关人员不应入内。贮存的放射性物质应建立台账，及时登记，确保账物相符。应为核医学工作场所内部放射性物质运送配备有足够屏蔽的贮存、转运等容器，容器表面应张贴电离辐射标志，容器在运送时应有适当的固定措施。粒子源植入场所应配备辐射监测仪器，手术结束后应对手术床及周边区域进行辐射水平监测，以排除粒子源在手术植入过程中遗漏或丢失。敷贴器治疗场所应设置专门的治疗室，治疗时严禁将敷贴源带出治疗室外。敷贴治疗中，医务人员应采取有效的个人防护措施，对病人的正常组织应采用合适的屏蔽措施。敷贴器使用中应避免锐器损坏源窗面，不得将敷贴器浸入水、酒精等溶剂中，使用后应存放于干燥的贮源箱内。回旋加速器机房应设置门机联锁装置和延时开门措施，机房内应设置紧急停机开关、紧急开门按钮及清场措施，并安装固定式剂量率报警仪。机房门口应有声光报警装置和工作状态指示灯，并与加速器联锁。扫描机房外门框上方应设置工作状态指示灯。

应根据使用核素的特点、操作方式以及潜在照射的可能性和严重程度，做好工作场所监测，包括场所周围剂量当量率水平、表面污染水平或空气中放射性核素浓度等内容。开展核医学工作的医疗机构应定期对放射性药物操作后剂量率水平和表面污染水平进行自主监测，每年应委托有相应资质的技术服务机构进行检测。核医学工作场所的放射性表面污染控制水平见表 6-13。

表 6–13　核医学工作场所的放射性表面污染控制水平

单位：Bq/cm^2

<table>
<tr><th rowspan="2" colspan="2">表面类型</th><th colspan="2">α 放射性物质</th><th rowspan="2">β 放射性物质</th></tr>
<tr><th>极毒性</th><th>其他</th></tr>
<tr><td rowspan="2">工作台、设备、墙壁、地面</td><td>控制区①</td><td>4.00</td><td>40.00</td><td>40.00</td></tr>
<tr><td>监督区</td><td>0.40</td><td>4.00</td><td>4.00</td></tr>
<tr><td>工作服、手套、工作鞋</td><td>控制区
监督区</td><td>0.40</td><td>0.40</td><td>4.00</td></tr>
<tr><td colspan="2">手、皮肤、内衣、工作袜</td><td>0.04</td><td>0.04</td><td>0.40</td></tr>
</table>

资料来源：中华人民共和国国家卫生健康委员会. 核医学放射防护要求：GBZ 120—2020[S]. 北京：中国标准出版社，2020。

注：①该区内的高污染子区除外。

（三）密闭和通风要求

核医学工作场所应保持良好的通风，工作场所的气流流向应遵循自清洁区向监督区再向控制区的方向设计，保持工作场所的负压和各区之间的压差，以防止放射性气体及气溶胶对工作场所造成交叉污染。使用回旋加速器制备放射性药物的工作场所应设有单独的通风系统，加速器自屏蔽区内应有单独排气管道，并相对加速器室呈负压状态。^{131}I 治疗病房应设有单独的通风系统，病房的门窗应有封闭措施，保持治疗区域内的负压，治疗区域内的空气应经单独的排气管道有组织排放。放射性物质的合成、分装以及挥发性放射性核素的操作应在手套箱、通风橱等密闭设备中进行，防止放射性液体泄漏或放射性气体及气溶胶逸出。手套箱、通风橱等密闭设备应设计单独的排风系统，并在密闭设备的顶壁安装活性炭或其他过滤装置。通风橱应有足够的通风能力。制备放射性药物的回旋加速器工作区域、^{131}I 治疗病房以及设有通风橱、手套箱等场所的通风系统排气口应高于本建筑物屋顶，尽可能远离邻近的高层建筑。

（四）放射性废物的管理

应根据核医学实践中产生废物的形态及其中的放射性核素的种类、半衰期、活度水平和理化性质等，按放射性废物分类要求将放射性废物进行分类收集和分别处理。应按照废物最小化的原则区分放射性废物与解控废物，不能混同处理，应尽量控制和减少放射性废物产生量。核医学实践中产生的短寿命放射性废物，应尽量利用贮存衰变的方法进行处理，待放射性核素活度浓度满足解控水平后，实施解控。不能解控的放射性废物，应送交有资质的放射性废物收贮或处置机构进行处理。应建立放射性废物收集、贮存、排放管理台账，做好记录并存档备案。

1．**固体放射性废物**　固体放射性废物应收集于具有屏蔽结构和电离辐射标志的专用废物桶。废物桶内应放置专用塑料袋直接收纳废物。含尖刺及棱角的放射性废物，应预先进行包装处理，再装入废物桶，防止刺破废物袋。放射性废物每袋重量不超过 20kg。装满废物的塑料袋应密封后及时转送至放射性废物暂存间储存。

产生少量放射性废物和利用贮存衰变方式处理放射性废物的单位，经审管部门批准可以将废物暂存在许可的场所和专用容器中。暂存时间和总活度不能超过审管部门批准的限制要求。放射性废物贮存场所应安装通风换气装置，放射性废物中含有易挥发放射性核素的，通风换气装置应有单独的排风管道。入口处应设置电离辐射警告标志，采取有效的防火、防丢失、防射线泄漏等措施。废物暂存间内应设置专用容器盛放固体放射性废物袋（桶），不同类别废物应分开存放。容器表面应注明废物所含核素的名称、废物的类别、入库日期等信息，并做好登记记录。含放射性的实验动物尸体或器官应装入废物袋做好防腐措施（如存放至专用冰柜内），并做好屏蔽防护。不需要特殊防护措施即可处理的尸体含放射性常用核素的活度上限值见表 6–14。废物暂存间内不得存放易燃、易爆、腐蚀性物品。

表 6–14　不需要特殊防护措施即可处理的尸体含放射性核素活度上限值

放射性核素	解剖或防腐 /MBq	掩埋 /MBq	火化 /MBq
^{131}I	10	400	400
^{125}I	40	4 000	4 000
^{89}Sr	50	2 000	20
^{32}P	100	2 000	20
^{90}Y	200	2 000	70

资料来源：中华人民共和国生态环境部. 核医学辐射防护与安全要求：HJ 1188—2021[S]. 北京：中国标准出版社，2021。

固体放射性废物暂存时间满足下列要求的，经监测辐射剂量率满足所处环境本底水平，α 表面污染小于 0.08Bq/cm^2、β 表面污染小于 0.8Bq/cm^2 的，可对废物清洁解控并作为医疗废物处理：①所含核素半衰期小于 24h 的放射性固体废物暂存时间超过 30d；②所含核素半衰期大于 24h 的放射性固体废物暂存时间超过核素最长半衰期的 10 倍；③含 ^{131}I 核素的放射性固体废物暂存超过 180d。不能解控的放射性固体废物应该按照放射性废物处理的相关规定予以收集、整备，并送交有资质的单位处理。放射性废物包装体外的表面剂量率应不超过 0.1mSv/h，表面污染水平对 β 和 γ 发射体以及低毒性 α 发射体应小于 4Bq/cm^2、其他 α 发射体应小于 0.4Bq/cm^2。固体放射性废物的存储和处理应安排专人负责，并建立废物存储和处理台账，详细记录放射性废物的核素名称、重量、废物产生起始日期、责任人员、出库时间和监测结果等信息。

2. **液体放射性废物**　核医学工作场所应设置有槽式或推流式放射性废液衰变池或专用容器，收集放射性药物操作间、核素治疗病房、给药后患者卫生间、卫生通过间等场所产生的放射性废液和事故应急时清洗产生的放射性废液。核医学工作场所放射性药物标记、分装、注射后的残留液和含放射性核素的其他废液应收集在专用容器中。含有长半衰期核素的放射性废液应单独收集存放。盛放放射性废液的容器表面应张贴电离辐射标志。核医学工作场所的上水需配备洗消处理设备（包括洗消液）。控制区和卫生通过间内的淋浴间、盥洗水盆、清洗池等应选用脚踏式或自动感应式的开关，以减少场所内的设备放射性污染。头、眼和面部宜采用向上冲淋的流动水。放射性废液收集的管道走向、阀门和管道的连接应设计成尽可能少的死区，下水道宜短，大水流管道应有标记，避免放射性废液集聚，便于检测和维修。

经衰变池和专用容器收集的放射性废液，应贮存至满足排放要求。衰变池或专用容器的容积应充分考虑场所内操作的放射性药物的半衰期、日常核医学诊疗及研究中预期产生贮存的废液量以及事故应急时的清洗需要。衰变池池体应坚固、耐酸碱腐蚀、无渗透性、内壁光滑和具有可靠的防泄漏措施。含 ^{131}I 治疗病房的核医学工作场所应设置槽式废液衰变池。槽式废液衰变池应由污泥池和槽式衰变池组成，衰变池本体设计为 2 组或 2 组以上槽式池体，交替贮存、衰变和排放废液。在废液池上预设取样口。有防止废液溢出、污泥硬化淤积、堵塞进出水口、废液衰变池超压的措施。核医学诊断和门诊 ^{131}I 治疗场所，可设置推流式放射性废液衰变池。推流式衰变池应包括污泥池、衰变池和检测池。应采用有效措施确保放射性废液经污泥池过滤沉淀固形物，推流至衰变池，衰变池本体分为 3 ~ 5 级分隔连续式衰变池，池内设导流墙。污泥池池底有防止和去除污泥硬化淤积的措施。

对于槽式衰变池贮存方式：①所含核素半衰期小于 24h 的放射性废液暂存时间超过 30d 后可直接解控排放；②所含核素半衰期大于 24h 的放射性废液暂存时间超过 10 倍最长半衰期（含 ^{131}I 核素的暂存超过 180d），监测结果经审管部门认可后，按照 GB 18871—2002《电离辐射防护与辐射源安全基本标准》中 8.6.2 规定方式进行排放。放射性废液总排放中总 α 不大于 1Bq/L、总 β 不大于 10Bq/L、^{131}I 的放射性活度浓度不大于 10Bq/L。对于推流式衰变池贮存方式，所含核素半衰期大于 24h 的，每年应对衰变池中的放射性废液进行监测，^{131}I 和最长半衰期核素的放射性活度浓度应满足 GB 18871—2002《电离辐射防护与辐射源安全基本标准》附录 A 表 A1 的要求。放射性废液的暂存和处理应安排专人负责，并建立废物暂存和处理台账，详细记录放射性废液所含的核素名称、体积、废液产生起始日期、责任人员、排放时间、监测结果等信息。

3. **气体放射性废物**　产生气态放射性废物的核医学场所应设置独立的通风系统，合理组织工作场所的气流，对排出工作场所的气体进行过滤净化，避免污染工作场所和环境。应定期检查通风系统过滤净化器的有效性，及时更换失效的过滤器，更换周期不能超过厂家推荐的使用时间。更换下来的过滤器按放射性固体废物进行收集、处理。

（五）辐射监测

开展核医学诊疗实践的医疗机构应制订辐射监测计划，并按照计划落实监测工作，不具备辐射监测能力的单位，可以委托有能力的单位进行监测。所有辐射监测记录应建档保存，测量记录应包括测量对象、测量条件、测量方法、测量仪器、测量时间和测量人员等信息。应定期对辐射监测结果进行评价，监测中发现异常情况应查找原因并及时报告，提出改进辐射防护工作的意见和建议。应根据使用放射性核素种类、数量和操作方式，对核医学工作场所的外照射剂量率水平和表面放射性污染水平进行监测。每次工作结束（出现放射性药物洒落应及时进行监测），应对放射性核素操作台面、设备表面、墙壁和地面、给药后患者候诊室、核素治疗场所的设施等、放射性废物桶和包装袋表面、工作人员的手、皮肤暴露部分及工作服、手套、鞋、帽等进行表面放射性污染监测。控制区和监督区所有工作人员和公众可能居留的有代表性的点位和存有放射性物质的装置/设备的表面辐射水平的监测频次不少于 1 次/月。开展核医学相关活动的机构应自行或委托有能力的监测机构对工作场所周围环境的辐射水平进行监测，监测频次应不少于 1 次/年。

核医学工作场所的工作人员应佩戴个人剂量计，对个人外照射剂量进行监测。对于操作大量气态和挥发性放射性物质的工作人员，应根据场所的放射性气溶胶浓度开展内照射评价，当怀疑其体内受到放射性污染时，应进行体内放射性监测。个人剂量档案应按照要求妥善保存，监测数据异常时，及时进行调查。应保障放射工作人员、患者或受检者以及公众的放射防护安全与健康，对工作人员所受的职业照射应加以限制，使其符合 GB 18871—2002《电离辐射防护与辐射源安全基本标准》职业照射剂量限值的规定，个人监测应符合 GBZ 128—2016《职业性外照射个人监测规范》和 GBZ 129—2016《职业性内照射个人监测规范》的要求。

二、职业人员的辐射防护

根据中华医学会核医学分会每两年开展的全国核医学现状调查，我国核医学单位数量、从事核医学相关工作的人员数、核医学设备数、诊断和治疗患者数等均呈现快速增长趋势。核医学从业人员的队伍日渐壮大，因此国家法规的完善、个人剂量监测以及辐射防护措施等相关内容变得尤为重要。

核医学职业人员通常包括医师、放射性药剂师、医学物理师、技师、护士等参与管理放射性药物和患者的人员。然而，常常被忽视的清洁人员也应纳入放射工作人员管理工作中。

（一）国家法规和标准

在我国，涉及核医学职业照射的主要法规和标准，包括《中华人民共和国职业病防治法》[中华人民共和国主席令第 24 号（2019 版）]，《放射性同位素与射线装置安全和防护条例》（中华人民共和国国务院令第 449 号），《放射诊疗管理规定》（中华人民共和国卫生部令第 46 号）、GB 18871—2002《电离辐射防护与辐射源安全基本标准》、GBZ 120—

2020《核医学放射防护要求》等。这些法规、标准旨在通过对核医学设施一系列相关要求，以确保职业人员、患者和公众的防护与安全。对开展核医学工作的医疗机构、职业人员在核医学操作中的责任、人员配置、场所布局、设备以及培训等诸方面的相关要求。

（二）防护设备和工具

开展核医学工作的医疗机构应根据工作内容，为工作人员配备合适的防护用品和去污用品，其数量应满足开展工作需要。对陪检者应至少配备铅橡胶防护衣。当使用的 ^{99m}Tc 活度大于 800MBq 时，防护用品的铅当量应不小于 0.5mmPb，个人防护用品及去污用品具体配置见表 6-15。对操作 ^{68}Ga、^{18}F 等正电子放射性药物和 ^{131}I 的场所，此时应考虑其他的防护措施，如：穿戴放射性污染防护服、熟练操作技能、缩短工作时间、使用注射器防护套和先留置注射器留置针等措施。使用防护服衣服既可以保护穿着者的身体，也可以帮助防止污染转移到其他地方。在进入其他区域（如员工室）之前，应脱掉防护服。应佩戴辐射安全眼镜，以保护眼睛免受辐射和眼睛污染。当处理 β 发射器时，应戴两层手套，以避免污染皮肤。应强调使用屏蔽、工具和工作规范，通过防止直接处理小瓶、注射器和受污染物品来最大限度地减少暴露。使用自动注射系统可以减少对工作人员的辐射剂量。

表 6-15　个人防护用品

场所类型	工作人员		患者或受检者
	必备	选备	
普通核医学和 SPECT 场所	铅橡胶衣、铅橡胶围裙和放射性污染防护服、铅橡胶围脖	铅橡胶帽、铅玻璃眼镜	
正电子放射性药物和 ^{131}I 的场所	放射性污染防护服		
敷贴治疗	宜使用远距离操作工具	有机玻璃眼镜或面罩	不小于 3mm 厚的橡皮泥或橡胶板等
粒子源植入	铅橡胶衣、铅玻璃眼镜、铅橡胶围裙或三角裤	铅橡胶手套、铅橡胶围脖、0.25mm 铅当量防护的三角裤或三角巾	植入部位对应的体表进行适当的辐射屏蔽

资料来源：中华人民共和国国家卫生健康委员会. 核医学放射防护要求：GBZ 120—2020[S]. 北京：中国标准出版社，2020。

注：空白表示不要求，宜使用非铅防护用品。

根据工作内容及实际需要，合理选择使用移动铅屏风、注射器屏蔽套、带有屏蔽的容器、托盘、长柄镊子、分装柜或生物安全柜、屏蔽运输容器 / 放射性废物桶等辅助用品。

对于治疗性放射性药物的口服，放射性物质应放置在屏蔽的防泄漏容器中。应注意尽量减少溅起液体或掉落胶囊的机会。处理非屏蔽放射性物质时，应使用适当的长柄工具。对于静脉注射剂，注射器应放置在注射器屏蔽内（发射β射线的放射性核素通常使用塑料材料以尽量减少轫致辐射，高 *Z* 材料用于光子发射放射性核素），并带有透明窗口，以便看到注射器中的物质。对于 ^{90}Y 放射免疫治疗，5mm 厚的钨制注射器护罩的保护作用略高于 10mm 厚的塑料护罩。应在注射或输液部位下方放置吸收材料或垫子。

放射性治疗药物的管理程序应包括规定的治疗活性的传递。应调查注射器、管材、过滤器或其他设备中的任何残留活性。输液泵应用等渗盐水（或其他生理缓冲液）冲洗或冲洗。放射性核素管理中使用的所有材料应被视为医疗废物和放射性废物，并应贴上放射性核素、辐射预防标签，并以符合适用法规的方式储存和 / 或处置。

（三）个人剂量监测

个人剂量监测类型可分为常规监测、任务相关监测和特殊监测。在核医学设施中接受监测的工作人员应包括所有常规与放射性核素打交道的人员，或护理人员或与治疗患者相处的其他工作人员。在对接受放射性药物治疗的病人进行管理期间以及在放射性药物的制备和使用期间，应定期监测外照射情况。在一般核医学程序中很少需要监测内部污染，除非怀疑有大量摄入。如，在工作人员使用大量 ^{131}I 进行甲状腺肿瘤治疗的情况下，应进行内照射常规监测。常规监测的周期应综合考虑放射工作人员的工作性质、所受剂量的大小、剂量变化程度及剂量计的性能等诸多因素。

1．外照射个人监测 外照射个人常规监测周期一般为 1 个月，最长不应超过 3 个月。任务相关监测和特殊监测应根据辐射监测实践的需要进行。在制备和施用放射性药物的过程中，手可能受到很大剂量的辐射。如果不采取适当的保护措施，手指的暴露程度将很高，特别是对 ^{90}Y 等高能β放射性核素。使用抓钳握住针头可显著减少手部的剂量。应根据个人监测的实际情况，分别选择 $H_p(10)$、$H_p(3)$ 和 $H_p(0.07)$ 个人剂量计进行个人监测。若无符合 $H_p(3)$ 定义的商品剂量计，或无校准 $H_p(3)$ 剂量计的条件，可参考 GBZ/T 301—2017《电离辐射所致眼晶状体剂量估算方法》推荐的方法用 $H_p(10)$ 或 $H_p(0.07)$ 对 $H_p(3)$ 进行估算。$H_p(10)$ 适用于体表下 10mm 深处的器官或组织的监测，在特定条件下用于有效剂量评价；$H_p(3)$ 适用于体表下 3mm 深处的器官或组织的监测，用于眼晶状体剂量评价；$H_p(0.07)$ 适用于体表下 0.07mm 深处的器官或组织的监测，用于皮肤剂量评价。

对于比较均匀的辐射场，当辐射主要来自前方时，剂量计应佩戴在人体躯干前方中部位置，一般在左胸前或锁骨对应的领口位置；当辐射主要来自人体背面时，剂量计应佩戴在背部中间。对于核医学放射药物分装与注射等全身受照不均匀的工作情况，建议采用双剂量计监测方法（在铅围裙内躯干上再佩戴另一个剂量计，铅围裙外锁骨对应的领口位置佩戴剂量计），且宜在身体可能受到较大照射的部位佩戴局部剂量计（如头箍剂量计、腕部剂量计、指环剂量计等）。当放射工作人员的年个人剂量当量小于 20mSv 时，一般只需将个人剂量当量 $H_p(10)$ 视为有效剂量进行评价，否则，估算人员的有效剂量。当人员的眼晶状体、皮肤和四肢的剂量有可能超过相应的年当量剂量限值时，给出年有效剂量的同时估算其年当量剂量。

2．**内照射个人监测**　对于在控制区内工作并可能有放射性核素摄入的职业人员，应进行常规个人监测。如有可能，对所有受到职业照射的人员均应进行个人监测，如果放射性核素年摄入量产生的待积有效剂量不可能超过 1mSv 时，可适当减少个人监测频度，但应进行工作场所监测。对接受内照射个人监测的人员，应根据具体情况确定常规监测的周期。空气中存在 ^{131}I 的工作场所，至少每个月用体外测量方法监测甲状腺一次；其他有职业内照射的情况可 3～6 个月监测一次。确定内照射常规监测周期应主要考虑探测方法的灵敏度、限定的年剂量（2mSv/a，为年剂量限值 20mSv/a 的 1/10）、摄入量的不确定度等因素。

特殊监测和任务相关监测应有明确摄入时刻和污染物物理化学状态的资料。在已知或怀疑有摄入时、发生事故或异常事件后，应进行特殊监测。当常规排泄物监测测量结果超过导出调查水平，以及其他临时监测结果发现异常时也应进行特殊监测。对因工作需要短时期进入放射性污染地区或空气中放射性活度浓度水平高的场所的人员，以及参加事故干预行动可能受到内污染的人员应进行任务相关监测。

内照射个人监测方法有全身或器官中放射性核素的体外直接测量、排泄物及其他生物样品中放射性核素分析和空气采样分析。选择监测方法时，应考虑以下几个因素：①放射性核素的辐射特性；②污染物的生物动力学行为，特别是生物学廓清及放射性衰变后污染物在体内的滞留特性；③监测周期；④测量设备的灵敏度、适用性以及是否现有这种设备。

全身或器官中放射性物质含量的体外直接测量技术，可用于发射特征 X 射线、γ 射线、正电子和高能 β 粒子的放射性核素，也可用于一些发射特征 X 射线的 α 辐射体。用于全身或器官放射性核素含量的体外直接测量设备由一个或多个安装在低本底环境下的高效率探测器组成。探测器的几何位置应符合测量目的。对于发射 γ 射线的裂变产物和活化产物，如 ^{131}I，可用能在工作场所使用的较简单的探测器进行监测。如果放射性核素污染的伤口中有发射高能量 γ 射线的放射性物质，通常可用 β-γ 探测器。当污染物为某些能发射特征 X 射线的 α 辐射体时，可用 X 射线探测器。当伤口受到多种放射性核素污染时，应采用具有能量甄别本领的探测器。伤口探测器应配有良好的准直器，以便对放射性污染物进行定位。在进行体外直接测量前应进行人体表面去污。

对于不发射 γ 射线或只发射低能光子的放射性核素，应采用排泄物监测技术。对于发射高能 β、γ 射线的辐射体，也可采用排泄物监测技术。一般采用尿样分析进行排泄物监测，对主要通过粪排泄或需要评价吸入 S 类物质自肺部的廓清时要求分析粪样。在一些特殊调查中也可分析其他生物样品，例如，可分析鼻腔分泌物或鼻拭样；怀疑有高水平污染时，可分析血样；在有 ^{14}C、^{226}Ra 等内污染情况下，可采用呼出气活度监测技术。

空气采样分析可通过个人空气采样器和固定空气采样器实现。通过空气采样器采集核医学场所内的空气，检测其放射性活度，再依据工作人员呼吸速率、工作时间等推测出工作人员吸入放射性核素的活度。采用空气采样分析方法时，应特别注意不同年龄组的呼吸率。根据空气样品的测量结果估算工作人员内照射剂量有很大不确定性。

（四）健康监护

对从事受到或可能受到职业照射活动的所有工作人员，开展核医学诊疗的医疗机构（许可证持有者）必须确保为工作人员提供必要的工作人员健康监护和保健服务，为工作人员制订健康监护计划，并应基于职业保健的一般原则。并明确，健康监护的主要目的是评估工作人员初始和持续适合其预期任务的健康状况。只有对工作人员的健康监护符合国家监管机构或其他相关主管部门制定规则后，才可以接受不在许可证持有者控制之下的源的辐射照射的工作。

参与核医学的工作人员一般不需要与电离辐射照射有关的特殊健康监护，在正常工作条件下，大多数核医学工作人员的职业剂量很低，不需要进行特殊的辐射相关的健康检查，因为没有任何诊断测试可能与这样低剂量照射相关。只有在工作人员过度受照射，剂量远高于剂量限值的情况下，才需要进行涉及生物剂量学和进一步扩展诊断和医疗的特殊调查。在内污染的情况下，可能需要额外的调查来确定其吸收和滞留，并应酌情考虑促进排泄或限制放射性物质摄取的干预措施。应当向已经或可能已经受到超剂量限值照射的工作人员提供咨询，并且应向担心其受到辐射照射的工作人员提供信息、建议和咨询。从事核医学诊疗的怀孕或可能怀孕的女性工作人员尤其需要注意这一点。

（五）孕妇和哺乳期工作人员

女职工被告知疑似怀孕或者正在哺乳的，用人单位应当调整其职业照射的工作条件，确保胚胎、胎儿或者母乳喂养的婴儿得到适当的保护，应达到与公众所需的同样广泛的保护水平。对胚胎或胎儿的剂量限制并不意味着孕妇应避免从事辐射工作，而是意味着雇主应仔细审查正常照射和潜在照射的照射条件。例如，怀孕的工作人员可能被限制不能在放射性药房工作，也不宜使用放射性碘溶液。放射性碘的主要风险是它会穿过胎盘屏障并集中在胎儿甲状腺中。另一种可能的解决方案包括将怀孕工作人员重新分配到事故可能性较低的岗位或环境剂量水平较低的地点。此类重新分配应伴随适当的培训。进一步的考虑是怀孕工作人员需要避免接触放射性泄漏等事故。

开展核医学诊疗的医疗机构（许可证持有者）应向很可能进入控制区或监督区或可能履行应急职责的女性工作人员提供有关以下方面的信息：

1．孕妇受照射所引起的对胚胎或胎儿的危险。

2．女性工作人员如果意识到自己已怀孕或者正在哺乳婴儿情况时尽快通知医疗机构的重要性。

3．摄入放射性物质对母乳喂养的婴儿造成的健康效应方面的危险。

开展核医学诊疗的医疗机构（许可证持有者）不得将已怀孕或者正在哺乳婴儿的女性工作人员作为排除该女性工作人员工作的理由。对已怀孕或者正在哺乳婴儿的女性工作人员，应改善她们职业照射的工作条件，以确保胚胎或胎儿或母乳喂养婴儿受到的照射与对公众成员规定的防护水平相同。限制对胚胎或胎儿的剂量并不意味着孕妇应该避免从事放射工作，但这确实意味着应该仔细审查正常照射和潜在照射方面的照射条件，例如，可能会限制怀孕工作人员在涉及放射性药物操作与储存的相关房间的工作时间，或使用放射性碘溶液的工作时间（放射性碘的主要风险是它穿过胎盘屏障并集中在胎儿甲状腺中）。其他可能的解决方案包括将怀孕工作人员重新安排到事故可能性较低或环境剂量当量较低的工作岗位，这种重新安排应该伴随着足够的培训，应该避免让怀孕的工作人员参与放射性泄漏等事故响应相关工作中。个人电子剂量计在评估怀孕工作人员以及随后的胚胎或胎儿的辐射剂量方面很有价值。

三、公众人员的辐射防护

核医学对公众可能带来的辐射风险包括：服用放射性药物后的患者（患者在服用放射性药物后成为移动的辐射源，周围人员可能在毫无察觉的情况下暴露于辐射中，这种情况可能在家庭、医疗机构或其他公共场所发生）；进入核医学科的访客（进入核医学科的访客可能接触到放射性物质，从而增加辐射暴露的风险）；核医学排放的放射性废物（核医学机构可能会排放放射性废物，这可能会导致公众暴露于额外的辐射中，这些排放可能通过空气、水或其他途径进入环境，对周围社区和生态系统造成潜在风险）。

对于公众成员，通常设定的剂量限值为每年 1mSv。然而，需要注意的是，在照顾和安慰服用放射性药物后的患者过程中，家人或亲密的朋友受到的辐射照射被视为医疗照射而不是公众照射，剂量限值为每年 5mSv。因此，核医学许可证持有者必须作出有关安排，以确保在患者接受放射性核素诊断或治疗后对公众成员和家庭成员进行适当的辐射防护，使得辐射暴露保持在安全水平。

（一）工作人员的非职业照射和来访者

为了保护在核医学设施中的公众免受辐射，有几项主要手段和注意事项需要考虑：

1．**屏蔽设计**　核医学设施应设计具有足够的屏蔽，确保任何紧邻区域的公众受到的照射符合公共剂量限值的要求，且应尽可能低于监管机构设置的剂量限值。

2．**辐射防护规则**　在核医学设施内，辐射防护负责人应该制定严格的规则，以确保接受过放射性药物治疗的患者在设施内和出院后与公众成员的接触不会导致超出公共剂量限值。

3．**人员流动设计**　在核医学设施的设计阶段，应考虑患者、工作人员和访客的流动，并采取措施尽量减少他们之间的接触或接近，以降低外照射和污染扩散的风险。

4．**特殊访客管理**　在某些特殊情况下，可能允许特定访客进入受控区域，但必须确保他们始终由了解该区域防护和安全措施的工作人员陪同。此外，应该制定书面程序，明确何时可以允许这样的例外情况发生，以及谁有资格陪同访客。在所有情况下，应特别考虑怀孕或哺乳的妇女的安全。

通过这些措施和规则，可以最大限度地确保核医学设施的运作不会对公众造成不良影响，同时保护患者、工作人员和访客的安全。

（二）公共区域的公众成员

已接受核医学诊疗程序的出院患者通常不受公众照射的限制，但建议患者采取措施加强残留放射性物质的清除，例如多饮水和经常排空膀胱，并避免与敏感人群（如幼儿和孕妇）长时间接触。

接受放射性药物诊疗的患者在公共场所对靠近的其他人员造成外照射的情况较为主要，例如在公共交通工具上。此外，他们也可能通过排泄或呼出放射性核素导致公众成员的内部污染。

1．出院管理 患者住院或出院的决定应根据个人情况，考虑多方面因素：包括患者的辐射水平（通过剂量率监测测量）、患者体内的残余放射性活度、患者的意愿、家庭因素（特别是儿童的存在）、环境因素以及现有的指导和法规。

目前关于在使用未密封的放射性核素治疗后释放患者的建议在世界各地存在较大差异。然而，释放患者的决定基于一个假设：当患者回到家中时，风险可以得到控制。这通常是通过结合适当的释放标准以及为患者量身定制的指导和信息来实现的，这将使他们能够有效地处理潜在的风险。

医疗机构的医学物理师或辐射防护负责人应在患者出院之前确定患者体内存留的放射性活度，以确保公众成员和家庭成员所接受的剂量符合国家有关主管部门规定的要求。在决定患者出院时，还应考虑患者的生活条件，例如，与家庭成员（尤其是儿童和孕妇）的隔离程度以及患者受污染排泄物的安全管理问题，特别是对于失禁患者。必须向患者或法定监护人提供书面和口头指示，以便尽可能合理地限制与患者接触的人员剂量，并提供有关电离辐射风险的信息。具体指示应包括尽量减少污染的传播、尽量减少与家庭成员的接触、停止母乳喂养以及治疗后推迟受孕。对于照顾者和抚慰者，一般没有必要进行系统的个人剂量监测，但应提供相关人员防护措施的书面说明（例如时间信息及与患者的距离）。

2．^{131}I 治疗患者的出院管理

（1）国家相关强制性标准的规定：我国 GB 18871—2002《电离辐射防护与辐射源安全基本标准》规定：接受放射性核素治疗的患者应在其体内的放射性物质的活度降至一定水平后才能出院，宜控制其家庭与公众成员可能受到的照射。接受了 ^{131}I 治疗的患者，其体内的放射性活度降至低于 400MBq 之前不得出院，必要时应向患者提供有关他与其他人员接触时间的辐射防护措施的书面指导。

鉴于在医疗机构核医学实践中，测量患者体内放射性核素活度存在一定的困难因素，在 GBZ 120—2020《核医学放射防护要求》中要求，接受 ^{131}I 治疗的患者，应在其体内的放射性活度降至不高于 400MBq 或距离患者体表 1m 处的周围剂量当量率不大于 25μSv/h 方可出院，以控制该患者家庭与公众成员可能受到的照射。

（2）IAEA 及其他国家或机构的相关要求：IAEA 和一些国家或机构对接受 ^{131}I 治疗患者的出院准则见表 6–16。在表 6–16 中，同时列出了我国 GBZ 120—2020《核医学放射防护要求》的相关规定。从表 6–16 中可以看出，基于现行 GB 18871—2002《电离辐射防护与辐射源安全基本标准》和 IAEA《安全标准丛书》No. GSR Part 3 的公众剂量限值（1mSv/a）推算的出院管理值应不大于 240MBq。另一方面，一些国家不但有上述的出院准则，而且还会附有患者应遵循的有关公众及家人防护指导的详细说明，以及对患者情况的考虑。为强化广大公众和照顾者或抚慰者的辐射防护，欧共体还给出了 ^{131}I 治疗患者不同体内活度、剂量率出院时患者应遵循相关（例如，公众和亲属接触距离和时间等）防护指导的时期，见表 6–17。

表 6–16　IAEA 和一些国家或机构 ^{131}I 治疗患者出院准则

国家或机构	^{131}I 治疗患者出院准则	
	体内活度 /MBq	离患者 1m 处周围剂量当量率①/（μSv · h^{-1}）
旧版 IAEA 基本安全标准②	1 100（指导水平）	64.20
美国③	1 200	70.00
欧洲甲状腺协会	800	46.70
日本	500	29.20
德国	250	14.60
其他欧洲共同体成员国	95 ~ 800④	5.54 ~ 46.70
中国	400	25.00

注：①其值按 IAEA《安全报告丛书》第 63 号表Ⅱ –2 中 ^{131}I 的值推算求得。
②修订版 IAEA《国际辐射防护和辐射安全基本安全标准（一般安全要求第三部分第 GSR Part 3 号）》已不采用此值。
③是早期基于公众限值 5mSv/a 计算的值。
④大多数国家在 400 ~ 600MBq 之间。

表 6–17　^{131}I 治疗患者出院后应遵循相关防护指导的时期

体内活度 /MBq	离患者 1m 处的剂量率 /（μSv · h^{-1}）	需遵循防护指导的时期
<800	<40	3 周
<400	<20	2 周
<200	<10	1 周
<100	<5	4d
<60	<3	1d

从表 6–17 可以看出，当 ^{131}I 治疗患者出院患者能确保在较长时间遵循有关公众和家属防护指导，例如 3 周，可在体内活度较大（800MBq）时出院。若出院患者无法确保在

较长时间遵循有关公众和家属防护指导，应在体内活度较低时出院。我国的实际情况是，不但 ^{131}I 治疗患者出院患者不能确保 2 周内遵循有关公众和家属防护专项指导，恐怕连一周也难以保障。因此，在 GB 18871—2002《电离辐射防护与辐射源安全基本标准》和 GBZ 120—2020《核医学放射防护要求》中规定 400MBq 为出院准则，在强化 ^{131}I 治疗患者出院后实施有关指导的情况下是有必要的，也是可行的，也就是说，我国的 400MBq 出院准则是偏不安全，而并不是偏严的。

（三）接受核医学治疗的死亡患者

如果死亡患者体内尚存放射性药物残留，可能需要采取防护措施。这一类防护措施应由负责辐射防护的专业人员确定。这些措施适用于在医院、家中或其他地方对死者进行紧急处理，以及进行尸检、防腐、埋葬或火化等后续程序。

在我国的 GBZ 120—2020《核医学放射防护要求》中，仅对尸检作出了原则性的要求：①尸检应尽可能推迟到尸体体内放射性活度降低到无须特殊防护措施时进行；②进行尸检的医师及相关人员应穿戴防护用品并佩戴个人剂量计；③对尸检后的房间应进行放射防护监测和去污，对覆盖物等其他物件也应进行放射防护监测，无法去污或没必要去污时作放射性废物处理。

如果放射性物质沉积于特定的体腔或器官中，在尸检开始时先进行腔内引流或器官切除，可以减少工作人员的辐射暴露。如果患者接受了一定剂量的 β 胶体或球体（如 ^{32}P-磷酸盐进入体腔或 ^{90}Y 微球体进入肝脏），则体腔液或栓塞器官中可能存在明显的活度。尸检或病理工作人员应穿着标准防护服（如手套、实验室工作服和护目镜），并进行个人剂量监测。对于 β 辐射尸体，双层手术手套可能有助于减少皮肤接触，面罩可以用来防止液体溅到脸上。长寿命的放射性核素等在火化后的遗骸中仍有残留，需要采取控制措施。尸体如果是在给药后不久进行火化，则需关注灰烬的辐射照射。火葬场的工作人员可能会受到放射性物质的外照射，或者在处理骨灰时吸入放射性颗粒而受到内部照射。对于火葬场附近的一般居民来说，最可能的潜在问题是吸入与烟囱气体一起排放的放射性物质。如果尸体的放射性物质活度超过表 6-14 中的上限值，则需要将尸体按照放射性废物要求处理。

（四）放射性废物

另一个潜在的公众照射途径是放射性废物。核医学所产生的大部分放射性废物是由短寿命放射性核素组成的，这些核素可以在短时间内或者经过一段时间的衰变后被视为非放射性废物。为了符合监管要求，应建立正式机制，保证严格的控制措施。临时储存放射性废物的房间应当建立，该房间须设有锁，并标记清晰，同时保持良好通风。此外，必须保留记录，以便确定废物的来源。在管理过程中，需要根据放射性核素的预期衰变时间和废物的物理形态对废物进行分类管理（详见上文放射性废物管理部分）。

在实践中，需要特别注意的是 ^{131}I 的废物。对大多数诊断使用放射性药物 ^{99m}Tc，其物理半衰期为 6h，储存 2.5d（10 个半衰期，即衰减超过 1/1 000）后，大部分此类废物可作为常规废物处理。Tc 发生器含有 ^{99}Mo，半衰期为 2.75d，基于此类发生器的初始活度，核医学设施允许衰减的时间应为 1.5 ~ 2 个月。PET 中最常用的放射性核素是 ^{18}F，110min 的短物理半衰期通常允许在 24h 后作为常规废物处理。

四、患者的辐射防护

GB 18871—2002《电离辐射防护与辐射源安全基本标准》将医疗照射定义为：患者（包括不一定患病的受检者）因自身医学诊断或治疗所受的照射、知情但自愿帮助和安慰患者的人员（不包括施行诊断或治疗的执业医师和医技人员）所受的照射，以及生物医学研究计划中的志愿者所受的照射。在本章内容中，“患者”一词仅指那些接受核医学诊疗程序的个人。

医疗照射不同于职业照射和公众照射，因为人（主要是患者）为了个人的利益，在知情情况下，直接和有意地接受医用辐射照射。在医疗照射中，应用剂量限值是不合适的，因为那样可能会使患者利益受到限制。因此，只有正当性和最优化这两个辐射防护原则适用于医疗照射。正当性扮演看门人的角色，由它决定可不可以进行医疗照射。如果能进行，则应以最优化的辐射防护和安全的方式进行。

（一）正当性与最优化要求

在所有核医学诊疗技术和方法应用前，医疗机构都应通过正当性判断，确保其安全性和有效性。由卫生行政管理部门和适当的专业机构共同负责常用核医学程序的正当性判断。执业医师在申请放射性药物诊疗前，也应注意查阅以往患者或受检者的检查资料，避免不必要的检查。核医学医师应掌握相关医学影像诊疗技术的特点及其适应证，对个体患者诊疗程序的正当性判断应考虑适应证的正确评估、实际临床情况、预期的诊断和治疗结果，以及结果对患者医疗护理的可能影响。

为了避免对胚胎、胎儿和婴儿造成意外辐射照射，应对患者或受检者是否怀孕或哺乳进行询问和评估，并有相应记录，并将有关告知说明张贴在核医学部门入口处和给药前候诊处显著位置。

1．核医学诊断的正当性与最优化要求　除有临床指征并必须使用放射性药物诊断技术外，宜尽量避免对怀孕妇女、哺乳期妇女、儿童使用放射性药物。若必须使用时，应向怀孕患者说明对胎儿可能存在的潜在风险，应建议哺乳期患者参照适当建议停止哺乳见表 6-18，对儿童的放射性核素显像检查，应建议减少放射性药物施用量，而且宜选择短半衰期的放射性核素。对于表 6-18 中未包括的放射性药物，母乳喂养的中断期应持续到放射性药物的分泌量不再超过 1mSv 时为止。

表 6–18　关于服用放射性药物后停止母乳喂养的建议

放射性药物	最常见的临床应用	典型施用活度 /MBq	喂养中断时间
^{11}C 标记	肿瘤、脑或心肌显像	任意量	不需中断
^{13}N 标记	心肌显像	任意量	不需中断
^{15}O 标记	流量 / 灌注测量	任意量	不需中断
^{18}F-FDG	肿瘤和感染成像	400	4h①
^{51}Cr-EDTA	GFR	2	不需中断
^{67}Ga- 柠檬酸盐	肿瘤和感染成像	200	>3 周或完全停止
^{68}Ga-DOTA 结合肽	肿瘤成像	100 ~ 200	4h②
^{99m}Tc-DMSA	肾皮质成像	80 ~ 200	4h②
^{99m}Tc-DTPA	肾脏成像和功能（GFR）	40 ~ 400	4h②
^{99m}Tc-ECD	脑灌注	800	4h②
^{99m}Tc-HMPAO	脑灌注	500	4h②
^{99m}Tc-MDP 及其他磷酸盐剂	骨扫描	800	4h②
^{99m}Tc-MIBI	心肌灌注、甲状旁腺扫描	250 ~ 700	4h②
^{99m}Tc- 替曲膦	心肌灌注	250 ~ 700	4h②
^{99m}Tc-SC	肝扫描注	200 ~ 400	4h②
^{99m}Tc-DTPA 气雾剂	肺通气成像和功能	50	4h②
^{99m}Tc- 标记碳	肺通气成像	40	4h②
^{99m}Tc-MAG3	肾脏和尿道成像和功能	40 ~ 400	4h②
^{99m}Tc- 高锝酸盐	甲状腺扫描，梅克尔憩室	100 ~ 400	12h③
^{99m}Tc- 白蛋白的大聚集	肺灌注显像	40 ~ 150	12h
^{99m}Tc-exametazime白细胞	感染成像	180 ~ 400	12h
^{99m}Tc- 标记红细胞	放射性核素心室造影	800	12h
^{99m}Tc-mebrofenin/disofenin 和其他亚氨基二乙酸衍生物	肝胆影像学与功能	300	4h②
-人白蛋白	前哨淋巴结扫描	5 ~ 200	4h②
^{111}In- 奥曲肽	神经内分泌肿瘤 （生长抑素受体闪烁照相术）	100 ~ 200	60h（2.5d）
^{123}I-MIBG	神经母细胞瘤成像	400	>3 周或完全停止④
^{123}I-NaI	甲状腺成像和功能	20	>3 周或完全停止④
^{123}I- 碘氟烷（FP-CIT）	运动障碍中的多巴胺能神经传递（D1）	150 ~ 250	>3 周或完全停止④
^{123}I- 马尿酸	肾脏和尿道的成像和功能	20 ~ 40	12h⑤
^{131}I-NaI	甲状腺良恶性疾病的诊断与治疗	任意量	完全停止⑥

续表

放射性药物	最常见的临床应用	典型施用活度 /MBq	喂养中断时间
^{131}I-MIBG	肾上腺肿瘤成像和治疗	任意量	>3 周或完全停止
^{201}Tl- 氯化物	心肌灌注	100	96h

资料来源：中华人民共和国国家卫生健康委员会. 核医学放射防护要求：GBZ 120—2020[S]. 北京：中国标准出版社，2020。

注：DMSA：二巯基丁二酸；DTPA：二乙烯三胺五乙酸；ECD：半胱氨酸乙酯二聚体；EDTA：乙二胺四乙酸；FDG：氟代脱氧葡萄糖；GFR：肾小球滤过率；HMPAO：六甲基丙烯胺肟；MAG3：巯基乙酰基三甘氨酸；MDP：亚甲基二磷酸盐；MIBG：间碘苄胍；MIBI：甲氧基异丁基异腈；SC：硫胶体。

①4h 中断时间考虑到母乳的照射和母亲对婴儿的外照射。

②4h 中断时间考虑到了游离高锝酸盐不可忽略的异常情况下母乳的内照射，以及母亲对婴儿的外照射。

③高于 400MBq 的 ^{99m}Tc-高锝酸盐的活度需要 24h 的中断时间。

④所有标记 ^{123}I 的物质（碘马尿酸除外）的建议中断时间至少为 3 周，这是由于存在其他碘同位素杂质（^{24}I 或 ^{125}I）的风险。

⑤12h 中断时间仅适用于肾功能正常的患者。

⑥患者应在给予放射性碘前 6 周停止母乳喂养，以尽量减少对乳房的辐射剂量。

对患者进行核医学诊断中应注意和采取如下最优化措施：使用放射诊断药物之前，应有确定患者或受检者身份、施药前患者或受检者的准备和施药程序等有关信息的程序，应确保给每例患者或受检者施用的放射性药物活度与处方量相符，并做好给药记录；对每个诊断程序，应适当考虑与该程序有关的核医学诊断参考水平；应适当选择准直器、能量窗、矩阵尺度、采集时间和放大因子等，以及单光子发射计算机断层成像（SPECT）或正电子发射断层成像（PET）的有关参数和放大因子；采用动态分析时，为获取最佳品质影像，也应适当选取帧的数量、时间间隔等参数；在实施诊断后，尤其是在检查后的短时间内，应鼓励患者或受检者（特别是儿童）多饮水、多排泄，以加快排出放射性药物。

采用 ^{99m}Tc 及其放射性药物对孕妇进行核医学诊断时，可直接采用较小的施用药量和延长成像时间来进行优化，此时通常不需要估算胎儿受照剂量。放射性碘等放射性核素易于穿过胎盘屏障，从而引起胎儿摄入，这时对胎儿受照剂量进行评估，以避免造成事故性照射。

2．核医学治疗的正当性与最优化要求　除非是挽救生命的情况，对孕妇不应实施放射性药物的治疗，特别是含 ^{131}I 和 ^{32}P 的放射性药物。为挽救生命而必须进行放射性药物治疗时，应对胎儿接受剂量进行评估，并书面告知患者胎儿可能存在的潜在风险。对于哺乳期妇女，也是非挽救生命的情况不应进行放射性药物治疗，若必须使用时，应建议患者参照建议适当停止哺乳，见表 6-19。在可能或预期放射性药物治疗的情况下，也应建议患者在治疗前采取适当的避孕措施。在使用电离辐射进行任何手术之前，重要的是在所有可能怀孕的女性（从初潮到绝经后 2 年）接受治疗前（通常在 72h 内）进行血液妊娠试验，以确定女性患者是否怀孕。手术子宫切除术构成了不可能怀孕和不需要妊娠试验的证据。已接受 ^{131}I（碘化物）、^{32}P（磷酸盐）或 ^{89}Sr（氯化锶）治疗的男性宜采取避孕措施4个月。已接受放射性药物治疗的妇女在一段时期内避免怀孕，见表6–19。对孕妇进行放射性药物治疗时，若胎儿接受剂量不超过100mGy，可以不终止妊娠。

表6–19 放射性核素治疗用最大活度和治疗后避免怀孕时间的建议

放射性药物	疾病	最大放射性活度 /MBq	避免怀孕时间 / 月
^{32}P- 磷酸盐	红细胞增多症和相关疾病	200	3
^{89}Sr- 氯化物	骨转移瘤	150	24
^{90}Y- 胶体	关节炎	400	0
^{90}Y- 抗体或奥曲肽	癌	4 000	1
^{131}I- 碘化物	良性甲状腺疾病	800	6 ~ 12
^{131}I- 碘化物	甲状腺癌	6 000	6 ~ 12
^{131}I- 间碘苄胍	恶性肿瘤	7 500	3
^{153}Sm- 胶体	骨转移瘤	2 600	1
^{169}Er- 胶体	关节炎	400	0

资料来源：INTERNATIONAL ATOMIC ENERGY AGENCY. Radiation Protection and Safety in Medical Uses of Ionizing Radiation：Safety Standards Series No. SSG−46[R]. Vienna: IAEA, 2018.

注：即使使用活度小于表列的值，避免怀孕的时间也按此表建议处理。

放射药物治疗的目的是治疗癌症或减轻患者的痛苦。所有放射药物治疗面临的挑战是在肿瘤控制率与正常组织并发症风险之间取得平衡。核医学治疗优化原则强调适当的放射性药物和活度的选择、正确地计算、测量和管理，以确保活度主要局限于靶组织，而身体其他部位的活度保持在可接受的水平以下。

（二）照顾者或抚慰者

开展核医学诊疗的医学机构（许可证持有者）必须确保任何个人都不会作为照料者或抚慰者受到医疗照射，除非照料者或抚慰者在提供照料和抚慰之前收到并且已表示了解关于辐射防护和辐射危险的相关信息，必须确保照料者和抚慰者受照剂量低于国家规定的剂量约束，以确保照料者和抚慰者在任何放射程序中均是防护和安全最优化的。

某些核医学诊断程序，尤其是儿童的核医学诊断程序，在照顾者或抚慰者的帮助下可以更好地进行，例如儿科患者的亲属，残疾、年长或重病患者的亲属或朋友。通常情况受照剂量不会高，例如，在照顾接受肾脏检查的孩子时。但在某些情况下，例如，在照顾孩子接受PET检查时，其受照剂量并非不高。

照顾者和抚慰者应表明他们愿意为正在接受或已经接受核医学手术的患者提供支持、照顾和抚慰。在核医学诊疗程序期间或之后，为了对照顾者或抚慰者实施防护和安全的优化措施而制定书面协议。这些措施应采用外照射的时间、距离和屏蔽防护基本方法，以及尽量减少污染扩散的措施。书面协议应包括以下内容：①规定谁可以作为照顾者或抚慰者的标准；②确保照顾者或抚慰者获得合理可达到的最低剂量的方法；③要应用剂量约束值。

许可证持有者应能够证明，通过应用相应协议使照顾者或抚慰者的有效剂量不太可能超过剂量约束值。最简单的方法是通过测量照顾者和抚慰者所在位置的周围剂量当量率来相对估计他们的有效剂量，应提前做出这些决定，以确保他们不超过剂量约束值。对照顾者和抚慰者通常不需要进行个人剂量监测。在使用碘进行放射性药物治疗的情况下，对于仍在医院的患者和出院的患者，应向患者的照顾者和抚慰者提供关于与患者相处的时间和接近程度、尽量减少身体接触和不分享食物或饮料的书面说明。

（三）生物医学研究的志愿者

作为自愿参与经批准的生物医学研究方案的人员，有些人将接受核医学诊断程序，这类程序应为这类自愿参与者设定剂量约束。当志愿者出现在核医学诊疗区域，应获得与准备接受核医学诊疗程序患者相同的辐射防护，但是他们的受照射应受到剂量约束的限制，其剂量约束可以是国家规定的（我国并未对此情形作相应的规定），也可以是批准生物医学研究计划的伦理委员会指定的剂量约束值。

（张文艺　刘玉连）

参考文献

[1] 中华人民共和国国家质量监督检验检疫总局. 电离辐射防护与辐射源安全基本标准：GB 18871—2002[S]. 北京：中国标准出版社，2003.

[2] 中华人民共和国国家卫生健康委员会. 核医学放射防护要求：GBZ 120—2020[S]. 北京：中国标准出版社，2020.

[3] 中华人民共和国国家卫生健康委员会. 职业性外照射个人监测规范：GBZ 128—2019[S]. 北京：中国标准出版社，2019.

[4] 中华人民共和国国家卫生健康委员会. 职业性内照射个人监测规范：GBZ 129—2016[S]. 北京：中国标准出版社，2016.

[5] 中华人民共和国生态环境部 . 核医学辐射防护与安全要求：HJ 1188—2021[S]. 北京：中国标准出版社，2021.

第七章

测量特征值及不确定度

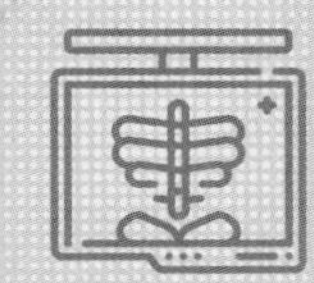

判定限、检测限和极限覆盖区间等特征值，以及最佳估计及其相关的标准测量不确定度，在一般计量学和特别是辐射防护中都很重要，测量结果相关的不确定度的量化为我们对测量结果的信任提供了基础。只能通过考虑和量化所有不确定度来源来证明是否符合法规限制、约束或参考值。最后，特征值提供了是否必须考虑不确定度的基础。

判定限：允许对被测量量化的物理效应是否存在作出决策；

检测限：表示应用测量程序仍可检出的被测量的最小真值，这给出了测量程序是否满足要求，并因此适用于预期的决定测量目的；

极限覆盖区间：在物理效应被确认为存在的情况下，是包含具有指定概率的被测量的真实量值的覆盖区间。

第一节　测量及其特征值

一、低放射性水平测量与分析基础知识

（一）概述

目前对“低水平放射性”还没有统一和严格的数值定义。通常指单位质量或单位体积的（如每千克或每升）物质中放射性核素的活度低于几百贝可勒尔。

在个人和环境放射性监测和分析中，对计划照射和现存照射情况而言，绝大多数是面对低水平放射性活度的情况。例如，食品和饮用水的质量控制监测、核燃料循环周围环境监测、铀和非铀矿山监测、海洋生态环境监测，大气环境放射性监测和放射性废物监测等。因此，日常的内照射个人监测也主要是低放射性水平的监测。在核事故后期，当应急

照射情况转换为现存照射后，所面对的监测也均是低水平放射性的监测。因此，低水平放射性在放射性检测中占据着极其重要的位置。

下面是需要监管的一些低水平放射性的例子。

按 2014 年 IAEA《国际辐射防护和辐射源安全基本安全标准》（IAEA Safety Standards No.GSR Part 3）的规定，自然源引起的职业照射应符合现存照射情况的要求。当照射是由于日常用品（包括食品、饲料、饮用水、农业肥料和土壤改良剂以及建筑材料）中的天然放射性核素（无论活度浓度如何）以及环境中残留的放射性物质所致照射时，应符合现存照射情况下的相关要求。如果由于这些日常用品以外的材料中的天然来源放射性核素以及由于环境中残留物中的放射性核素而导致职业照射，是否需要符合相关要求取决于放射性核素活度浓度，如下所示：

如果在任何工艺材料中，^{238}U 衰变系列或 ^{232}Th 衰变系列中任何放射性核素的活度浓度超过 1Bq/g，或者 ^{40}K 的活度浓度超过 10Bq/g，则该工业活动被视为实践并应符合计划照射情况的要求；

如果每种工艺材料中 ^{238}U 衰变系列和 ^{232}Th 衰变系列中所有放射性核素的活度浓度均小于或等于 1Bq/g，并且 ^{40}K 的活度浓度小于或等于 10Bq/g，则该材料不被视为天然存在的放射性物质，工业活动不被视为一种含放射性物质的实践，这也是现存照射情况常见的情况。

常见天然材料中的放射性核素活度浓度，见图 7-1。从图 7-1 可以看出正常土壤中活度浓度的上限，许多商业开采的矿物含有低于 1Bq/g 的 ^{238}U 和 ^{232}Th 活度浓度，可能不需要作为天然放射性物质进行监管，但有的需要监管。

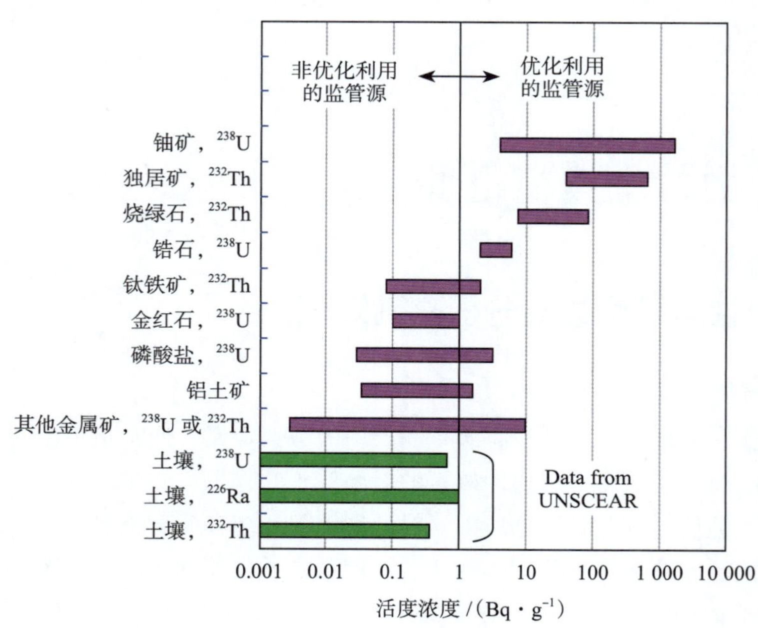

图 7-1　常见天然材料中的放射性核素活度浓度

工作场所的氡暴露通常符合现存照射情况的要求。然而，下列情况需要符合计划照射情况的相关要求：

1. ^{222}Rn、^{220}Rn 及其子体发生照射的工作场所。若已将 ^{238}U 衰变系列或 ^{232}Th 衰变系列中的其他放射性核素职业照射作为计划照射情况进行控制，则应将其进行控制；

2. 在空气中 ^{222}Rn 年平均活动浓度仍高于参考水平的工作场所中因 ^{222}Rn 及其子体所致照射。

^{222}Rn 的子体包括 ^{218}Po、^{214}Pb、^{214}Bi 和 ^{214}Po，以及 ^{220}Rn 的子体包括 ^{216}Po、^{212}Pb、^{212}Bi、^{212}Po 和 ^{208}Tl。

按 2014 年 IAEA《国际辐射防护和辐射源安全基本安全标准》（IAEA Safety Standards No.GSR Part 3）的要求，并考虑到当前公布的职业照射监测结果，以下工业活动应遵守计划照射情况的防护要求：

（1）铀矿石的开采和加工；

（2）稀土元素的提取；

（3）钍及其化合物的生产和使用；

（4）铌和铌铁的生产；

（5）铀矿以外矿石开采；

（6）石油和天然气生产；

（7）二氧化钛颜料的制造；

（8）磷酸盐工业的活动；

（9）锆石和氧化锆行业的活动；

（10）锡、铜、铝、锌、铅以及钢铁的生产；

（11）煤炭燃烧；

（12）水处理。

除对上述情况进行内照射常规个人监测外，按 GBZ 129—2016《职业性内照射个人监测规范》要求还需监测的有：

操作大量气态和挥发性物质，如可能产生大量氚及其化合物的活动；使用 ^{131}I 进行甲状腺肿瘤治疗；反应堆维修和氡浓度超过行动水平的工作场所等。

（二）核衰变测量的统计基础知识

1. **核衰变的统计涨落** 对于核衰变，可以证明单位时间发生衰变的核数服从泊松分布。当放射性测量的计数值足够大（例如，N 大于 30）时，可以视为正态分布，其特点为，数学期望值与方差相等，即：

$$m = \sigma^2 \qquad \text{公式 7-1}$$

必须注意的是，仅在有统计涨落，而且服从正态分布时 $\sqrt{m} = \sigma$，一般情况下，$\sqrt{m} \neq \sigma$。

若对某放射性样品或放射源测量一次得到的计数为 N（N>30），测量时间为 t，且 t 没有误差，则计数的统计误差（σ_N）和相对统计误差（δ_N）用公式 7–2 计算：

$$\sigma_N = \sqrt{N}$$

$$\delta_N = \sigma_N / N = 1/\sqrt{N} \qquad \text{公式 7–2}$$

计数率 $n = N/t$ 的统计误差（σ_n）和相对统计误差（δ_n）用公式 7–3 计算：

$$\sigma_n = \frac{\sigma_N}{t} = \sqrt{\frac{N}{t^2}} = \sqrt{\frac{n}{t}}$$

$$\delta_n = \sigma_n / n = 1/\sqrt{n \cdot t} = 1/\sqrt{N} \qquad \text{公式 7–3}$$

上式表明计数率的相对统计误差只与计数 N 的大小有关，要提高测量精度，计数 N 必须足够大。

下面举一个例子来理解公式 7–2、公式 7–3 的含义。如对空白样品进行等时测量，设其本底计数的期望值 M=100（实际测量中可以通过多次测量的平均值近似获得），则标准差 $\sigma \approx 10$。这样测量计数为 N 的概率密度 $P(N)$ 的分布见图 7–2。

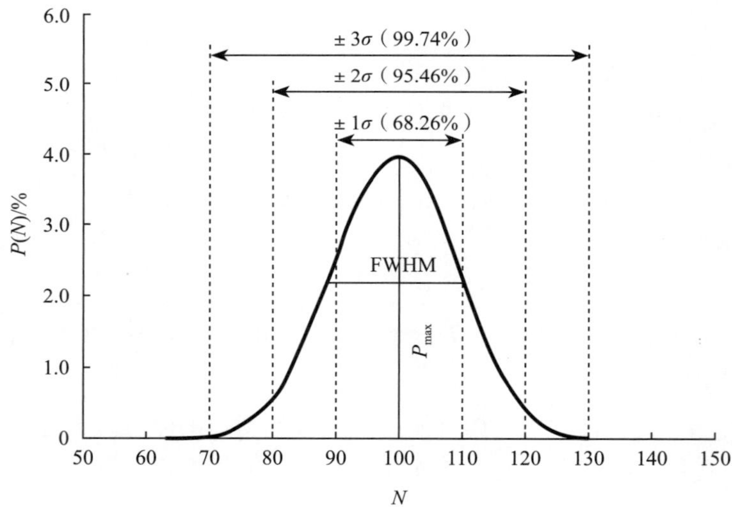

图 7–2　放射性本底测量计数概率密度分布（FWHM 为半宽度）

图 7–2 描述的统计分析结果为：

（1）本底计数的期望值 M 的概率密度最大（P_{max}），为 100；

（2）在 $M \pm 1\sigma$ 内的分布概率为 68.26%；

（3）在 $M \pm 2\sigma$ 内的分布概率为 95.46%；

（4）在 $M \pm 3\sigma$ 内的分布概率为 99.74%，测量值不在 $M \pm 3\sigma$ 区间的可能性仅为 0.26%。

掌握了放射性计数的统计规律之后，再来看测量计数增量，即净计数的统计规律。实际上，净计数 N（期望值为 M_n）是由待测样品总计数 N_S（期望值为 M_S）减去本底计数 N_B（期望值为 M_B）获得。这时有：

$$N = N_S - N_B$$

$$M_n = M_S - M_B \qquad \text{公式 7-4}$$

但本底计数不能简单地理解为测量空白或空盒本底计数，它应该是计算待测样品净计数时必须扣除的所有本底计数。不同的测量方法，应扣的本底计数所包含的内容不同，对于这一点，会在关于检测限的计算部分再给予说明。

如果本底的测量时间与样品的测量时间相同，净计数测量值的方差为：

$$\sigma_0^2 = M_S + M_B = M_n + 2M_B \qquad \text{公式 7-5}$$

为加深理解，再看净计数期望值 M_n=0 时，净计数测量值的概率分布。假设本底计数的期望值 M_B 为 100，那么净计数期望值 M_n 等于零的标准差 $\sigma_0 = \sqrt{2M} = \sqrt{2 \times 100} = 14.4$，比只进行本底测量的标准差大，其分布曲线见图 7-3。

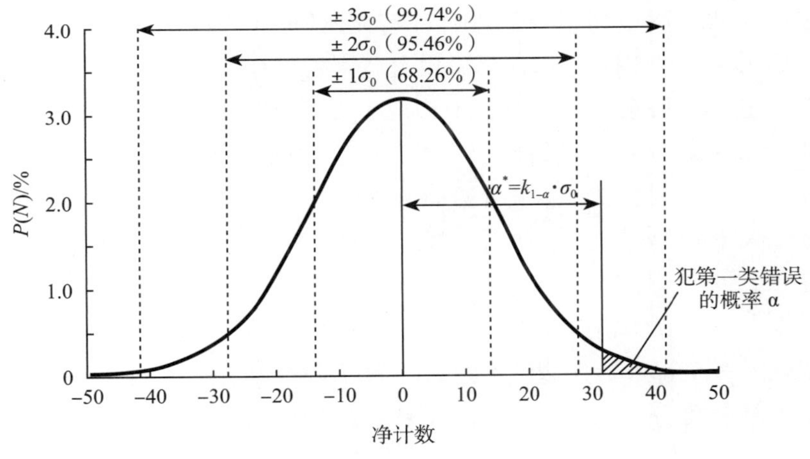

图 7-3　净计数期望值为零时净计数的概率密度分布

这里应该强调的是：放射性计数的净计数的期望值 M_n=0，其标准差并不等于 0，因为净计数并不能通过直接测量获得，而是通过测量待测样品总计数与本底样品计数相减求得，因此，测量标准差大了。

（1）第一类错误（A 类错误）与判定限：前面提到，计数测量都存在本底值。现在再看图 7-2，它所描述的是净计数的期望值为 0，即待测样品不含放射性时净计数的概率密度分布。如果将判定有无放射性的尺度定为 $+1\sigma_0$，那么当测量所得的净计数超过 $1\sigma_0$ 时，就认为待测样品的放射性含量高于本底值，那么就会有 15.87% 的概率犯错。同样净计数超过 $2\sigma_0$ 时，就会有 2.27% 概率犯错；净计数超过 $3\sigma_0$ 时，就认为有 0.13% 的概率作出犯第一类错误的判定。从理论上说，可以设为 σ_0 的任意倍数，即：

$$\alpha^* = k_{1-\alpha} \cdot \sigma_0 \qquad \text{公式 7–6}$$

式中：

α^*——判定限，曾用 D_T 或 LC 表示。显然，$k_{1-\alpha}$ 越大，判定限越高，犯Ⅰ型错误的概率就越小。

当测量计数足够大时（例如大于 30），这时测量计数可视为服从正态分布，则 $k_{1-\alpha}$ 是正态分布的 $1-\alpha$ 百分位数。实际应用时，允许犯Ⅰ型错误的概率通常取 5%，或置信水平为 95%，相对应的 $k_{1-\alpha}=1.645$。

对于测量计数不足够大时，这时的测量计数不服从正态分布，但可以认为服从 t 分布，这时的判定限可以用公式 7–7 表述：

$$\alpha^* = t_\alpha(N) \cdot s_0 \qquad \text{公式 7–7}$$

式中：

$t_\alpha(N)$——t 分布表中，危险系数为 α，测量计数为 N 的值；

s_0——测量计数的标准差。例如，通常情况下 α 取为 0.05，若测量计数为 5 时（假设自由度 $v=4$），公式（7–7）可变为：$\alpha^*=2.132s_0$。

那么能否将判断 α^* 的大小作为待测样品有无放射性的判断尺度呢？答案是不能。因为作为判断的尺度，既要用它来限制将“没有”判为“有”的错误，还应有限制将“有”判为“没有”的错误，否则就有可能犯将含放射性的待测样品判断为没有的错误。

考虑的是将待测样品不含放射性却判为含有放射性的错误概率，见图 7–4 中曲线 a。但是，当待测样品的放射性高于本底计数而又接近本底计数时见图 7–4 中曲线 b，有可能犯另一类错误，即将待测样品含有放射性判定为无放射性的错误，这种错误为第二类错误或 B 类错误。

（2）第二类错误（B 类错误）与检测限：图 7–4 中曲线 a 和 b 描述的是本底计数期望值相同，但待测样品的净计数期望值不同的概率密度分布曲线。曲线 a 描述的是净计数的期望值为 0 的概率密度分布状况。当净计数测量值落在 a 和 b 两条曲线的重叠区间时，就

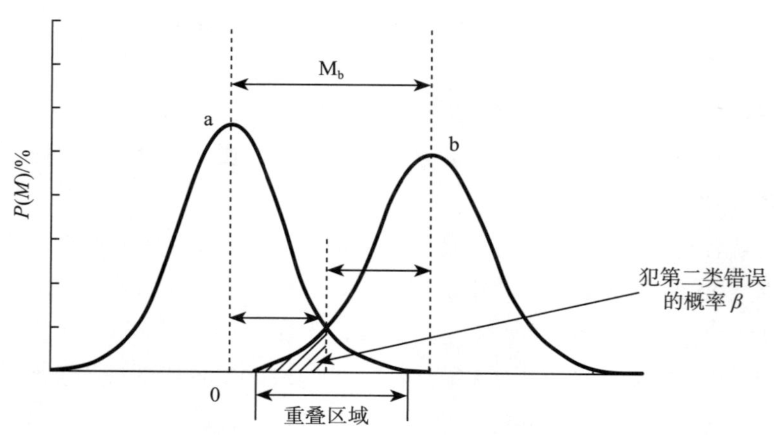

图 7–4　第二类错误示意图（图中 M 是特定时间的计数，M_b 是净计数）

不可能有 100% 的把握判定待测样品有没有放射性。

当待测样品的放射性高于本底计数而又接近本底计数时（图 7–4 中曲线 b），有可能犯另一类错误，即将待测样品含有放射性判定为无放射性的错误，这种错误为第二类错误或 B 类错误，发生这种错误的概率用 β 表示。

从图 7–4 可见，犯第二类错误概率 β 的大小也可以用分布曲线 b 的标准差 σ_b 的倍数 $k_{1-\beta}$ 来衡量。$k_{1-\beta}$ 越小，将待测样品含有放射性判为不含放射性的可能性越大；反之，就越小。净计数的期望值 M_b 有确定的最小值，因为如果 M_b 再小一点的话，犯第二类错误的概率会增大。这个净计数的最小期望值即为检测限，用 $a^{\#}$ 表示，曾用 DL 表示。检测限也曾称为探测限或最小探测限。Ⅰ型错误概率为 α，Ⅱ型错误为 β 时，净测量值的最小期望值（$M_b>0$）即为检测限。

由图 7–4 可知：

$$a^{\#} = M_{b.\min} = k_{1-\alpha}\sigma_0 + k_{1-\beta}\sigma_D \qquad \text{公式 7–8}$$

当本底计数时间足够长时：$\sigma_0 = \sqrt{2N_B}$，$\sigma_D = \sqrt{2N_B + M_{b.\min}} = \sqrt{2N_B + a^{\#}}$，

将 σ_0 和 σ_D 代入公式 7–8 可得：

$$a^{\#} = k_{1-\alpha}\sqrt{2N_B} + k_{1-\beta}\sqrt{2N_B + a^{\#}} \qquad \text{公式 7–9}$$

通常取 $k_{1-\alpha}=k_{1-\beta}=k$，则上面方程的解为：

$$a^{\#} = k^2 + 2k\sqrt{2N_B} \qquad \text{公式 7–10}$$

如果假设犯第一类和第二类的错误概率都等于 5%（或置信水平为 95%），此时 $k=1.645$ 代入公式 7–10 得：

$$a^{\#} = 2.71 + 4.65\sqrt{N_B} \qquad \text{公式 7–11}$$

当 $N_B>100$ 时，上述可简化为：

$$a^{\#} \approx 4.65\sqrt{N_B} \qquad \text{公式 7–12}$$

在常用的低放射性水平测量中，判定限和检测限一般用计数率表述。当本底总计数 N_B 足够大（至少大于 30），它们可用公式 7–13 和公式 7–14 计算。

$$a^{*} = k_{1-\alpha}\sqrt{N_B\left(\frac{1}{t_B}+\frac{1}{t_s}\right)} = 1.645\sqrt{N_B\left(\frac{1}{t_B}+\frac{1}{t_s}\right)} \qquad \text{公式 7–13}$$

$$a^{\#} = \left(k_{1-\alpha}+k_{1-\beta}\right)\sqrt{N_B\left(\frac{1}{t_B}+\frac{1}{t_s}\right)} = 3.29\sqrt{N_B\left(\frac{1}{t_B}+\frac{1}{t_s}\right)} \qquad \text{公式 7–14}$$

式中：

a^{*}——以样品净计数率表示的判定限，单位为每秒（s^{-1}）；

$a^{\#}$——以样品净计数率表示的检测限，单位为每秒（s^{-1}）；

$k_{1-\alpha}$——正态分布的 $1-\alpha$ 分位数（概率 α 为预设放射性不存在而错误判断的概率，α 通常都取为5%，在这种情况下 $k_{1-\alpha}=1.645$）；

$k_{1-\beta}$——正态分布的 $1-\beta$ 分位数（概率 β 为预设放射性存在而错误判断的概率，β 通常都取为5%，在这种情况下 $k_{1-\beta}=1.645$）；

N_B——本底平均计数率，单位为每秒（s^{-1}）；

t_B——本底的测量时间，单位为秒（s）；

t_s——样品的测量时间，单位为秒（s）。

2．判定限和检测限计算举例 为饮水和食品质量控制进行的放射性检测，属于低放射性水平的监测，因此，应计算检测方法的判定限和检测限。

假设，在食品中放射性核素 ^{210}Po 的测定中，本底测量时间（t_B）为12 000s，计数（N_B）为73 150，样品测量时间（t_s）为12 000s，并假设允许犯Ⅰ型和Ⅱ型错误的概率为5%。

判定限计算如下：$a^*=1.645\sqrt{\dfrac{N_B}{t_B}\left[\dfrac{1}{t_s}+\dfrac{1}{t_B}\right]}=1.645\sqrt{\dfrac{73150}{12\,000\text{s}}\left[\dfrac{1}{1\,200\text{s}}+\dfrac{1}{12\,000\text{s}}\right]}=0.123$计数/s。

检测限计算如下：$a^{\#}=3.29\sqrt{\dfrac{N_B}{t_B}\left[\dfrac{1}{t_s}+\dfrac{1}{t_B}\right]}=3.29\sqrt{\dfrac{73150}{12\,000\text{s}}\left[\dfrac{1}{1\,200\text{s}}+\dfrac{1}{12\,000\text{s}}\right]}=0.246$计数/s。

3．低放射性水平测量中检测限的计算 在实际测量工作中，判定限和检测限的计算关键在于如何理解本底计数 N_B。本底计数不能简单地理解为只是对空白本底或空盒本底的测量计数。不同的测量方法，其具体含义有着很大的差异。但无论什么测量方法，它都是计算待样品净计数时从总计数中应该扣除的所有本底计数，如环境本底康普顿散射本底、其他核素的干扰本底等。

（1）总 α 和总 β 测量中的本底计数 N_B：对于总 α 和总 β 测量，N_B 指的是检测系统对空样品盘测量的本底计数。但应该注意的是，当样品的厚度较大时，由于样品本身对本底 α、β 射线有屏蔽作用，从而使实际测量时应该扣除的本底计数减少。因此，在这种情况下，如果要准确计算，则 N_B 应作适当的修正。

（2）液体闪烁计数系统测量中的本底计数 N_B：当用液体闪烁计数系统测量某种 β 放射性核素时，N_B 指的是检测系统对不含待测核素的"纯液体"加进闪烁液后所测得的本底计数。实际上，绝对纯的液体是不存在的，因此用这种"纯液体"测量本底所得的检测限要比应有的检测限高。

（3）HPGeγ 能谱仪测量中的本底计数 N_B：当用 HPGe γ 能谱仪分析某种待测核素时，本底计数 N_B 不但包含空盒本底净计数 N_{B1}，而且应考虑测量待测样品时的谱线本底计数（或者称康普顿散射本底计数）N_{B2}，即：$N_B=N_{B1}+N_{B2}$，见图7-5。计算谱线本底的能量宽度应该覆盖待测核素全能峰的全面积。一般情况下，核素的全能峰满足正态分布，这样可以导出，覆盖全能峰时应取的谱线本底宽度为2.54FWHM，即2.54倍半峰全宽。

对于人工放射性核素，测量空盒本底时，待测核素的净计数 $N_{B1}=0$。但对于天然放射

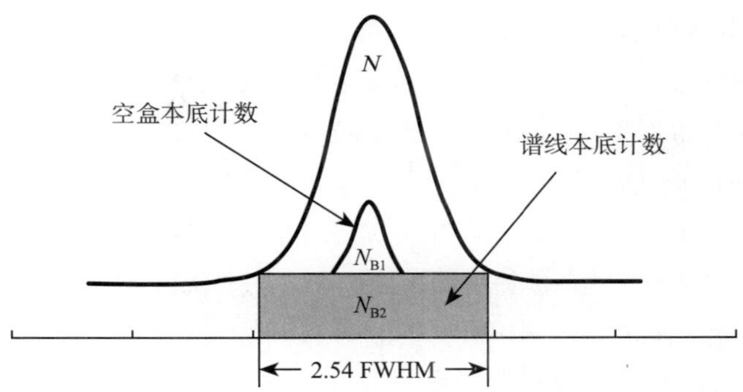

图 7-5　HPGeγ 能谱测量的本底计数

性核素，如 ^{238}U、^{232}Th、^{226}Ra、^{40}K，由于它们在自然界中本身就存在，因此，$N_{B1}>0$。此外，基线本底主要来自各个射线峰的康普顿散射，因此当样品中某个核素的含量发生变化时，即使测量空盒本底的待测核素净计数没有变化，待测核素的检测限也会发生变化。

（4）NaIγ 能谱仪测量中的本底计数：当用 NaIγ 能谱仪分析某种待测核素时，由于各核素特征道区的计数均可能受到其他核素的影响，因此，计算某一待测核素的检测限时就不能只考虑本核素特征道区的本底计数。这里用待测样品包含 3 种核素的情况来说明。当待测样品包含 3 种核素时，待测样品活度测量计算的矩阵方程为：

$$\begin{cases} N_1 - N_{B1} = a_{11}A_1 + a_{12}A_2 + a_{13}A_3 \\ N_2 - N_{B2} = a_{21}A_1 + a_{22}A_2 + a_{23}A_3 \\ N_3 - N_{B3} = a_{31}A_1 + a_{32}A_2 + a_{33}A_3 \end{cases} \quad \text{公式 7-15}$$

式中：

a_{ij}——刻度系数；

$N_i(i=1,2,3)$——3 种核素特征道区内的总计数；

$N_{Bi}(i=1,2,3)$——3 种核素特征道区内的本底计数；

$A_i(i=1,2,3)$——3 种核素的活度。

在这组方程中，$a_{11}A_1$、$a_{22}A_2$ 和 $a_{33}A_3$ 实际上是 3 种核素在各自特征道区的净计数，可分别用 N_{11}、N_{22} 和 N_{33} 表示，这样上述方程组可以表示为：

$$\begin{cases} N_{11} = N_1 - \left(N_{B1} + a_{12}A_2 + a_{13}A_3\right) \\ N_{22} = N_2 - \left(N_{B2} + a_{22}A_2 + a_{23}A_3\right) \\ N_{33} = N_3 - \left(N_{B3} + a_{32}A_2 + a_{33}A_3\right) \end{cases} \quad \text{公式 7-16}$$

根据前面检测限的推导过程可知，$N_{B1}+a_{12}A_2+a_{13}A_3$、$N_{B2}+a_{22}A_2+a_{23}A_3$ 和 $N_{B3}+a_{32}A_2+a_{33}A_3$ 即计算 3 种核素的检测限时的总本底计数。

可见，用 NaIγ 能谱仪分析某种待测核素时，对于其任一种待测核素的检测限计算，除了要考虑本核素特征道区的本底计数以外，还要计算其他待测核素对本核素特征道区的干扰计数。在用高纯锗 γ 能谱仪分析某种待测核素时，如果待测核素的特征峰存在其他核素的干扰，其检测限的计算也面临同样的问题。

（5）应注意的概念及其逻辑关系：一些基本但重要的概念及其逻辑关系在理解检测限的由来、定义、推导和应用中的重要性。现强调如下：

1）计数与计数的期望值：所涉及的计数有本底计数、待测样品计数和待测样品净计数，在阅读时，应时刻注意分清它们在文字描述和公式中的具体含义，切不可混淆。

2）置信水平与检测限：置信水平是作出一种判断的把握程度，它由第一类错误和第二类错误的概率决定。而对于检测限，如果没有置信水平的限制，它可以是任一个大于本底的计数期望值（或者大于0的净计数期望值）。为什么检测限总是与置信水平时时相伴？这是由于本底的存在和放射性计数的统计涨落特性决定的。当待测样品的净计数很小时，分辨待测样品计数与本底计数的把握程度（置信水平）总是与净计数的期望值的大小相关联，这使得当选择一个接近本底计数（或者说净计数很小）的期望值作为检测限时，也就同时确定了判断的把握程度（置信水平）。

3）检测限与低水平放射性测量：理论上说，检测限的选择可大可小，但由于环境放射性测量往往是低活度的放射性测量，待测样品计数一般都比较低，因此就不得不选择一个接近本底计数的数值（或净计数很小的数值）来作为检测限。如果待测样品计数都很高，再谈检测限就没有意义了。

4）检测限与第一类错误和第二类错误：检测限同时取决于犯第一类错误和第二类错误的概率，其计算公式的推导就是先预定允许犯第一类错误和第二类错误的概率（即置信水平），并由此确定净计数期望值与预定置信水平的关系。一般情况下，允许犯第一类错误和第二类错误的概率都取为95%，这时才有检测限计算的一般公式。

5）净计数测量的相对误差与净计数期望值：净计数测量的相对误差随净计数期望值的增大而减小。当净计数的期望值等于判定限时，测量相对误差至少60%；当净计数的期望值等于检测限时，测量相对误差至少30%。

6）空白或空盒本底计数与检测限计算公式中的本底计数：检测限计算公式中的本底计数 N_B，并不完全是空白本底或空盒本底计数，在不同的测量方法中，其所包含的具体内容不同。总的原则是检测限计算公式中的本底计数是为了求得待测样品的净计数而应该扣除的所有其他测量计数，如环境本底计数、康普顿散射本底计数以及其他核素产生的干扰本底计数。

7）检测限不是绝对意义上的可探测和不可探测的分界线：根据前面的讨论容易明白，小于检测限并不意味着完全不可检测，只是测量结果的置信水平低、相对误差大罢了。另外，引入检测限原本也不是用于测量结果的表达，而是为实现具体的工作目标而选择适当的方法或制定合理的方案，以使测量结果的不确定度能满足预定的要求。

上述判定限和检测限的计算，是在测量的计数足够大（通常大于30），其统计的泊松分布可以视为正态分布的情况下得出的。若不是这种情况，检测限和判定限的计算应按国际标准 ISO 11929-1：2019 和 ISO 11929-4：2020 的相关要求进行。下面将对这种判定限和检测限的通用计算方法进行介绍。

二、测量特征参数通用计算方法

（一）步骤及流程

本节将基于 ISO/IEC 指南 98-3：2008 以简明的形式给出评估被测量的一种测量程序，并给出计算特征值（即判定限、检测限和极限覆盖区间）应遵循的程序。该程序适用于电离辐射测量中可能遇到的大多数情况。

被测量是非负的假定仅在计算覆盖区间和被测量及其相关不确定度的最佳估计时使用。电离辐射测量一般是在存在辐射本底的情况下进行，该辐射本底必须从总测量值中减去。这里描述的程序同样适用于必须从总量中减去本底或空白影响的任何测量。

这类测量程序分为 9 个连续的步骤，详细工作流程如下：

步骤 1：建立测量模型；

步骤 2：关于 ISO/IEC 指南 98-3：2008 的适用性的一般考虑，以及决定是否使用 ISO/IEC 相关指南［国际电工委员会（International Electrotechnical Commission，IEC）］；

步骤 3：输入量、标准不确定度、协方差、主要结果及其标准不确定度的评估；

步骤 4：评估作为被测量假设真值函数的标准不确定度；

步骤 5：计算判定限和要做出是否应测量的决策；

步骤 6：计算检测限和评估测量程序；

步骤 7：计算被测量的覆盖区间；

步骤 8：计算被测量及其相关标准不确定度的最佳估计值；

步骤 9：报告结果。

下面将对这些步骤给出概括性描述。

（二）测量模型的建立

很多情况下，被测量 Y 不能直接测得，而是由 N 个其他量 X_1，$X_2 \cdots\cdots X_N$ 通过函数关系 f 来确定：

$$Y=f(X_1,X_2\cdots X_N) \qquad \text{公式 7–17}$$

公式 7–17 称为评估模型。在评价模型中，被测量 Y 是输出量，它所依赖的量是输入量 $X_1,X_2\cdots X_N$。输入量 X_1，即总计数率，是一个特殊的量，因为它携带被测大量特征效果的信息。评估模型构成一个数学表达式或算法，被测量 Y 的真值 $\tilde{y}$ 的估计值用 y 表示，是用 N 输入量 $X_1,X_2\cdots X_N$ 的估计值 $x_1,x_2\cdots x_N$ 代入公式 7–17 计算。因此估计值 y，即测量结果，用 $y=f(x_1,x_2\cdots x_N)$ 给出。Y 本身是未知和不可知的，因此是不确定的。与估计值 y 相关的标准不确定度 $u(y)$ 量化了 $\tilde{y}$ 的不确定度。

（三）ISO/IEC 指南 98-3：2008 适用性

上述测量评估程序是基于 ISO/IEC 指南 98-3：2008 推荐的。该指南的应用仅限于可以（至少在局部）线性化的评估模型，它表示使用一阶泰勒展开的近似值。该指南经声明要求限制其广泛应用。该指南中使用了贝叶斯方法测量不确定度理论，然而，仅在 ISO/IEC 指南 98-3-1 中明确说明了统计根源和统计方法以及 ISO/IEC 指南 98-3：2008 缺乏普遍性的规定。

用户要确保适用该指南，即应明确评估模型应是线性的，或者至少可以通过线性函数局部近似。如果检测限的公式没有解，通常是由于校准因子的相对不确定度太大。如果对该指南的适用性有疑问，应该给出两种方法的结果以显示它们的差异。当蒙特卡罗法和分析法的 95% 覆盖区间的偏差不超过 10% 时，则分析法可用于类似情况下的不确定度评定。

（四）主要结果及其标准不确定度的评估

要获得被测量的估计值 y，首先需要确定 X_i 的估计值 x_i。因此，标准不确定度 $u(y)$ 是根据与估计 x_i 相关联的标准不确定度 $u(x_i)$ 及其协方差 $u(x_i, x_j)$ 来评估的。

Y 的估计值 y 由下式给出：

$$y=f(x_1,\ x_2\cdots\cdots x_N) \quad \text{公式 7–18}$$

要计算标准不确定度 $u(y)$，首先要确定灵敏度系数 $c_1\cdots\cdots c_N$。第 i 个灵敏度系数 c_i 是 $\partial f/\partial X_i$，是 f 相对于 X_i 在 $x_1\cdots x_N$ 处评估的一阶偏导数。

与 y 相关的标准不确定度 $u(y)$ 由不确定度传播定律给出。当 x_i 之间不相关时，该定律的形式如下：

$$u^2(y)=\sum_{i=1}^{N} c_i^2 \cdot u^2(x_i) \quad \text{公式 7–19}$$

否则，还应考虑协方差，上式变为公式 7–20 形式：

$$u^2(y)=\sum_{i=1}^{N} c_i^2 \cdot u^2(x_i)+\sum_{i=1}^{N-1}\sum_{j=i+1}^{N} c_i \cdot c_j \cdot u^2(x_i, x_j) \quad \text{公式 7–20}$$

在电离辐射测量的大多数情况下，输入量 X_i 之间不相关，因此可以应用公式 7–19。

当 Y 可以表示为 x_i 的线性组合或判断 f 的非线性在估计 x_i 的邻域内可以忽略时，公式 7–18、公式 7–19 和公式 7–20 成立。

当判断测量模型不能充分线性化时，或有任何疑问时，应采用 ISO/IEC 指南 98-3-1：2008 和 ISO 11929-2：2019 中给出的蒙特卡罗方法为 Y 确定概率密度函数并由此获得 y 和 $u(y)$ 以及特征值。

（五）被测量假设真值函数的标准不确定度评估

推导判定限或检测限的值需要对被测量的假定真值 $\tilde{y}$ 进行计算，该真值被视为给定值。这样的给定值对应于单个输入量的假定值，该输入量携带测量效果的信息，通常是总计数率，取为 X_1，所有其他输入量不受影响。在此处考虑的放射性测量模型类型中，假设的真实（给定）值 $\tilde{y}$ 线性取决于相关值 x_1，而 x_2 到 x_N 保持不变。

这就可以通过线性函数 $\tilde{y}$ 计算 x_1，这一计算可以表示为公式 7–21：

$$x_1 = 1/f\left(\tilde{y}, x_2, \cdots x_N\right) \qquad \text{公式 7–21}$$

由于 x_1 表示总计数率，其标准不确定度在大多数情况为 $\tilde{u}\left(\tilde{x}_1\right) = \sqrt{x_1/t}$，其中 t 是测量时间（单位为 s）。然后用 $[\tilde{x}_1, \tilde{u}(\tilde{x}_1)]$ 替换不确定度传播公式内的［$x_1, u(x_1)$］，最终得出假设真值 $\tilde{y}$ 的标准不确定度。根据 $\tilde{y} = f\left(\tilde{x}_1, x_2, \cdots x_N\right)$，给出 $\tilde{y}$ 的标准不确定度如下：

$$\tilde{u}^2\left(\tilde{y}\right) = \left[\frac{\partial f}{\partial \tilde{x}_1}\Big|_{x_1=\tilde{x}_1, x_2, \cdots x_N = x_2, \cdots x_N}\right]^2 \tilde{u}^2\left(\tilde{x}_1\right) + \sum_{j=2}^{N}\left[\frac{\partial f}{\partial x_i}\Big|_{x_1=\tilde{x}_1, x_2, \cdots x_N = x_2, \cdots x_N}\right]^2 u^2\left(x_i\right) \qquad \text{公式 7–22}$$

如果模型的形式为 $Y=(X_1-X_2)\cdot w$，其中 X_1 是总计数率，X_2 是本底计数率，W 是校准因子，那么 $\tilde{u}^2\left(\tilde{y}\right)$ 就成为 $\tilde{y}$ 的二次项函数 $\tilde{y}^2 \cdot u_{\text{erl}}^2\left(w\right)$，后面将讨论这一问题。

然而，在某些情况下，$\tilde{u}^2\left(\tilde{y}\right)$ 只能通过插值来近似。这种内插必须基于对 $\tilde{u}^2\left(0\right)$ 和至少一个 $y>0$ 测量结果及其相关标准不确定度 $u(y)$ 的评估，通过下式估算：

$$\tilde{u}^2\left(\tilde{y}\right) = \tilde{u}^2\left(0\right) \cdot \left(1-\tilde{y}/y\right) + u^2\left(y\right) \cdot \tilde{y}/y \qquad \text{公式 7–23}$$

对于 $Y=(X_1-X_2)\cdot w$ 形式的评估模型，其中 X_1 是任意总量，X_2 是任意本底量，w 是校准因子，$\tilde{u}^2\left(0\right)$ 可以通过假设 $\tilde{y}=0$ 和 $x_1=x_2$ 估计，因此，$\tilde{u}^2\left(0\right) = 2 \cdot u^2\left(x_2\right) \cdot w^2$。后面也将对这种情况给出详细的建议。

当将本书推荐的方法应用扩展到电离辐射的计数测量之外时，必须获得有关 $\tilde{u}\left(\tilde{y}\right)$ 的信息（例如，通过对不同参考材料的重复测量）或必须使用插值方法。

（六）判定限计算与测量决策

判定限用来判定是否存在被测量的物理效应。这类涉及的评估模型都具有必须从总量中减去本底贡献的特征。本底可能是本底辐射或影响测量程序的任何空白的结果。由于存在本底辐射或空白的不确定度，出现了是否可以识别来自样品的贡献的问题。由于所有输入量的估计值以及被测量值的所有估计值都具有不确定度，因此这个问题只能通过理论决策来处理，允许错误决策的预定概率 α。这导致了判定限 y^* 的如下定义：

$$p\left(y > y^* \middle| \tilde{y} = 0\right) = \alpha \qquad \text{公式 7–24}$$

即判定限值 y^* 由以下条件定义：如果实际上真实值 $\tilde{y}$ 为 0，则获得大于判定限值 y^* 的测量结果 y 的概率等于 α。

如果实际上样本没有被测量信息，则概率 α 是假阳性决策概率。使用二次损失函数并应用 ISO/IEC 指南 98-3：2008 来评估不确定度，判定限由公式 7–25 给出：

$$y^* = k_{1-\alpha} \cdot \tilde{u}\left(0\right) \qquad \text{公式 7–25}$$

式中：

$k_{1-\alpha}$——标准正态分布的（1–α）百分位数。

如果初级测量结果 y 超过判定限 y^*，则判定存在被测量提供的物理效应，即样本的贡献已被识别。

如果结果 y 低于判定限 y^*，则判定结果不能归因于物理效应。否则，不能断定它不存在。如果物理效应真的不存在，那么做出错误决定的概率（即效应存在）等于指定的概率 α。

（七）检测限计算与测量程序评估

检测限表示所应用的测量程序能以指定概率探测出被测量的最小真值，这给出了测量程序是否满足要求，并因此认为可适合预期测量目的。

任何初级测量结果 y 都有可能，按给定判定限 y^* 提供的决策规则，错误地认为物理效应不存在，尽管它在现实中存在。为了保持这种错误决策的概率超过预定义的概率 β，如下的检测限被定义为满足条件的被测量的最小真值：

$$p\left(y < y^* \middle| \tilde{y} = y^\#\right) = \beta \qquad \text{公式 7–26}$$

即检测限 $y^\#$ 由以下条件定义：如果实际真实值 $\tilde{y}$ 等于检测限 $y^\#$，则获得初级测量结果 y 小于判定限 y^* 的概率等于 β。如果 ISO/IEC 指南 98-3：2008 用于评估不确定度，则检测限由如下隐式公式给出：

$$y^\# = y^* + k_{1-\beta} \cdot \tilde{u}\left(y^\#\right) \qquad \text{公式 7–27}$$

式中：

$k_{1-\beta}$——标准正态分布的（$1-\beta$）百分位数。

检测限的不存在表明输入量的相对不确定度太大，并且 ISO/IEC 指南 98-3：2008 的近似不合理。在这种情况下，解决方案是获取必要的信息，以便根据 ISO/IEC 指南 98-3-1 的分布评估不确定度，并根据 ISO 11929-2：2019 进行计算。

（八）被测量覆盖区间的计算

如果初始测量结果 y 超过判定限 y^*，则计算覆盖区间的下限和上限 y_{low}，y_{up}。覆盖区间［y_{low},y_{up}］是包含具有规定覆盖概率（$1-\gamma$）的非负被测量的真值区间，覆盖概率通常取为 0.95。

$$p\left(y \in \left[y_{low}, y_{up}\right] \middle| y, u(y), Y \geqslant 0\right) = 1-\gamma \qquad \text{公式 7–28}$$

如果没有指定附加条件，上述覆盖区间的定义是不明确的。下面计算两个经常引用的覆盖区间的限。

概率对称的覆盖区间限，$[y^{\triangleleft}, y^{\triangleright}]$，对于覆盖概率（$1-\gamma$）明确定义为：

$$p\left(\tilde{y} < y^{\triangleleft} \middle| y, u(y), Y \geqslant 0\right) = p\left(\tilde{y} > y^{\triangleright} \middle| y, u(y), Y \geqslant 0\right) = \gamma / 2 \qquad \text{公式 7–29}$$

如果 ISO/IEC 指南 98-3：2008 用于评估不确定度，则使用如下辅助量计算概率对称覆盖区间限。

$$w=\frac{1}{2\pi}\int_{-\infty}^{y/u(y)}\exp\left(-\frac{\nu^2}{2}\right)\mathrm{d}\nu=\Phi\left(y/u(y)\right)$$

$$y^{\triangleleft}=y-k_{\mathrm{P}}u(y)$$

$$\mathrm{p}=w\cdot(1-\gamma/2)$$

$$y^{\triangleright}=y+k_{\mathrm{q}}u(y)$$

$$\mathrm{q}=1-w\gamma/2 \qquad \text{公式 7–30}$$

式中：

k_{p}，k_{q}——概率 p 和 q 的标准化正态分布的分位数。

最短覆盖区间，$[y<,>y]$，对于覆盖概率（$1-\gamma$）明确定义为：$p\left(\tilde{y}\in\left[y^{<},y^{>}\right]\middle| y,u(y),\right.$ $\left.Y\geqslant 0, y^{>}-y^{<}=\min\right)$

如果 ISO/IEC 指南 98-3：2008 用于评估不确定度，则最短覆盖区间由公式 7–31 计算：

$$y^{<,>}=y\pm k_{\mathrm{P}}u(y)$$

$$\mathrm{p}=w\cdot\frac{\left[1+w(1-\lambda)\right]}{2}$$

$$\text{如果}\ y^{<}<0\text{：}\ y^{<}=0\text{；}\ y^{>}=y+k_{\mathrm{q}}\cdot u(y)$$

$$\mathrm{q}=1-w\gamma \qquad \text{公式 7–31}$$

式中：

k_{p}，k_{q}——概率 p 和 q 的标准化正态分布的分位数。

概率对称覆盖区间不包含真值 0，如果测量结果的相对不确定度很大，则最短覆盖区间将包含真值 0。是否使用概率对称覆盖区间或最短覆盖区间的决定取决于监管机构或客户。

（九）被测量的最佳估计值及其相关的标准不确定度

如果初始测量结果 y 超过判定限 y^*，那么最佳估计值 $\hat{y}$ 及其相关不确定度 $u(\hat{y})$ 也可以计算出来。在被测量是非负时，对初始结果 y 及其相关不确定度 $u(y)$、最佳估计值 $\hat{y}$ 及其相关不确定度 $u(\hat{y})$ 进行如下考虑。如果 ISO/IEC 指南 98-3：2008 用于评估不确定度，则最佳估计值及其相关不确定度计算如下：

$$\hat{y} = y + \frac{u(y) \cdot \exp\left\{-\frac{y^2}{\left[2u(y)\right]}\right\}}{w\sqrt{2\pi}}$$

$$u(\hat{y}) = \sqrt{u^2(y) - (\hat{y} - y)\hat{y}} \quad \text{公式 7–32}$$

对于 $y \geqslant 4u(y)$，近似值 $\hat{y}=y$，$u(\hat{y})=u(y)$ 是足够的，不需要再计算最佳估计值 $\hat{y}$ 及其相关的不确定度 $u(\hat{y})$。

三、测量的基本原则和评估

（一）评价通用模型

在许多情况下，被测量 Y 是几个输入量 X_i 的函数，形式为公式 7–33：

$$Y=f(X_1 \cdots\cdots X_m) \quad \text{公式 7–33}$$

公式 7–33 为评价模型，将输入量 X_i 的相应估计值 x_i 代入模型函数 f 中，公式 7–33 生成被测量的初始测量结果 y 为：

$$y=f(x_1 \cdots\cdots x_m) \quad \text{公式 7–34}$$

对 ISO 11929-1：2019 的应用，必须使用有关测量程序的所有可用信息以及所涉及的量和值来评估测量的不确定度，同时考虑到所有已知的不确定度来源。这类评估应根据 ISO/IEC 指南 98-3：2008 或 ISO/IEC 指南 98-3-1 进行。

如果评估模型至少可以局部线性化，且只有 x_i 及其相关的标准不确定度 $u(x_i)$ 是已知的，并且如果单个输入量没有大的初始不确定度，则 ISO/IEC 指南 98-3：2008 近似可以使用。否则，必须使用 ISO/IEC 指南 98-3-1 中描述的方法，并且必须按照 ISO 11929-2：2019 的规定计算特征值。

对于根据公式 7–33 的通用模型，则根据公式 7–35 计算与初始测量结果 y 相关的被测量的标准不确定度 $u(y)$，如果输入量 X_i 是独立测量的，与估计值 x_i 相关的标准不确定度 $u(x_i)$ 从关系式中给出。

$$u^2(y) = \sum_{i=1}^{m} c_i^2 u^2(x_i)$$

$$c_i = \left.\frac{\partial f}{\partial X_i}\right|_{X_1=X_1 \cdots\cdots X_m=X_m} \quad \text{公式 7–35}$$

如果输入量相关，则使用协方差计算标准不确定度。ISO 11929-3：2019 附录 A 中给出了处理相关性和协方差的建议。

在公式 7–35 中，估计值 x_i 应替换 f 的偏导数中的输入量 X_i。估计值 x_i 和相关标准不确定度 $u(x_i)$ 的确定，以及偏导数的数值或实验测定应符合 ISO/IEC 指南 98-3：2008。

对于计数率，$X_i=R_i$，在给定测量持续时间 t_i 期间记录的计数结果 n_i，应用规范 $x_i=r_i=n_i/t_i$ 和 $u^2(x_i)=n_i/t_i^2=r_i/t_i$。如果 n_i 等于零，可设置 $u(x_i)=u(r_i)=1/t_i^2$。

如果输入量不是独立测量的，并且对于更复杂的测量评估（例如展开），请参阅 ISO 11929-3：2019。

ISO 11929-3：2019 附录 B 和 A 中分别规定了率计测量的规定以及除泊松过程之外还必须考虑随机影响的特殊情况。

如果偏导数不明确可用（例如，因为评估模型仅以计算机代码的形式可用），则根据公式 7–36 通过微分在数值上近似它们就足够了。

$$c_i=\frac{1}{u\left(X_i\right)}\cdot\left(f\left(X_1,\cdots,X_i+u\left(X_i\right)/2,\cdots,X_m\right)\right) \qquad \text{公式 7–36}$$

（二）电离辐射计数测量模型

当被测量 Y 与放射性物质样本有关，它是通过计算总效应和背景效应，并预先选择时间或计数来确定的。特别是 Y 可以是样本的净计数率 R_n 或净活度 A。属于总效应和背景效应计数的符号在下面分别用下标 g 和 0 标记，其模型描述如下：

$$Y=f\left(X_1,\cdots\cdots,X_m\right)=(X_1-X_2X_3-X_4)\cdot\frac{X_6X_8}{X_5X_7}=(X_1-X_2X_3-X_4)\cdot w \qquad \text{公式 7–37}$$

$$w=\frac{X_6X_8}{X_5X_7} \qquad \text{公式 7–38}$$

$X_1=R_g$ 是总计数率，$X_2=R_0$ 是本底计数率。其他输入量 X_i 是校准量、校正量或影响量，或转换系数，例如发射或响应概率，或者 X_3 是屏蔽因子而 X_4 是附加的本底校正量。如果不涉及某些输入量，应设置 $X_i=1$（$i=3$；$i>4$），$X_4=0$ 和 $u(X_i)=0$。

如果评估模型不是公式 7–37 的一般形式，则必须根据 ISO 11929-3：2019 中给出了更复杂模型的一些示例。

（三）初始测量结果的评估

通过将估计值 x_i 代入公式 7–37 中，就可以得到被测量 Y 的初始估计值 y。

$$y=f\left(x_1,\cdots\cdots,x_m\right)=(x_1-x_2x_3-x_4)\cdot w=\left(r_g-r_0x_3-x_4\right)\cdot w=\left(\frac{n_g}{t_g}-\frac{n_0}{t_0}x_3-x_4\right)\cdot w \qquad \text{公式 7–39}$$

$$w=\frac{x_6x_8}{x_5x_7} \qquad \text{公式 7–40}$$

初始测量结果 y 的确定未考虑被测量 Y 为非负值，因此，初始测量结果 y 可能为负。被测量 Y 为非负这一事实仅在计算的覆盖区间限 $y^{\triangleleft}$，$y^{\triangleright}$ 或 $y^{<}$，$y^{>}$ 和最佳估计值 $\hat{y}$ 及其相关标准不确定度 $u(\hat{y})$ 时考虑。

（四）与初始测量结果相关的标准不确定度

在电离辐射测量的通用模型公式 7–37 的情况下，如果与 x_i 间不相关，则与 y 相关的标准不确定度 $u(y)$ 计算如下：

对计数率：$\begin{cases} x_1 = r_g = n_g / t_g \text{和} u^2(x_1) = n_g / t_g^2 = r_g / t_g \\ x_2 = r_0 = n_0 / t_0 \text{和} u^2(x_2) = n_0 / t_0^2 = r_0 / t_0 \end{cases}$ 公式 7–41

式中：

n_g，n_0——分别为样本总计数和本底计数；

r_g，r_0——分别为总计数率和本底计数率估计值；

t_g，t_0——分别为测量总计数和本底计数的测量持续时间。

对公式 7–39 的函数 f 求偏导数：

$$\begin{cases} \dfrac{\partial f}{\partial X_1} = w \\ \dfrac{\partial f}{\partial X_2} = -X_3 w \\ \dfrac{\partial f}{\partial X_3} = -X_2 w \\ \dfrac{\partial f}{\partial X_4} = -w \\ \dfrac{\partial f}{\partial X_i} = \pm \dfrac{Y}{X_i} (\mathrm{i} > 5) \\ \dfrac{\partial f}{\partial W} = \dfrac{Y}{w} \end{cases} \quad \text{公式 7–42}$$

通过代入估计值 x_i，w 和 y，由公式 7–39 可得到被测量 Y 的初始估计值 y 的标准不确定度 $u(y)$ 如下：

$$\begin{aligned} u(y) &= \sqrt{w^2 \cdot \left[u^2(x_1) + x_3^2 u^2(x_2) + x_2^2 u^2(x_3) + u^2(x_4)\right] + y^2 u_{\mathrm{rel}}^2(w)} \\ &= \sqrt{w^2 \cdot \left[r_g / t_g + x_3^2 r_0 / t_0 + r_0^2 u^2(x_3) + u^2(x_4)\right] + y^2 u_{\mathrm{rel}}^2(w)} \end{aligned} \quad \text{公式 7–43}$$

其中：

$$u_{\mathrm{rel}}^2(w) = \sum_{i=5}^{\mathrm{m}} \frac{u^2(x_i)}{x_i^2} \quad \text{公式 7–44}$$

公式 7–44 是量 X_5 到 X_{m} 的相对标准不确定度平方的总和，对于 $\mathrm{m}<5$ 时，$w=1$ 和 $u_{\mathrm{rel}}^2(w)=0$。

$X_i(i=3,\cdots,\mathrm{m})$ 的估计值 x_i 和标准不确定度 $u(x_i)$，取自先前的调查或根据其他信息作为经验值。在之前的研究中，可以将 x_i 确定为算术平均值，将 $u^2(x_i)$ 确定为经验方差。

作为被测量假定值的函数的标准不确定度。对于判定限和检测限的数值计算，需要将被测量的标准不确定度$\tilde{u}(\tilde{y})$作为被测量的假定真值$\tilde{y}>0$的函数。该函数应在应用ISO/IEC指南98-3：2008或ISO/IEC指南98-3-1的测量评估框架内以类似于$u(y)$的方式确定。在大多数情况下，应首先计算的方差函数$\tilde{u}^2(\tilde{y})$，$\tilde{u}(\tilde{y})$是它的正平方根。为对于所有$y>0$，该函数应被定义、它是唯一和连续，并且不应假设为负值。

在根据公式7–39的模型的大多数情况下，$\tilde{u}(\tilde{y})$可以明确给定，前提是$u(x_1)$作为x_1的函数给出。在这种情况下，$\tilde{y}$应正式替换为公式7–34中的y，并且该公式应求解x_1可得到函数$x_1=f^{-1}(\tilde{y},x_2,\cdots,x_m)$。该函数将替换公式7–43中的$x_1$和$u(x_1)$的计算，最终得到类似公式7–35的$\tilde{u}(\tilde{y})$而不是$u(y)$。

按公式7–39的模型时，总计数$X_1=R_g$的标准不确定度$u(x_1)$用估计值$x_1=r_g$的函数给出，如果测量持续时间t_g（时间预选）或记录的脉冲数n_g计数预选已指定，可分别应用$x_1=r_g$（或$\sqrt{X_1/t_g}$或$x_1/\sqrt{n_g}$）。

在公式7–39中y值正式替换为$\tilde{y}$。这允许在一般情况下消除x_1，特别是通过公式7–39中消除具有时间预选的n_g和具有计数预选的t_g。如果假定被测量$\tilde{y}$为真值，则这些值不可用。这时公式7–39的情况下转换为：

$$X_1=y/w+X_2X_3+X_4 \tag{公式7–45}$$

对有时间预选，由公式7–39可得到：

$$n_g=t_g\cdot\left(\tilde{y}/w+r_0X_3+X_4\right) \tag{公式7–46}$$

然后，用$u^2\left(X_1\right)=X_1/t_g=n_g/t_g^2$并在公式7–30中代入$n_g$，并用$u^2\left(X_2\right)=r_0/t_0$，在时间预选的情况下，由公式7–43可得到公式7–47：

$$\tilde{u}\left(\tilde{y}\right)=\sqrt{w^2\cdot\left[\left(\tilde{y}/w+r_0X_3+X_4\right)/t_g+X_3^2r_0/t_0+r_0^2u^2\left(X_3\right)+u^2\left(X_4\right)\right]+\tilde{y}^2u_{rel}^2\left(w\right)} \tag{公式7–47}$$

对于有计数预选，类似地得到：

$$t_g=\frac{n_g}{\left(\tilde{y}/w+r_0X_3+X_4\right)} \tag{公式7–48}$$

然后，使用$u^2\left(X_1\right)=X_1/t_g=n_g/t_g^2$并将$t_g$代入公式7–32，并使用$u^2\left(X_2\right)-r_0^2/n_0$，在预选计数的情况下，由公式7–43可得到公式7–49：

$$\tilde{u}\left(\tilde{y}\right)=\sqrt{w^2\cdot\left[(\tilde{y}/w+r_0X_3+X_4)^2/n_g+X_3^2r_0^2/n_0+r_0^2u^2\left(X_3\right)+u^2\left(X_4\right)+\tilde{y}^2u_{rel}^2\left(w\right)\right.} \tag{公式7–49}$$

如果标准不确定度不能作为被测量的假定真值的函数明确给出，则必须应用内插近似。

计数的预选经常被选择，可用于节省测量的时间。如果另外设置了最大测量时间t_{max}，则应确保$t_{max}\geqslant n_g/\left(n_0\cdot\dfrac{X_3}{t_0}+X_4\right)$。否则，评估会改变了选择的评估模型，并且错误地计算了判定限值和检测限。

如果没有明确的$\tilde{u}(\tilde{y})$规范可用，通常对函数$\tilde{u}(\tilde{y})$使用以下近似值就足够了，特别是如果标准不确定度$u(X_1)$不知道是X_1的函数的情况。一个先决条件是测量结果y_j和相关的标准确定度$u(y_j)$，从以前的同类测量中计算出来，已经可用（$j=0,1,2,\cdots$）。测量应在具有不同活度的不同样品上进行，但其他方面应尽可能在相似条件下进行。测量之一可以是$\tilde{y}=0$的本底测量或空白测量，例如，$j=0$。然后，应设置$y_0=0$，并且$\tilde{u}(0)=u(y_0)$。当前执行的测量可以作为$j=1$的进一步测量。

一旦进行本底或空白测量，并评估标准不确定度$u(X_0)$，则$\tilde{u}(\tilde{y}=0)$可用。在非计数测量简单模型$y=w\cdot(X_1-X_0)$情况下，人们期望$y=0$，$X_1=X_0$，因此$\tilde{u}^2(\tilde{y}=0)=w^2\cdot 2\cdot u^2(X_0)$。

四、判定限和检测限及其评估

（一）规范

测量方法具有一定的检测限，这些限制来自自然本底辐射水平、计数率的统计涨落以及与样品制备和分析有关的因素。

对一个测量程序应当明确所调查的物理效应存在错误决策概率α、所调查的物理效应不存在的错误决策概率β以及覆盖区间的概率$1-\gamma$。如何明确取决于应用程序。一个经常被引用的选择是$\alpha=\beta$，以及α和β的值为0.05。然后，$k_{1-\alpha}=k_{1-\beta}=1.645$。对于覆盖区间，通常选择概率$\gamma=0.05$。如果是这种情况，则$k_{1-\gamma/2}=1.96$。

如果要评估被测量的测量程序是否满足科学、法律或其他原因的要求，还应指定一个指导值y_r作为被测量的值。

（二）判定限

它是被测量的估计值，当使用给定测量程序量化物理效应的被测量的实际测量结果超过该值时，就可确定物理效应存在。

根据前面提到的非负被测量的判定限y^*是量化感兴趣的物理效应估计量Y_0的值，如果初始测量结果y超过判定限y^*，就可得出物理效应存在的结论；如果结果y低于判定限y^*，则判定结果不能归因于物理效应。然而，不能断定它不存在。如果物理效应真的不存在，那么做出错误决策的概率，即效应存在，等于指定的概率α（错误决策的概率）。

对于确定的初始测量结果y，非负被测量，如果初始测量结果大于由公式7–50给出的判定限值，则仅决定被测量的真值不为0（$y>0$）的结论。

$$y^*=k_{1-\alpha}\cdot\tilde{u}(0)$$ 公式7–50

由公式7–47和公式7–49得到时间预选和计数预选两种情况下电离辐射测量模型的判定限用公式7–51计数：

$$y^*=k_{1-\alpha}\cdot\tilde{u}(0)=k_{1-\alpha}\cdot w\cdot\sqrt{(X_3\cdot n_0/t_0+X_4)/t_g+X_3^2\cdot n_0/t_0^2+u^2(X_3)\cdot n_0^2/t_0^2+u^2(X_4)}$$

公式7–51

如果不设输入量 X_3 和 X_4 时，$X_3=1$，$X_4=0$ 和 $u(X_3)=0$，$u(X_4)=0$，上式简化为：

$$y^*=k_{1-\alpha}\cdot\tilde{u}(0)=k_{1-\alpha}\cdot w\cdot\sqrt{(n_0/t_0)/t_g+n_0/t_0^2} \quad \text{公式 7-52}$$

（三）检测限

检测限 $y^\#$ 是被测量的最小真值，对此，基于上述判定限规则，不存在物理效应的错误决策的概率不超过规定的概率 β。为了确定测量程序是否适合测量目的，将检测限 $y^\#$ 与被测量的指定指导值 y_r 进行比较。

检测限 $y^\#$ 是在时间预选的情况下获得的最小解，用公式 7–53 计算。

$$\begin{aligned} y^\# &= y^*+k_{1-\beta}\cdot\tilde{u}(y^\#) \\ &= y^*+k_{1-\beta}\cdot\sqrt{w^2\cdot\left[(y^\#/w+X_3\cdot n_0/t_0+X_4)/t_g+X_3^2\cdot n_0/t_0^2+u^2(X_3)\cdot n_0^2/t_0^2+u^2(X_4)\right]+y^{\#2}\cdot u_{rel}^2(w)} \end{aligned}$$

公式 7–53

如果时间预选满足以下条件，公式 7–53 有一个解，即可求出检测限 $y^\#$：

$$k_{1-\beta}u_{rel}(w)<1 \quad \text{公式 7-54}$$

在计算预选时，检测限 $y^\#$ 由公式 7–55 的最小解的情况下获得的：

$$\begin{aligned} y^\# &= y^*+k_{1-\beta}\cdot\tilde{u}(y^\#) \\ &= y^*+k_{1-\beta}\cdot\sqrt{w^2\cdot\left[(y^\#/w+X_3\cdot n_0/t_0+X_4)/n_g+X_3^2\cdot n_0/t_0^2+u^2(X_3)\cdot n_0^2/t_0^2+u^2(X_4)\right]+y^{\#2}\cdot u_{rel}^2(w)} \end{aligned}$$

公式 7–55

公式 7–55 有一个解，即检测限 $y^\#$，如果在预选计数的情况下，满足以下条件：

$$k_{1-\beta}\sqrt{\frac{1}{n_g}+u_{rel}^2(w)}<1 \quad \text{公式 7-56}$$

公式 7–53 和公式 7–55 的迭代解见 ISO 11929-2：2019 附件 C，预选时间情况下检测限的解见 ISO 11929-2：2019 附件 D。

如果公式 7–54 或公式 7–56 的左侧超过 0.5，则检测限将分别被公式 7–53 和公式 7–55 显著高估。在这种情况下，将 ISO 11929-2：2019 与 ISO/IEC 指南 98-3-1 的应用结合起来，可以更好地估计检测限。

检测限不存在表明 X_5 到 X_m 量的相对不确定度太大，用 $u_{rel}(w)$ 概括表示，并且用 ISO/IEC 指南 98-3：2008 近似是不够的。在这种情况下，解决方案是获取必要的信息，以便根据 ISO/IEC 指南 98-3-1 的分布评估不确定度，并根据 ISO 11929-2：2019 进行计算。

对于 $k=k_{1-\alpha}=k_{1-\beta}$ 的情况，检测限计算公式可简化为公式 7–57：

$$y^\#=\frac{2\cdot y^*+k^2\cdot w/t_g}{1-k^2\cdot u_{rel}^2(w)} \quad \text{公式 7-57}$$

公式 7–57 有一个解，如果 $k^2\cdot u_{rel}^2(w)<1$，则必须应用 ISO 11929-2：2019。

（四）覆盖区间

覆盖区间的限制是确认存在的物理效应提出的，以这样一种方式限制覆盖区间，即它包含具有指定概率 $1-\gamma$ 的被测量的真值。如果仅给出条件 $1-\gamma$，则覆盖区间没有唯一的定义。需要进一步的条件，这些条件导致概率对称覆盖区间和最短覆盖区间的定义。为了计算两种类型的覆盖区间的限值，下面描述了根据 ISO/IEC 指南 98-3：2008 评估不确定度的情况的公式。

出于辐射防护的目的，监管机构必须决定应使用哪种类型的覆盖区间。在比较两个覆盖区间的上限时，必须考虑可能具有不同的概率。

1．**概率对称覆盖区间** 使用被测量的初始测量结果 y 和标准不确定度 $u(y)$，对于 y、概率对称覆盖区间的下限 $y^{\triangleleft}$ 和概率对称覆盖区间的上限 $y^{\triangleright}$ 计算公式为：

$$\begin{cases} y^{\triangleleft}=y-k_{\mathrm{p}}\cdot u(y)\text{与}p=w\cdot(1-\gamma/2) \\ y^{\triangleright}=y+k_{\mathrm{q}}\cdot u(y)\text{与}q=1-w\cdot\gamma/2 \end{cases} \quad \text{公式 7–58}$$

$$\text{其中：}\quad w=\frac{1}{2\pi}\int_{-\infty}^{y/u(y)}\exp\left(-\frac{\nu^2}{2}\right)\mathrm{d}\nu=\Phi\left[y/u(y)\right] \quad \text{公式 7–59}$$

对于标准化正态分布的分布函数 $\Phi(t)$ 及其倒数，对 $\Phi(t)=p$，$k_{\mathrm{p}}=t$，有关其计算方法，请参见 ISO 11929-1：2019 的附录 E。

通常，概率对称覆盖区间的极限既不与 y 对称，也不与最佳估计 $\hat{y}$ 对称，但被测量小于 $y^{\triangleleft}$ 或大于 $y^{\triangleright}$ 的概率都等于 $\gamma/2$。关系 $0<y^{\triangleleft}<y^{\triangleright}$ 适用。

如果 $y>4u(y)$，则可以设置 $w=1$。在这种情况下，以下与 y 对称的近似值适用：

$$y^{\triangleleft}=y-k_{1-\gamma/2}\cdot u(y)\text{和}y^{\triangleright}=y+k_{1-\gamma/2}\cdot u(y) \quad \text{公式 7–60}$$

结果可以表示为 $y\pm k_{1-\gamma/2}u(y)$。

2．**短覆盖区间** 短覆盖区间的下限 $y^{<}$ 和短覆盖区间的上限 $y^{>}$ 是基于被测量的初始测量结果 y 和标准不确定度 $u(y)$，即：

$$y^{<},y^{>}=y\pm k_{\mathrm{p}}\cdot u(y);\ p=\left[1+w\cdot(1-\gamma)\right]/2 \quad \text{公式 7–61}$$

如果 $y^{<}<0$ 结果应为如下形式：

$$y^{<}=0;\ y^{>}=y+k_{\mathrm{q}}\cdot u(y);\ q=1-w\cdot\gamma \quad \text{公式 7–62}$$

式中：

w 按公式 7–59 计算。

（五）最佳估计及其相关的标准不确定度

被测量的初始测量结果 y 应与判定限值 y^* 进行比较。如果 $y>y^*$，则被测量量化的物理效应可认为存在，否则，判定结果不能归因于该物理效应，然而，不能断定它不存在。

如果 $y\geq y^*$ 且 w 按公式 7–59 计算，则被测量的最佳估计值 $\hat{y}$ 由公式 7–63 计算：

$$\hat{y}=y+\frac{u(y)\cdot \exp\left\{-y^{2}/\left[2u^{2}(y)\right]\right\}}{w\sqrt{2\pi}}$$ 公式 7-63

关系 $0\leqslant y^{<}<y^{\triangleleft}<y\leqslant \hat{y}<y^{<}\leqslant y^{\triangleright}$，以及 $u(\hat{y})<u(y)$ 和 $u(y)<y$ 可用。此外，当 $y\geqslant 4u(y)$，公式 7–63 可近似表示为公式 7–64：

$$\hat{y}=y;u(\hat{y})=u(y)$$ 公式 7-64

第二节　常用测量特征值举例

日常放射性核素测量的计数测量的不确定度一般不是很大，这里主要涉及这类测量的特征值计算。当不确定度很大时，应采用 ISO 11929-2：2019 推荐的方法，在放射性核素测量没有这种情况，本书就不再介绍相关方法。

通过计数测量来研究样品中放射性核素的活度是根据 ISO 11929-1：2019 通用模型的一个简化示例。初始测量结果与判定限之间的比较可提供有关是否观察到样品放射性活度的信息。如果初步测量结果大于判定限，则断定已观察到样品的活度。若设定指导值 a_r=3Bq，将其与检测限进行比较，如果检测限小于指导值，则认为该测量方法适合测量目的。

若被测量 Y 是样品中的活度，初始测量结果 a 作为对被测量真值的估计值，使用计数时间预选的评估模型计算：

$$a=\left[\frac{n_g}{t_g}-\frac{n_0}{t_0}\right]\cdot w=\left(r_g-r_0\right)\cdot w=r_n\cdot w$$ 公式 7-65

与初始结果 a 相关的标准不确定度 $u(a)$ 由公式 7–66 计算：

$$u^2(a)=r_n^2\cdot u^2(w)+w^2\cdot u^2(r_n)=w^2\cdot\left[\frac{n_g}{t_g}+\frac{n_0}{t_0}\right]+a^2\cdot u_{rel}^2(w)$$ 公式 7-66

示例的输入量及其相关不确定度见表 7–1。

表 7–1　输入量及其相关数据

量	符号	x_i	$u(x_i)$	单位
测量总计数	n_g	21 670		1
测量计数总时间	t_g	1 200		s
本底计数	n_0	73 150		1
测量本底计数时间	t_0	12 000		s
校准系数	w	4.1	0.6	Bq · s

续表

量	符号	x_i	$u(x_i)$	单位
中间值				
毛计数率	r_g	18.06	0.123	s^{-1}
本底计数率	r_0	6.10	0.022 5	s^{-1}

一、样品计数测量举例

（一）本底

假设已测量本底样品，计数为 n_0=73 150，计算计数率：

$$r_0=\frac{n_0}{t_0}=\frac{73\ 150}{12\ 000}=6.096\text{s}^{-1} \qquad \text{公式 7-67}$$

计数率的标准不确定度由公式 7-68 给出：

$$u(r_0)=\sqrt{\frac{n_0}{t_0^2}}=\sqrt{\frac{73\ 150}{(12\ 000)^2}}=0.022\ 5\text{s}^{-1} \qquad \text{公式 7-68}$$

（二）初始结果及其相关的标准不确定度

样品的活度用公式 7-65 计算，为此首先评估的校准因子 w 及其标准不确定度 $u(w)$。

w=4.1Bq・s，$u(w)$=0.6Bq・s，则 $u_{\text{rel}}(w)$=0.146Bq・s

样品的活度 a 由公式 7-69 给出：

$$a=r_{\text{n}}\cdot w=\left[r_{\text{g}}-r_0\right]\cdot w=\left[18.06-6.10\right]\times 4.1=49.04\text{Bq} \qquad \text{公式 7-69}$$

标准不确定度由公式 7-70 计算：

$$u(a)=\sqrt{r_{\text{n}}^2\cdot u^2(w)+w^2\cdot\left[\frac{n_{\text{g}}}{t_{\text{g}}^2}+\frac{n_0}{t_0^2}\right]}=7.20\text{Bq} \qquad \text{公式 7-70}$$

（三）作为假设真值函数的标准不确定度

要计算判定限和检测限，需先确定作为真值 $\tilde{a}$ 的函数的标准不确定度 $\tilde{u}(\tilde{a})$。对于被测量的真值 $\tilde{a}=\tilde{r}_{\text{n}}\cdot w=\left(\tilde{r}_{\text{g}}-r_0\right)\cdot w$，总计数率 $\tilde{r}_{\text{g}}$ 可以表示为 $\tilde{r}_{\text{g}}=\dfrac{\tilde{a}}{w}+\dfrac{n_0}{t_0}$，并用公式 7-54 计算 $\tilde{a}$ 的标准不确定度：

$$\tilde{u}^2(\tilde{a})=\tilde{r}_{\text{n}}^2\cdot u^2(w)+w^2\cdot u^2(\tilde{r}_{\text{n}})=w^2\cdot\left[\frac{\tilde{a}}{t_{\text{g}}w}+\frac{n_0}{t_{\text{g}}t_0}+\frac{n_0}{t_0^2}\right]+\tilde{a}^2\cdot u_{\text{rel}}^2(w) \qquad \text{公式 7-71}$$

（四）判定限

假设概率 α 为 5%，标准正态分布 $\Phi(k_{1-\alpha})=1-\alpha$，则 $k_{1-\alpha}=1.645$。活度单位的判定限由公式 7–72 计算

$$a^{*}=k_{1-\alpha}\tilde{u}(0)=k_{1-\alpha}\cdot\sqrt{w^{2}\cdot\left[\frac{n_{0}}{t_{g}t_{0}}+\frac{n_{0}}{t_{0}^{2}}\right]}=0.504\text{Bq} \qquad \text{公式 7–72}$$

（五）检测限

概率 β 设置为 5%。那么，对应于 $k_{1-\beta}$ 标准正态分布的分位数值为 1.645。检测限是通过如下的迭代计算：

$$a^{\#}=a^{*}+k_{1-\beta}\cdot\tilde{u}\left(a^{\#}\right)=a^{*}+k_{1-\beta}\cdot\sqrt{a^{\#2}\cdot u_{\text{rel}}^{2}(w)+w^{2}\cdot\left[\frac{a^{\#}}{t_{g}w}+\frac{n_{0}}{t_{g}t_{0}}+\frac{n_{0}}{t_{0}^{2}}\right]}=1.08\text{Bq} \qquad \text{公式 7–73}$$

由于 $\alpha=\beta$，$k=k_{1-\alpha}=k_{1-\beta}$，而且 $k^{2}\cdot u_{\text{rel}}^{2}(w)=1.645\times0.146^{2}=0.058<1$，检测限也可以通过下面公式 7–74 计算：

$$a^{\#}=a^{*}+k_{1-\beta}\cdot\tilde{u}\left(a^{\#}\right)=\frac{2a^{*}+\left(k^{2}\cdot w\right)/t_{g}}{1-k^{2}\cdot u_{\text{rel}}^{2}(w)}=1.08\text{Bq} \qquad \text{公式 7–74}$$

检测限 $a^{\#}$ 小于前面设定的指导值 $a_{r}=3\text{Bq}$，说明测量程序可行。

（六）覆盖区间限

由于测量结果 a 超过判定限值 a^{*}，因此可计算概率对称覆盖区间的下限和上限。当 $w=\Phi[a/u(a)]=1.00$ 和 $\gamma=0.05$，得概率 $p=w\cdot(1-\gamma/2)=0.975$ 和 $q=1-w\cdot\gamma/2=0.975$，相应的标准正态分布的分位数 k_{p} 和 k_{q} 等于 1.960，那么概率对称覆盖区间的下限和上限就由公式 7–75 给出。

$$\begin{cases}a^{\triangleleft}=a-k_{p}u(a)=49.04-1.960\times7.20=34.93\text{Bq}\\ a^{\triangleright}=a+k_{q}u(a)=49.04+1.960\times7.20=63.15\text{Bq}\end{cases} \qquad \text{公式 7–75}$$

或者，用公式 7–76 计算最短覆盖区间的下限和上限，当 $w=\Phi[a/u(a)]=1.00$ 和 $\gamma=0.05$，得概率 $p=[1+w\cdot(1-\gamma)]/2=0.975$，相应的标准正态分布的分位数 k_{p} 等于 1.960，因此，分位数 $k_{p}=1.960$，则，短覆盖区间限是：

$$a^{\triangleleft}=a-k_{p}u(a)=34.93\text{ 和 }a^{\triangleright}=a+k_{p}u(a)=63.15\text{Bq} \qquad \text{公式 7–76}$$

（七）最佳估计及其相关的标准不确定度

样本活度的最佳估计 $\hat{a}$ 及其相关的标准不确定度 $u(\hat{a})$ 用公式 7–77 计算：

$$\hat{a} = a + \frac{u(a) \cdot \exp\left\{-a^2 / \left[2u^2(a)\right]\right\}}{w\sqrt{2\pi}} = 49.05 \qquad \text{公式 7-77}$$

相关的标准不确定度用公式 7-78 计算：

$$u(\hat{a}) = \sqrt{u^2(a) - (\hat{a} - a) \cdot \hat{a}} = 7.20\text{Bq} \qquad \text{公式 7-78}$$

二、样品低计数测量举例

样品中放射性核素的活度通过计数测量进行研究，其中仅获得非常低的计数值，例如在 α 粒子计数的一些应用中。由于高斯分布对计数率的概率密度函数（PDFs）的近似不再成立，因此低计数在计数测量中会带来特殊问题。

初步测量结果与判定限值之间的比较提供了有关是否观察到样品活度的信息。如果初步测量结果大于判定限值，则断定已观察到样品的活度。

检测限将与指导值 a_r=0.1Bq 进行比较。如果检测限小于指导值，则认为该测量方法适合测量目的。

（一）评估模型和标准不确定度

被测量 Y 是样品中的活度。测量的主要结果 a 作为对被测量真实量值的估计，由下面评估模型计算：

$$a = \left(\frac{n_g}{t_g} - \frac{n_0}{t_0}\right) \cdot w = \left(r_g - r_0\right) \cdot w = r_n \cdot w \qquad \text{公式 7-79}$$

相关的标准不确定度由下式计算：

$$u^2(a) = w^2 \cdot u^2(r_n) + {r_n}^2 \cdot u^2(w) = w^2 \cdot \left(\frac{n_g}{t_g^2} + \frac{n_0}{t_0^2}\right) + a^2 \cdot u_{rel}^2(w) \qquad \text{公式 7-80}$$

（二）可用信息、输入数据和规格

小计数情况的输入量及其相关不确定度见表 7-2。

表 7-2　小计数情况的输入量及其相关数据

量	符号	x_i	$u(x_i)$	单位
测量总计数	n_g	6		1
测量计数总时间	t_g	1 200		s
本底计数	n_0	3		1
测量本底计数时间	t_0	1 200		s
校准系数	w	4.1	0.6	Bq・s

续表

量	符号	x_i	$u(x_i)$	单位
中间值				
毛计数率	r_g	5.00×10^{-3}	2.04×10^{-3}	s^{-1}
本底计数率	r_0	2.50×10^{-3}	1.44×10^{-3}	s^{-1}

（三）根据 ISO 11929-1：2019 评估测量及其特征限

1．**本底**　测量本底样品，计数为 $n_0=3$，其计数率计算结果为：$r_0=\dfrac{n_0}{t_0}=0.002\,50\text{s}^{-1}$。

计数率的标准不确定度为：$u\left(r_0\right)=\sqrt{n_0/t_0^2}=0.001\,44\text{s}^{-1}$

2．**主要结果及其相关的标准不确定度**　样品的活度用公式 7-62 计算。这种关系取决于需要首先评估的校准因子 w 及其标准不确定度 $u(w)$。

校准因子及其不确定度为：$w=4.1\text{Bq}\cdot\text{s}$，$u(w)=0.6\text{Bq}\cdot\text{s}$，$u_{\text{rel}}(w)=0.146\text{Bq}\cdot\text{s}$。

样品的活度 a 由下式给出：

$$a=r_0\cdot w=\left(\frac{n_g}{t_g}-r_0\right)\cdot w=0.010\,3\text{Bq}$$

a 的标准不确定度为：

$$u\left(a\right)=\sqrt{r_n^2\cdot u^2\left(w\right)+w^2\cdot\left(\frac{n_g}{t_g^2}+\frac{n_0}{t_0^2}\right)}=0.010\,4\text{Bq}，和\ u_{\text{rel}}(a)=u(a)/a=1.01$$

3．**作为假设真值函数的标准不确定度**　为计算判定限和检测限，需要计算作为假设真值 $\tilde{a}$ 函数的标准不确定度 $\tilde{u}(\tilde{a})$。对于被测量的真值 $\tilde{a}=\tilde{r}_n\cdot w$，期望总计数率为：$\tilde{r}_g=\dfrac{\tilde{a}}{w}+\dfrac{n_0}{t_0}$，并通过公式 7-63 获得标准不确定度 $\tilde{u}(\tilde{a})$：

$$\tilde{u}^2\left(\tilde{a}\right)=\tilde{r}_n^2\cdot u^2\left(w\right)+w^2\cdot u^2\left(\tilde{r}\right)=w^2\cdot\left(\frac{\tilde{a}}{t_g\cdot w}+\frac{n_0}{t_g\cdot t_0}+\frac{n_0}{t_0^2}\right)+\tilde{a}^2\cdot u_{\text{rel}}^2\left(w\right)\quad 公式\ 7\text{-}81$$

4．**判定限计算**　假设概率 α 为 5%，标准化正态分布 $\Phi(k_{1-\alpha})=1-\alpha$，$k_{1-\alpha}$ 分位数的值为 1.645，则活度的判定限由下式计算：

$$a^*=k_{1-\alpha}\tilde{u}\left(0\right)=k_{1-\alpha}\cdot\sqrt{w^2\cdot\left(\frac{n_0}{t_g t_0}+\frac{n_0}{t_0^2}\right)}=0.013\,8\text{Bq}$$

由此可以看出，测量结果 a 低于判定限 a^*。

5．**检测限计算**　概率 β 设置为 5%，那么，标准化正态分布的对应分位数 $k_{1-\beta}$ 的值为 1.645。检测限是通过如下的迭代计算得到：

$$a^{\#} = a^{*} + k_{1-\beta}\sqrt{a^{\#2}\cdot u_{\text{rel}}^{2}(w) + w^{2}\cdot\left(\frac{a^{\#}}{t_{g}w} + \frac{n_{0}}{t_{g}t_{0}} + \frac{n_{0}}{t_{0}^{2}}\right)} = 0.039\text{Bq}$$

由于 $\alpha=\beta$，$k_{1-\alpha}=k_{1-\beta}=k$，检测限也可以通过下面显式公式计算：

$$a^{\#} = a^{*} + k_{1-\beta}\cdot\tilde{u}\left(a^{\#}\right) = \frac{2\cdot a^{*} + \left(k^{2}\cdot w\right)/t_{g}}{1-k^{2}\cdot u_{\text{rel}}^{2}(w)} = 0.039\text{Bq}$$

指导值 a_r=0.1Bq 大于检测限 $a^{\#}$。

6．**覆盖区间限** 尽管这个示例测量结果 a 低于判定限值 a^{*}，但这仅是计算一个概率对称覆盖区间的下限和上限示例。使用 $\omega=\Phi[a/u(a)]=0.837$ 和 $\gamma=0.05$，可获得和 $p=\omega\cdot(1-\gamma)/2=0.816$ 和 $q=1-\omega\cdot\gamma/2=0.979$，因此 k_p 和 k_q 分别等于 0.908 和 2.034。那么概率对称覆盖区间的下限和上限由下式给出：

$$a^{\triangleleft} = a - k_{p}\cdot u(a) = 0.000\,854\text{Bq}\text{和}a^{\triangleright} = a + k_{q}\cdot u(a) = 0.031\,3\text{Bq}$$

或者，计算最短覆盖区间的下限和上限。使用 $\omega=\Phi[a/u(a)]=0.837$，可以得到 $p=[1+\omega\cdot(1-\gamma)]/2=0.897$，因此，分位数 k_p 等于 1.27。这样，根据下式的最短覆盖区间的极限是：

$$a^{<} = -0.002\,91\text{Bq}\text{和}a^{>} = a + k_{p}\cdot u(a) = 0.023\,4\text{Bq}$$

由于上式中最短覆盖区间的下限为负，因此必须用下式进行，并且 $q=1-\omega\cdot\gamma=0.958$ 分位数 $k_q=1.728$。

$$a^{<} = 0\text{Bq}\text{和}a^{>} = a + k_{q}\cdot u(a) = 0.028\,2\text{Bq}$$

7．**最佳估计及其相关的标准不确定度** 样本活度的最佳估计 $\hat{a}$ 由下式给出：

$$\hat{a} = a + \frac{u(a)\cdot\exp\left(-a^{2}/\left(2u^{2}(a)\right)\right)}{w\sqrt{2\pi}} = 0.013\,3\text{Bq}$$

及其相关的标准不确定度 $u(\hat{a})$ 为：

$$u(\hat{a})\sqrt{u^{2}(a)-(\hat{a}-a)\cdot\hat{a}} = 0.008\,20\text{Bq}$$

8．**根据 ISO 11929-1：2019 评估结果的文档** 按 ISO 11929-1：2019 的评估结果和特征值总结见表 7–3。

表 7–3　按 ISO 11929-1 的评估结果和特征值

评估结果	符号	单位	按 ISO 11929-1：2019 的评估
初始结果	a	Bq	0.010 3
初始结果的标准不确定度	$u(a)$	Bq	0.010 4
初始结果的相对标准不确定度	$u_{\text{rel}}(a)$	1	1.01
判定限	a^{*}	Bq	0.013 8

续表

评估结果	符号	单位	按 ISO 11929-1：2019 的评估
检测限	$a^{\#}$	Bq	0.039 0
最佳估计值	$\hat{a}$	Bq	0.013 3
最佳估计值相关的标准不确定度	$u(\hat{a})$	Bq	0.008 20
最佳估计值相对不确定度	$u_{rel}(\hat{a})$	1	0.62
概率对称覆盖区间的下限	$a^{\triangleleft}$	Bq	0.000 854
概率对称覆盖区间的上限	$a^{\triangleright}$	Bq	0.031 3
最短覆盖区间的下限	$a^{<}$	Bq	0
最短覆盖区间的上限	$a^{>}$	Bq	0.028 2

9．**评估和解释**　根据 ISO 11929-1：2019 的评估汇总如下。

（1）初始测量结果 $a=0.010\ 3$Bq 低于判定限值 $a^{*}=0.013\ 8$Bq。得出结论是没有确认出样品的活度。尽管如此，所有特征值都还是在此示例中计算和记录。

（2）检测限 $a^{\#}=0.039$Bq 低于指导值（$a_r=01$Bq）。可得到测量程序适合测量目的的结论。

（3）概率对称覆盖区间的下限和上限分别为 $a^{\triangleleft}=0.000\ 854$Bq 和 $a^{\triangleright}=0.031\ 3$Bq。

（4）最短覆盖区间的下限和上限分别为 $a^{<}=0$Bq 和 $a^{>}=0.028\ 2$Bq。

（5）最佳估计值为 $\hat{a}=0.013\ 3$Bq 以及相关的标准不确定度 $u(\hat{a})=0.008\ 2$Bq。

如果初始结果的较大相对不确定度是由于计数率的不确定度造成的，这不会影响根据 ISO 11929-1：2019 计算的检测限的存在。同样在这种低计数的极端情况下，ISO 11929-1：2019 的应用是合理的。

（四）低计数测量的另一个示例

1．**已知信息**　另一个示例的数据见表 7–4。输入数据与表 7–2 的示例的不同之处仅在于计数，此处是 $n_0=1$ 和 $n_g=4$。

表 7–4　小计数情况的输入量及其相关数据

量	符号	x_i	$u(x_i)$	单位
测量总计数	n_g	4		1
测量计数总时间	t_g	1 200		s
本底计数	n_0	1		1
测量本底计数时间	t_0	1 200		s
校准系数	w	4.1	0.6	Bq · s

续表

量	符号	x_i	$u(x_i)$	单位
中间值				
毛计数率	r_g	3.33×10^{-3}	1.67×10^{-3}	s^{-1}
本底计数率	r_0	8.33×10^{-4}	8.33×10^{-4}	s^{-1}

注：这种只有一个本底计数的情况被视为一种极限情况。在任何合理的单通道计数测量中，预计在总测量和本底测量中至少获得一个计数。零本底计数的单通道计数测量的情况被认为是测量甚至测量方法不足的病理情况。

2．**本底** 被测量样品的本底响应，计数的脉冲数为 $n_0=1$，这样计数率为：$r_0=n_0/t_0=0.000\ 833s^{-1}$。

计数率的标准不确定度：$u(r_0)=\sqrt{\dfrac{n_0}{t_0^2}}=0.000\ 833s^{-1}$。

3．**初始结果及其相关的标准不确定度** 样品的活度用公式 7–62 计算。这种关系取决于需要首先评估的校准因子 w 及其标准不确定度 $u(w)$。给出的校准因子 $w=4.1Bq\cdot s$，$u(w)=0.6Bq\cdot s$，则 $u_{rel}(w)=0.146Bq\cdot s$。

样品的活度 a：$a=r_n\cdot w=\left(\dfrac{n_g}{t_g}-r_0\right)\cdot w=0.010\ 3Bq$

其标准不确定度为：$u(a)=\sqrt{r_n^2\cdot u^2(w)+w^2\cdot\left(\dfrac{n_g}{t_g^2}+\dfrac{n_0}{t_0^2}\right)}=0.007\ 79Bq$ 和 $u_{rel}(a)=u(a)/a=0.756$

4．**作为假设真值函数的标准不确定度** 为计算判定限和检测限，需要计算作为假设真值 $\tilde{a}$ 函数的标准不确定度 $\tilde{u}(\tilde{a})$。对于被测量的真值 $\tilde{a}=\tilde{r}_n\cdot w$，期望总计数率为：$\tilde{r}_g=\dfrac{\tilde{a}}{w}+\dfrac{n_0}{t_0}$，并通过公式 7–80 获得标准不确定度 $\tilde{u}(\tilde{a})$：

$$\tilde{u}^2(\tilde{a})=\tilde{r}_n^2\cdot u^2(w)+w^2\cdot u^2(\tilde{r})=w^2\cdot\left(\frac{\tilde{a}}{t_g\cdot w}+\frac{n_0}{t_g\cdot t_0}+\frac{n_0}{t_0^2}\right)+\tilde{a}^2\cdot u_{rel}^2(w) \quad \text{公式 7–82}$$

5．**判定限计算** 假设概率 α 为 5%，标准化正态分布 $\Phi(k_{1-\alpha})=1-\alpha$，$k_{1-\alpha}$ 分位数的值为 1.645，则活度的判定限由下式计算：

$$a^*=k_{1-\alpha}\tilde{u}(0)=k_{1-\alpha}\cdot\sqrt{w^2\cdot\left(\frac{n_0}{t_g t_0}+\frac{n_0}{t_0^2}\right)}=0.007\ 95Bq$$

由此可以看出，初始测量结果 a 高于判定限 a^*。

6．**检测限计算** 概率 β 设置为 5%，那么，标准化正态分布的对应分位数 $k_{1-\beta}$ 的值为

1.645。检测限是通过如下的迭代计算得到：$a^{\#}=a^{*}+k_{1-\beta}\sqrt{a^{\#^{2}}\cdot u_{\mathrm{rel}}^{2}(w)+w^{2}\cdot\left(\frac{a^{\#}}{t_{\mathrm{g}}w}+\frac{n_{0}}{t_{\mathrm{g}}t_{0}}+\frac{n_{0}}{t_{0}^{2}}\right)}=$ 0.026 7Bq

由于 $\alpha=\beta$，$k_{1-\alpha}=k_{1-\beta}=k$，检测限也可以通过下面显式公式计算：

$$a^{\#}=a^{*}+k_{1-\beta}\cdot\tilde{u}\left(a^{\#}\right)=\frac{2\cdot a^{*}+\frac{\left(k^{2}\cdot w\right)}{t_{\mathrm{g}}}}{1-k^{2}\cdot u_{\mathrm{rel}}^{2}(w)}=0.002\ 67\mathrm{Bq}$$

指导值 $a_{\mathrm{r}}=0.1\mathrm{Bq}$ 大于检测限 $a^{\#}$。

7．**覆盖区间限**　尽管这个示例初始测量结果 a 高于判定限值 a^{*}，计算一个概率对称覆盖区间的下限和上限。使用 $\omega=\Phi[a/u(a)]=0.907$ 和 $\gamma=0.05$，可获得 $p=\omega\cdot(1-\gamma)/2=0.884$ 和 $q=1-\omega\cdot\gamma/2=0.977$，和，因此 k_{p} 和 k_{q} 分别等于 1.20 和 2.00。那么概率对称覆盖区间的下限和上限由下式给出：

$$a^{\triangleleft}=a-k_{\mathrm{p}}\cdot u(a)=0.000\ 970\mathrm{Bq}\text{和}a^{\triangleright}=a+k_{\mathrm{q}}\cdot u(a)=0.025\ 8\mathrm{Bq}$$

或者，计算最短覆盖区间的下限和上限。使用 $\omega=\Phi[a/u(a)]=0.907$，可以得到 $p=[1+\omega\cdot(1-\gamma)]/2=0.931$，因此，分位数 k_{p} 等于 1.48。这样，根据下式的最短覆盖区间的极限是：$a^{<}=a-k_{\mathrm{p}}\cdot u(a)=-0.001\ 24\mathrm{Bq}$ 和 $a^{>}=a+k_{\mathrm{p}}\cdot u(a)=0.021\ 8\mathrm{Bq}$

由于上式中最短覆盖区间的下限为负，因此必须用下式进行，并且 $q=1-\omega\cdot\gamma=0.955$ 分位数 $k_{\mathrm{q}}=1.692$。$a^{<}=0\mathrm{Bq}$ 和 $a^{>}=a+k_{\mathrm{q}}\cdot u(a)=0.023\ 4\mathrm{Bq}$

8．**最佳估计及其相关的标准不确定度**　样本活度的最佳估计 $\hat{a}$ 由下式给出：

$$\hat{a}=a+\frac{u(a)\cdot\exp\left(-a^{2}/\left(2u^{2}(a)\right)\right)}{w\sqrt{2\pi}}=0.011\ 7\mathrm{Bq}$$

及其相关的标准不确定度 $u(\hat{a})$ 为：

$$u(\hat{a})\sqrt{u^{2}(a)-(\hat{a}-a)\cdot\hat{a}}=0.006\ 62\mathrm{Bq}$$

9．**根据 ISO 11929-1：2019 评估结果的文档**　按 ISO 11929-1：2019 的评估结果和特征值总结见表 7-5。

表 7-5　按 ISO 11929-1：2019 的评估结果和特征值

评估结果	符号	单位	按 ISO 11929-1：2019 的评估
初始结果	a	Bq	0.010 3
初始结果的标准不确定度	$u(a)$	Bq	0.007 79
初始结果的相对标准不确定度	$u_{\mathrm{rel}}(a)$	1	0.756
判定限	a^{*}	Bq	0.007 95

续表

评估结果	符号	单位	按 ISO 11929-1：2019 的评估
检测限	$a^{\#}$	Bq	0.026 7
最佳估计值	$\hat{a}$	Bq	0.011 7
最佳估计值相关的标准不确定度	$u(\hat{a})$	Bq	0.006 62
最佳估计值相对不确定度	$u_{\mathrm{rel}}(\hat{a})$	1	0.566
概率对称覆盖区间的下限	$a^{\triangleleft}$	Bq	0.000 970
概率对称覆盖区间的上限	$a^{\triangleright}$	Bq	0.025 8
最短覆盖区间的下限	$a^{<}$	Bq	0
最短覆盖区间的上限	$a^{>}$	Bq	0.023 4

10．**评估和解释**　根据 ISO 11929-1：2019 的评估汇总如下。

（1）初始测量结果 a=0.010 3Bq 超过判定限值 a^{*}=0.007 95Bq。得出结论是已确认出样品的活度。

（2）检测限 $a^{\#}$=0.026 7Bq 低于指导值（a_{r}=01Bq）。可得到测量程序适合测量目的的结论。

（3）概率对称覆盖区间的下限和上限分别为 $a^{\triangleleft}$=0.000 97Bq 和 $a^{\triangleright}$=0.026Bq。

（4）最短覆盖区间的下限和上限分别为 $a^{<}$=0Bq 和 $a^{>}$=0.023Bq。

（5）最佳估计值为 $\hat{a}$=0.011 7Bq 以及相关的标准不确定度 $u(\hat{a})$=0.006 6Bq。

如果初始结果的较大相对不确定度是由于计数率的不确定度造成的，这不会影响根据 ISO 11929-1：2019 计算的检测限的存在。同样在这种低计数的极端情况下，ISO 11929-1：2019 的应用是合理的。

第三节　校准因子不确定度较大的举例

一、校准因子为分子的计数测量

被测量是几何条件不确定的样本的活度。因此，校准因子具有很大的不确定度。这是根据 ISO 11929-1：2019 通用模型的简化示例。

此测量是输入量之一的不确定度占主导地位情况的示例。

初步测量结果与判定限值之间的比较提供了有关是否观察到样品活度的信息。如果初步测量结果大于判定限值，则断定已观察到样品的活度。

检测限将与指导值 $a_r=10\text{Bq}$ 进行比较。如果检测限小于指导值，则认为该测量方法适合测量目的。

（一）评估模型和标准不确定度

被测量 Y 是样品中的活度。测量的主要结果 a 作为对被测量真实量值的估计，由下面评估模型计算：

$$a=\left(\frac{n_g}{t_g}-\frac{n_0}{t_0}\right)\cdot w=\left(r_g-r_0\right)\cdot w=r_n\cdot w \qquad \text{公式 7–83}$$

相关的标准不确定度由公式 7–83 计算：

$$u^2(a)=w^2\cdot u^2\left(r_n\right)+r_n^{\ 2}\cdot u^2(w)=w^2\cdot\left(\frac{n_g}{t_g^{\ 2}}+\frac{n_0}{t_0^{\ 2}}\right)+a^2\cdot u_{rel}^{\ 2}(w) \qquad \text{公式 7–84}$$

（二）可用信息、输入数据和规格

输入数据及其相关不确定度见表 7–6。

表 7–6 小计数情况的输入量及其相关数据

量	符号	x_i	$u(x_i)$	单位
测量总计数	n_g	21 670		1
测量计数总时间	t_g	1 200		s
本底计数	n_0	73 150		1
测量本底计数时间	t_0	12 000		s
校准系数	w	11.5	4.907 5	Bq · s
中间值				
毛计数率	r_g	18.06	0.123	s^{-1}
本底计数率	r_0	6.096	0.022 5	s^{-1}

（三）根据 ISO 11929–1：2019 评估测量及其特征限

1．**本底** 被测量样品的本底响应，计数的脉冲数为 $n_0=73\ 150$。这样给出的计数率为：$r_0=n_0/t_0=6.096\text{s}^{-1}$。

计数率的标准不确定度：$u\left(r_0\right)=\sqrt{\frac{n_0}{t_0^2}}=0.022\,5\text{s}^{-1}$。

2．**初始结果及其相关的标准不确定度** 样品的活度用公式 7–65 计算。该公式取决于校准因子，其输入量及其标准不确定度是独立确定的。表 7–6 中给出的校准因子 $w=11.5\text{Bq}\cdot\text{s}$，及其标准不确定度 $u(w)=4.907\ 5\text{Bq}\cdot\text{s}$。

测量的初始活度结果 a：$a=\left(\frac{n_g}{t_g}-\frac{n_0}{t_0}\right)\cdot w=137.6\text{Bq}$。

其标准不确定度为：$u(a)=\sqrt{w^2\cdot\left(\frac{n_g}{t_g^2}+\frac{n_0}{t_0^2}\right)+\left(\frac{n_g}{t_g}-\frac{n_0}{t_0}\right)^2\cdot u^2(w)}=58.7\text{Bq}$。

3．**作为假设真值函数的标准不确定度**　为计算判定限和检测限，需要计算作为假设真值 $\tilde{a}$ 函数的标准不确定度 $\tilde{u}(\tilde{a})$。对于被测量的真值 $\tilde{a}=\tilde{r}_n\cdot w$，相应的期望总计数为：$\tilde{n}_g=t_g\cdot(\tilde{a}/w+r_0)$，并通过公式 7–85 获得标准不确定度 $\tilde{u}(\tilde{a})$：

$$\tilde{u}^2(\tilde{a})=\tilde{r}_n^2\cdot u^2(w)+w^2\cdot u^2(\tilde{r})=w^2\cdot\left[(\tilde{a}/w+r_0)/t_g+r_0/t_0\right]+\tilde{a}^2\cdot u_{rel}^2(w) \qquad \text{公式 7–85}$$

4．**判定限计算**　假设概率 α 为 5%，标准化正态分布 $\Phi(k_{1-\alpha})=1-\alpha$，$k_{1-\alpha}$ 分位数的值为 1.645，则活度的判定限由下式计算：$a^*=k_{1-\alpha}\tilde{u}(0)=k_{1-\alpha}\cdot\sqrt{w^2\cdot\left(\frac{r_0}{t_g}+\frac{r_0}{t_0}\right)}=1.41\text{Bq}$

由此可以看出，初始测量结果 a 高于判定限 a^*。

5．**检测限计算**　概率 β 设置为 5%，那么，标准化正态分布的对应分位数 $k_{1-\beta}$ 的值为 1.645。检测限是通过如下的迭代计算得到：

$$a^{\#}=a^*+k_{1-\beta}\sqrt{w^2\cdot\left[(a^{\#}/w+r_0)/t_g+r_0/t_0\right]+a^{\#2}\cdot u_{rel}^2(w)}=5.63\text{Bq}$$

由于 $\alpha=\beta$，$k_{1-\alpha}=k_{1-\beta}=k$，检测限也可以通过下面显式公式计算：

$$a^{\#}=a^*+k_{1-\beta}\cdot\tilde{u}(a^{\#})=\frac{2\cdot a^*+(k^2\cdot w)/t_g}{1-k^2\cdot u_{rel}^2(w)}=5.63\text{Bq}$$

指导值 $a_r=10\text{Bq}$ 大于检测限 $a^{\#}$。

6．**覆盖区间限**　由于测量结果 a 超过判定限值，计算概率对称覆盖区间的下限和上限。使用 $\omega=\Phi[a/u(a)]=0.907$ 和 $\gamma=0.05$，可获得 $p=\omega\cdot(1-\gamma)/2=0.966$ 和 $q=1-\omega\cdot\gamma/2=0.975$，和，因此 k_p 和 k_q 分别等于 1.821 和 1.964。那么概率对称覆盖区间的下限和上限由下式给出：

$$a^{\triangleleft}=a-k_p\cdot u(a)=30.66\text{Bq}\text{和}a^{\triangleright}=a+k_q\cdot u(a)=252.91\text{Bq}$$

或者，计算最短覆盖区间的下限和上限。使用 $\omega=\Phi[a/u(a)]=0.990$，可以得到 $p=[1+\omega\cdot(1-\gamma)]/2=0.970$，因此，分位数 k_p 等于 1.887。这样，根据下式的最短覆盖区间的极限是：

$$a^{<}=a-k_p\cdot u(a)=26.73\text{Bq}\text{和}a^{>}=a+k_p\cdot u(a)=248.41\text{Bq}$$

7．**最佳估计及其相关的标准不确定度**　样本活度的最佳估计 $\hat{a}$ 由下式给出：

$$\hat{a}=a+\frac{u(a)\cdot\exp\left(-a^2/\left(2u^2(a)\right)\right)}{w\sqrt{2\pi}}=139.09\text{Bq}$$

及其相关的标准不确定度 $u(\hat{a})$ 为：

$$u(\hat{a})\sqrt{u^2(a)-(\hat{a}-a)\cdot\hat{a}}=57.89\text{Bq}$$

8．**根据 ISO 11929-1：2019 评估结果的文档**　按 ISO 11929-1：2019 的评估结果和特征值见表 7–7。

表 7–7　按 ISO 11929-1：2019 的评估结果和特征值

评估结果	符号	单位	按 ISO 11929-1：2019 的评估
初始结果	a	Bq	138
初始结果的标准不确定度	$u(a)$	Bq	59
初始结果的相对标准不确定度	$u_{\text{rel}}(a)$	1	0.428
判定限	a^*	Bq	1.41
检测限	$a^\#$	Bq	5.63
最佳估计值	$\hat{a}$	Bq	139
最佳估计值相关的标准不确定度	$u(\hat{a})$	Bq	57
最佳估计值相对不确定度	$u_{\text{rel}}(\hat{a})$	1	0.410
概率对称覆盖区间的下限	$a^{\triangleleft}$	Bq	31
概率对称覆盖区间的上限	$a^{\triangleright}$	Bq	253
最短覆盖区间的下限	$a^{<}$	Bq	27
最短覆盖区间的上限	$a^{>}$	Bq	248

9．**评估和解释**　根据 ISO 11929-1：2019 的评估汇总如下。

（1）初始测量结果 $a=138\text{Bq}$ 超过判定限值 $a^*=1.41\text{Bq}$。结论是已确认出样品的活度。

（2）检测限 $a^\#=5.63\text{Bq}$ 低于指导值（$a_r=10\text{Bq}$）。可得到测量程序适合测量目的的结论。

（3）概率对称覆盖区间的下限和上限分别为 $a^{\triangleleft}=30.7\text{Bq}$ 和 $a^{\triangleright}=253\text{Bq}$。

（4）最短覆盖区间的下限和上限分别为 $a^{<}=26.7\text{Bq}$ 和 $a^{>}=248\text{Bq}$。

（5）最佳估计值为 $\hat{a}=139\text{Bq}$ 以及相关的标准不确定度 $u(\hat{a})=57\text{Bq}$。

最佳估计值与其相关标准不确定度之间的差异很小，因为校准因子矩形分布的中心估计值与正态分布的中心估计值相同适用于 ISO 11929-1：2019。

二、校准因子为分母的计数测量

此示例处理擦除测试。被测量是每单位表面的活度。这是使用擦拭测试间接测量表面污染的通用示例。它不会改变 ISO 7503：2016（所有部分）中关于表面污染测量和评估的任何规定。这是根据 ISO 11929-1：2019 通用模型的简化示例。

假设已经以擦拭效率 e_w 擦拭了表面的面积为 S。擦拭物，即样品，由计数效率为 e_D 的任一检测器测量。为简单起见，假设测量的表面发射率等于由表面相关活度 a_s 引起的计数率。此测量是输入量之一的不确定度占主导地位的情况的示例。

初步测量结果与判定限值之间的比较提供了有关是否观察到样品活度的信息。如果初步测量结果大于判定限，则断定已观察到样品的活度。

检测限将与指导值 $a_{s,r}=0.5\text{Bq/cm}^2$ 进行比较。如果检测限小于指导值，则认为该测量方法适合测量目的。

（一）评估模型和标准不确定度

被测量 Y 是样品中与表面相关的活度。作为被测量真实量值估计的测量的初始结果由下面的评估模型计算：$a_s=\dfrac{n_g/t_g-n_0/t_0}{e_D\cdot S\cdot e_w}=\left(n_g/t_g-n_0/t_0\right)\cdot w=\dfrac{r_g-r_0}{e_D\cdot S\cdot e_w}$；

校准因子由下式计算：$w=\dfrac{1}{e_D\cdot S\cdot e_w}$；

校准因子的相对标准不确定度 $u_{rel}(w)=u(w)/w$ 的计算公式为：

$$u_{rel}(w)=\sqrt{u_{rel}^2(e_D)+u_{rel}^2(S)+u_{rel}^2(e_w)}$$

（二）评假设的可用信息、输入数据和规范

检测器的效率 e_D 及其相关的标准不确定度 $u(e_D)$ 是独立地确定的：$e_D=0.30\text{s}^{-1}\cdot\text{Bq}^{-1}$ 和 $u(e_D)=0.015\ 5\text{s}^{-1}\cdot\text{Bq}^{-1}$。

擦过的面积被选择为 $S=100\text{cm}^2$，并且其相关的相对不确定度按专家估测设置为 $u_{rel}(S)=10\%$。

对于擦拭效率 e_w 过去的经验是，它在区间 $e_w\in[0.06,0.62]$ 内随机变化，e_w 的均值 = 0.34 和相关的标准不确定度 $u(e_w)=0.162$，源自矩形概率分布。

输入数据及其相关的不确定度见表 7–8。

表 7–8　输入量及其相关数据

量	符号	x_i	$u(x_i)$	单位
测量总计数	n_g	2 591		1
测量计数总时间	t_g	360		s
本底计数	n_0	41 782		1
测量本底计数时间	t_0	7 200		s
探测器效率	e_D	0.30	0.015 5	$\text{Bq}^{-1}\cdot\text{s}^{-1}$
擦拭效率	e_w	0.34	0.162	1
擦拭面积	S	100	10	cm^2

续表

量	符号	x_i	$u(x_i)$	单位
中间值				
毛计数率	r_g	7.20	0.141	s^{-1}
本底计数率	r_0	5.80	0.028 4	s^{-1}

（三）根据 ISO 11929-1：2019 评估测量及其特征限

1．**本底**　被测量样品的本底响应，计数率为：$r_0=n_0/t_0=5.80\text{s}^{-1}$；

计数率的标准不确定度由下式给出：$u(r_0)=\sqrt{\dfrac{n_0}{t_0^2}}=0.028\,4\text{s}^{-1}$；

2．**初始结果及其相关的标准不确定度**　校准因子 w 为：$w=\dfrac{1}{e_D\cdot S\cdot e_w}=0.098\,0\text{s}\cdot\text{Bq/cm}^2$。它的标准不确定度为：

$$u(w)=w\cdot u_{rel}(w)=w\cdot\sqrt{u_{rel}^2(e_D)+u_{rel}^2(S)+u_{rel}^2(e_w)}=0.048\text{s}\cdot\text{Bq/cm}^2$$

测量的初始活度结果 a 由下式给出：

$$a_S=\left(\frac{n_g}{t_g}-\frac{n_0}{t_0}\right)\cdot w=0.137\text{Bq/cm}^2$$

其标准不确定度为：

$$u(a_S)=\sqrt{w^2\cdot\left(\frac{n_g}{t_g^2}+\frac{n_0}{t_0^2}\right)+(r_g-r_0)^2\cdot u^2(w)}=0.068\,3\text{Bq/cm}^2$$

3．**作为假设真值函数的标准不确定度**　为计算判定限和检测限，需要计算作为假设真值 $\tilde{a}_S$ 函数的标准不确定度 $\tilde{u}(\tilde{a}_S)$。对于被测量的真值 $\tilde{a}_S=(\tilde{r}_g-r_0)\cdot w=\tilde{r}_n\cdot w$，相应的期望总计数为：$\tilde{n}_g=t_g\cdot(\tilde{a}_S/w+r_0)$，并通过公式 7-86 获得标准不确定度：

$$\tilde{u}^2(\tilde{a}_S)=w^2\cdot\left[(\tilde{a}/w+r_0)/t_g+r_0/t_0\right]+\tilde{a}_S{}^2\cdot u_{rel}^2(w)\qquad\text{公式 7-86}$$

4．**判定限计算**　假设概率 α 为 5%，标准化正态分布 $\Phi(k_{1-\alpha})=1-\alpha$，$k_{1-\alpha}$ 分位数的值为 1.645，则活度的判定限由下式计算：$a_S^*=k_{1-\alpha}\tilde{u}(0)=k_{1-\alpha}\cdot\sqrt{w^2\cdot\left(\dfrac{r_0}{t_g}+\dfrac{r_0}{t_0}\right)}=0.021\,0\text{Bq/cm}^2$

由此可以看出，初始测量结果 a_S 高于判定限 a_S^*。

5．**检测限计算**　概率 β 设置为 5%，那么，标准化正态分布的对应分位数 $k_{1-\beta}$ 的值为 1.645。检测限是通过如下的迭代计算得到：

$$a_S^\#=a_S^*+k_{1-\beta}\sqrt{w^2\cdot\left[(a_S^\#/w+r_0)/t_g+r_0/t_0\right]+a_S^{\#2}\cdot u_{rel}^2(w)}=0.121\text{Bq/cm}^2$$

由于 $\alpha=\beta$，$k_{1-\alpha}=k_{1-\beta}=k$，检测限也可以通过下面显式公式计算：

$$a_S^{\#}=a_S^{*}+k_{1-\beta}\cdot\tilde{u}\left(a_S^{\#}\right)=\frac{2\cdot a_S^{*}+\left(k^2\cdot w\right)/t_g}{1-k^2\cdot u_{rel}^2\left(w\right)}=0.121\text{Bq/cm}^2$$

指导值 $a_{S,r}=0.5\text{Bq/cm}^2$，大于检测限 $a^{\#}$。

6．**覆盖区间限**　由于测量结果 a_S 超过判定限 a_S^{*}，计算概率对称覆盖区间的下限和上限。使用 $\omega=\Phi[a_S/u(a_S)]=0.977$ 和 $\gamma=0.05$，可获得 $p=\omega\cdot(1-\gamma)/2=0.953$ 和 $q=1-\omega\cdot\gamma/2=0.976$，因此 k_p 和 k_q 分别等于 1.674 和 1.970。那么概率对称覆盖区间的下限和上限由下式给出：

$$a_S^{\triangleleft}=a_S-k_p\cdot u\left(a_S\right)=0.024\,4\text{Bq/cm}^2 \text{和} a_S^{\triangleright}=a_S+k_q\cdot u\left(a_S\right)=0.271\text{Bq/cm}^2$$

或者，计算最短覆盖区间的下限和上限。使用 $\omega=\Phi[a/u(a)]=0.977$，可以得到 $p=[1+\omega\cdot(1-\gamma)]/2=0.964$，因此，分位数 k_p 等于 1.802。这样，根据下式的最短覆盖区间的极限是：$a_S^{<}=a_S-k_p\cdot u\left(a_S\right)=0.013\,6\text{Bq/cm}^2$ 和 $a^{>}=a_S+k_p\cdot u\left(a_S\right)=0.260\text{Bq/cm}^2$。

7．**最佳估计及其相关的标准不确定度**

样本活度的最佳估计 $\hat{a}_S$ 由下式给出：$\hat{a}_S=a_S+\dfrac{u\left(a_S\right)\cdot\exp\left(-a_S^{2}/\left(2u^2\left(a_S\right)\right)\right)}{w\sqrt{2\pi}}=0.140\text{Bq/cm}^2$。

及其相关的标准不确定度 $u\left(\hat{a}_S\right)$ 为：$u\left(\hat{a}_S\right)\sqrt{u^2\left(a_S\right)-\left(\hat{a}_S-a_S\right)\cdot\hat{a}_S}=0.064\,3\text{Bq/cm}^2$。

8．**根据 ISO 11929-1：2019 评估结果的文档**　按 ISO 11929-1：2019 的评估结果和特征值总结见表 7–9。

表 7–9　按 ISO 11929-1：2019 的评估结果和特征值

评估结果	符号	单位	按 ISO 11929-1：2019 的评估
初始结果	a_S	$\text{Bq}\cdot\text{cm}^{-2}$	0.137
初始结果的标准不确定度	$u(a_S)$	$\text{Bq}\cdot\text{cm}^{-2}$	0.068
初始结果的相对标准不确定度	$u_{rel}(a_S)$	1	0.50
判定限	a_S^{*}	$\text{Bq}\cdot\text{cm}^{-2}$	0.021
检测限	$a_S^{\#}$	$\text{Bq}\cdot\text{cm}^{-2}$	0.121
最佳估计值	$\hat{a}_S$	$\text{Bq}\cdot\text{cm}^{-2}$	0.140
最佳估计值相关的标准不确定度	$u\left(\hat{a}_S\right)$	$\text{Bq}\cdot\text{cm}^{-2}$	0.064
最佳估计值相对不确定度	$u_{rel}\left(\hat{a}_S\right)$	1	0.46
概率对称覆盖区间的下限	$a_S^{\triangleleft}$	$\text{Bq}\cdot\text{cm}^{-2}$	0.022
概率对称覆盖区间的上限	$a_S^{\triangleright}$	$\text{Bq}\cdot\text{cm}^{-2}$	0.027 1
最短覆盖区间的下限	$a_S^{<}$	$\text{Bq}\cdot\text{cm}^{-2}$	0.014
最短覆盖区间的上限	$a_S^{>}$	$\text{Bq}\cdot\text{cm}^{-2}$	0.250

9．评估和解释

根据 ISO 11929-1：2019 的评估汇总如下。

（1）初始测量结果 $a_S=0.137\text{Bq/cm}^2$ 超过判定限值 $a_S^*=0.021\text{Bq/cm}^2$。结论是已确认出样品的活度。

（2）检测限 $a_S^\#=0.121\text{Bq/cm}^2$ 低于指导值（$a_{S,r}=1\text{Bq/cm}^2$）。可得到测量程序适合测量目的的结论。

（3）概率对称覆盖区间的下限和上限分别为 $a_S^\triangleleft=0.022\text{Bq/cm}^2$ 和 $a_S^\triangleright=0.271\text{Bq/cm}^2$。

（4）最短覆盖区间的下限和上限分别为 $a_S^<=0.014\text{Bq/cm}^2$ 和 $a_S^>=0.260\text{Bq/cm}^2$。

（5）最佳估计值为 $\hat{a}_S=0.140\text{Bq/cm}^2$ 以及相关的标准不确定度 $u(\hat{a}_S)=0.064\text{Bq/cm}^2$。

第四节 废物处理中的不确定度举例

此测量示例涉及使用大型废物监测器进行清除测量。假设检测仪器是用 ^{60}Co 校准的，结果为 ^{60}Co 当量。此外，假设各个检测器的不同计数率被组合到一个总和通道中。监测器对 200L 垃圾桶中 300kg 混凝土产生的伽马辐射进行计数。这种监测器通常针对不同的废物包和不同的填充高度，用几种废物净质量类别（效率校准参数）进行校准。

所讨论的示例涉及一种特定的校准，并通过仅使用通道和不使用核素矢量进行了简化。校准测量是在校准假人的 20 个不同位置使用经过认证的点源进行的，这导致了具有代表性的校准，假设废物中的活度分布均匀。校准中的不确定度应特别涵盖废物中活度分布不均匀的影响。

由于清除测量缺乏国际标准化，并且由于各自的测量程序多种多样，因此强调这里仅是说明 ISO 11929：2019（所有部分）模型的应用的例子，评估模型和数据都不应被理解为规定，此示例仅用于举例，并不清楚测量领域的标准化。

这些监测器由一个至少 5cm 厚的铅屏蔽围绕废物做成一个长方体和几个塑料闪烁探测器（通常是 6～24 个探测器）在屏蔽体前面的内部空间中。探测器和屏蔽层的覆盖材料构建方式以所谓的 4π 几何形状。由于检测器的体积很大，计数统计引起的不确定度实际上可以忽略不计。由于是 γ 辐射的粗略测量，无法获得特定于核素的信息，它是核素当量的计数测量。

为了确保计量可追溯性，这导致了对上述参数的不同组合执行大量的效率校准（通常为 10～100）。出于实际原因，选择了一个有点保守的参数来计算结果（例如，如果有 250kg 和 300kg 的校准并且净质量为 280kg，则使用 300kg 的校准）。

与使用 HPGe 探测器的光谱测量（例如使用鼓式扫描仪）相比，非核素特异性测量的缺点与优点形成鲜明对比，特别是由于活度分布的不均匀性，测量持续时间显著缩短，测量不确定度更低。

根据无条件清除的清除水平 0.1Bq/g=30 000Bq/300kg，假定指导值 $a_r=30\ 000\text{Bq}$。

一、评估模型和标准不确定度

被测量 Y 是样品的活度。测量的主要结果 a 作为对被测量真实量值的估计，由下面评估模型计算：

$$a=\left(n_g/t_g-X_3\cdot n_0/t_0-X_{41}+X_{42}\right)\cdot w=\left(r_g-X_3\cdot r_0-X_{41}+X_{42}\right)\cdot w \quad \text{公式 7-87}$$

式中：

X_3——进行清除测量时，因设备附近的工作活度变化所致本底计数率修正；

X_{41}——待测材料中的天然放射性核素的校正，即 ^{40}K 和 ^{226}Ra 及 ^{232}Th 衰变系列。混凝土的特征在于其天然放射性的独立测量，确定了由此产生的总计数率的贡献 X_4 及其相关的标准确定度 $u(X_4)$；

X_{42}——对被测材料本底的屏蔽的校正。

公式 7-87 是清除测量 ISO 11929-1：2019 通用模型的示例。

与初始测量结果 a 相关的标准不确定度 $u(a)$ 由公式 7-88 计算：

$$u^2(a)=w^2\cdot\left(\frac{r_g}{t_g}+\frac{r_0}{t_0}+X_3^2\cdot u^2\left(X_3\right)+u^2\left(X_{41}\right)+u^2\left(X_{42}\right)\right)+a^2\cdot u_{rel}{}^2(w) \quad \text{公式 7-88}$$

二、评定假设的可用信息、输入数据和规范

假设校准因子以及 X_3、X_{41} 和 X_{42} 是在独立测量中确定的，并且它们相关的标准不确定度是通过应用 ISO/IEC 指南 98-3：2008 来评定的。

在独立测量中研究了对每批 300kg 散装物料的标准化清除测量的修正，并根据 ISO/IEC 指南 98-3：2008 评估了它们的标准不确定度。

对于擦拭效率 e_w 过去的经验是，它在区间 $e_w\in[0.06,0.62]$ 内随机变化，e_w 的均值 = 0.34 和相关的标准不确定度 $u(e_w)=0.162$，源自矩形概率分布。

输入量及其相关的不确定度见表 7-10。

表 7-10 输入量及其相关数据

输入量	符号	x_i	$u(x_i)$	单位
测量总计数	n_g	389 589		1
测量计数总时间	t_g	60		s
本底计数	n_0	360 000		1
测量本底计数时间	t_0	180		s
工作活度变化所致本底修正	X_3	1	0.011 5	1
天然放射性所致本底修正	X_{41}	2 345	220	s^{-1}
屏蔽修正	X_{42}	276	70	s^{-1}

续表

输入量	符号	x_i	$u(x_i)$	单位
修正因子	w	4.58	1.374	s · Bq
中间值				
毛计数率	r_g	6 493	1 040	s^{-1}
本底计数率	r_0	1 700	3.07	s^{-1}

三、根据 ISO 11929-1：2019 评估测量及其特征限

（一）本底

被测量样品的本底响应，计数率为：$r_0=n_0/t_0=1\ 700\text{s}^{-1}$；

计数率的标准不确定度由下式给出：$u(r_0)=\sqrt{\dfrac{n_0}{t_0^2}}=3.07\text{s}^{-1}$。

（二）初始结果及其相关的标准不确定度

测量的初始结果由下式给出：$a=\left(n_g/t_g-X_3\cdot n_0/t_0-X_{41}+X_{42}\right)\cdot w=12\ 477\text{Bq}$。

以及相关的标准不确定度为：

$$u(a)=\sqrt{w^2\cdot\left(\frac{r_g}{t_g}+\frac{r_0}{t_0}+X_3^2\cdot u^2(X_3)+u^2(X_{41})+u^2(X_{42})\right)+a^2\cdot u_{\text{rel}}^2(w)}=3\ 891\text{Bq}$$

（三）作为假设真值函数的标准不确定度

为计算判定限和检测限，需要计算作为假设真值 $\tilde{a}$ 函数的标准不确定度 $\tilde{u}(\tilde{a})$。

对于被测量的真值 $\tilde{a}$，期望总计数为：$\tilde{n}_g=\left(\tilde{a}/w+X_3\cdot n_0/t_0+X_{41}-X_{42}\right)\cdot t_g$，并通过公式 7-89 获得标准不确定度 $\tilde{u}(\tilde{a})$：

$$\tilde{u}^2(\tilde{a})=w^2\cdot\left(\begin{array}{l}\left(\dfrac{\tilde{a}}{w}+\dfrac{n_0}{t_0}\cdot X_3+X_{41}-X_{42}\right)/t_g+X_3^2\cdot r_0/t_0+\\ r_0^2\cdot u^2(X_3)+u^2(X_{41})+u^2(X_{42})\end{array}\right)+\tilde{a}^2\cdot u_{\text{rel}}^2(w)\qquad \text{公式 7-89}$$

（四）判定限计算

假设概率 α 为 5%，标准化正态分布 $\Phi(k_{1-\alpha})=1-\alpha$，$k_{1-\alpha}$ 分位数的值为 1.645，则活度的判定限由下式计算：

$$a^* = k_{1-\alpha}\tilde{u}(0)$$

$$= k_{1-\alpha} \cdot w \cdot \sqrt{\frac{\left(\frac{n_0}{t_0} \cdot X_3 + X_{41} - X_{42}\right)}{t_g} + X_3^2 \cdot \frac{r_0}{t_0} + r_0^2 u^2(X_3) + u^2(X_{41}) + u^2(X_{42})} = 1\,747\text{Bq}$$

由此可以看出，初始测量结果 a 高于判定限 a^*。

（五）检测限计算

概率 β 设置为 5%，那么，标准化正态分布的对应分位数 $k_{1-\beta}$ 的值为 1.645。检测限是通过如下的迭代计算得到：

$$a^{\#} = a^* + k_{1-\beta} \cdot \sqrt{w^2 \cdot \left[\frac{\left(\frac{\tilde{a}^{\#}}{w} + \frac{n_0}{t_0} \cdot X_3 + X_{41} - X_{42}\right)}{t_g} + X_3^2 \cdot \frac{r_0}{t_0} + r_0^2 u^2(X_3) + u^2(X_{41}) + u^2(X_{42})\right] + \tilde{a}^{\#2} \cdot u_{\text{rel}}^2(w)} = 4\,618\text{Bq}$$

指导值 a_r=30 000Bq 大于检测限 $a^{\#}$。

（六）覆盖区间限

由于这个示例初始测量结果 a 高于判定限值 a^*，可计算一个概率对称覆盖区间的下限和上限。使用 $\omega=\Phi[a/u(a)]=0.999$ 和 $\gamma=0.05$，可获得和 $p=\omega\cdot(1-\gamma)/2=0.974$ 和 $q=1-\omega\cdot\gamma/2=0.975$，因此 k_p 和 k_q 分别等于 1.95 和 1.86。那么概率对称覆盖区间的下限和上限由下式给出：

$$a^{\triangleleft} = a - k_p \cdot u(a) = 4\,894\text{Bq} \text{ 和 } a^{\triangleright} = a + k_q \cdot u(a) = 20\,104\text{Bq}$$

或者，计算最短覆盖区间的下限和上限。使用 $\omega=\Phi[a/u(a)]=0.999$，可以得到 $p=[1+\omega\cdot(1-\gamma)]/2=0.975$，因此，分位数 k_p 等于 1.954。这样，根据下式的最短覆盖区间的极限是：$a^{<} = a - k_p \cdot u(a) = 4\,872\text{Bq}$ 和 $a^{>} = a + k_p \cdot u(a) = 20\,081\text{Bq}$

（七）最佳估计及其相关的标准不确定度

样本活度的最佳估计 $\hat{a}$ 由下式给出：$\hat{a} = a + \frac{u(a)\cdot\exp\left(-a^2/\left(2u^2(a)\right)\right)}{w\sqrt{2\pi}} = 12\,486\text{Bq}$；

及其相关的标准不确定度 $u(\hat{a})$ 为：$u(\hat{a})\sqrt{u^2(a) - (\hat{a} - r_n)\cdot\hat{a}} = 3\,876\text{Bq}$

（八）根据 ISO 11929-1：2019 评估结果的文档

按 ISO 11929-1：2019 的评估结果和特征值总结见表 7-11。

表 7-11　按 ISO 11929-1：2019 的评估结果和特征值

评估结果	符号	单位	按 ISO 11929-1：2019 的评估
初始结果	a	Bq	12 477
初始结果的标准不确定度	$u(a)$	Bq	3 891
初始结果的相对标准不确定度	$u_{rel}(a)$	1	0.31
判定限	a^*	Bq	1 747
检测限	$a^\#$	Bq	4 681
最佳估计值	$\hat{a}$	Bq	12 486
最佳估计值相关的标准不确定度	$u(\hat{a})$	Bq	3 876
最佳估计值相对不确定度	$u_{rel}(\hat{a})$	1	0.31
概率对称覆盖区间的下限	$a^\triangleleft$	Bq	4 894
概率对称覆盖区间的上限	$a^\triangleright$	Bq	20 104
最短覆盖区间的下限	$a^<$	Bq	4 872
最短覆盖区间的上限	$a^>$	Bq	20 081

（九）评估和解释

根据 ISO 11929-1：2019 的评估汇总如下。

1．初始测量结果 a=12 477Bq 超过判定限值 a^*=1 747Bq。得出结论认为来自样品的效应已被确认。

2．检测限 $a^\#$=4 618Bq 低于指导值 a_r=30 000Bq。可得测量程序适合测量目的的结论。

3．概率对称覆盖区间的下限和上限分别为：$a^\triangleleft$=4 894Bq 和 $a^\triangleright$=20 104Bq。

4．最短覆盖区间的下限和上限分别为 $a^<$=4 872Bq 和 $a^>$=20 081Bq。

5．最佳估计值 $\hat{a}$=12 486Bq 以及相关的标准不确定度 $u(\hat{a})$=3 876Bq。

第五节 考虑样品处理影响的不确定度

一、样品处理影响未知的测量

核素通过化学分离后，再对其辐射进行计数测量来检查含有放射性核素的固体材料样品。由于化学分离，测量受样品处理的随机影响。为了确定和减少影响，分别测试同种材料和空白的几个样品。然后对各个样品的结果进行平均，并分析测量不确定度。

在分别使用预选的测量持续时间 t_g 和 t_0 对待测试的 m_g 样品的总效应和对 m_0 空白的本底效应进行计数测量后，根据下述公式平均记录事件的 n_g 和 n_0。首先求出各自平均计数率的估计值 $\overline{r}_g=\overline{n}_g/t_g$ 和 $\overline{r}_0=\overline{n}_0/t_0$。假设指导值 $a_{m,r}$=0.5Bq/kg。

（一）评估模型和标准不确定度

被测量 Y 是比活度 a_m（样品的活度除以样品的总质量），为此计算了特征值、最佳估计值和相关的标准不确定度。

评估模型由公式 7–90 给出：

$$a_m=\left(\overline{n}_g/t_g-\overline{n}_0/t_0\right)\cdot w=\frac{\overline{r}_g-\overline{r}_0}{m\cdot\kappa\cdot\varepsilon}=\left(\overline{r}_g-\overline{r}_0\right)\cdot w \qquad \text{公式 7–90}$$

式中：

$$w=\frac{1}{m\cdot\kappa\cdot\varepsilon}。$$

本底计数 $n_{0,i}$ 的平均值 $\overline{n}_0$ 及其值标准不确定度 $u^2(\overline{n}_0)$ 由公式 7–91 给出：

$$\overline{n}_0=\frac{1}{m_0}\sum_{i=1}^{m_0}n_{0,i}；\ u^2\left(\overline{n}_0\right)=\frac{1}{m_0}\left[\overline{n}_0+\frac{m_0-1}{m_0-3}\overline{n}_0+\frac{1}{m_0-3}\sum_{i=1}^{m_0}\left(n_{0,i}-\overline{n}_0\right)^2\right] \qquad \text{公式 7–91}$$

样品总计数 $n_{g,1}$ 的平均值 $\overline{n}_g$ 及其值标准不确定度 $u^2(\overline{n}_g)$ 由公式 7–92 给出：

$$\overline{n}_g=\frac{1}{m_g}\sum_{i=1}^{m_g}n_{g,i}；\ u^2\left(\overline{n}_g\right)=\frac{1}{m_g}\left[\overline{n}_g+\frac{m_g-1}{m_g-3}\overline{n}_g+\frac{1}{m_g-3}\sum_{i=1}^{m_0}\left(n_{g,i}-\overline{n}_g\right)^2\right] \qquad \text{公式 7–92}$$

显然，要求 m_g 和 m_0 均>3。

（二）假设的可用信息、输入数据和规范

探测器的效率 κ 及其相关的标准不确定度 $u(\kappa)$ 是独立确定的，$\kappa=0.51s^{-1}\cdot Bq^{-1}$ 和 $u(\kappa)=0.02s^{-1}\cdot Bq^{-1}$。

样品的质量由天平确定为 m=0.1kg。根据天平的规格，其相关的相对标准不确定度专家推测为 $u_{rel}(m)$=10%。

化学产率 ε 由单独的实验确定，求得其平均 ε=0.57，和相关标准不确定度 $u(\varepsilon)$=0.04。

输入数据及其相关的不确定度见表 7–12。

表 7–12　输入量及其相关数据

输入量	符号	x_i	$u(x_i)$	单位
样品数和空白样品数	m_g, m_0	5，5		1
样本总计数的记录	$n_{g,i}$	1 832；2 259；2 138；2 320；1 649		1
本底计数的记录	$n_{0,i}$	966；676；911；856；676		1
测量持续时间	t_g, t_0	30 000		s
样品质量（一般）	m 和 $u(m)$	0.100	0.010	kg
检测效率	κ 和 $u(\kappa)$	0.510	0.020	1
化学产率	ε 和 $u(\varepsilon)$	0.570	0.040	1
中间值				
平均值	$\bar{n}_0, \bar{n}_g$	817.00；2 039.6		
经验标准差	s_0, s_g	134.46；288.14		
标准不确定度	$u(\bar{n}_0)$ 和 $u(\bar{n}_g)$	87.88；185.57		

（三）根据 ISO 11929-1：2019 评估测量及其特征限

1．**本底**　通过对空白样品 m_b 的重复测量，得出本底效应的计数率。表 7-12 中给出了计数脉冲数 $n_{0,i}$。计算平均本底计数率为：$\bar{r}_0 = \bar{n}_0 / t_0 = 0.068\,0\text{s}^{-1}$；

本底计数率的标准不确定度由下式给出：$u(\bar{r}_0) = \sqrt{\dfrac{u^2(\bar{n}_0)}{t_0^2}} = 0.002\,93$;

2．**初始结果及其相关的标准不确定度**　质量相关的活度由公式 7–74 计算。该公式取决于校准因子，其他输入量及其相关的标准不确定度是独立确定。

校准因子用以下公式计算：$w = 1/(m \cdot \kappa \cdot \varepsilon) - s \cdot n_0 / t_0 = 34.40\text{s} \cdot \text{Bq/kg}$;

校准因子的相对标准不确定度由下式计算：$u_{\text{rel}}(w) = \sqrt{u_{\text{rel}}^2(m) + u_{\text{rel}}^2(\varepsilon) + u_{\text{rel}}^2(\kappa)} = 0.081\,0$；

由此可得：$u(w) = 2.79\text{s} \cdot \text{Bq/kg}$。

测量的初始结果 a_m 由下式给出：$a_m = \dfrac{\bar{r}_g - \bar{r}_0}{m \cdot \kappa \cdot \varepsilon} = (\bar{n}_g / t_g - \bar{n}_0 / t_0) \cdot w = 1.40\text{Bq/kg}$;

与初始测量结果 a_m 相关的标准不确定度 $u(a_m)$ 由下式计算：

$$u(a_m) = \sqrt{w^2 \cdot \left(u^2(\bar{n}_g)/t_g^2 + u^2(\bar{n}_0)/t_0^2\right) + a_m^2 u_{\text{rel}}^2(w)} = 0.261\text{Bq/kg}$$

3．**作为假设真值函数的标准不确定度**　作为假设真值函数的标准不确定度没有明确可用的。因此，应用以下程序。

对于被测量的真值 $\tilde{y}=0$，人们期望 $\tilde{X}_g=\tilde{X}_b$，因此得到：$u^2(0)=2\cdot w\cdot u^2(r_0)$。这允许计算判定限值。

若仅 $u(0)=u(a_{m,0}), a_{m,1}>0$ 和 $u(a_{m,1})$ 已知，则可以使用以下线性插值。

$$\tilde{u}^2(\tilde{a}_m)=\tilde{u}^2(0)\cdot(1-\tilde{a}_m/a_{m,1})+u^2(a_{m,1})\cdot\tilde{a}_m/a_{m,1} \qquad \text{公式 7–93}$$

4．**判定限计算**　假设概率 α 为 5%，标准化正态分布 $\Phi(k_{1-\alpha})=1-\alpha$，$k_{1-\alpha}$ 分位数的值为 1.645，则活度的判定限由下式计算：$a_m^*=k_{1-\alpha}\tilde{u}(0)=k_{1-\alpha}\cdot w\cdot\sqrt{2\cdot u^2(\overline{n}_0)/t_0^2}=0.234\text{Bq/kg}$。

由此可以看出，初始测量结果 $r_n=1.40\text{Bq/kg}$ 高于判定限 a_m^*。

5．**检测限计算**　概率 β 设置为 5%，那么，标准化正态分布的对应分位数 $k_{1-\beta}$ 的值为 1.645。基于公式 7–77 的线性插值和用公式 7–78 先计算辅助量 a：$a=k_{1-\alpha}\cdot\tilde{u}(0)+\frac{1}{2}\{(k_{1-\beta}^2/a_{m,1})[u^2(y_1)-\tilde{u}^2(0)]\}$。

导致检测限为：$a_m^{\#}=a+\sqrt{a^2+(k_{1-\beta}^2-k_{1-\alpha}^2)\tilde{u}^2(0)}=0.546\text{Bq/kg}$。

指导值 $a_{m,r}=0.5\text{Bq/kg}$，小于检测限 $a_m^{\#}$。

6．**覆盖区间限**　由于初始测量结果 a_m 超过判定限值 a_m^*，因此可计算概率对称覆盖区间的下限和上限。使用 $\omega=\Phi[a_m/u(a_m)]=0.999$ 和 $\gamma=0.05$，可获得和 $p=\omega\cdot(1-\gamma)/2=0.975$ 和 $q=1-\omega\cdot\gamma/2=0.975$，因此 k_p 和 k_q 等于 1.96。那么概率对称覆盖区间的下限和上限由下式给出：

$$a_m^{\triangleleft}=a_m-k_p\cdot u(a_m)=0.890\text{Bq/kg} \text{ 和 } a_m^{\triangleright}=a_m+k_q\cdot u(a_m)=1.91\text{Bq/kg}$$

或者，计算最短覆盖区间的下限和上限。使用 $\omega=\Phi[a_m/u(a_m)]=0.999$，可以得到 $p=[1+\omega\cdot(1-\gamma)]/2=0.975$，因此，分位数 k_p 等于 1.96。这样，根据下式的最短覆盖区间的极限是：$a_m^{<}=a_m-k_p\cdot u(a_m)=0.890\text{Bq/kg}$ 和 $a_m^{>}=a_m+k_q\cdot u(a_m)=1.91\text{Bq/kg}$。

7．**最佳估计及其相关的标准不确定度**

样本活度的最佳估计 $\hat{a}_m$ 由下式给出：$\hat{a}_m=a_m+\dfrac{u(a_m)\cdot\exp(-a_m^2/(2u^2(a_m)))}{w\sqrt{2\pi}}=1.40\text{Bq/kg}$；

及其相关的标准不确定度 $u(\hat{a}_m)$ 为：$u(\hat{a}_m)=\sqrt{u^2(a_m)-(\hat{a}_m-a_m)\cdot\hat{a}_m}=0.261\text{Bq/kg}$。

8．**根据 ISO 11929-1：2019 评估结果的文档**　按 ISO 11929-1：2019 的评估结果和特征值总结见表 7–13。

表 7–13　按 ISO 11929-1：2019 的评估结果和特征值

评估结果	符号	单位	按 ISO 11929-1：2019 的评估
初始结果	a_m	Bq/kg	1.40
初始结果的标准不确定度	$u(a_m)$	Bq/kg	0.261

续表

评估结果	符号	单位	按 ISO 11929-1：2019 的评估
初始结果的相对标准不确定度	$u_{rel}(a_m)$	1	0.186
判定限	a_m^*	Bq/kg	0.234
检测限	$a_m^\#$	Bq/kg	0.546
最佳估计值	$\hat{a}_m$	Bq/kg	1.40
最佳估计值相关的标准不确定度	$u(\hat{a}_m)$	Bq/kg	0.261
最佳估计值相对不确定度	$u_{rel}(\hat{a}_m)$	1	0.186
概率对称覆盖区间的下限	$a_m^{\triangleleft}$	Bq/kg	0.890
概率对称覆盖区间的上限	$a_m^{\triangleright}$	Bq/kg	1.91
最短覆盖区间的下限	$a_m^<$	Bq/kg	0.890
最短覆盖区间的上限	$a_m^>$	Bq/kg	1.91

9．**评估和解释** 根据 ISO 11929-1：2019 的评估汇总如下．

（1）初始测量结果 a_m=1.40Bq/kg 超过判定限值 a_m^*=0.23Bq/kg。得出结论认为单位质量样品的活度已被确认。

（2）检测限 $a_m^\#$=0.55Bq/kg 高于指导值 $a_{m,r}$=0.5Bq/kg。尽管已识别出样品的贡献，但仍决定测量程序不适合测量目的。

（3）概率对称覆盖区间的下限和上限分别为：$a_m^{\triangleleft}$ = 0.89Bq/kg 和 $a_m^{\triangleright}$ = 1.91Bq/kg。

（4）最短覆盖区间的下限和上限分别为 $a_m^<$ = 0.89Bq/kg 和 $a_m^>$ = 1.91Bq/kg。

（5）最佳估计值 $\hat{a}_m$ = 1.40Bq/kg 以及相关的标准不确定度 $u(\hat{a}_m)$=0.26Bq/kg。

评价模型是线性的，不存在主导性大的不确定度，因此 ISO 11929-1：2019 的应用是合理的。这是一个具有较小或相对较小不确定度的案例。

二、样品处理影响已知的测量

这是 ISO 11929-1：2019 中 A.3 应用程序的示例，含有放射性核素的固体材料样品通过该核素的化学分离和随后的辐射计数测量进行检查。由于化学分离，测量受到样品处理的随机影响。在这个例子中，样本处理的随机影响以样本处理的相对不确定度的形式从参考样本或其他样本的测量中得出。后者样品应类似于当前样本和类似的条件下进行测量，以使他们可以作为参考样本，尽管它们不必专门为参考目的检查。由于样品一次测量处理的影响现在已知，因此在实际测量中，一个样品和空白样品就足够了。

此程序适用于存在小的随机影响时，基于以下方法：

$$u^2(\overline{n})=\frac{\overline{n}+u^2}{m}=\frac{\overline{n}+\vartheta^2\cdot\overline{n}}{m}$$

$$\vartheta=u/\overline{n} \qquad \text{公式 7–94}$$

式中：

对任何计数程序，其辅助量 $u^2=\frac{m-1}{m-3}\overline{n}+\frac{1}{m-3}\sum_{i=1}^{m}(n_i-\overline{n})^2$。

影响参数 ϑ 可以从 m_r 参考样本的计数测量数据计算出：$\vartheta^2=\left(m_r\cdot u^2(\overline{n}_r)-\overline{n}_r\right)$或 $\vartheta=u_r/\overline{n}_r$。

如果 $\vartheta^2<0$，则方法和数据不兼容，然后应扩大参考样本的数量 m_r 或设置 $\vartheta=0$。此外，应获得 $\vartheta<0.2$ 才可采用此程序，否则可以按照本章前述的示例进行处理。

假设指导值 $a_{m,r}=1\text{Bq/kg}$。

（一）评估模型和标准不确定度

被测量 Y 是比活度 a_m（样品的活度除以样品的总质量），为此计算了特征值、最佳估计值和相关的标准不确定度。

在已知影响的情况下，公式 7–95 中平均总计数率 r_g 和平均本底计数率 r_0 有效。

$$a_m=\left(n_g/t_g-n_0/t_0\right)\cdot w=\frac{r_g-r_0}{m\cdot\kappa\cdot\varepsilon}=\left(r_g-r_0\right)\cdot w \qquad \text{公式 7–95}$$

式中：

$$w=\frac{1}{m\cdot\kappa\cdot\varepsilon}。$$

那么本底和总计数率的标准不确定度由公式 7–96 给出：

$$u^2(r_g)=\left(n_g+\vartheta^2\cdot n_g^2\right)/t_g^2 \text{和} u^2(r_0)=\left(n_0+\vartheta^2\cdot n_0^2\right)/t_0^2 \qquad \text{公式 7–96}$$

校准系数 w 的相对标准不确定度由公式 7–97 计算：

$$u_{rel}^2(w)=u_{rel}^2(m)+u_{rel}^2(\varepsilon)+u_{rel}^2(\kappa) \qquad \text{公式 7–97}$$

被测量的标准不确定度由公式 7–98 计算：

$$u(a_m)=\sqrt{w^2\cdot\left(u^2(r_g)+u^2(r_0)\right)+a_m^2u_{rel}^2(w)} \qquad \text{公式 7–98}$$

（二）假设的可用信息、输入数据和规范

探测器的效率 κ 及其相关的标准不确定度 $u(\kappa)$ 是独立确定的，$\kappa=0.51\text{s}^{-1}\cdot\text{Bq}^{-1}$ 和 $u(\kappa)=0.02\text{s}^{-1}\cdot\text{Bq}^{-1}$。

样品的质量由天平确定为 $m=0.1\text{kg}$。根据天平的规格，其相关的相对标准不确定度专家推测为 $u_{rel}(m)=10\%$。

化学产率 ε 由单独的实验确定，求得其平均 $\varepsilon=0.57$，和相关标准不确定度 $u(\varepsilon)=0.04$。

输入数据及其相关的不确定度见表 7–14。

表 7–14　输入量及其相关数据

输入量	符号	数据	
样品、空白和参考样品数	m_g, m_0, m_r	1，1，20	
参考样计数的记录	$n_{r,i}$	74 349；67 939；88 449；83 321；66 657；64 094；74 348；93 576；56 402；66 785；78 194；69 221；63 965；70 503；74 220；97 422；74 476；71 784；68 235；74 989	
样品计数的记录	n_g	2 040	
空白样计数的记录	n_0	817	
输入量	**符号**	**值**	**标准不确定度**
测量持续时间	t_g, t_0, t_r	30 000s	
样品质量（一般）	m 和 $u(m)$	0.100kg	0.01kg
检测效率	κ 和 $u(\kappa)$	$0.510s^{-1}\cdot Bq^{-1}$	$0.020s^{-1}\cdot Bq^{-1}$
化学产率	ε 和 u(ε)	0.570	0.040
中间值			
平均值	$\bar{n}_r$	73 946.5	
辅助量	u_r	10 771.3	
影响参数	$\vartheta = u_r / \bar{n}_r$	0.146	

（三）根据 ISO 11929–1：2019 评估测量及其特征限

通过分析参考样品 m_r，样品处理的相对不确定度由公式 7–99 确定：

$$\vartheta = u_r / \bar{n}_r \qquad \text{公式 7–99}$$

与辅助量 u：

$$u_r^2 = \frac{m_r - 1}{m_r - 3}\bar{n}_r + \frac{1}{m_r - 3}\sum_{i=1}^{m_r}\left(n_{r,i} - \bar{n}_r\right)^2 \qquad \text{公式 7–100}$$

这样就可得到样品处理的相对不确定度为：

$$\vartheta = \frac{1}{\bar{n}_r}\sqrt{u_r^2 = \frac{m_r - 1}{m_r - 3}\bar{n}_r + \frac{1}{m_r - 3}\sum_{i=1}^{m_r}\left(n_{r,i} - \bar{n}_r\right)^2} \qquad \text{公式 7–101}$$

1．**本底**　通过对空白样品的分析测量，得出本底效应的计数率。表 7-16 中给出了计数脉冲数 n_0。计算平均本底计数率为：$r_0 = n_0 / t_0 = 0.027s^{-1}$；

本底计数率的标准不确定度由下式给出：$u(r_0) = \sqrt{\dfrac{n_0 + \vartheta^2 \cdot n_0^2}{t_0^2}} = 0.004\ 08s^{-1}$。

2．初始结果及其相关的标准不确定度 质量相关的活度由公式 7–95 计算。该公式取决于校准因子，其他输入量及其相关的标准不确定度是独立确定。

校准因子用以下公式计算：$w=1/(m\cdot\kappa\cdot\varepsilon)=34.40\text{s}\cdot\text{Bq/kg}$；

校准因子的相对标准不确定度 $u_{\text{rel}}(w)=u(w)/w$ 由下式计算：$u_{\text{rel}}(w)=\sqrt{u_{\text{rel}}^2(m)+u_{\text{rel}}^2(\varepsilon)+u_{\text{rel}}^2(\kappa)}=0.081\,0$。

由此可得：$u(w)=2.79\text{s}\cdot\text{Bq/kg}$。

测量的初始结果 a_{m} 由下式给出：$a_{\text{m}}=(n_{\text{g}}/t_{\text{g}}-n_0/t_0)\cdot w=1.40\text{Bq/kg}$。

与初始测量结果 a_{m} 相关的标准不确定度 $u(a_{\text{m}})$ 由下式计算：

$$u(a_{\text{m}})=\sqrt{w^2\cdot\left[\left(n_{\text{g}}+\vartheta^2\cdot n_{\text{g}}^2\right)/t_{\text{g}}^2+\left(n_0+\vartheta^2\cdot n_0^2\right)/t_0^2\right]+a_{\text{m}}^2u_{\text{rel}}^2(w)}=0.389\text{Bq/kg}$$

3．作为假设真值函数的标准不确定度 为计算判定限和检测限，需要作为被测量的真值 $\tilde{a}_{\text{m}}$ 函数的标准不确定度 $\tilde{u}(\tilde{a}_{\text{m}})$。

对于被测量的假定真值 $\tilde{a}_{\text{m}}$，人们期望 $\tilde{n}_{\text{g}}=\tilde{a}_{\text{m}}/w+n_0/t_0$，从公式 7–96 中获得的 $u^2(n_0)$ 和 $u^2(n_{\text{g}})$，可以通过公式 7–98 计数标准不确定度 $\tilde{u}(\tilde{a}_{\text{m}})$ 如下：

$$\tilde{u}(\tilde{a}_{\text{m}})=\sqrt{\tilde{a}_{\text{m}}^2\left[\vartheta^2+u_{\text{rel}}^2(w)\right]+\tilde{a}_{\text{m}}\cdot w\left(\frac{2n_0\cdot\vartheta^2}{t_0}+\frac{1}{t_{\text{g}}}\right)+w^2\left(\frac{n_0}{t_0\cdot t_{\text{g}}}+\frac{n_0^2\cdot\vartheta^2}{t_0^2}+\frac{n_0+n_0^2\cdot\vartheta^2}{t_0^2}\right)}$$

公式 7–102

4．判定限计算 假设概率 α 为 5%，标准化正态分布 $\Phi(k_{1-\alpha})=1-\alpha$，$k_{1-\alpha}$ 分位数的值为 1.645，则活度的判定限由下式计算：$a_{\text{m}}^*=k_{1-\alpha}\cdot\sqrt{w^2\left(\frac{n_0}{t_0\cdot t_{\text{g}}}+\frac{n_0^2\cdot\vartheta^2}{t_0^2}+\frac{n_0+n_0^2\cdot\vartheta^2}{t_0^2}\right)}=0.328\text{Bq/kg}$。

由此可以看出，初始测量结果 $r_{\text{n}}=1.40\text{Bq/kg}$ 高于判定限 a_{m}^*。

5．检测限计算 概率 β 设置为 5%，那么，标准化正态分布的对应分位数 $k_{1-\beta}$ 的值为 1.645。检测限计算如下：

$$a_{\text{m}}^{\#}=a_{\text{m}}^*+k_{1-\beta}\cdot\sqrt{a_{\text{m}}^{\#2}\left[\vartheta^2+u_{\text{rel}}^2(w)\right]+\tilde{a}_{\text{m}}\cdot w\left(\frac{2n_0\cdot\vartheta^2}{t_0}+\frac{1}{t_{\text{g}}}\right)+w^2\left(\frac{n_0}{t_0\cdot t_{\text{g}}}+\frac{n_0^2\cdot\vartheta^2}{t_0^2}+\frac{n_0+n_0^2\cdot\vartheta^2}{t_0^2}\right)}$$

$=0.826\text{Bq/kg}$。

指导值 $a_{\text{m,r}}=1\text{Bq/kg}$，大于检测限 $a_{\text{m}}^{\#}$。

6．覆盖区间限 由于初始测量结果 a_{m} 超过判定限值 a_{m}^*，因此可计算概率对称覆盖区间的下限和上限。使用 $\omega=\Phi[a_{\text{m}}/u(a_{\text{m}})]=1.00$ 和 $\gamma=0.05$，可获得和 $p=\omega\cdot(1-\gamma)/2=0.975$ 和 $q=1-\omega\cdot\gamma/2=0.975$，因此 k_{p} 和 k_{q} 等于 1.96。那么概率对称覆盖区间的下限和上限由下式给出：

$$a_{\text{m}}^{\triangleleft}=a_{\text{m}}-k_{\text{p}}\cdot u(a_{\text{m}})=0.641\text{Bq/kg}\text{ 和 }a_{\text{m}}^{\triangleright}=a_{\text{m}}+k_{\text{q}}\cdot u(a_{\text{m}})=2.165\text{Bq/kg}$$

或者，计算最短覆盖区间的下限和上限。使用 $\omega=\Phi[a_{\text{m}}/u(a_{\text{m}})]=1.00$，可以得到

$p=[1+\omega \cdot (1-\gamma)]/2=0.975$，因此，分位数 k_p 等于 1.96。这样，根据下式的最短覆盖区间的极限是：$a_m^< = a_m - k_p \cdot u(a_m) = 0.640\text{Bq/kg}$ 和 $a_m^> = a_m + k_p \cdot u(a_m) = 2.16\text{Bq/kg}$

7．最佳估计及其相关的标准不确定度

样本活度的最佳估计 $\hat{a}_m$ 由下式给出：$\hat{a}_m = a_m + \dfrac{u(a_m) \cdot \exp\left(-a_m{}^2/\left(2u^2(a_m)\right)\right)}{w\sqrt{2\pi}} = 1.40\text{Bq/kg}$；

及其相关的标准不确定度 $u(\hat{a}_m)$ 为：$u(\hat{a}_m) = \sqrt{u^2(a_m) - (\hat{a}_m - a_m) \cdot \hat{a}_m} = 0.389\text{Bq/kg}$。

8．根据 ISO 11929-1：2019 评估结果的文档 按 ISO 11929-1：2019 的评估结果和特征值总结见表 7–15。

表 7–15 按 ISO 11929-1：2019 的评估结果和特征值

评估结果	符号	单位	按 ISO 11929-1：2019 的评估
初始结果	a_m	Bq/kg	1.40
初始结果的标准不确定度	$u(a_m)$	Bq/kg	0.389
初始结果的相对标准不确定度	$u_{rel}(a_m)$	1	0.278
判定限	a^*_m	Bq/kg	0.237
检测限	$a^\#_m$	Bq/kg	0.826
最佳估计值	$\hat{a}_m$	Bq/kg	1.40
最佳估计值相关的标准不确定度	$u(\hat{a}_m)$	Bq/kg	0.389
最佳估计值相对不确定度	$u_{rel}(\hat{a}_m)$	1	0.278
概率对称覆盖区间的下限	$a_m^\triangleleft$	Bq/kg	0.641
概率对称覆盖区间的上限	$a_m^\triangleright$	Bq/kg	2.17
最短覆盖区间的下限	$a_m^<$	Bq/kg	0.640
最短覆盖区间的上限	$a_m^>$	Bq/kg	2.16

9．评估和解释 根据 ISO 11929-1：2019 的评估汇总如下：

（1）初始测量结果 $a_m=1.40\text{Bq/kg}$ 超过判定限值 $a^*_m=0.23\text{Bq/kg}$。得出结论认为单位质量样品的活度已被确认。

（2）检测限 $a^\#_m=0.83\text{Bq/kg}$ 低于指导值 $a_{m,r}=1\text{Bq/kg}$。可得出决定测量程序适合测量目的。

（3）概率对称覆盖区间的下限和上限分别为：$a_m^\triangleleft=0.64\text{Bq/kg}$ 和 $a_m^\triangleright=2.17\text{Bq/kg}$。

（4）最短覆盖区间的下限和上限分别为 $a_m^<=0.64\text{Bq/kg}$ 和 $a_m^>=2.17\text{Bq/kg}$。

（5）最佳估计值 $\hat{a}_m = 1.40\text{Bq/kg}$ 以及相关的标准不确定度 $u(\hat{a}_m) = 0.39\text{Bq/kg}$。

评价模型是线性的，不存在主导性大的不确定度，因此 ISO 11929-1：2019 的应用是合理的。与其他相同的示例相比，样品处理的相对不确定度的降低，从而降低了检测限，因此现在可以得出结论，本测量程序适用于测量目的。

第六节 光谱测量及其校准系数举例

一、有 ^{226}Ra 干扰时 ^{235}U 的 γ 谱法测量

用 γ 光谱法通过 186keV 的 γ 线测量 ^{235}U 时，会受到 ^{226}Ra 的 γ 线干扰。如果可以假设 ^{226}Ra 和 ^{214}Bi 之间处于放射性平衡，则可以通过 ^{214}Bi 的 609keV 的 γ 线校正干扰，并同时考虑不同发射概率和探测 / 效率的比率。这是基于 ISO 11929-1：2019 通用模型的示例。

此外，在此示例中，假设探测器材料中存在 ^{235}U 的杂质，这是通过对该杂质引起的本底的独立测量确定的。

在此示例中，假设所有测量均以相同的计数时间实施。此外，仅考虑计数事件的泊松不确定度。为简单起见，假设不同 γ 能量的效率是用合适的参考源独立测量的，从而避免了协方差。

土壤样品用 γ 光谱法通过 186keV 的 γ 线测量 ^{235}U 进行研究。必须考虑这条线与来自 ^{226}Ra 的 γ 线的干扰以及探测器材料中的杂质 ^{235}U 对本底的贡献。

被测量是每单位质量 ^{235}U 的活度。评估初始测量结果是否超过判定限，并在土壤样品中识别出每单位质量 ^{235}U 的活度。

没有给出每单位质量 ^{235}U 的活度指导值。因此，不需要将检测限与指导值进行比较。尽管如此，还是为了完整性计算了检测限。

（一）评估模型和标准不确定度

被测量 Y 是样品中每单位质量的 ^{235}U 活度。测量的初始结果作为对被测量真实量值的估计，由以下评估模型计算：

$$\begin{aligned} a_m &= \left(\frac{n_{g,186}}{t} - \frac{n_{n,609}}{t} \cdot \frac{e_{Ra,186} \cdot \varepsilon_{186}}{e_{Ra,609} \cdot \varepsilon_{609}} - \frac{n_{U,186}}{t} - \frac{n_{g,186,0}}{t} \right) \cdot \frac{1}{e_{U,186} \cdot \varepsilon_{186} \cdot m} \\ &= \left(r_{g,186} - r_{n,609} \cdot \frac{e_{Ra,186} \cdot \varepsilon_{186}}{e_{Ra,609} \cdot \varepsilon_{609}} - r_{U,186} - r_{g,186,0} \right) \cdot \frac{1}{e_{U,186} \cdot \varepsilon_{186} \cdot m} \end{aligned} \qquad \text{公式 7-103}$$

为了避免协方差，公式 7-103 稍微重新排列，并产生如下的最终的评估模型，其中校准系数 $w = 1/\left(e_{U,186} \cdot m\right)$ 和修正因子 $k = e_{Ra,186}/\left(e_{Ra,609} \cdot \varepsilon_{609}\right)$。

$$a_{\mathrm{m}}=\left(\frac{r_{\mathrm{g},186}}{\varepsilon_{186}}-r_{\mathrm{n},609}\cdot\frac{e_{\mathrm{Ra},186}}{e_{\mathrm{Ra},609}\cdot\varepsilon_{609}}-\frac{r_{\mathrm{U},186}}{\varepsilon_{186}}-\frac{r_{\mathrm{g},186,0}}{\varepsilon_{186}}\right)\cdot\frac{1}{e_{\mathrm{U},186}\cdot m}$$
$$=\left(\frac{r_{\mathrm{g},186}}{\varepsilon_{186}}-r_{\mathrm{n},609}\cdot k-\frac{r_{\mathrm{U},186}}{\varepsilon_{186}}-\frac{r_{\mathrm{g},186,0}}{\varepsilon_{186}}\right)\cdot w$$ 公式 7–104

与被测量估计值 a_{m} 相关的标准不确定度 $u(a_{\mathrm{m}})$ 由公式 7–105 计算：

$$u^2(a_{\mathrm{m}})=\sum_{i=1}^{n}\left(\frac{\partial a_{\mathrm{m}}}{\partial X_{\mathrm{i}}}\right)^2\cdot u^2(X_{\mathrm{i}})$$ 公式 7–105

从而可以得到：

$$u^2(a_{\mathrm{m}})=w^2\cdot\left[\frac{r_{\mathrm{g},186}}{t}\cdot\frac{1}{\varepsilon_{186}^2}-\frac{r_{\mathrm{n},609}}{t}\cdot k^2-\frac{r_{\mathrm{U},186}}{t}\cdot\frac{1}{\varepsilon_{186}^2}-\frac{r_{\mathrm{g},186,0}}{t}\cdot\frac{1}{\varepsilon_{186}^2}+\right.$$
$$\left.\frac{u^2(\varepsilon_{186})}{\varepsilon_{186}^2}\left(r_{\mathrm{g},186}-r_{\mathrm{U},186}-r_{\mathrm{n},186,0}\right)^2+u^2(k)\cdot r_{\mathrm{n},609}^2\right]+a_{\mathrm{m}}^2\cdot u_{\mathrm{rel}}^2(w)$$ 公式 7–106

修正因子 $k=e_{\mathrm{Ra},186}/\left(e_{\mathrm{Ra},609}\cdot\varepsilon_{609}\right)$ 的标准不确定度为：

$$u^2(k)=k^2\left[u_{\mathrm{rel}}^2(e_{\mathrm{Ra},186})+u_{\mathrm{rel}}^2(e_{\mathrm{Ra},609})+u_{\mathrm{rel}}^2(\varepsilon_{609})\right]$$ 公式 7–107

校准系数 $w=1/\left(e_{\mathrm{U},186}\cdot m\right)$ 的相对标准不确定度为：

$$u_{\mathrm{rel}}^2(w)=u_{\mathrm{rel}}^2(e_{\mathrm{U},186})+u_{\mathrm{rel}}^2(m)$$ 公式 7–108

式中：

t——计数时间；

$n_{\mathrm{g},186}$——186keV 峰值总计数；

$n_{\mathrm{n},609}$——在 609keV 的 ^{226}Ra 峰中的净计数；

$n_{\mathrm{U},186}$——186keV 峰值处本底的计数；

$n_{\mathrm{n},186,0}$——由于探测器中杂质的活度，在 186keV 峰的净计数；

$r_{\mathrm{g},186}$——在 186keV 峰值的总计数率；

$r_{\mathrm{n},609}$——在 609keV 峰值的净计数率；

$r_{\mathrm{U},186}$——186keV 峰值的本底计数率；

$r_{\mathrm{n},186,0}$——由于检测器杂质的活度在 186keV 峰值处的净计数率；

$e_{\mathrm{Ra},186}$——^{226}Ra 的 186keVγ 射线的发射概率；

$e_{\mathrm{Ra},609}$——^{214}Bi 的 609keVγ 射线的发射概率；

$e_{\mathrm{U},186}$——^{235}U 的 186keVγ 射线的发射概率；

ε_{186}——在 186keV 的探测效率；

ε_{609}——在 609keV 的探测效率；

k——探测效率和发射概率的修正因子；

m——测试样品的质量；

w——校准系数。

（二）假设的可用信息、输入数据和规范

输入数据及其相关的不确定度见表 7–16。忽略了测量持续时间的标准不确定度。

表 7–16 输入量及其相关数据

输入量	符号	x_i	$u(x_i)$	单位
计数时间	t	15 000		s
在 186keV 峰的总计数	$n_{g,186}$	7 468		1
在 ^{214}Bi 的 609keV 净峰计数	$n_{n.609}$	6 957		1
在 186keV 峰的本底计数	$n_{U,186}$	6 181		1
检测器杂质活度所致 186keV 处的净峰计数	$n_{n,186,0}$	207		1
^{226}Ra186keVγ 线的发射概率	$e_{Ra,186}$	0.035 1	0.000 6	1
在 186keV 时的检测效率	ε_{186}	0.800	0.064	1
^{214}Bi609keVγ 线的发射概率	$e_{Ra,609}$	0.446	0.005	1
^{235}U186keVγ 线的发射概率	$e_{U,186}$	0.572	0.005	1
在 609keV 时的检测效率	ε_{609}	0.551	0.033	1
测试样品的质量	m	0.750	0.038	kg
中间值				
186keV 峰的总计数率	$r_{g,186}$	0.984	0.007 56	s^{-1}
609keV 峰的总计数率	$r_{n,609}$	0.464	0.005 56	s^{-1}
186keV 峰的本底计数率	$r_{U,186}$	0.412	0.005 24	s^{-1}
检测器中杂质活度所致 186keV 处的净峰计数率	$r_{n,186,0}$	0.013 8	0.000 959	s^{-1}

（三）根据 ISO 11929–1：2019 评估测量及其特征限

1．本底 在 186keV 峰的本底计数 $n_{U,186}=6\,181$，其产生的计数率为：$r_{U,186}=n_{U,186}/t=0.412s^{-1}$；

186keV 峰的本底计数率的标准不确定度由下式给出：$u\left(r_{U,186}\right)=\sqrt{\dfrac{n_{U,186}}{t^2}}=0.005\,24s^{-1}$。

2．初始结果及其相关的标准不确定度 为了计算每单位质量的活度为 ^{235}U 的初始测量结果 a_m，应首先确定修正因子 k 及其相关的标准不确定度 $u(k)$。

校准系数 w 由下式计算：$w=1/\left(e_{U,186}\cdot m\right)=2.331s\cdot Bq/kg$；

由公式 7–109 得相对标准不确定度为：

$$u_{\text{rel}}(w)=\sqrt{u_{\text{rel}}^2(e_{\text{U},186})+u_{\text{rel}}^2(m)}=0.051\,4 \qquad \text{公式 7–109}$$

其标准不确定度为：$u(w)=w\cdot u_{\text{rel}}(w)=0.120\text{s}\cdot\text{Bq/kg}$；

修正因子 k 是根据发射概率和检测效率计算得出的，$k=e_{\text{Ra},186}/(e_{\text{Ra},609}\cdot\varepsilon_{609})=0.143$。

其相对标准不确定度为：

$$u_{\text{rel}}(k)=\sqrt{u_{\text{rel}}^2(e_{\text{Ra},186})+u_{\text{rel}}^2(e_{\text{Ra},609})+u_{\text{rel}}^2(\varepsilon_{609})}=0.063\,3 \qquad \text{公式 7–110}$$

其标准不确定度为：$u(k)=k\cdot u_{\text{rel}}(k)=0.009\,0$。

基于公式 7–104，使用修正正因子 k 和校准系数 w，初始测量结果 a_{m} 为：

$$a_{\text{m}}=\left(\frac{r_{\text{g},186}}{\varepsilon_{186}}-r_{\text{n},609}\cdot k-\frac{r_{\text{U},186}}{\varepsilon_{186}}-\frac{r_{\text{g},186,0}}{\varepsilon_{186}}\right)\cdot w=0.055\,4\text{Ba/g}$$

其标准不确定度为：

$$u(a_{\text{m}})=\sqrt{w^2\cdot\left[\frac{r_{\text{g},186}}{t}\cdot\frac{1}{\varepsilon_{186}^2}-\frac{r_{\text{n},609}}{t}\cdot k^2-\frac{r_{\text{U},186}}{t}\cdot\frac{1}{\varepsilon_{186}^2}-\frac{r_{\text{g},186,0}}{t}\cdot\frac{1}{\varepsilon_{186}^2}+\frac{u^2(\varepsilon_{186})}{\varepsilon_{186}^2}(r_{\text{g},186}-r_{\text{U},186}-r_{\text{n},186,0})^2+u^2(k)\cdot r_{\text{n},609}^2\right]+a_{\text{m}}^2\cdot u_{\text{rel}}^2(w)}$$
$$=0.030\,2\text{Bq/g}$$

3．**作为假设真值函数的标准不确定度**　为计算判定限和检测限，需要计算作为假设真值 $\tilde{a}_{\text{m}}$ 函数的标准不确定度 $\tilde{u}(\tilde{a}_{\text{m}})$。对于真值 $\tilde{a}_{\text{m}}$，计数率期望值为：$\tilde{r}_{\text{g},186}=\varepsilon_{186}\cdot\tilde{a}_{\text{m}}/w+\varepsilon_{186}\cdot r_{\text{n},609}\cdot k+r_{\text{U},186}\cdot r_{\text{n},186,0}$，并通过公式 7–106 获得标准不确定度 $\tilde{u}(\tilde{a}_{\text{m}})$：

$$\tilde{u}^2(\tilde{a}_{\text{m}})=w^2\cdot\left[\left(\frac{\varepsilon_{186}\cdot\tilde{a}_{\text{m}}}{w}+r_{\text{n},609}\cdot\varepsilon_{186}\cdot k+r_{\text{U},186}+r_{\text{g},186,0}\right)\cdot\frac{1}{\varepsilon_{186}^2\cdot t}+\frac{r_{\text{n},609}}{t}\cdot k^2+\frac{r_{\text{U},186}}{t}\cdot\frac{1}{\varepsilon_{186}^2}+\frac{r_{\text{n},186,0}}{t\cdot\varepsilon_{186}^2}+\right.$$
$$\left.u_{\text{rel}}^2(\varepsilon_{186})\cdot\left(\frac{\tilde{a}_{\text{m}}}{w}+r_{\text{n},609}\cdot k\right)^2+u^2(k)\cdot r_{\text{n},609}^2\right]+a_{\text{m}}^2\cdot u_{\text{rel}}^2(w)$$

公式 7–111

4．**判定限计算**　假设概率 α 为 5%，标准化正态分布 $\Phi(k_{1-\alpha})=1-\alpha$，$k_{1-\alpha}$ 分位数的值为 1.645，则活度的判定限由下式计算：

$$a_{\text{m}}^*=k_{1-\alpha}\tilde{u}(0)=k_{1-\alpha}\cdot w\cdot\sqrt{(r_{\text{n},609}\cdot\varepsilon_{186}\cdot k+r_{\text{U},186}+r_{\text{n},186,0})\cdot\frac{1}{\varepsilon_{186}^2\cdot t}+\frac{r_{\text{n},609}}{t}\cdot k^2+\frac{r_{\text{U},186}}{t\cdot\varepsilon_{186}^2}+\frac{r_{\text{n},186,0}}{t\cdot\varepsilon_{186}^2}+u_{\text{rel}}^2(\varepsilon_{186})\cdot r_{\text{n},609}^2\cdot k^2+u^2(k)\cdot r_{\text{n},609}^2}$$
$$=0.0455\text{Bq/g}$$

由此可以看出，初始测量结果 $a_{\text{m}}=0.055\,4\text{Bq/g}$ 高于判定限 a_{m}^*。

5．**检测限计算**　概率 β 设置为 5%，那么，标准化正态分布的对应分位数 $k_{1-\beta}$ 的值为 1.645。求解隐式公式一得到检测限：

$$a_{\mathrm{m}}^{\#}=a_{\mathrm{m}}^{*}+k_{1-\beta}\tilde{u}\left(a_{\mathrm{m}}^{\#}\right)=a_{\mathrm{m}}^{*}+k_{1-\beta}\cdot w\cdot\sqrt{\left[\frac{\varepsilon_{186}\cdot a_{\mathrm{m}}^{\#}}{w}+r_{\mathrm{n},609}\cdot\varepsilon_{186}\cdot k+r_{\mathrm{U},186}+r_{\mathrm{n},186,0}\cdot\frac{1}{\varepsilon_{186}^{2}\cdot t}+\frac{r_{\mathrm{n},609}}{t}\cdot k^{2}+\frac{r_{\mathrm{U},186}}{t\cdot\varepsilon_{186}^{2}}+\frac{r_{\mathrm{n},186,0}}{t\cdot\varepsilon_{186}^{2}}+u_{\mathrm{rel}}^{2}\left(\varepsilon_{186}\right)\cdot\left(\frac{a_{\mathrm{m}}^{\#}}{w}+r_{\mathrm{n},609}\cdot k\right)^{2}+u^{2}(k)\cdot r_{\mathrm{n},609}^{2}+\frac{a_{\mathrm{m}}^{\#2}}{w^{2}}u_{\mathrm{rel}}^{2}(w)\right]}$$

$$=0.0992\mathrm{Bq/g}$$

6．**覆盖区间限**　由于初始测量结果 a_{m} 超过判定限 a_{m}^{*}，计算概率对称覆盖区间的下限和上限。使用 $\omega=\Phi[r_{\mathrm{n}}/u(r_{\mathrm{n}})]=0.966\,7$ 和 $\gamma=0.05$，可获得 $p=\omega\cdot(1-\gamma)/2=0.942\,5$ 和 $q=1-\omega\cdot\gamma/2=0.975\,8$，因此 k_{p} 和 k_{q} 分别等于 1.576 和 1.974。那么概率对称覆盖区间的下限和上限由下式给出：

$$a_{\mathrm{m}}^{\triangleleft}=a_{\mathrm{m}}-k_{\mathrm{p}}\cdot u\left(a_{\mathrm{m}}\right)=0.007\,79\mathrm{Bq/g}\text{和}a_{\mathrm{m}}^{\triangleright}=a_{\mathrm{m}}+k_{\mathrm{q}}\cdot u\left(a_{\mathrm{m}}\right)=0.115\mathrm{Bq/g}$$

或者，计算最短覆盖区间的下限和上限。使用 $\omega=\Phi[r_{\mathrm{n}}/u(r_{\mathrm{n}})]=0.966\,7$，可以得到 $p=[1+\omega\cdot(1-\gamma)]/2=0.959\,2$，因此，分位数 k_{p} 等于 1.741。这样，根据下式的最短覆盖区间的极限是：

$$a_{\mathrm{m}}^{<}=a_{\mathrm{m}}-k_{\mathrm{p}}\cdot u\left(a_{\mathrm{m}}\right)=0.002\,81\mathrm{Bq/g}\text{和}a_{\mathrm{m}}^{>}=a_{\mathrm{m}}+k_{\mathrm{p}}\cdot u\left(a_{\mathrm{m}}\right)=0.108\mathrm{Bq/g}$$

7．**最佳估计及其相关的标准不确定度**

样本活度的最佳估计 $\hat{a}_{\mathrm{m}}$ 由下式给出：$\hat{a}_{\mathrm{m}}=a_{\mathrm{m}}+\dfrac{u\left(a_{\mathrm{m}}\right)\cdot\exp\left(-a_{\mathrm{m}}^{2}/\left(2u^{2}\left(a_{\mathrm{m}}\right)\right)\right)}{w\sqrt{2\pi}}=0.057\,7\mathrm{Bq/g}$；

及其相关的标准不确定度 $u\left(\hat{a}_{\mathrm{m}}\right)$ 为：$u\left(\hat{a}_{\mathrm{m}}\right)=\sqrt{u^{2}\left(a_{\mathrm{m}}\right)-\left(\hat{a}_{\mathrm{m}}-a_{\mathrm{m}}\right)\cdot\hat{a}_{\mathrm{m}}}=0.027\,9\mathrm{Bq/g}$。

8．**根据 ISO 11929-1：2019 评估结果的文档**　按 ISO 11929-1：2019 的评估结果和特征值总结见表 7–17。

表 7–17　按 ISO 11929-1：2019 的评估结果和特征值

结果	符号	单位	按 ISO 11929-1：2019 的评估
初始结果	a_{m}	Bq/g	0.055 4
初始结果的标准不确定度	$u(a_{\mathrm{m}})$	Bq/g	0.030 2
初始结果的相对标准不确定度	$u_{\mathrm{rel}}(a_{\mathrm{m}})$	1	0.545
判定限	a_{m}^{*}	Bq/g	0.045 5
检测限	$a_{\mathrm{m}}^{\#}$	Bq/g	0.099 2
最佳估计值	$\hat{a}_{\mathrm{m}}$	Bq/g	0.057 7
最佳估计值相关的标准不确定度	$u\left(\hat{a}_{\mathrm{m}}\right)$	Bq/g	0.027 9
最佳估计值相对不确定度	$u_{\mathrm{rel}}\left(\hat{a}_{\mathrm{m}}\right)$	1	0.484
概率对称覆盖区间的下限	$a_{\mathrm{m}}^{\triangleleft}$	Bq/g	0.007 79
概率对称覆盖区间的上限	$a_{\mathrm{m}}^{\triangleright}$	Bq/g	0.115
最短覆盖区间的下限	$a_{\mathrm{m}}^{<}$	Bq/g	0.002 81
最短覆盖区间的上限	$a_{\mathrm{m}}^{>}$	Bq/g	0.108

9．**评估和解释** 根据 ISO 11929-1：2019 的评估汇总如下：

（1）初始测量结果 $a_{\mathrm{m}}=0.055\,4\mathrm{Bq/g}$ 超过判定限值 $a_{\mathrm{m}}{}^{*}=0.045\,5\mathrm{Bq/kg}$。得出结论认为 ^{235}U 单位质量样品的活度已被确认。

（2）由于没有给出指导值，因此省略了对测量程序的评估。

（3）概率对称覆盖区间的下限和上限分别为：$a_{\mathrm{m}}^{\triangleleft}=0.007\,8\mathrm{Bq/g}$ 和 $a_{\mathrm{m}}^{\triangleright}=0.115\mathrm{Bq/g}$。

（4）最短覆盖区间的下限和上限分别为 $a_{\mathrm{m}}^{<}=0.002\,8\mathrm{Bq/g}$ 和 $a_{\mathrm{m}}^{>}=0.108\mathrm{Bq/g}$。

（5）最佳估计值 $\hat{a}_{\mathrm{m}}=0.057\,7\mathrm{Bq/g}$ 以及相关的标准不确定度 $u(\hat{a}_{\mathrm{m}})=0.027\,9\mathrm{Bq/g}$。

评价模型是线性的，不存在主导性大的不确定度，因此 ISO 11929-1：2019 的应用是合理的。概率对称和最短覆盖区间限，上限比下限受到的影响更大。

二、校准系数的确定

这里描述了根据 ISO 11929-4：2020 公式（A.1）中的评估模型，通过校准源的单次测量来确定校准系数。实验室中的许多应用都是这种情况。

然而，必须提到的是，根据公式 7–17 的通用评估模型中的校准系数更为复杂，并且可能取决于包括许多不同且独立的测量值的输入量。如果是后者，仅通过其值 w 及其相关的标准不确定度 $u(w)$ 来描述校准系数 w 可能是不够的。一般来说，校准因子计算为一个或多个输入量的函数。

（一）校准系数的测量

在这个简单的例子中，校准系数 w 是在一个独立的实验中通过测量校准源预先确定的。w 用公式 7–112 计算：

$$w=\frac{a_{\mathrm{k}}}{\dfrac{n_{\mathrm{k,g}}}{t_{\mathrm{k}}}-\dfrac{n_{\mathrm{k,0}}}{t_{\mathrm{k,0}}}}=\frac{a_{\mathrm{k}}}{r_{\mathrm{k,n}}} \qquad \text{公式 7–112}$$

其相对标准不确定度 $u_{\mathrm{rel}}(w)=u(w)/w$ 由公式 7–113 计算：

$$u_{\mathrm{rel}}\left(w\right)=\sqrt{u_{\mathrm{rel}}^{2}\left(a_{\mathrm{k}}\right)+u_{\mathrm{rel}}^{2}\left(r_{\mathrm{k,n}}\right)} \qquad \text{公式 7–113}$$

式中：

$n_{\mathrm{k,0}}$——校准源本底计数；

$n_{\mathrm{k,g}}$——校准源总计数；

t_{k}——总计数时间，单位为 s；

$t_{\mathrm{k,0}}$——本底计数时间（校准源），单位为 s；

a_{k}——校准源的活度，单位为 Bq。

$r_{\mathrm{k,n}}$——校准源的净计数率，单位为 s^{-1}；

$r_{k,0}$——校准源本底计数率，单位为 s^{-1}；

$r_{k,g}$——校准源的总计数率，单位为 s^{-1}。

在测量日期校准源的活度 a_k=25.035kBq 和其标准不确定度 $u(a_k)$=0.015kBq。相关参数见表 7–18。

表 7–18　输入量及其相关数据

输入量	符号	x_i	$u(x_i)$	单位
本底计数时间	$t_{k,0}$	600		s
总计数时间	t_k	600		s
校准源本底计数	$n_{k,0}$	1 381		1
校准源总计数	$n_{k,g}$	4 932		1
校准源的活度	a_k	25.035	0.015	kBq

已测量校准源的本底计数，$n_{k,0}$=1 381。由此得出了计数率：$r_{k,0}=n_{k,0}/t_{k,0}^2=2.302\text{s}^{-1}$；

计数率的标准不确定度由下式给出：$u\left(r_{k,0}\right)=\sqrt{n_{k,0}/t_{k,0}^2}=0.061\ 9\text{s}^{-2}$；

已测量校准源的总计数，$n_{k,g}$=4 932。由此得出净计数率为：$r_{k,n}=\dfrac{n_{k,g}}{t_{k,g}}-\dfrac{n_{k,0}}{t_{k,0}}=5.918\text{s}^{-1}$；

从而，可计算校准系数 $w=a_k/r_{k,n}$=4.230kBq・s。

相对标准不确定度 $u_{rel}(w)=u(w)/w$ 由下式计算：

$$u_{rel}^2\left(w\right)=u_{rel}^2\left(a_k\right)+u_{rel}^2\left(r_{k,n}\right)=\frac{u^2\left(a_k\right)}{a_k^2}+\frac{1}{r_{k,n}^2}\left[u^2\left(a_{k,g}\right)+u^2\left(r_{k,0}\right)\right]$$

由此可计算出相对标准不确定度 $u_{rel}(w)$ 和标准不确定度 $u(w)$：

$$u_{rel}\left(w\right)=\sqrt{u_{rel}^2\left(w\right)}=0.022\ 4 \text{ 和 } u(w)=w.u_{rel}(w)=0.094\ 7\text{kBq}\cdot\text{s}$$

（二）基于 ISO 11929-2：2019 评估校准系数

基于 ISO 11929-1：2019 的公式 7–17 的通用评估模型中，校准系数由一个或多个输入量计算。为了根据 ISO 11929-2：2019 评估校准因子自由选择输入量 PDF 在分子或分母，非线性会对结果特征值产生重大影响，导致典型情况是校准系数相对不确定度 $u_{rel}(w)$ 会变得大于 0.3。下面将针对校准仅取决于检测效率 ε 的示例进行详细说明，即 $w=1/\varepsilon$。

除了除法之外，校准因子中可能出现在其他非线性情况时，例如，由于修正距离不确定的平方反比定律，或因衰减系数或距离不确定的光的吸收定律（Beer-Lambert 定律）。在这种情况下，类似的考虑也适用。

1．逆概率密度函数。

2．如果使用效率 ε 或校准系数 $w=1/\varepsilon$，并且假设这两个量将具有意义的PDF，则会发生逆概率密度函数，此时 ε 和 w 不具有相同的PDF。最简单形式的各个评估模型是：$y=\left(r_{\mathrm{g}}-r_0\right)\cdot\dfrac{1}{\varepsilon}$ 和 $y=\left(r_{\mathrm{g}}-r_0\right)\cdot w$。给定效率 ε 与PDF $f_w\left(\tilde{w}|\vartheta\right)$ 取决于可用信息 ϑ，转换 $w=g(\varepsilon)=1/\varepsilon$ 在从第一个评估模型转移到第二个模型时执行，并且 $g^{-1}(\varepsilon)=1/\varepsilon^2$，从而PDF $f_w\left(\tilde{w}|\vartheta\right)$ 由公式7–114计算：

$$f_w\left(\tilde{w}|\vartheta\right)=f_\varepsilon\left(g^{-1}(w)|\vartheta\right)\cdot\left|\frac{\mathrm{d}\left(g^{-1}(w)\right)}{\mathrm{d}w}\right|=f_\varepsilon\left(\frac{1}{\varepsilon}|\vartheta\right)\cdot\frac{1}{w^2} \qquad \text{公式 7–114}$$

对于较大相对不确定度的 ε，w 的平均值，$\mathrm{E}\left(f_w\left(\tilde{w}|\vartheta\right)\right)=\mathrm{E}\left(1/f_\varepsilon\left(\tilde{\varepsilon}|\vartheta\right)\right)$，可以取大于 $1/f_\varepsilon\left(\tilde{\varepsilon}|\vartheta\right)$ 的值，并且方差和分位数可能会发生显著变化。

3．正态分布与逆正态分布　如果假设PDF $f_w\left(\tilde{w}|\vartheta\right)$ 或 $f_\varepsilon\left(\tilde{\varepsilon}|\vartheta\right)$ 正态分布，则用它们各自的变换 $w=g(\varepsilon)=1/\varepsilon$ 和 $\varepsilon=g(w)=1/w$ 分别替代仅导致PDF的轻微失真，只要 $u_{\mathrm{rel}}(w)\leqslant 0.25$ 和 $u_{\mathrm{rel}}(\varepsilon)\leqslant 0.25$ 分别成立。基于两个PDF的结果非常一致，并且 $\mathrm{E}\left(f_w\left(\tilde{w}|\vartheta\right)\right)\approx 1/\mathrm{E}\left(f_\varepsilon\left(\tilde{\varepsilon}|\vartheta\right)\right)$ 适用。因此，可以使用ISO 11929-1：2019并确定分子或分母中的校准系数 w，校准可以根据本节二、校准系数的确定中（一）校准系数的测量中的方法进行。应用ISO 11929-1：2019和ISO 11929-2：2019的计算仅显示出特征限值的微小差异。

对于较大的相对不确定度，会出现对特征限值结果具有重要影响的PDF。对于非常大的相对不确定度，甚至可能不存在ISO 11929-1：2019规定的检测限。由于非线性占主导地位，ISO 11929-1：2019和ISO 11929-2：2019获得的结果会显著不同。

如果应用ISO 11929-2：2019，应避免使用具有较大相对不确定度正态分布的检测效率 ε，并应考虑到 ε 限于区间[0,1]或更小。下面将讨论这种情况。

4．矩形与逆矩形分布　当检测效率 ε 被限制在区间 $[\varepsilon_{\mathrm{L}},\varepsilon_{\mathrm{U}}]$ 时，如果在分子中使用一次矩形分布并在分母中使用一次时，假设没有进一步的信息，可以通过使用矩形分布（见ISO 11929-2：2019的6.3）来考虑。

按照公式7–114，基本矩形分布为：

$$f_\varepsilon\left(\tilde{\varepsilon}|\vartheta\right)=\begin{cases}1/\left(\varepsilon_{\mathrm{U}}-\varepsilon_{\mathrm{L}}\right)\text{当}\varepsilon_{\mathrm{L}}\leqslant\overline{\varepsilon}\leqslant\varepsilon_{\mathrm{U}}\\0 \qquad\qquad \text{其余情况时}\end{cases} \qquad \text{公式 7–115}$$

其期望值为：

$$E\left[f_\varepsilon\left(\varepsilon|\vartheta\right)\right]=\frac{1}{2}\left(\varepsilon_{\mathrm{U}}-\varepsilon_{\mathrm{L}}\right) \qquad \text{公式 7–116}$$

其方差为：

$$\mathrm{Var}\left[f_{\varepsilon}\left(\varepsilon|\vartheta\right)\right]=\frac{1}{12}\left(\varepsilon_{\mathrm{U}}-\varepsilon_{\mathrm{L}}\right)$$ 公式 7–117

转换为 w 的分布为：

$$f_{w}\left(\tilde{w}|\vartheta\right)=\begin{cases}1/\left[w^{2}\cdot\left(\varepsilon_{\mathrm{U}}-\varepsilon_{\mathrm{L}}\right)\right]\text{当}\varepsilon_{\mathrm{U}}^{-1}\leqslant\tilde{w}\leqslant\varepsilon_{\mathrm{L}}^{-1}\\0\quad\text{其余情况时}\end{cases}$$ 公式 7–118

其期望值为：

$$E\left[f_{w}\left(\tilde{w}|\vartheta\right)\right]=\frac{ln\left(1/\varepsilon_{\mathrm{L}}\right)-ln\left(1/\varepsilon_{\mathrm{U}}\right)}{\varepsilon_{\mathrm{U}}-\varepsilon_{\mathrm{L}}}$$ 公式 7–119

其方差为：

$$\mathrm{Var}\left[f_{w}\left(\tilde{w}|\vartheta\right)\right]=\frac{1}{\varepsilon_{\mathrm{U}}\cdot\varepsilon_{\mathrm{L}}}-\left[\frac{ln\left(1/\varepsilon_{\mathrm{L}}\right)-ln\left(1/\varepsilon_{\mathrm{U}}\right)}{\varepsilon_{\mathrm{U}}-\varepsilon_{\mathrm{L}}}\right]^{2}$$ 公式 7–120

由于两种分布之间的差异明显，并且分子或分母之间的选择是任意或由约定决定的，因此在实践中应谨慎使用矩形分布，尽管为方便起见在前面的示例中重复使用了矩形分布。然而，矩形分布对于校准因子或检测效率的好处是由于该分布的范围有限，因此能确保存在检测限 $y^{\#}$。

5．效率概率分布函数的 β 分布　如果有 n 个效率测量值（ε_i,i=1,……,n），并且如果使用先验信息，在计数实验中测量的效率 ε 应满足 $0\leqslant\varepsilon\leqslant1$，则可以证明按贝叶斯定理（Bayes Theorem）导出 β 分布 $B\left(\tilde{\varepsilon},\alpha,\beta\right)$，参数为 α 和 β。注意，这里 α 和 β 与前面定义的风险概率的概念是不同的。效率的 PDF 为：

$$f_{\varepsilon}\left(\tilde{\varepsilon}|X_{i},i=1,\cdots\cdots,\mathrm{n}\right)=B\left(\tilde{\varepsilon},\alpha,\beta\right)=\frac{\Gamma\left(\alpha\right)\cdot\Gamma\left(\beta\right)}{\Gamma\left(\alpha+\beta\right)}\cdot\tilde{\varepsilon}^{\alpha-1}\cdot\left(1-\tilde{\varepsilon}\right)^{\beta-1}$$ 公式 7–121

其期望值为：

$$E\left[f_{\varepsilon}\left(\tilde{\varepsilon}|\varepsilon_{i},i=1,\cdots\cdots,\mathrm{n}\right)\right]=\frac{\alpha}{\alpha+\beta}$$ 公式 7–122

其方差为：

$$\mathrm{Var}\left[f_{\varepsilon}\left(\tilde{\varepsilon}|\varepsilon_{i},i=1,\cdots\cdots,\mathrm{n}\right)\right]=\frac{\alpha\cdot\beta}{\left(\alpha+\beta\right)^{2}\left(\alpha+\beta+1\right)}$$ 公式 7–123

由此，Beta 分布的参数计算为：

$$\alpha=\left\{E\left[f_{\varepsilon}\left(\tilde{\varepsilon}|\varepsilon_{i},i=1,\cdots\cdots,\mathrm{n}\right)\right]\right\}^{2}\cdot\frac{1-E\left[f_{\varepsilon}\left(\tilde{\varepsilon}|\varepsilon_{i},i=1,\cdots\cdots,\mathrm{n}\right)\right]}{\mathrm{Var}\left[f_{\varepsilon}\left(\tilde{\varepsilon}|\varepsilon_{i},i=1,\cdots\cdots,\mathrm{n}\right)\right]\cdot E\left[f_{\varepsilon}\left(\tilde{\varepsilon}|\varepsilon_{i},i=1,\cdots\cdots,\mathrm{n}\right)\right]}$$

公式 7–124

$$\beta = \cdot \frac{1}{E\left[f_{\varepsilon}\left(\tilde{\varepsilon}\middle|\varepsilon_i, i=1,\cdots\cdots,\mathrm{n}\right)\right]} - 1 \quad \text{公式 7-125}$$

使用测得的效率数据的均值 $\bar{\varepsilon} = \frac{1}{n}\sum_{i=1}^{n}\varepsilon_i$ 和平方标准偏差 $s_{\varepsilon}^2 = \frac{1}{n-1}\sum_{i=1}^{n}\left(\varepsilon_i - \bar{\varepsilon}\right)^2$ β 分布的参数计算如下：

$$\alpha = \bar{\varepsilon}^2\left(\frac{1-\bar{\varepsilon}}{s_{\varepsilon}^2} - \frac{1}{\bar{\varepsilon}}\right) \text{和} \beta = \alpha \cdot \left(\frac{1}{\bar{\varepsilon}} - 1\right) \quad \text{公式 7-126}$$

如果效率不限于区间 [0,1] 而是 $[\varepsilon_{\mathrm{L}},\varepsilon_{\mathrm{U}}]$，$\beta$ 分布可以扩展为四参数 β 分布：

$$f_{\varepsilon}\left[\tilde{\varepsilon}\middle|\left(\varepsilon_i, i=1,\cdots,\mathrm{n}\right), \varepsilon_{\mathrm{L}} \leqslant \bar{\varepsilon} \leqslant \varepsilon_{\mathrm{U}}\right] = B\left(\tilde{\varepsilon},\alpha,\beta,\varepsilon_{\mathrm{L}},\varepsilon_{\mathrm{U}}\right) = \frac{1}{\varepsilon_{\mathrm{U}} - \varepsilon_{\mathrm{L}}} \cdot B\left(\frac{\tilde{\varepsilon} - \varepsilon_{\mathrm{L}}}{\varepsilon_{\mathrm{U}} - \varepsilon_{\mathrm{L}}},\alpha,\beta\right) \quad \text{公式 7-127}$$

6. 经验概率分布函数　如果校准因子包含无法从理论考虑中推导出的因子，则可以使用经验 PDF，可以直接使用。例如，以查找表的排序顺序或通过拟合分析函数进行近似。使用这种方法，问题是分布使用分子还是分母不好判断。如果校准系数 w_i 是按 $w_i = \frac{X_{6,i} \cdot X_{8,i} \cdots\cdots}{X_{5,i} \cdot X_{7,i} \cdots\cdots}(i=1,\cdots\cdots,\mathrm{n})$ 单独计算，对于所有 n 个数据元组（$X_5,X_6,X_7,\cdots\cdots$），然后用经验 PDF $f_w\left(\bar{w}\middle|\left(w_i, i=1,\cdots\cdots,\mathrm{n}\right)\right)$，所有输入数据根据评估模型并贡献其真实，且因此正确的 PDF，包括可能的内在相关性。由于 n 足够大，足以在计算错误决策的概率 α 和 β 特征限以及覆盖概率 γ 的覆盖所需的百分位数，PDF 包含所有可用信息。仍应确保所使用的数据具有代表性。

（张良安　王海云）

参考文献

中华人民共和国国家质量监督检验检疫总局，中国国家标准化管理委员会. 测量不确定度评定和表示：GB/T 27418—2017[S]. 北京：中国标准出版社，2017.

第八章

放射性核素内污染医学处置

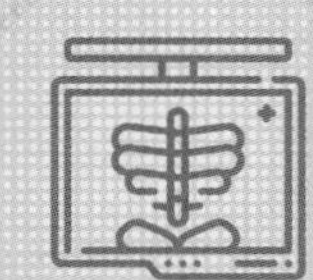

放射性核素污染的医学处置是放射卫生研究的重要内容，是放射卫生的重要组成部分。在研究、开发、生产和使用放射性核素的过程中，放射性工作人员会面临放射性核素污染的风险。人体放射性核素污染分为内污染和外污染，内污染是放射性核素通过各种途径进入人体造成的污染，外污染仅仅是放射性核素污染人体表面，也称为体表放射性核素污染。体表放射性核素污染不但可能对人体的皮肤造成影响，还可以通过皮肤吸收放射性核素进入体内，造成内污染。

放射性核素的污染可能造成外污染，也可能引起内污染，或两者兼而有之。放射性核素外污染的人员，放射性核素可能会通过皮肤吸收、伤口侵入进入体内，放射性核素内污染也可能通过食入、吸入，经过呼吸道、胃肠道进入体内。因此，内照射辐射防护不仅要关注通过食入、吸入经呼吸道、胃肠道进入体内的放射性核素的防护和医学处置问题，还应关注体表污染经皮肤吸收、伤口侵入进入体内的放射性核素的防护和医学处置。

第一节 放射性核素内污染医学管理与防护

核与辐射事故如果有放射性核素释放，可能会导致应急响应人员和公众放射性核素内污染，医学应急处置人员也会面临放射性核素的内污染的风险。因此，做好救援现场、伤员转运和救治医院的医学管理，加强应急医学处置期间的辐射防护工作，对应对放射性核素内污染事件及防止放射性核素污染扩散有着重要的作用。

一、现场和转送的医学管理

在发生放射性核素内污染期间，现场的首要任务是对患者进行常规医学评价，并使其生命体征稳定下来。内污染本身不会立即引起急性症状或出现危及生命的健康状况。合理的响应行动能够降低公众和应急响应人员内污染和外照射的风险。

（一）现场医学应急响应的主要目的

1．对受害者进行分诊：识别存在生命危险体征的人员，立即进行现场紧急处置，使伤员病情稳定，尽快转移到相关医疗机构。

2．识别可能受到外污染和 / 或内污染的人员，采取必要的防护措施防止放射性核素污染扩散。

3．识别和帮助其他无生命危险的人员。

（二）现场医学应急响应处置行动

1．**放射性核素外污染处置**　现场放射性核素外污染的处置按照各单位制定的应急预案进行。通常脱去放射性核素污染的衣物，最高可降低 80% ~ 90% 的体表放射性核素污染的风险。脱去放射性核素污染的衣物要遵循一定的规范和流程，防止放射性核素污染扩散。特别是伤员躺在担架上，要妥善处置，脱去放射性核素污染的衣物要按规范的流程进行，其流程见图 8–1。

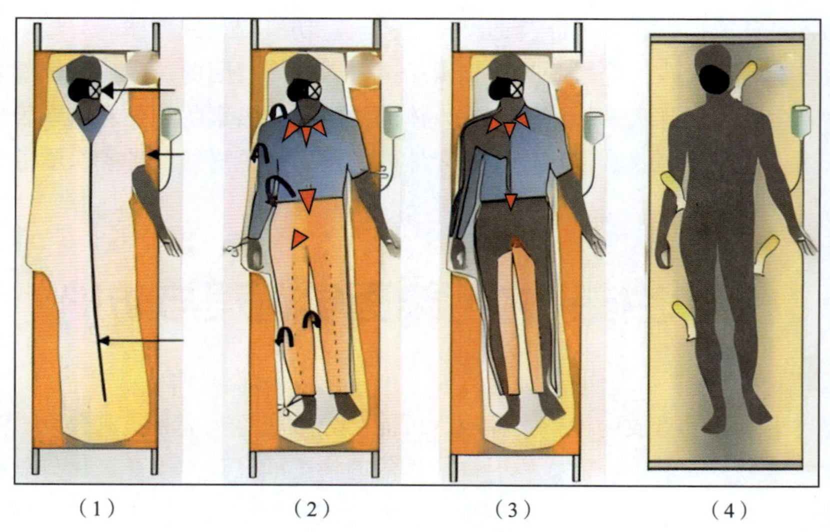

图 8–1　脱去躺在担架上的污染人员的放射性核素污染衣物规范的流程

（1）三个箭头（从上到下）分别标明：正在使用的呼吸保护、有覆盖物的担架及其个人覆盖物；

（2）打开覆盖物后，从中间到外围剪下衣服，橙色箭头表示打开衣服的方向；

（3）沿病人身体对折衣服；

（4）将脱去衣物的人员转移到未受污染的床或担架上。

2．放射性核素内污染现场处置　放射性核素内污染本身不会引起早期临床体征和症状。如果出现了早期临床体征和症状，则需要考虑以下两种情况：

（1）根据放射性物质的毒性特征，将放射性物质与导致临床表现的化合物相关联；

（2）极少数情况下，体内出现大量放射性物质事件（如戈亚尼亚 ^{137}Cs 辐射事故），或体内受到放射性毒性极强的放射性核素（如 ^{210}Po）污染的情况，则可能会在数天内出现急性辐射综合征（acute radiation syndrome，ARS）。在这种情况下，临床和实验室检查结果将与急性辐射综合征诊断相关。

需要注意的是，当一个人意识到自己“被放射性物质污染”时，可能会出现非特异性表现，如心理因素引起的恶心和呕吐，这些症状不能被视为急性辐射综合征的早期表现。放射性核素内污染引起的主要健康问题是癌症发生的随机性远期效应。癌症发生的概率取决于许多因素，如污染物的放射性毒性、摄入途径、靶器官或组织的辐射敏感性以及人员受污染时的年龄等因素。

一般情况下，去除患者的外衣不会影响受污染人员的医学评估和愈后，避免出现因监测或去污工作而延迟转送严重创伤的受污染人员的情况。放射性核素内污染患者转运时的医学管理要求如下：

（1）存在伤口污染的情况时，污染伤口需要使用防渗敷料进行保护，以防止污染或放射性核素的摄入，一般不在现场对伤口进行去污处理；

（2）存在外污染的患者，按照存在可能受到内污染的可能进行管理；

（3）从应急现场运送至医院时，在确保人员生命安全的前提下，尽可能按照预案执行辐射防护措施；

（4）用于处理和治疗患者或在运送过程中可能与患者接触的所有材料，包括手套、护垫、绷带、夹板、氧气面罩、血压计袖带等，以及救护车中残留的任何废物，都应当被视为受到了污染的物品；

（5）当有放射性物质（粉尘 / 烟雾 / 液体）扩散时，尽快将伤员带离受污染的现场，以避免或减少放射性物质的吸入或摄入；

（6）当存在放射性物质在空气中扩散的情况，如存在火灾和烟雾的情况时，需要及时使用呼吸防护设备；

（7）医疗转运人员不得在应急现场、运输车辆或医院设施内进食、饮水或吸烟，直到医院相关部门对其完成检查，确认安全并允许离开为止。

经医学分类之后，如果不需要紧急转送到医院，可由医务人员在现场或收治中心对没有严重危险或生命危险的受害者或病情已稳定的受害者进行污染监测。以下情况中，受害者可能受到内污染，需要进行验证性评估：

（1）有放射性物质（灰尘、烟雾、液体）弥散的辐射应急情况；

（2）头部、头发、面部或手部等检测到污染的情况。

现场通常无法进行放射性核素的测量和识别，从医学角度来看，这也不是非常必要的。若患者可能受到放射性核素内污染时，则需要尽快将其转送至医院，通过体内计数（全身计数、甲状腺计数、肺计数）和/或体外生物样品分析（粪便和尿液生物分析）进行放射性核素的测量和识别。

一般不建议在现场直接开展促排治疗，在某些特殊情况下，非特异性促排措施（如洗胃）可作为早期处理放射性核素内污染的首选手段，但必须考虑到促排过程中可能发生的禁忌证和并发症，常见并发症有吸入性肺炎、喉痉挛、心律失常、食管或胃穿孔、体液和电解质失衡以及少量胃黏膜出血。

二、医院的医学管理

IAEA 经常提到的一个基本概念是：任何针对伴随生命危险疾病的治疗始终要优先于放射评估和外部或内部放射去污。需要分析和立即考虑的最重要因素是患者的健康状况。对威胁生命的情况的管理具有绝对的优先权，并根据传统的医疗程序进行处理，而剂量估算、去污程序和促排治疗是次要的优先事项。因此，最初，医院应急人员必须尽快使用传统的医疗和创伤标准对患者进行分诊。

一般情况下，无论患者的内污染或外污染程度如何，只要采取标准的生物安全和基本的辐射防护措施，都不会对医务人员和相关负责人员构成重大健康风险。

（一）对放射性核素内污染患者的医学管理内容

1. 评估患者的急性辐射综合征（ARS）指征，并在必要时开始治疗。

2. 对局部辐射损伤（如皮肤辐射综合征）、污染伤口和放射性核素摄入患者进行应急治疗评估。

3. 对是否存在疑似放射性核素摄入进行确认。

4. 评价和治疗有外伤和心理问题的患者。

（二）处置行动

1. **一般要求** 当患者临床症状稳定，且怀疑存在放射性核素内污染和（或）体表沾染时，建议采取以下行动：

（1）限制人员进入治疗区；

（2）在患者到达之前，对治疗区进行监测调查，以确定治疗区已有的本底辐射水平；

（3）采取合理的辐射防护标准和程序，包括使用防护服以降低污染风险，最好是在应急部门指定区域内对患者开展治疗，以避免干扰医院的日常工作；

（4）使用适当的设备对患者开展全方位的放射性监测，包括对伤口进行细致的检测。可使用盖革-米勒计数器对伤口进行计数，计数率可用于初步估算摄入量（基于伤口处的活度），用以评估是否存在严重污染情况；

（5）如果前期还没有去除患者的衣服，按规程去除患者的衣服，标明患者姓名以及手术的日期和时间，并放入塑料袋中。若有条件进行放射性核素分析的，衣物是识别污染放射性核素的最好样品；

（6）及时向上级主管部门汇报情况。

2．被污染的伤口的处置要求

（1）取下并保存伤口敷料，以便进一步评估；

（2）用无菌生理盐水轻轻冲洗伤口后，可使用配备适当探头的监测设备评估去污过程的效果；

（3）伤口周围的完整皮肤必须细致、迅速地进行去污处理，并用纱布覆盖以避免放射性物质扩散；

（4）伤口的冲洗和去污可以使用一般水压下的温盐水或清水冲洗。

3．对没有伤口、病情稳定的人员的处置要求

（1）外部去污从面部开始，然后逐步转移到其他污染最严重的部位；

（2）优先清洁身体的腔孔，如果在鼻腔或口腔周围发现污染，或者已知或怀疑存在高浓度的放射性气溶胶，就有可能存在放射性核素体内沉积，这时可以进行样品（拭子）的收集。

4．生物样品的收集　估算摄入量最常用的是尿液和粪便，特殊情况会使用呼出的气体、血液或其他样品。生物测定样品的选择不仅取决于放射性物质主要的排泄途径（根据摄入放射性物质的化合物性质及其生物动力学模型确定），还取决于样品是否容易收集、分析和解释等因素。可获取的部分生物样品如下：

（1）鼻（分别来自每个鼻孔）和口腔拭子：最初可用手持式仪器测量拭子，得到的结果是比较有限的，当阳性时，可能有助于早期医学管理；如果结果为阴性，也不能排除内污染，还需要对样品进行进一步的测量。

（2）尿液样本：放射性核素进入血液和体循环后，通常通过尿液从体内排出。尿液中含有由肾脏从血液中提取的排泄物（包括水），这些排泄物在排尿前会在膀胱中滞留数小时或更长的时间。由于在膀胱中的这种滞留，对急性摄入后不久获得的尿液样品中的放射性核素活度水平需要谨慎评估。放射性核素摄入后通常很快从膀胱中排出，所有尿液样品进行分析。在前几天，24h 的尿液样本通常为评估摄入的首选。

（3）粪便样品：可通过此类样品评估不溶性物质的摄入量。个体粪便的质量和成分可能会有很大差异，并且很大程度上取决于饮食。因此，只能基于 3 ~ 4d 的总收集量估算放射性物质的每日粪便排泄率，在大多数情况下，粪便样品仅用于筛查。

（4）血液样本：血液样本是估算全身循环中放射性核素水平最直接的方法，但由于医学上对采样过程的限制，通常不使用这些样品。除了少数特例外（例如，标记红细胞中的 ^{59}Fe 和 ^{51}Cr），由于它们会从血液中快速清除并沉积在组织中，血液样本提供的关于摄入后全身放射性活度的信息非常有限。

（5）组织样本：用于具有高放射毒性的放射性核素的局部沉积评估（例如伤口中的超铀元素），通常的做法是遵从医嘱，在摄入后立即进行切除污染。

（6）其他生物样本，如毛发和牙齿等：这些样本可用于估算摄入量，但不能用于剂量的定量评价。尸检时采集的组织样本也可用于评估体内放射性核素的含量。

需注意的是，尿液、粪便和其他生物样本需要在未受污染的区域采集，以确保样品中测量的活度能代表体内清除。在处理用于估算内照射的样品时需要特别小心。关于污染的潜在危害，需要同时考虑生物污染物和放射性污染物。

如果医院没有接受过辐射监测和测量仪器使用培训的医生和技术人员。在国家应急方案中应明确，国家救援医疗队提供评估和帮助。

三、医学处置的辐射防护

（一）体表放射性核素污染医学处置的防护

当放射性核素物质沉积在衣服上或者人体表面时，就可能会引起人体的放射性核素外污染。通过直接对皮肤和衣服进行表面放射性核素污染监测，可以直接评估体表放射性核素污染的严重程度。在处理有潜在放射性核素污染的患者时，需要采取必要的防护措施，防止放射性核素污染扩散。怀疑人体存在放射性核素污染的可能时，尤其是在应急照射情况下，在确保生命体征稳定的前提下，急救行动中，应该在第一时间开展放射性核素污染的检测和处置。同时，应急响应人员要正确采取辐射安全防护措施，尽可能降低放射性核素污染的风险。

1．**通用辐射防护措施**　核与辐射事故现场救援时，对需要立刻开展现场急救并转运伤员到医院，应当优先判断他的生命健康状况，再评估伤员的污染情况。救护人员要采用正确的辐射防护措施来处置伤员，有效地控制污染扩散。若伤员病情稳定，怀疑伤员存在体表放射性核素污染的情况时，也要考虑放射性核素内污染的可能性。

一般情况下，对伤员进行放射性核素污染监测不应影响伤员救治。根据现场的实际情况，如果伤员生命体征稳定，可以在现场开展放射性核素污染监测，为伤员现场处置和后续治疗提供依据。

在没有特殊医学限制要求的情况下，应尽快脱去放射性核素污染的衣物，避免衣服上的放射性核素造成体表污染，或者引起放射性核素污染扩散。伤员放射性核素污染的衣物、床单和毯子等要置于密封的塑胶袋内，并贴上标签，妥善保存，作为后续放射性核素分析的依据。发现伤员衣物有放射性核素污染，要尽快脱去。脱去放射性核素污染的衣物，估计最高可降低 80%～90% 的体表放射性核素污染的风险。伤员躺在担架上，要妥善处置，脱去放射性核素污染的衣物要按规范的流程进行，其流程详见图 8-1。

2．**伤口去污**　在伤员衣物和体表发生放射性核素污染时，除非有证据表明伤口未受到污染，否则伤员身体的任何伤口都应当被认为可能受到放射性核素污染。一旦确认伤口被放射性核素污染，医生一般都会认为可能发生了内污染，并开展治疗工作。治疗方案主要是基于放射性核素的种类、半衰期、溶解度、放射性毒性和放射性核素的摄入量等来制定，首先必须采取的措施是防止或尽量减少放射性物质进入人体的器官或组织。

伤口去污一般采用生理盐水或温水反复多次冲洗伤口，冲洗过程中仔细检测伤口，如果发现可见放射性异物，要用镊子取出，这些放射性核素污染的异物，要妥善保存，以便进行剂量分析。

为了确保监测结果的准确性，在检测污染的伤口时，要去掉附着在伤口上的可能受到污染的材料，如纱布和敷料等物品。同时为了防止放射性核素污染扩散，医护人员在处置过程中需要经常更换手套。

如果放射性核素污染的伤口经反复冲洗后，伤口的污染的水平仍然很高，可以考虑伤口清创处理。污染伤口处理后，要保留清创或切除的污染组织，以便进行剂量分析和评估。

体表放射性核素污染时，去污处理应遵循规范的优先顺序流程，其顺序是：伤口→眼、耳、鼻、口→污染程度高的皮肤区域→污染程度低的皮肤区域。

3．眼、耳、鼻、口的去污　去污时，要特别注意和优先处置口腔、鼻腔、眼和耳，因为这些器官吸收放射性物质的速度可能比通过皮肤吸收要快。眼、耳、鼻、口去污的指南见表 8–1。

表 8–1　眼、耳、鼻、口去污的指南

污染部位	方法	去污技术	注意事项
眼睛	用水或生理盐水冲洗	翻开眼睑，从内眼角到外眼角冲洗眼睛，同时避免污染鼻泪管。	不要损伤眼睛
耳朵	用水或生理盐水冲洗	冲洗外耳郭，用棉签清洁耳道开口，用注射器冲洗耳道。	不要损伤鼓膜
口腔	用水或生理盐水冲洗	用牙膏刷牙，反复漱口。	如果咽部也受到污染，用 3% 的过氧化氢溶液漱口，不要吞咽。

4．皮肤去污　皮肤去污要使用温水，避免使用热水或冷水。冷水会使皮肤毛孔闭合，将放射性核素阻留在内部；热水会导致皮肤血管扩张，增加血流面积，导致皮肤毛孔打开，增加了皮肤吸收放射性核素的机会。

如果用温水清洗无效时，使用无刺激性的肥皂（pH 中性）或手术清洗用肥皂，清洗 3 ~ 4min，要避免过度的皮肤摩擦而引起皮肤擦伤，或红斑等情况。反复冲洗两三次后，吸干水分，用表面放射性核素污染检测仪器监测。如果表面污染水平仍然较高时，重复上述操作步骤，经过几次去污，污染水平不能再进一步下降，或皮肤受到明显擦伤或发红时，必须停止去污。

由于某些放射性物质可能会牢固地附着在皮肤表面，去污后测量数据高于本底水平，但低于干预水平即可。对于无法去除的污染，可使用绷带和塑料薄膜覆盖，等待 1～2h 出汗后，取下覆盖物，再次去污并检查，如有必要，可重复上述步骤。

根据皮肤放射性核素污染部位的不同，可使用水槽、洗手盆或淋浴器等进行去污。去污时，应注意避免将水溅入眼、鼻、口或耳内。每次清洗后，用干净的毛巾吸干皮肤。需要提醒的是，皮肤上沉积的放射性核素，有可能是 β 射线的放射性核素，如果皮肤吸收剂量较高，可有皮肤放射性损伤的风险。

5．放射性核素表面污染监测方法

（1）常规表面污染检测：将 α、β 表面污染仪的探测器设定在计数率最大的区域内作定点表面污染检测，作 α 放射性表面污染测量时保持探测器窗与被测表面间距离为 5mm，作 β 放射性表面污染测量时保持探测器窗与被测表面间距离为 10mm，为保证检出率，探测器移动速度应不小于 2cm/s，重复读数不少于 5 次，两次读数间隔时间不小于仪器响应时间，取仪器示值平均值，按公式 8-1 计算被测表面的污染水平：

$$A=(N-N_b)/R_a \quad \text{公式 8-1}$$

式中：

A——表面污染测量值；

R_a——α、β 表面污染仪的表面活度响应；

N——α、β 表面污染仪的计数率；

N_b——α、β 表面污染仪的本底计数率。

（2）局部污染点的检测：由于放射性原子的局部聚集导致放射性核素极不均匀分布可形成局部污染点，需要通过检测确定其位置及表面污染水平。局部污染点检测时，探测器移动速度约 2cm/s，其他监测参数与常规监测方法基本类似，计数率最大的区域即为局部污染点。

（二）放射性核素内污染医学处置的防护

1．内污染的主要途径 放射性核素通过不同的途径进入人体时，就会引起内污染，发生在巴西戈亚尼亚辐射事故中，由于 ^{137}Cs 污染导致数百人发生内污染和外照射。内污染监测通常采用生物样品分析和体外直接测量。若患者仅存在内污染时，并不能代表他们对于其他人有直接的危害，除非内污染的剂量非常高，且污染的核素是 γ 辐射，这种情况下医务人员和周围的其他人员（病人、亲属）可能由于患者的内污染而受到外照射，然而通过过去事件的经验反馈，这种情况很少。

人体放射性核素内污染的途径主要有以下五个方面：

（1）吸入放射性粒子或气体；

（2）食入放射性核素（放射性核素污染食物、饮用水）；

（3）通过伤口吸收放射性核素；

（4）通过完整的皮肤吸收放射性核素；

（5）直接向体内注入放射性核素。

放射性核素进入人体后，会经历一系列的生物代谢过程。放射性核素在器官和组织的滞留、分布和清除方式取决于放射性核素的理化性质、摄入途径和生理条件等因素。

2．内污染的四个阶段　放射性核素的内部污染从摄入到排出，一般要经历有四个生物代谢过程：

（1）摄入：摄入是放射性核素通过吸入、食入，或通过皮肤将放射性核素吸收到体内的行为或过程。“摄入”一词也指在特定时间内或特定事件中导致放射性核素进入体内的过程。

（2）吸收：吸收是放射性核素从呼吸道、胃肠道或直接通过皮肤，特别是通过伤口，进入人体循环（体液）的过程。

（3）分布：分布是放射性核素被吸收进入血液后，随血液循环分布到体内靶器官或组织细胞（例如甲状腺中的放射性碘）中去的过程。

（4）排出：排出是放射性核素在自然或治疗情况下从体内排出的过程。

3．内污染的防护措施　放射性核素内污染的伤员，其排泄物有放射性核素，可能会污染运输车辆、病房和其他场所，以及医护人员。因此，内污染伤员的处置要考虑内污染防护措施，避免内污染扩散，内污染防护措施见表 8–2。

表 8–2　防止放射性核素污染扩散的防护措施

阶段	防护措施
应急响应人员	1．所有相关人员都要穿防护服； 2．用胶带把口罩和手套的边缘都粘上； 3．在处理和运送可能有外污染或内污染的病人后，需要对医护人员和救护车人员进行辐射监测和调查。
设置治疗区域	1．理想情况下，应使用一间独立的房间，或者急救室，应该采取减少污染扩散的可能性的措施，地板、墙壁和设备进行相应的防护； 2．提供收集放射性污染废水的器具，放射性污染物的容器； 3．只允许授权人员进入治疗区域； 4．在患者到达之前，要进行监测，确定辐射水平； 5．按照规范的流程脱去伤员的衣服，把衣服放到容器或塑料袋子里，并贴上标签，标明伤员姓名和处置时间； 6．尽早采集患者的鼻拭子和口腔拭子，进行初步测量。样本呈阳性，有助于早期医疗管理。结果阴性，也不能排除有内污染的可能。
测量仪	1．检测仪器要性能良好； 2．量程要高，测量时，仪表距离伤员体表约 25mm，移动速度不超过 50mm/s； 3．由辐射防护人员（或训练有素的人员）进行检测，检测要从头到脚、前后左右进行； 4．伤口检使用伤口探测仪。
个人剂量计	1．配置实时个人剂量报警计和热释光个人剂量计； 2．个人剂量应满足国家标准的接触限值要求，保持在尽可能低的水平。

第二节 放射性核素内照射的临床诊断

一、内污染的原因及其健康危害

（一）内污染的原因

一般而言，任何伴有开放性放射源的活动都意味着存在放射性核素内污染的风险。放射工作人员操作开放性放射性物质时，放射性核素可能通过污染的空气被吸入体内，或皮肤接触放射性核素污染的设施、设备和物品而通过皮肤吸收进入体内。核电厂的反应堆芯及一些冷却系统包含有大量的裂变产物和活化产物，这些放射性物质一般密封在工艺设备和系统之内，但在检修情况下，也会有少量逸出，造成空气污染，与此同时，检修人员可能要接触放射性核素污染的设备、工具、物品等，如果防护不当，放射性核素可通过呼吸道、皮肤或伤口进入体内。除此之外，核设施单位如果发生事故，或核恐怖事件，都可以造成大量放射物质的释放，导致应急人员及公众内污染。

（二）内污染健康危害

1．内污染的随机性效应 放射性核素的内污染一般不会引发早期临床表现，其主要健康问题是远期效应，造成癌症发生。内污染致癌是随机性效应，取决于多种因素，通常受以下因素影响：

（1）进入人体的放射性物质数量（摄入量）；

（2）放射性核素的化学形式（影响溶解度，继而影响吸收）；

（3）放射性核素的排放类型和半衰期（α 发射体具有更大的内放射性毒性）；

（4）摄取后放射性核素沉积的器官或组织（靶器官或组织）的放射敏感性；

（5）患者的年龄（年轻人的放射敏感性更高，预期寿命更长，因此患癌症的概率更高）；

（6）伤员的病理生理因素造成的排泄困难（如肾衰竭）；

（7）污染途径（通过伤口的可溶性物质污染可直接导致吸收）。

2．内照射放射病 如果出现早期临床表现，需要考虑两种情况：其一是放射性物质与其化学表现形式的关联，也就是化学毒性，如铀导致的肾脏损害“急性铀中毒”；其二是罕见的体内出现大量放射性物质事件（如戈亚尼亚 ^{137}Cs 辐射事故），或体内受到放射性毒性极强的放射性核素（如 ^{210}Pu）污染的情况，则可能会在数天内出现与外照射急性放射病和亚急性放射病相似的全身表现，并往往伴有该放射性核素的靶器官和源器官损害，并具有该放射核素初始入体和代谢途经过部位的损伤表现，此时称为内照射放射病。

内照射放射病患者有时可能作为“放射源”，对周围人员有影响，当然，不是所有内照射放射病都会对周围人员有影响，只有 γ 放射性核素才会有影响。放射性核素内污染是内照射放射病的前提和基础，只有内污染达到一定的剂量水平才能引起内照射放射病。

二、放射性核素内照射的临床表现及实验室检查

（一）临床表现

1．放射性核素内污染　除非与有毒化学物品相关，否则没有特定的早期临床表现由放射性核素的内污染引起，个别人员可有非特异性神经衰弱综合征的表现，其表现和放射性核素的摄入量没有明显关系。

2．内照射放射病　内照射放射病，其生物学本质是较大剂量辐射对细胞群体的损伤作用，当损伤细胞达到一定份额，发生病理变化，出现结构和功能的改变，临床上有可察觉的体征和化验指标的变化。放射性核素具有不同的理化特性，进入体内后，可引起全身的和/或局部紧要器官损害的双重表现，因此内照射放射病的临床表现可能发生在放射性核素初始进入体内的早期（几周内）和/或晚期（数月至数年），或以产生与外照射急性放射病相似的全身性表现为主，或以该放射性核素靶器官的损害为主，并往往伴有放射性核素初始进入体内途径的损伤，其表现归结起来，有以下两点：

（1）均匀或比较均匀地分布于全身的放射性核素（如 ^{3}H、^{137}Cs）引起的内照射放射病，其临床表现和实验室检查所见与急性或亚急性外照射放射病相似，以造血功能障碍为主，初期反应症状不明显或延迟，恶心、呕吐为其主要临床表现，有无腹泻与放射性核素入体途径相关，呕吐出现时间和严重程度与放射性核素摄入量密切相关。

（2）选择性分布的放射性核素引起的内照射放射病，除了出现与急性或亚急性外照射放射病相似的全身性表现，还伴有以靶器官及/或源器官损害为特征的临床表现，而其临床表现因放射性核素种类、廓清速率和入体途径不同存在差异。如放射性碘进入体内后，靶器官是甲状腺，可引起甲状腺功能减退，结节形成等；放射性镭、锶等为亲骨性核素，沉积在骨骼而引起骨痛、骨质疏松，病理性骨折和骨坏死等；稀土元素和以胶体形式进入人体的放射性核素，可引起单核吞噬细胞系统、肝、脾、骨髓等的损害。

（二）实验室检查

1．内照射剂量估算详见第五章相关内容

2．做相应的脏器功能检查

（1）对亲骨性核素进行骨髓、血细胞分析和骨骼的 X 射线影像学检查；

（2）对亲肾性核素进行肾功能检查；

（3）对亲甲状腺核素进行甲状腺功能检查。

三、放射性核素内照射的诊断

内照射放射病一般极少见，临床上见到的多为放射性核素的体内污染。

（一）放射性核素内污染的诊断

放射性核素内污染导致的健康后果，主要是晚期的致癌效应。因此，放射性核素内污染的诊断，主要依据内污染评估，不仅能提供有关放射性核素的相关信息，且量化了放射性物质进入人体的情况，以估算待积有效剂量，对确认是否需要长期治疗提供帮助。

在大多数情况下，其初步诊断是假定性的，然后通过生物样品测定和体外直接测量进一步证实。在下列情况下，受害者可能遭受内污染，需要进行确认评估：

1. 存在放射性物质扩散的辐射应急（灰尘、烟雾）。

2. 检测到污染，尤其是头部、头发、脸部或手部。

因此，如果受害者或患者可能受到内污染，则需要将他们转移到医院或相应设施进一步检查以明确诊断。一般来说，尿液和粪便的样本由于采集方便、简单，是评估摄入量最可行的方法，尿液是可溶性化合物内污染生物测定的首选样本，可用于测量多种放射性核素。收集样本时应贴上标签，并记录取样时间等简单信息。其中 24h 的样本是首选的，通过每日排泄率用于建立生物动力学模型。

（二）内照射放射病的诊断

放射性核素一次或较短时间（数日）内进入人体，或在相当长的时间内，放射性核素多次、大量进入人体，经体外直接测量或间接测量证实，吸收剂量达到诊断阈值，放射性核素摄入导致严重确定性健康效应的剂量阈值，见表 8-3。结合临床表现及实验室检查，综合分析作出诊断。

表 8-3　放射性核素摄入导致严重确定性健康效应的剂量阈值

效应	靶器官	照射类型	RBE	30d RBE- 加权重待积平均吸收剂量 AD_T（Δ^b）/Gy
造血损伤	红骨髓	吸入或食入 α 辐射体	2.0	0.5 ~ 8.0
		吸入或食入 β/γ 辐射体	1.0	
肺炎	肺（肺泡）	吸入 α 辐射体（S 或 M 类型）	7.0	30 ~ 100
		吸入 β/γ 辐射体（S 或 M 类型）	1.0	
消化道损伤	结肠	吸入或食入 α 辐射体	0	—
		吸入或食入 β/γ 辐射体	1.0	20 ~ 24
急性甲状腺炎	甲状腺	吸入或食入放射性核素	0.2 ~ 1.0	60
甲状腺功能减退				2.0

资料来源：国家卫生和计划生育委员会. 职业性内照射个人监测规范：GBZ 129—2016[S]. 北京：中国标准出版社，2016：3.

注：1. 甲状腺产生确定性效应，外照射的生物效能比 ^{131}I 内照射高出 5 倍，所以 ^{131}I 的 RBE 为 0.2，而其他放射性核素的 RBE 为 1。

2. Δ^b 为 RBE（相对生物效能）加权待积平均吸收剂量的待积时间段，表中 Δ=30d。

第三节　放射性核素内照射的治疗

一、放射性核素内照射治疗方法

（一）概述

通过吸入、食入、体表，或放射性核素污染的伤口等途径可引起放射性核素进入人体组织和器官，会导致短期或长期的健康影响。不同的放射性核素进入人体后，沉积的靶器官不同，部分放射性核素沉积的靶器官见图 8-2。阻滞剂（如碘化钾）可以阻止放射性核素的摄取，阻吸收、促排疗法（如螯合作用）可以清除体内的放射性核素，降低内照射相关的健康风险。

虽然目前已经有一些促排组吸收的治疗方法，但只能覆盖部分放射性核素，且有些需要反复静脉用药。以下介绍目前常用的一些用以预防和治疗内污染的促排剂和阻滞剂。

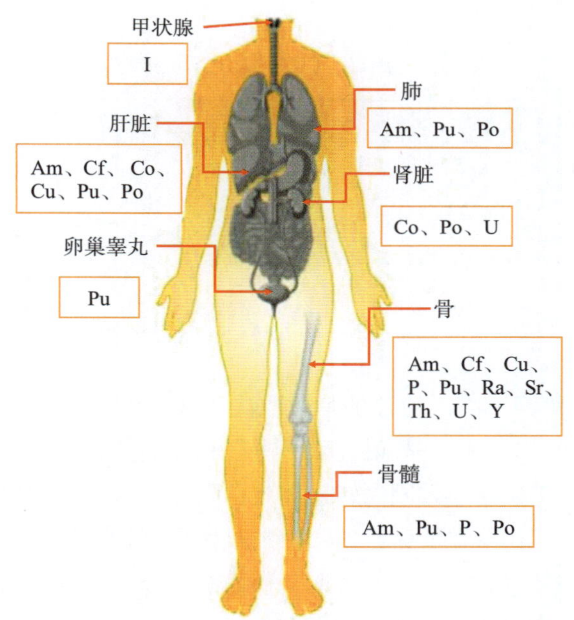

图 8-2　常见体内核素发射体的主要靶器官

（二）阻滞剂

在应急情况下，放射性碘可能会释放到烟羽或云中，吸入受污染的空气、食入受污染的食物和饮用水可能会导致内照射和放射性碘摄入，造成人群甲状腺癌发病风险。口服稳定碘，通常为碘化钾片（同时控制食物和饮水），可降低由于意外释放碘所致人群患甲状腺癌风险。世界卫生组织（WHO）和其他机构已发布了碘化钾片使用指南，表示及时给予碘化钾片是相对安全有效的，碘化钾（KI）治疗的基本信息见表 8–4。

表 8–4　碘化钾（KI）治疗的基本信息

化学名称	碘化钾（KI）
适应证	防止放射性碘同位素在甲状腺中的蓄积
用药途径	口服
用药剂量	每日 1 次，12 岁及以上人群剂量：130mg 碘化钾（含 100mg 碘）（注：儿童用药剂量见表 8-5）
保质期	通常为 5 年

1．**具体剂量及治疗持续时间**　碘化钾推荐剂量取决于年龄，见表 8–5。通常只需单次用药，但长时间（大于 24h）或重复照射、不可避免地摄入受污染的食物和饮用水以及无法撤离时可能需要重复用药。

表 8–5　碘化钾（KI）服用剂量推荐表

年龄组	I 的质量 /mg	KI 的质量 /mg	130mg 片的份数 / 片	65mg 片的份数 / 片
新生儿（出生 ~ <1 个月）	12.5	16	1/8	1/4
婴儿（1 个月 ~ <3 岁）	25	32	1/4	1/2
儿童（3 ~ 12 岁）	50	65	1/2	1
成人和青少年（≥12 岁）	100	130	1	2

2．**给药效果**　碘化钾（KI）治疗的疗效取决于放射性碘的药物代谢动力学，一般是以碘化物的形式被快速完全吸收。放射性碘，由于钠碘同向转运蛋白的载体介导的转运而集中在甲状腺，给予稳定碘会导致同向转运体蛋白阻滞，从而限制甲状腺对放射性碘的摄取和内照射的持续时间。如果在放射性碘照射前或照射开始时给予稳定碘，则会因甲状腺对稳定碘的饱和而阻滞其对放射性碘的摄取，从而有效降低甲状腺内照射。稳定碘的最佳用药时间为可能照射发生前 24h 和照射发生后 2h 内。

3．**禁忌证**　对碘化钾过敏被认为可能是禁忌证，还包括少数罕见的先天免疫性疾病（疱疹样皮炎或低补体血症性血管炎等）。

4．**副作用**　不良反应的风险人群包括已患甲状腺疾病和碘过敏者。碘化钾（KI）的副作用常见于既往有甲状腺疾病的患者，例如：格雷夫斯病或自主性高功能甲状腺结节，这些疾病可能会随着生活在碘缺乏地区的成年人的年龄增长而发展。甲状腺疾病的外副作用在轻微病例中罕见，病情较重的病例中也很例外（低于 2% 的病例出现消化系统功能紊乱伴有呕吐、腹泻和胃痛，小于 1% 的病例有轻度皮疹）。

5．**稳定性和储存**　片剂采用密封包装，在干燥、阴凉处保存，可充分保存其碘含量达5年。

（三）促排剂

意外吸入或食入某些放射性核素会导致内污染，各种放射性核素会靶向不同组织和器官。其中一些可能进入血液并沉积在靶器官中，而引起全身或局部辐射效应，见图8–2。在这种情况下，采用促排疗法来减少胃肠道的吸收，或使用同位素稀释剂、利尿剂、吸附剂和螯合剂来清除体内的放射性核素。例如，口服普鲁士蓝胶囊在一些国家被批准用于治疗放射性铯的内污染，见表8–6，Ca-DTPA和Zn-DTPA通过静脉注射或雾化器用药，用于治疗超铀放射性核素（如Pu和Am）的污染。

表8–6　普鲁士蓝（PB）基本情况

化学名称	$Fe^{III}_4[Fe^{II}(CN)_6]_3 \times H_2O$，亚铁氰化铁，普鲁士蓝（PB）
适应证	放射性铯同位素摄入，Tl中毒
用药途径	口服，500mg胶囊或片剂
用药剂量	每日3次，每次1g，疗程为30～90d
保质期	通常为5年，技术上可以延长保质期

1．**剂量**　对于放射性铯内污染，通常推荐的用药处方为每日3次，每次1g，尽可能平均分布覆盖24h（一般1g/8h）。安全剂量可高达20g/d。摄入后数小时内，给予初始药量大于3g是可行的，排泄率取决于铯分泌到肝肠循环中的量。因此，初始的过大剂量不一定是有用的，其可能导致便秘的潜在副作用，也会导致铯在肠道中的滞留时间更长，从而导致更高的辐射剂量。

2．**初始治疗**　普鲁士蓝治疗开始得越早，对放射性核素的早期清除越有效。据报道，如果在第1d开始治疗，有效剂量将减少61%，如果在第10d开始治疗，则有效剂量将减少53%。可以通过延长治疗时间来提高疗效，但延长治疗时间带来的疗效不能替代由于延迟导致的疗效损失。

3．**治疗的持续时间与效果**　使用普鲁士蓝治疗的时间取决于内污染的程度，一般使用时间最低不少于30d。在达到平稳期之前，经过长达90d的治疗，疗效似乎会进一步增强。建议定期测量剩余铯活度，以监测治疗效果。

4．**稳定性和储存**　普鲁士蓝在室温下稳定。欧盟和美国使用的产品经欧洲药品管理局和美国食品药品管理局（Food and Drug Administration，FDA）批准，有效期为5年。

（四）螯合剂（Ca-DTPA和Zn-DTPA）

螯合剂（Ca-DTPA和Zn-DTPA）基本情况见表8–7。

表 8–7 螯合剂（Ca-DTPA 和 Zn-DTPA）基本情况

化学名称	Ca- 或 Zn- 二乙烯三胺五乙酸 $CaNa_3$-DTPA：Ca-DTPA $ZnNa_3$-DTPA：Zn-DTPA
适应证	超铀元素或其他多价阳离子元素的摄入
用药途径	典型的有静脉滴注、雾化吸入（用于吸入放射性核素的清除）和局部应用（用于伤口净化）。已研究口服制剂，但已证明不够有效的。
用药剂量	前 5d，每日 1 次，每日 1g；5d 后，每周 2 ~ 3 次注射，每次 1g，持续 6 周。
保质期	5 年，无菌产品在 15 ~ 30℃保存

1．**适应证** 用于超铀元素（Am、Pu、Cm）和 Ac、Ce、Cr、Co、Es、Eu、In、La、Mn、Nb、Pd、Ru、Sc、Th、Y、Zn、Zr 和 Pm 的清除。由于 U、Np 或 Cd 具有潜在的肾毒性，不推荐使用此螯合剂（尽管有效）。

2．**剂量** 成人初始剂量为前 5d，每日 1 次，每次 1g。5d 后可延长用药间隔至每周 2 ~ 3 次注射，每次 1g，持续 6 周。对于 12 岁以下儿童，每日 1 次，推荐 14mg/kg，每日不超过 1g。初次使用后根据治疗的反应，建议可以休息 6 周不进行治疗，然后治疗方案可以按照治疗 3 周和间断 3 周交替进行，直到达到一个平台期。

将 DTPA 溶液加入到 20ml 生理盐水或 5% 葡萄糖溶液中，在 15min 内用药。另一种耐受性良好的治疗方法是在 250ml 稀释液中在 30 ~ 120min 内输注 1g DTPA。对于被锕系元素污染的伤口，可以考虑用 DTPA 冲洗，冲洗液是将 1g Ca-DTPA 和 10ml 2% 利多卡因溶于 100ml 生理盐水中。雾化吸入疗法，将 1g DTPA 用无菌水或生理盐水以 1∶1 稀释配制。

3．**初始治疗时间** 应在放射性核素摄入后尽快使用 DTPA，最好在 24h 内用药。如果不能早期用药，可随时启动治疗；当放射性核素沉积在骨骼和其他器官时，疗效会大幅下降。在摄入后的 24h 内，Ca-DTPA 比 Zn-DTPA 更快地去除放射性核素，因为它对超铀元素有更强的结合亲和力（约 10 倍）。一段时间后可改用 Zn-DTPA 治疗，因为它从体内清除的必需微量元素较少。如果不能使用 Zn-DTPA，可以使用 Ca-DTPA 作为长期治疗，同时补充锌制剂。若首剂 Ca-DTPA 无效，可改用 Zn-DTPA。

4．**治疗持续时间** 治疗持续时间取决于放射性同位素的数量和种类，定期监测尿中放射性同位素水平，若排泄率升高应继续治疗。在大多数情况下，前 5d 的治疗将消除体内摄取的大多数超铀放射性核素。当需要用 DTPA 进行长期治疗时，应监测血清中的内源性金属（如：Zn、Mg、Mn）及其相关酶的含量，并考虑补充含锌的制剂。DTPA 治疗期间，碱性磷酸酶是反映人体必需微量元素是否存在失衡的良好指标。

5．**治疗效果** DTPA 与许多多价阳离子（如超铀）形成水溶性螯合物，从而增强其溶解性，从而提高尿液排泄率。肾毒性放射性核素，如 U 不应与 DTPA 合用，以免对肾脏造成损伤。口服生物利用度小于 10%，雾化吸入生物利用度可达 20% ~ 30%。DTPA 在

24h 内用药可使可溶性的 Pu 和 Am［如 $PuO_2(NO_3)\times 22H_2O$］的吸收剂量降低 80%。

6．**禁忌证**　肾病综合征或肾功能不全者禁用 Ca-DTPA，由于 Ca-DTPA 具有致畸性，因此孕期只给予 Zn-DTPA。

（五）含铝抗酸剂和藻酸盐

含铝抗酸剂和藻酸盐基本情况见表 8–8。

表 8–8　含铝抗酸剂和藻酸盐基本情况

化学名称	$AlPO_4$，磷酸铝，海藻酸钠
适应证	摄入放射性锶
用药途径	口服
剂量	100ml 磷酸铝凝胶或 10g 海藻酸钠，每日一次
保质期	磷酸铝混悬液：3 年；海藻酸钠混悬液：2 年

1．**具体剂量及治疗持续时间**　每日 1 次，给予磷酸铝凝胶 100ml（大剂量无效）或海藻酸钠 10g，连用数日。在摄入前或摄入后 2h 内开始治疗，以获得最佳疗效；若用药时间较晚，吸收剂量会增加。锶摄入后被胃肠道充分吸收，得到的治疗效果较小。

2．**效果**　研究表明，在人体摄入锶放射性核素前或摄入 2h 内应用含铝抗酸剂，可增加 Sr 的排泄率。海藻酸盐以海藻酸钠的形式提供，其中的钠被交换为锶，锶被排出体外。海藻酸盐的优势还在于被批准用于儿童和孕妇的抗酸治疗。

3．**稳定性和储存**　口服海藻酸盐混悬液的保质期为 2 年；磷酸铝混悬液的保质期为 3 年。

（六）碳酸氢钠

碳酸氢钠基本情况见表 8–9。

表 8–9　碳酸氢钠基本情况

化学名称	$NaHCO_3$，碳酸氢钠
适应证	放射性铀的内在化
用药途径	静脉输液，口服
剂量	静脉注射：每日 1 次，最大剂量为每小时 1.5mmol/kg； 口服：2 片（1.0 ~ 1.3g）/4h
保质期	静脉注射：2 年；片剂：3 年

1．**剂量和治疗持续时间** 静脉注射 14%（250ml）的等渗碳酸氢钠，缓慢静脉注射，最大剂量为每小时 1.5mmol/kg，每日 1 次。或使用口服用药，碳酸氢钠通常以抗酸片的形式，每片剂量从 500～650mg 不等。治疗一般持续 3d，每 4h 服用 2 片碳酸氢钠片剂，直至尿液 pH 达到 8～9。

碳酸氢钠在治疗期间可能引起低钾血症和呼吸性酸中毒，治疗期间需进行各项指标监测，包括监测血常规、血钾水平、心电图和尿检等综合代谢指标。

2．**效果** 碳酸氢钠可碱化尿液，在 pH 值≥8 时主要形成铀酰三碳酸盐。这种稳定的复合物被认为与肾小管细胞的相互作用较小。

3．**稳定性和储存** 对于输液用的碳酸氢钠溶液，8.4% 浓度溶液的推荐使用时间为 2 年。稀释至需要的浓度后，根据浓度的不同，其理化稳定性降低，冷藏可储存 7d 和室温可储存 30～48h。对于口服用的碳酸氢钠片在室温下的保质期为 3 年。

二、放射性核素内污染促排决策的剂量学依据

放射性核素内污染剂量评估，主要是为了在通过量化进入体内的放射性物质，估算待积有效剂量，并酌情估算待积当量剂量，来证明是否符合剂量限值。ICRP 103 出版物提醒不要使用有效剂量来评估个体受照射的医学后果。因此，对待积有效剂量的估算无助于评估内污染相关的严重确定性效应和随机效应的风险，比如某个器官或组织远期出现的癌症。

对某些放射性核素而言，由于缺乏直接的知识或经验，建议的促排治疗基于与有关放射性核素具有相同或相似代谢特征的稳定同位素或元素的经验。对评估后决定长期促排治疗的情况，必须采用多学科方法来提供医疗支持、剂量评估、心理支持和医学随访。

（一）放射性核素内污染促排决策的一般依据

放射性物质的扩散可能导致环境和人员污染，与其他污染物相同，如果放射性物质被人体吸收，会导致健康影响，严重程度取决于多种因素。使用特定药物阻断放射性核素在器官或组织中的沉积，可以避免放射性核素在体内积累和滞留。例如，及时服用稳定碘可以阻断甲状腺吸收放射性碘。

促排疗法可以加速体内放射性核素的自然排泄过程。排泄本身是一个生理过程，可以通过化学或生物制剂促进或增强，进而将吸收的放射性核素从体内清除。对体内有放射性核素沉积的患者，治疗的目的在于减少内照射剂量，从而降低健康风险。通过减少吸收，防止放射性核素在器官内的沉积，以及促进已被吸收放射性核素的清除或排出来实现。主要的促排方法包括阻断和同位素稀释、置换、离子交换、动员和螯合。

促排剂和促排过程可能存在副作用。因此，是否采取长期促排治疗要参照风险准则。如果存在严重确定性效应风险，应尽快采取合理的促排行动。根据促排可避免的个体健康风险情况制定了促排的通用准则，见表 8-10。

表 8-10　为降低摄入放射性物质所致健康效应风险而采取促排行动的通用准则

风险	风险评估值 /%	采取行动
发生严重确定性效应的风险	＞0.5	在任何情况下，都要尽快采取一切合理的促排行动，以避免因摄入放射性物质而对任何器官或组织造成严重确定性效应的风险
发生辐射致癌的风险	≥1	应采取合理的促排行动，以最大限度降低因摄入放射性物质而在任何器官或组织中引发辐射致癌的绝对寿命风险
发生辐射致癌的风险	＜1	不应采取促排行动

应根据适当的操作干预水平（OIL），采取合理的促排行动，以最大限度降低因摄入放射性物质而在任何器官或组织中引发辐射致癌风险。

（二）基于操作干预水平的放射性核素内污染促排依据

操作干预水平（OIL）是指通过仪器测量或实验室分析确定的与干预水平或行动水平相对应的计算水平。操作干预水平通常可表示为剂量率或所释放的放射性物质的活度、时间积分空气活度浓度、地面或表面浓度、环境、食物或水样品中的放射性核素活度浓度。操作干预水平是一种可以根据环境测量，直接用来确定适当防护行动的行动水平类型。

摄入量的函数是指摄入放射性核素 R 后，器官或组织 T 发生严重确定性效应或随机效应的风险。一些放射性核素及其摄入量参考水平最低值（RLI）见表 8-11，这些值对应于表 8-10 所示用于促排治疗的通用风险准则，是根据国际原子能机构（IAEA）系列出版物提供的资料整理出来的。

表 8-11　对应促排通用风险准则的摄入量最低参考水平

放射性核素	最低参考水平 /Bq	放射性核素	最低参考水平 /Bq	放射性核素	最低参考水平 /Bq
^{3}H	2.6×10^{9}	^{86}Rb	2.8×10^{7}	^{125}I	5.8×10^{6}
^{32}P	3.0×10^{7}	^{85}Sr	1.1×10^{8}	^{129}I	8.8×10^{5}
^{51}Cr	1.4×10^{9}	^{89}Sr	1.2×10^{7}	^{131}I	4.5×10^{6}
^{54}Mn	6.3×10^{7}	^{90}Sr	8.7×10^{5}	^{134}Cs	7.2×10^{6}
^{59}Fe	2.8×10^{7}	^{95}Zr	1.8×10^{7}	^{137}Cs	9.9×10^{6}
^{57}Co	9.9×10^{7}	^{106}Ru	1.7×10^{6}	^{140}Ba	1.7×10^{7}
^{58}Co	4.7×10^{7}	^{110}Ag	8.2×10^{6}	^{141}Ce	2.7×10^{7}
^{60}Co	3.7×10^{6}	^{124}Sb	1.5×10^{7}	^{144}Ce	2.1×10^{6}
^{65}Zn	2.4×10^{7}	^{125}Sb	2.2×10^{7}	^{203}Hg	4.3×10^{7}

续表

放射性核素	最低参考水平 /Bq	放射性核素	最低参考水平 /Bq	放射性核素	最低参考水平 /Bq
^{226}Ra	3.2×10^{4}	^{234}U	1.3×10^{4}	^{239}Pu	1.1×10^{4}
^{228}Ra	7.1×10^{4}	^{235}U	1.5×10^{4}	^{240}Pu	1.1×10^{4}
^{228}Th	2.8×10^{3}	^{238}U	1.6×10^{4}	^{241}Am	1.3×10^{4}
^{232}Th	8.5×10^{3}	^{237}Np	2.1×10^{4}	^{242}Cm	2.5×10^{4}
^{234}Th	1.1×10^{7}	^{238}Pu	1.0×10^{4}	^{244}Cm	1.5×10^{4}

通过放射性核素在某些器官或组织中的滞留以及内照射的排出率特征（使用生物动力学模型）来测定个体吸收的放射性物质的量。这是操作干预水平用于促排的基础。因此，通过体内生物测定［全身滞留量（B_{Rt}）；肺滞留量（L_{Rt}）；甲状腺滞留量（T_{Rt}）］和体外生物测定［日排尿量（U_{Ex}）；日排便量（F_{Ex}）］进行内照射剂量评价，可以计算和确定促排治疗的操作干预水平。

操作干预水平（*OIL*）是相应参考水平最低值的放射性核素特定时间（*t*）相关式公式8–2：

$$OIL_R\left(t\right)=RLI_R\times f_{T,R}\left(t\right) \qquad \text{公式 8–2}$$

式中：

$f_{T,R}(t)$——体内生物测定中的放射性核素R特定滞留函数或体外生物测定中的放射核素特定排除函数；

RLI_R——摄入放射性核素R的参考水平最低值。

用于促排决策的操作干预水平，是可以通过仪器测量（体内生物测定）或实验室分析（体外生物测定）结果确定的计算水平。这些计算水平对应于参考水平最低值，例如，为避免发生严重确定性效应必须进行促排的参考水平最低值，或为最大限度降低随机效应，尤其是癌症的发生而采用促排的参考水平最低值。

为限制促排治疗的健康损害，如果放射性物质的摄入量为表8–11所列RLI最低值的十分之一或更低，则不应使用促排疗法。一些选定的放射性核素进行个体监测的适用生物测定方法见表8–12。

表8–12　选定的放射性核素的生物测定方法

放射性核素		化合物和吸收类型（F=快速；M=中速；S=慢速）	体内			体外	
			B_{Rt}	L_{Rt}	T_{Rt}	U_{Ex}	F_{Ex}
氢	^{3}H	所有化合物	—	—	—	■	—
铁	^{59}Fe	氧化物、氢氧化物和卤化物——F	■	—	—	■	—
		所有未指明的化合物——M	■	■	—	■	—

续表

放射性核素		化合物和吸收类型 （F=快速；M=中速；S=慢速）	体内			体外	
			B_{Rt}	L_{Rt}	T_{Rt}	U_{Ex}	F_{Ex}
钴	^{57}Co ^{58}Co	氧化物、氢氧化物、 卤化物和硝酸盐——S	■	■	—	■	■
	^{60}Co	所有未指明的化合物——M	■	■	—	■	■
锶	^{85}Sr	钛酸锶（SrTiOs）——S	■	■	—	■	—
		所有未指明的化合物——F	■	—	—	■	—
	^{89}Sr ^{90}Sr	钛酸锶（SrTiOs）——S	—	—	—	■	—
		所有未指明的化合物——F	—	—	—	■	—
钌	^{106}Ru	卤化物——M	■	■	—	■	—
		氧化物和氢氧化物——S	■	■	—	■	—
		所有未指明的化合物——F	■	■	—	■	—
碘	^{125}I	所有化合物——F	—	—	■	■	—
	^{131}I ^{133}I	所有化合物——F	—	—	■	■	—
铯	^{134}Cs ^{137}Cs	所有化合物——F	■	—	—	■	—
镭	^{226}Ra ^{228}Ra	所有化合物——M	■	■	—	■	—
钍	^{228}Th ^{232}Th	氧化物和氢氧化物——S	■	■	—	■	■
		所有未指明的化合物——M	■	■	—	■	■
铀	^{234}U	大多数六价化合物，如 UF_6，UO_2F_2 和 $UO_2(NO_3)_2$——F	—	—	—	■	■
		低溶性化合物，如 UO_3、UF_4、UCl_4 和大多数其他六价化合物——M	—	—	—	■	■
		极难溶性化合物，如 UO_2 和 U_3O_8—S	—	—	—	■	■
	^{235}U	大多数六价化合物，如 UF_6，UO_2F_2 和 $UO_2(NO_3)_2$——F	—	—	—	■	■
		低溶性化合物，如 UO_3、UF_4、UCl_4 和大多数其他六价化合物——M	—	■	—	■	■
		极难溶性化合物，如 UO_2 和 U_3O_8——S	—	■	—	■	■
	^{238}U	大多数六价化合物，如 UF_6，UO_2F_2 和 $UO_2(NO_3)_2$——F	—	—	—	■	■
		低溶性化合物，如 UO_3、UF_4、UCl_4 和大多数其他六价化合物——M	—	—	—	■	■
		极难溶性化合物，如 UO_2 和 U_3O_8——S	—	—	—	■	■

续表

放射性核素		化合物和吸收类型（F＝快速；M＝中速；S＝慢速）	体内			体外	
			B_{Rt}	L_{Rt}	T_{Rt}	U_{Ex}	F_{Ex}
镎	^{237}Np	所有化合物——M	—	■	—	■	■
钚	^{238}Pu ^{239}Pu ^{240}Pu	不溶性氧化物——S	—	—	—	■	■
		所有未指明的化合物——M	—		—	■	■
镅	^{241}Am	不溶性氧化物——M	—	■	—	■	■
锔	^{242}Cm	所有化合物——M	—	—	—	■	■
	^{244}Cm	所有化合物——M	—	—	—	■	■
锎	^{252}Cf	所有化合物——M	—	■	—	■	■

三、特定放射性核素的促排疗法

（一）常见放射性核素的促排治疗

1．镅（Am）

（1）物理特性：自然界中是没有 ^{241}Am，^{241}Am 是在核反应堆中生产，环境中释放的 ^{241}Am 可能是乏燃料后处理过程中引起的，其物理特性见表 8–13。

表 8–13　镅 241（^{241}Am）的物理特性

物理特性	^{241}Am
物理半衰期	432.7 年
生物半排期	45 年（骨）
辐射特性	α、γ 射线
靶器官	肝、肺、骨、骨髓

（2）化学特性和体内代谢：镅属于 3 价锕系元素，在体内的代谢性强、吸收快。在应急情况下，由于高活性比，需要迅速处理。食入或吸入后，大多数放射性核素镅会在几天内从体内排出，大约不到 1% 被吸收，^{241}Am 主要沉积在骨骼中，少量在肝脏中。肝脏是人体吸收放射性核素镅最初积聚的主要组织，^{241}Am 在骨中的滞留时间比在肝脏中的滞留时间长一半。因此，^{241}Am 摄入数年后，骨中沉积的量会比肝脏中的沉积量多。^{241}Am 可以存在于呼吸道、骨骼、肝脏和肌肉中，^{241}Am 的生物动力学代谢模型和钚的生物动力学代谢模型是一样，可以使用通用的锕系模型。该模型考虑了骨、肝、性腺和其他组织的初始沉积量，从骨表面转移到骨质和骨髓，以及组织之间的转移和排泄情况。

（3）促排治疗：首选 Ca-DTPA，次选 Zn-DTPA。无法获得 Ca-DTPA 时，可用 Zn-DTPA 作为二线治疗，也可用于长期治疗。

（4）药品规格

1）安瓿：每安瓿含有相当于 1g Ca-DTPA/4ml（250mg/ml）或 1g Ca-DTPA/5ml（200mg/ml）的溶液。

2）微粉胶囊：可以通过涡轮旋转吸入器使用，每粒胶囊 40mg。

3）注意事项：已知或怀疑有超钚或超铀元素内污染后，应尽快给予 Ca-DTPA 螯合剂治疗。在治疗期间，患者需要饮用大量的液体，频繁排泄。在使用 Ca-DTPA 治疗期间需要密切监测血清电解质和微量元素，应适当给予含锌的矿物质，或含有微量元素的维生素补充剂。

（5）常规用法

1）成人剂量：初始剂量为前 5d 每日 1g（每日 15mg/kg；1 安瓿），通过 3～4min 缓慢静脉注射，或加入 100～250ml 5% 葡萄糖溶液、乳酸盐林格液或生理盐水稀释后通过静脉点滴。5d 后可延长用药间隔至每周 2～3 次注射，持续 6 周。

2）孕妇剂量：Ca-DTPA 属于美国食品药品监督管理局（FDA）认定的 C 类药品，多次使用 Ca-DTPA 可能会增加生殖风险，不推荐怀孕期使用 Ca-DTPA。如果孕妇摄入放射性核素的量比较大，属于高放射性内污染的情况，需要使用促排治疗，建议使用 Zn-DTPA。

3）儿童剂量：对于 12 岁以下儿童，推荐 14mg/kg，每日不超过 1g。初次使用后根据治疗的反应，建议可以休息 6 周不进行治疗，然后治疗方案可以按照治疗 3 周和间断 3 周交替进行，直到达到一个平台期。

禁忌证：按推荐剂量使用，无禁忌证。

（6）经呼吸道污染的治疗：通过呼吸道污染，对于成人，制备 Ca-DTPA 雾化剂，把 1 安瓿的 Ca-DTPA 溶解在无菌水或生理盐水中，在雾化器中产生适当粒径雾化剂，雾化吸入。如果伤员有哮喘病史，使用过程可能会加重哮喘。另一种方法是使用 Ca-DTPA 胶囊，通过涡轮旋转吸入器，吸入微粉化的 Ca-DTPA，然后再缓慢静脉滴注 0.5g Ca-DTPA。

（7）经胃肠道污染的治疗：在静脉注射 DTPA 的同时，通过以下方式给予补充治疗以减少肠道吸收。

1）硫酸镁：安瓿：20ml/3g，口服 3～5 安瓿；

2）氢氧化铝：口服 60～100ml；

3）钡硫酸盐：单次剂量口服 100～300g，溶解在 250ml 水中。

（8）临床观察：病人必须在专科医院住院治疗，使用 DTPA 螯合剂治疗后，需要进行生物样品分析，评估治疗效果。在治疗过程中，需要考虑补充矿物质锌。

2．铯（Cs）

（1）物理特性：天然铯以 ^{133}Cs 的形式存在，铯有 31 种同位素，比其他任何元素都多。除了稳定元素 ^{133}Cs 之外，所有的同位素都是有放射性的。1945—1980 年，全世界进行了几百次大气核试验，向环境释放了大约 1.3×10^{18}Bq 的 ^{137}Cs，逐渐沉积在整个星球上。其他排放来源包括核事故和核设施在正常运行期间的少量排放。^{235}U 在核反应堆中裂变，产生大量的裂变产物，核反应堆中产生的铯，其同位素主要有 ^{136}Cs、^{137}Cs 和 ^{138}Cs 等，^{134}Cs 由稳定的 ^{133}Cs 捕获中子而产生的，放射性同位素铯广泛应用于医药和工业领域。^{134}Cs 和 ^{137}Cs 的物理特征见表 8–14。

表 8–14　铯的物理特征

物理特性	^{134}Cs	^{137}Cs
物理半衰期	2 年	30.1 年
生物半排期	约 96d	约 110d
辐射特性	β、γ 射线	β、γ 射线
靶器官	全身分布	全身分布

（2）化学特性和体内代谢：与锂、钠、钾和铷等元素一样，铯属于碱族金属。它在人体内的代谢与钾非常相似，可迅速被吸收并迁移到细胞中。铯被吸收后，附近的细胞和组织就会由于其辐射面临很大的损伤风险。进入血液后，铯在身体组织中均匀分布，大约 10% 的铯快速消除，生物半排期为 2d，90% 的铯缓慢消除，^{134}Cs 的生物半排期约为 96d，^{137}Cs 的生物半排期约为 110d。只有不到 1% 的铯滞留于身体，其生物半排期更长，约为 500d。铯被排泄到肠道，从肠道重新吸收到血液，然后转移到胆汁中，再次排泄到肠内（肠肝循环）。铯也可通过乳汁排泄，在母乳中检测出 ^{137}Cs。如果不经过治疗，大约 80% 的铯通过肾脏排出，大约 20% 通过粪便排出。

（3）促排治疗：几乎所有的铯化合物都是可溶性的，吸收快，需要抓紧促排治疗。普鲁士蓝在肠道不被吸收，通过离子交换、吸附和机械捕获胃肠道中的铯同位素，从而减少胃肠道重吸收，阻断肠道循环。

（4）用法用量：普鲁士蓝的临床治疗经验主要来自 1987 年的巴西戈亚尼亚辐射事故。

1）成人剂量：每日三次，每次 1 ~ 3g，用少量水口服。照射后的治疗时间根据污染程度，尿和粪便的生物样品测定，进行临床判断。

2）孕妇用量：普鲁士蓝是美国食品药品管理局（FDA）认定的 C 类药品，普鲁士蓝在肠道不被吸收，对胎儿的影响尚未确定。

3）儿童用量：2 ~ 12 岁儿童，每天口服 3 次，按体重计算，12 岁 0.32g/kg；2 ~ 4 岁 0.21g/kg，新生儿和婴儿的剂量尚未确定。

（5）伤口污染的治疗：在口服普鲁士蓝溶液治疗的同时，伤口局部用浓缩 Ca-DTPA 溶液 1g（1 安瓿）清洗，同时静脉缓慢注射 0.5g Ca-DTPA 溶液，或 0.5g Ca-DTPA 加入 100ml 的 5% 葡萄糖溶液中静脉滴注。

（6）临床观察：普鲁士蓝治疗期间，由于存在低钾血症的风险，需要密切观察血清电解质的变化，既往有心律失常或电解质紊乱的患者，使用普鲁士蓝治疗时要非常谨慎。

（7）生物样品检测：普鲁士蓝治疗期间，要进行生物样品检测，为后续治疗提供依据。

3．钴（Co）

（1）物理特性：钴元素广泛地分布于自然界中，动物、植物体内存在微量的钴，钴也是人体不可缺少的微量元素，是维生素 B_{12} 的重要组成元素。钴的同位素有 35 种，除 ^{59}Co 是稳定的同位素外，其余都是放射性同位素。医学上 ^{57}Co、^{58}Co 作为示踪原子，^{60}Co 作为放射源广泛应用于工农业和医学领域。核电厂一回路流出物中，^{60}Co、^{58}Co 是主要的放射性核素。^{57}Co、^{58}Co 和 ^{60}Co 的物理特性见表 8–15。

表 8–15　钴同位素的物理特征

物理特性	^{57}Co	^{58}Co	^{60}Co
物理半衰期	271.8d	70.8d	5.3 年
生物半排期	170d	65d	1.6 年
辐射特性	e、γ 射线	β、γ 射线	β、γ 射线
靶器官	肝	肝	肝

（2）体内代谢：钴吸入后，沉积在呼吸道的颗粒可被吸收，进入血液，或通过黏液纤毛转运，通过吞咽转移到胃肠道。大颗粒（>2μm）倾向于沉积在上呼吸道中，通过黏液纤毛转运被清除；或通过吞咽转移到胃肠道。较小颗粒沉积于下呼吸道中，通常会溶解或被巨噬细胞吞噬，然后转移。

大约 50% 的钴进入胃肠道被吸收，肠道吸收取决于溶解度和钴的含量，可溶性氯化物，肠道吸收可达到 50%。

钴存在于大多数人体组织器官中，肝脏中含量最高，其次是肾和骨。钴主要通过尿液排泄，钴摄入后，60% 在 6d 内排泄，20% 在 60d 内排泄，20% 在 800d 内排泄 .

高浓度的稳定性钴及其化合物可能导致严重中毒，吸入会增加肺纤维化的风险。

（3）促排治疗：首选 Ca-DTPA，也可用硫酸镁、氢氧化铝或硫酸钡等减少吸收。

（4）常规用法

1）成人剂量：初始剂量为前 5d 每日 1g（每日 15mg/kg；1 安瓿），通过 3 ~ 4min 缓慢静脉注射，或加入 100 ~ 250ml 5% 葡萄糖溶液、乳酸盐林格液或生理盐水稀释后通过静脉点滴。5d 后可延长用药间隔至每周 2 ~ 3 次注射，持续 6 周。

2）孕妇剂量：Ca-DTPA 属于美国食品药品监督管理局（FDA）认定的 C 类药品，可能会增加不良生殖风险，因此不推荐在怀孕期间使用；

3）儿童剂量：对于 12 岁以下儿童，推荐 14mg/kg，每日不超过 1g。初次使用后根据治疗的反应，建议可以休息 6 周不进行治疗，然后治疗方案可以按照治疗 3 周和间断

3 周交替进行，直到达到一个平台期。

4）微粉化胶囊：用于涡轮吸入器，每粒 40mg，成人每天 1 ~ 5 粒，每个胶囊 3 次吸入；

（5）经胃肠道污染的治疗：大多数钴盐不溶，摄入后不需要特殊治疗，可考虑用硫酸镁、氢氧化铝或硫酸钡等减少胃肠道的吸收。

1）硫酸镁：每安瓿：20ml/3g，口服 3 ~ 5 安瓿；

2）氢氧化铝；胃酸过高的标准剂量：成人 10ml（或 1.2g）；减少肠道吸收剂量：口服 60 ~ 100ml。

3）钡硫酸盐：单剂量，100 ~ 300g 溶解在 250ml 水中口服。

（6）经皮肤及伤口污染后的治疗：用 Ca-DTPA1g（1 安瓿）溶液清洗污染的皮肤，同时缓慢静脉注射，或静脉滴注 Ca-DTPA。

（7）呼吸道污染后的治疗：对于成年人，制备 Ca-DTPA 溶液雾化治疗，1 安瓿的 Ca-DTPA 溶于无菌或盐水中，在雾化器中产生适当粒径的气雾剂，雾化吸入治疗。另一种方法是吸入含有 Ca-DTPA 微粉胶囊，然后缓慢静脉注射，或静脉滴注 Ca-DTPA。

（8）疗效观察：治疗期间进行生物样品测定，或全身计数测量，观察疗效。

4．钚（Pu）

（1）物理特性：钚的原子序数为 94，是重要的核燃料，自然界含量极微，主要靠人工生产。地球上所有的钚是由人类使用核反应堆、大气核试验和核事故生成的，极少量的钚是地下核反应中自然产生的，据估计，这种核反应大约发生在 19 亿年前，当时的 ^{235}U 浓度较高。钚有 15 种同位素。部分钚同位素的物理特性见表 8-16。

表 8-16　钚的某些放射性同位素的物理特征

物理特性	^{238}Pu	^{239}Pu	^{240}Pu
物理半衰期	88 年	24 000 年	6 563 年
生物半排期	50 年	50 年	50 年
辐射特性	α、X 和 γ 射线	α、X 和 γ 射线	α、X 和 γ 射线
靶器官	骨和肝脏	骨和肝脏	骨和肝脏

（2）化学特性和体内代谢：钚是锕系超铀元素的第二元素，与空气接触时转化为氧化钚，在溶液中，钚有五种氧化态。PuO_2 是所有钚化合物中最重要的化合物之一，非常坚硬，是一种难溶的化合物。

钚从胃肠道吸收的机理尚不清楚，在缺铁的情况下，会增加吸收，皮肤吸收非常有限。钚被吸入时，根据化合物的溶解度，很大一部分将会从肺部通过血液转移到其他器官。钚被血液吸收后，主要沉积在肝脏和骨骼。ICRP 67 出版物给出了钚的代谢模型，该模型综合考虑了钚在骨、肝、性腺和其他组织中的初始沉积，并考虑了从骨表面到骨质和骨髓、组织间的转移，以及排泄情况。

另外，钚与血液中的蛋白质紧密结合，不易从血液系统中转移出去。钚吸收后，只有大约10%从体内清除，其余分布在肝脏和骨中，肝脏排出的速率非常缓慢，骨很少有清除。^{238}Pu和^{239}Pu的生物半排期肝脏约为40年，骨骼约为100年，吸收后肝脏的沉积部分随着年龄的增长而增加，钚摄入后以尿液和粪便的形式排出体外。

（3）促排治疗：首选Ca-DTPA螯合剂。如果不可用，Zn-DTPA可作为二线治疗。Zn-DTPA也可用于长期治疗。在已知或怀疑被超钚或超铀元素内污染后，应尽快给予Ca-DTPA进行促排治疗。Ca-DTPA及其放射性螯合物可以通过肾小球滤过排出体外，肾功能障碍降低其消除率。

（4）常规用法

1）成人剂量：初始剂量为前5d每日1g（每日15mg/kg；1安瓿），通过3～4min缓慢静脉注射，或加入100～250ml 5%葡萄糖溶液、乳酸盐林格液或生理盐水稀释后通过静脉点滴。5d后可延长用药间隔至每周2～3次注射，持续6周。

2）孕妇剂量：Ca-DTPA属于美国食品药品监督管理局（FDA）认定的C类药品，多次使用Ca-DTPA可能会增加生殖风险，不推荐怀孕期使用Ca-DTPA。如果孕妇摄入放射性核素的量比较大，属于高放射性内污染的情况，需要使用促排治疗，建议使用Zn-DTPA。

3）儿童剂量：对于12岁以下儿童，推荐14mg/kg，每日不超过1g。初次使用后根据治疗的反应，建议可以休息6周不进行治疗，然后治疗方案可以按照治疗3周和间断3周交替进行，直到达到一个平台期。

禁忌证：按推荐剂量使用，无禁忌证。

4）微粉化胶囊：用于涡轮旋转吸入器，每粒40mg。

（5）经皮肤及伤口污染的治疗：用Ca-DTPA溶液1g（1安瓿）清洗伤口，同时缓慢静脉注射0.5g Ca-DTPA，或加入100ml 5%葡萄糖溶液静脉滴注，前5d每日一次，5日后可延长用药间隔至每周2～3次注射，持续6周。伤口中的钚是否通过外科手术切除需专家们讨论决定。

（6）经呼吸道污染的治疗：对于成年人，把1g（1安瓿）Ca-DTPA溶入无菌水或生理盐水中，在雾化器中产生适当粒径的气雾剂，吸入治疗。另一种方法是使用Ca-DTPA微粉胶囊吸入。然后缓慢静脉注射0.5g Ca-DTPA，或加入100ml 5%葡萄糖溶液静脉滴注。

（7）经胃肠道污染的治疗：静脉注射Ca-DTPA，并给予硫酸镁、氢氧化铝或硫酸钡等减少胃肠道的吸收。

1）硫酸镁；安瓿：20ml/3g，口服3～5安瓿。

2）氢氧化铝：胃酸过高的标准剂量，成人10ml（或1.2g）；减少肠道吸收剂量，口服60～100ml。

3）钡硫酸盐：单剂量，100～300g溶解在250ml水中口服。

（8）疗效观察：通过生物样品分析，或全身计数测量和肺计数测量观察治疗效果。

5．钋（Po）

（1）物理特性：自然环境中的 ^{210}Po 浓度很低。它是天然 ^{238}U 的衰变产物，也是 ^{222}Rn 的衰变产物之一，也可以在核反应堆中人工产生。钋有 29 种同位素，^{210}Po 是玛丽·居里和皮埃尔·居里 1898 年发现的第一个元素，可产生高能 α 射线。^{210}Po 的物理特性见表 8–17。

表 8–17 钋 210 的物理特性

物理特性	^{210}Po
半衰期	138.4d
生物半排期	37d
辐射特性	α 射线
靶器官	肾、肝、脾

（2）化学特性和体内代谢：在自然条件下，钋有四种氧化态，有 29 种同位素，最丰富的是 ^{210}Po。消化系统对钋的吸收 3%～5%，绝大部分滞留在体内，沉积的器官是肾脏、肝脏和脾脏，最重要的是肾脏，它集中了约 10% 的代谢活度。排泄主要通过尿液排出，部分也通过粪便排出。

（3）促排治疗：钋内污染的治疗使用二巯基丙醇（BAL）。在消化道污染的情况下，给予硫酸镁、氢氧化铝或硫酸钡等减少胃肠道的吸收。

（4）药品规格：二巯基丙醇（BAL），安瓿：2～3ml（100mg/ml）。

（5）用法用量：成人剂量为 2～3mg/kg，每 4h 肌内注射一次。注射最好在医院进行，首次注射不超过 50mg，疗程 3d，第一次注射前要做药敏试验。食入情况下，可以考虑以下补充治疗，给予硫酸镁、氢氧化铝或硫酸钡等减少胃肠道的吸收。

1）硫酸镁；安瓿：20ml/3g，口服 3～5 安瓿。

2）氢氧化铝：口服 60～100ml。

3）钡硫酸盐：单剂量，100～300g 溶解在 250ml 水中口服。

（6）疗效观察：通过尿液和粪便生物测定，观察治疗效果。

（7）禁忌证：妊娠、肝功能不全和肾功能衰竭。

6．锶（Sr）

（1）物理特性：锶是一种灰色金属，天然的锶存在于岩石中，有四种稳定同位素，最常见的是 ^{88}Sr。通过核裂变可产生 16 种主要放射性同位素，环境中锶的来源主要是以前的核试验、核事故和核设施的运行释放的。^{85}Sr、^{89}Sr 和 ^{90}Sr 是锶的重要放射性同位素，其物理特征见表 8–18。

表 8–18　锶放射性同位素的物理特征

物理特性	^{85}Sr	^{89}Sr	^{90}Sr
物理半衰期	65d	51d	28 年
生物半排期	62d	50d	4.6 年
辐射特性	γ 射线	β 射线	β 射线
靶器官	骨骼	骨骼	骨骼

（2）化学特性和体内代谢：锶为碱土金属 2 价元素，其硝酸盐、氯化物及与有机酸形成的许多盐，都易溶于水，而碳酸盐、磷酸盐和硫酸盐则难溶于水。

ICRP 67 出版物中描述了锶的代谢模型，该模型描述了锶在骨骼（骨小梁和骨皮质）中沉积和滞留的代谢动力学过程，同时也阐述了锶在肝脏等软组织中的滞留以及排泄途径。它描述了骨表面的初始吸收、骨质的转移以及从骨和其他组织到血浆的代谢。锶的代谢与钙非常相似，这是由于它通常能与结合钙的配体相互作用，包括羟基磷灰石。锶的清除是非常缓慢的。

消化道是锶摄入的主要途径，锶化合物大多是可溶的，吸收快，食入后细胞外液的吸收约为 25%，吸入后细胞外液的吸收为 30%，约一半沉积在骨骼中，锶的摄入量和年龄相关，随着年龄的增加而降低，低钙饮食的人员摄入量增加。

（3）促排治疗：由于锶吸收非常快，治疗紧迫，大多数形式的 ^{89}Sr 和 ^{90}Sr，骨骼和红骨髓的剂量是摄入后的主要问题。治疗首选氯化铵、葡萄糖酸钙，次选海藻酸钠，其他治疗有碳酸钙、磷酸钙、氢氧化铝、硫酸镁、硫酸钡、磷酸铝等。

（4）用法用量：

1）氯化铵：片剂，氯化铵 0.5g/ 片，口服。成人用量：6g/d，每 8h 4 片。

孕妇用量：氯化铵属于美国食品药品管理局（FDA）认定的 C 类药品，可能会增加不良生殖结果的风险，需要综合考虑。

禁忌证：代谢性酸中毒，严重肾功能或肝功能障碍。

2）葡萄糖酸钙：安瓿：10ml，含 100mg/m（10%）。

成人口服用量：每日 6 ~ 10 安瓿。

成人静脉注射：2g 葡萄糖酸钙溶入 500ml 5% 葡萄糖，每天静脉滴注 1 次，最多 6d。

孕妇用量：葡萄糖酸钙属于美国食品药品管理局（FDA）认定的 C 类药品，可能会增加不良生殖结果的风险，因此不推荐在怀孕期间使用。

禁忌证：高钙血症、高钙尿、正性肌力药物或钙协同药物。

3）海藻酸钠

药品规格：片剂，0.26g，小袋包装 0.5g，口服混悬液 12.5g/250ml。

成人用量：口服 5g，每日 2 次，或 10g，每日 1 次。

禁忌证：肾功能受损。

（5）经皮肤及伤口污染的治疗：为了减少锶经皮肤及伤口的吸收，应尽快处理，可将1g的硫氰化钾或玫棕酸钠撒在患处，以阻断渗透到皮肤中。

（6）经呼吸道和消化道污染的治疗：尽早使用氯化铵或葡萄糖酸钙。经消化道食入的锶需要补充治疗，减少胃肠道吸收，尽快用海藻酸钠或硫酸钡（口服300mg）阻断肠道吸收，可用10g硫酸镁加速肠蠕动并减少吸收。

（7）疗效观察：通过尿液和粪便生物测定，观察治疗效果。

7．氚（^{3}H）

（1）物理特性：氢有三种同位素，即氕（^{1}H）、氘（^{2}H）和氚（^{3}H）。氕（^{1}H）最丰富，氚（^{3}H）在自然中存在的比例非常小，是宇宙辐射与大气中的氮气、氧气和氩气相互作用的结果，小部分天然氚来自太阳系和其他星球。人工氚来源于核爆炸和核反应堆，氚也应用于工业，如发光涂料等，在生物医学研究领域，广泛用于氚标记化合物。

氚的物理半衰期12.33年，发生软β射线后衰变为稳定的^{3}He。氚的β射线平均能量为5.7keV，最大能量为18.6keV，在空气中的平均射程0.56μm。氚的物理特性见表8–19。

表8–19　氚的物理特性

物理特性	^{3}H
物理半衰期	12.3年
生物半排期	8d
辐射特性	β射线
靶器官	全身体组织

（2）化学特性和体内代谢：氚是一种放射性同位素。它的核心由一个质子和两个中子组成，其化学性质与氕相似，它以三种不同的化学形式存在，分别为氚气、氚水、标记分子。

胃肠道、呼吸道和皮肤都能吸收氚水。食入氚水后40～45min就被完全吸收，体表污染的氚水经渗透和扩散可透过皮肤，吸入的氚水能够全部扩散到血液。摄入体内的氚，无论是氚水还是氚气，都是呈全身相对均匀性分布，有机结合氚多数也是如此。

氚吸入后，绝大部分随呼气排出，进入血液的氚约有80%在1.5h内经呼吸道排出，不论何种途径摄入的氚水都是经过尿、呼气和汗液排出。

ICRP 56出版物给出了氚水和有机结合氚的生物动力学模型。假定97%的氚水与人体中的水形成平衡，其半排期约为10d，剩下的3%假设进入有机分子中，半排期约为40d。有机结合氚假定50%与人体中的水形成平衡，其半排期约为10d，50%与有机碳结合半排期约为40d。

氚生物样品的监测，尿液样本不像其他放射性核素那样需要收集全天样品。假设氚水在尿液中的活性浓度等于体内水的活度，对尿液样本中的氚水进行分析，就可以得到采集样本时体内水的活度。因此，监测结果是以尿液中的活度（Bq/L）给出的，而不是以每日尿排泄量来给出的。

（3）促排治疗：通过利尿措施，加快体内水的循环，增加饮用水量，每天 3 ~ 4L，可将氚的有效半减期从 10d 减少到 2.4d。对于大量污染，可采取静脉补液，并使用利尿剂，控制液体的摄入和排出，加速氚的排泄，但是这种治疗有一定的风险和禁忌证。大剂量污染的情况下，可考虑特殊治疗，如腹膜透析。

（4）疗效观察：通过尿液生物样品分析，观察治疗效果。氚在尿液中的浓度与在体液中的浓度相同，不需要收集全天样品。

8．铀（U）

（1）物理特性：铀天然存在于土壤、岩石、地表水和地下水中，是自然界中最重的元素，其密度几乎是铅的两倍。天然铀由三种主要同位素组成，即 ^{238}U（99.2%）、^{235}U（0.71%）和极少量的 ^{234}U（0.0057%），均具有放射性。天然铀不断地自行衰变，^{238}U 是铀系之首，^{235}U 是锕系之首，它们在衰变过程中产生一系列放射性子体。^{235}U 和 ^{238}U 的物理特性见表 8–20。

表 8–20　铀的某些放射性同位素的物理特征

物理特性	^{235}U	^{238}U
物理半衰期	7×10^8 年	4.5×10^9 年
辐射特性	α 射线和 γ 射线	α 射线
靶器官	肾脏和骨骼	肾脏和骨骼

（2）化学特性和体内代谢：铀是锕系的一部分，是一种可自燃的灰色金属，在其纯净状态下非常致密。有四种化学键形式，最常见的有两种，即 4 价和 6 价。4 价是不可溶的，但在生物介质中逐渐转化为 6 价，迅速转化为铀酰离子 UO_2^{2+}。

在生产条件下，铀化合物主要以气溶胶粒子的形式经呼吸道进入体内，其在呼吸道各隔室的沉积和转移，与机体的生理状态、空气中铀浓度和铀化合物的溶解度，尤其是气溶胶粒子的粒径大小有密切关系。铀也可通过污染的食物经消化道进入体内，沉积在呼吸道的铀，转移到咽部再吞咽进入胃肠道。进入胃肠道的铀，大部分随粪便排出，吸收较少。难溶性铀化合物难以通过皮肤进入体内，可溶性铀化合物不但可以通过皮肤被吸收，而且可以引起严重的内污染，发生铀中毒。

ICRP 69 出版物中给出了铀的生物学代谢模型。该模型详细描述了铀在骨骼中沉积和滞留的动力学，并考虑了在肝脏、肾脏和软组织中的滞留，以及排泄途径。它考虑了骨表面的初始吸收，从表面到骨质的转移，以及从骨和其他组织到血浆的循环过程。

铀被认为是一种既有化学危害又有辐射危害的放射性核素，其危害取决于它的同位素组成。当 ^{235}U 含量低于 5% ~ 8%，且未在反应堆中辐照时，主要是对肾脏的化学毒性，其他情况下，辐射风险是主要的。

（3）促排治疗：主要促排药物有碳酸氢钠、乙酰唑胺，经消化道摄入可使用磷酸铝等。不使用螯合剂，尽管螯合剂对铀有治疗作用，但是由于随着迁移率的增加，可能会增加肾脏的沉淀，导致肾小管负担过高，并伴有严重无尿性肾炎的风险。铀酰离子与碳酸氢钠（$Na_4\cdot[(UO_2)\cdot(CO_3)_3]$）形成的络合物是稳定的，并在尿液中迅速排出。

（4）用法用量

1）碳酸氢钠：静脉应用的碳酸氢钠溶液通常有 4.2% 或 8.4% 两种浓度，在起初的 1h 内输注速度到 1.5mmol/kg 被认为是安全的，碳酸氢钠溶液可加入到 1L 的 0.9% 氯化钠溶液或 5% 葡萄糖溶液中。虽然不应超过 1.5mmol/kg 的输注速度，但容量可降至 250ml。对口服用药，碳酸氢钠通常以抗酸片的形式，每片剂量从 500 ~ 650mg 不等。治疗一般持续 3d，每 4h 服用 2 片目前认为是安全剂量，治疗期间定期监测尿液 pH 值，一般要求 pH 值维持在 8 ~ 9 范围内，并以此治疗目标进行每日剂量调整。碳酸氢钠在治疗期间可能引起低钾血症和呼吸性酸中毒，治疗期间需进行各项指标监测，包括监测血常规、血钾水平、心电图和尿检等综合代谢指标。

2）乙酰唑胺：这种利尿剂通过抑制碳酸酐酶发挥作用，这种酶存在于人体的几个组织中，并催化二氧化碳快速转化为碳酸氢盐离子，增加水和碳酸盐的排出而产生利尿作用，排出碱性尿。在铀内污染的情况下，使用乙酰唑胺 250mg，可减少肾脏中铀酰离子与碳酸氢盐的分离。该药物的常见禁忌证及副作用必须加以考虑。

3）磷酸铝：铀经消化道内污染情况下，一次服用量为五小袋，每小袋含磷酸铝 2.5g。

（5）不同途径铀内污染的治疗

1）经皮肤及伤口污染：立即用生理盐水冲洗伤口，并缓慢静脉滴注 14% 碳酸氢盐溶液 250ml，尽快转移到专科医院，进一步诊断治疗。

2）经呼吸道污染：慢静脉滴注 14% 碳酸氢盐溶液 250ml，并尽快转移到专科医院，进一步诊断治疗。只有在非常特殊的情况下，并经过综合专业评估，确定是否需要肺灌洗治疗。

3）经胃肠道污染：慢静脉滴注 14% 碳酸氢盐溶液 250ml，再一次性口服五小袋磷酸铝。

（6）疗效观察：生物样品分析，观察治疗效果，并进行肾功能测定，了解对肾功能的影响。

（二）其他放射性核素治疗

其他放射性核素内污染后，优选的治疗药物和治疗方法见表 8-21。

表 8–21　其他放射性核素内污染的治疗

放射性核素	可能的治疗药物	首选治疗
砷	BAL、青霉胺、DMPS①、DMSA	BAL
钡	硫酸钡，钙治疗（见锶）	见锶
铋	DMPS①、DMSA、BAL、青霉胺	DMPS①
锎	DTPA	DTPA
钙	钙治疗（见锶），钡	见锶
碳	考虑水合作用和稳定碳	考虑水合作用和稳定碳
铈	DTPA	DTPA
铬	DTPA、EDTA、青霉胺、NAC②	DTPA
铜	青霉胺、DMSA、DMPS①、曲恩汀	青霉胺
裂变产物（混合）	治疗取决于当时存在的主要放射性核素（例如，早期：碘；晚期：锶、铯等）	
氟	氢氧化铝	氢氧化铝
镓	考虑青霉胺，DFOA③	青霉胺
金	青霉胺、BAL、DMPS①	青霉胺，BAL
铱	DTPA、EDTA	考虑 DTPA
铁	DFOA[c]、铁螯合剂、DFOA③和 DTPA 一起	考虑 DFOA③
铅	DMSA、EDTA、EDTA 和 BAL	DMSA
锰	Ca-DTPA、Ca-EDTA	Ca-DTPA
镁	考虑锶疗法（见锶）	考虑锶疗法
汞	BAL、DMPS①、DMSA、EDTA、青霉胺	BAL、DMPS①、DMSA
镎	考虑 DFOA③和 / 或 DTPA、DMPS①	考虑 DFOA③和 / 或 DTPA
镍	DDTC④、DTPA、BAL、EDTA	DDTC④、BAL、DTPA
磷	水合作用，口服磷酸钠或磷酸钾，氢氧化铝 / 磷酸铝，钙	水合作用，口服磷酸钠或磷酸钾
钾	利尿剂	利尿剂
钷	DTPA	DTPA
镭	镭、锶疗法	锶疗法
铷	普鲁士蓝	普鲁士蓝
钌	DTPA、EDTA	DTPA
钠	利尿剂和同位素用 0.9% 氯化钠稀释	利尿剂和同位素用 0.9% 氯化钠稀释
硫	考虑硫代硫酸钠	考虑硫代硫酸钠

续表

放射性核素	可能的治疗药物	首选治疗
锝	高氯酸钾	高氯酸钾
铊	普鲁士蓝	普鲁士蓝
钍	考虑 DTPA	考虑 DTPA
钇	DTPA、EDTA	DTPA
锌	DTPA，EDTA，硫酸锌作为稀释剂	DTPA
锆	DTPA，EDTA	DTPA

注：①DMPS：二巯基丙磺酸盐。
②NAC：N- 乙酰 - 半胱氨酸。
③DFOA：去铁敏。
④DDTC：二乙基二硫代氨基甲酸酯。

第四节 应急状态下大人群内污染的筛查

一、目标与原则

过去发生的核事故应急经验表明，应急状态下及早、持续和可扩展地对公众进行适当的放射性污染筛查，并及时提供相关信息是有必要的。对公众进行放射性污染筛查和监测，可以提供从健康（身体和精神）到政策等多种需要的信息，并有助于了解各种污染的空间范围。因此，必须建立一个明确的框架以确定监测的优先事项，并平衡考虑这些优先事项与其他优先事项及现有资源。

（一）筛查和监测计划的目标

1. 针对可能受到足以导致确定性健康效应的辐射或放射性物质照射的人群，量化器官和组织的吸收剂量。

2. 提供剂量学信息，以便做出紧急决定，将人员从外照射源处转移，或清除 / 减少体表或体内污染。

3. 针对内污染水平较低但可能导致随机性健康效应风险增加的人群，量化待积有效剂量。

4. 提供剂量学信息，以便在为上述 1 和 3 中确定的人群做医疗决策时使用。

5. 针对受照水平不太可能对健康产生影响或根本没有受到照射的人群，量化待积有效剂量。

6．其他目标：包括防止进一步照射，向个人提供关于其照射水平的信息，以及向有关当局提供关于事故辐射后果的信息。

（二）筛查和监测的原则

1．常规损伤的治疗优先于去污。

2．人员不太可能表现出与放射性污染相关的症状。

3．采用通用预防措施（也称为标准预防措施）有助于防止污染扩散到应急响应人员。

4．若有必要进行去污，且有可用的去污设施，则不能以缺乏筛查资源为由推迟去污；

5．去除衣服可能会显著降低总污染。

6．除非体内存在高活度放射源碎片，否则放射性物质的污染不太可能立即危及生命。

7．任何筛查计划都应该是对个人或公众健康有益的。

8．任何人群筛查计划均需要防止公众不必要地前往医院就诊。

二、辐射监测单元

（一）现场应急接收中心辐射监测单元

一旦发生的重大辐射应急事件可能涉及大量受害者，可以考虑设立一个现场应急接收中心，以便对受害者进行分类、对大量人员进行筛查、优化资源，以协调应急小组的行动。运动场、体育场和社区中心都可以作为现场应急接收中心，并且进入该接收中心不得妨碍医院接收伤员。

建立辐射监测单元（RMU）是监测大量人员的可行方法之一。当被监测人员前往或被运送到一个场所接受监测时，辐射监测单元将非常有用。辐射监测单元本质上是一个工作单元，这里配备了必要的监测设备，能够确定人体内或体表的放射性污染水平以及后续去污需求。因此，辐射监测单元的基本功能是人员筛查，同时还可用于决定是否需要对受放射性物质污染人群进行医疗干预提供信息。需要注意的是，常规的辐射筛查不能检测出个体是否受到了过量外照射，只能确定其是否被放射性物质污染。

辐射监测单元的功能会随着时间的推移发生改变。在宣布应急后数小时内，成立的辐射监测单元侧重于识别需要紧急医疗救治的人员，并筛查撤离人员的皮肤和衣服是否受到高水平放射性污染。在数天或数周后，辐射监测单元的工作重点转移到对低水平体内照射的评估，为非应急治疗提供信息，并提供个人健康风险和总体人群受照情况的评估。

（二）辐射监测单元的一般要求

辐射监测单元应尽可能设于或毗邻为辐射应急期间疏散人员提供食物和临时住所而设立的接待中心。接待中心本身需要位于相关人群可以方便进入的地方，而不是位于需要掩避或撤离的地区。因为发生事故时可能无法使用初选地点，前期有必要为辐射监测单元确定几个备选地点。

可用作辐射监测单元的建筑物或场馆包括：体育中心、学校、仓库、村庄/社区会堂、体育场或临时专用搭建物（帐篷/充气建筑）。

以下列出了被认为适合用作辐射监测单元（以每天监测 1 000 人为例）场地的一般要求：

1. 能够在确定需求后的数个小时内（或更长时间，取决于辐射监测单元的目标）建立。

2. 用于等候人员监测的区域（室内或室外遮蔽处）。

3. 进行辐射监测的特定区域。

4. 对疑似内污染人员进行生物样品采集的区域。

5. 需要约 300m^2 的室内空间面积和约 300m^2 的室外空间面积，以便能够每天完成 1 000 人筛查。

6. 充足且容易识别的可控进出通道和方位（用于污染控制和应急撤离）。

7. 为被确认为受污染人员进行去污（首选淋浴）的隔离区，或者一个可以迅速安装去污设施的区域。

8. 使用通信设备记录和报告信息的安静区域（理想情况下，与辐射监测单元的监测区和等待区隔开，并配备互联网/电话连接）。

9. 个人咨询区。

10. 为工作人员和公众提供充足的卫生间设施，在监测前和监测后区域设立独立卫生间。

11. 为残障人士提供的住所。

12. 环境温度控制系统。

13. 充足的电力供应和电话通信设施。

14. 替换衣物的存放处。

15. 受污染的衣物和其他受污染的物品的存放处。

三、筛查行动

（一）筛查方法

若应急事故释放了难以通过光子发射检测到的放射性核素，则使用手持式探测器进行外污染监测才有效。若释放放射性物质中含有光子发射能量大于 200keV 的放射性核素，则大多数门式监测器都可以用于监测。对于一些疑似内污染的病例，需要采集生物测定样品（可能是尿液或粪便）。

1. **人员外污染水平监测**　外污染监测可使用门式或手持式监测设备进行。根据筛查结果判断是否需要对人体进行外部去污，通过快速的初步筛查，可决定是否需要进行进一步监测类型。

2. **人员内污染水平监测**　内污染水平监测可通过便携式、可移动或手持式设备进行。

上述设备主要用于测量肺部和甲状腺（存在放射性碘的情况下）中的放射性物质，也可以用于全身。全身监测通常会使用更专业的设备，例如便携式全身计数器或可移动全身计数器（如有）。如果有疑问，或者无法在辐射监测单元完成评估，则需要将患者转院。

3．筛查的主要过程　筛查过程可能包括四个主要步骤：

（1）第1阶段：快速筛查，以确定需要紧急去污的人员，并保护辐射监测单元场地；

（2）第2阶段：进行更详细的外污染筛查/监测；

（3）第3阶段：开展内污染监测（可能在场外进行）；

（4）第4阶段：及时记录和报告结果，并向个人解释所有筛查的结果。

若放射性核素（如发射纯α的放射性核素）是不易检测到的类型，则第1阶段的快速监测可能不会发挥太大作用，在这种情况下，监测资源应集中在第2阶段。

可用于规划辐射监测单元的示意图示例见图8-3、图8-4。一般情况下，应使用黄色胶带和手头其他材料来设置界限。该监测站的地面应完全用塑料薄膜覆盖，以避免被直接污染。

所采取的任何方法的筛查都是为了能迅速识别面临风险的人群，并在适当的情况下尽快为其去污。优先为受应急措施（撤离、掩蔽和发放稳定碘片）影响的人群的开展监测。

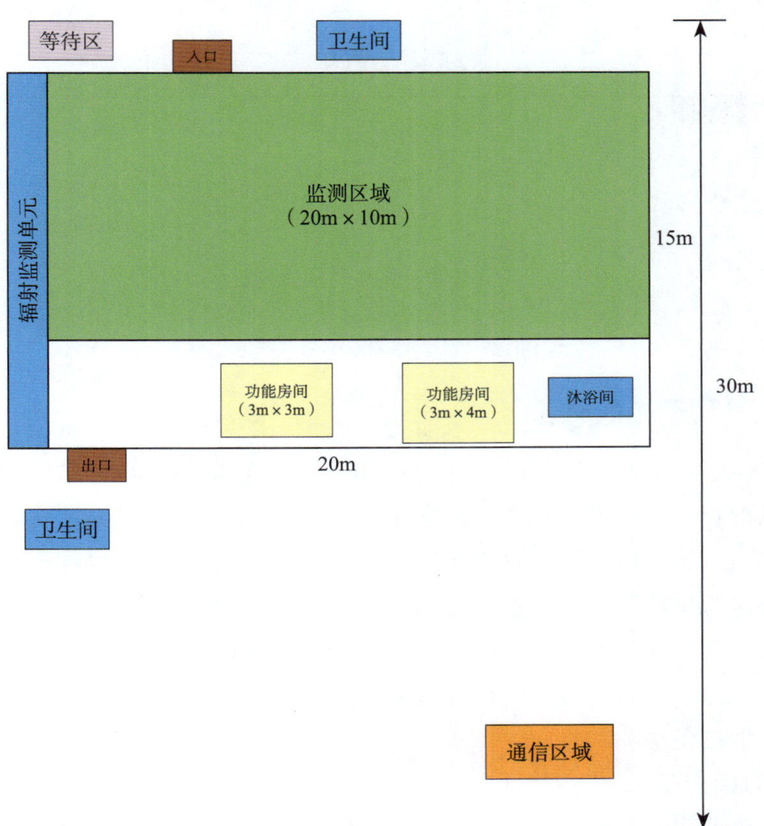

图8-3　建议每天监测1 000人的辐射监测单元示意图

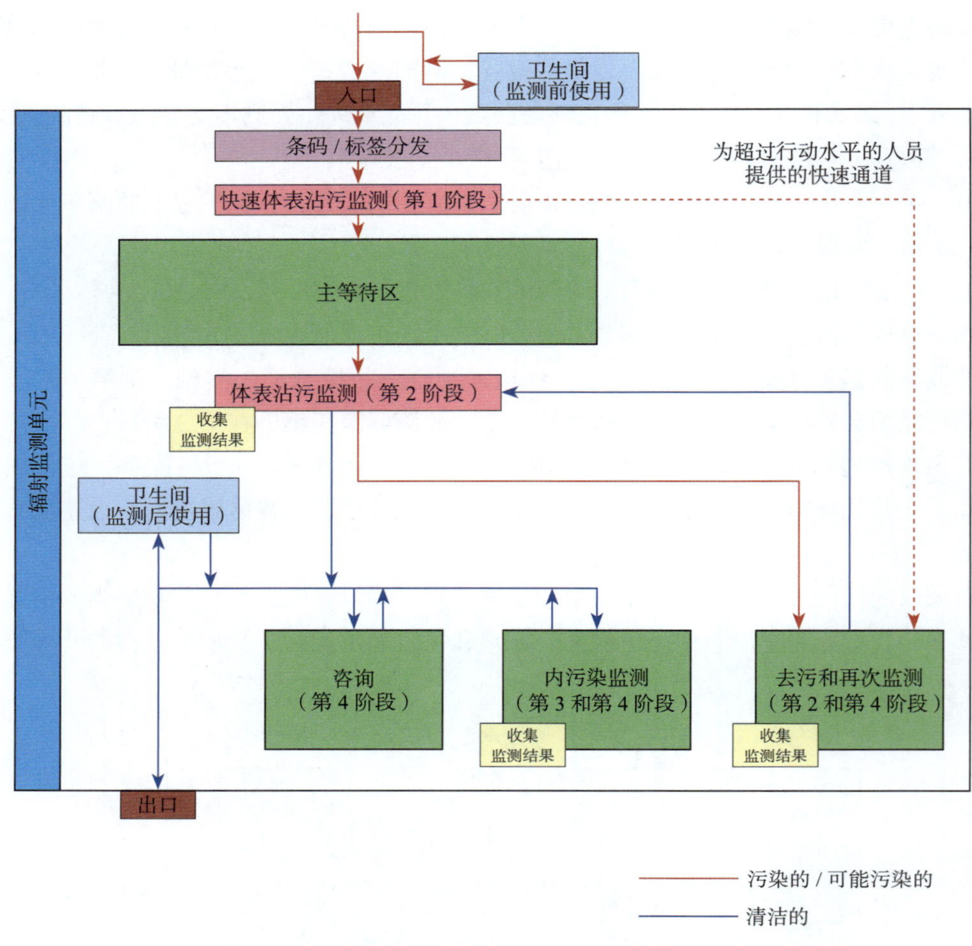

图 8-4　筛查过程的四个阶段主要工作流程图

（二）人员管理和信息

1．**一般要求**　辐射监测单元人员的管理主要是提供适当的指导和信息。可以根据人群及其分布状况提供相应语言的宣传和教育材料，指示牌应指示清楚监测时个人应该做的事情和具体地点，这样可能比书面解释更容易让公众理解，也比有详细解释的传单更容易接受，尽可能考虑可能影响人口监测过程的文化或宗教因素。

为了让公众充分参与筛查过程，尽可能通过通俗易懂的方式让公众获得筛查提供的信息内容。若有可能，当人们离开辐射监测单元时，他们将得到一份行动建议指南，详细说明他们必须采取的行动。

2．**信息收集和发布**

（1）所有受监测人员的记录都要保存，无论他是否为受污染的人员，详细保存的记录不仅对患者护理、随后的剂量测定和医学随访非常重要，而且对临床诊断同样重要。这些记录可用于联系需要短期医学随访或长期健康监测的人员。

（2）为减少污染扩散问题，一旦人员进入辐射监测单元，就要对他们进行身份识别，并快速有效地记录信息。在辐射监测单元完成监测和去污之后，必须登记完整的个人详细信息。

（3）为及时掌握及时准确的信息，辐射监测单元的管理员负责把辐射监测单元的数据传给指挥应急响应的人员。

（4）每个接受监测的人都将收到有关自己的监测结果信息。

（5）必须为受到污染和可能受到污染的人员提供预先准备好的信息。

（6）所有识别个人身份的数据和信息都必须保密。

3．**后续监测** 根据现场评估制定规划，以决定是否需要进行后续监测以及此类监测计划的形式。

第五节 内照射职业健康管理

一、内照射健康效应

放射性核素内污染对人体健康会造成不同程度的影响，其严重程度受到以下 7 个因素的影响：

1．进入人体的放射性物质数量（摄入量）。

2．放射性核素的化学形式（影响溶解度，继而影响吸收）。

3．放射性核素的排放类型和半衰期（α 发射体具有更大的内部放射性毒性）。

4．摄取后放射性核素沉积的器官或组织（靶器官或组织）的放射敏感性。

5．患者的年龄（年轻人的放射敏感性更高，预期寿命更长，因此患癌症的概率更高）。

6．伤员的病理生理因素造成的排泄困难（如肾衰竭）。

7．污染途径（通过伤口的可溶性物质污染可直接导致吸收）。

放射性核素内污染的主要健康问题是由于晚期的随机效应而导致的癌症发生。目前已经建立了由不同放射性核素内污染后导致癌症发生发展的风险模型。

放射性核素内污染极少可能导致急性放射病（ARS），如果摄入放射性的毒性非常强，如 ^{210}Po 内污染，或放射性核素摄入量非常大，这种情况下可能导致急性放射病（ARS）。

二、内照射人员的职业健康监护

（一）健康监护责任

1．**用人单位**　用人单位在健康监护方面应承担以下责任：

（1）用人单位应确保为所有受到职业照射的作业人员提供必要的健康监护和保健服务。对受到职业照射的承包商人员，应通过合同规定确保他们得到必要健康监护。

（2）用人单位应在工作场所附近提供适当的设施，以便进行健康监护有关的医疗检查。

2．**职业卫生服务机构**　职业健康服务机构应在健康监护方面承担以下职责。

（1）评估放射工作人员的健康状况；

（2）确保放射工作人员的健康与其最初和持续阶段的工作相适应；

（3）存在下列情况下，应记录：

1）放射工作人员意外照射或者罹患职业病；

2）发现可能与工作条件有关的疾病；

3）职业卫生和职业健康评价报告；

4）医学法律调查报告。

（4）辐射风险咨询，放射工作人员受到污染或过量照射时，应提供咨询和治疗服务。

3．**执业医师**　执业医师应在放射工作人员健康监护方面承担以下职责。

（1）负责放射工作人员健康监护方案的执业医生：

1）对放射工作人员开展职业健康检查；

2）根据放射工作人员的健康状况，进行工作适任性评价，并向用人单位提出建议；

3）放射工作人员因健康原因调离工作岗位后，重返放射性工作岗位的工作适任性评价；

4）协同辐射防护人员，就工作场所防护提出意见和建议。

（2）执业医师，包括任何兼职的私人执业医师，应通过培训以及必要时的再培训，了解辐射生物效应、职业照射控制，进行职业照射数据的解释和剂量学评估。在专家支持下，制订职业健康监护方案，并向下列放射性工作人员面临的职业照射风险提供咨询：

1）怀疑已怀孕或可能怀孕，或正在哺乳的放射工作人员；

2）已接受或可能接受严重过量照射的放射工作人员；

3）担心自己受到辐射的工作人员；

4）要求辅导的放射工作人员。

（3）执业医师应熟悉工作场所的工作任务和工作环境条件，以便开展工作适任性评价。对于涉及非正常工作条件的作业，如某些矿山和矿物加工设施，执业医师应定期检查工作场所，保持对现场作业条件的认识。用人单位应为执业医师提供适当的机会，使其熟悉放射工作人员的工作场所和工作环境条件。

（4）在疑似放射工作人员过量照射的情况下，执业医师应进行医学观察，向相关机构及专家提供受照的详细情况，为受照人员提供咨询，并酌情向工会和受照人员的家属介绍情况。

（二）健康监护方案

1．**原则及目标**　放射工作人员健康监护方案必须基于法律法规及标准的原则要求，完善放射工作人员上岗前、在岗期间职业健康数据，并开展工作适任性评价，通过完善的放射工作人员健康监护方案达到如下目标。

（1）提供基础数据，可以用在意外照射，或接触某一职业病危害因素的情况下，对可能受到或产生的职业健康风险（包括辐射风险）进行评估；

（2）对过量照射人员进行后期健康监护及医学随访。

2．**健康监护内容**　放射工作人员健康监护方案包括以下主要内容。

（1）放射工作人员的职业健康检查；

（2）放射工作人员的工作适任性评价，以确保其适任分配的工作；

（3）建立和维护职业健康档案，并保密；

（4）意外照射、过量照射的医学处置和医学随访；

（5）向用人单位和放射工作人员提出医学建议。

（三）职业健康检查

1．**职业健康检查的项目**　对接触职业危害因素的作业人员的职业健康检查体检应该按照国家法律、法规及标准要求开展，根据作业人员实际工作中接触的职业病危害因素类型（如：放射线、噪声、粉尘等）开展相应的职业健康检查。职业照射可能不是进行医疗检查的唯一原因。其他原因包括接触噪声、粉尘和化学品等职业危害。例如，在粉尘环境中工作，要定期进行肺功能检查，过量照射需要进行微核、染色体检查。

2．**职业健康检查告知**　与任何医患关系一样，执业医师应通过告知，让放射工作人员充分了解职业健康检查的目的，以及放射工作人员的健康状况，特定工作环境的影响。

3．**职业健康检查类型**　分为上岗前、在岗期间和离岗检查。

4．**职业健康记录**　应为每个放射工作人员建立职业健康档案和工作适任性评价记录，以达到以下目的。

（1）确定该放射工作人员是否胜任目前的工作；

（2）提供放射工作人员上岗前的基本健康状况；

（3）为职业病诊断，或过度接触提供评价依据。

5．**职业健康检查的其他内容**　上岗前职业健康检查的目的是用于评价放射工作人员的健康状况是否适任拟定的工作任务，并确定是否需要在工作期间采取特别的防护措施。工作环境中的放射性危害很少会对放射工作人员的工作适任性评价产生重大影响。执业医师需要关注其他方面的健康影响，包括使用、穿戴个体防护装备，异常照射、应急情况下的反应能力，以及使用专门工具和设备的能力。工作适任性评价需要考虑以下情况。

（1）放射工作人员需要使用呼吸保护装备，执业医师应评价放射工作人员是否适合佩戴呼吸保护装备，需要检查肺功能。

（2）放射工作人员接触非密封源，其健康可能会受到湿疹、银屑病，或其他皮肤病的影响。应根据疾病的性质、严重程度和疾病发展阶段，以及工作的性质等进行评价。如果放射性物质的水平很低，并且采取了适当的防护措施，如身体受影响的部位进行了有效的防护，就不应把患有这类疾病的人员排除在使用非密封源的工作之外。

（3）放射工作人员要操纵辐射源，心理障碍可能会影响其工作。在这种情况下，工作适任性评价应该考虑到疾病发作的安全影响，是否会对自己、同事或公众构成危险。

（4）接受过放射治疗的放射工作人员，应针对个体进行评估，并考虑到放射治疗的结果、一般预后和其他健康因素，工作人员的理解和意愿，以及工作性质等。

（5）定期职业健康检查，执业医师要关注放射工作人员的工作岗位、工作类型、年龄和健康状况，以及既往史，如吸烟、喝酒等，是否出现可能损害劳动者健康的临床症状。

6．工作适任性评价　在完成职业健康检查后，执业医师应将评价结论以书面形式告知放射工作人员和用人单位。告知内容不应包含放射工作人员的健康信息，但要包含以下内容。

（1）适合某工作岗位、工作类型；

（2）适合从事有某些限制性的工作（例如不需要使用呼吸防护设备的工作）；

（3）不适合从事的工作。

如果职业健康检查发现的疾病很可能是由接触职业危害引起的，执业医师应建议用人单位对接触情况进行调查。如怀疑放射工作人员意外吸入放射性物质，应向其主管及辐射防护主任报告；如果怀疑意外摄入放射性核素超过管理目标值，请求调查接触情况，并将调查结果告知执业医师，以便进行职业健康监护。如果放射工作人员的受剂量超过了调查水平，要进行接触情况的调查。

（四）职业健康档案

职业健康档案应包括上岗前、在岗期间、离岗和应急情况下的职业健康检查和工作适任性评价记录，实验室检查报告、疾病诊断报告和病史记录等，以及职业照射记录，特别是过量照射，异常照射。职业健康档案要保密，并应以政府监管机构批准的方式保存。职业健康档案应终身保存，考虑法律诉讼问题，应延长职业健康档案的保留期限。

（五）过量照射人员的管理

1．制订计划　用人单位应按照国家相关法规、标准制定过量照射人员职业健康管理计划，配备相应资源，定期健康随访，观察过量照射可能引起的健康效应，了解放射工作人员健康状况。

2．应急评估　异常照射或过量照射情况下，执业医师应与辐射防护等相关部门协作，评估照射的严重程度，对辐射工作人员的健康影响。如果怀疑发生过量照射，应进行辐射防护调查，进行辐射监测，评估受照剂量。如果是内照射，则应进行内照射剂量监测。

3．**应急措施** 异常照射情况下，辐射工作人员的受照剂量低于年剂量限值，只需要对其原因进行调查，以便经验反馈，一般不需要医学干预行动。只有在受照剂量远远高于年剂量限值，达到 0.1 Sv 或更高剂量时，才有必要进行生物剂量测定，进行淋巴细胞染色体畸变分析，医学观察。对高剂量照射的人员，要进行详细的医学观察，了解其健康影响。放射工作人员大量摄入放射性核素的情况下，需要采取医学干预措施，预先告知放射工作人员，医学干预可以减少放射性核素的吸收，减少受照剂量。医学干预措施包括阻吸收、促排治疗，以及污染伤口的手术切除等。

4．**事件调查** 过量照射的详细调查应由不同领域的专家参与，特别是执业医师和辐射防护专家。这些专家之间应保持密切联系，以确保为医学干预行动提供依据。如果怀疑受照剂量接近或超过组织反应的阈值，应尽可能确定吸收剂量及其全身的分布情况，并进行医学检查和治疗。

（问清华　陈剑清）

参考文献

[1] 国家卫生和计划生育委员会. 职业卫生标准：GBZ 129—2016《职业性内照射个人监测规范》[S]. 北京：中国标准出版社，2016：3.

[2] 苏旭，孙全富. 核或辐射突发事件卫生应急准备与响应 [M]. 北京：人民卫生出版社，2022.

附录

附录 A　常用核素的摄入参数

本附录中，氢、铁、钴和锶等 4 个核素的相关剂量学参数引自 ICRP 134 出版物；钌、锝、碘、铯、氡、钍、铀等 7 核素的相关剂量学参数引自 ICRP 137 出版物；锕、镎、钚、镅、锔和锎等 6 核素的相关剂量学参数引自 ICRP 141 出版物。在本附录中，仅列出上述核素的放射性同位素的吸入和食入的相关参数供读者应用，若需要了解这些参数如何确定，以及参数使用的详细说明请参阅上述相应的 ICRP 系列出版物。

A.1　氢（Z=1）

表 A–1 给出了吸收参数值和类型，以及气体和气体形式的氢（氚）的相关 f_A 值，表 A–2 中给出了颗粒形式。暴露于气体或蒸气形式的氚比暴露于颗粒形式更常见，因此在放射性核素职业摄入（OIR）中建议在没有信息的情况下假设气体 / 气体形式。

表 A–1　气态和气态氢（氚）的沉积和吸收

化学形态	沉积百分数						吸收	
	总	ET_1	ET_2	BB	bb	AI	类型	f_A
氚化水（HTO）	100	0	20	10	20	50	V	—
氚气（HT）	0.01	0	0.002	0.001	0.002	0.005	V	—
氚化甲烷（$CH_{4-x}T_x$）	0.3	0	0.06	0.03	0.06	0.15	V	—
未指定	100	0	20	10	20	50	F	1.0

表 A–2　吸入颗粒形式的氚和摄入的氚的吸收参数值

摄入物质	吸收参数值			从消化道吸收（f_A）
	f_r	s_r/d^{-1}	s_s/d^{-1}	
吸入颗粒物				
生物有机化合物 * 默认参数值 [§]	1	100	—	1
吸收类型，F　$LaNi_{4.25}Al_{0.75}$ 氚化物	1	100	—	1
吸收类型，M　玻璃碎片；夜光漆；三氧化钛；三氧化锆	0.2	3	0.005	0.2
吸收类型，S　三氧化碳；三氧化铪	0.01	3	1×10^{-4}	0.01

续表

摄入物质	吸收参数值			从消化道吸收（f_A）
	f_r	s_r/d^{-1}	s_s/d^{-1}	
食入物质				
可溶性形式（类似于 F 型吸入）	—	—	—	1
相对不溶性形式（类似于 M 型和 S 型吸入）	—	—	—	0.1

注：氚化水的全身模型应用于摄入除生物有机氚之外的所有形式的氚，这些应用有机结合氚的全身模型。

A.2 铁（Z=26）

表 A–3 给出了颗粒形式铁的吸收参数值和类型以及相关的 f_A 值，以及食入时的 f_A 值。

表 A–3 吸入颗粒形式的铁和食入铁的吸收参数值 *

化学形式 / 来源	吸收参数值			消化道吸收 f_A
	f_r	s_r/d^{-1}	s_s/d^{-1}	
不同吸收类型的默认参数值				
F	1	100	—	0.1
M 氯化铁；氧化铁	0.2	3	0.005	0.02
S 腐蚀产品	0.01	3	1×10^{-4}	0.001
食入物质				
所有化学形式	—	—	—	0.1

A.3 钴（Z=27）

表 A–4 给出了颗粒形式钴的吸收参数值和类型以及相关的 f_A 值，以及食入途径的 f_A 值。

表 A–4 吸入颗粒形式的钴和食入钴的吸收参数值

化学形式 / 来源	吸收参数值			消化道吸收 f_A
	f_r	s_r/d^{-1}	s_s/d^{-1}	
不同吸收类型的默认参数值				
F 硝酸钴，氯化物	1	1	—	0.1
M	0.2	1	0.005	0.02
S 氧化钴，FAP，PSL	0.01	1	1×10^{-4}	0.001
食入物质				
不溶性氧化物				0.05
其他化学形式	—	—	—	0.1

注：FAP，熔融铝硅酸盐颗粒；PSL，聚苯乙烯。

A.4 锶（Z=38）

表 A–5 给出了颗粒形式锶的吸收参数值和类型以及相关的 f_A 值，以及食入途径的 f_A 值。

表 A–5 吸入颗粒形式的锶和食入锶的吸收参数值*

化学形式 / 来源	吸收参数值			消化道吸收 f_A
	f_r	s_r/d^{-1}	s_s/d^{-1}	
不同吸收类型的默认参数值				
F　氯化锶，硫酸盐和碳酸盐	1	30	—	0.25
M　燃料碎片	0.2	3	0.005	0.05
S　FAP，PSL，钛酸锶	0.01	3	1×10^{-4}	0.002 5
食入物质				
钛酸锶	—	—	—	0.01
其他所有化学形式	—	—	—	0.25

注：FAP，熔融铝硅酸盐颗粒；PSL，聚苯乙烯。

A.5 锝（Z=43）

表 A–6 给出了颗粒形式锝的吸收参数值和类型以及相关的 f_A 值，以及食入途径的 f_A 值。

表 A–6 吸入和食入锝的吸收参数值

化学形式 / 来源	吸收参数值			消化道吸收 f_A
	f_r	s_r/d^{-1}	s_s/d^{-1}	
不同吸收类型的默认参数值				
F　高锝酸盐，Tc DTPA	1	100	—	0.9
M	0.2	3	0.005	0.18
S	0.01	3	1×10^{-4}	0.009
食入物质				
所有化学形式	—	—	—	0.9

A.6 钌（Z=44）

表 A–7 中给出了钌的气体和气体形式的吸收参数值和类型以及相关的 f_A 值，表 A–8 中给出了吸入颗粒形式钌和食入钌的吸收参数值。

表 A-7 钌的气体和蒸气化合物的沉积和吸收

化学形式 / 来源	沉积百分比 /%						消化道吸收			
	总	ET_1	ET_2	BB	bb	AI	f_r	s_r/d^{-1}	s_r/d^{-1}	f_A
四氧化钌	100	40	40	12	7	1	0.5	1	0.001	0.01

表 A-8 吸入颗粒形式钌和食入钌的吸收参数值

吸入颗粒物		吸收参数值 *			消化道吸收
		f_r	s_r/d^{-1}	s_r/d^{-1}	f_A
默认参数值					
吸收类型	化合物				
F	氯化物、草酸盐	1	30	—	0.05
M	柠檬酸盐	0.2	3	0.005	0.01
S	二氧化物	0.01	3	1×10^{-4}	5×10^{-4}
食入物质					
所有化合物					0.05

A.7 碘（Z=53）

表 A-9 给出了吸收参数值和类型，以及碘的气体和气体形式的相关 f_a 值，表 A-10 中给出了颗粒形式吸入和食入电的相关参数值。

表 A-9 气体和蒸气形式的碘的沉积和吸收

化学形式 / 来源	沉积的百分数 /%						吸收	
	总	ET_1	ET_2	BB	bb	AI	类型	f_a
元素碘，I_2	100	0	50	50	0	0	F	1.0
甲基碘，CH_3I；乙基碘，C_2H_5I	700	0	14	7	14	35	0	—
未指定	100	0	50	50	0	0	F	1.0

表 A-10 碘的吸入和食入吸收参数值

化学形式 / 来源	吸收参数值			消化道吸收 f_A
	f_r	s_r/d^{-1}	s_s/d^{-1}	
不同吸收类型的默认参数值				
F 碘化钠；氯化铯载体，碘化银	1	100	—	1
M	0.2	3	0.005	0.2
S	0.01	3	1×10^{-4}	0.01

续表

化学形式 / 来源	吸收参数值			消化道吸收 f_A
	f_r	s_r/d^{-1}	s_s/d^{-1}	
食入物质				
所有化学形式	—	—	—	1

注：假设碘的结合状态可以忽略，即 f_b=0。

A.8 铯（Z=55）

表 A–11 给出了颗粒形式铯的吸收参数值和类型以及相关的 f_A 值，以及食入时的 f_A 值。

表 A–11 铯的吸入和食入吸收参数值

化学形式 / 来源	吸收参数值			消化道吸收 f_A
	f_r	s_r/d^{-1}	s_s/d^{-1}	
不同吸收类型的默认参数值				
F 氯化铯，硝酸盐，硫酸盐	1	100	—	1
M 辐照燃料碎片	0.2	3	0.005	0.2
S	0.01	3	1×10^{-4}	0.01
食入物质				
氯化铯，硝酸盐，硫酸盐；所有未指明的化合物	—	—	—	1
相对不溶的形式（辐照燃料碎片）	—	—	—	0.1

A.9 氡（Z=86）

（一）吸入

虽然氡是化学惰性的，但一部分吸入的氡气从肺部吸收到血液中，在体内迅速移动。吸收到肺部血液的氡气体在动脉血液中分布到组织中，然后从组织转移到静脉血液中。气体在静脉血液中携带至肺部血液，其中一些呼出气体，而其余部分则返回动脉血液并继续循环。上文中描述的氡气的生物动力学模型用于计算吸入氡气的剂量。血液和组织之间的转移率取决于血液流速，组织和血液体积，以及氡在组织和血液中的相对溶解度，由组织 - 血液分配系数表示。肺部空气到血液，血液到组织，组织到血液以及血液到肺部空气的转移速率常数在后面给出。连续长期暴露于给定的氡浓度，会达到组织，血液和肺部空气中的平衡浓度。^{222}Rn 在组织中达到平衡浓度所需的时间从几分钟到几天不等，这取决于它们的血液供应和组织与血液的分配系数。然而，组织中 ^{222}Rn 的平衡浓度值可以直接从环境浓度，组织 - 血液分配系数，血液 - 空气分配系数和组织密度计算得出。

假设气道内的氡气与环境空气浓度快速平衡，计算气道内氡气引起的呼吸道区域的等效剂量。2016 年 ICRP 计算了由呼吸道气道内的气体体积（RT-空气）组成的来源的特定吸收分数（specific absorbed fraction，SAF）。这些 SAF 已经用于 ICRP 137 出版物中的剂量计算，而以前用于非穿透性辐射的源器官 RT-空气的 SAF 近似于假设气道内气体体积的活度可以被相同的活度替代。均匀地沉积在气道表面上。

（二）食入

氡可溶于水，如果在饮用水中发现浓度很高，这可能是一种重要的摄入途径。志愿者实验表明，氡很容易从消化道吸收到血液中。吸收部位尚未明确确定，但一些研究人员假定摄入的氡从胃部和小肠吸收。由于关于摄入氡在胃中的停留时间以及氡通过胃壁的扩散程度的不同假设，公布的每摄入 ^{222}Rn 摄入量的胃壁剂量估计值变化两个数量级。在剂量计算中假设从胃中清除氡的速率从几分钟到几小时不等。

ICRP 137 出版物中假定的摄入后氡气的生物动力学模型在后面描述。在该模型中，假设氡气不会从胃内容物扩散到胃壁，但是氡仅通过小肠被血液吸收。

A.10 镭（Z=88）

表 A-12 给出了颗粒形式镭的吸收参数值和类型以及相关的 f_A 值，以及食入时的 f_A 值。

表 A-12 吸入和食入镭的吸收参数值

化学形式 / 来源	吸收参数值			消化道吸收 f_A
	f_r	s_r/d^{-1}	s_s/d^{-1}	
不同吸收类型的默认参数值				
F 硝酸盐	1	10	—	0.2
M	0.2	3	0.005	0.04
S	0.01	3	0.000 1	0.002
食入物质				
所有化学形式	—	—	—	0.2

镭同位素是自然衰变系列中重要的同位素，包括图 A-1 ~ 图 A-3 中的 ^{223}Ra，^{224}Ra，^{226}Ra 和 ^{228}Ra。

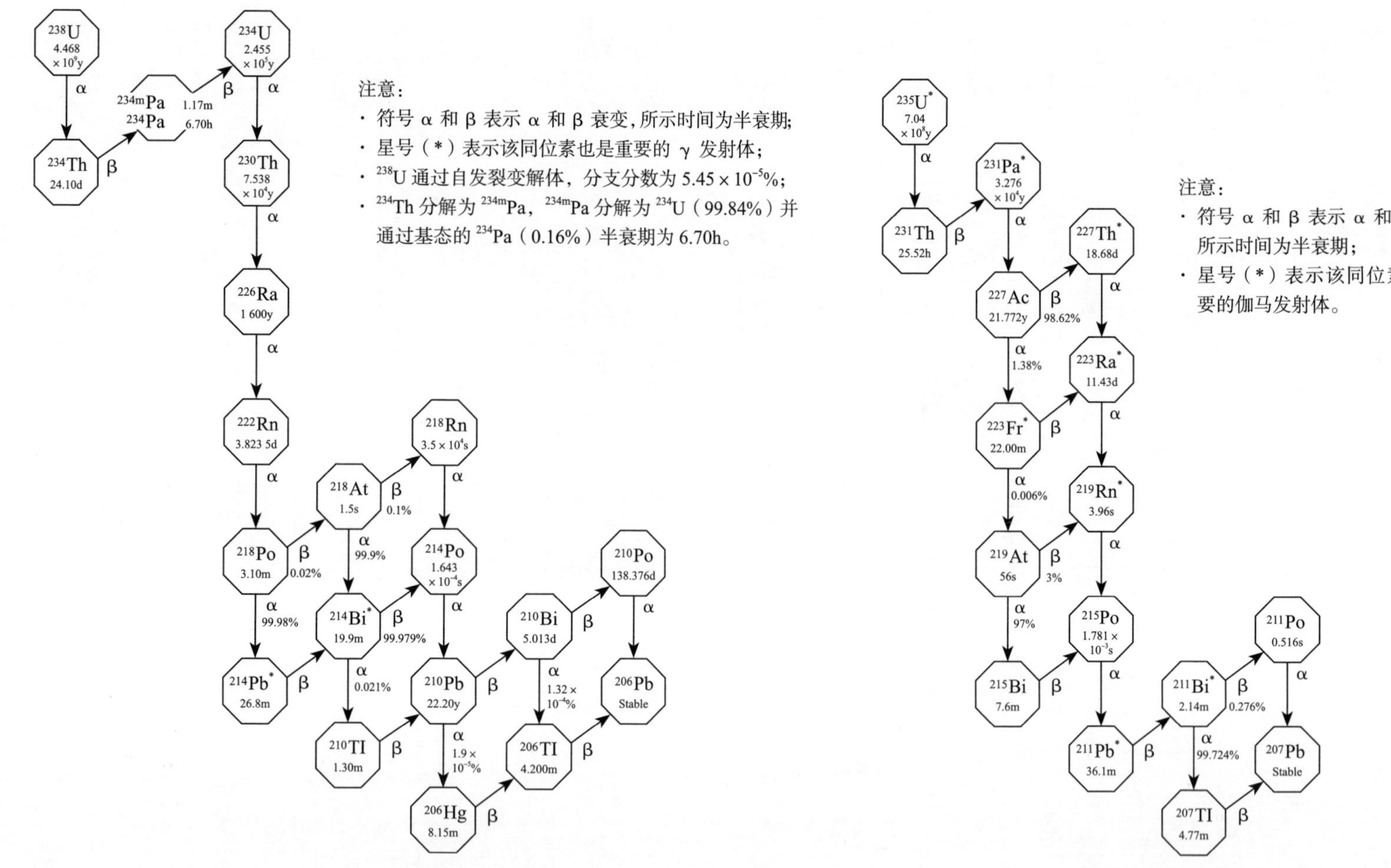

注意：

- 符号 α 和 β 表示 α 和 β 衰变，所示时间为半衰期；
- 星号（*）表示该同位素也是重要的 γ 发射体；
- ^{238}U 通过自发裂变解体，分支分数为 5.45×10^{-5}%；
- ^{234}Th 分解为 ^{234m}Pa，^{234m}Pa 分解为 ^{234}U（99.84%）并通过基态的 ^{234}Pa（0.16%）半衰期为 6.70h。

图 A-1　自然衰变系列：^{238}U

注意：

- 符号 α 和 β 表示 α 和 β 衰变，所示时间为半衰期；
- 星号（*）表示该同位素也是重要的伽马发射体。

图 A-2　自然衰变系列：^{235}U

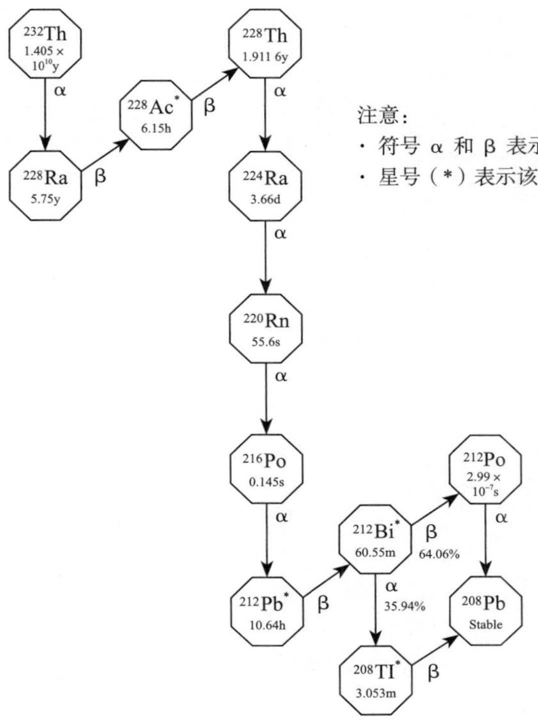

注意：
· 符号 α 和 β 表示 α 和 β 衰变，所示时间为半衰期；
· 星号（*）表示该同位素也是重要的伽马发射体。

图 A-3 自然衰变系列：^{232}Th

A.11 锕（Z=89）

表 A-13 给出了颗粒形式锕的吸收参数值和类型以及相关的 f_A 值，以及食入时的 f_A 值。

表 A-13 吸入和食入锕的吸收参数值

化学形式 / 来源	吸收参数值			消化道吸收 f_A
	f_r	s_r/d^{-1}	s_s/d^{-1}	
不同吸收类型的默认参数值				
F 柠檬酸盐	1	0.4	—	5×10^{-4}
M 氯化物、氧化物	0.2	0.4	0.005	1×10^{-4}
S 与钚氧化物化合物有关的锕	0.01	0.4	1×10^{-4}	5×10^{-6}
食入物质				
所有化合物	—	—	—	5×10^{-4}

A.12 钍（Z=90）

表 A-14 给出了颗粒形式钍的吸收参数值和类型以及相关的 f_A 值，以及食入时的 f_A 值。

表 A–14　吸入和食入钍的吸收参数值

化学形式 / 来源	吸收参数值			消化道吸收 f_A
	f_r	s_r/d^{-1}	s_s/d^{-1}	
具体参数值				
水溶性形式，包括氯化钍，0.1 柠檬酸盐，硝酸盐和硫酸盐；氟化钍	0.1	50	0.005	5×10^{-5}
不同吸收类型的默认参数值				
F　没有证据的情况下不应假设 F 型	1	50	—	5×10^{-4}
M　氢氧化钍	0.2	3	0.005	1×10^{-4}
S　氧化	0.01	3	1×10^{-4}	5×10^{-6}
食入物质				
所有化学形式	—	—	—	5×10^{-4}

A.13　铀（Z=92）

表 A–15 给出了颗粒形式铀的吸收参数值和类型以及相关的 f_A 值，以及食入时的 f_A 值。

表 A–15　吸入和食入铀的吸收参数值

化学形式 / 来源	吸收参数值			消化道吸收 f_A
	f_r	s_r/d^{-1}	s_s/d^{-1}	
具体参数值				
F/M 中间型：硝酸铀酰 $UO_2(NO_3)_2$；过氧化铀水合物 UO_4；二铀酸铵 ADU；三氧化二铀 UO_3	0.8	1	0.01	0.016
M/S 中间型：八氧化铀 U_3O_8；二氧化铀 UO_2	0.03	1	5×10^{-4}	6×10^{-4}
铝铀 UAl_x	—	—	—	0.002
不同吸收类型的默认参数值				
F　六氟化铀，三丁基磷酸双氧铀	1	10	—	0.02
M　乙酰丙酮铀酰；UF_4；使用动能穿透器产生的贫铀气溶胶；汽化 U 金属，UF_4	0.2	3	0.005	0.004
S	0.01	3	1×10^{-4}	2×10^{-4}
食入物质				
可溶形式（F 型）	—	—	—	0.02
相对不溶的形式（指定为用于吸入 M 型和 S 型）				0.002

A.14　镎（Z=93）

表 A–16 给出了颗粒形式镎的吸收参数值和类型以及相关的 f_A 值，以及食入时的 f_A 值。

表 A-16 吸入和食入镎的吸收参数值

化学形式 / 来源	吸收参数值			消化道吸收 f_A
	f_r	s_r/d^{-1}	s_s/d^{-1}	
硝酸镎的特定参数值	0.7	30	0.005	3.5×10^{-4}
不同吸收类型的默认参数值				
F 柠檬酸盐	1	30	—	5×10^{-4}
M 氯化物、氧化物	0.2	3	0.005	1×10^{-4}
S 与钚氧化物有关的镎	0.01	3	1×10^{-4}	5×10^{-6}
食入物质				
所有化合物	—	—	—	5×10^{-4}

A.15 钚（Z=94）

图 A-4 显示（对于短暂暴露于 5μm AMAD^{239}Pu 硝酸盐气溶胶的参考工作人员）假设 s_r 值为 $1d^{-1}$，预计第 1 天的尿液排泄量大约是假设 s_r 值 $0.4d^{-1}$ 时的两倍；这通过第 5 天到第 10 天的较低排泄来补偿，之后的速率相似。因此，假设 s_r 值为 $0.4d^{-1}$，则在摄入后第 1 天计算出的每次排泄物量大约两倍是假设 $1d^{-1}$。暴露后第 1 天采集的尿液样本的测量值对于评估意外摄入的后果尤为重要，重要的是不要低估每日尿液的量。因此决定不将该值四舍五入为 $1d^{-1}$。

由于该值（$0.4d^{-1}$）低于 M 型和 S 型材料的一般默认值 $3d^{-1}$，因此它也适用于 M 型和 S 型钚。

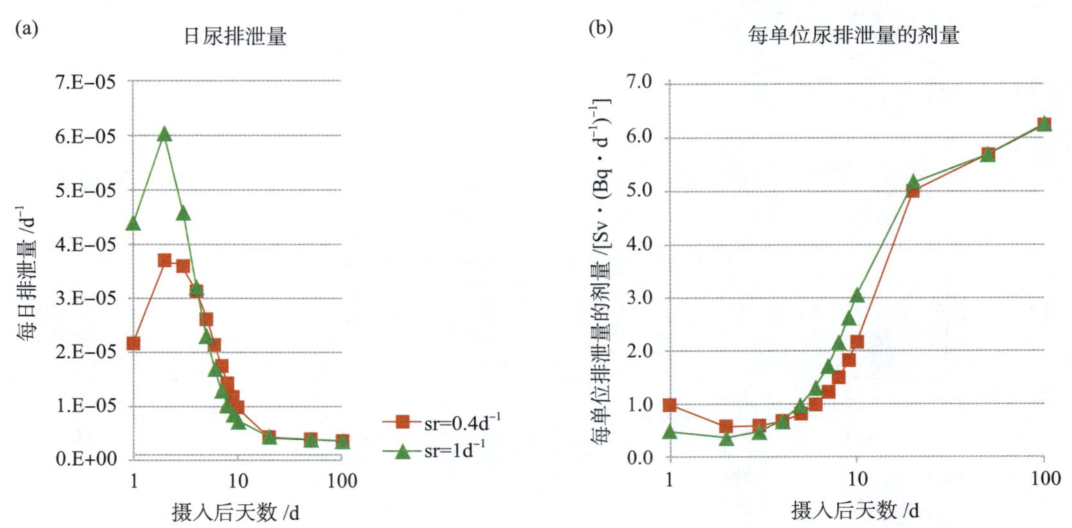

图 A-4 每日尿排泄量相应（a）s_r 值和每日排泄量对剂量估算的影响（b）

（参考工作人员短暂暴露于 5μm 活度中值空气动力学直径 ^{239}Pu 硝酸盐气溶胶）

在 ICRP 141 出版物中，可用数据为使用除铀以外的所有锕系元素的一般值 5×10^{-4} 提供了充分的基础。对氧化物和氢氧化物的 f_A 采用为 1×10^{-5}，硝酸盐、氯化物和碳酸氢盐形式的 f_A 为 5×10^{-4}。对于未识别的化学形式，此处也采用 5×10^{-4} 的 f_A 作为直接摄入的默认值。

表 A–17 给出了颗粒形式钚的吸收参数值和类型以及相关的 f_A 值，以及食入时的 f_A 值。

表 A–17　吸入和食入钚的吸收参数值

化学形式 / 来源	吸收参数值			消化道吸收 f_A
	f_r	s_r/d^{-1}	s_s/d^{-1}	
具体参数值				
硝酸钚，Pu（NO_3）$_4$	0.2	0.4	0.002	1×10^{-4}
^{239}Pu 氧化物，$^{239}PuO_2$；混合钚氧化物［（UO_2+PuO_2）或（U，Pu）O_2］	0.004	0.4	1×10^{-5}	2×10^{-6}
^{238}Pu 氧化物，$^{238}PuO_2$ 陶瓷	—	—	—	5×10^{-8}
^{238}Pu 氧化物，$^{238}PuO_2$ 非陶瓷	—	—	—	1×10^{-5}
二氧化钚 1-nm 纳米颗粒，1-nm PuO_2	0.7	0.4	0.005	3.5×10^{-4}
不同吸收类型的默认参数值				
F　-	1	0.4	—	5×10^{-4}
M　柠檬酸钚；三丁基磷酸钚（Pu-TBP）；氯化钚（$PuCl_3$）$_4$	0.2	0.4	0.005	1×10^{-4}
S　-	0.01	0.4	1×10^{-4}	5×10^{-6}
食入物质				
可溶性形式（硝酸盐、氯化物、碳酸氢盐）	—	—	—	5×10^{-4}
不溶性形式（氧化物）	—	—	—	1×10^{-5}
所有其他未明确的化学形式	—	—	—	5×10^{-4}

A.16　镅（Z=95）

表 A–18 给出了颗粒形式镅的吸收参数值和类型以及相关的 f_A 值，以及食入时的 f_A 值。

表 A–18　吸入和食入镅的吸收参数值

化学形式 / 来源	吸收参数值			消化道吸收 f_A
	f_r	s_r/d^{-1}	s_s/d^{-1}	
具体参数值				
硝酸镅，Am（NO_3）$_4$	0.6	0.4	0.005	3×10^{-4}
不同吸收类型的默认参数值，及形式				
F　柠檬酸盐	1	0.4	—	5×10^{-4}
M　氧化物、氯化物	0.2	0.4	0.005	1×10^{-4}
S　与氧化钚相关的镅	0.01	0.4	1×10^{-4}	5×10^{-6}

续表

化学形式 / 来源	吸收参数值			消化道吸收 f_A
	f_r	s_r/d^{-1}	s_s/d^{-1}	
食入物质				
所有化合物	—	—	—	5×10^{-4}

A.17 锔（Z=96）

表 A–19 给出了颗粒形式锔的吸收参数值和类型以及相关的 f_A 值，以及食入时的 f_A 值。

表 A–19 吸入和食入锔的吸收参数值

化学形式 / 来源	吸收参数值			消化道吸收 f_A
	f_r	s_r/d^{-1}	s_s/d^{-1}	
具体参数值				
氧化锔、硝酸盐和氯化物	0.5	0.4	0.01	2.5×10^{-4}
不同吸收类型的默认参数值，及形式				
F 柠檬酸盐	1	0.4	—	5×10^{-4}
M	0.2	0.4	0.005	1×10^{-4}
S	0.01	0.4	1×10^{-4}	5×10^{-6}
食入物质				
所有化合物	—	—	—	5×10^{-4}

A.18 锎（Z=98）

表 A–20 给出了颗粒形式锎的吸收参数值和类型以及相关的 f_A 值，以及食入时的 f_A 值。

表 A–20 吸入和食入锎的吸收参数值

化学形式 / 来源	吸收参数值			消化道吸收 f_A
	f_r	s_r/d^{-1}	s_s/d^{-1}	
不同吸收类型的默认参数值，及形式				
F	1	0.4	—	5×10^{-4}
M	0.2	0.4	0.005	1×10^{-4}
S 氧化锫	0.01	0.4	1×10^{-4}	5×10^{-6}
食入物质				
所有化合物	—	—	—	5×10^{-4}

附录 B　常用核素的全身分布

B.1　氚（Z=1）

对于在工作场所遇到的许多不同的氚物理化学形式，推导出全身性氚的特定生物动力学模型是不可行的。两种不同的全身生物动力学模型，称为 HTO 全身生物动力学模型和 OBT 全身生物动力学模型，分别用于推导出两大类氚化合物的剂量系数，这些氚化合物分别从体内去除相对较快和较慢。OBT 全身生物动力学模型用于摄入生物源氚化有机化合物。HTO 全身生物动力学模型适用于摄入所有其他形式的氚，包括外来（非生物）氚化有机化合物。

（一）HTO 全身生物动力学模型

HTO 全身生物动力学模型包括代表血液的隔室，与血液快速交换的血管外体液，以及体内转化为 OBT 的两种氚滞留成分。该模型结构如图 B–1 所示。参数值在表 B–1 中给出。排泄物仅来自血液隔室。从血液到排泄物的转移系数设定为从身体产生 10d 的初始清除半衰期。从 OBT-1 和 OBT-2 返回到血管外 HTO 的转移系数分别对应于 40d 和 1a 的半衰期；由于活度的再循环，这些隔室中的净保持半衰期略长于 40d 和 1a。具体的排泄途径未在图 B–1 中显示，但根据 ICRP 水平衡参考数据，假设以下比例：尿液，55%；粪便，4%；呼气，12%；并且通过皮肤流失（汗水加上无意识的流失），29%。

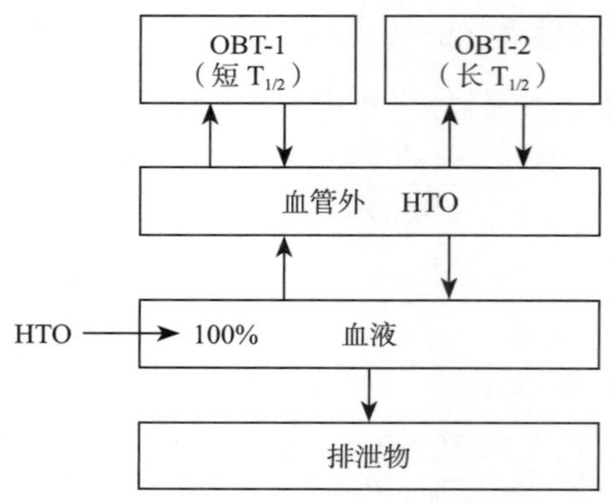

图 B–1　氚化水（HTO）全身生物动力学模型的结构

表 B–1　在氚化水（HTO）全身生物动力学模型中的转移系数

从	至	转移系数 /d^{-1}	从	至	转移系数 /d^{-1}
血液	血管外 HTO*	400	血管外 HTO	血液	44
血管外 HTO	OBT-1*	0.000 6	OBT-1	血管外 HTO	0.017 33
血管外 HTO	OBT-2*	0.000 08	OBT-2	血管外 HTO	0.001 9
血液	排泄物*	0.7			

注：OBT，有机结合氚。

* 为了计算剂量，假设这些隔室在体内均匀分布。

模型预测氚的血液含量随时间的变化：静脉注射HTO在图B–2中与基于Moore（1962）的短期和长期观察的估计以及Balonov等人的短期观察结果进行了比较。全血中氚的推导估计基于这样的假设：血浆水占血水的三分之二，并且在注射后的最初几分钟内，红细胞（RBC）水与血浆水平衡。有人报道了假设在注射后几小时内达到平衡，全血中随时间的相对浓度在平衡时归一化为1.0。根据血水占全身水的10%的估计，假设血液在平衡状态下包含10%的全身HTO，这些数据被转换为注射氚的百分比。

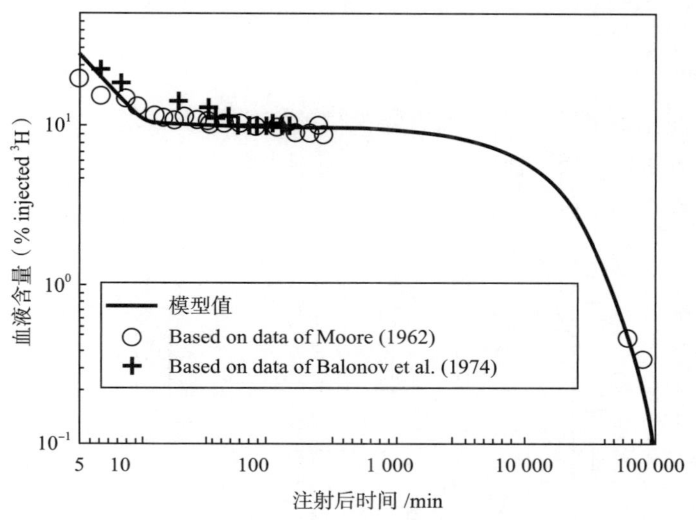

图B–2 静脉注射氚水后氚血中含量的观察和模型预测

（二）OBT全身生物动力学模型

用于摄入生物氚化有机化合物的全身氚模型是对ICRP 56出版物中应用的OBT模型的修改（图B–3）。这里假设最初进入血液的50%氚立即转移到OBT-1隔室，50%立即转换成血液隔室内的HTO。进入OBT-1或血液室的氚随后遵循图B–1中定义的HTO模型。对于单独的有机氚化合物的应用，OBT-1和血液隔室之间吸收活度的划分可以根据具体信息的允许进行修改。它适用于在摄入生物氚化有机化合物后进入全身循环的氚。进入OBT-1或血液室的氚随后遵循氚化水（HTO）模型。对于单独的有机氚化合物的应用，OBT-1和血液隔室之间吸收活度的划分可以根据具体信息的允许进行修改。$T_{½}$，半衰期。

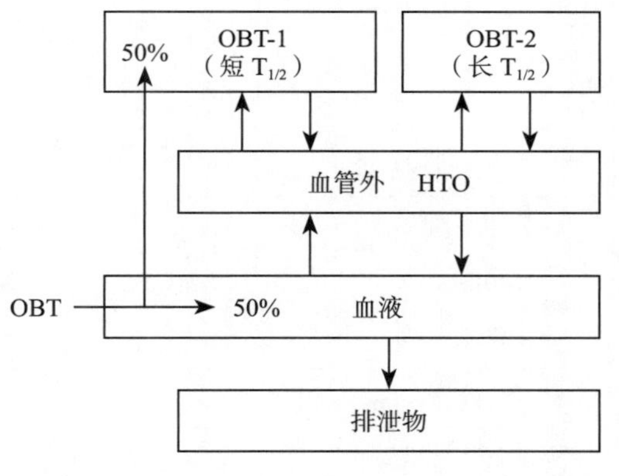

图B–3 有机结合氚（OBT）模型

OBT模型在OBT-1（50%）和血液（50%）

隔室之间具有默认的初始活度划分，预测 OBT 将代表慢性受照工作人员全身氚的 65%～70% 到生物氚化有机化合物。ICRP 134 出版物采用的 HTO 模型预测，对于长期暴露于 HTO 的工作人员，OBT 将占全身氚的 5%～6%。不建议使用 OBT 全身生物动力学模型来评估氚化 DNA 前体（例如［^{3}H］-thy 嘧啶、［^{3}H］- 脱氧胞苷）的摄入量，因为组织剂量的概念可能不适用于这些形式的氚。

B.2 铁（Z=26）

（一）概述

该出版物中使用的铁全身生物动力学模型的结构如图 B–4 所示。基线转移系数列于表 B–2 中。模型结构和参数值已经从开发的模型中略微修改以与血色病个体的生物动力学进行比较。参数值基于成年男性的数据。

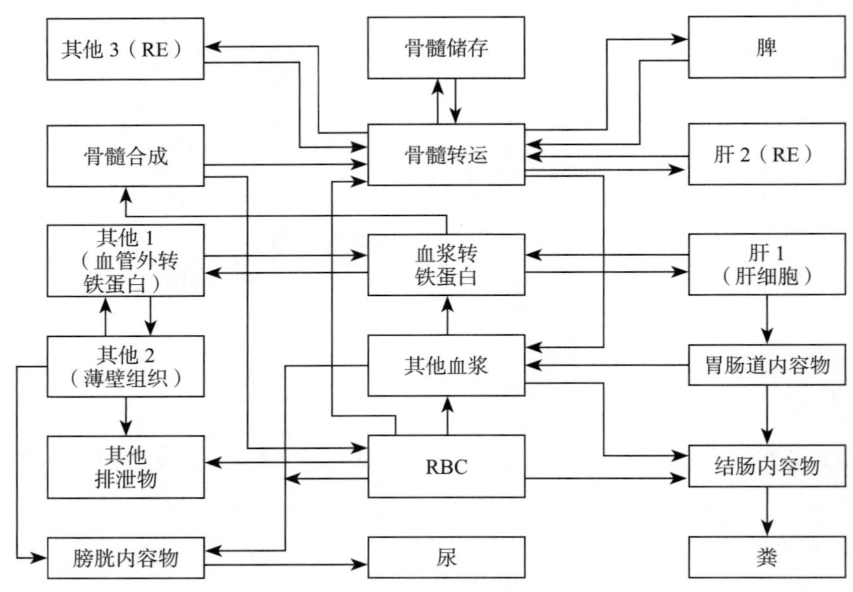

图 B–4　铁的全身生物动力学模型的结构

表 B–2　铁的全身生物动力学模型中的转移系数

从	至	转移系数 /d^{-1}
其他血浆	血浆转铁蛋白	70
其他血浆	膀胱内容物	0.01
其他血浆	结肠内容物	0.1
血浆转铁蛋白	骨髓合成	9.43

续表

从	至	转移系数 /d^{-1}
血浆转铁蛋白	肝脏 1（肝细胞）	0.555
血浆转铁蛋白	血管外转铁蛋白	1.11
红细胞计数	其他血浆	0.000 833
红细胞计数	骨髓输运	0.007 29
红细胞计数	结肠内容物	0.000 2
红细胞计数	膀胱内容物	0.000 015
骨髓合成	红细胞计数	0.243
骨髓合成	骨髓输运	0.104
骨髓输运	其他血浆	1.39
骨髓输运	骨髓储存	0.063 5
骨髓输运	肝脏 2（RE）	0.010 6
骨髓输运	脾	0.017
骨髓输运	其他 3（RE）	0.063 5
骨髓储存	骨髓输运	0.003 8
肝脏 2（RE）	骨髓输运	0.003 8
脾	骨髓输运	0.003 8
其他 3（RE）	骨髓输运	0.003 8
肝脏 1（肝细胞）	血浆转铁蛋白	0.003 64
肝脏 1（肝细胞）	小肠内容物	0.000 37
其他 1（血管外转铁蛋白）	血浆转铁蛋白	0.888
其他 1（血管外转铁蛋白）	其他 2（薄壁组织）	0.222
其他 2（薄壁组织）	其他 1（血管外转铁蛋白）	0.001 27
其他 2（薄壁组织）	排泄物	0.000 57
其他 2（薄壁组织）	膀胱内容物	0.000 03

注：RBC，红细胞；RE，网状内皮。

描述在进入血浆后最初几周内铁的命运的参数值是基于对合理健康的男性受试者的放射性铁研究的结果。设定控制铁早期动力学的参数值后，设定控制长期滞留和排泄的值，以与 50 岁男性的各种铁池的估计含量保持一致，估计铁沿各种排泄途径的每日损失，并假设每天从食物中吸收 0.9mg 铁。假设正常的 50 岁男性的全身铁含量约为 3.9g，假设主要铁分布如下：红细胞，2 300mg；肝细胞，400mg；肝 RE 细胞，50mg，骨髓 RE 细胞，320mg；脾脏（主要是 RE 细胞），80mg；其他 RE 细胞，300mg；红系骨髓，80mg 克；

血浆转铁蛋白，2.9mg；其余血浆，0.4mg；和身体的其余部分大约400mg。为50岁计算的精确的全身和隔室内容在一定程度上取决于计算开始的年龄以及该年龄的假定隔室内容。上面给出的50岁男性的隔间含量基于15岁的起始年龄，给定存储池的初始铁含量为上述50岁值和初始铁含量的30%任何其他池的80%是上述50岁年龄值的80%。

从骨髓合成中清除铁，半衰期为2d，其中70%转移至红细胞，剩余的30%代表无效的红细胞生成，转移至称为“骨髓转运”的骨髓RE区室。从循环中去除老化的红细胞被描述为从红细胞转移到骨髓转运，代表RE细胞的吞噬作用，加上从红细胞到其他血浆的较小转移（约占总数的10%），代表红细胞在血管内破裂和释放血红蛋白进入血浆。进入骨髓转运的大部分铁返回到其他血浆，半衰期为12h。为了说明整个RE系统中铁的相对长期储存，一小部分离开骨髓的铁被分配到骨髓、肝、脾和其他组织中的RE储存室，分别称为“骨髓储存”“肝2”、“脾”和“其他3”。在几个月的时间内将铁从这些储存位置移除到骨髓转运（并因此主要转移到其他血浆）。使用骨髓转运作为RE系统中的中央隔室是简化真实事件，因为RBC（包括红细胞前体）的破坏实际上并不完全发生在骨髓中，并且铁进入或离开RE细胞。肝，脾和其他骨骼外部位实际上并未通过骨髓输送。

除RE系统外，铁的重要储存地点是肝脏薄壁组织，由肝1代表该模型（用于正常铁动力学）。该隔室接收来自血浆转铁蛋白的5%的流出物。进入肝1的铁在数月内返回血浆转铁蛋白，除了少量代表胆汁分泌物转移到小肠内容物。

假设从血浆转铁蛋白转移到血管外转铁蛋白的大部分铁（80%）在第2天或第2天返回血浆，但一部分（20%）被其他2吸收，代表功能性或储存铁不通过明确识别的组织和液体来解释。其他2也用于解释由于皮肤脱落，出汗和与肾细胞脱落相关的尿液损失导致的铁损失。在排泄物中没有丢失的其他2中的铁在数月内返回到其他1（血管外转铁蛋白）。

除了上面指出的排泄途径之外，在进入肠道或膀胱的红细胞中铁从体内丢失。根据该模型，大约三分之二的铁损是粪便，其余的是正常成年男性的皮肤，汗液和尿液。

（二）放射性子体处理

ICRP 134出版物中涉及的两种铁同位素具有放射性子体，它们对母体放射性核素的剂量系数有显著贡献：^{52}Fe，具有链成员^{52m}Mn（$t_{1/2}$=21.1min）和^{52}Mn（5.59d）；和^{60}Fe，具有链成员^{60m}Co（10.5min）和^{60}Co（5.27a）。体内产生的锰和钴的模型是对OIR系列中应用于这两种元素作为母体放射性核素的模型的修改。

内部沉积钴的模型在ICRP 134出版物的钴部分中另有所描述。内部沉积锰的模型将出现在ICRP系列出版物的后半部分。两个模型都通过添加代表脾和红骨髓的区室进行了修正，这些区室在铁的全身生物动力学模型中明确表示。

铁模型中称为“其他血浆”的隔室用锰模型中的血浆隔室。在铁模型中的组织隔室中产生的锰被假定为以下半次转移到血浆：铁模型的血液隔室1min，不包括在锰模型（血浆转铁蛋白）中，红细胞83.2d（基于RBC的平均寿命为120d），所有其他铁隔室的平均寿命为 2d（对于锰的特征模型，大部分隔室的血液清除半衰期）。假设锰以 1 000d^{-1} 的速度离开血浆，其中 30% 用于肝脏，5% 用于肾脏，5% 用于胰腺，1% 用于直肠结肠内容物，0.2% 用于膀胱内容物，0.5% 进入骨表面，0.02% 进入红细胞，0.1% 进入大脑，0.3% 进入脾，0.1% 进入红髓，其余 57.78% 进入其他软组织。将肝分成两个区域：肝 1 和肝 2，肝中的锰沉积在肝 1 中。从肝 1 中移除半衰期为 1d，20% 的流出物流入小肠内容物，通过胆汁分泌和 80% 进入肝 2。活度从肝 2 转移到血浆，半衰期为 2d。从胰腺中除去活度的半衰期为 1d，血浆和小肠内容物之间的流出量相等。从胰腺到小肠内容物的转移代表胰液中的分泌。活度从肾脏转移到血浆，半衰期为 2d，从大脑到血浆，半衰期为 150d。从红细胞中清除半衰期为 83.2d，假设由红细胞中铁的腐烂产生的锰。骨表面上的活度在皮质和小梁表面之间平均分配，并且半月时间为 40d 离开骨表面，99% 返回血浆，1% 进入相应的骨容积区。如在 ICRP 89 出版物中给出的，在成人的特定骨类型的参考进出率下从皮质或小梁体积中清除活度。其他软组织分为 ST0，ST1 和 ST2，代表锰的快速，中间和慢速转换。活度离开血浆的 ST1 接受 14.6%，ST2 接受 4%，ST0 接受 39.18%（模型中所有其他沉积部分分配后剩余的量）。活度从 ST0，ST1 和 ST2 返回到血浆，半衰期分别为 30min，2d 和 40d。

假设在铁模型的组织隔室中产生的钴以下述半衰期转移到钴模型中的中央血液隔室（与铁模型中的其他血浆相同）：RBC 和血浆转铁蛋白为 1min，2d 肝脏隔室，脾脏和红骨髓隔室 30d，其他隔室 7d。随后在中央血液室中进入或产生的钴的生物动力学由内部沉积的钴的全身生物动力学模型描述，以及对钴应用的以下修改铁的子体。将脾和红骨髓各自作为与中央血液隔室交换钴的单独隔室添加到模型中。假设这些隔室分别从中央血液室接收 0.5% 和 1% 的流出量。具有相对快速和中间进出率的其他软组织的隔室中的沉积分别从原始模型中的 9% 和 5% 降低至 8% 和 4.5%。将钴从脾和红色骨髓中移除至中央血液隔室，半衰期为 30d。

（三）性别之间的差异

由于需要较高的铁，绝经前的成年女性通常会吸收更多的膳食铁，并且体内铁的更新速度比成年男性更快。由于与成年女性相比较大的体重和显著更大的储存铁质量的组合，成年男性的全身铁质量通常高 50% ~ 100%。尽管女性饮食中铁的摄入量较高，但绝经前成年女性的储存铁质量通常仅为成年男性的约四分之一，原因是女性摄入的铁摄入量较低，铁通过经期补铁。

B.3 钴（Z=27）

（一）概述

ICRP 134 出版物中采用的钴的全身生物动力学模型结构如图 B–5 所示。转移系数列于表 B–3 中。

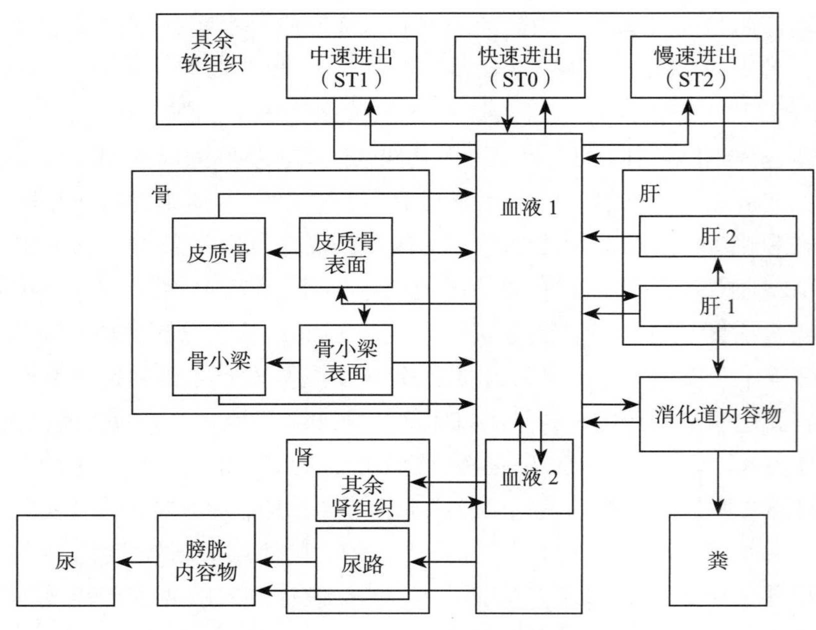

图 B-5　钴全身生物动力学模型的结构图

表 B-3　钴的全身转移系数

从	至	转移系数 /d⁻¹	从	至	转移系数 /d⁻¹
血 1	肝脏 1	70	肝脏 1	肝脏 2	0.023 1
血 1	膀胱内容物	60	肝脏 2	血 1	0.001 9
血 1	消化道内容物	4.0	ST0	血 1	0.099
血 1	ST0	18	ST1	血 1	0.013 9
血 1	ST1	10	ST2	血 1	0.000 95
血 1	ST2	4.0	皮质骨表面	血 1	0.084 2
血 1	皮质骨表面	6.0	皮质骨表面	皮质骨	0.014 9
血 1	骨小梁表面	6.0	骨小梁表面	血 1	0.084 2
血 1	肾脏 1	9.0	骨小梁表面	骨小梁	0.014 9
血 1	肾脏 2	1.0	皮质骨	血 1	0.000 082 1
血 1	血 2	12	骨小梁	血 1	0.000 493
血 2	血 1	0.693	肾脏 1	膀胱内容物	0.462
肝脏 1	消化道内容物	0.092 4	肾脏 2	血 1	0.001 9
肝脏 1	血 1	0.347			

在可行的情况下，转移系数基于来自受控人体研究的数据，涉及施用无机形式的钴。全身滞留的模型预测，包括身体损失的不同阶段，需要与基于 Smith 的组合数据的中心估计一致。对于分别注射 $^{60}CoCl_2$ 和 $^{58}CoCl_2$ 的受试者。设定血液的参数值以与 Smith 等人的血液滞留数据一致。对于注射了 $^{60}CoCl_2$ 的受试者。尿液和粪便排泄率以及肝脏的摄入和滞留主要基于 Smith 等人的测量。对于分别注射 $^{60}CoCl_2$ 和 $^{55}CoCl_2$ 的受试者。人体受试者的数据补充了关于实验动物肝脏，肾脏，骨骼和其他组织中钴的时间依赖性分布的信息。通过吸入，摄入或注射接收无机形式的放射性钴。例如，全身钴的初始分布和其分布随时间的变化是在几种动物物种的数据表明的一般模式之后建模的。描述特定储存库中摄入和滞留的参数值的导出总结如下。

1．**血液** 血液被分成两个区域：血液 1 和血液 2 进入血液的钴原子被分配给血液 1，这是一个快速更新的血浆池。血液 2 是一个更缓慢的交换池，除了在急性摄入放射性钴后不久的短时间内，其中包含血液中的优势活度。这些隔室用于再现观察到的钴从血液中消失的速率，并且难以用血液的特定成分识别。尽管 Smith 等人的数据表明，从血液中注入一部分钴的相对缓慢的损失可能与某些血浆蛋白和 RBC 的滞留有关。表明，在将 $^{60}CoCl_2$ 静脉内注射到受试者中后的最初 30h 内，RBC 最多含有 ^{60}Co 血液含量的百分之几。

活度以 $200d^{-1}$ 的速度离开血液 1，相当于大约 5min 的半衰期，6% 的流出物流向血液 2，剩余的 94% 分配到组织隔室，膀胱内容物和结肠内容物。活度从血液 2 移回血液 1，半衰期为 1d。

2．**肝脏和粪便排泄** 肝脏表示为两个区域，肝脏 1 和肝脏 2，分别代表短期和长期滞留。肝脏 1 接受 35% 的离开血液 1 活度。活度从肝脏 1 中移除半衰期为 1.5d，20% 用于胆汁中的小肠内容物，5% 用于肝脏 2，75% 返回到肝脏和血液。活度从肝脏 2 转移到血液 1，半衰期为 1 年。如上所述，钴的内源性粪便排泄来自胆汁分泌，加上血液 1 分泌到右侧结肠。后一种转移相当于 2% 的钴离开血液 1。

3．**肾脏和尿液排泄** 肾脏分为两个区域：肾脏 1 和肾脏 2。肾脏 1 通过肾小球过滤后从血液中接收钴，占血液 1 流出量的 4.5%，并以 1.5d 的半衰期将钴丢失到膀胱内容物中。膀胱内容物从血液 1 中接收另外 30% 的流出物，其在肾小球处过滤但未滞留在肾脏中。肾脏 2 是一个缓慢进出池，从血 1 中获得 0.5% 的流出量，并且将钴返回血 1，半衰期为 1 年。

4．**骨架** 总骨骼中钴的摄入和滞留可以基于来自动物研究的数据建模，但是在皮质骨和骨小梁之间或骨表面与骨实体之间的钴分布尚未确定。假设 3% 的钴原子离开血液 1 沉积在骨小梁表面上，3% 沉积在皮质骨表面上。钴离开骨表面半衰期为 7d，其中 15% 进入相应的骨容积室，85% 返回血液 1。钴以骨转换的速率从小梁或皮质骨实体中去除。骨转换率的参考值在 ICRP 89 出版物中给出。

5．**其他组织** 其余软组织分为三个隔室：ST0、ST1 和 ST2，分别具有相对快速，中间和相对慢的转换。这些隔室从血液 1 中接受 9%、5% 和 2% 的流出量，并将钴以 7d、50d 和 2a 的半衰期返回到血液 1。

上述参数在滞留和排泄的模型预测与受控人体研究中的观察之间产生合理的一致性。模型预测也与人类受试者和实验室动物的放射性钴研究所表明的无机钴生物学行为的以下方面一致：

（1）肝脏的峰值含量约为静脉注射量的三分之一（模型预测值 35%），并且在注射后的第一个小时内发生。

（2）在吸收或静脉内注射到血液中后的第一个或第二个小时内，钴的尿液排泄率很高。

（3）在注射后几天至 1 000d 的时间内，肝脏含有约 20%（模型预测 15%～27%）的总体负荷。

（4）肾脏和肝脏最初显示相似的钴浓度，但是在远离注射的情况下，肾脏浓度大约是肝脏的两倍。

（5）在注射后的最初几周，骨骼含有的钴比肝脏少，但逐渐成为钴的主要系统储存库。

（二）放射性子体的处理

在推导钴同位素剂量系数时考虑的放射性子体是钴或铁的同位素。通过放射性衰变在体内产生的钴被指定为钴的特征模型，即钴作为母体的全身生物动力学模型。体内产生的铁模型是对本报告中描述的铁特征模型的修改。

其他血浆的铁的特征模型中的隔室被称为血液 1 的钴模型中的隔室。在除了血液 1 之外的钴模型的任何隔室中产生的铁被指定为其他血浆的转移率并且假设遵循达到其他血浆后铁的特征模型。从钴模型的隔室到其他血浆的以下转移系数被指定为：血液 21 000d^{-1}；软组织和骨表面区室，1.39d^{-1}（铁的特征模型中从组织隔室到其他血浆的最高转移率）；骨量区，采用骨转换率。

B.4 锶（Z=38）

（一）概述

锶的全身生物动力学模型的结构如图 B-6 所示。这是亲骨核素通用模型的简化版本。血液被视为与软组织和骨表面交换活度的均匀混合池。在通用模型的简化版本中，将血液视为均匀混合的池，其与软组织和骨表面交换活度。软组织分为三个隔室，对应于与血液的快速，中间和慢速交换活度（分别为 ST0、ST1 和 ST2）。肝脏和肾脏在锶模型中没有单独说明，但是隐含地包含在软组织隔室中。骨分为皮质骨和骨小梁，这些骨中的每一种进一步分为骨表面和实质骨。实质骨被视为由两个池组成：一个与骨表面中的活度交换数周或数月的池，以及第二个不可交换的池，活度只能通过骨重组过程从中移除。骨架中的活度沉积物被分配给骨骼表面。在一段时间内，骨表面上的一部分活度移动到可交换的骨量，其余部分返回血液。活度在数月内留在可交换的实质，部分活度移至骨表面，其余部分移至不可交换的实质。从非交换性实质中移除的速率假定为骨转换率，不同的转换率适用于皮质骨和小梁骨。假设锶仅通过尿液或粪便排泄从体内流失。

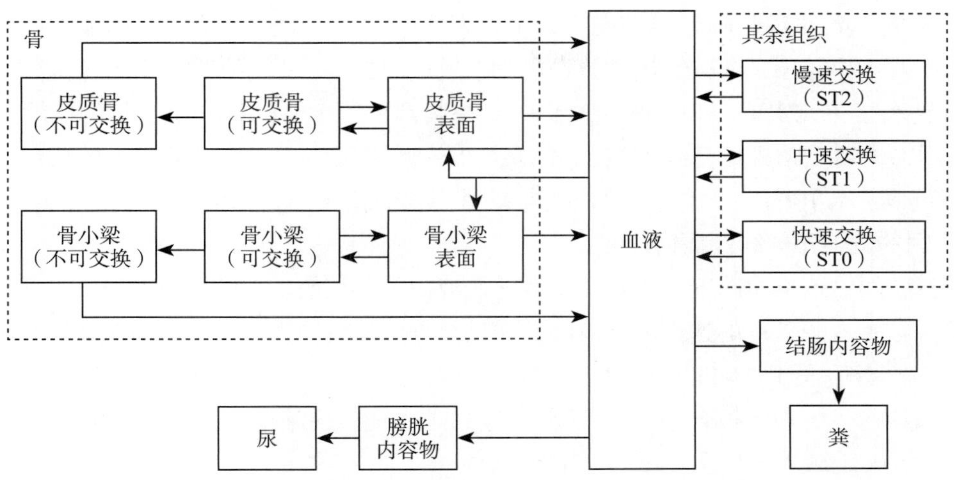

图 B-6　锶的全身生物动力学模型的结构

ICRP 67 出版物中给出的锶的系统生物动力学模型与后来关于成年人中锶和相关元素的生物动力学的信息相当一致。例如，该模型预测，在急性摄入血液后的 25 ~ 45 年，每年有 2.8% ~ 3.2% 的全身 ^{90}Sr 被清除，与暴露于高水平 ^{90}Sr 的俄罗斯成年男性的平均值 2.7% ~ 3.2%（取决于年龄）相类似。该人群中成年女性的平均丢失率估计年龄在 45 岁时为 3.2% ~ 3.5%，在年龄较大时为 4.4% ~ 5.8%。按 ICRP 67 出版物的模型在 25 岁之后与年龄和性别无关。

ICRP 134 出版物中采用了 ICRP 67 出版物中对成年公众成员的锶参数值，以供工作人员使用。表 B-4 列出了这些值。每个参数值的基础总结如下。

表 B-4　锶的全身转移系数

从	至	转移系数（d^{-1}）	从	至	转移系数（d^{-1}）
血液	膀胱内容物	1.73	皮质骨表面	可交换皮质骨	0.116
血液	右结肠内容物	0.525	ST0	血液	2.50
血液	骨小梁骨表面	2.08	ST1	血液	0.116
血液	皮质骨表面	1.67	ST2	血液	0.000 38
血液	ST0	7.50	可交换骨小梁	骨小梁骨表面	0.004 3
血液	ST1	1.50	可交换骨小梁	不可交换骨小梁	0.004 3
血液	ST2	0.003	可交换皮质骨	皮质骨表面	0.004 3
骨小梁骨表面	血液	0.578	可交换皮质骨	不可交换皮质骨	0.004 3
骨小梁骨表面	可交换骨小梁	0.116	不可交换皮质骨量	血液	0.000 082 1
皮质骨表面	血液	0.578	不可交换骨小梁	血液	0.000 493

涉及成年人的对照研究结果表明，年轻人（<25 岁）的全身滞留（可能主要代表骨骼滞留）高于中年或老年人。这被认为与骨形成速率的年龄差异有关，骨形成速率决定了骨骼中钙和相关元素的沉积水平，并且一直持续到大约生命的第三个十年的中期。ICRP 134 出版物中给出的锶的基线参数值适用于 25 岁或更高的年龄。年龄较大的成年人的模型预测可以从 ICRP 67 出版物中给出的年龄特定参数值导出，在该文档中提供的 15 岁和 25 岁之间的值随年龄线性插值。

静脉注射钙或锶示踪剂的正常受试者的血液消失曲线的动力学分析表明，这些元素最初以每天数百血浆体积的速率离开血液，并且血管外隔室快速平衡，大约是血浆池大小的三倍。在注射后大于 1 ~ 2h 的时间，血液的转移速率约为 $15d^{-1}$，对于锶或钙示踪剂的血液消失曲线产生合理的拟合。本出版物中使用的锶模型没有描述在早期分钟内极快地去除活度，但是从血液中分离出 $15d^{-1}$ 的清除率。

已经在几个重病人类受试者中测量了放射性锶在软组织和骨骼中的摄入和滞留。数据表明，软组织最初含有与骨骼大致相同的锶，但软组织含量在几周后急剧下降，而骨质含量在最初几个月内缓慢下降。

^{85}Sr 和 ^{45}Ca 的软组织含量在终末期疾病晚期注射这些放射性核素的几个人类受试者的死后组织中测量，从死亡前几小时到 4 个月。在快速进出池清除后，软组织中滞留的注射活度部分对于两种放射性核素大致相同。似乎锶的去除速度比中期库中的钙更慢。从这项相对短期的研究中可以获得关于可能小的长期滞留隔室（ST2）的信息。

血液和软组织隔室之间的锶转移率设定如下。假设 50% 的锶离开血液移动到快速进出软组织隔室 ST0；这是在指定其他隔室中的沉积百分比之后的平衡。从血液到 ST0 的相应转移率是 $0.50 \times 15d^{-1}=7.5d^{-1}$。根据 ST0 和血液中锶的假定相对量，从 ST0 到血液的转移速率设置为从血液到 ST0 的转移速率的三分之一，即 $2.5d^{-1}$。从血液到 ST1 的转移分数假定为 0.1，与钙相同；相应的转移率是 $0.1 \times 15d^{-1}=1.5d^{-1}$。对于锶［转移率 $=\ln(2)/6d=0.116d^{-1}$］，从 ST1 到血液的去除半时间设定为 6d，而钙的 4d 则设定为软组织活度的较慢下降。用于人体注射数据表明的锶比钙。相对不可交换的软组织池中的沉积分数 ST2 设定为 0.000 2（转移率 $=0.000\,2 \times 15d^{-1}=0.003d^{-1}$），而钙为 0.000 05。这与估计成人的软组织含有身体天然锶的 1% 一致，假设从 ST2 到血液的半衰期与钙模型中使用的相同。（5a，对应于 $0.000\,38d^{-1}$ 的转移率）。

来自实验动物的数据表明，骨表面上的沉积分数对于钙，锶，钡和镭是相似的。这与来自人类受试者的对照研究的有限数据一致，包括在死亡前 3h 或更长时间注射的受试者的骨样品中放射性钙和放射性网的测量；静脉注射后放射性钙的形成和放射性核素的体外测量。基于这些数据，25% 的钙，锶，钡或镭离开血液被分配到骨表面。从血液到皮质和骨小梁表面的转移率为 $0.25 \times 15d^{-1}=3.75d^{-1}$。

对于钙、锶、钡和镭，皮质和骨小梁之间的初始分布似乎相似。皮质和骨小梁骨表面上的相对沉积基于每种骨类型的估计钙转换率。作为成人年龄的平均值，骨小梁上的沉积估计是皮质骨上的 1.25 倍。从血液到骨小梁表面的转移率为（1.25/2.25）$\times 3.75d^{-1}=2.08d^{-1}$，从血液到皮质骨表面的转移率为 $(3.75-2.08)d^{-1}=1.67d^{-1}$。

对于任何碱土元素，人体骨表面上的停留时间尚未精确确定。估计所有四个元素的清除半衰期为 1d。该值与静脉注射 ^{45}Ca 后几小时至几天的人和犬骨样品中的表面活度的放射自显影测量值一致。对于人类受试者静脉注射放射性钙，锶，钡和 / 或镭的全身滞留早期下降的测量结果也是合理一致地与前面描述的软组织滞留的测量相结合。1d 的清除半衰期是指如果活度再循环到骨表面，是理论上会观察到的半衰期。鉴于从血液到骨表面的大量再循环，相应的净或明显的半衰期将是 3d 或更多。

可交换骨体的参数值是根据人活度体受试者的全身测量结果估算的，使用骨表面和软组织大部分清除活度后的数据，但在骨吸收损失成为重要考虑因素之前。基于对注射了钙、锶、钡或镭放射性同位素的人类受试者的全身滞留数据的分析，假设从骨表面移回血液的部分对于所有四种元素是相同的。具体而言，假设五分之六的离开骨表面的活度返回血液，并且假设六分之一的活度转移到可交换的骨量。骨小梁或皮质骨表面到相应的可交换骨容积室的转移率为 $(1/6)\times\ln(2)/1d=0.116d^{-1}$，从小梁或皮质骨表面到血液的转移率为 $(5/6)\times\ln(2)/1d=0.578d^{-1}$。

从可交换骨体隔室中去除特定元素的半衰期部分基于对人体注射研究的中期滞留数据的拟合。还认为指定的半衰期应与元素进入骨矿物质中不可交换位点的可能性大致成比例地增加，如羟磷灰石晶体和全身滞留模式的体外实验数据所表明的用于人类受试者中的碱土元素。锶的清除半衰期为 80d，而钙为 100d，钡为 50d，镭为 30d。由于数据不允许将去除函数作为骨类型的函数推导，因此将相同的半衰期应用于皮质和骨小梁可交换的骨体隔室。

骨骼对碱土元素的区分通过活度从可交换骨量到不可交换骨量的转移分数来解释。假设钙、锶、钡和镭在注入血液后同样可能暂时掺入骨矿物质中，但是到达骨骼中不可交换部位的可能性按钙 > 锶 > 钡 > 镭的顺序降低。钙、锶、钡和镭从可交换骨到不可交换骨的转移系数分别设定为 0.6，0.5，0.3 和 0.2，以与这些元素的全身和骨骼滞留数据保持一致，以及对羟基磷灰石晶体的体外测量结果。从可交换的小梁或皮质骨到相应的不可交换的骨体隔室的锶转移率为 $0.5\times\ln(2)/80d=0.004\ 3d^{-1}$，并且转移到相应的骨表面隔室的速率为 $0.5\times\ln(2)/80d=0.004\ 3d^{-1}$。

假设皮质和骨小梁的非可交换骨体区室的生物去除是由骨转换引起的。成年期的平均骨转换率分别估计为皮质骨和骨小梁的 3% a^{-1} 和 18% a^{-1}。从皮质骨小梁和骨小梁的不可交换骨容积区到血液的相应转移率分别为 $0.000\ 082\ 1d^{-1}$ 和 $0.000\ 493d^{-1}$。

（二）放射性子体的处理

ICRP134 出版物中考虑的锶同位素的剂量学上显著的放射性子体包括铷，氪和钇的同位素。动物研究结果表明 ^{90}Y 由软组织中的 ^{90}Sr 衰变产生，静脉注射钇倾向于从母体迁移并分布相似，但在骨量产生时 ^{90}Sr 的迁移很少。没有关于锶母体腐烂在体内产生的铷行为的信息。由锶和铷同位素的连续衰变产生的惰性气体氪可能在数分钟至数小时内从这些放射性核素中迁移出来，并在一定程度上从体内逸出，程度由氡同位素的半衰期决定。

ICRP 134 出版物中用作钇作为锶子体的模型基于本公开其他地方描述的钇作为母体的模型，但是进行了额外的假设以解决锶和钇模型中的结构差异。假设在骨隔室中产生的钇遵循与在隔室中作为母体放射性核素沉积的动力学相同的动力学。当应用于钇时，锶模型的可交换和不可交换的骨体隔室之间没有区别，即每个隔室被简单地处理为钇模型中相应骨类型的骨体隔室。假设在锶模型（ST0、ST1 或 ST2）的软组织隔室中产生的钇的半衰期为 3d（以钇为母体的模型中其他软组织隔室的最短清除半衰期），然后遵循钇作为母体放射性核素的动力学。

铷作为锶子体的模型是所提出的铷作为母体放射性核素模型的浓缩版本。该模型基于与铯模型相同的原理，铯是铷的化学和生理类似物，在 OIR 系列出版物的其他地方有所描述。也就是说，铷的全身生物动力学是基于心输出量的分布，实验确定的组织特异性提取分数以及体内稳定铷的稳态分布来预测的。在这里应用 ICRP 89 出版物中列出的成年男性心输出量的参考分区。该模型的当前版本将血浆描绘为中央隔室，其与 RBC，骨小梁表面，皮质骨表面，肌肉和代表所有其他软组织的隔室交换铷。血浆中铷的转移率如下：$6d^{-1}$ 至红细胞，$255d^{-1}$ 至肌肉，$5.6d^{-1}$ 到皮质骨表面，$8.4d^{-1}$ 到骨小梁表面，$855d^{-1}$ 到其他组织，膀胱内容物 $3.9d^{-1}$，右侧结肠内容物 $1.2d^{-1}$，$0.1d^{-1}$ 到排泄物（汗液损失）。从 RBC 或组织到血浆的转移率如下：来自 RBC 的 $0.35d^{-1}$，来自肌肉的 $1.14d^{-1}$，来自骨表面隔室的 $1.68d^{-1}$ 和来自其他组织的 $10.3d^{-1}$。由血液中的锶衰变产生的铷归于血浆。在锶模型的可交换或不可交换的骨体隔室中产生的铷以骨转换率转移至血浆。在锶模型（ST0，ST1 或 ST2）的软组织隔室中产生的铷以 $10.3d^{-1}$ 的速率转移到血浆中。达到血浆的铷的后续行为由上述铷模型确定。

通过系统区室中锶和铷的连续衰变产生的氪的模型类似于 OIR 系列出版物中通过母体放射性核素的衰变在体内产生的氡的模型。假设氪遵循 ICRP 67 出版物中引入的氡骨模型，但从软组织到血液的清除率高于氡的假设。具体地，以不可交换的骨体，可交换的骨体或骨表面产生的氪分别以 $0.36d^{-1}$、$1.5d^{-1}$ 或 $100d^{-1}$ 的速率转移至血液。在软组织隔室中产生的氪以 15min 的半衰期转移至血液，而假设的软组织中放射性衰变产生的氡的半衰期为 30min。假设进入血液的氪以 $1\,000d^{-1}$ 的速率从体内排出（呼出），相当于 1min 的半衰期。通过动脉血浆氪再循环到组织没有明确描述，但在组织中有效半衰期的考虑中被考虑。该模型旨在通过母体放射性核素的衰变产生在全身池中产生的氪原子的保守平均停留时间。已经认识到，在组织中产生后氪在体内的停留时间取决于母体放射性核素的分布。

B.5 锝（Z=43）

（一）概述

ICRP 134 出版物中使用的锝全身生物动力学模型的结构如图 B–7 所示。转移系数列于表 B–5 中。

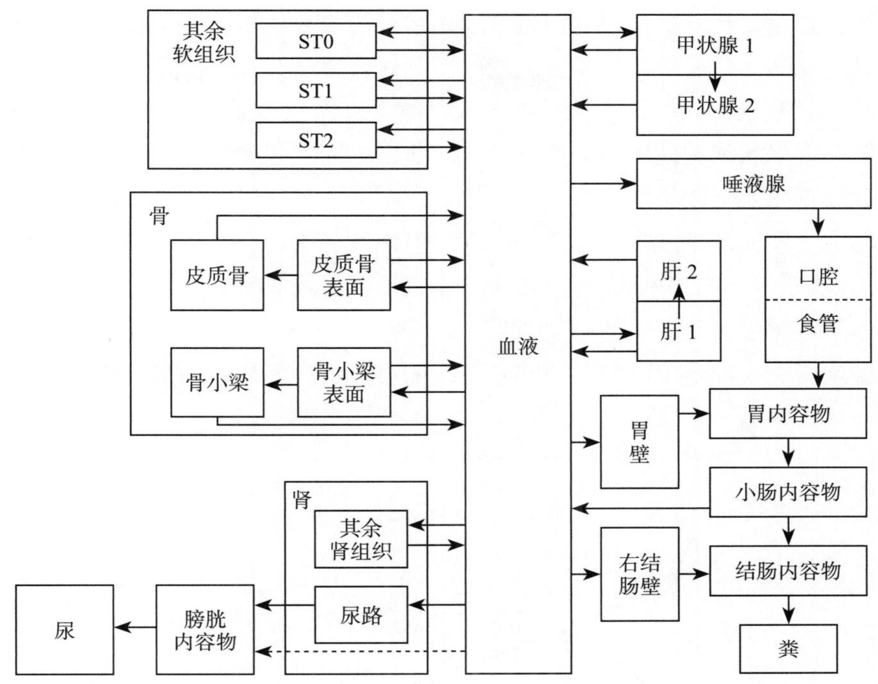

图 B-7 锝的全身生物动力学模型的结构

表 B-5 锝全身生物动力学模型中的参数值

从	至	转移系数 /d^{-1}	从	至	转移系数 /d^{-1}
血液	甲状腺 1	7.0	ST1	血液	0.462
血液	ST0	71.88	ST2	血液	0.034 7
血液	ST1	3.0	唾液腺	口腔	50
血液	ST2	0.18	胃壁	胃内容	50
血液	膀胱内容物	1.7	肾脏 1	膀胱内容物	8.32
血液	唾液腺	2.6	肾脏 2	血液	0.034 7
血液	胃壁	4.3	肝脏 1	血液	8.234
血液	肾脏 1	0.7	肝脏 1	肝脏 2	0.083 2
血液	肾脏 2	0.04	肝脏 2	血液	0.034 7
血液	肝脏 1	4.5	右结肠壁	右结肠内容	1.39
血液	右结肠壁	3.4	骨小梁骨表面	血液	0.457
血液	骨小梁骨表面	0.35	骨小梁骨表面	骨小梁体积	0.004 62
血液	皮质骨表面	0.35	皮质骨表面	血液	0.457
甲状腺 1	血液	100	皮质骨表面	皮质骨	0.004 62
甲状腺 1	甲状腺 2	1.0	骨小梁体积	血液	0.000 493
甲状腺 2	血液	1.0	皮质骨	血液	0.000 082 1
ST0	血液	50			

模型结构是对寻找骨量放射性核素的通用结构的修改。尽管锝不被视为骨寻求者，但该结构为其全身动力学建模提供了方便的起点。代表甲状腺、唾液腺、胃壁和右侧结肠壁的隔室被添加到模型中，因为它们已在人或动物研究中被鉴定为高锝酸盐的重要储存库。骨、肾、肝、甲状腺和其他软组织各自被分成代表不同滞留阶段的多个隔室，并且在骨的情况下，分成不同类型的组织。

血液动力学模型基于人类受试者的数据。血液被视为混合良好的游泳池。血液的总流出速率为 100d^{-1}，相当于 10min 的半衰期。最初快速血液清除后几个小时的明显半衰期反映了锝从具有相对快速更新的组织返回血液。图 B-8 比较静脉注射锝后第一个 24h 的血液滞留模型预测值，确定 10 个被诊断为 ^{99m}Tc 的可能脑肿瘤患者的平均值。

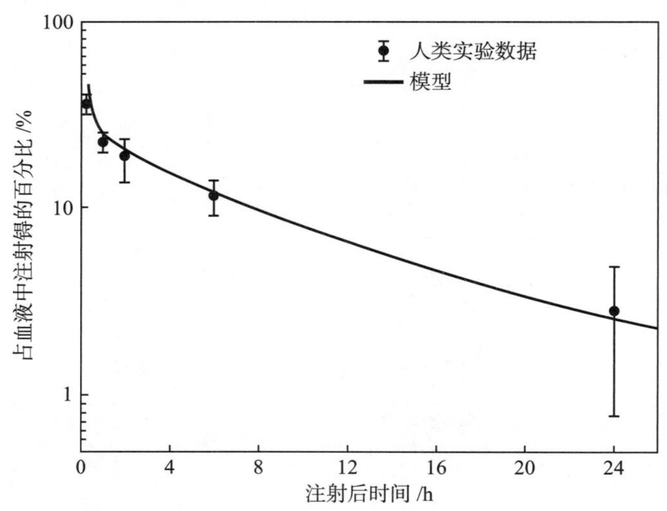

图 B-8 锝静脉注射后血液清除模型预测与 10 名人类 ^{99m}Tc 高锝酸盐受试者观察结果的比较

甲状腺分为甲状腺 1 和甲状腺 2，分别表示转换的快速和慢速阶段。假设锝以 7d^{-1} 的速率从血液转移到甲状腺 1，并且从甲状腺 1 转移到血液为 100d^{-1}。来自人类研究，锝以 1d^{-1} 的速率从甲状腺 1 转移至甲状腺 2，占甲状腺 1 流出量的 1%，并以 1d^{-1} 的速率从甲状腺 2 转移至血液。该模型预测甲状腺内容物在 15 ~ 30min 内占静脉注射锝的约 2.8%，并且在 3h 时下降到大约 1.5%，到 24h 下降到大约 0.5%，与人类受试者的数据合理一致。

描述通过唾液腺和胃壁将全身活度转移到消化道内容物的参数值是基于与 OIR 系列中应用的碘的全身生物动力学模型中所表示的无机碘化物的动力学的比较。人类受试者的数据表明，高锝酸盐从血浆到唾液和胃液的转移速率大约是碘化物的一半。在此基础上，从血液到唾液腺和胃壁的转移系数设定为先前估计的碘的相应值的一半，产生从血液到唾液腺锝转移系数为 2.6d^{-1} 和从血液到胃壁为 4.3d^{-1}。据推测，对碘化物的估计，从唾液腺和胃壁到消化道内容物的清除率为 50d^{-1}。该模型预测胃壁和内容物在 1h 后一起含有约 7.6% 的锝对血液的急性输入，而基于来自人类受试者的外部测量值的平均值为 6.8%。

肝脏的摄入和滞留基于人类的集体数据受试者和实验室动物表明，肝脏迅速积累了高达 8%～9% 的静脉注射锝，并且大部分清除半衰约 2h，其余的则慢得多。根据肝脏 1 和肝脏 2 的隔室描述肝脏滞留，分别表示快速和慢速转换。肝脏 1 接受 4.5% 的血液流出。半衰期 2h 从肝脏 1 中清除活度，99% 返回血液，1% 移至肝脏 2，从肝脏 2 到血液的半衰期是 20d。在该模型中将相同的半衰期应用于软组织的所有长期组分，并且与有人确定的全身 22d 的平均长期滞留半衰期一致。在一项关于健康人类受试者的 60d 研究中。该模型预测在注射后的早期，肝脏含量在静脉内施用的锝的近 9% 处达到峰值，并且在注射后 1d 下降至约 2%。

肾脏的参数值基于实验动物的发现。这些数据表明，肾脏迅速积聚 1%～2% 的静脉注射的锝，并在第 1 天清除大部分锝，但在远离给药的时候滞留比大多数其他组织更高的活度浓度。肾脏被认为是由一个短期隔室（图 B–7 中的尿路）组成，它占据了肾小球过滤的一部分锝，并且失去了膀胱内容物的锝和一个长期隔室（其他肾脏）组织）与血液交换锝。假设尿路中 0.7% 的流出物在尿路中沉积，0.04% 沉积在其他肾脏组织中。从泌尿道路到膀胱内容物的活度被移除，半衰期为 2h，从其他肾脏组织到血液，半衰期为 20d。该模型预测，在急性输入血液后的早期，肾脏含量达到约 1.5%，并且肾脏浓度最初与肝脏相似，但逐渐增加至肝脏浓度的约 5 倍。

剩余的血液流出物分为软组织隔室—称为 ST0，ST1 和 ST2，分别具有快速，中速和慢速回血。设置这些隔室的参数值以与人类受试者的血液清除曲线和全身滞留数据一致。ST1 和 ST2 分别接受 3% 和 0.18% 的血液流出，并在半衰期分别为 1.5d 和 20d 时恢复血液活度。ST0 从血液中获得 71.88% 的流出量，其中滞留不显著的数字以实现质量平衡（即，使得血液的所有流出物恰好增加到 100%）。从 ST0 到血液的半衰期为 20min。ST0 类似于 Hays 和 Berman（1977）模型中称为“快速交换”的隔室，其从血浆中接收大约 72% 的流出物并且以大约 10min 的半衰期将活度返回到血浆。

骨骼模型描绘了锝的低摄入率，但预测由于长期滞留一小部分沉积的锝，骨骼在慢性摄入期间含有相当大部分的全身含量。假设来自血液的 0.35% 的流出物沉积在皮质骨表面上，并且 0.35% 的沉积物存在于骨小梁骨表面上。从每个骨表面隔室清除活度，半衰期为 1.5d，99% 返回血液，1% 进入相关的骨容积隔室。以给定骨类型的骨转换的参考速率从骨体隔室移除活度。对于静脉内施用的情况，该模型预测骨含量在第 1 天达到峰值，约为注射量的 5%。

描述尿和粪便排泄的参数值被设定为与健康人类受试者的相对长期研究中确定的锝的平均累计排泄量一致。假设从血液流出的 1.7% 直接进入膀胱内容物，0.7% 的在血液短暂滞留（2h 清除半衰期时间）后从血液转移到膀胱内容物。锝的内源性粪便排泄被认为部分的来自唾液和胃液中未被吸收的分泌物进入消化道的部分，并且部分的来自从血液流出到右侧结肠壁并随后转移到右结肠内容物。从血液到右侧结肠壁的转移率（$3.4d^{-1}$，占血液流出量的 3.4%）和从壁到内容物的清除半衰期（0.5d）被设定为产生部分在人类受试者中观察到的累积粪便排泄没有通过分泌到消化道的较高部分的活度来解释。

（二）放射性子体的处理

ICRP 134 出版物中提到的所有链成员在推导锝的内部沉积同位素的剂量系数也是锝的同位素的。这些链成员被指定为锝作为母体放射性核素的生物动力学模型，从生产体内子体开始。

B.6 钌（Z=44）

（一）概述

钌的全身生物动力学模型结构如图 B-9 所示。转移系数列于表 B-6。

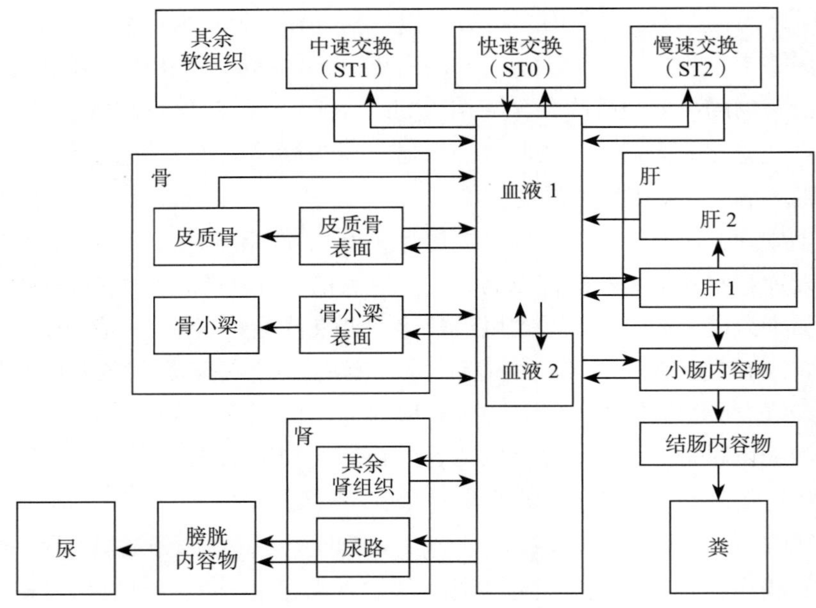

图 B-9　钌的全身生物动力学模型结构图

表 B-6　钌的全身性转移系数

从	到	转移系数 /d^{-1}	从	到	转移系数 /d^{-1}
血液 1	小肠内容物	3.0	血液 1	ST0	15
血液 1	尿路膀胱内容物	17	血液 1	ST1	5.0
血液 1	肝 1	12	血液 1	ST2	5.0
血液 1	肾尿路	7.76	血液 1	皮质骨表面	2
血液 1	其他肾组织	0.24	血液 1	骨小梁表面	6
血液 1	血液 2	27	血液 2	血液 1	0.693 1

续表

从	到	转移系数 /d^{-1}	从	到	转移系数 /d^{-1}
肝 1	血液	0.097 04	ST2	血液 1	0.000 949 5
肝 1	小肠内容物	0.034 66	皮质骨表面	血液 1	0.079 22
肝 1	肝 2	0.006 931	骨小梁表面	血液 1	0.079 22
肝 2	血液 1	0.003 798	皮质骨表面	皮质骨体积	0.019 8
尿路	尿路膀胱内容物	0.138 6	骨小梁表面	骨小梁体积	0.019 8
其他肾组织	血液 1	0.003 798	皮质骨体积	血液 1	0.000 082 1
ST0	血液 1	0.099 02	骨小梁体积	血液 1	0.000 493
ST1	血液 1	0.023 1			

血液模型基于关于静脉注射不同形式的钌后血浆中钌消失率的数据。描述血液清除率的参数值基于从血浆（钌与柠檬酸盐络合程度较低的溶液）中去除最慢的形式的数据，考虑到对实验动物进行的一些吸入或注射研究表明钌在血液中的滞留时间较长。假设在人体研究中测定血浆的保留成分适用于全血。

在该模型中，血液被分为两个部分：血液 1 和血液 2。进入血液的钌被分配给血液 1，这是一个快速周转池。血液 2 是一个更缓慢的交换池，包含血液中的大部分活度，除了在急性摄入钌后不久的一段时间。活度以 100d^{-1} 的速率离开血液 1，对应于大约 10min 的半衰期，27% 的流出物流向血液 2，其余 73% 分配给组织隔室、膀胱内容物和胃肠道内容物。活度从血液 2 回到血液 1，持续时间为 1d。

尿液排泄被认为是由于血液中的活度转移到膀胱内容物中，并从血液转移到肾脏（尿路），随后在几天内释放到膀胱内容。粪便排泄被认为部分是由于肝脏吸收后胆汁中钌分泌到小肠内容物中，部分是由于血液 1 中的钌分泌到大肠内容物中。尿液和粪便排泄的参数值设定为：模型预测与注射低络合钌的人类受试者以及注射 ^{106}Ru 的猴子、狗、大鼠和小鼠的早期尿液数据合理一致；根据不同动物种类的数据，尿液排泄量约占总排泄量的 80%，但狗和猴子的数据相对较高；在缺乏关于这两种来源的相对贡献的具体数据的情况下，这两种粪便排泄源对钌的内源性粪便排泄贡献相同。

离开血液的钌的分布在很大程度上基于在实验动物（尤其是狗）中测定的钌的时间依赖性分布，因为狗可以获得相对长期的数据。除了血液 1 流出的 27% 分配给血液 2 外，血液 1 的流出分配如下：12% 分配给肝脏，8% 分配给肾脏，8% 分配到骨骼，17% 分配给膀胱内容物，3% 分配给小肠内容物，25% 分配给其他软组织。进入肝脏的活度分配统称为“肝脏 1”的快速周转肝脏室。进入肾脏的活度分数 0.97 和 0.03 分别分配给泌尿道和其他肾脏组织。进入骨骼的四分之三的活度分配给小梁骨表面，四分之一分配给皮质骨表面。进入其他软组织的活度（从血液 1 流出的 25%）划分如下：15% 分配给短期滞留隔间 ST0；5% 到中期滞留室 ST1；5% 到长期滞留室 ST2。

隔室的生物半衰期被设置为重现在实验室动物和人类受试者中观察到的全身钌损失的不同阶段，以及狗全身活度的时间依赖性分布。活度从肝脏 1 中去除半衰期为 5d，25% 进入小肠内容物（通过胆汁分泌），5% 进入肝脏 2，70% 进入血液 1。活度从肝脏 2 转移到血液 1，半衰期为 0.5 年。活度从泌尿道转移到膀胱内容物的半衰期为 5d，从其他肾组织转移到血液 1 的半衰期为 0.5 年。软组织隔室 ST0、ST1 和 ST2 中的活度返回到血液 1，半衰期分别为 7d、30d 和 2 年。活度离开皮质骨表面或小梁骨表面，半衰期为 7d，80% 转移到血液 1，20% 转移到相应的骨体积室。活度以骨转换率从皮质骨体积或骨小梁体积转移到血液 1。

（二）放射性子体的处理

在推导钌同位素的剂量系数时涉及的放射性子体是铑或锝的同位素。铑和钌具有相似的化学性质，并且从有限的比较数据来看，它们在大鼠中具有广泛相似的生物动力学。因此，摄入钌后在体内产生的铑被指定为钌的系统生物动力学模型。作为钌链成员的铼被指定为作为母体的铼的系统模型，在钌模型的系统隔室中产生的锝原子可以用锝特征模型的隔室来识别，从其生产时间就指定了锝的特征模型。

对于锝的特征模型（血液 2 和其他软组织隔室）不明确的钌模型隔室中产生的锝原子被分配给锝模型（血液）的血液部分的转移系数，并且在到达血液时被分配锝的特征模型。锝模型的血室与钌模型的中心血室（名为血液 1）相一致。假设钌模型的其他软组织隔室中产生的锝原子以 0.462d^{-1} 的速率转移到血液中，这是锝模型中从其他软组织的隔室到血液的最高转移系数，不包括代表细胞外流体的快速周转隔室。假设钌模型的血液 2 中产生的锝原子以 1 000d^{-1} 的速率转移到血液中，这是用于表示快速生物去除的默认值。

B.7　碘（Z=53）

本附录中，氢、铁、钴和锶等 4 个核素的相关剂量学参数引自 ICRP 134 出版物；钌、锝、碘、铯、氡、钍、铀等 7 核素的相关剂量学参数引自 ICRP 137 出版物；镅、镎、钚、镅、锔和锎等 6 核素的相关剂量学参数引自 ICRP 141 出版物。

（一）概述

1．早先的模型　早先已经开发了许多生理全身生物动力学模型来描述碘作为人体必需元素的代谢的定量方面。1952 年有人开发的用于生理学和临床研究的碘三室生物动力学模型，多年来一直被 ICRP 用作其职业或环境摄入放射性碘的生物动力学模型的基础。

1997 年 ICRP 建议的工作人员应用参数值的模型如图 B-10 所示。转移的区室和途径代表饮食碘作为无机碘化物吸收到血液中；甲状腺和肾脏清除之间的竞争循环无机碘化物；甲状腺产生，储存和分泌激素碘；大多数分泌的激素碘的脱碘和无机碘化物的再循环；和粪便中剩余分泌的激素碘的损失。

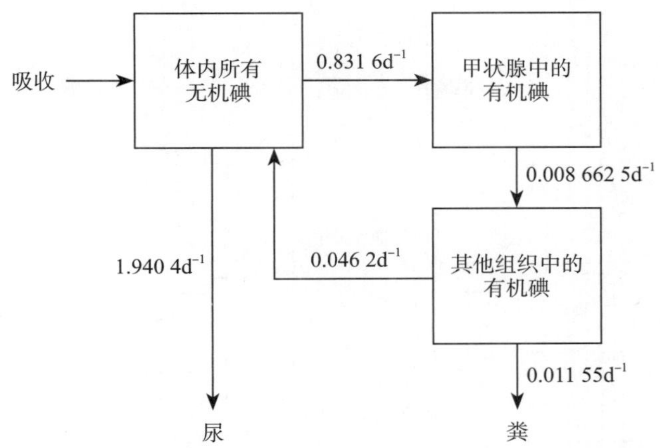

图 B-10 广泛用于辐射防护的早期碘的生物动力学模型

ICRP 这个模型的变化和一些更详细的碘模型已经开发用于辐射防护的特定应用，包括：用于环境照射的特定年龄体内沉积的放射性碘的剂量测定法；放射性碘的医学应用中患者的剂量估计；母亲摄入放射性碘对胚胎 / 胎儿或哺乳期婴儿的剂量估算；通过给予碘化钾减少放射性碘的剂量。

2．**ICRP 137 出版物中使用的模型** 本出版物中使用的全身碘模型用三个子系统描述了全身碘的生物动力学：循环（甲状腺外）无机碘化物；甲状腺碘（碘化物的捕获和有机结合，以及甲状腺激素的合成，储存和分泌）；和甲状腺外的有机碘。

包括与消化道连接的模型结构如图 B-11 所示。表 B-7 列出了男性或女性工人的基线转移系数。甲状旁腺无机碘化物的模拟行为是其基于静脉注射后最初 3h 的年轻成年男性中的 ^{131}I 的生物测定和体外测量。该模型在肾脏和肝脏中添加代表无机碘化物的隔室，并调整流速以解释模型结构和血液碘化物池的大小。下述隔室用于描述胞外无机碘化物的行为：代表血浆加红细胞中碘化物的隔室，作为充分混合的池（血液 1）处理；唾液腺；胃壁；肝 1，代表肝脏中的碘化物；肾 1，代表肾脏中的碘化物；其他 1，代表肾脏和肝脏以外的甲状腺外组织的细胞外液中可快速交换的碘化物；其他 2，代表肾脏和肝脏以外的甲状旁腺组织中可缓慢交换的碘化物；和一系列代表消化道不同部分的隔室，如 ICRP HATM 2006 年版所示。

根据代表无机碘（甲状腺 1）和有机碘（甲状腺 2）的两个隔室描述甲状腺中碘的行为。甲状腺 1 从血液 1 中接收碘化物，向甲状腺 2 供给碘化物，并将一些碘化物泄漏回血液 1，甲状腺 2 将碘化物转化为有机碘并将有机碘转移到血液有机碘池中（血液 2）。包括表示从甲状腺 2 到血液 1 的活度泄漏的箭头，用于将模型应用于具有异常高的膳食碘的受试者，但是从甲状腺 2 到血液 1 的基线转移系数被设定为零。

甲状旁腺有机碘的模拟行为是由在 13 名健康人类受试者（7 名女性和 7 名女性受试者中）测量的六个人 ^{131}I 标记 T_4 开发的甲状旁腺 T_4 动力学模型的扩展。本模型在肾脏中添加了代表有机碘的隔室，并且假设与肝脏的每克组织具有相同的血浆交换率。以下隔室

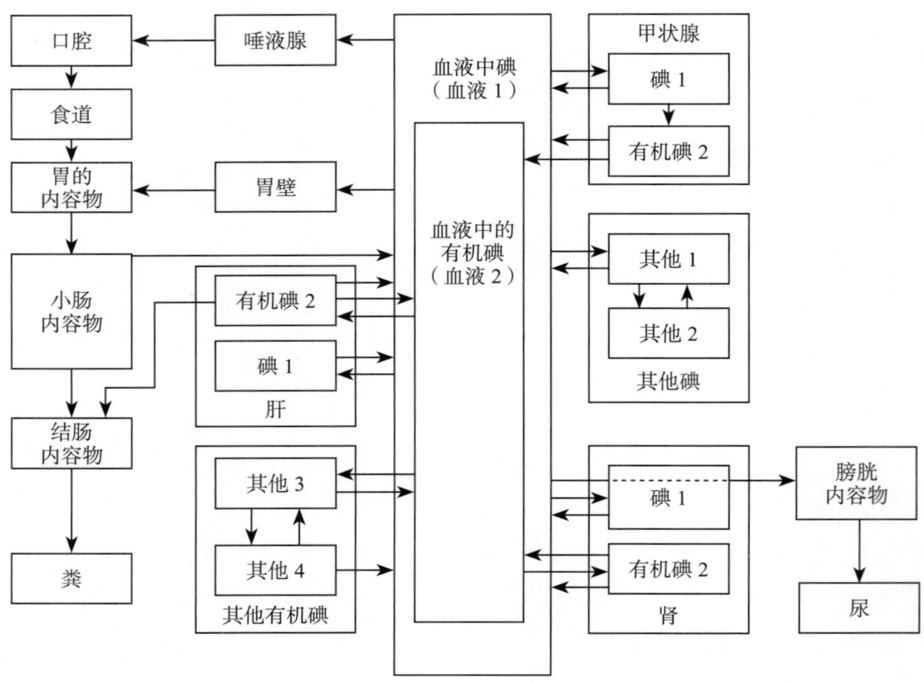

图 B-11　碘的全身生物动力学模型的结构

表 B-7　碘全身生物动力学模型的基线参数值，适用于参考工作者

从	至	转移系数 /d⁻¹	从	至	转移系数 /d⁻¹
血液 1	甲状腺 1	7.26	其他 2	其他 1	56
血液 1	膀胱内容物	11.84	肾 1	血液 1	100
血液 1	唾液腺	5.16	肝 1	血液 1	100
血液 1	胃壁	8.60	血液 2	其他 3	15
血液 1	其他 1	600	其他 3	血液 2	21
血液 1	肾 1	25	其他 3	其他 4	1.2
血液 1	肝 1	15	其他 4	其他 3	0.62
唾液腺	口腔	50	其他 4	血液 1	0.14
胃壁 1	胃内容物	50	血液 2	肾 2	3.6
甲状腺 1	甲状腺 2	95	肾 2	血液 2	21
甲状腺 1	血液 1	36	肾 2	血液 1	0.14
甲状腺 2	血液 2	0.007 7	血液 2	肝 2	21
甲状腺 2	血液	0	肝 2	血液 2	21
其他 1	血液	330	肝 2	血液 1	0.14
其他 1	其他 2	35	肝 2	右结肠内容物	0.08

用于描述甲状腺外有机碘的行为：血液 2，代表与血浆蛋白结合的甲状腺激素；肝 2，代表肝脏中的有机碘；肾 2，代表肾脏中的有机碘；其他 3，代表肾脏和肝脏以外的甲状腺外组织的细胞外液中可快速交换的有机碘；和其他 4，代表肾脏和肝脏以外的甲状旁腺组织中可缓慢交换的有机碘。

将肾脏和肝脏分别分为两个部分，以解决无机碘化物和有机碘的不同生物动力学问题。肾脏得到明确处理，因为它们比大多数甲状腺外组织更多地累积无机碘化物和激素碘。明确处理肝脏主要是因为它是荷尔蒙碘的重要储存库。为了完整性，解决了肝脏中的碘化物含量。

假设碘仅通过尿液和粪便排泄从体内排出。从血液 1 转移到膀胱内容物后，碘化物移至尿液中。这代表了碘化物的肾小球过滤，大部分过滤的碘化物再吸收到血液中，以及将剩余物转移到膀胱内容物中然后在尿液中排泄的最终结果。从肝脏 2 转移到右侧结肠后，有机碘在粪便中排出，代表分泌到小肠中的净结果和未吸收的有机碘转移到右侧结肠，然后排泄在粪便中。

假设稳定碘的摄入和排泄处于平衡状态，从血液碘化物到甲状腺碘化物的转移系数λ可以通过膳食稳定碘 *Y*（mg/d）和甲状腺分泌稳定碘的速率 *S*（mg/d）来估计：

$$\lambda = 16.34 / \left[0.98\left(Y / S\right) - 0.2\right] \ \mathrm{d}^{-1} \qquad \text{公式 B-1}$$

因此，λ 取决于 *Y*: *S* 比率。例如，基于男性工作人员的参考值的 *Y*：*S* 比率是 *Y*：*S*=190μg/d：76μg/d=2.5。相同比率来自女性工人的参考值：*Y*：*S*=180μg/d：52μg/d=2.5。基于上式得到的转移系数为 7.26d^{-1}。

从血液碘化物到甲状腺碘化物的转移系数λ的上述公式适用于 *Y* 和 *S* 的任何组合，其给出至少 2.5d^{-1} 的转移系数。对于较低的导出值，转移系数设定为 2.5d^{-1}。该系数与其他系数的基线值一起，得出 24h 甲状腺含量约为摄入量的 12%。这似乎是膳食碘在 400～2 000μg/d 之间的合理平均值，尽管在个体受试者之间存在相当大的变异性。

3．模型预测 在下文中，组织和液体中时间依赖性活度的预测基于以下涉及胃和小肠内容物的转移率：从胃内容物到小肠内容物的 20.57d^{-1} 作为成年男性总饮食的参考值；6d^{-1} 从小肠内容物到结肠内容物；从小肠内容物到血液为 594d^{-1}，假设从小肠内容物到结肠内容物的竞争转移系数为 6d^{-1}，代表 99% 吸收。

对于膳食碘 Y 和甲状腺分泌率 S 的不同组合，表 B-8 中列出了甲状腺中碘的平衡含量，血液中无机碘和有机碘的浓度以及无机碘和有机碘的总胸外含量的模型预测。根据膳食稳定碘 *Y* 的参考值和女性、成人总人口和男性的荷尔蒙碘 S 分泌率（参见模型预测的前三列），这些数量中的每一个的预测值都在报告值的范围内用于甲状腺功能正常的受试者。例如，甲状腺中碘化物的平衡质量预测值为 6.00g、7.39g 和 8.77g，典型值为 5～15mg。与通常报道的 3～8（μg・d）/L 的值相比，血浆中有机碘浓度的预测为 3.9～5.8（μg・d）/L。

表 B-8　模型预测平衡时组织和液体中碘的质量或浓度

	膳食碘（mg/d）/ 甲状腺分泌的有机碘（mg/d）			
量值	130/52*	160/64*	190/76*	300/100**
甲状腺碘 /mg	6 750	8 310	9 870	13 000
血浆中的碘化物 /（$mg \cdot dl^{-1}$）	0.22	0.27	0.32	0.51
总甲状腺外无机碘化物 /mg	58	71	84	135
血浆中的有机碘（$mg \cdot dL^{-1}$）	4.3	5.2	6.2	8.2
总甲状腺外有机碘 /mg	520	640	760	1 000

注：* 应用描述甲状腺摄入的基线转移系数（$7.26d^{-1}$），因为每日摄入的碘 Y 与每日甲状腺分泌物 S 的比率为 2.5。

** 基于方程式，从血液碘化物到甲状腺碘化物的转移系数是 $5.96d^{-1}$。

（二）放射性子体的处理

推导碘同位素剂量系数时解决的链成员是碘，碲，锑或氙的同位素。在这里考虑的碘链中，碘，碲或氙同位素是由碘母体的衰变产生的，并且在一些情况下，锑同位素随后作为碲同位素的子体产生。摄入碘后体内一产生的碲，锑或碘原子被认为遵循这些元素的特征模型（即本出版物中应用的模型作为母体放射性核素），从它们的生产时间开始。这种假设的实施并不总是直截了当的。在某些情况下，由于不同元素的模型结构存在差异，锑或碲的产生地点可能无法与其特征生物动力学模型中的特定隔室清楚识别。在这种情况下，放射性核素特征模型中从放射性核素的生产地点到中央血液室的转移率如下所述。在到达其中央血液隔室后，假定放射性核素的行为与其特征模型一样。

在碘模型的血液碘化物区室中产生的碲原子被分配到碲模型的血浆区室（血液 1）。假设在碘模型的血液有机碘区室中产生的碲原子以 1 $000d^{-1}$ 的速率转移到血液 1。假设碘模型中软组织部位产生的碲原子以 0.069 $3d^{-1}$（$t_{1/2}=10d$）的速率转移到血液 1，这是碲特征模型中所有软组织隔室的清除率。

在用于碘的模型的血液碘化物隔室中产生的锑或用于碲（血液 1）的模型的血浆隔室在锑模型中被分配给血浆。假设在碘模型的血液有机碘隔室中产生的锑以 1 $000d^{-1}$ 的速率转移到血浆。假设在碘或碲模型的任何软组织部位产生的锑以 $0.693d^{-1}$（$t_{1/2}=1d$）的速率转移到血浆，这是从特征中软组织隔室中去除的最高速率。锑的模型。假设在碲模型的骨隔室中产生的锑表现得好像作为母体放射性核素进入该部位。

在 ICRP 137 出版物中，通用生物动力学模型应用于全身池中放射性核素衰变产生的氙同位素。假设在骨骼中产生的氙以 $100d^{-1}$ 的速率转移到血液中，如果在骨表面产生，$0.36d^{-1}$ 如果在骨体中产生。假设在软组织隔室中产生的氙以 20min 的半衰期转移到血液中。在血液无机碘化物隔室中产生的氙被分配到氙模型的血液隔室。假设在血液有机碘隔室中产生的氙以 1 $000d^{-1}$ 的速率转移到氙模型中的血液。假设进入氙模型的血液室或在该室中产生的氙以 1 $000d^{-1}$ 的速率呼出。

B.8　铯（Z=55）

（一）概述

在 ICRP 30 出版物中采用的铯全身生物动力学模型中，假设铯在摄入血液后始终均匀分布在体内。时间 $t(d)$ 的全身滞留表示为两个指数项的总和：

$$R(t)=a\ \exp\left(-0.693t/T_1\right)+\left(1-a\right)\exp\left(-0.693t/T_2\right) \qquad \text{公式 B-2}$$

式中：

T_1 和 T_2——分别是短期和长期滞留成分的生物学半衰期。

参数值 $a=0.1$，$T_1=2$d 和 $T_2=110$d，应用于工作人员。

该模型也应用于 ICRP 68 出版物，但增加了明确的排泄途径：假定 80% 的离开身体的活度通过膀胱内容物到达尿液，假设有 20% 被分泌到大肠上部，随后随粪便排出。

ICRP 137 出版物中使用修改后的铯全身生物动力学模型，它是围绕一个涉及许多不同血池的动态血流模型构建的。动态血流模型可用于，例如预测铯或其生理类似物的超短暂同位素的血液循环和组织积累。对于半衰期至少为几分钟的铯同位素的应用，将血浆作为充分混合的中央隔室进行处理就足够了。ICRP 137 出版物中使用的模型，进行了下面的修改。

在原始模型中，骨架分为两个区域，分别代表红骨髓和所有剩余的骨骼组织。在该模型的当前版本中，骨骼铯被分成四个特定的池，似乎包含几乎所有的骨骼内容：红骨髓，软骨，骨小梁表面和皮质骨表面。

在原始模型中用于描述全身和胃肠池之间的铯交换的胃肠道的简单表示在此由 HATM 的胃肠部分代替。

ICRP 137 出版物中应用的模型结构如图 B-12 所示。基准参数值列于表 B-9 中。大多数参数值为充分混合的血浆池的情况提供参考成年男性的基线值。由于上述模型的当前版本和原始版本之间的结构差异，需要修改或添加一些参数值。推导表 B-9 中的值的方法总结如下。

大多数参数值的推导涉及心输出量的参考值和各个组织接收的心输出量的百分比。静息成年男性的假定血浆体积每天心输出量为 1 766。假设的心输出量分布见表 B-10。

铯的运动被描述为一阶过程的系统。从血浆到组织 T 的转移系数被估计为血浆流速与该组织的产物（每天 1 766 血浆体积乘以组织接收的心输出量的分数）和组织特异性提取分数 E_T。组织的提取分数定义为在从动脉到静脉血浆的铯通过期间由该组织提取的铯原子的分数。

有人综述了关于铯及其生理类似物钾和铷的组织特异性提取分数的数据。通常，从血浆中提取组织的顺序依次为钾≥铷>铯。例如，犬心肌的提取估计为钾的 0.71（范围：0.64～0.80），铷的 0.65（范围：0.58～0.76）和铯的 0.22（范围：0.09～0.30）。关于钾和铷的萃取分数的更多信息比铯更多。通过应用修饰因子将钾和铷的数据外推至铯，如组织间

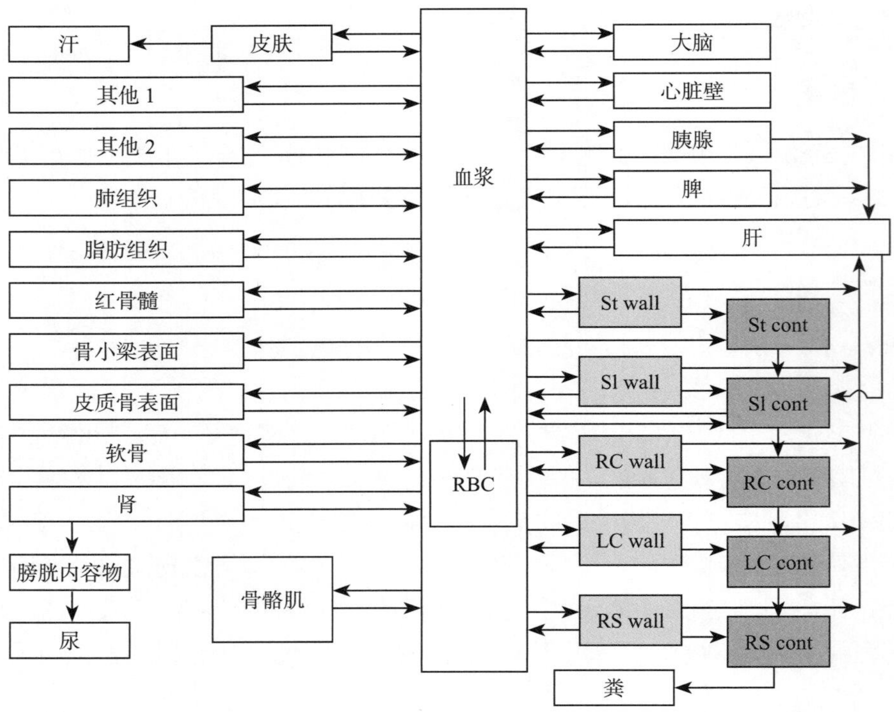

RBC，红细胞；St，胃；Sl，小肠；C，右结肠；LC，左结肠；
RS，直肠乙状结肠；Wall，壁；cont，内容物。

图 B-12　铯的全身生物动力学模型结构及其与消化道中铯的交换

表 B-9　铯全身生物动力学模型的转移系数

从	至	转移系数 /d^{-1}	从	至	转移系数 /d^{-1}
血浆	红细胞	1.8	血浆	皮质骨表面	1.06
血浆	骨骼肌	30.0	血浆	胃壁	3.53
血浆	肝	19.5	血浆	胃内容物	4.52
血浆	肾脏	67.1	血浆	小肠壁	35.3
血浆	脾	5.30	血浆	小肠内容物	1.05
血浆	胰腺	1.77	血浆	右结肠壁	5.65
血浆	皮肤	4.42	血浆	右结肠内容物	0.02
血浆	脂肪组织	8.83	血浆	左结肠壁	5.65
血浆	脑	0.424	血浆	直肠乙状结肠壁	2.83
血浆	心壁	14.1	血浆	其他 1	9.71
血浆	肺组织	4.42	血浆	其他 2	0.003 53
血浆	红骨髓	5.3	红细胞	血浆	0.257
血浆	软骨	3.0	骨骼肌	血浆	0.075 1
血浆	骨小梁骨表面	1.59	肝	血浆	2.14

续表

从	至	转移系数 /d^{-1}	从	至	转移系数 /d^{-1}
肝	小肠内容物	0.113	胃壁	血浆	4.16
肾脏	膀胱内容物	1.68	胃壁	肝	0.219
肾脏	血浆	31.9	胃壁	胃内容物	0.21
脾	血浆	5.03	小肠壁	血浆	9.87
脾	肝	0.265	小肠壁	肝	0.519
胰腺	血浆	1.68	小肠壁	小肠内容物	0.21
胰腺	肝	0.088 3	右结肠壁	血浆	6.86
皮肤	血浆	0.867	右结肠壁	肝	0.361
皮肤	排泄物	0.015 9	右结肠壁	右结肠内容物	0.21
脂肪组织	血浆	1.77	左结肠壁	血浆	6.86
脑	血浆	0.084 8	左结肠壁	肝	0.361
心壁	血浆	8.07	左结肠壁	左结肠内容物	0.21
肺组织	血浆	1.47	直肠乙状结肠壁	血浆	6.86
红骨髓	血浆	0.706	直肠乙状结肠壁	肝	0.361
软骨	血浆	0.2	直肠乙状结肠壁	直肠乙状结肠内容物	0.21
骨小梁骨表面	血浆	0.212	其他 1	血浆	0.762
皮质骨表面	血浆	0.212	其他 2	血浆	0.001 41

表 B-10 成年男性心输出量和稳定性铯稳态分布的参考分布

隔室	平衡时的铯含量（占全身的 %）	血流速度（心输出量的百分比）	隔室	平衡时的铯含量（占全身的 %）	血流速度（心输出量的百分比）
血浆	0.2	—	胃肠道内容物 y	0.4	—
红细胞	1.4	—	红骨髓	1.5	3.0
骨骼肌	80	17	骨小梁	1.5	0.9
肝	2.0	6.5（动脉）+ 19（门静脉）	皮质骨	1.0	0.6
肾脏	0.4	19	软骨	3.0	—
脾	0.2	3.0	皮肤	1.0	5.0
胰腺	0.2	1.0	心壁	0.35	4.0
胃壁	0.154	1.0	肺组织	0.6	2.5
小肠壁	0.667	10	脑	1.0	12
右结肠壁	0.152	1.6	脂肪组织	1.0	5.0
左结肠壁	0.152	1.6	其他	3.05	5.5
直肠乙状结肠壁	0.076	0.8	汇总	100	100

这些元素之间的区分数据所示。在某些情况下，在对实验动物给药后几分钟或几小时内针对报告的铯分布测试模型后，对提取分数的初始选择进行了修改。例如，对于脑，最初选择的0.003的提取分数降低至0.002，以改善与观察急性摄入后脑的铯含量的时间依赖性增加的一致性。铯提取分数的最终选择如下：肾脏0.2，胃肠道壁和心壁；肝脏和皮肤0.05；大脑0.002；所有其他组织均为0.1。

从组织T到血浆的转移系数是基于血浆中铯的相对含量和平衡时的T，这是根据生活人类受试者和尸体中稳定和放射性铯的收集研究估计的。如果T单独与血浆交换铯，则从T到血浆的转移系数 R_2 被确定为 $R_2=R_1\times P/A$，其中 A 和 P 是平衡时组织和血浆中总铯的分数，R_1 是从血浆到T的转移系数。

对于骨骼肌，使用提取分数和铯的平衡分布来得出血浆和组织之间的转移系数。从血浆到骨骼肌的转移系数估计为 $0.1\times0.17\times1\,766\text{d}^{-1}=30.022\text{d}^{-1}$（表B8-1中四舍五入为30），其中0.1是骨骼肌的估计提取分数，0.17是进入骨骼肌的心输出量的参考分数，和 $1\,766\text{d}^{-1}$ 是每天血浆体积的参考心输出量。从骨骼肌到血浆的转移系数分别为 $0.002\times30.022\text{d}^{-1}/0.8=0.075\,1\text{d}^{-1}$，其中0.002和0.8分别是平衡时血浆和骨骼肌中全身铯的比例。

提取分数的概念不适用于红细胞。血浆和红细胞之间的转移系数来自观察到的钾转移率以及钾和铯的数据比较。从几个实验研究的数据估计从血浆到红细胞的钾的转移系数为 6d^{-1}。在人、兔和大鼠体内，铯转移到红细胞中的速率约为钾的0.3倍，因此估计为 $0.3\times6\text{d}^{-1}=1.8\text{d}^{-1}$。从红细胞到血浆的转移系数可以分别由铯流入速率（$1.8\text{d}^{-1}$）和血浆和红细胞中铯的平衡分数确定。根据参考红细胞的稳态含量（作为全身铯的一部分，表B-10），红细胞向血浆的转移系数为 $1.8\text{d}^{-1}\times0.002/0.014=0.257\text{d}^{-1}$。

提取分数的概念也不适用于软骨，软骨不含血管但通过与血管外液体接触的可渗透基质接收营养。简化的假设是软骨直接从血浆中接收铯并将铯返回到血浆中。描述血浆和软骨之间交换的转移系数被设定为描绘快速摄入和随后软骨中放射性铯的浓度升高，如在不同动物物种中观察到的，和平衡时产生的软骨含量为全身铯的3%。

对于从血浆接收铯但是将铯丢失到多个隔室的隔室T，来自T的总流出率R如图B-11所示针对骨骼肌推导出来，并且使用附加信息将 R 划分为代表不同运动路径的转移系数。例如，从皮肤导出的损失率 R 分为转移系数 R_1 和 R_2，分别表示从皮肤到血浆的损失率和从皮肤到汗液的损失率。关于人受试者摄入 ^{132}Cs后汗液活度的出现，R_1 被确定为 R-R_2。作为第二个例子，假设代表胃壁的隔室通过门静脉将铯返回血浆，并且由于细胞脱落而使铯失去胃内容物。从胃壁到所有目的地的总损失率 R（4.59d^{-1}）如前面对骨骼肌所示得出。代表细胞脱落的从胃壁到胃内容物的转移系数设定为 0.21d^{-1}，估计从胃肠道组织到胃肠道内容物的平均细胞脱落率。通过门静脉从胃壁损失铯的速率计算为从胃壁减去细胞脱落率的总去除率：$4.59\text{d}^{-1}-0.21\text{d}^{-1}=4.38\text{d}^{-1}$。基于肝脏的提取分数（0.05），通过门静脉从胃壁流出在血浆和肝脏隔室之间分配。也就是说，从胃壁到肝脏的转移系数是 $0.05\times4.38\text{d}^{-1}=0.219\text{d}^{-1}$，从胃壁到血浆的转移系数是 $0.95\times4.38\text{d}^{-1}=4.16\text{d}^{-1}$。

一些转移系数基于铯的基本生理数据和经验数据的组合。例如，根据人体胆汁流动速率的数据，铯在肝胆汁中进入胃肠道的速率估计为肝脏总流出量的 5%，并观察了不同动物物种肝脏和胆汁中铯的浓度比。来自肝脏 2.25d^{-1} 的总流出率是基于从血浆到肝脏的衍生转移系数 19.5d^{-1}，并且假设肝脏在平衡状态下含有 2% 的全身铯。胆汁中肝脏与小肠内容物的转移系数计算为 $0.05\times2.25d^{-1}=0.113d^{-1}$。

尿液的铯排泄被描述为从血浆转移到混合良好的肾隔室，并且从该隔室流出到血浆和膀胱内容物的分配。从血浆到肾脏的转移表示为有效的提取分数乘以肾脏的血流速率，其中有效提取部分包括在肾小球过滤后暂时滞留在小管中的原子以及直接从血浆进入肾组织的原子。血浆和膀胱内容物之间肾脏流出的分配与健康成年男性的短期尿排泄数据一致。假设肾沉积物是尿铯的唯一来源。也就是说，假设尿铯没有一个是由过滤或分泌的原子产生的，这些原子在不被滞留在肾组织中的情况下传递到膀胱。

内源性粪便排泄被认为是由铯转移到唾液、胃液、胰腺分泌物、肝胆汁和其他分泌物到消化道内容物引起的。假设到达小肠的 99% 的分泌活度被重新吸收到血液中，并且该吸收仅在小肠中发生。

该模型描绘了在巴西戈亚尼亚事故中参与事故的人类受试者中观察到的非常长期滞留的一小部分，以及通过腹腔注射接受 ^{137}Cs 的大鼠的实验研究。在参与戈亚尼亚事故的 8 名成年人类受试者中，这种滞留的小部分估计半衰期为 500d，估计为血液摄入量的 0.01%～0.25%，八个科目中的五个科目的估计值在 0.04%～0.07% 之间。在大鼠中，该成分占注射 ^{137}Cs 的不到 0.01%，半衰期为 150～200d。该滞留组分的生理学基础尚不清楚。它在模型中表示为称为“其他 2”的隔室，假设其接受 0.002% 的心输出量并且在平衡时含有 0.5% 的全身铯。这种长期滞留成分并不代表对每单位摄入放射性铯剂量的重要贡献，但对于解释远离暴露时收集的生物测定数据可能很重要。

与原始模型的情况一样，该模型的最新版本可以是用于模拟铯与普鲁士蓝或肠道中其他未吸收物质结合的效果。通过改变假定从小肠内容物转移到血液和右侧结肠内容物的铯的相对分数来进行模拟。如果假设进入小肠的所有铯由普鲁士蓝携带至右侧结肠内容物并最终在粪便中排泄，则成年雄性的长期滞留半衰期减少约 60%。有人发现普鲁士蓝的口服给药使 11 名成年男性受试者的长期滞留半衰期平均缩短了 69%（范围 36%-83%）。还发现 5 名受试者的半衰期平均减少约 50%，两名受试者平均减少了 64%。

（二）放射性子体的处理

在推导铯同位素剂量系数时解决的链成员是铯，氙，钡和碘的同位素。

^{134m}Cs（$t_{1/2}$=2.9h）衰变为 ^{134}Cs（$t_{1/2}$=2.06a），这可能表现为好像作为母体放射性核素进入其产生地点。^{125}Cs（$t_{1/2}$=45min）衰变为惰性气体 ^{125}Xe（$t_{1/2}$=16.9h），再衰变为 ^{125}I（$t_{1/2}$=59.4d）。假设由 ^{125}Cs 在骨表面上的衰变产生的 ^{125}Xe 以 100d^{-1} 的速率转移到血液中。假设在软组织隔室中产生的氙以 20min 的半衰期转移到血液中。假设进入血液的氙以 1 000d^{-1} 的速率从体内排出（呼出），相当于 1min 的半衰期。

由 ^{125}Cs 和 ^{125}Xe 连续衰变产生的 ^{125}I 被指定为碘作为锑的子体模型，如前所述。代表肝脏和肾脏的铯模型的隔室被认为对应于碘模型中的碘化碘和碘化碘的隔室。当在不能用碘的特征模型中的隔室识别的隔室中产生时，^{125}I 通常被认为转移到血液中（速率为 200d^{-1}，碘模型中血液的最高转移率），然后遵循碘的特征模型。一个例外是假设在红细胞中产生的 ^{125}I 以 1 000d^{-1} 速率转移到碘模型中的碘离子血池。

^{127}Cs（$t_{1/2}$=6.25h）衰变为惰性气体 ^{127}Xe（$t_{1/2}$=36.4d）。在这种情况下，由于氙同位素的相对长的半衰期，基于上述氙模型包含子体的衰变对母体的剂量估计的影响可忽略。

^{137}Cs（$t_{1/2}$=30.2a）衰变至 ^{137m}Ba（$t_{1/2}$=2.55min）表明，尽管 ^{137m}Ba 的半衰期短，但在腹膜内给予 ^{137}Cs/^{137m}Ba 后 4 ~ 7d，大鼠 ^{137m}Cs 在 ^{137}Cs 中显得解离。发现 ^{137m}Ba 在骨骼，血液和血浆中的平衡比例分别超过 3.3，3.9 和 14 倍。一些软组织中度缺乏 ^{137m}Ba，而其他软组织几乎没有或没有偏离平衡。然而，作者得出结论，软组织很可能是血浆中过量 ^{137m}Ba 的主要来源，并且红细胞可能也导致过量。没有对骨骼肌进行取样，但似乎可能是血浆和骨骼中过量 ^{137m}Ba 的主要原因，因为它可能在 4 ~ 7d 后含有全身 ^{137}Cs 的优势。

在 OIR 系列中应用于 ^{137m}Ba 作为 ^{137}Cs 子体的模型基于 Leggett（2013）提出的模型，但通过描绘血液和几种软组织之间的 ^{137m}Ba 的交换来扩展该模型。是池而不是单一的软组织池。Leggett 将钡的模型修改为 ICRP 137 出版物中描述的母体放射性核素，以下列方式应用于 ^{137m}Ba 体内通过 ^{137}Cs 的衰变产生的：

（1）与全身钡剂的短期行为无关的隔室和通路被消除；

（2）血浆和快速进出软组织隔室之间的钡交换速率以及钡向组织和排泄途径的转移速率增加，以在静脉注射 ^{133}Ba 后立即为人类受试者提供更好的血液清除数据拟合。

用钡和其他碱土元素的放射性同位素进行的动力学研究表明，这些元素最初会在几分钟的半衰期内离开血浆，并且与血浆池的大约三倍的血管池快速平衡。对人体受试者中 ^{133m}Ba 的短期行为的研究表明，静脉内给药后早期分钟中钡的重要储存库是骨和结肠；由 ^{137}Cs 衰变产生的 ^{137m}Ba 的以下全身生物动力学模型基于这些考虑因素。关于 ^{137m}Ba 与 ^{137}Cs 在大鼠中的解离。在骨骼肌和红细胞中产生的钡以 1 000d^{-1} 的速率转移到血浆，这是全身细胞之间极快速转移的默认值。在所有其他软组织隔室中产生的钡以 200d^{-1}（$t_{1/2}$=5min）的速率转移至血浆，与平衡值相比，选择最多在这些组织中产生 ^{137m}Ba 的中度缺乏。钡以 19.4d^{-1} 的速率从血浆转移至骨小梁表面，皮质骨表面以 15.6d^{-1} 的速率转移，右侧结肠内容物以 40.3d^{-1} 的速率转移，膀胱内容物以 4.48d^{-1} 的速率转移和一组代表铯模型中所述软组织的细胞外液的区室（图 B9-1），总发生率为 184d^{-1}。从软组织隔室返回血浆的转移系数为 61.4d^{-1}。血液和软组织之间的 ^{137m}Ba 的总交换速率取自 Leggett（2013）的模型，但是该模型应用于单个软组织池。在本模型中，从血液到软组织的流速 184d^{-1} 被分成 16 种组织中的每一种的细胞外液的流速：心脏，肝脏，肾脏，肌肉，胃，小肠，右结肠，左结肠，直肠乙状结肠，脾脏，胰腺，脑，红髓，皮肤，肺和其他软组织。鉴于 ^{137m}Ba 的半衰期短，假设其转移至软组织后其衰变位点由心输出量的分布决定。从血液到个体软组织池的转移率基于 ICRP89 出版物中给出的成年男性的心输出量的参考动脉分布。例如，从血液到脾脏的转移率计算为 0.03×184d^{-1}=5.52d^{-1}，其中，0.03 是进入脾脏的心输出量的参考分数。钡进入膀胱或右侧结肠内容遵循通用排泄模型。从血浆到骨表面隔室和排泄途径的转移系数是钡作为母体的模型中给出的相应值的两倍。对于人类受试者，其约束条件是从软组织到血浆的转移系数是从血浆到软组织的系数的三分之一。该约束意味着软组织隔室的内容是稳态下血浆的三倍。该模型预测 ^{137}Cs 注入血液后 4 ~ 7d 的血浆 ^{137m}Ba 含量是平衡值的 13 ~ 16 倍。^{137m}Ba 从其生产部位到骨骼的高迁移率（由大鼠的发现所表示）无法再现，同时与人类受试者中钡的报告的生物动力学数据（例如血液清除数据）保持一致。

性别的差异 全身铯的长期生物半衰期，约占吸收铯的 90%，女性通常比男性低约四分之一（15% ~ 35%），怀孕期间女性比非孕妇约低三分之一。在哺乳期间，铯从血液到乳腺到乳汁都有大量转移。

B.9 氡（Z=86）

（一）概述

基于控制材料之间非反应性和可溶性气体转移的物理定律，已经开发出包括氡在内的许多惰性气体的室内生物动力学模型。假设这种气体的生物动力学由血液 - 空气分配系数和血液灌注速率，组织 - 血液分配系数和由模型的隔室代表的组织的体积确定。如标准建模方法所述，吸入后进入肺部空气或从胃肠内容物吸收后进入肺部血液的惰性气体在肺部空气和肺部血液之间立即平衡，两个池中的相对浓度由其体积和血液确定 - 空中分区系数。滞留在肺部血液中的气体与每个组织接收的心输出量的百分比成比例地分布在动脉血液中。从组织到静脉血的转移率由血液灌注速率，隔室的体积和组织 - 血液分配系数决定。气体在静脉血液中携带到肺部血液中。循环持续到由于肺部血液和肺部空气之间的交换以及呼出气体中身体的损失导致身体负担耗尽。

对于给定的组织，可以通过考虑质量平衡和平衡来推导出一组微分方程。例如，考虑仅从动脉池接收血液并且血液仅从静脉流中离开的全身组织。组织中惰性气体活度的变化率是 $F_i(C_{B\text{-}A}-C_{B\text{-}V})$，其中 F_i 是核素 i 通过全身组织的血流速率（L/min），$C_{B\text{-}A}$ 是在非肺动脉血中气体活度浓度（Bq/L），$C_{B\text{-}V}$ 是非肺静脉血中的气体活度浓度。在标准建模方法中，假设组织中的气体灌注是瞬时的，允许在静脉血液和组织之间实现平衡，使得 $C_{B\text{-}V}=C_i/P_i$，其中 C_i 是组织中气体的活度浓度，P_i 是组织 - 血液分配系数。因此，对于给定的器官，描述组织中气体 Q_i 活度变化率的微分方程是：

$$\frac{dQ_i}{dt}=F_i\left(C_{B\text{-}A}-\frac{C_i}{P_i}\right)-\lambda_r Q_i \quad \text{公式 B–3}$$

其中 λ_r 是惰性气体的放射性速率常数。为了用气体活度 Q 表示上述方程，它可改写为：

$$\frac{dQ_i}{dt}=\frac{F_i}{V_{B\text{-}A}}Q_{B\text{-}A}-\frac{F_i}{P_iV_i}Q_i-\lambda_r Q_i \quad \text{公式 B–4}$$

其中 V_{B-A} 是非肺动脉血的体积，V_i 是组织的体积。因此，从动脉血到组织的转移速率常数是 F_i/V_{B-A}，并且从组织到静脉血的转移速率常数是 $F_i/(P_iV_i)$。通过全身组织 i 的血流速率（F_i）由心输出量和进入组织 i 的心输出量的乘积给出。全身组织的体积由其质量和密度计算。

有 ICRP 137 出版物的氡的全身生物动力学模型主要基于上面总结的理论考虑，但包括一些经验特征和简化。该模型分两步开发。首先，基于上述理论考虑，开发了相对详细的氡模型结构和参数值。该初始版本涉及代表肺，动脉和静脉血的三个血液隔室，以及代表全身组织的 20 个隔室。然后通过将血液分成代表动脉和静脉血的两个隔室来简化模型，并将几个组织隔室汇集在一起，具有与时间相关的氡浓度的大致相似的预测。发现简化模型为通过摄入或吸入暴露于高水平氡的人类受试者提供了相当好的近似数据。

ICRP 137 出版物中使用的模型结构如图 B–13 所示。表 B–11 列出了成年男性的基线转移系数。

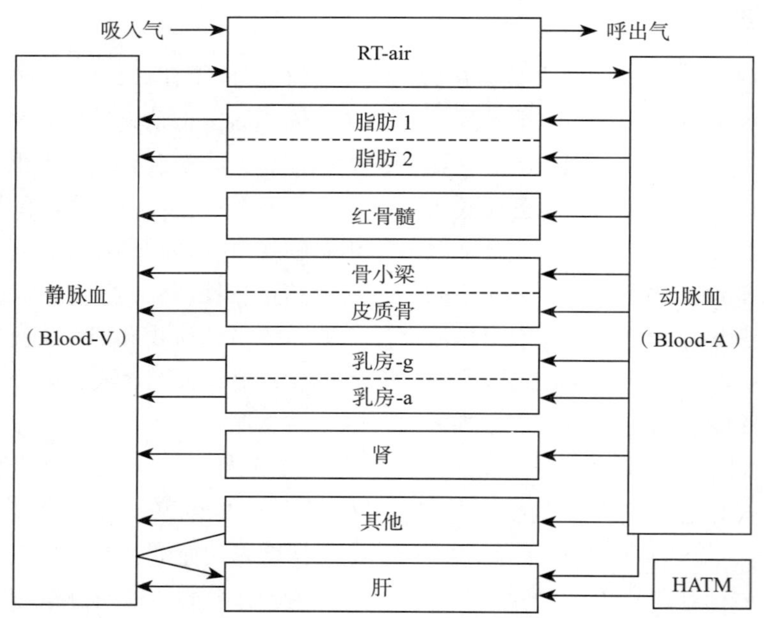

图 B–13　氡的全身生物动力学模型的结构

注：RT-air，呼吸道空气

表 B–11　吸入或摄入氡的生物动力学模型中的转移系数

从	至	转移系数 /d^{-1}	从	至	转移系数 /d^{-1}
环境	RT- 空气	—	血 -A	肾脏	1 243
RT- 空气	环境	2 600	血 -A	肝	425.2
血 -A	脂肪 1	261.6	血 -A	骨小梁	58.9
血 -A	脂肪 2	65.4	血 -A	皮质骨	39.2

续表

从	至	转移系数 /d^{-1}	从	至	转移系数 /d^{-1}
血 -A	红骨髓	196.2	红骨髓	血 -V	33.4
血 -A	乳腺 -g	0.981	乳腺 -g	血 -V	97.3
血 -A	乳腺 -a	0.327	乳腺 -a	血 -V	3.23
血 -A	其他	4 250	其他	血 -V	259.5
脂肪 1	血 -V	4.52	其他	肝	107.2
脂肪 2	血 -V	1.13	血 -V	RT- 空气	2 419
肾脏	血 -V	8 523	RT- 空气	血 -A	1 043
肝	血 -V	1 970	胃内容物	小肠内容物	20.57
骨小梁	血 -V	363.8	小肠内容物	肝	5 994
皮质骨	血 -V	60.6			

血液分为动脉血和静脉血（分别为血 -A 和血 -V）。基于 ICRP 89 出版物中总结的血池参考大小，假设这些区室分别占总血液体积的 27% 和 73%。成年男性的参考总血容量为 5.3L。

脂肪表示为具有相等体积但不同血液灌注速率的两个隔室，作为描绘在吸入氙或氪的放射性同位素后在人类受试者中观察到的相对长期滞留（几小时）的两个阶段的方式。假定脂肪 1 的血液灌注速率是脂肪 2 的血液灌注速率的四倍，这意味着脂肪 2 的清除半衰期是脂肪 1 的清除半衰期的四倍。

对于持续吸入氡气，假设 RT 空气中的活度浓度与环境中的活度浓度 C_{env} 迅速达到平衡。基于人类受试者呼出氡，氙或氪的快速阶段的观察半衰期，从 RT- 空气到环境的转移率 h 假设为 2 600d^{-1}（$t_{1/2}$=23s），经过一段时间的连续吸入。清除半衰期大概取决于呼吸频率，但用于剂量测定目的假定为恒定的。活度进入 RT-air 的速率假定为 $\lambda C_{env}V_{RT-空气}$（Bq/d），其中 $V_{RT-空气}$是 RT-air 的平均体积（3.858L，成年男性）。

假设 RT-air 中的氡迅速扩散到血 -A，允许血 -A 和 RT-air 之间达到平衡，使得 $C_{B-A}=C_{rRT-空气}P_{B-空气}$，其中 $P_{B-空气}$是血液 - 空气分配系数（表 B–12），$C_{RT-空气}$是 RT- 空气中的活度浓度。在质量平衡和平衡的基础上，RT-air 的活度变化率由下式给出：

$$\frac{dQ_{RT-air}}{dt}=\lambda C_{env}V_{RT-air}-\lambda Q_{RT-air}+F\left(C_{B-V}-C_{RT-air}P_{b-air}\right)-\lambda_r Q_{RT-air} \quad \text{公式 B–5}$$

其中 F（L/min）是心输出量。为了用气体活度 Q 表示上述方程，它可以改写为：

$$\frac{dQ_{RT-air}}{dt}=\lambda C_{env}V_{RT-air}-\lambda Q_{RT-air}+\frac{F}{V_{B-V}}Q_{B-V}-\frac{FP_{b-air}}{V_{RT-air}}Q_{RT-air}-\lambda_r Q_{RT-air} \quad \text{公式 B–6}$$

在饮用水或其他物质中摄入的氡以特定物质的胃排空率从胃内容物转移到小肠内容

物。从胃内容物到小肠内容物的默认转移系数是总膳食的参考值（成年男性的 20.57d^{-1}）。

氡以 5 994d^{-1} 的速率从小肠内容物转移到肝脏。这对应于 0.999 的吸收分数，这基于从小肠内容物到右结肠内容物的参考转移系数 6d^{-1}。

除了后面描述的例外，全身隔室之间转移系数的推导是基于表 B–11 和表 B–12 中列出的血流速率，隔室容积和组织 - 血液分配系数。血流速率取自 ICRP 89 出版物。隔室容积基于成年男性的参考组织质量，以及基于 ICRP 23 和 89 出版物中总结的信息的以下密度：脂肪，0.92g/cm^3；红骨髓，1g/cm^3；所有其他软组织，1.04g/cm^3；和骨头，1.9g/cm^3。

表 B–12　参考血流速率，隔室容积和血液：用于导出转移系数的组织分配系数

隔室	血流速（心输出量的百分比）	体积 /L	血液：组织分配系数
脂肪 1	4	7.53	11
脂肪 2	1	7.53	11
肾脏	19	0.298	0.7
肝			
动脉	6.5		
总	25.5	1.73	0.7
骨小梁体积	0.9	0.58	0.4
皮质骨量	0.6	2.32	0.4
红骨髓	3	1.83	4.6
乳房 -g	0.015	0.009 62	1.5
乳房 -a	0.005	0.016 3	8.9
其他	64.98	41.5	0.4
血液	—	5.3	—
血 -A	—	1.431	—
血 -V	—	3.869	—
心输出量（L・min^{-1}）	6.5	—	—

组织与血液的分配系数基于表 B–11 中的估计值。“其他”的舍入分配系数 0.4 基于骨骼肌的值，代表了“其他”的大部分体积。红骨髓的密度和组织与血液分配系数基于出 ICRP89 出版物，并假设红骨髓由 60% 的活性骨髓和 40% 的脂肪组成，占总骨髓质量的一半。红骨髓的组织 - 血液分配系数是脂肪和其他组织 - 血液分配系数的质量加权平均值：［0.4×11（脂肪）］+［0.6×0.4（其他）］=4.6。红骨髓的导出密度为（0.4×0.92g/cm^3）+（0.6×1.04g/cm^3）=1g/cm^3。

描述乳房吸收和滞留氡的隔室和参数值基于女性乳房的信息并外推至男性乳房，如下所述。乳房分为两个部分：乳房 -g，代表乳房的腺体组织；和乳房 -a，代表构成乳房其余部分的脂肪组织。乳房-g和乳房-a是OIR系列中使用的剂量测定系统中的标准源区域，并且假设分别占乳房质量的40%和60%。根据ICRP 89出版物中估计的成人脂肪组织的典型脂肪含量，假定脂肪占乳房质量的80%。乳房-a的组织-血液分配系数是脂肪和其他组织-血液分配系数的质量加权平均值:［0.8×11（脂肪）］+［0.2×0.4（其他）］=8.9和假设脂肪占乳房-g质量的10%。哺乳期乳房约占腺体乳腺组织质量的10%是腺内脂肪，定性研究结果表明，大量脂肪与乳腺实质混合，特别是在超重患者中寻求减少乳房。乳房-g的组织-血液分配系数推导为［0.1×11（脂肪）］+［0.9×0.4（其他）］=1.5。假设乳房-g和乳房-a分别在成年女性中分别接受0.3%和0.1%的心输出量，在成年男性中分别接受0.015%和0.005%的心输出量。这些是基于这些组织的质量，“其他”（作为乳房-g的替代品）和脂肪（作为乳房-a的替代品）的相对血液灌注率的舍入值，参考血流率为心输出量的0.4%。成年女性的全乳房，并且按成年男性的总乳房按质量比例缩放至心输出量的0.02%的血流量。

沉积在骨骼中的氡气与骨骼体积有关。从血液-A到小梁骨和皮质骨体的转移系数基于分别为0.9%和0.6%到小梁骨和皮质骨的参考血流量，表示为心输出量的百分比。

针对成年男性说明了转移系数的推导。氡以（6.5L/min×1 440min/d）/1.431L=6 541d^{-1}的速率从血液-A中清除，其中1.431L=0.27×5.3L是血液-A的体积和6.5L/min是成年男性心输出量的参考值。氡以（6.5L/min×1 440min/d）/3.869L=2 419d^{-1}的速率从血液-V转移至肺空气，其中3.869L=0.73×5.3L是血液-V的体积。例如，从血液-A到肾脏的转移系数是0.19×6 541d^{-1}=1 243d^{-1}，其中0.19是成年男性肾脏接受的心输出量的分数。从肾脏到血液-V的转移系数是（1 440min/d×0.19×6.5L/min）/（0.298L×0.7）=8 525d^{-1}，其中0.298升是肾脏的体积，0.7是肾脏到血液的分配系数。

肝脏以外的组织隔室仅接收来自血液-A的氡。除血液-A外，肝脏从“其他”流出一部分流出物，代表留下内脏组织的氡，以及摄入后从消化道吸收的氡。内脏组织包括脾，胰腺，胃，小肠和大肠。离开组织隔室的活度被分配给血液-V，除了来自其他的代表流出内脏组织的流出的部分被分配给肝脏。分配给肝脏的“其他”流出的比例为19/（19+46）=19/65，基于估计的血流量分别为19%和46%，分别通过“其他”内的内脏和非内脏组织的心输出量。

图B-14比较了表B-12中基线参数值得出的模型预测与成年男性受试者在饮用水中急剧暴露于高水平^{222}Rn时的全身滞留情况。显示了两组预测，一组基于从胃到小肠的相对快速的氡转移（$t_{1/2}$=15min），一组基于相对慢的转移（$t_{1/2}$=1h）。基于胃中15min的半衰期的预测的全身滞留模式与在轻度早餐后2h摄入氡的受试者观察到的滞留模式相当类似。基于胃中1h的半衰期的预测滞留模式与相同研究者在重度早餐后10min摄入氡的受试者观察到的模式相当类似。

图B-15比较模型预测与成年男性暴露于恒定，升高浓度（C_{env}=25.9Bq/L）氡在封闭的房间内的呼气速率^{222}Rn的观察值8.5h。在8.5h暴露结束时氡的呼出速率为132Bq/min。这表明氡吸入率（B_rC_{env}）为132Bq/min。从RT-空气到环境的转移速率λ为2 600d^{-1}（1.8min^{-1}）

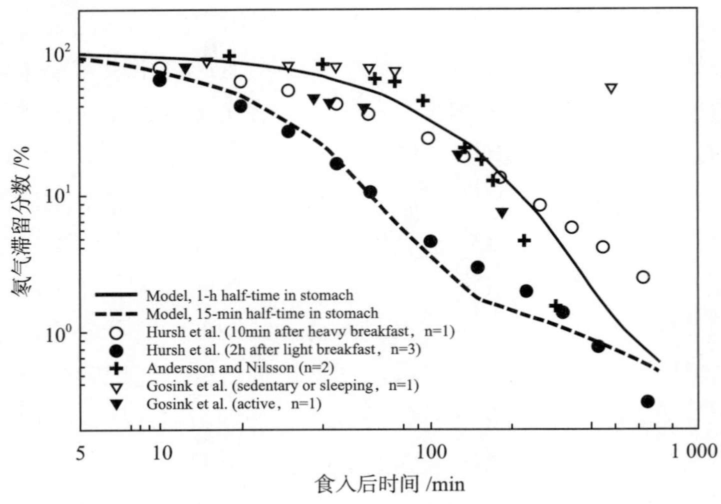

图 B-14　食入饮用水氡后氡的全身滞留的模型预测和观察结果的比较

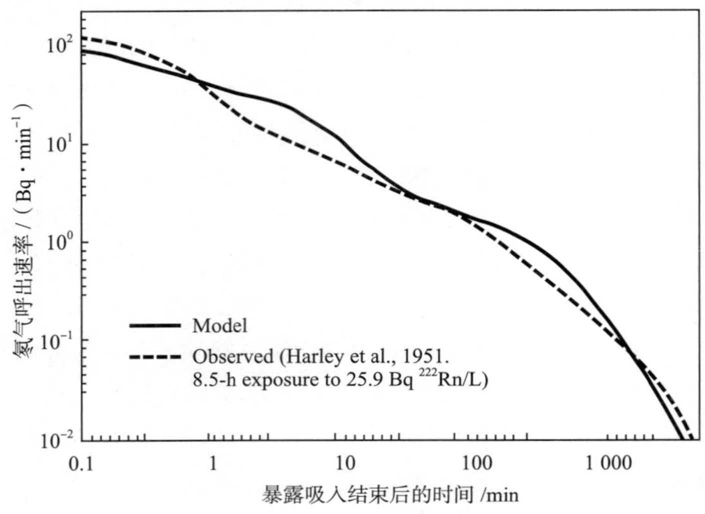

图 B-15　连续暴露于高浓度氡空气中 8.5h 后模拟预测和在氡气呼出速率的观察结果的比较

从人类研究中确定的氡呼出速率的最快组分（$t_{1/2}$=23s）估算。估计氡与血液交换所涉及的肺部空气体积为 $V_{L\text{-}air}=B_r/\lambda=2.8$。基于肺气流量为 2.8L，从 RT-air 到血液 -A 的转移系数是 $FP_{B\text{-}空气}/V_{L\text{-}air}=1\ 437d^{-1}$，其中 F 是每天血容量的心输出量，$P_{B\text{-}空气}$是血液 - 空气分配系数。从 RT-air 到血液 -A 的转移系数的这种特定情况估计用于图 12-3 中的模型模拟。所有其他模型参数都分配了它们的基线值。假设氡吸入率为 190 000Bq/d（132Bq/min）。

（二）氡放射性子体的处理

ICRP137 出版物中称为母体放射性核素的氡同位素是 ^{222}Rn、^{220}Rn 和 ^{219}Rn。在确定剂量系数时考虑的放射性子体是同位素铅，钋，铋和铊。这些元素作为氡子体的全身生物动力学模型是对其作为铅子体模型的修改。作为一个铅子体的每个元素的模型结构通过在氡的全身生物动力学模型（图 B–13）中添加明确表示的四个隔室区室来修改：脂肪 1，脂肪 2，乳房 -g 和乳房 -a。假设这些隔室中的每一个与其中央血液隔室（血浆）交换该元素。对于铋或铅，假定添加的隔室是作为铅子体元素模型中其他软组织（ST1）的中期隔室的一部分。对于钋或铊，假设添加的隔室是代表作为铅子体元素的模型中其余软组织（以下也称为“ST1”）的单个隔室的一部分。对于四个元件中的每一个，如像铅的子体，从血浆到添加的隔室的转移率反映了组织接收的心输出量相对于由该元件的模型中的其他软组织的所有隔室接收的心输出量的百分比；从血浆到 ST1 的转移系数减少了从血浆到增加的隔室的转移系数的总和；并且每个添加的隔室到血浆的清除半衰期是从 ST1 到血浆的清除半衰期。

对于铋，从血浆到添加的区室的转移系数对于脂肪 1 是 $0.2d^{-1}$，对于脂肪 2 是 $0.05d^{-1}$，对于乳房 -g 是 $0.000\ 9d^{-1}$，对于乳房 -a 是 $0.000\ 3d^{-1}$，并且从这些隔室中的每一个清除半衰期到血浆是 20d。对于铅，从血浆到添加的隔室的转移系数对于脂肪 1 为 $0.04d^{-1}$，对于脂肪 2 为 $0.01d^{-1}$，对乳房 -g 为 $0.000\ 15d^{-1}$，对于乳房 -a 为 $0.000\ 05d^{-1}$，并且从这些隔室中的每一个清除到血浆的半衰期是 166.6d。对于钋，从血浆到添加的区室的转移系数对于脂肪 1 是 $2.1d^{-1}$，对于脂肪 2 是 $0.52d^{-1}$，对于乳房 -g 是 $0.007\ 5d^{-1}$，对于乳房 -a 是 $0.002\ 5d^{-1}$，并且从这些隔室中的每一个到血浆清除半衰期是 7d。对于铊，从血浆到添加的区室的转移系数对于脂肪 1 是 $8.4d^{-1}$，对于脂肪 2 是 $2.1d^{-1}$，对于乳房 -g 是 $0.03d^{-1}$，对于乳房 -a 是 $0.01d^{-1}$，并且从这些隔室中的每一个到血浆的半衰期是 6.65h（转移系数 $2.5d^{-1}$）。

假定在 RT 空气中产生的氡子体以 $1\ 000d^{-1}$ 的速率呼出。假定氡模型中的血液 -A 或血液 -V 室中产生的氡子代以 $1\ 000d^{-1}$ 的速率转移到子代模型中的血浆中。

B.10 镭（Z=88）

（一）概述

ICRP 137 出版物中应用的镭全身生物动力学模型是对 ICRP 67 出版物采用的模型的修改。在该模型的早期版本中，肝脏被表示为单个隔室，并且肾脏未被明确描述，但被包括作为其他软组织的一部分。ICRP 137 出版物中，还明确描绘了肾脏，并且肝脏和肾脏都被建模为表示相对快速且相对缓慢的镭损失的两个隔室。

本模型的结构如图 B–16 所示。血浆（图 B–16 中的“血液”）被视为均匀混合的池，其中包含血液中的所有镭，与软组织和骨表面交换活度，并且丧失对泌尿和粪便排泄途径的活度。软组织分为代表肝脏损失的两个阶段，肾脏损失的两个阶段，以及剩余软组织损失的三个阶段。骨分为皮质骨和骨小梁。这些骨骼类型中的每一种进一步分为骨骼表面和骨骼体积。骨体被视为由两个池组成：一个池在几个月时间内与骨表面中的活度交换，一个非交换池仅通过骨重组过程从中移除活度。骨骼中的活度沉积被分配给骨骼表面。在一段时间内，骨表面上的一部分活度移动到可交换的骨量，其余部分返回血浆。离开可交换骨体的活度在骨表面和不可交换的骨体之间分配。从非可交换骨体中移除的指定速率是骨小梁或皮质骨的骨转换的参考速率。

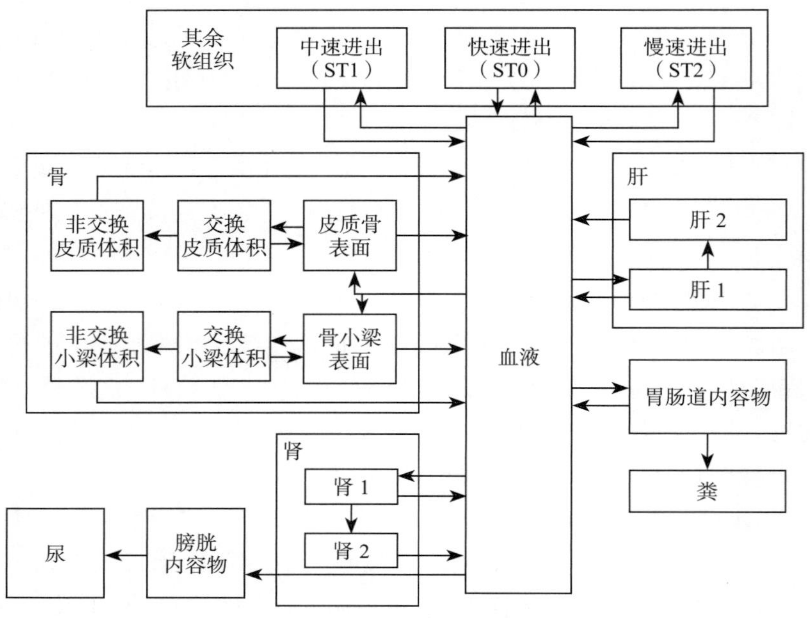

图 B-16　镭的全身生物动力学模型

1．**参数值**　一些短暂暴露于镭同位素的人已经确定了镭的滞留和分布。这些数据可以补充广泛的比格犬镭的生物动力学数据以及钡的人类和比格犬数据，镭是镭的化学和生理类似物。在从小猎犬到人类的数据外推中，必须考虑与人类受试者相比小猎犬中重碱性土壤的粪便排泄率相对较低。

静脉注射钙，锶，钡或镭放射性同位素的正常受试者的血浆消失曲线的动力学分析表明，这些元素最初以每天几百个血浆体积的速率离开血浆，并且与血管外池一起快速平衡约三倍等离子池的大小。来自血浆 $70d^{-1}$ 的总转移率在注射后大于 1 ~ 2h 产生与镭和钡的血浆消失曲线的合理拟合。在该模型中没有描述从血浆中快速早期去除。

软组织在摄入血液后的数天或数周内显然含有大部分全身性镭。基于对人类软组织中 ^{226}Ra 数据的综述。估计单次摄入后第 18 天软组织滞留率上升至全身滞留的约 58%，然后在 100d 时稳定下降至 33%，在 1 000d 时稳定下降至 6%。这些估计依赖于 20 世纪 70 年代引入的 ICRP 碱土模型的假设和特征。无模型拟合程序在早期会产生稍低的估计值。哈里森等人。通过静脉内注射接受 ^{223}Ra 的人受试者的测量推断，人的软组织的细胞外液在 24h 含有约四分之一的施用的镭。在成年小猎犬中，软组织在 1h 内静脉内注射 ^{224}Ra 的总体负荷约占 62%，1d 时为 29%，7d 时为 12%。在静脉内给予成年小猎犬后 7 ~ 1 190d，肝脏和肾脏平均含有软组织总量 ^{226}Ra 的约三分之一。

成年人环境 ^{226}Ra 的尸检测量结果表明软组织含有 10% ~ 30% 的全身 ^{226}Ra。这些估计是基于几个受试者的平均值或合并样本，这可能会产生误导性结果，因为测量 ^{226}Ra 浓度很可能在人群中不对称分布。使用从文献中获得的 ^{226}Ra 与钙比率的中值，有人估计软组织含有全身天然 ^{226}Ra 的 5.5% ~ 6%。

在 ICRP 137 出版物的模型，快速进出软组织隔室 ST0 中的镭的沉积分数被确定为在指定了其他沉积分数之后的平衡。如下所述，骨的沉积分数为 0.25，中间进出软组织为 0.05（ST1），慢转换软组织（ST2）为 0.001，肝脏为 0.06，肾脏为 0.02，排泄途径为 0.32，为 ST0 留下 0.299。导出的从血浆到转移速率 ST0 为 $0.299 \times 70d^{-1} = 20.93d^{-1}$。基于 ST0 和血浆中假定的镭的相对量，从 ST0 到血浆的转移速率设置为从血浆到 ST0 的转移速率的三分之一，即 $6.98d^{-1}$。

基于对成年比格犬中 ^{224}Ra 和 ^{226}Ra 的行为的观察，模拟肝脏中镭的生物动力学。肝脏由肝脏 1 和肝脏 2 组成，分别具有快速和缓慢的进出。假设肝脏 1 中血液流出量的 6% 从肝脏 1 中移除，半衰期为 1d，99.7% 返回血液，0.3% 移至肝脏 2. 镭从肝脏 2 转移到血液中半衰期为 1 年。这些假设产生以下转移系数：血液到肝脏 1，$0.06 \times 70d^{-1} = 4.2d^{-1}$；肝脏 1 到血液，$0.997 \times (\ln(2)/1d) = 0.691d^{-1}$；肝脏 1 至肝脏 2，$0.003 \times (\ln(2)/1d) = 0.002\ 08d^{-1}$；和肝脏 2 到血液，$\ln(2)/365d = 0.001\ 9d^{-1}$。

肾脏中镭的生物动力学也基于成年比格犬的数据。肾脏分为肾脏 1 和肾脏 2，分别为快速和慢速转换。假设 2% 的血液流出肾脏 1 并从肾脏 1 中移除，半衰期为 8h，99.7% 返回血浆，0.3% 移至肾脏 2. 镭从肾脏 2 转移至血浆半衰期为 1 年。这些假设产生以下转移系数：血液到肾脏 1，$0.02 \times 70d^{-1} = 1.4d^{-1}$；肾 1 至血，$0.997 \times (\ln(2)/0.333\ 3d) = 2.073d^{-1}$；肾脏 1 至肾脏 2，$0.003 \times (\ln(2)/0.333\ 3d) = 0.006\ 24d^{-1}$；和肾脏 2 到血液，$\ln(2)/365d = 0.001\ 9d^{-1}$。

假设来自血液的 5% 的流出物沉积在中期软组织隔室 ST1 中，并且该活度从 ST1 返回血液，半衰期为 1d。隐含 ST1 到血液的转移系数是 $0.05 \times 70d^{-1} = 3.5d^{-1}$ 和 ST1 到血液 $\ln(2)/1d = 0.693d^{-1}$。

从长期软组织隔室 ST2 到血液的清除半衰期假定为 5a，与在钙，锶和钡的模型中应用的相同。ST2 中镭的沉积分数设定为与短时间暴露于相对高水平 ^{226}Ra 的人的尸检数据产生合理的一致，并且在其寿命期间暴露的人仅达到 ^{226}Ra 的自然水平。假设离开血液的 0.1% 的镭进入 ST2。从血液到 ST2 的导出转移率为 $0.001 \times 70d^{-1} = 0.07d^{-1}$，从 ST2 到血液的导出转移率为 $\ln(2)/5a = 0.000\ 38d^{-1}$。

来自人类和动物研究的数据表明，注射后最初几个月内土壤中碱土元素的损失率按钙<锶<钡<镭的顺序增加，并且分数长期滞留以相反的顺序增加。需要一些特定于元素的参数值来解释这些差异，但是描述骨动力学的大多数参数值是通用的（即，对于这些碱土元素中的每一个都是相同的）。OIR 第 2 部分讨论了应用通用值的基础。基本上，人体全身滞留数据的动力学分析和实验动物的碱土动力学的更直接检查则没有揭示了这些元素之间在以下方面的明显差异：骨骼中的早期积累是血液活度的一部分；骨小梁和皮质骨之

间的初始分裂；早期骨损失率，为了本模型的目的，从骨表面转移到血浆；受骨中期滞留的部分，解释为从骨表面转移到可交换的骨量；以及在远离摄入时从骨中移除的速率，解释为由于骨吸收导致的不可交换活度的去除。应用以下通用参数值：骨内沉积分数 = 0.25；小梁骨沉积分数 = 皮质骨沉积分数的 1.25 倍；骨表面的半衰期 =1d，六分之五转移至血浆，六分之一转移至可交换骨体；非交换性骨小梁和皮质骨的去除率分别为 18% 和 3% a^{-1}。从这些通用参数值得到的镭的转移率如下：血液到骨小梁表面 $(1.25/2.25)\times 0.25\times 70d^{-1}=9.72d^{-1}$；血液到皮质骨表面 $(1/2.25)\times 0.25\times 70d^{-1}=7.78d^{-1}$；骨小梁或皮质骨表面到相应的可交换骨容积室 $(1/6)\times \ln(2)/1d=0.116d^{-1}$；小梁或皮质骨表面到血液 $(5/6)\times \ln(2)/1d=0.578d^{-1}$；骨小梁体积到血液为 0.000 493$d^{-1}$；和不可交换的皮质骨体到血浆为 0.000 082 1d^{-1}。

观察到骨骼中碱土元素行为的差异这可以通过从可交换的骨体隔室移除的速率和从可交换的骨体转移到不可交换的骨体的比例的差异来解释。实际上，假设钙，锶，钡和镭在注射到血液中后同样可能暂时掺入骨矿物质中，但是到达骨骼中不可交换部位的可能性按钙的顺序减少>锶>钡>镭。钙，锶，钡和镭从可交换骨量到不可交换骨量的转移分数分别设定为 0.6、0.5、0.3 和 0.2，并假设平衡返回骨表面。从可交换骨体中移除半衰期分别设定为 100d、80d、50d 和 30d。设定这些值以与注射了碱土元素的放射性同位素的人的全身滞留曲线实现合理的一致性。假定的向不可交换骨量的转移分数也与体外测量的结果相当一致。例如，在接近生理的条件下，有人发现形成羟基磷灰石晶体的钙是 65% 不可交换的，有人确定了相对于钙的鉴别因子，锶为 0.93，钡为 0.56，以及 0.32 用于形成晶体的 × 镭。这种体外结果在一定程度上随实验条件，晶体老化的长度和鉴别的定义而变化。

对于镭，上述从可交换骨量和部分转移到不可交换骨量和骨表面的清除半衰期的估计得出以下转移率：可交换至不可交换的骨体（皮质或小梁）$0.2\times \ln(2)/30d=0.004\ 6d^{-1}$；骨表面的可交换骨量为 $0.8\times \ln(2)/30d=0.018\ 5d^{-1}$。

根据人类研究的估计，据估计有 32% 的镭离开血浆沉积在排泄途径中，尿与粪便排泄的比例为 1：36。从血液到膀胱内容物的转移率为 0.606d^{-1}，从血液到右侧结肠内容物的转移率为 21.79d^{-1}。表 B–13 为工作人员镭全身生物动力学模型的转移系数。

表 B–13　工作人员镭全身生物动力学模型的转移系数

从	至	转移系数 /d^{-1}	从	至	转移系数 /d^{-1}
血液	膀胱内容物	0.606	血液	ST0	20.93
血液	右结肠内容物	21.79	血液	ST1	3.5
血液	骨小梁表面	9.72	血液	ST2	0.07
血液	皮质骨表面	7.78	血液	肝脏 1	4.2

续表

从	至	转移系数 /d^{-1}	从	至	转移系数 /d^{-1}
血液	肾脏 1	1.4	肝脏 2	血液	0.001 9
骨小梁骨表面	血液	0.578	肾脏 1	血液	2.073
骨小梁骨表面	可交换骨小梁体积	0.116	肾脏 1	肾脏 2	0.006 24
皮质骨表面	血液	0.578	肾脏 2	血液	0.001 9
皮质骨表面	可交换皮质骨体积	0.116	可交换骨小梁体积	骨小梁骨表面	0.018 5
ST0	血液	6.98	可交换骨小梁体积	非交换骨小梁体积	0.004 6
ST1	血液	0.693	可交换皮质骨体积	皮质骨表面	0.018 5
ST2	血液	0.000 38	可交换皮质骨体积	非交换皮质骨体积	0.004 6
肝脏 1	血液	0.691	非交换皮质骨体积	血液	0.000 082 1
肝脏 1	肝脏 2	0.002 08	非交换骨小梁体积	血液	0.000 493

（二）放射性子体的处理

1．**镭的有剂量学意义的子体** 在镭同位素剂量系数的推导中解决的镭同位素的放射性子体同位素是氡、钋、铅、铋、铊、锕、钍、镭、钫和砹。这些元素作为镭子体的全身生物动力学模型总结如下。

2．**氡** 通过母体放射性核素的衰变，在 OIR 系列中将通用模型结构应用于在系统隔室中产生的氡，氙和氪。这些气体被指定为在 ICRP 67 出版物中引入的用于将氡从骨转移到血液的模型，但是被指定了从软组织到血液的元素特异性转移率。具体地，在不可交换的骨体，可交换的骨体或骨表面中产生的氡，氙或氪分别以 0.36d^{-1}、1.5d^{-1} 或 100d^{-1} 的速率转移至血液。在软组织隔室中产生的氡以 30min 的半衰期转移至血液，而氙的 20min 的半衰期和氪的 15min 的半衰期。在全身隔室中产生的血液或进入血液中产生的氡，氙或氪以 1 000d^{-1} 的速率从体内移出（呼出），相当于 1min 的半衰期。

3．**铊、铅、铋和钋** 在摄入镭后体内产生的铊，铅，铋和钋的模型是作为铅子体的全身生物动力学模型的修改，如前所述。对于这四种元素中的每一种，红色骨髓隔室被隔室取代具有相同的动力学（即相同的流入和流出路径和速率），称为“小梁骨髓”，与其他镭子体的模型一致；添加一个隔室代表皮质骨髓，假定与血浆交换活度；从血浆到皮质骨髓的转移系数是从血浆到小梁骨髓的转移系数的三分之一；从皮质骨髓移除半衰期与骨小梁相同；并且从等离子体到 ST1 的传递系数减小，以保持从等离子体到所有目的地的原始总流出速率。

4．锕 在 OIR 系列的后续部分中描述的锕的特征模型的修改版本被应用于作为铀子体的锕。对实验动物的研究表明，锕的系统行为与镅的系统行为大致相似。在 OIR 系列的后期应用的锕和镅的特征模型都是 ICRP 67 出版物中描述的镅全身生物动力学模型的变体。锕的特征模型与镅的 ICRP 67 出版物模型的区别仅在于性腺和肝脏中活度沉积的行为。从性腺移除半衰期从 10 年减少到 5 年。在 ICRP 67 出版物的镅模型中作为单个隔室处理的肝脏被分成两个隔室：肝脏 1 和肝脏 2。进入肝脏的锕被分配到肝脏 1。锕从肝脏 1 中去除，半衰期为 30d，其中 97.4% 进入肝脏 2，2.6% 进入小肠内容物（胆汁分泌）。锕从肝 2 转移至血液，半衰期为 1 年。

对于作为镭子体的锕的应用，两个隔室代表为了与其他镭子体的模型中所述的源区域一致，将对脾脏和皮肤的反感添加到锕的特征模型中明确鉴定的源区域。皮肤和脾脏取自中间软组织隔室 ST1；也就是说，ST1 的沉积分数被分配给脾和皮肤的沉积部分减少，并且从 ST1 到血液的清除半衰期被分配给脾和皮肤。皮肤沉积计算为其他软组织的质量分数乘以其在其他软组织中的沉积分数，不包括快速翻转隔室 ST0 中的沉积。考虑到这些组织的相对质量和脾中的锕系元素的浓度通常高于实验动物和人类受试者中观察到的皮肤，将脾的沉积分数设定为皮肤沉积分数的三分之一。如果锕的产生于其特征模型中无法识别隔室的隔室中，则假定如果在血液隔室中产生，则以 1 000d^{-1} 的速率转移至锕中央血液隔室，转移速率为如果在软组织隔室中产生快速翻转软组织隔室 ST0 至血液（1.386d^{-1}），并且如果在骨容积隔室中产生骨翻转速率。

5．钍 钍作为镭子体的模型是本出版物中应用于钍作为母体放射性核素的全身生物动力学模型的修改。两个隔室，一个代表脾脏，另一个代表皮肤，加入进那个模型。假设脾脏和皮肤与血液交换钍。这些区室的参数值基于动物研究和人体尸检研究的有限数据。假设脾脏和皮肤分别接受 0.5% 和 2% 的钍“离开循环”。从血液到中速软组织隔室 ST1 的转移系数减少到保持原来从血液中移除一半。假设从脾脏和皮肤到血液的半衰期为 2a，与从 ST1 到血液的半衰期相同。在钍模型中无法通过隔室识别的前一链构件的隔室中产生的钍，被假定以如下速率转移到钍模型的血液隔室：如果在血液隔室中产生，则为 1 000d^{-1}；如果在软组织隔室中产生为 0.462d^{-1}（从钍模型中其他软组织的隔室中移除的最高速率）；并且如果在可交换的骨体隔室中产生骨转换率。

6．镭 由镭链成员的连续衰变产生的镭模型是镭作为母体放射性核素模型的修改。代表脾，骨小梁，皮质骨髓，睾丸，卵巢和皮肤的单个隔室被添加以与其他镭子体的模型一致。在镭作为母体的模型中，分别从中速和慢速软组织隔室 ST1 和 ST2 中取出六个添加的隔室。在脾脏，骨小梁骨髓皮质骨髓（即总组合骨髓），睾丸，卵巢或皮肤中作为子体沉积镭计算为其他软组织的质量分数乘以 ST1（0.05）和 ST2（0.001）的沉积分数之和。假设骨小梁骨中的沉积比皮质骨髓中的沉积大三倍。从血液到脾脏，骨小梁，皮质骨髓，睾丸，卵巢和皮肤的导出转移系数分别为 0.009 3d^{-1}、0.165d^{-1}、0.055d^{-1}、0.002 1d^{-1}、0.000 68d^{-1}）和 0.2d^{-1}。每个添加的隔室的移除率设置为 0.02d^{-1}，它是基于 ST1 和 ST2 的有效清除半衰期的舍入值。对于质量平衡，ST1 和 ST2 的沉积分数均匀地降低（各自以相同的百分比）。假定在无法与镭模型中的隔室识别的前链成员的血液隔室中产生的镭，以下列速率转移到镭模型的中央血液隔室：如果在血液隔室中产生，则为 1 000d^{-1} 和如果在软组织隔室中产生为 6.98d^{-1}。值 6.98d^{-1} 是镭特征模型中从其他软组织隔室中移除的最高速率。

7．**钫和砹** ICRP 137 出版物中考虑的出现在镭链中的钫和砹的放射性同位素的半衰期从不到 1s 到 22min 不等。假设这些短寿命的放射性核素在其全身组织和液体的生产地点立即衰变。

B.11 锕（Z=89）

（一）概述

锕系元素序列锕到锿（原子序数 89-99）中所有元素的全身行为已经在哺乳动物物种中进行了研究，几种锕系元素的生物动力学数据来自受控人体研究或职业摄入量的后续研究。除了铀，所研究的锕系元素的全身行为遵循与镧系元素相同的一般模式。吸收或注入活度的主要沉积部位是骨表面和肝脏，骨表面沉积物被顽强地滞留，直到通过骨重组过程去除。从骨表面去除的活度可以埋在骨体积中，或者可以在沉积和滞留在骨髓中之后，转移到血液中，或者在某种程度上可以直接转移到血液而不在骨髓中吸收和滞留。沉积在肝脏中的锕系元素的行为取决于物种。例如，钚在大鼠、猴子和狒狒的肝脏中的滞留时间最多为几个月，但在仓鼠、狗、猪和人类中以年或几十年为单位。锕系元素在人体肝脏中的停留时间各不相同。例如，钚比镅的寿命长得多。

骨骼中锕系元素在骨体积中的沉积可能是与骨重组过程相关的不同机制造成的。在骨重组单元沉积的活度，无论是在形成期还是在吸收和形成之间的转换期，都可能相对较快地被掩埋。表面活度的埋藏速度要慢得多，这可能是由于一个被称为“局部循环”的过程，在该过程中，破骨细胞在骨重组过程中去除的一部分表面活度重新沉积在新骨形成的紧密相邻部位，而不重新进入全身循环。表面沉积物的埋藏也可能是骨漂移的结果，这是一种新骨沉积在先前形成的骨上而没有任何先前再吸收过程的现象。与成骨相比，未成骨发生骨漂移的规模更大，但骨内漂移和通过骨膜—骨内膜漂移引起的骨体积扩张在人类的整个生命过程中持续存在人类皮质骨内的所有年龄段都观察到漂移骨。

埋藏在骨体积中的活度直接或在骨髓中沉积和滞留后逐渐转移回血液。在几个月的时间里，活度从骨髓流失到血液中，随后可能会以与最初输入血液相同的方式重新分配。从皮质骨和小梁骨室到所有目的地的转移率预计反映了皮质骨和骨小梁骨的独特转移率。

在锕系元素家族中，骨表面活度的初始分布各不相同。对啮齿动物的早期放射自显影研究结果表明，镅、锔和锕在骨骼表面的沉积位置相似，但这些元素的表面分布不同于钚。后来涉及精细技术和各种动物物种的研究对一些锕系元素，特别是钚和镅在骨骼表面的分布进行了相对详细的描述。钚主要沉积在骨内膜表面，尤其是活性骨髓正弦循环附近的松质骨小梁表面。镅在骨骼表面的沉积比钚均匀得多，尽管镅标记的强度也存在梯度。镅沉积在皮层血管通道上的程度比钚大得多。钚和镅沉积物的相似之处在于，在吸收和静止表面上的初始浓度高于活跃生长表面上的初始浓度。骨体积中没有钚或镅的初始扩散分布。

与镧系元素的情况一样，骨骼和肝脏之间注入或吸收活度的初始划分在锕系元素中各不相同。对于镧系元素，预计所有这些元素都将以三价离子形式存在于体液中，动物研究的结果表明离子半径与骨沉积物：肝脏沉积物的比率之间存在密切关系。锕系元素的全身行为远不如镧系元素规则，并且不容易用物理或化学性质来描述。这里是由于不同锕系元素（从三价到五价）的不同初级氧化状态。然而，离子半径和骨沉积之间的关系：肝脏沉积与镧系元素相似，这是由最重的锕系元素（镅和锔）的数据表明的，这些元素预计会以三价离子的形式存在于体液中。

1．**锕系元素的模型结构** 除钚以外的锕系元素的全身生物动力学模型结构如图 B-17 所示。所有指示的转移路径都为每个元素分配了非零转移，除了：从肝脏 1 到血液的转移仅对钍和单独的镤不为零；以及从皮质骨髓到皮质表面的转移仅对于镅和锔来说是非零的。

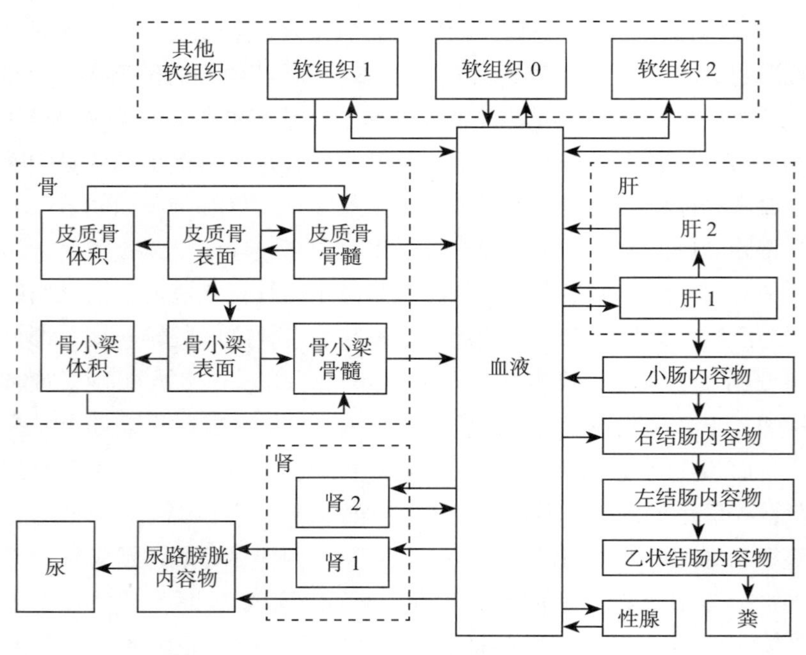

图 B-17 除钚以外的锕系元素的全身型结构模型

2．**通用参数值** 以下通用参数值适用于锕、镎、镅、锔和锎等锕系核素：流向快速翻转软组织（ST0）的血液流出百分比：30%。

（1）沉积分数（离开循环的活性百分比，定义为血液加 ST0）：

ST2（具有顽固滞留的软组织）：2%

睾丸：0.035%

卵巢：0.011%。

（2）从以下位置移除的半衰期

肝脏 1（至小肠内容物 + 肝脏 2）：30d（不包括镁和镎）

骨髓隔室：0.25a

性腺到血液：5a

d. ST2 到血液：100a。

（3）转移分数

骨小梁表面到骨小梁体积：$0.09a^{-1}$

皮质骨表面到皮质骨体积：$0.015a^{-1}$

骨小梁表面到骨小梁骨髓：$0.18a^{-1}$

皮质骨表面到皮质骨骨髓：$0.03a^{-1}$

骨小梁体积到骨小梁骨髓：$0.18a^{-1}$

皮质骨体积到皮质骨骨髓：$0.03a^{-1}$

骨小梁或皮质骨骨髓到血液：$2.77a^{-1}$

表 B-14 和 B-15 分别列出了本出版物中提到的除钚以外的锕系元素的非一般沉积分数和清除半衰期。表 B-16 中列出了从这些值导出的传递系数和通用参数值。

表 B-14　锕系元素的非通用沉积分数

目的地	Ac	Pa，Th	Np	Am，Cm	Cf
膀胱内容物	0.07	0.055	0.32	0.07	0.11
右结肠	0.013	0.005	0.007	0.013	0.06
骨表面	0.3	0.7	0.45	0.3	0.5
肝 1	0.5	0.05	0.1	0.5	0.2
肾 1	0.02	0.035	0.015	0.02	0.02
肾 2	0.005	0.01	0.005	0.005	0.01
ST1	0.071	0.125	0.083	0.071	0.08

表 B-15　从隔间中生物清除锕系元素的非通用值

参数	Ac	Pa，Th	Np	Am，Cm	Cf
血液移除半衰期	30min	6h	6h	30min	1h
ST0 移除半衰期	0.5d	1.5d	1d	0.5d	0.5d
ST1 移除半衰期	50d	2a	100d	50d	100d

续表

参数	Ac	Pa，Th	Np	Am，Cm	Cf
肾 1 移除半衰期	7d	15d	14d	7d	7d
肾 2 移除半衰期	500d	5a	500d	500d	5a
肝 1 到血液分数	0.0	0.25	0.0	0.0	0.0
肝 1 到小肠内容物分数	0.026	0.25	0.07	0.026	0.026
肝 1 到肝 2 分数	0.974	0.5	0.93	0.974	0.974
肝 2 移除半衰期	1a	9a	1a	1a	1a
分配给骨小梁的骨沉积分数	0.5	0.5	0.55	0.5	0.5
分配给皮质骨的骨沉积分数	0.5	0.5	0.45	0.5	0.5

表 B–16　本书涉及的锕系元素（钚除外）的转移系数

路径		转移系数				
从	到	Ac	Pa，Th	Np	Am，Cm	Cf
血液	肝 1	11.6	0.097	0.194	11.6	2.33
血液	小梁表面	3.49	0.679	0.480	3.49	2.91
血液	皮质表面	3.49	0.679	0.393	3.49	2.91
血液	肾 1	0.466	0.067 9	0.029 1	0.466	0.233
血液	肾 2	0.116	0.019 4	0.009 7	0.116	0.116
血液	膀胱	1.63	0.107	0.621	1.63	1.28
血液	右结肠内容物	0.303	0.009 7	0.013 6	0.303	0.699
血液	睾丸	0.008 2	0.000 68	0.000 68	0.008 2	0.004 08
血液	卵巢	0.002 6	0.000 21	0.000 21	0.002 6	0.001 28
血液	ST0	10.0	0.832	0.832	10.0	4.99
血液	ST1	1.67	0.243	0.161	1.67	0.926
血液	ST2	0.466	0.038 8	0.038 8	0.466	0.233
肝 1	小肠内容物	0.000 6	0.000 475	0.000 133	0.000 6	0.000 6
肝 1	肝 2	0.022 5	0.000 95	0.001 77	0.022 5	0.022 5
肝 1	血液	0	0.000 475	0	0	0
肝 2	血液	0.001 9	0.000 211	0.001 9	0.001 9	0.001 9
小梁表面	小梁骨髓	4.93×10^{-4}	4.93×10^{-4}	4.93×10^{-4}	4.93×10^{-4}	4.93×10^{-4}
小梁表面	小梁体积	2.47×10^{-4}	2.47×10^{-4}	2.47×10^{-4}	2.47×10^{-4}	2.47×10^{-4}
小梁体积	小梁骨髓	4.93×10^{-4}	4.93×10^{-4}	4.93×10^{-4}	4.93×10^{-4}	4.93×10^{-4}
小梁骨髓	血液	0.007 6	0.007 6	0.007 6	0.007 6	0.007 6
皮质表面	皮质骨髓	8.21×10^{-5}	8.21×10^{-5}	8.21×10^{-5}	8.21×10^{-5}	8.21×10^{-5}

续表

路径		转移系数				
从	到	Ac	Pa，Th	Np	Am，Cm	Cf
皮质表面	皮质体积	4.11×10^{-5}	4.11×10^{-5}	4.11×10^{-5}	4.11×10^{-5}	4.11×10^{-5}
皮质体积	皮质骨髓	8.21×10^{-5}	8.21×10^{-5}	8.21×10^{-5}	8.21×10^{-5}	8.21×10^{-5}
皮质骨髓	血液	0.007 6	0.007 6	0.007 6	0.002 53	0.007 6
皮质骨髓	皮质表面	0	0	0	0.005 07	0
肾 1	膀胱	0.099	0.046 2	0.049 5	0.099	0.099
肾 2	血液	0.001 39	0.000 38	0.001 39	0.001 39	0.000 38
睾丸	血液	0.000 38	0.000 38	0.000 38	0.000 38	0.000 38
卵巢	血液	0.000 38	0.000 38	0.000 38	0.000 38	0.000 38
ST0	血液	1.39	0.462	0.693	1.39	1.39
ST1	血液	0.013 9	0.000 95	0.006 93	0.013 9	0.006 93
ST2	血液	1.9×10^{-5}	1.9×10^{-5}	1.9×10^{-5}	1.9×10^{-5}	1.9×10^{-5}

（二）放射性子体处理

评估的参数值是 $f_b=0.01$ 和 $s_b=10^{-4}d^{-1}$，与对人类、狗和大鼠的研究以及吸入不同化学形式后的估计值相当一致。没有证据表明在 ET、BB 或 bb 区域以相对可溶形式沉积的锕长期滞留。f_b 和 s_b 的值都高于钚的估计值。

B.12 钍（Z=90）

（一）概述

ICRP 137 出版物中使用的钍的全身生物动力学模型是在 ICRP 69 和 68 出版物中的工作人员应用于成年公众的模型。模型结构（图 B–18）是亲骨表面的放射性核素的通用结构。表 B–17 列出了参考工作者的参数值。表 B–17 中给出的基本沉积分数和基于传递系数的生物半衰期等主要参数值。

在模型总结中，从隔室中“移除半衰期”是指如果没有再循环到该隔室将观察到的生物半衰期。这通常不同于在回收存在下观察到的表观或“外部观察”的半衰期。从血液到各个区室的转移系数基于“沉积分数”，其提供了描述离开循环的活度的初始分布的便利方式。

将血液视为均匀混合的池。ST0 是软组织库，其包括细胞外液并在数天内与血液交换材料。ST0 用于描述软组织中材料的早期积聚和衰退，并考虑材料对血液的早期反馈。ST0 被视为一个整体部分早期钍循环。在下面的参数值的总结中，除了 ST0 之外的隔室

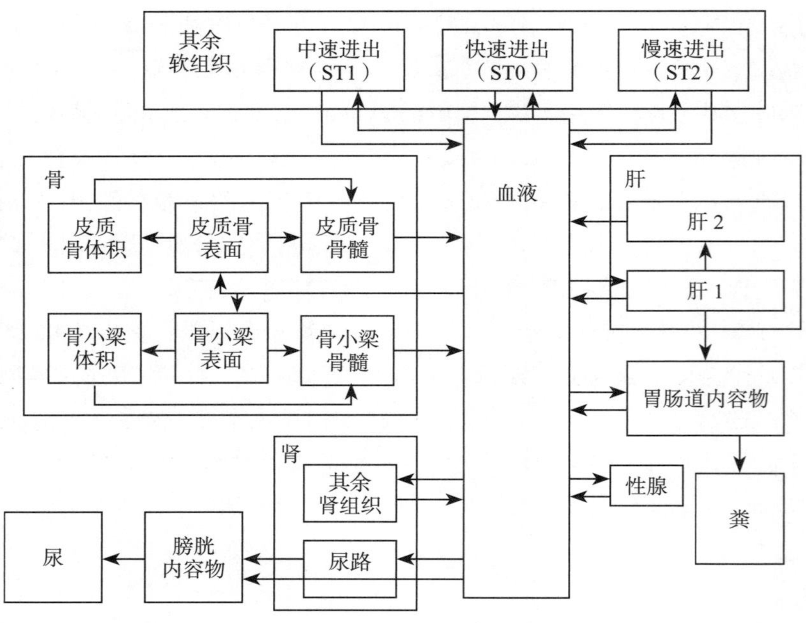

图 B-18　钍的全身生物动力学模型的结构

注：ST0，ST1 和 ST2 分别代表具有快速，中速和慢速翻转的软组织。

表 B-17　钍的全身生物动力学模型中的转移系数

从	至	转移系数 /d^{-1}	从	至	转移系数 /d^{-1}
血液	肝脏 1	0.097	皮质骨表面	皮质骨量	0.000 041 1
血液	皮质骨表面	0.679 3	骨小梁骨表面	红骨髓	0.000 493
血液	骨小梁骨表面	0.679 3	骨小梁骨表面	骨小梁体积	0.000 247
血液	膀胱内容物	0.106 7	肾脏 1*	膀胱内容物	0.046 2
血液	肾脏 1*	0.067 9	肾脏 2	血液	0.000 38
血液	肾脏 2**	0.019 4	睾丸	血液	0.000 38
血液	右结肠内容物	0.009 7	卵巢	血液	0.000 38
血液	睾丸	0.000 68	ST0	血液	0.462
血液	卵巢	0.000 21	ST1	血液	0.000 95
血液	ST0	0.832	ST2	血液	0.000 019
血液	ST1	0.243	肝脏 2	血液	0.000 211
血液	ST2	0.038 8	皮质骨髓	血液	0.007 6
肝脏 1	血液	0.000 475	皮质骨体积	皮质骨髓	0.000 082 1
肝脏 1	肝脏 2	0.000 95	红骨髓	血液	0.007 6
肝脏 1	小肠内容物	0.000 475	骨小梁体积	红骨髓	0.000 493
皮质骨表面	皮质骨髓	0.000 082 1			

注：* 图 B-18 中的“尿路”。

** 图 B-18 中的“其他肾组织”。

的沉积分数以“离开循环”的活度给出，并且指的是除 ST0 之外的隔室中的钍的分配。

假设从血液中清除半衰期为 0.25d，对应于 ln(2)/0.25d=2.772 6d^{-1} 的总转移系数（所有储存库的转移系数之和），其中 ln(2) 是 2 的自然对数。由于其中 30% 流向 ST0，因此从血液到 ST0 的转移系数为 0.3×2.772 6d^{-1}=0.831 8d^{-1}。从血液到其他隔室的转移系数基于下面描述的沉积分数和钍离开循环的速率，其被认为是从血液到所有隔室的总转移系数减去从血液到 ST0 的转移系数：2.772 6d^{-1}-0.831 8d^{-1}=1.940 8d^{-1}。例如，在四舍五入之前，从血液到沉积分数为 0.01 的隔室的转移系数为 0.01×1.940 8d^{-1}=0.019 408d^{-1}。

假设离开循环的 70% 的钍沉积在骨表面上。沉积量的一半分配给骨小梁骨表面，一半分配给皮质骨表面。钍在骨表面沉积后的命运由骨表面寻找放射性核素的通用模型描述。也就是说，骨骼沉积物的转移率由骨重组过程控制。从骨表面或体积隔室到相应的骨髓隔室的转移系数是该类型的骨表面被再吸收的速率。从骨表面隔室到相应的骨容积隔室的转移系数是表面形成速率的一半。常见的速率（称为“骨转换率”）用于骨形成和骨吸收，并且应用于表面和体积重塑。这里使用的骨转换率是 ICRP 89 出版物中给出的成人参考值。从骨髓到血液的半衰期被假定为 0.25a。

肝脏分为代表肝细胞的区室（肝脏 1）和网状内皮细胞（肝脏 2）。分配给肝脏的沉积部分是 0.05. 肝脏中的钍沉积物被分配到肝脏 1，肝脏 1 的清除半衰期为 1 年。离开肝脏 1 的活度的一半（50%）被分配给肝脏 2，25% 被分配给血液，25% 被分配给小肠内容物（代表胆汁分泌）。假设长期滞留使肝脏 2 对血液失去活度，生物半衰期为 9 年。除了通过肝胆汁内源性粪便排泄钍之外，还假设离开循环的 0.5% 钍分泌到右侧结肠内容物中，随后排泄在粪便中。

假设肾脏由两个隔室组成，一个具有相对短的滞留，另一个具有相对长的滞留。这些隔室分别称为“尿路”和“其他肾组织”。尿路从血液中接收钍并失去对膀胱内容物的活度。其他肾脏组织从血液中接收钍并使钍失去血液。这是假设离开循环的 3.5% 的钍沉积在尿路中，1% 沉积在其他肾组织中。从泌尿道到膀胱内容物的移除半衰期为 15d。从其他肾组织中移除半衰期为 5 年。进一步假设离开循环的 5.5% 活度瞬间通过肾脏移动并沉积在膀胱内容物中。因此，假定离开循环的总共 9% 的钍进入尿液排泄途径。

描述性腺吸收和去除钍的模型是锕系元素的默认模型。假设性腺中的沉积（表示为离开循环的钍的百分比）是 0.001% g^{-1} 性腺组织。这使得在参考成年雄性和参考成年雌性的 11-g 卵巢的 35-g 睾丸中留下循环的 0.035% 和 0.011% 的钍沉积。从性腺到血液的半衰期被假定为 5 年。

其他软组织分为隔室 ST0、ST1 和 ST2，分别表示钍快速，中度和慢速返回血液。这些隔室和相关参数值是基于动力学定义的，并且不是物理上可识别的实体。它们主要基于对实验动物静脉内施用钍后肝脏和肾脏以外的软组织的时间依赖性含量的观察。如前所述，假设血液中 30% 的流出量存在于 ST0 中。假设 2% 的活度离开循环沉积在 ST2 中。在选择模型中的所有其他沉积部分之后剩余的百分比，相当于离开循环的约 12.5% 的钍，被分配给中间周转软组织隔室 ST1。从 ST0、ST1 和 ST2 移除半衰期分别为 1.5d、2a 和 100a。

（二）放射性子体处理

在推导剂量系数时涉及的钍同位素的子体是锕、钍、镥、铀、镭、氡、钋、铅、铋、铊、钫和砹的同位素。由铀链成员连续衰变产生的铀模型是铀作为母体放射性核素模型的修改。代表脾，骨小梁，皮质骨髓，睾丸，卵巢和皮肤的单个隔室被添加以与其他钍子体的模型一致。六个添加的隔室取自铀作为母体的模型中的中期软组织隔室 ST1。铀作为子体在脾脏、小梁骨髓 + 皮质骨髓（即总合并骨髓）、睾丸、卵巢或皮肤中的沉积计算为其他软组织的质量分数乘以 ST1 的沉积分数（0.066 5 的铀“离开循环”）。假设骨小梁骨髓中的沉积比皮质骨髓中的沉积大三倍。从血液到脾脏，骨小梁，皮质骨髓，睾丸，卵巢和皮肤的导出转移系数分别为 $0.004d^{-1}$、$0.075d^{-1}$、$0.025d^{-1}$、$0.001d^{-1}$、$0.000\,3d^{-1}$ 和 $0.09d^{-1}$。从每个添加的隔室中清除半衰期设置为 20d，即从 ST1 开始的清除半衰期。ST1 的沉积分数减少了六个添加的隔室的沉积分数之和。在铀的特征模型中，无法通过隔室识别的软组织隔室中产生的铀被假定以 $8.32d^{-1}$ 的速率转移到血浆，这是该特征中其他软组织的任何隔室损失的最高速率铀模型。在铀模型（例如钍模型中的小梁或皮质骨体）方面模糊的骨体隔室中产生的铀被认为是在不可交换的骨中产生的。

通过钍链成员的连续衰变系统地产生的锕、钍、镭、氡、钋、铅、铋、铊、钫和砹的模型与作为镭子体应用于这些元素的模型相同。基于大鼠中镁和钍的类似系统行为，将钍作为镭子体的模型应用于作为钍子体的镁。假设在不可交换的骨中产生在骨体隔室中产生的放射性核素，该放射性核素关于该元素的模型（例如在钍模型中的骨小梁或皮质骨体中产生的镭）是模糊的。

B.13　铀（Z=92）

（一）概述

ICRP 137 出版物中使用的铀的全身生物动力学模型是在 ICRP 69 出版物中采用并在 ICRP 68 出版物中应用于工作人员的成人模型。模型结构（图 B–19）是跟随骨骼中钙运动的元素的通用结构。尽管 UO_2^{2+} 和 Ca^{2+} 之间的化学类比在矿物配体的亲和常数方面并不强，但骨架中铀的行为与钙的行为具有定性相似性。

表 B–18 列出了工作人员的参数值。主要数据库和基本参数值的假设总结如下。

1．**血液清除**　由于肾脏的高过滤率和扩散到细胞外液中，注射后最初几分钟内循环中铀迅速流失。随着铀从细胞外空间返回血液，一些铀附着在红细胞上，消失率下降。在人类静脉注射硝酸铀酰的受试者，血液中位数在 5min 时约为 25%，2h 为 10%，5h 为 5%，20h 为 1%，在 100h 低于 0.5%。

对含有环境铀水平的人体血液进行的有限测量表明，血液中大部分铀与红细胞有关。对狒狒血浆和红细胞中静脉注射铀的测量表明，红细胞在 2h 后平均含有大约 10% 的循环铀，6h 后为 25%，1d 后为 80%，至少 50% 从 1d 到 49d。这些数据表明，0.5%～1% 的铀

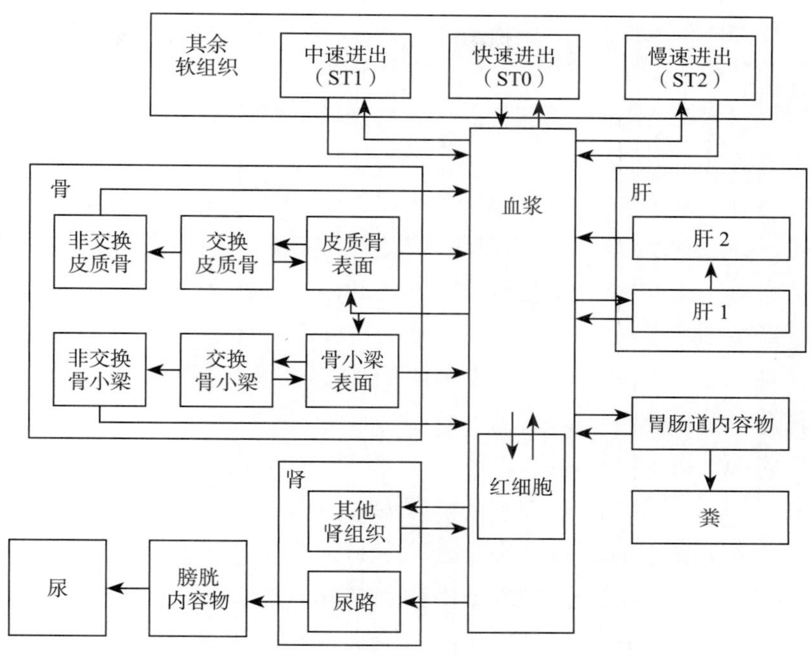

图 B-19 铀的全身生物动力学模型的结构

表 B-18 铀的全身生物动力学模型的转移系数

从	至	转移系数 /d^{-1}	从	至	转移系数 /d^{-1}
血浆	ST0	10.5	肝脏 1	血浆	0.092
血浆	红细胞计数	0.245	肝脏 1	肝脏 2	0.006 93
血浆	膀胱内容物	15.43	肝脏 2	血浆	0.000 19
血浆	肾脏（尿路）	2.94	ST1	血浆	0.034 7
血浆	肾脏（其他肾组织）	0.012 2	ST2	血浆	0.000 019
血浆	右结肠内容物	0.122	骨小梁骨表面	血浆	0.069 3
血浆	肝脏 1	0.367	骨小梁骨表面	交换骨小梁体积	0.069 3
血浆	ST1	1.63	皮质骨表面	血浆	0.069 3
血浆	ST2	0.073 5	皮质骨表面	交换皮质骨	0.069 3
血浆	骨小梁骨表面	2.04	骨小梁体积	血浆	0.000 493
血浆	皮质骨表面	1.63	皮质骨量	血浆	0.000 082 1
ST0	血浆	8.32	交换骨小梁体积	骨小梁骨表面	0.017 3
红细胞计数	血浆	0.347	交换骨小梁体积	非交换骨小梁	0.005 78
肾脏（泌尿道）	膀胱内容物	0.099	交换皮质骨	皮质骨表面	0.017 3
肾脏（其他肾组织）	血浆	0.000 38	交换皮质骨	非交换皮质骨	0.005 78

从血浆中流出附着在红细胞上，铀从红细胞中流失到血浆中，半衰期约为 1d。

有人估计静脉注射 UO_2F_2 的小猎犬软组织在 24h 后含有约 24% 的给药量，在 48h 后含有 4%。这可能反映了铀从血液转移到细胞外液的高转移率，以及随后几个小时回流到血液循环中的情况。

循环铀的动力学部分基于狗和狒狒的数据，但延长了血浆和红细胞中的停留时间，以提高波士顿受试者的血液清除率数据和其他人类受试者的有限数据。等离子体被认为是一个均匀混合的水池，铀以 $35d^{-1}$ 的速度被清除，30% 进入称为 ST0 的软组织隔室，将铀返回血液，半衰期为 2h。因此，从血浆到 ST0 的转移系数为 $35d^{-1}\times0.3=10.5d^{-1}$，从 ST0 到血浆的转移系数为 $\ln(2)/2h=8.32d^{-1}$。转移到 ST0 以外的隔室的铀被认为是“离开循环”，而沉积部分是指“离开循环”的铀。

将沉积分数 0.01 指定给红细胞。因此，血浆到红细胞的转移系数为 $0.1\times(35-10.5)d^{-1}=0.1\times24.5d^{-1}=0.245d^{-1}$，其中 $35d^{-1}$ 是来自血浆的总流出速率，$10.5d^{-1}$ 是从血浆到 ST0 的传递系数。从红细胞到血浆的指定清除半衰期是 2d，其对应于从红细胞到血浆的转移系数 $\ln(2)/2d=0.347d^{-1}$。得出的模型预测与波士顿受试者的血液清除数据，铀与红细胞结合的动物数据以及喙的软组织中铀的早期上升和下降是合理一致的。

2．尿液排泄和肾脏潴留　来自人体注射研究的数据表明，通常，大约三分之二的静脉注射铀在最初的 24h 内排出体外，在接下来的 5d 内再增加 10%。狒狒和比格犬获得了类似的结果。人类和动物数据表明，大部分剩余的铀在几个月的时间内排出，但注入量的百分之几可滞留数年。

由肾脏过滤的大部分铀在尿液进入膀胱之前暂时滞留在肾小管中。有人估计，吸入 UO_2F_2 后 6h，比格犬的肾脏含有 44% 的快速吸收的铀，24h 后 16%。在吸入或注射可溶形式的铀后 1～3d，人类，狗和大鼠的肾脏含有进入血液的 12%～25%。有人回顾了人类，小猎犬，大鼠和小鼠肾脏中铀的滞留数据，并得出结论，1d 时 92%～95% 的肾脏含量在 2～6d 的半衰期中丢失，剩下的时间是 30～340d 的半衰期。由于有迹象表明肾脏中的潴留取决于所施用铀的质量，因此对数据的解释很复杂。

在 ICRP 137 出版物模型中，假设尿排泄部分的发生在从血浆到膀胱内容物的直接转移中，占离开循环的铀的 63%，并且部分地在临时滞留在称为“尿路径”的隔室中（代表肾小管），占离开循环的铀的 12%。尿路径滞留的半衰期假定为 7d。该模型还包括一个名为“其他肾脏组织”的隔间，假定其接收 0.05% 的铀离开循环并将铀丢失回血液，半衰期为 5 年。选择这些参数值与尿液排泄和肾脏潴留的数据一致，包括在职业和环境暴露的人类中肾脏和肝脏相对滞留的数据。尿路径的参数值主要基于注射了示踪剂量铀的狒狒的滞留数据以及施用低至中等质量铀的狗的数据。然而，该模型需要与暴露于相对高质量铀的人和狗的数据保持大致一致。

比较了短期尿铀排泄的模型预测在图 B-20 中，来自人体注射研究的数据。第一周期间每日尿铀的模型预测在任何时候都在广泛的观察范围内，但通常高于注射研究的中心值，有时大于注射后几天。基本上，在远程时间对尿铀的预测是由个体组织吸收和去除铀的参数值驱动的，特别是骨架，预计在摄入后几周内含有大部分滞留的铀。由于大多数受试者的身体状况不佳以及数据的高度可变性，该模型的设计不是为了在以后的时间再现人类受试者观察的中心值。

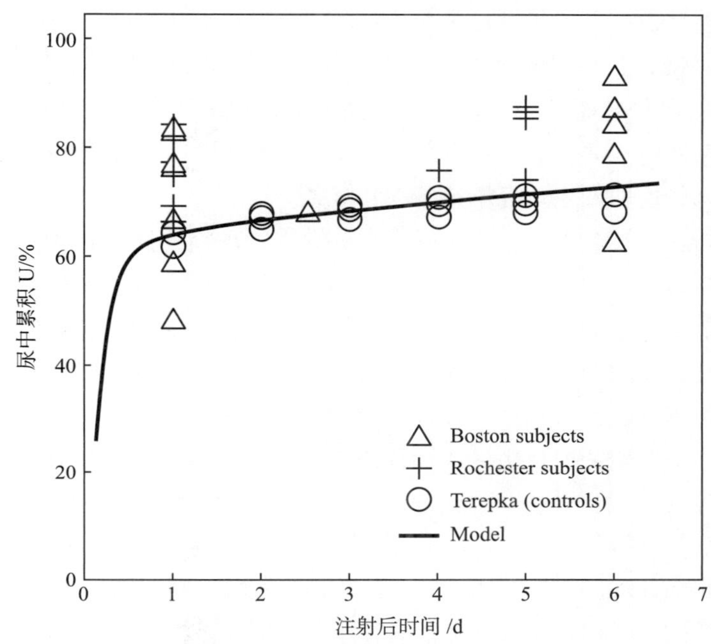

图 B-20　静脉注射铀后人类受试者累积尿铀的观察和模型预测与时间的关系

3．**粪便排泄**　在上面讨论的人类注射研究中，粪便排泄占总排泄量的不到 1%。狒狒获得了类似的结果。在比格犬中，估计 2% ~ 5% 的注射铀在前 2 周内排泄在粪便中。在 ICRP 137 出版物模型中，假设离开循环的 0.5% 活度进入右结肠内容物，随后在粪便中排泄。

4．**肝脏滞留**　ICRP 模型中肝脏中铀滞留的假设基于人类，狒狒和狗的现有实验数据以及人类慢性暴露的数据。使用肝脏隔室（肝脏 1 和肝脏 2）模拟实验数据显示的铀的短期滞留和环境数据表明的长期滞留。假设离开循环的 1.5% 的铀沉积在肝脏 1 中，并且该隔室的滞留半衰期为 7d。肝脏 1 的流出量在肝脏 2 和血浆之间以 7：93 的比例分配。肝脏 2 中滞留的半衰期假定为 10 年。

5．**其他软组织**　上面讨论了软组织对铀的高初始摄入。这通过假设来自血浆的 30% 的流出物进入软组织隔室 ST0 来建模。软组织隔室 ST1 和 ST2 用于模拟铀在软组织中的中期和长期滞留。设置这些隔室的参数值是为了与波士顿受试者的数据和长期暴露的数据保持一致，这表明铀在软组织中可能存在显著的长期滞留。例如，两个非职业暴露者的死后数据表明，肌肉和皮肤约占滞留铀的 25%，骨骼中占 70%。

假设 ST1 和 ST2 分别接收离开循环的铀的 6.65% 和 0.3%。假设从这些隔室到等离子体的移除半数分别为 20d 和 100d。该模型预测慢性软组织（ST0+ST1+ST2）在长期暴露的成人中含有约 20% 的全身铀。

6．**留在骨里** 有证据表明 UO_{2++} 在骨矿物晶体表面与 Ca^{++} 交换，尽管 UO_{2++} 显然不参与晶体形成或进入现有晶体。此外，骨骼中铀的早期总分布与钙相似。与钙一样，铀最初存在于所有骨骼表面，但最集中在生长区域。对狗的研究表明，骨表面的铀扩散到骨量中，尽管速度比钙慢。这种扩散在啮齿动物中不存在或不太明显。注射后第 1 天和第 224 天小鼠 ^{233}U 的放射自显影研究表明铀在骨表面上的初始沉积和随后的活度线埋藏，以及骨矿物质内弥散活度的一些证据。在有数据的所有物种中，有证据表明与镭的相似之处在于铀从骨骼到血浆的返回发生率高于单独的骨吸收。

骨骼吸收和滞留的参数值基于波士顿研究的数据、动物数据、对环境和职业照射的人类的验尸测量、与碱土元素的类比以及对骨代谢的考虑。每个数据集对于它们用于预测健康人体中铀的骨骼动力学的有用性具有重要限制。波士顿的受试者身患绝症，他们的钙代谢可能异常。从实验室动物到人类的生物动力学数据的外推很容易出错，特别是啮齿类动物的数据。狒狒的铀数据是有限的，并且狗数据受到使用大量铀，少量动物和小骨样品的不确定性的影响。一些研究人员报告说，骨骼中铀的早期积累比模型中假设的高得多。例如，有人报道了皮下或气管内注射硝酸铀酰后，狗、兔和大鼠骨骼中铀的高初始沉积（给药量的 25%～40%），尽管只有 3%～4% 6 个月后滞留。

在模型中假设有 15% 的铀离开循环系统沉积在骨骼表面。与碱土元素类比，在成人骨骼中（25 岁以后），沉积在小梁表面上的量与沉积在皮质表面上的量之比假定为 1.25。1.25 的值来自平均 6 倍的小梁骨转换率除以 4 倍的皮质骨质量。不能非常确定地估计从骨表面去除铀的速率，但可以确定合理的下限和上限。铀显然比钙更慢地离开骨表面，但是 5～10d 的半衰期很难与铀的相对快速的损失相协调。在人类和大多数动物研究中看到的骨骼。所做的假设是 5d 的去除半衰期，而钙的值为 1d。由于回收，骨表面上的表观滞留时间将大于 5d。为了与注射后最初几周的可用实验数据保持一致，假设来自骨表面的 50% 的铀返回血浆并且 50% 转移至可交换的骨体。

分配给可交换骨体的清除半衰期为 30d，该值源自镭和铅。从可交换的骨，75% 的铀返回骨表面，25% 转移到不可交换的骨。假设以不可交换的骨体去除血浆以骨转换率中给出的参考值。

该模型预测，在持续长期暴露于铀之后，骨骼的铀含量约为肝脏的铀含量的 30 倍，与大多数职业或环境暴露的受试者的尸检数据合理一致。该模型预测成人骨骼在慢性暴露后含有大约 75% 的铀体内含量，与尸检数据一致。

（二）放射性子体的处理

在推导铀同位素的放射性子体是同位素锕、钍、镤、铀、镎、钚、镭、氡、钋、铅、铋、铊、钫和砹。

作为镭或钍子体的锕、钍、镭、氡、钋、铅、铋、铊、钫和砹的模型作为铀子体应用于这些元素。作为钍子体的镥和铀的模型分别作为铀子体应用于镥和铀。

在 ICRP 67 出版物中应用的镎特征模型的修改版本和 OIR 系列的后期部分应用于镎作为铀子体。两个区室，一个代表脾脏，另一个代表皮肤，被添加到镎的特征模型中明确识别的源区域。皮肤和脾脏取自中间软组织隔室 ST1；也就是说，ST1 的沉积分数被分配给脾和皮肤的沉积部分减少，并且从 ST1 到血液的去除半衰期被分配给脾和皮肤。皮肤沉积计算为其他软组织的质量分数乘以其在其他软组织中的沉积分数，不包括快速翻转隔室 ST0 中的沉积。考虑到这些组织的相对质量和脾中的锕系元素的浓度通常高于实验动物和人类受试者中观察到的皮肤，将脾的沉积分数设定为皮肤沉积分数的三分之一。如果镎是在其特征模型中无法与隔室识别的隔室中产生的，则假定以 1 000d^{-1} 的速率转移到镎的中央血液隔室，如果在血液隔室中产生，则以转移速率如果在软组织室中产生，则从快速周转软组织室 ST0 到血液（0.693d^{-1}），如果在骨体室中产生，则以骨转换速率。

钚作为铀子体的模型是在 OIR 系列后期应用的钚特征模型的简化。应用于钚作为铀子体的模型结构是寻找骨表面的放射性核素的一般模型结构，其中两个添加的隔室代表脾脏和皮肤。假设从血液到所有目的地的流出速率是 1d^{-1}，30% 的流出物沉积在具有相对快速周转的其他软组织的隔室中（ST0，被认为是循环的一部分），并且 70 流出的百分比离开循环。假设离开循环的 60% 的钚沉积在肝 1 中，18% 留在骨小梁表面，12% 留在皮质骨表面，2.1% 留在右侧结肠内容，2% 留在膀胱内容物中，1% 放在肾脏 1 中（尿路），肾脏 2（其他肾组织）0.05%，睾丸 0.035%，卵巢 0.011%，脾脏 0.1%，皮肤 0.3%，其他软组织隔室 3%，周转相对缓慢（ST2），其余软组织隔室中剩余的 1.404%，具有中间周转（ST1）。钚离开肝 1，半衰期为 1 年，含 1%。通过胆汁分泌移至小肠内容物，80% 返回血液，19% 沉积于肝脏 2. 钚从 ST0 转移至血液，半衰期为 7d；从脾脏、皮肤、ST1 到血液，半衰期为 500d；从肝脏 2、肾脏 2 和 ST2 到血液，半衰期为 15 年；从肾脏 1 到膀胱内容物，半衰期为 40d；从睾丸和卵巢到血液，半衰期为 5 年。沉积在骨表面上的钚遵循骨量寻求放射性核素的通用模型。如果在血液室中产生，则以钚模型中的隔室无法识别的隔室中产生的钚以 1 000d^{-1} 的速率转移到钚模型的血液隔室，如果在骨转换率下在可交换的骨容积隔室中产生，并且以 0.099d^{-1}（$t_{1/2}$=7d）的速率产生剩余的不可识别或模糊的隔室。

B.14 镎（Z=93）

本附录 B.11 节描述了除钚以外的锕系元素（包括镎）的生物动力学模型。

B.15 钚（Z=94）

（一）概述

对从呼吸道或消化道吸收到血液中或注射的钚，钚的全身生物动力学模型的结构如图 B–21 所示。表 B–19 中列出了钚全身生物动力学模型中的转移系数。

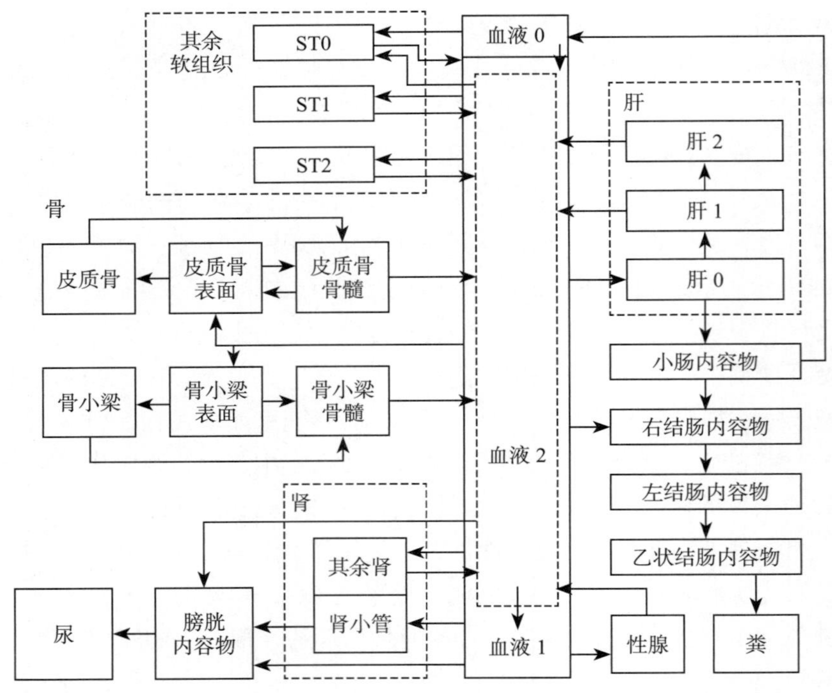

图 B-21 钚全身生物动力学模型的结构图

表 B-19 钚全身生物动力学模型中的转移系数

从	至	转移系数 /d^{-1}	从	至	转移系数 /d^{-1}
血液 0	ST0	$3.000\ 0\times10^{2}$	ST0	血液 1	$9.900\ 0\times10^{-2}$
血液 0	血液 1	$7.000\ 0\times10^{2}$	血液 2	膀胱内容物	$3.500\ 0\times10^{0}$
血液 1	肝 0	$4.620\ 0\times10^{-1}$	血液 2	血液 1	$6.755\ 0\times10^{1}$
血液 1	皮质骨表面	$8.778\ 0\times10^{-2}$	血液 2	ST0	$2.895\ 0\times10^{1}$
血液 1	皮质骨	$4.620\ 0\times10^{-3}$	肾小管	膀胱内容物	$1.732\ 9\times10^{-2}$
血液 1	骨小梁表面	$1.247\ 4\times10^{-1}$	其他肾	血液 2	$1.266\ 0\times10^{-4}$
血液 1	骨小梁	$1.386\ 0\times10^{-2}$	ST1	血液 2	$1.386\ 0\times10^{-3}$
血液 1	膀胱内容物	$1.540\ 0\times10^{-2}$	ST2	血液 2	$1.266\ 0\times10^{-4}$
血液 1	肾小管	$7.700\ 0\times10^{-3}$	肝 0	小肠内容物	$9.242\ 0\times10^{-4}$
血液 1	其他肾	$3.850\ 0\times10^{-4}$	肝 0	肝 1	$4.528\ 6\times10^{-2}$
血液 1	右结肠内容物	$1.155\ 0\times10^{-2}$	肝 1	血液 2	$1.520\ 0\times10^{-3}$
血液 1	睾丸	$2.695\ 0\times10^{-4}$	肝 1	肝 2	$3.800\ 0\times10^{-4}$
血液 1	卵巢	$0.847\ 0\times10^{-4}$	肝 2	血液 2	$1.266\ 0\times10^{-4}$
血液 1	ST1	$1.851\ 1\times10^{-2}$	睾丸	血液 2	$3.800\ 0\times10^{-4}$
血液 1	ST2	$2.310\ 0\times10^{-2}$	卵巢	血液 2	$3.800\ 0\times10^{-4}$

续表

从	至	转移系数/d^{-1}	从	至	转移系数/d^{-1}
皮质骨表面	皮质骨髓	$8.210\,0\times10^{-5}$	骨小梁表面	骨小梁	$1.230\,0\times10^{-4}$
皮质骨表面	皮质骨	$2.050\,0\times10^{-5}$	骨小梁	骨小梁骨髓	$4.930\,0\times10^{-4}$
皮质骨	皮质骨髓	$8.210\,0\times10^{-5}$	皮质骨髓	血液 2	$7.600\,0\times10^{-3}$
骨小梁表面	骨小梁骨髓	$4.930\,0\times10^{-4}$	小梁骨髓	血液 2	$7.600\,0\times10^{-3}$

注：ST，软组织。

ICRP 的钚全身生物动力学模型最后更新于 ICRP 67 出版物。该模型基于几个不同的数据源，包括：职业暴露对象的生物测定数据和尸检测量数据；在 20 世纪 40 年代中期进行的生物动力学研究中，对 18 名不健康受试者进行了大量测量，这些受试者注射了示踪量的 ^{239}Pu；在 ICRP 67 出版物完成前几年开始的受控钚注入研究的一组更有限的数据；以及在各种实验室动物中对钚动力学进行的多项研究的结果。几年后，对 ICRP 67 出版物对钚模型进行了更新，以反映一个显得扩展的数据库，特别是来自涉及健康人类受试者的两项钚注射研究的数据，并大大扩展了钚工人的生物测定和尸检数据集。最重要的变化涉及吸收或注射钚的初始分布。ICRP 67 出版物分别为骨骼和肝脏指定了 0.5 和 0.3 的沉积分数，而更新的模型分别指定了 0.3 和 0.6 的分数，这是基于后来的人体注射研究以及尸检数据表明的中心趋势身体负担代表了自暴露以来的广泛时期。

以下总结了 ICRP 141 出版物中使用的钚模型，并指出与出版物 67 模型的异同。

1．**循环** 正如 ICRP 67 出版物中所述，循环钚被定义为血液中的钚加上快速周转的软组织（图 B-21 中的 ST0）。血液由三个隔室组成：血 0、血 1 和血 2。血液 0 在被血液吸收后接收钚，并为血液 1 和一个称为 ST0 的软组织隔室提供相对较快的更新。进入血液 1 的活度分布到组织和排泄途径。血液 2 接收回收的钚并供给 ST0、血液 1 和膀胱内容物。根据人体注射研究的结果，这提供了一种在物理上有意义的实现假设的方法，即在钚最初进入血液后的一段时间内，从血液到尿液的清除率会增加。具体来说，假设：

（1）钚离开血液 1 的半衰期为 0.9d；

（2）软组织隔室 ST0 排入血液 1，半衰期为 7d；

（3）从组织返回血液的所有其他物质都将进入血液 2；

（4）钚以 $100d^{-1}$（$T_{1/2}\sim 10min$）的速率从血液 2 中去除，其中 3.5% 进入膀胱内容物，0.3×（100－3.5）%=28.95% 进入 ST0，以及 0.7×（100－3.5）%=67.55% 进入血 1；

（5）实际上，假定不直接进入膀胱内容物的离开血液 2 的那部分活度以与原始血液输入相同的方式分布。

2．**肝脏和粪便排泄** 描绘了从肝脏中去除的快速、中间和缓慢阶段。钚从血液 1 转移到快速周转室肝脏 0。一些进入肝脏 0 的钚会在胆汁中丢失，但大多数会移动到肝细胞内的一个室中，并有中期滞留（肝脏 1）。肝脏 1 失去的大部分活度进入血液 2，但一部分进入网状内皮细胞（肝脏 2），从中慢慢失去至血液 2。假设：

（1）离开循环的 60% 的活度进入肝脏 0；

（2）肝脏 0 的清除半衰期为 15d：2% 进入小肠内容物，98% 进入肝脏 1；

（3）肝脏 1 的清除半衰期为 1 年：80% 进入血液 2，20% 进入肝脏 2；

（4）从肝脏 2 到血液 2 的清除半衰期为 15 年；

（5）1.5% 的钚离开循环进入上部大肠内容物。

3．**骨** 假设：

（1）30% 的钚在骨骼中留下循环沉积物：18% 进入骨小梁，12% 进入皮质骨；

（2）90% 的小梁沉积物和 95% 的皮质沉积物在骨表面，其余沉积在骨形成部位进入骨体；

（3）从皮质骨表面或骨体到皮质骨髓的转移率为每年 3%；从骨小梁表面或骨体到红骨髓的转移率为每年 18%；

（4）皮质骨表面钚的埋藏率为每年 0.75%，骨小梁表面为 4.5%（骨重建率的 1/4）；

（5）从骨髓到血液 2 的半衰期为 0.25 年。

4．**肾脏和尿液排泄** ICRP 67 出版物的模型包括从中速软组织隔室 ST1 到尿路的转移。正如在人体注射研究中所观察到的那样，这种转移被用来模拟循环钚的每日尿清除率随时间增加。在 ICRP 141 出版物模型中，使用称为“血液 2”的血液隔室模拟循环钚尿清除率随时间的变化。从除快速周转软组织室 ST0 之外的所有全身室返回血液的钚被假定以比钚最初输入血液更高的速率清除到膀胱内容物中。假设：

（1）2% 的钚离开血液 1 直接进入膀胱内容物；

（2）离开血液 1 的 1% 的钚进入肾脏（图 B-21 中的肾小管）并在 $T_{1/2}$=40d 时移至膀胱内容物；

（3）0.05% 的钚离开血液 1 进入一个长期的肾脏隔室（其他肾），从那里它被移到血液 2 中，半衰期为 15 年。

如前所述，离开血液 2（回收钚）的 3.5% 的钚直接进入膀胱内容物。血液 2 还间接供给膀胱内容物，因为离开血液 2 的大部分活度都流向了血液 1。

5．**性腺** 睾丸和卵巢的沉积分数与 ICRP 67 出版物的钚模型中的相同，但基于模型预测与更新的比较，从性腺中去除的半衰期从 10 年减少到 5 年，工作人员和实验动物的信息：

（1）0.035% 的钚在睾丸中留下循环沉积物；

（2）0.011% 的钚留在卵巢中的循环沉积物；

（3）从性腺到血液 2 的半衰期为 5 年。

6．**其他软组织**

（1）ST0 的参数值已在前面给出。对于 ST1 和 ST2，假设：

（2）离开循环的 3% 的钚进入 ST2；

（3）从 ST2 到血液 2 的清除半衰期为 15 年；

（4）离开循环的钚部分（2.404%，在分配所有其他沉积部分后）进入 ST1；

（5）从 ST1 到血液 2 的清除半衰期为 500d。

（二）放射性子体的处理

HRTM 在硝酸钚上的早期应用利用了短期束缚态，这使得能够很好地拟合早期实验数据。然而，包括这种短期束缚状态对肺剂量影响不大。最近的研究表明存在一个小但非常长期的束缚状态，这可能会显著增加肺部的当量剂量，特别是如果它发生在 BB 和 bb 区域。

有人分析了一项 15 年研究中的肺潴留数据狗吸入了 ^{239}Pu 硝酸盐。结合分数 f_b 的中心估计值为 0.002 3（95%CI=6×10^{-4}–0.007）。相关的血液摄取率（s_b）<10^{-5}d^{-1} 可近似地视为 0d^{-1}。这项研究被认为是呼吸道中长期保留成分的存在提供了强有力的证据，束缚态对此提供了最简单的解释。

有人分析了美国跨铀和铀登记处（USTUR）0269 号案例的尸检和生物测定数据，该案例通过吸入大量急性硝酸钚。他们使用了 ET_2、BB、BB 和 AI 区域以及胸部淋巴结中钚的最新测量结果。结果表明，需要一个小的结合分数，主要是为了解释尸检时 ET2、BB 和 BB 区域中存在的钚。然而，尚不清楚这些组织中存在的钚是否与上皮细胞有关，如结合分数的剂量学模型中所假设的，或与淋巴道等下层组织有关。这里的保守假设是钚保留在上皮中。f_b 值确定为 0.003 7（95%CI=0.003 7–0.003 9）。

有人分析了仅接触硝酸钚的马亚克生产协会 20 名前工人的尸检数据。鉴于上述两项研究提供了长期束缚状态的证据，这些分析假设存在束缚状态。f_b 值确定为 0.001 4（95%CI=1.1×10^{-4} 至 0.003）。因此，三项研究提供的信息表明，钚的 f_b 值为 0.002，其中 s_b=0d^{-1}。USTUR 案例 0269 的钚尸检测量表明，结合分数应适用于除 ET1 以外的所有呼吸道区域。这种小的长期结合状态导致吸入 ^{239}Pu 硝酸盐对肺部的待积当量剂量系数增加了 20%。

B.16 镅（Z=95）

（一）概述

本附录 B.11 节描述了除钚以外的锕系元素（包括镅）的生物动力学模型。

表 B–20 中给出了镅的参数值（来源于 ICRP 67 出版物），并总结如下。

表 B–20 镅全身生物动力学模型的特定年龄转移系数

从	至	年龄					
		3 月龄	1 岁	5 岁	10 岁	15 岁	成人
血液	肝 1	2.33	2.33	6.98	6.98	6.98	11.6
血液	皮质骨表面	8.15	8.15	5.82	5.82	5.82	3.49
血液	骨小梁表面	8.15	8.15	5.82	5.82	5.82	3.49
血液	膀胱内容物	1.63	1.63	1.63	1.63	1.63	1.63

续表

从	至	年龄					
		3 月龄	1 岁	5 岁	10 岁	15 岁	成人
血液	肾脏（尿路）	0.466	0.466	0.466	0.466	0.466	0.466
血液	其他肾	0.116	0.116	0.116	0.116	0.116	0.116
血液	大肠内容物	0.303	0.303	0.303	0.303	0.303	0.303
血液	睾丸	0.000 47	0.000 7	0.000 79	0.000 93	0.007 5	0.008 2
血液	卵巢	0.000 28	0.000 37	0.000 93	0.001 6	0.002 8	0.002 6
血液	STO	10.0	10.0	10.0	10.0	10.0	10.0
血液	ST1	1.67	1.67	1.67	1.67	1.67	1.67
血液	ST2	0.466	0.466	0.466	0.466	0.466	0.466
STO	血液	1.386	1.386	1.386	1.386	1.386	1.386
肾脏（尿路）	膀胱	0.099	0.099	0.099	0.099	0.099	0.099
其他肾	血液	0.001 39	0.001 39	0.001 39	0.001 39	0.001 39	0.001 39
ST1	血液	0.013 9	0.013 9	0.013 9	0.013 9	0.013 9	0.013 9
ST2	血液	0.000 019	0.000 019	0.000 019	0.000 019	0.000 019	0.000 019
骨小梁表面	骨体	0.008 22	0.002 88	0.001 81	0.001 32	0.000 959	0.000 247
骨小梁表面	骨髓	0.008 22	0.002 88	0.001 81	0.001 32	0.000 959	0.000 493
皮质骨表面	骨体	0.008 22	0.002 88	0.001 53	0.000 904	0.000 521	0.000 041 1
皮质表面	骨髓	0.008 22	0.002 88	0.001 53	0.000 904	0.000 521	0.000 082 1
骨小梁骨体	骨髓	0.008 22	0.002 88	0.001 81	0.001 32	0.000 959	0.000 493
皮质骨体	骨髓	0.008 22	0.002 88	0.001 53	0.000 904	0.000 521	0.000 082 1
小梁 / 皮质骨髓	血液	0.007 6	0.007 6	0.007 6	0.007 6	0.007 6	0.007 6
肝脏 1	血液	0.001 85	0.001 85	0.001 85	0.001 85	0.001 85	0.001 85
肝脏 1	小肠	0.000 049	0.000 049	0.000 049	0.000 049	0.000 049	0.000 049
性腺	血液	0.000 19	0.000 19	0.000 19	0.000 19	0.000 19	0.000 19
f_1		0.005	0.000 5	0.000 5	0.000 5	0.000 5	0.000 5

1．**成人的血液吸收**　在 ICRP 48 出版物中，对钚（Pu）、镅（Am）和镎（Np）的胃肠道吸收进行了广泛的综述。我们得出的结论是，一个 f_1 为 10^{-3} 将为成年人摄入未知形式或钚的混合化合物提供足够的安全边际。NEA/ 经合组织的一个专家组（1988 年）推荐对成人使用同样的值。这一建议在很大程度上是基于由有限人类数据支持的动物实验的结果。有一项研究，6 名 63 ~ 83 岁的人在“模拟表盘涂料”中作为硫酸盐摄入的 ^{234}Th 的吸

收给出了 f_1 值在 10^{-4} 到 6×10^{-4} 的范围内，平均值为 2×10^{-4}。这项研究很有趣，因为可以谨慎地将钍视为钚的类似物。有人测量了驯鹿肉中放射性钚的吸收情况，通过比较居住在拉普兰或芬兰南部城市地区的人的身体含量与膳食摄入量 ^{239}Pu 和 ^{240}Pu 的比率，获得了 8×10^{-4} 的 f_1 值。这种吸收估计存在很大的不确定度。^{239}Np 在人类志愿者中的吸收的初步研究，在其作为柠檬酸盐吸收后，表明 f_1 值约为 2×10^{-4}。这些值在提供人类数据以支持人体吸收将在实验动物的吸收范围内的假设方面是有价值的。

最近的两项研究提供了关于人体吸收锕系元素的进一步数据。这些是对柠檬酸溶液中钚和镅的吸收测量。结合两项独立研究的结果，在每项研究中，测量了六名男性和两名女性在食用滨螺（winkles）后的尿排泄的 ^{239}Pu、^{240}Pu 和 ^{241}Am，估计吸收值，钚为 2×10^{-4}（范围：$2\times10^{-5}\sim4.9\times10^{-4}$），镅为 1×10^{-4}（范围：$4\times10^{-5}-2.8\times10^{-4}$）。5 名志愿者的 ^{239}Np 和 ^{242}Cm 吸收结果是通过比较静脉内和口服这些核素作为其柠檬酸盐复合物后的尿液排泄而获得的，每个元素的范围为 $1\times10^{-4}\sim3\times10^{-4}$。根据这些结果显示这四种锕系元素的吸收水平相似，并考虑到动物数据显示由于化学形式的差异导致 f_1 值的变化，现在认为对于未知形式的钚、镅和镎，包括从食物中摄入，ICRP 67 出版物采用该值为 5×10^{-4}。

2．婴儿和儿童的血液吸收 新生儿对放射性核素的吸收往往更大，尽管动物研究的结果表明肠道转移的增强随着年龄的增长而逐渐降低，大约在成年时达到成人值在大多数情况下断奶。因此，对于大多数元素，成人的 f_1 值可以考虑适用于 1 岁或 1 岁以上的儿童。根据 NEA 专家组的建议（NEA/ 经合组织 1988 年），在没有人类或动物数据的地方，ICRP 67 出版物采用了一种一般方法。对于成人值在 0.01 到 0.5 之间的值，假设在生命的第一年增加了 2 倍，但对于成人值为 0.001 或更少的元素，假设是成人值的 10 倍。在此基础上，对 3 个月大婴儿钚、镅和镎采用的 f_i 值为 5×10^{-3}。对于 1 岁及以上的儿童 f_i 值为 5×10^{-4}。

镅参数值汇总：镅的参数值直接取自 Leggett（1992）的镅模型，但以下修改除外：

1）Leggett 模型解决了整个生命过程中骨转换率的变化。在目前采用的模型中，假设成人的骨转换率保持不变。不同年龄组的皮质骨和小梁骨的假定骨转换率与第 1 部分中使用的相同，并且分别等于表 B–20 中给出的从皮质骨和骨小梁体积到骨髓的转移率。

2）描述成人性腺组织摄入和滞留的参数值被改变，以符合 ICRP 早期的建议。此外，关于儿童性腺组织摄入和滞留的假设在剂量当量的估计方面比在 Leggett 模型中使用的假设更为谨慎。

3．从循环中移除 关于镅在人类血液循环中的行为的信息很少。实验动物血液和大量软组织中短期滞留的短期数据将血液作为一个均匀的混合池，以 33.3d^{-1} 的速度失去活度。（对应于 30min 的去除半衰期），并假设软组织隔室 ST0 接收 30% 的离开血液的镅，并在相对较短的半衰期（取 0.5d）内将镅返回血液。描述从循环中移除的参数值与年龄无关。

4．沉积在肝脏和骨骼中 对比格犬、猴子和狒狒的注射数据以及人类意外接触镅的外部测量值的血液循环的初始分布，对于注射时的所有年龄，假定肝脏和骨骼表面结合接受 80% 的离开循环的镅，但肝脏和骨骼表面之间的这一数量的分配随年龄而变化。

根据暴露后早期人类、狗、猴子和狒狒的数据，（a）骨骼和（b）肝脏中的相对沉积设置为 a：b=3：5（成人）。假设比率 a：b 为 7：1 和 5：3 分别适用于生命的第一年（至 1 岁）和 5 至 15 岁，主要基于与在此期间注射镅和钚的实验室动物的数据进行类比人生的各个阶段。对于所有年龄段，骨骼沉积的一半分配给皮质骨表面，一半分配给小梁表面。

5．骨骼沉积物的迁移 骨骼沉积物转移的模型与 ICRP 30 出版物第 1 部分中给出的钚、镅和镎的模型相同。根据该模型，镅骨骼沉积物的转移速率受骨骼重组过程的控制。从致密或骨小梁表面到相应骨髓腔室的特定年龄转移速率等于该类型骨表面再吸收的速率。从骨表面到骨体的特定年龄转移率等于 0 ~ 15 岁人群的表面形成率和成人表面形成率的二分之一。从骨腔中取出的半衰期假定为 0.25 年。该值最初是针对钚导出的，并基于比格犬的数据。基于此去除率的模型预测与最近对职业暴露人员的骨和骨髓中钚和镅的测量结果基本一致。假设所有离开骨腔的材料都会进入血液。图 B–22 给出了根据表 B–20 中给出的参数值，将镅注射到婴儿、1 岁儿童或成年成人后，骨骼中的镅含量与时间的函数关系。

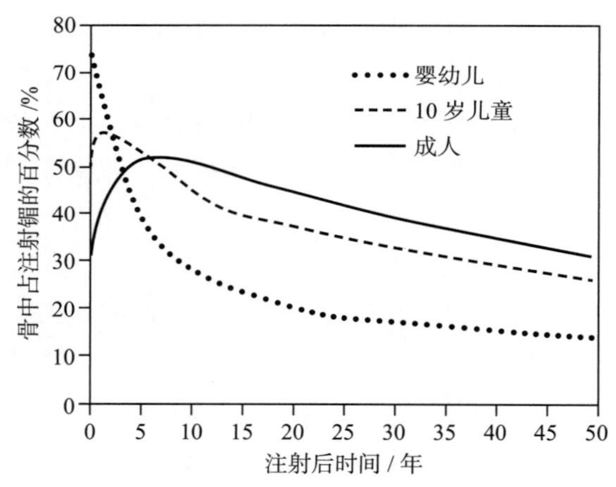

图 B–22　作为注射年龄和注射后时间的函数的骨骼镅含量

6．从肝脏移除 在所有年龄段，根据职业暴露人类的数据和在较小程度上注射镅的比格犬的数据，假定从肝脏（肝 1）中移出镅，半衰期为 1 年。该模型预测，在将镅注入血液后的最初几年，肝脏中的“外部观察半衰期”为 2 ~ 3 年；在远离注射（几十年）的时间里，肝脏的损失很少或没有明显的损失，因为随着肝脏含量下降到全身总负荷的百分之几，每天从血液反馈到肝脏的量约为与离开肝脏的量相同。假定离开肝脏 1 的镅返回血液，除了少量通过胆汁分泌物进入胃肠道内容物。图 B–23 给出了根据表 B–20 中给出的参数值，将镅注射到婴儿、10 岁儿童或成年成人后，肝脏中镅含量随时间的变化。

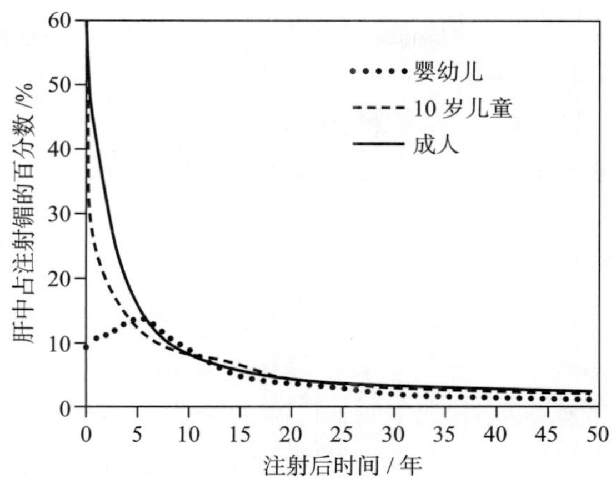

图 B-23 作为注射年龄和注射后时间的函数的肝中镅含量

7．**软组织隔室 STI 和 ST2 的吸收和清除** 在离开循环的活度中，2% 分配给软组织隔室 ST2，并且在选择模型中的所有其他沉积部分之后剩余的百分比，略大于 7%，分配给软组织隔室 ST1。从隔间 ST1 和 ST2 中移除的半衰期分别设置为 50d 和 100 年。这些沉积分数和去除半衰期与在注射后不同时间的比格犬、猴子和狒狒的大量软组织中以及在职业接触镅多年后人类大量软组织中的测量结果合理一致。描述 ST1 和 ST2 摄入和保留的参数值与年龄无关。

8．**性腺的摄入和清除** 成人性腺吸收和清除镅的模型基于 ICRP 48 出版物中给出的建议，但调整滞留时间以考虑材料的回收利用。对于成人，假定在性腺中的沉积（以离开循环的镅的百分比表示）为 0.001% g^{-1} 性腺组织。这产生了 0.035% 的镅沉积，在参考成年男性的 35g 睾丸中离开循环，在参考成年女性的 11g 卵巢中沉积了 0.011%。对于非成年人，假设每克性腺组织的部分摄入量是成人的两倍，即 0.002% g^{-1} 性腺组织；根据幼犬和幼犬的性腺摄入量的比较，这是一个谨慎的假设。根据 ICRP 23 出版物的数据，假设婴儿睾丸重量为 1g，1 岁为 1.5g，5 岁为 1.7g，10 岁为 2g，15 岁为 16g；假设婴儿卵巢重量为 0.6g，1 岁为 0.8g，5 岁为 2.0g，10 岁为 3.5g，15 岁为 6g。假定所有年龄组从性腺到血液的半衰期为 10 年。该值与 ICRP 48 出版物中关于性腺组织中永久滞留的假设合理一致，因为在本模型中考虑了从其他组织失去的活度的连续性腺吸收。

9．**尿排泄和肾脏滞留的模型** 在离开循环的活度中，假定 7% 直接进入膀胱，另外 2% 假定沉积在肾脏的尿路中并在 7d 的半衰期释放到膀胱内容物中。此外，假设 0.5% 的离开循环的活度沉积在其他肾组织中，并在 500d 的半衰期返回血液。这些数值是基于在注射镅的比格犬、猴子和狒狒以及注射锔的人类和比格犬中观察到的前 1 ~ 3 周的尿液排泄率；作为注射后时间函数的沉积在肾脏中的镅的数量和微定位的集体动物数据；人类意外接触镅的尿排泄数据，以及在远离接触的时间对职业接触者肾脏中的镅进行尸检测量。描述肾脏中尿液排泄和滞留的参数值与年龄无关。

10．**粪便排泄的模型** 镅的粪便排泄被认为有两个来源：从血液分泌到胃肠道，占离开循环的物质的 1.3%，以及从肝脏进入胃肠道的胆汁分泌，占离开肝脏的物质的 2.6%，从血液和肝脏 1（后者是胆汁分泌的指定来源）到胃肠道的转移率是基于对人类研究中观察到的尿与粪便排泄比率的考虑以及假设，在成年人中，一半的粪便排泄来自胆汁分泌，一半来自其他肠道分泌物。描述粪便排泄的参数值与年龄无关。

（二）子体的处理

对于镅，生物动力学和放射自显影都有强有力的证据表明存在结合部分。此处评估的参数值是 f_b=0.01 和 s_b=$10^{-4}d^{-1}$，与对人类、狗和大鼠的研究以及吸入不同化学形式后的估计值相当一致。没有证据表明在 ET、BB 或 bb 区域以相对可溶形式沉积的镅长期滞留。该信息可能与为任何其他元素估计绑定状态参数值的信息一样。f_b 和 s_b 的值都高于钚的估计值。

B.17　锔（Z=96）

本附录 B.11 节描述了除钚以外的锕系元素（包括锔）的生物动力学模型。

B.18　锎（Z=98）

本附录 B.11 节描述了除钚以外的锕系元素（包括锎）的生物动力学模型。

附录 C 常用核素的剂量学参数

C.1 职业照射相关参数

在本附录中，列出了主要核素的剂量学数据和曲线，剂量学数据分别按单位摄入量的待积有效剂量系数和单位测量活度列出。其值默认吸入条件是：参考工作人员在轻度工作，吸入的 5μm 活度中值空气动力学直径气溶胶。本附录中，氢、铁、钴和锶等 4 个核素的相关剂量学参数引自 ICRP 134 出版物；钌、锝、碘、铯、氡、钍、铀等 7 核素的相关剂量学参数引自 ICRP 137 出版物；镅、镎、钚、镅、锔和锎等 6 核素的相关剂量学参数引自 ICRP 141 出版物。

C.1.1 氚（Z=1）

1．剂量数据

（1）单位摄入量的待积有效剂量系数（表 C1-1）

表 C1-1 用于吸入或食入 ^{3}H 化合物单位摄入量的待积有效剂量系数

类型	有效剂量系数 /（$Sv \cdot Bq^{-1}$）
吸入 ^{3}H 气体或蒸气	
氚化水（HTO）	2.0×10^{-11}
氚气（HT）	2.0×10^{-15}
氚化甲烷（$CH_{4-x}T_x$）	5.9×10^{-14}
未指定的气体或蒸气形式（包括未指明的有机蒸气）	2.0×10^{-11}
吸入颗粒物质（5μm AMAD 气溶胶）	
F 型，生物有机化合物（OBT）	3.5×10^{-11}
F 型，$LaNi_{4.25}Al_{0.75}$ 氚化物	1.3×10^{-11}
M 型，玻璃碎片；夜光漆；钛氚；氚化锆；所有未指明的化合物	2.4×10^{-11}
S 型，碳氚化物；氚化铪	2.6×10^{-10}
食入的物质	
f_A=1.0，可溶形式（对吸入为 F 型）	1.9×10^{-11}
f_A=1.0，生物形式	5.1×10^{-11}
f_A=0.1，相对不溶形式（M 型和 S 型）	2.0×10^{-12}

注：AMAD，活度中位数空气动力学直径；OBT，有机结合氚。

（2）单位测量活度的待积有效剂量（表 C1–2）

表 C1–2　每日尿中 ^{3}H 的单位测量活度的待积有效剂量

单位：Sv/Bq

摄入后时间 /d	尿样中							
	氚水	氚气	氚化甲烷	形态不明	F 型（OBT）	F 型	M 型	S 型
1	5.6×10^{-10}	5.6×10^{-10}	5.6×10^{-10}	5.7×10^{-10}	3.9×10^{-9}	7.5×10^{-10}	8.2×10^{-9}	1.9×10^{-6}
2	5.7×10^{-10}	5.7×10^{-10}	5.7×10^{-10}	5.7×10^{-10}	3.0×10^{-9}	5.8×10^{-10}	5.0×10^{-9}	1.1×10^{-6}
3	6.1×10^{-10}	6.1×10^{-10}	6.1×10^{-10}	6.1×10^{-10}	3.1×10^{-9}	6.0×10^{-10}	5.1×10^{-9}	1.1×10^{-6}
4	6.5×10^{-10}	6.5×10^{-10}	6.5×10^{-10}	6.5×10^{-10}	3.2×10^{-9}	6.4×10^{-10}	5.4×10^{-9}	1.2×10^{-6}
5	7.0×10^{-10}	7.0×10^{-10}	7.0×10^{-10}	7.0×10^{-10}	3.4×10^{-9}	6.9×10^{-10}	5.7×10^{-9}	1.3×10^{-6}
6	7.5×10^{-10}	7.5×10^{-10}	7.5×10^{-10}	7.5×10^{-10}	3.5×10^{-9}	7.3×10^{-10}	6.1×10^{-9}	1.4×10^{-6}
7	8.0×10^{-10}	8.0×10^{-10}	8.0×10^{-10}	8.0×10^{-10}	3.7×10^{-9}	7.9×10^{-10}	6.6×10^{-9}	1.5×10^{-6}
8	8.6×10^{-10}	8.6×10^{-10}	8.6×10^{-10}	8.6×10^{-10}	3.9×10^{-9}	8.5×10^{-10}	7.0×10^{-9}	1.6×10^{-6}
9	9.2×10^{-10}	9.2×10^{-10}	9.2×10^{-10}	9.2×10^{-10}	4.1×10^{-9}	9.1×10^{-10}	7.5×10^{-9}	1.7×10^{-6}
10	9.9×10^{-10}	9.9×10^{-10}	9.9×10^{-10}	9.9×10^{-10}	4.3×10^{-9}	9.7×10^{-10}	8.0×10^{-9}	1.8×10^{-6}
15	1.4×10^{-9}	1.4×10^{-9}	1.4×10^{-9}	1.4×10^{-9}	5.4×10^{-9}	1.4×10^{-9}	1.1×10^{-8}	2.5×10^{-6}
30	4.0×10^{-9}	4.0×10^{-9}	4.0×10^{-9}	4.0×10^{-9}	9.5×10^{-9}	3.9×10^{-9}	2.9×10^{-8}	6.7×10^{-6}
45	1.1×10^{-8}	1.1×10^{-8}	1.1×10^{-8}	1.1×10^{-8}	1.5×10^{-8}	1.1×10^{-8}	6.7×10^{-8}	1.6×10^{-5}
60	3.1×10^{-8}	3.1×10^{-8}	3.1×10^{-8}	3.1×10^{-8}	2.1×10^{-8}	3.0×10^{-8}	1.3×10^{-7}	3.4×10^{-5}
90	2.0×10^{-7}	2.0×10^{-7}	2.0×10^{-7}	2.0×10^{-7}	3.8×10^{-8}	1.9×10^{-7}	2.6×10^{-7}	7.2×10^{-5}
180	2.9×10^{-6}	2.9×10^{-6}	2.9×10^{-6}	2.9×10^{-6}	1.8×10^{-7}	2.9×10^{-6}	5.7×10^{-7}	1.1×10^{-4}
365	2.5×10^{-5}	N/A	2.5×10^{-5}	2.5×10^{-5}	4.3×10^{-6}	2.5×10^{-5}	2.0×10^{-6}	1.5×10^{-4}

注：OBT，有机结合的氚；N/A，不适用。

2．每次单位摄入活度随时间的变化曲线（图 C1–1 ~ 图 C1–8）

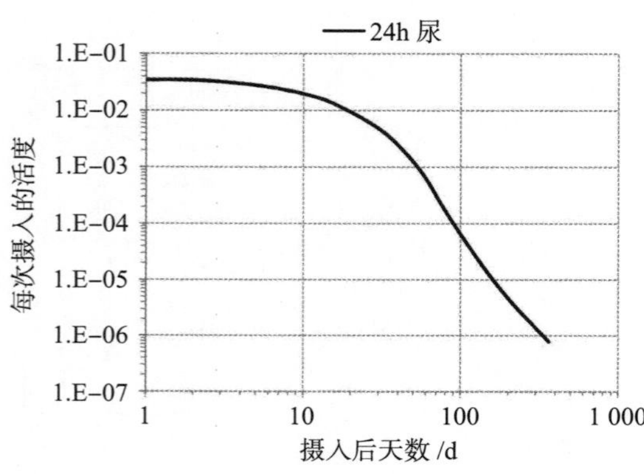

图 C1–1　吸入 1Bq 氚化水后的每日尿中 ^{3}H 的排出量

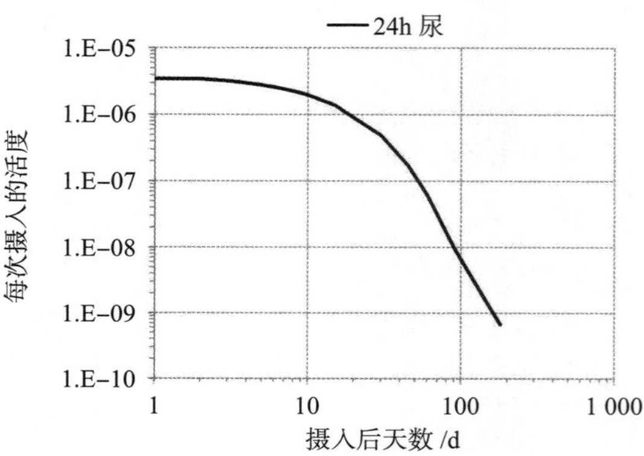

图 C1–2　吸入 1Bq 氚气后的每日尿中 ^{3}H 的排出量

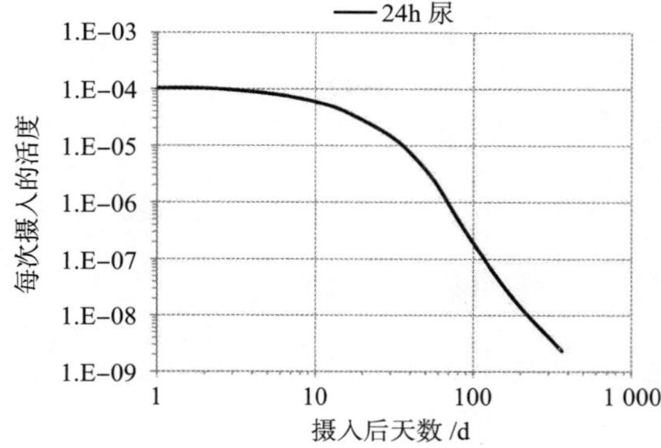

图 C1-3 吸入 1Bq 氚化甲烷后的每日尿中 ^{3}H 的排出量

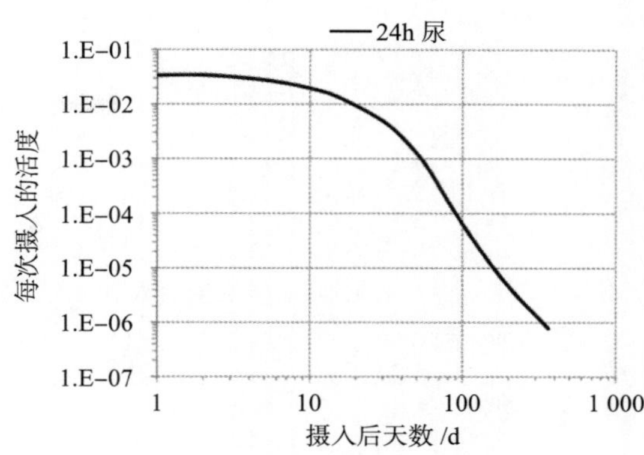

图 C1-4 吸入 1Bq 不明气体或蒸气形式后的每日尿中 ^{3}H 的排出量

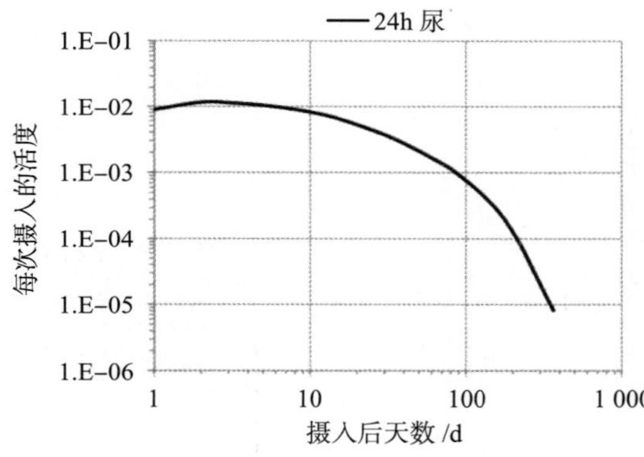

图 C1-5 吸入 1Bq F 型（生物有机化合物）后的每日尿中 ^{3}H 的排出量

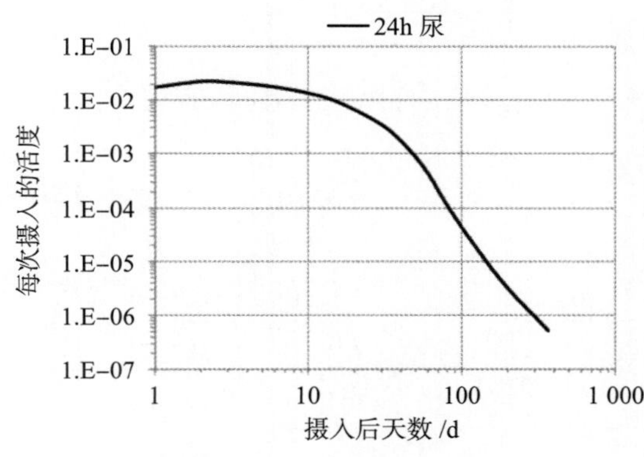

图 C1-6 吸入 1Bq F 型（$LaNi_{4.25}Al_{0.75}$ 氚化物）后的每日尿中 ^{3}H 的排出量

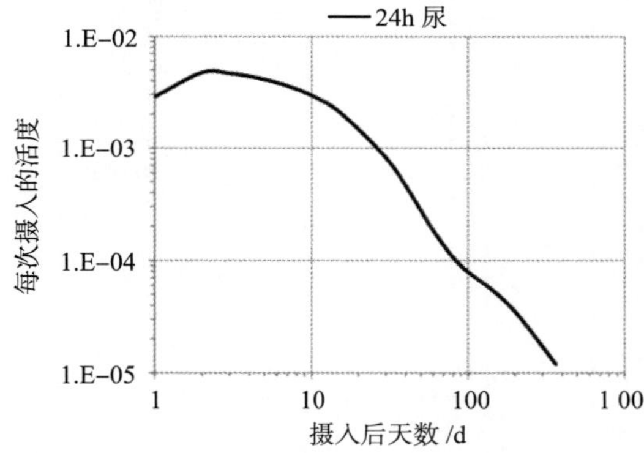

图 C1-7 吸入 1Bq M 型后的每日尿中 ^{3}H 的排出量

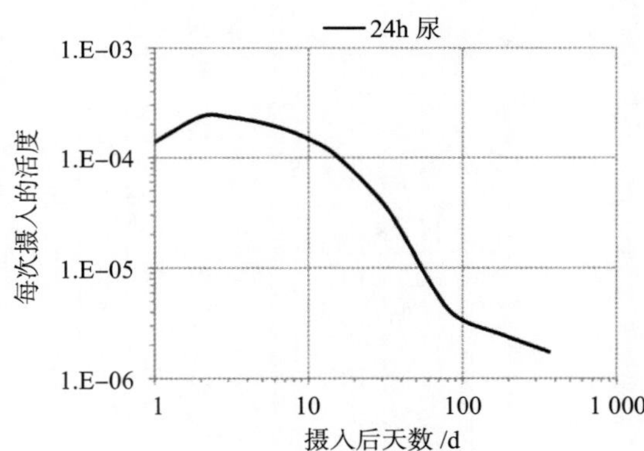

图 C1-8 吸入 1Bq S 型后的每日尿中 ^{3}H 的排出量

C.1.2 铁（Z=26）

1．剂量数据

（1）单位摄入量的待积有效剂量系数（表 C1–3）

表 C1–3 吸入或食入 ^{59}Fe 化合物单位摄入量的待积有效剂量系数

类型	有效剂量系数 /（Sv·Bq^{-1}）
吸入颗粒物质（5μm AMAD 气溶胶）	
F 型	5.6×10^{-9}
M 型，氯化铁；氧化铁；未指明的形式	1.7×10^{-9}
S 型，腐蚀物品	1.7×10^{-9}
食入的物质	
f_A=0.1，所有未指定的形式	1.7×10^{-9}

（2）单位测量活度的待积有效剂量系数（表 C1–4）

表 C1–4 每日尿中 ^{59}Fe 的单位测量活度的待积有效剂量

单位：Sv/Bq

摄入后时间 /d	F 型		M 型		S 型	
	全身	尿	全身	尿	全身	尿
1	8.6×10^{-9}	1.0×10^{-4}	2.8×10^{-9}	4.4×10^{-4}	2.8×10^{-9}	8.7×10^{-3}
2	1.1×10^{-8}	7.0×10^{-4}	5.1×10^{-9}	2.5×10^{-3}	5.2×10^{-9}	4.9×10^{-2}
3	1.3×10^{-8}	9.9×10^{-4}	1.1×10^{-8}	3.8×10^{-3}	1.1×10^{-8}	7.9×10^{-2}
4	1.4×10^{-8}	1.0×10^{-3}	1.8×10^{-8}	3.9×10^{-3}	2.1×10^{-8}	8.1×10^{-2}
5	1.5×10^{-8}	1.0×10^{-3}	2.2×10^{-8}	3.9×10^{-3}	2.7×10^{-8}	8.1×10^{-2}
6	1.5×10^{-8}	1.0×10^{-3}	2.4×10^{-8}	3.9×10^{-3}	3.0×10^{-8}	8.1×10^{-2}
7	1.5×10^{-8}	1.1×10^{-3}	2.5×10^{-8}	4.0×10^{-3}	3.2×10^{-8}	8.2×10^{-2}
8	1.5×10^{-8}	1.1×10^{-3}	2.6×10^{-8}	4.0×10^{-3}	3.3×10^{-8}	8.3×10^{-2}
9	1.6×10^{-8}	1.1×10^{-3}	2.6×10^{-8}	4.0×10^{-3}	3.4×10^{-8}	8.4×10^{-2}
10	1.6×10^{-8}	1.1×10^{-3}	2.7×10^{-8}	4.1×10^{-3}	3.5×10^{-8}	8.5×10^{-2}
15	1.7×10^{-8}	1.2×10^{-3}	2.9×10^{-8}	4.3×10^{-3}	3.9×10^{-8}	9.0×10^{-2}
30	2.2×10^{-8}	1.5×10^{-3}	3.8×10^{-8}	5.1×10^{-3}	5.1×10^{-8}	1.1×10^{-1}
45	2.8×10^{-8}	1.9×10^{-3}	4.9×10^{-8}	6.1×10^{-3}	6.6×10^{-8}	1.4×10^{-1}
60	3.5×10^{-8}	2.5×10^{-3}	6.3×10^{-8}	7.4×10^{-3}	8.6×10^{-8}	1.7×10^{-1}
90	5.6×10^{-8}	4.1×10^{-3}	1.0×10^{-7}	1.1×10^{-2}	1.4×10^{-7}	2.5×10^{-1}
180	2.3×10^{-7}	1.8×10^{-2}	4.4×10^{-7}	4.1×10^{-2}	6.8×10^{-7}	9.1×10^{-1}
365	4.3×10^{-6}	3.4×10^{-1}	8.4×10^{-6}	7.0×10^{-1}	1.5×10^{-5}	1.4×10^{-1}

2．每次单位摄入活度随时间的变化曲线（图 C1–9 ~ 图 C1–11）

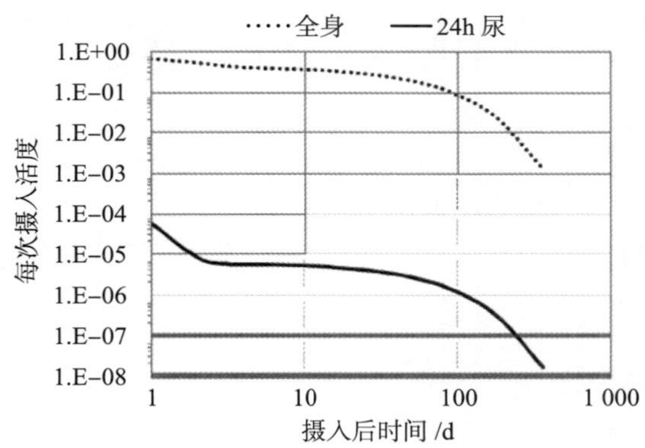

图 C1–9 吸入 1Bq ^{59}Fe F 型后，的全身含量和每日尿样

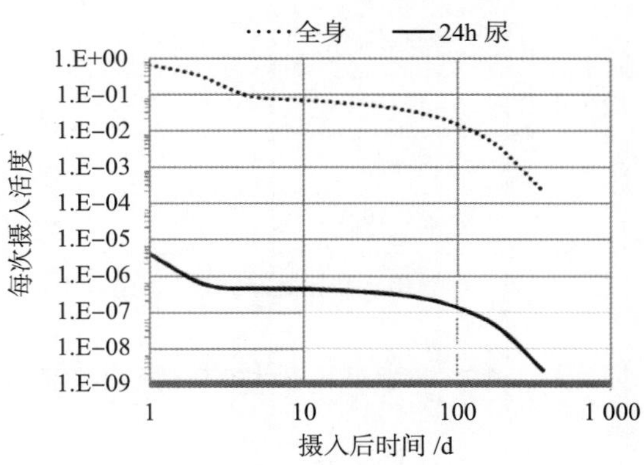

图 C1–10 吸入 1Bq ^{59}Fe M 型后，全身含量和每日尿样

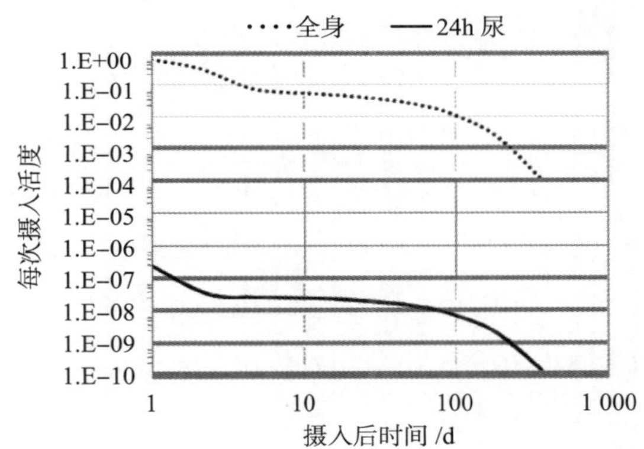

图 C1–11 吸入 1Bq ^{59}Fe S 型后，全身含量和每日尿样

C.1.3 钴（Z=27）

1．剂量数据

（1）单位摄入量的待积有效剂量系数（表 C1–5）

表 C1–5 吸入或食入 ^{57}Co、^{58}Co 和 ^{60}Co 的化合物所致单位摄入量的待积有效剂量系数

吸入颗粒物质（5μm AMAD 气溶胶）	有效剂量系数 /（Sv · Bq^{-1}）		
	^{57}Co	^{58}Co	^{60}Co
F 型，硝酸钴，氯化物	1.5×10^{-10}	5.3×10^{-10}	4.2×10^{-9}
M 型，所有未指定的化合物	3.0×10^{-10}	1.0×10^{-9}	6.2×10^{-9}
S 型，氧化钴，FAP，PSL	6.4×10^{-10}	1.4×10^{-9}	3.1×10^{-8}

续表

吸入颗粒物质（5μm AMAD 气溶胶）	有效剂量系数 /（Sv · Bq^{-1}）		
	^{57}Co	^{58}Co	^{60}Co
食入的物质			
f_A=0.1，所有化学形式	1.2×10^{-10}	5.4×10^{-10}	3.2×10^{-9}
f_A=0.05，不溶性氧化物	8.8×10^{-11}	4.6×10^{-10}	2.1×10^{-9}

注：FAP，熔融铝硅酸盐颗粒；PSL，聚苯乙烯。

（2）单位测量活度的待积有效剂量系数表（表 C1–6 ~ 表 C1–8）

表 C1–6　全身、肺和每日尿中 ^{57}Co 单位测量活度的待积有效剂量

单位：Sv/Bq

摄入后的时间 /d	F 型			M 型			S 型		
	全身	肺	尿	全身	肺	尿	全身	肺	尿
1	2.5×10^{-10}	6.1×10^{-9}	4.6×10^{-9}	5.0×10^{-10}	5.6×10^{-9}	4.5×10^{-8}	1.1×10^{-9}	1.0×10^{-8}	1.9×10^{-6}
2	4.7×10^{-10}	1.5×10^{-8}	1.1×10^{-8}	9.3×10^{-10}	6.1×10^{-9}	1.1×10^{-7}	2.0×10^{-9}	1.1×10^{-8}	4.7×10^{-6}
3	9.9×10^{-10}	3.0×10^{-8}	2.0×10^{-8}	2.0×10^{-9}	6.4×10^{-9}	1.9×10^{-7}	4.2×10^{-9}	1.1×10^{-8}	8.1×10^{-6}
4	1.7×10^{-9}	4.9×10^{-8}	2.9×10^{-8}	3.6×10^{-9}	6.6×10^{-9}	2.6×10^{-7}	7.6×10^{-9}	1.1×10^{-8}	1.2×10^{-5}
5	2.4×10^{-9}	6.5×10^{-8}	3.9×10^{-8}	4.7×10^{-9}	6.8×10^{-9}	3.4×10^{-7}	1.0×10^{-8}	1.2×10^{-8}	1.5×10^{-5}
6	2.8×10^{-9}	7.4×10^{-8}	5.0×10^{-8}	5.3×10^{-9}	6.9×10^{-9}	4.2×10^{-7}	1.1×10^{-8}	1.2×10^{-8}	1.9×10^{-5}
7	3.0×10^{-9}	7.9×10^{-8}	6.3×10^{-8}	5.5×10^{-9}	7.1×10^{-9}	5.1×10^{-7}	1.1×10^{-8}	1.2×10^{-8}	2.4×10^{-5}
8	3.2×10^{-9}	8.1×10^{-8}	7.7×10^{-8}	5.7×10^{-9}	7.2×10^{-9}	5.9×10^{-7}	1.2×10^{-8}	1.2×10^{-8}	2.8×10^{-5}
9	3.4×10^{-9}	8.3×10^{-8}	9.3×10^{-8}	5.9×10^{-9}	7.3×10^{-9}	6.8×10^{-7}	1.2×10^{-8}	1.2×10^{-8}	3.3×10^{-5}
10	3.6×10^{-9}	8.4×10^{-8}	1.1×10^{-7}	6.0×10^{-9}	7.5×10^{-9}	7.6×10^{-7}	1.2×10^{-8}	1.2×10^{-8}	3.8×10^{-5}
15	4.4×10^{-9}	8.8×10^{-8}	2.0×10^{-7}	6.5×10^{-9}	7.9×10^{-9}	1.1×10^{-6}	1.3×10^{-8}	1.3×10^{-8}	6.1×10^{-5}
30	6.0×10^{-9}	9.8×10^{-8}	5.8×10^{-7}	7.6×10^{-9}	9.2×10^{-9}	1.9×10^{-6}	1.4×10^{-8}	1.4×10^{-8}	1.1×10^{-4}
45	7.2×10^{-9}	1.1×10^{-7}	1.2×10^{-6}	8.7×10^{-9}	1.1×10^{-8}	2.5×10^{-6}	1.5×10^{-8}	1.5×10^{-8}	1.5×10^{-4}
60	8.3×10^{-9}	1.1×10^{-7}	1.9×10^{-6}	9.9×10^{-9}	1.2×10^{-8}	3.0×10^{-6}	1.6×10^{-8}	1.6×10^{-8}	1.8×10^{-4}
90	1.0×10^{-8}	1.3×10^{-7}	3.4×10^{-6}	1.3×10^{-8}	1.6×10^{-8}	3.9×10^{-6}	1.8×10^{-8}	1.8×10^{-8}	2.2×10^{-4}
180	1.6×10^{-8}	2.0×10^{-7}	9.5×10^{-6}	2.5×10^{-8}	3.6×10^{-8}	8.6×10^{-6}	2.6×10^{-8}	2.7×10^{-8}	3.3×10^{-4}
365	3.5×10^{-8}	4.7×10^{-7}	3.7×10^{-5}	8.1×10^{-8}	1.7×10^{-7}	3.8×10^{-5}	5.6×10^{-8}	5.7×10^{-8}	7.0×10^{-4}

表 C1-7　全身、肺和每日尿中 ^{58}Co 单位测量活度的待积有效剂量

单位：Sv/Bq

摄入后的时间 /d	F 型			M 型			S 型		
	全身	肺	尿	全身	肺	尿	全身	肺	尿
1	9.2×10^{-10}	2.2×10^{-8}	1.6×10^{-8}	1.7×10^{-9}	1.9×10^{-8}	1.5×10^{-7}	2.3×10^{-9}	2.3×10^{-8}	4.3×10^{-6}
2	1.7×10^{-9}	5.3×10^{-8}	4.1×10^{-8}	3.2×10^{-9}	2.1×10^{-8}	3.7×10^{-7}	4.4×10^{-9}	2.4×10^{-8}	1.1×10^{-5}
3	3.6×10^{-9}	1.1×10^{-7}	7.2×10^{-8}	6.9×10^{-9}	2.2×10^{-8}	6.4×10^{-7}	9.6×10^{-9}	2.5×10^{-8}	1.8×10^{-5}
4	6.4×10^{-9}	1.8×10^{-7}	1.1×10^{-7}	1.2×10^{-8}	2.3×10^{-8}	9.0×10^{-7}	1.7×10^{-8}	2.6×10^{-8}	2.7×10^{-5}
5	8.8×10^{-9}	2.4×10^{-7}	1.4×10^{-7}	1.6×10^{-8}	2.4×10^{-8}	1.2×10^{-6}	2.3×10^{-8}	2.6×10^{-8}	3.5×10^{-5}
6	1.0×10^{-8}	2.8×10^{-7}	1.9×10^{-7}	1.8×10^{-8}	2.4×10^{-8}	1.5×10^{-6}	2.5×10^{-8}	2.7×10^{-8}	4.5×10^{-5}
7	1.1×10^{-8}	3.0×10^{-7}	2.4×10^{-7}	2.0×10^{-8}	2.5×10^{-8}	1.8×10^{-6}	2.6×10^{-8}	2.8×10^{-8}	5.5×10^{-5}
8	1.2×10^{-8}	3.1×10^{-7}	2.9×10^{-7}	2.0×10^{-8}	2.6×10^{-8}	2.1×10^{-6}	2.7×10^{-8}	2.8×10^{-8}	6.6×10^{-5}
9	1.3×10^{-8}	3.2×10^{-7}	3.5×10^{-7}	2.1×10^{-8}	2.6×10^{-8}	2.4×10^{-6}	2.8×10^{-8}	2.9×10^{-8}	7.8×10^{-5}
10	1.4×10^{-8}	3.2×10^{-7}	4.2×10^{-7}	2.2×10^{-8}	2.7×10^{-8}	2.8×10^{-6}	2.8×10^{-8}	2.9×10^{-8}	9.0×10^{-5}
15	1.7×10^{-8}	3.5×10^{-7}	8.1×10^{-7}	2.4×10^{-8}	3.0×10^{-8}	4.3×10^{-6}	3.1×10^{-8}	3.2×10^{-8}	1.5×10^{-4}
30	2.7×10^{-8}	4.3×10^{-7}	2.6×10^{-6}	3.2×10^{-8}	3.8×10^{-8}	7.9×10^{-6}	3.7×10^{-8}	3.8×10^{-8}	3.1×10^{-4}
45	3.6×10^{-8}	5.3×10^{-7}	5.9×10^{-6}	4.1×10^{-8}	4.9×10^{-8}	1.1×10^{-5}	4.5×10^{-8}	4.6×10^{-8}	4.7×10^{-4}
60	4.6×10^{-8}	6.3×10^{-7}	1.1×10^{-5}	5.1×10^{-8}	6.3×10^{-8}	1.5×10^{-5}	5.3×10^{-8}	5.4×10^{-8}	6.1×10^{-4}
90	7.0×10^{-8}	9.1×10^{-7}	2.3×10^{-5}	8.1×10^{-8}	1.0×10^{-7}	2.5×10^{-5}	7.6×10^{-8}	7.7×10^{-8}	9.2×10^{-4}
180	2.2×10^{-7}	2.7×10^{-6}	1.3×10^{-4}	3.1×10^{-7}	4.4×10^{-7}	1.1×10^{-4}	2.2×10^{-7}	2.2×10^{-7}	2.7×10^{-3}
365	1.8×10^{-6}	2.3×10^{-5}	1.8×10^{-3}	3.8×10^{-6}	7.9×10^{-6}	1.8×10^{-3}	1.7×10^{-6}	1.8×10^{-6}	2.2×10^{-2}

表 C1-8　全身、肺和每日尿中 ^{60}Co 单位测量活度的待积有效剂量

单位：Sv/Bq

摄入后的时间 /d	F 型			M 型			S 型		
	全身	肺	尿	全身	肺	尿	全身	肺	尿
1	7.2×10^{-9}	1.7×10^{-7}	1.3×10^{-7}	1.0×10^{-8}	1.1×10^{-7}	9.3×10^{-7}	5.0×10^{-8}	5.0×10^{-7}	9.3×10^{-5}
2	1.3×10^{-8}	4.1×10^{-7}	3.1×10^{-7}	1.9×10^{-8}	1.2×10^{-7}	2.2×10^{-6}	9.3×10^{-8}	5.1×10^{-7}	2.2×10^{-4}
3	2.8×10^{-8}	8.4×10^{-7}	5.5×10^{-7}	4.1×10^{-8}	1.3×10^{-7}	3.8×10^{-6}	2.0×10^{-7}	5.3×10^{-7}	3.9×10^{-4}
4	4.9×10^{-8}	1.4×10^{-6}	8.1×10^{-7}	7.3×10^{-8}	1.3×10^{-7}	5.3×10^{-6}	3.6×10^{-7}	5.4×10^{-7}	5.5×10^{-4}
5	6.6×10^{-8}	1.8×10^{-6}	1.1×10^{-6}	9.6×10^{-8}	1.4×10^{-7}	6.9×10^{-6}	4.7×10^{-7}	5.5×10^{-7}	7.3×10^{-4}
6	7.7×10^{-8}	2.1×10^{-6}	1.4×10^{-6}	1.1×10^{-7}	1.4×10^{-7}	8.5×10^{-6}	5.2×10^{-7}	5.6×10^{-7}	9.2×10^{-4}
7	8.4×10^{-8}	2.2×10^{-6}	1.7×10^{-6}	1.1×10^{-7}	1.4×10^{-7}	1.0×10^{-5}	5.4×10^{-7}	5.6×10^{-7}	1.1×10^{-3}
8	9.0×10^{-8}	2.3×10^{-6}	2.1×10^{-6}	1.1×10^{-7}	1.5×10^{-7}	1.2×10^{-5}	5.5×10^{-7}	5.7×10^{-7}	1.3×10^{-3}
9	9.5×10^{-8}	2.3×10^{-6}	2.6×10^{-6}	1.2×10^{-7}	1.5×10^{-7}	1.4×10^{-5}	5.5×10^{-7}	5.7×10^{-7}	1.6×10^{-3}
10	1.0×10^{-7}	2.3×10^{-6}	3.0×10^{-6}	1.2×10^{-7}	1.5×10^{-7}	1.5×10^{-5}	5.6×10^{-7}	5.8×10^{-7}	1.8×10^{-3}

续表

摄入后的时间 /d	F 型			M 型			S 型		
	全身	肺	尿	全身	肺	尿	全身	肺	尿
15	1.2×10^{-7}	2.4×10^{-6}	5.5×10^{-6}	1.3×10^{-7}	1.6×10^{-7}	2.2×10^{-5}	5.8×10^{-7}	6.0×10^{-7}	2.8×10^{-3}
30	1.6×10^{-7}	2.6×10^{-6}	1.5×10^{-5}	1.5×10^{-7}	1.8×10^{-7}	3.6×10^{-5}	6.1×10^{-7}	6.2×10^{-7}	5.1×10^{-3}
45	1.8×10^{-7}	2.7×10^{-6}	3.0×10^{-5}	1.6×10^{-7}	2.0×10^{-7}	4.6×10^{-5}	6.3×10^{-7}	6.5×10^{-7}	6.6×10^{-3}
60	2.0×10^{-7}	2.8×10^{-6}	4.8×10^{-5}	1.8×10^{-7}	2.2×10^{-7}	5.3×10^{-5}	6.6×10^{-7}	6.7×10^{-7}	7.5×10^{-3}
90	2.4×10^{-7}	3.1×10^{-6}	7.9×10^{-5}	2.1×10^{-7}	2.7×10^{-7}	6.6×10^{-5}	7.0×10^{-7}	7.2×10^{-7}	8.5×10^{-3}
180	3.1×10^{-7}	3.8×10^{-6}	1.8×10^{-4}	3.4×10^{-7}	4.9×10^{-7}	1.2×10^{-4}	8.5×10^{-7}	8.7×10^{-7}	1.1×10^{-2}
365	4.4×10^{-7}	5.9×10^{-6}	4.6×10^{-4}	7.4×10^{-7}	1.6×10^{-6}	3.5×10^{-4}	1.2×10^{-6}	1.2×10^{-6}	1.5×10^{-2}

2．每次单位摄入活度随时间的变化曲线（图 C1–12 ~ 图 C1–20）

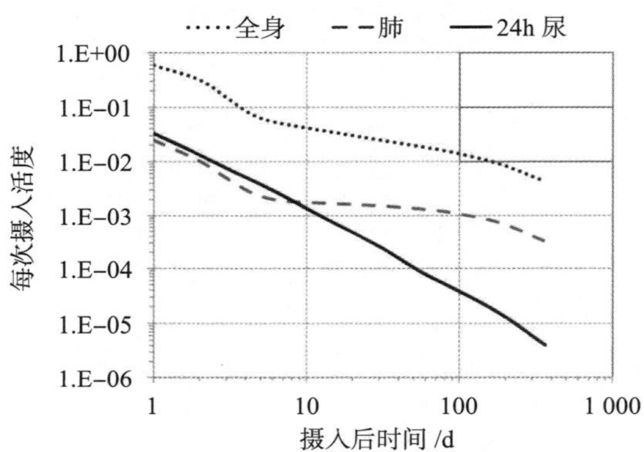

图 C1–12 吸入 1Bq F 型 ^{57}Co 后，全身和肺含量以及每日尿样

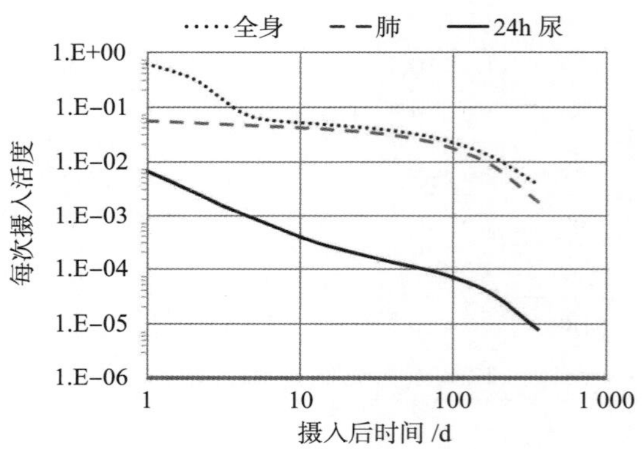

图 C1–13 吸入 1Bq M 型 ^{57}Co 后，全身和肺含量以及每日尿样

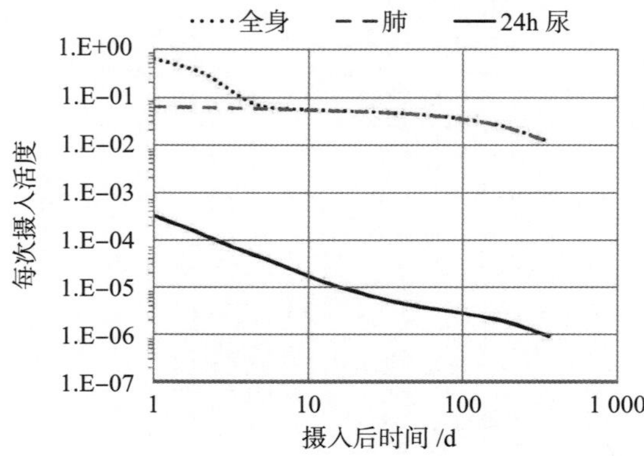

图 C1–14 吸入 1Bq S 型 ^{57}Co 后，全身和肺含量以及每日尿样

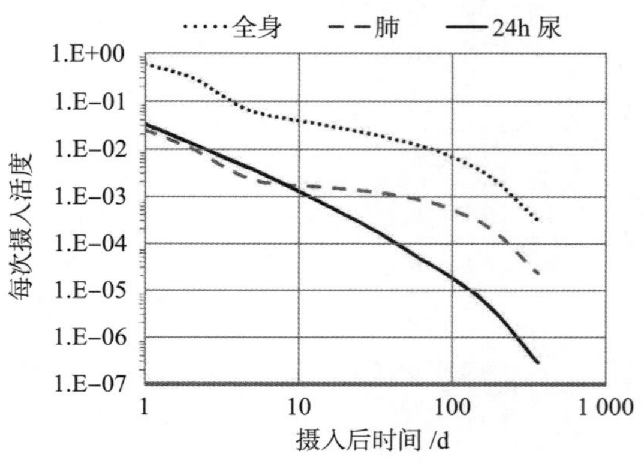

图 C1–15 吸入 1Bq F 型 ^{58}Co 后，全身和肺含量以及每日尿样

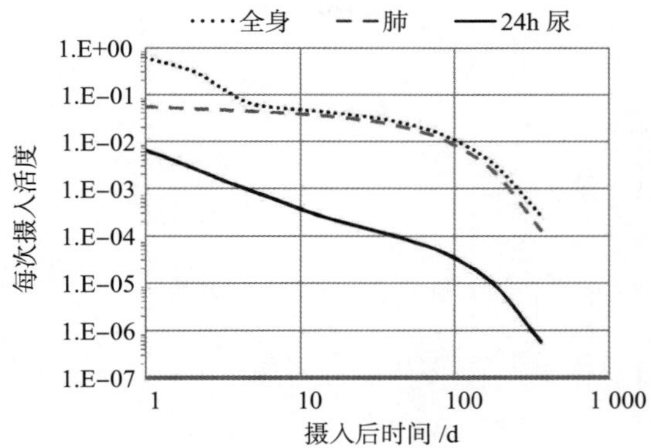

图 C1-16 吸入 1Bq M 型 ^{58}Co 后，全身和肺含量以及每日尿样

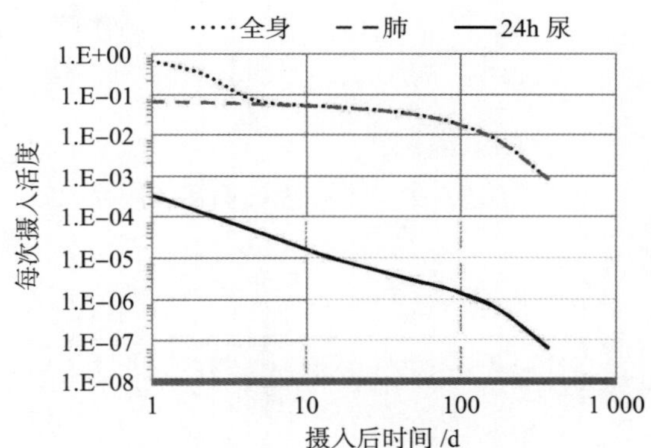

图 C1-17 吸入 1Bq S 型 ^{58}Co 后，全身和肺含量以及每日尿样

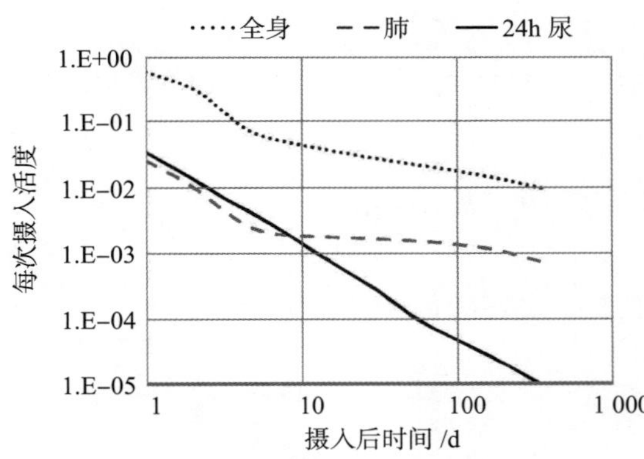

图 C1-18 吸入 1Bq F 型 ^{60}Co 后，全身和肺含量以及每日尿样

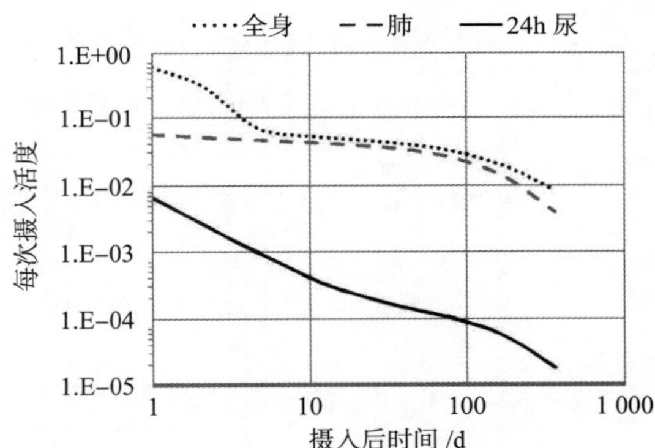

图 C1-19 吸入 1Bq M 型 ^{60}Co 后，全身和肺含量以及每日尿样

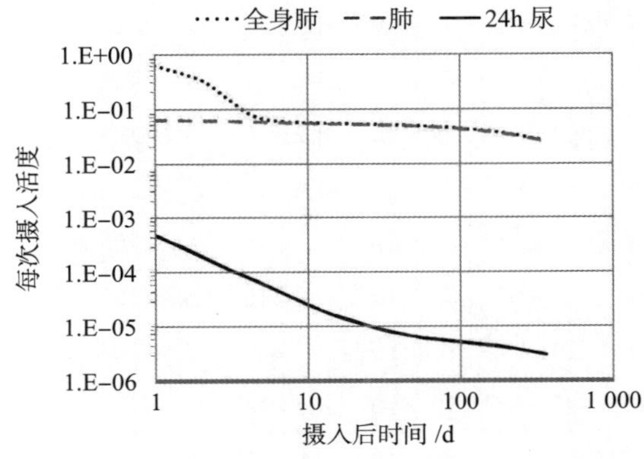

图 C1-20 吸入 1Bq S 型 ^{60}Co 后，全身和肺含量以及每日尿样

C.1.4 锶（Z=38）

1．剂量数据

（1）单位摄入量的待积有效剂量系数（表 C1–9）

表 C1–9 吸入或食入 ^{85}Sr、^{89}Sr 和 ^{90}Sr 的化合物单位摄入量的待积有效剂量系数

吸入颗粒物质（5μm AMAD 气溶胶）	有效剂量系数 /（Sv · Bq^{-1}）		
	^{85}Sr	^{89}Sr	^{90}Sr
F 型，氯化锶，硫酸盐和碳酸盐	3.8×10^{-10}	9.6×10^{-10}	3.2×10^{-8}
M 型，燃料碎片，所有未指定的形式	5.0×10^{-10}	2.2×10^{-9}	1.8×10^{-8}
S 型，FAP，PSL，钛酸锶	6.7×10^{-10}	3.2×10^{-9}	2.0×10^{-7}
食入的材料			
fA=0.01，钛酸锶	2.1×10^{-10}	4.0×10^{-10}	1.1×10^{-9}
fA=0.25，所有其他化学形式	3.8×10^{-10}	8.9×10^{-10}	2.4×10^{-8}

注：FAP，熔融铝硅酸盐颗粒；PSL，聚苯乙烯。

（2）单位测量活度的待积有效剂量系数（表 C1–10 ~ 表 C1–12）

表 C1–10 全身、肺和每日尿中 ^{85}Sr 的单位测量活度的待积有效剂量

单位：Sv/Bq

摄入后的时间（d）	F 型			M 型			S 型		
	全身	肺	尿	全身	肺	尿	全身	肺	尿
1	6.5×10^{-10}	1.1×10^{-7}	6.8×10^{-9}	8.2×10^{-10}	9.9×10^{-9}	6.9×10^{-8}	1.1×10^{-9}	1.1×10^{-8}	1.9×10^{-6}
2	1.0×10^{-9}	1.6×10^{-7}	1.4×10^{-8}	1.5×10^{-9}	1.0×10^{-8}	1.2×10^{-7}	2.1×10^{-9}	1.1×10^{-8}	3.1×10^{-6}
3	1.5×10^{-9}	2.1×10^{-7}	2.3×10^{-8}	3.1×10^{-9}	1.1×10^{-8}	1.9×10^{-7}	4.5×10^{-9}	1.2×10^{-8}	5.2×10^{-6}
4	1.9×10^{-9}	2.5×10^{-7}	3.2×10^{-8}	5.2×10^{-9}	1.1×10^{-8}	2.6×10^{-7}	8.2×10^{-9}	1.2×10^{-8}	7.3×10^{-6}
5	2.2×10^{-9}	2.9×10^{-7}	4.1×10^{-8}	6.7×10^{-9}	1.2×10^{-8}	3.4×10^{-7}	1.1×10^{-8}	1.3×10^{-8}	9.5×10^{-6}
6	2.4×10^{-9}	3.3×10^{-7}	5.2×10^{-8}	7.4×10^{-9}	1.2×10^{-8}	4.2×10^{-7}	1.2×10^{-8}	1.3×10^{-8}	1.2×10^{-5}
7	2.6×10^{-9}	3.7×10^{-7}	6.3×10^{-8}	7.8×10^{-9}	1.2×10^{-8}	5.0×10^{-7}	1.2×10^{-8}	1.3×10^{-8}	1.4×10^{-5}
8	2.7×10^{-9}	4.1×10^{-7}	7.5×10^{-8}	8.1×10^{-9}	1.3×10^{-8}	5.9×10^{-7}	1.3×10^{-8}	1.3×10^{-8}	1.7×10^{-5}
9	2.9×10^{-9}	4.5×10^{-7}	8.7×10^{-8}	8.4×10^{-9}	1.3×10^{-8}	6.8×10^{-7}	1.3×10^{-8}	1.4×10^{-8}	1.9×10^{-5}
10	3.1×10^{-9}	5.0×10^{-7}	1.0×10^{-7}	8.7×10^{-9}	1.3×10^{-8}	7.6×10^{-7}	1.3×10^{-8}	1.4×10^{-8}	2.2×10^{-5}
15	3.8×10^{-9}	7.6×10^{-7}	1.7×10^{-7}	1.0×10^{-8}	1.5×10^{-8}	1.2×10^{-6}	1.5×10^{-8}	1.5×10^{-8}	3.6×10^{-5}
30	6.1×10^{-9}	2.4×10^{-6}	5.5×10^{-7}	1.4×10^{-8}	2.0×10^{-8}	2.8×10^{-6}	1.8×10^{-8}	1.9×10^{-8}	9.2×10^{-5}
45	8.3×10^{-9}	6.8×10^{-6}	1.5×10^{-6}	1.8×10^{-8}	2.6×10^{-8}	4.9×10^{-6}	2.2×10^{-8}	2.2×10^{-8}	1.8×10^{-4}

续表

摄入后的时间（d）	F型			M型			S型		
	全身	肺	尿	全身	肺	尿	全身	肺	尿
60	1.1×10^{-8}	1.6×10^{-5}	3.3×10^{-6}	2.3×10^{-8}	3.3×10^{-8}	7.4×10^{-6}	2.7×10^{-8}	2.7×10^{-8}	2.7×10^{-4}
90	1.6×10^{-8}	4.8×10^{-5}	9.0×10^{-6}	3.6×10^{-8}	5.6×10^{-8}	1.4×10^{-5}	3.9×10^{-8}	4.0×10^{-8}	4.7×10^{-4}
180	4.9×10^{-8}	2.3×10^{-4}	4.7×10^{-5}	1.4×10^{-7}	2.7×10^{-7}	6.2×10^{-5}	1.2×10^{-7}	1.2×10^{-7}	1.5×10^{-3}
365	4.2×10^{-7}	3.1×10^{-3}	8.9×10^{-4}	1.6×10^{-6}	6.4×10^{-6}	1.3×10^{-3}	1.1×10^{-6}	1.2×10^{-6}	1.5×10^{-2}

表 C1-11　每日尿中 ^{89}Sr 的单位测量活度的待积有效剂量

单位：Sv/Bq

摄入后的时间 /d	尿液			摄入后的时间 /d	尿液		
	F型	M型	S型		F型	M型	S型
1	1.7×10^{-8}	3.1×10^{-7}	8.9×10^{-6}	10	2.6×10^{-7}	3.5×10^{-6}	1.1×10^{-4}
2	3.6×10^{-8}	5.2×10^{-7}	1.5×10^{-5}	15	4.5×10^{-7}	5.6×10^{-6}	1.8×10^{-4}
3	5.8×10^{-8}	8.6×10^{-7}	2.5×10^{-5}	30	1.5×10^{-6}	1.4×10^{-5}	4.8×10^{-4}
4	8.1×10^{-8}	1.2×10^{-6}	3.5×10^{-5}	45	4.3×10^{-6}	2.5×10^{-5}	9.6×10^{-4}
5	1.1×10^{-7}	1.6×10^{-6}	4.6×10^{-5}	60	1.0×10^{-5}	4.0×10^{-5}	1.6×10^{-3}
6	1.3×10^{-7}	1.9×10^{-6}	5.7×10^{-5}	90	3.0×10^{-5}	8.0×10^{-5}	2.9×10^{-3}
7	1.6×10^{-7}	2.3×10^{-6}	6.9×10^{-5}	180	2.0×10^{-4}	4.8×10^{-4}	1.2×10^{-2}
8	1.9×10^{-7}	2.7×10^{-6}	8.1×10^{-5}	365	6.8×10^{-3}	1.7×10^{-2}	2.2×10^{-1}
9	2.3×10^{-7}	3.1×10^{-6}	9.4×10^{-5}				

表 C1-12　每日尿中 ^{90}Sr 的单位测量活度的待积有效剂量

单位：Sv/Bq

摄入后的时间 /d	尿液			摄入后的时间 /d	尿液		
	F型	M型	S型		F型	M型	S型
1	5.6×10^{-7}	2.5×10^{-6}	5.4×10^{-4}	10	7.6×10^{-6}	2.5×10^{-5}	5.8×10^{-3}
2	1.2×10^{-6}	4.1×10^{-6}	8.9×10^{-4}	15	1.2×10^{-5}	3.7×10^{-5}	8.9×10^{-3}
3	1.8×10^{-6}	6.7×10^{-6}	1.5×10^{-3}	30	3.3×10^{-5}	7.3×10^{-5}	1.9×10^{-2}
4	2.6×10^{-6}	9.2×10^{-6}	2.0×10^{-3}	45	7.7×10^{-5}	1.1×10^{-4}	3.2×10^{-2}
5	3.3×10^{-6}	1.2×10^{-5}	2.6×10^{-3}	60	1.5×10^{-4}	1.4×10^{-4}	4.2×10^{-2}
6	4.1×10^{-6}	1.4×10^{-5}	3.2×10^{-3}	90	2.9×10^{-4}	1.9×10^{-4}	5.2×10^{-2}
7	4.9×10^{-6}	1.7×10^{-5}	3.8×10^{-3}	180	5.8×10^{-4}	3.3×10^{-4}	6.5×10^{-2}
8	5.8×10^{-6}	2.0×10^{-5}	4.5×10^{-3}	365	1.5×10^{-3}	9.6×10^{-4}	9.1×10^{-2}
9	6.7×10^{-6}	2.2×10^{-5}	5.1×10^{-3}				

2．每次单位摄入活度随时间的变化曲线（图 C1-21 ~ 图 C1-29）

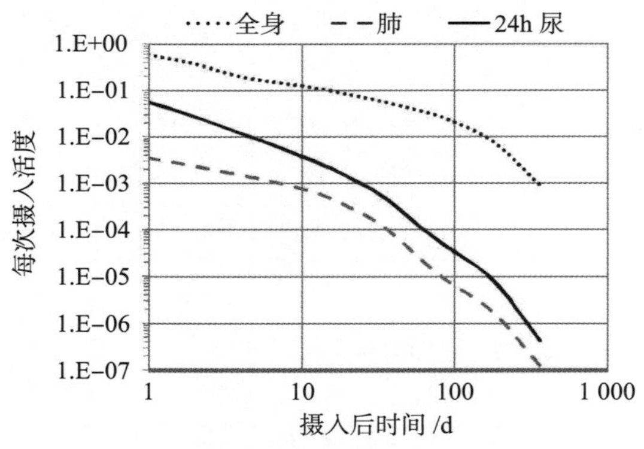

图 C1-21　吸入 1Bq F 型 ^{85}Sr 后，全身和肺含量以及每日尿液排泄量

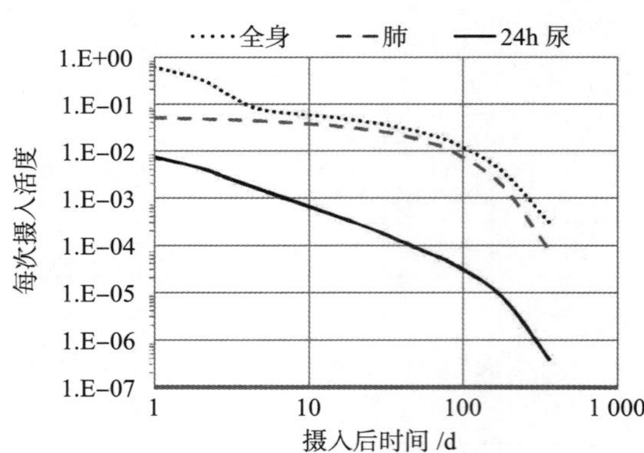

图 C1-22　吸入 1Bq M 型 ^{85}Sr 后，全身和肺含量以及每日尿液排泄量

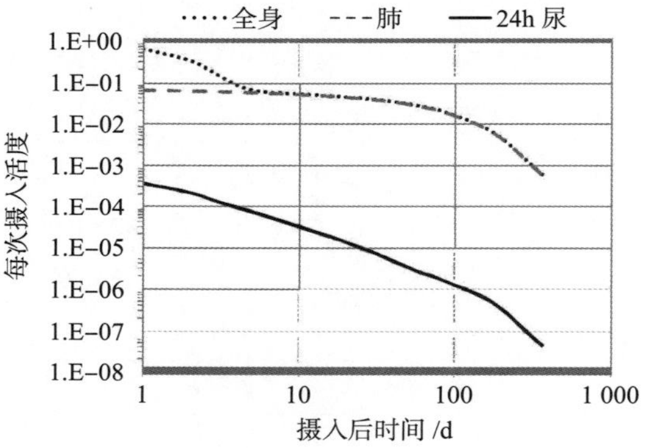

图 C1-23　吸入 1Bq F 型 ^{85}Sr 后，全身和肺含量以及每日尿液排泄量

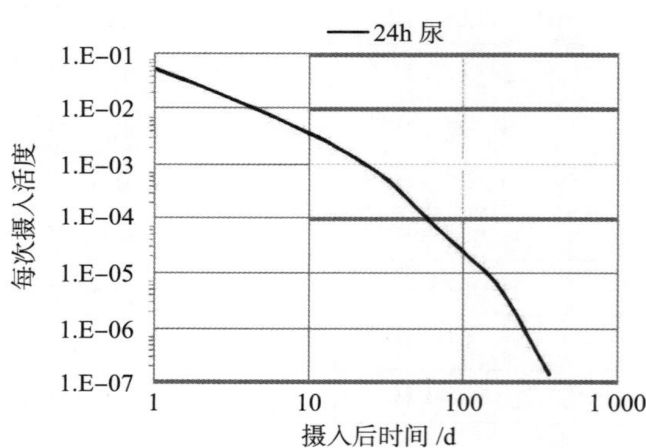

图 C1-24　吸入 1Bq F 型 ^{89}Sr 后，每日尿液排泄量

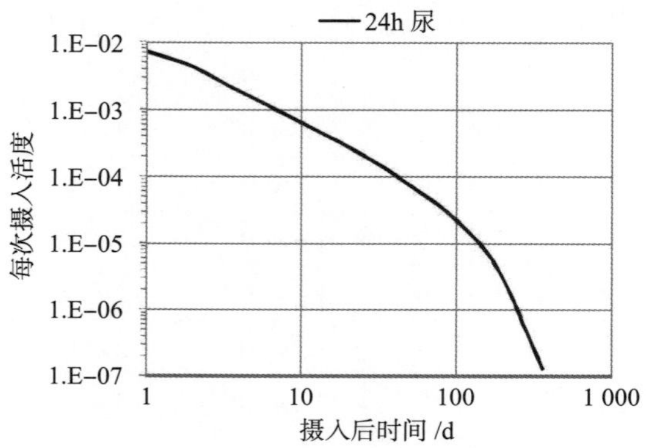

图 C1-25　吸入 1Bq M 型 ^{89}Sr 后，每日尿液排泄量

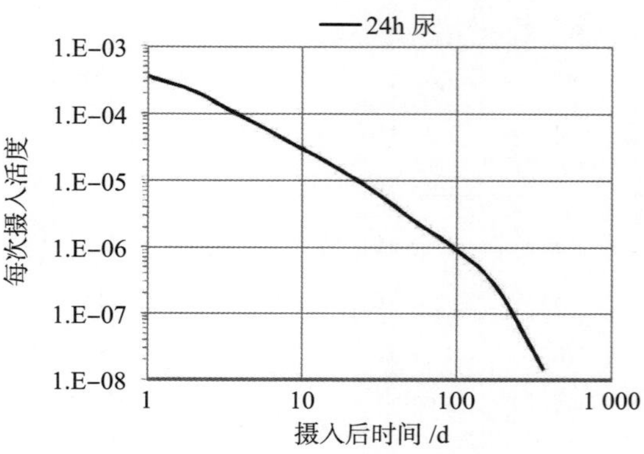

图 C1-26　吸入 1Bq S 型 ^{89}Sr 后，每日尿液排泄量

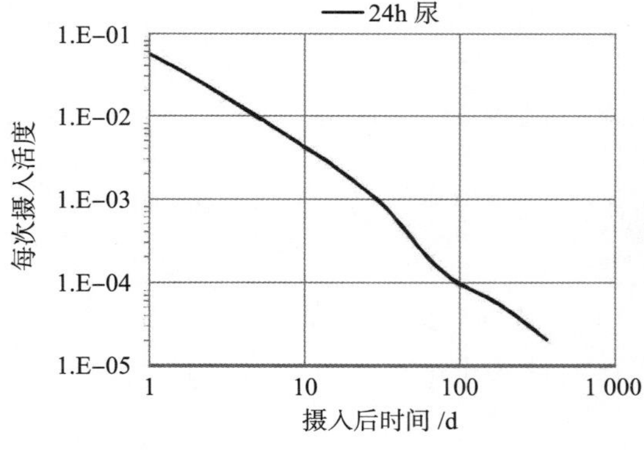

图 C1-27 吸入 1Bq F 型 ^{90}Sr 后，每日尿液排泄量

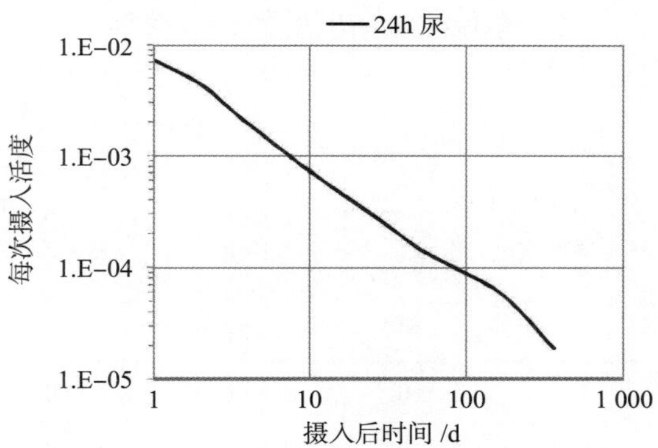

图 C1-28 吸入 1Bq M 型 ^{90}Sr 后，每日尿液排泄量

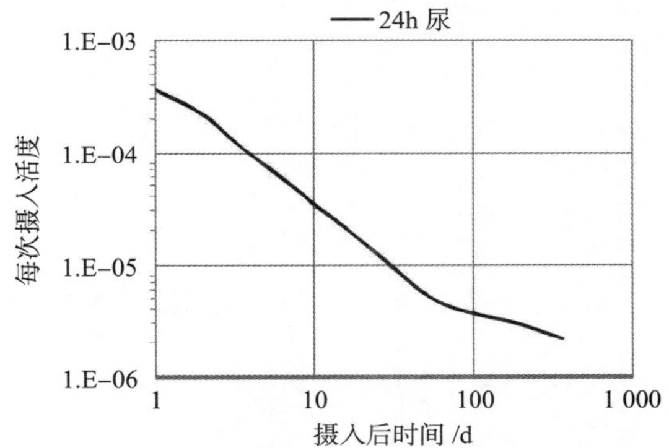

图 C1-29 吸入 1Bq S 型 ^{90}Sr 后，每日尿液排泄量

C.1.5 锝（Z=43）

1．剂量数据

（1）单位摄入量的待积有效剂量系数（表 C1-13）

表 C1-13 吸入或食入 ^{99}Tc、^{99m}Tc 化合物单位摄入量的待积有效剂量系数

吸入颗粒物质（5μm AMAD 气溶胶）	有效剂量系数 /（Sv · Bq^{-1}）	
	^{99}Tc	^{99m}Tc
F 型，高锝酸盐，Tc DTPA	2.0×10^{-10}	8.6×10^{-12}
M 型，所有未明确的形态	1.1×10^{-9}	1.3×10^{-11}
S 型	1.6×10^{-8}	1.3×10^{-11}
食入的材料		
$f_A = 1 \times 10^{-4}$，所有化学形式	2.7×10^{-10}	1.4×10^{-11}

（2）单位测量活度的待积有效剂量系数（表 C1–14，表 C1–15）

表 C1–14　每日尿中 ^{99}Tc 的单位测量活度的待积有效剂量

单位：Sv/Bq

摄入后时间 /d	F 型	M 型	S 型	摄入后时间 /d	F 型	M 型	S 型
1	1.7×10^{-9}	5.5×10^{-8}	1.6×10^{-5}	10	8.4×10^{-8}	1.8×10^{-6}	5.4×10^{-4}
2	4.5×10^{-9}	9.9×10^{-8}	2.7×10^{-5}	15	2.7×10^{-7}	4.6×10^{-6}	1.5×10^{-3}
3	1.0×10^{-8}	2.5×10^{-7}	6.9×10^{-5}	30	1.4×10^{-6}	1.1×10^{-5}	4.3×10^{-3}
4	1.6×10^{-8}	4.0×10^{-7}	1.1×10^{-4}	45	2.5×10^{-6}	1.4×10^{-5}	5.4×10^{-3}
5	2.2×10^{-8}	5.4×10^{-7}	1.6×10^{-4}	60	4.1×10^{-6}	1.6×10^{-5}	6.2×10^{-3}
6	2.9×10^{-8}	7.1×10^{-7}	2.0×10^{-4}	90	1.1×10^{-5}	2.2×10^{-5}	7.4×10^{-3}
7	3.8×10^{-8}	9.1×10^{-7}	2.6×10^{-4}	180	2.1×10^{-4}	4.3×10^{-5}	9.6×10^{-3}
8	5.0×10^{-8}	1.2×10^{-6}	3.4×10^{-4}	365	3.1×10^{-3}	1.4×10^{-4}	1.3×10^{-2}
9	6.5×10^{-8}	1.5×10^{-6}	4.3×10^{-4}				

表 C1–15　每日尿中 ^{99m}Tc 的单位测量活度的待积有效剂量

单位：Sv/Bq

摄入后时间 /d	F 型		M 型		S 型	
	全身	尿	全身	尿	全身	尿
1	2.4×10^{-10}	1.2×10^{-9}	3.3×10^{-10}	1.0×10^{-8}	3.3×10^{-10}	2.1×10^{-7}
2	5.2×10^{-9}	4.8×10^{-8}	9.2×10^{-9}	2.8×10^{-7}	9.7×10^{-9}	5.6×10^{-6}
3	1.2×10^{-7}	1.8×10^{-6}	2.8×10^{-7}	1.1×10^{-5}	3.3×10^{-7}	2.2×10^{-4}
4	2.7×10^{-6}	4.4×10^{-5}	7.3×10^{-6}	2.9×10^{-4}	9.3×10^{-6}	5.8×10^{-3}
5	5.8×10^{-5}	9.4×10^{-4}	1.5×10^{-4}	6.3×10^{-3}	1.9×10^{-4}	1.3×10^{-1}
6	1.2×10^{-3}	2.0×10^{-2}	2.9×10^{-3}	N/A	3.4×10^{-3}	N/A
7	2.4×10^{-2}	N/A	5.0×10^{-2}	N/A	5.6×10^{-2}	N/A
8	N/A	N/A	N/A	N/A	N/A	N/A

2．每次单位摄入活度随时间的变化曲线（图 C1-30 ~ 图 C1-35）

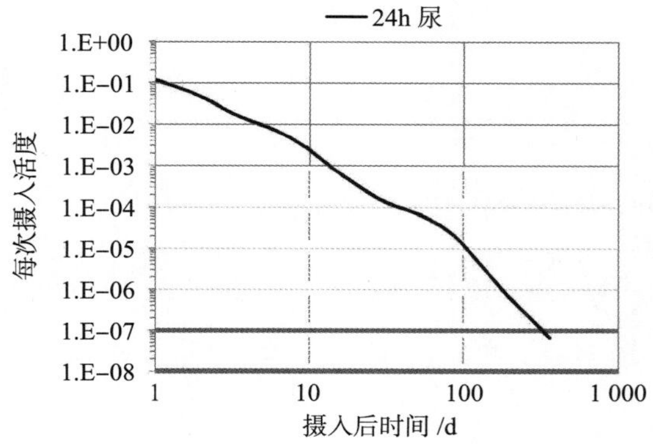

图 C1-30 吸入 1Bq F 型 ^{99}Tc 后每日尿液排泄

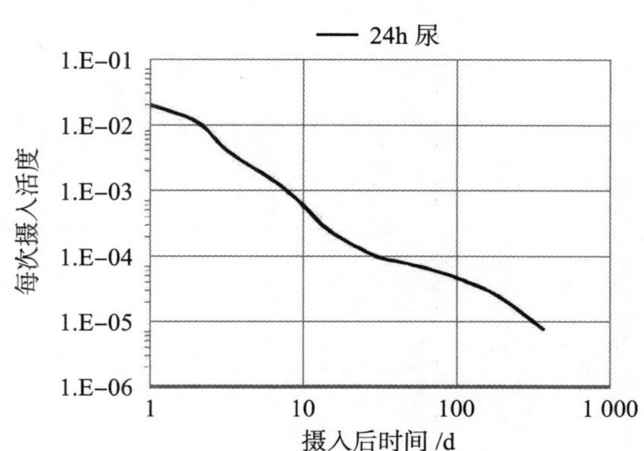

图 C1-31 吸入 1Bq M 型 ^{99}Tc 后每日尿液排泄

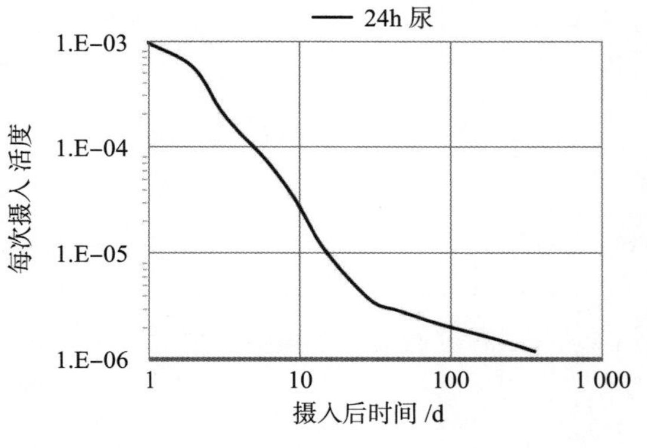

图 C1-32 吸入 1Bq S 型 ^{99}Tc 后每日尿液排泄

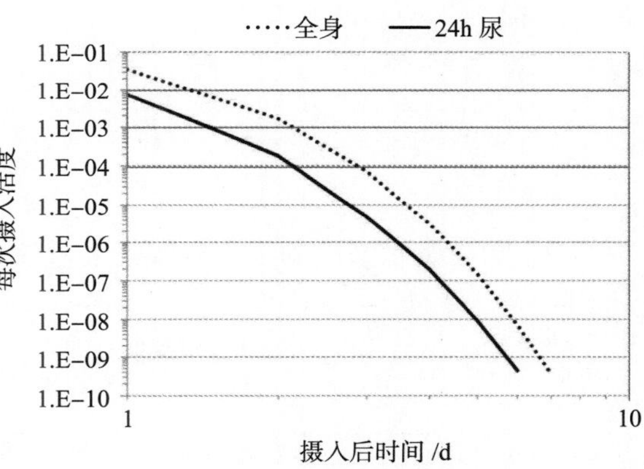

图 C1-33 吸入 1Bq F 型 ^{99m}Tc 后每日尿液排泄

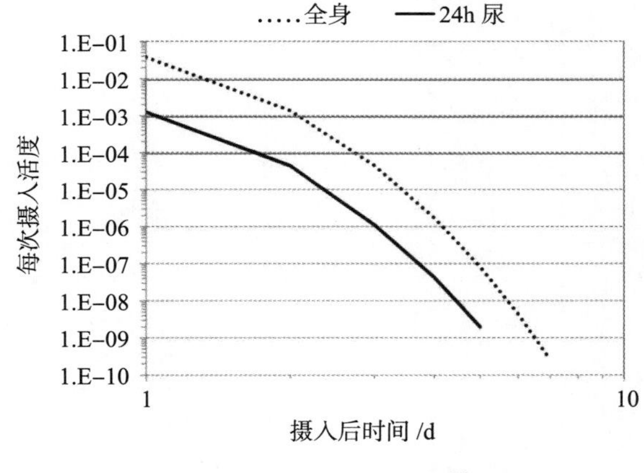

图 C1-34 吸入 1Bq M 型 ^{99m}Tc 后每日尿液排泄

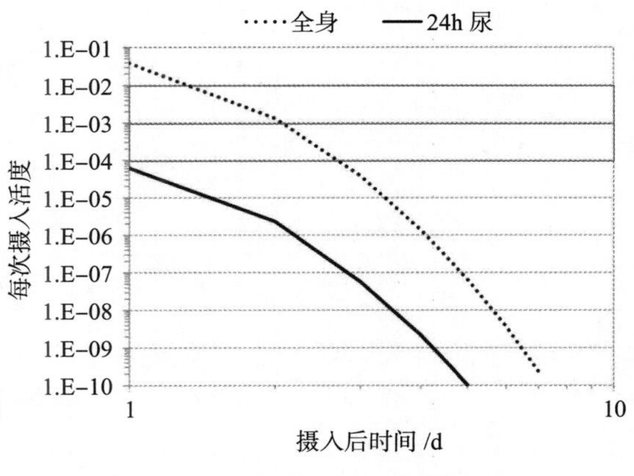

图 C1-35 吸入 1Bq S 型 ^{99m}Tc 后每日尿液排泄

C.1.6 钌（Z=44）

1．剂量数据

（1）单位摄入量的待积有效剂量系数（表 C1–16）

表 C1–16 吸入或食入 ^{106}Ru 化合物单位摄入量的待积有效剂量系数

类型	有效剂量系数 /（Sv · Bq^{-1}），^{106}Ru
吸入气体或蒸气	
四氧化钌	7.0×10^{-9}
吸入颗粒物质（5μm AMAD 气溶胶）	
F 型，氯化物、草酸盐	7.7×10^{-9}
M 型，柠檬酸盐，所有未明确的形态	1.3×10^{-8}
S 型，二氧化物	3.6×10^{-8}
食入物质	
所有化合物形态	2.6×10^{-9}

（2）单位测量活度的待积有效剂量系数（表 C1–17）

表 C1–17 全身、肺和每日尿液排泄中 ^{106}Ru（测量 ^{106}Rh）单位活度的待积有效剂量

单位：Sv/Bq

摄入后时间 /d	四氧化钌			F 类型		
	全身	肺	尿	全身	肺	尿
1	9.2×10^{-9}	1.4×10^{-7}	9.4×10^{-7}	1.3×10^{-8}	8.5×10^{-7}	1.8×10^{-7}
2	1.8×10^{-8}	2.0×10^{-7}	2.2×10^{-6}	2.1×10^{-8}	1.1×10^{-6}	7.4×10^{-7}
3	4.1×10^{-8}	2.5×10^{-7}	3.5×10^{-6}	3.3×10^{-8}	1.3×10^{-6}	1.1×10^{-6}
4	7.7×10^{-8}	3.0×10^{-7}	4.6×10^{-6}	4.3×10^{-8}	1.6×10^{-6}	1.3×10^{-6}
5	1.1×10^{-7}	3.5×10^{-7}	5.5×10^{-6}	4.9×10^{-8}	1.8×10^{-6}	1.5×10^{-6}
6	1.3×10^{-7}	4.1×10^{-7}	6.3×10^{-6}	5.2×10^{-8}	2.1×10^{-6}	1.7×10^{-6}
7	1.4×10^{-7}	4.7×10^{-7}	7.1×10^{-6}	5.4×10^{-8}	2.3×10^{-6}	1.8×10^{-6}
8	1.5×10^{-7}	5.3×10^{-7}	7.8×10^{-6}	5.7×10^{-8}	2.6×10^{-6}	2.0×10^{-6}
9	1.6×10^{-7}	5.9×10^{-7}	8.5×10^{-6}	5.9×10^{-8}	2.8×10^{-6}	2.2×10^{-6}
10	1.7×10^{-7}	6.5×10^{-7}	9.1×10^{-6}	6.1×10^{-8}	3.0×10^{-6}	2.3×10^{-6}
15	2.2×10^{-7}	9.7×10^{-7}	1.3×10^{-5}	7.1×10^{-8}	4.4×10^{-6}	3.2×10^{-6}

续表

摄入后时间 /d	四氧化钌			F 类型		
	全身	肺	尿	全身	肺	尿
30	3.2×10^{-7}	1.4×10^{-6}	3.0×10^{-5}	1.0×10^{-7}	9.7×10^{-6}	7.7×10^{-6}
45	3.8×10^{-7}	1.6×10^{-6}	6.2×10^{-5}	1.3×10^{-7}	1.5×10^{-5}	1.6×10^{-5}
60	4.4×10^{-7}	1.7×10^{-6}	1.1×10^{-4}	1.5×10^{-7}	2.0×10^{-5}	2.8×10^{-5}
90	5.2×10^{-7}	2.0×10^{-6}	2.4×10^{-4}	1.8×10^{-7}	2.7×10^{-5}	6.4×10^{-5}
180	7.4×10^{-7}	3.0×10^{-6}	8.0×10^{-4}	2.5×10^{-7}	4.1×10^{-5}	2.5×10^{-4}
365	1.3×10^{-6}	6.5×10^{-6}	2.1×10^{-3}	4.2×10^{-7}	6.9×10^{-5}	6.8×10^{-4}

摄入后时间 /d	M 类型			S 类型		
	全身	肺	尿	全身	肺	尿
1	2.1×10^{-8}	2.5×10^{-7}	3.2×10^{-6}	5.8×10^{-8}	5.8×10^{-7}	1.7×10^{-4}
2	3.9×10^{-8}	2.7×10^{-7}	1.1×10^{-5}	1.1×10^{-7}	6.0×10^{-7}	6.1×10^{-4}
3	8.4×10^{-8}	2.7×10^{-7}	1.6×10^{-5}	2.4×10^{-7}	6.1×10^{-7}	9.4×10^{-4}
4	1.5×10^{-7}	2.8×10^{-7}	2.0×10^{-5}	4.2×10^{-7}	6.3×10^{-7}	1.1×10^{-3}
5	1.9×10^{-7}	2.9×10^{-7}	2.2×10^{-5}	5.5×10^{-7}	6.4×10^{-7}	1.3×10^{-3}
6	2.1×10^{-7}	3.0×10^{-7}	2.4×10^{-5}	6.1×10^{-7}	6.5×10^{-7}	1.4×10^{-3}
7	2.2×10^{-7}	3.0×10^{-7}	2.6×10^{-5}	6.3×10^{-7}	6.6×10^{-7}	1.6×10^{-3}
8	2.3×10^{-7}	3.1×10^{-7}	2.8×10^{-5}	6.4×10^{-7}	6.7×10^{-7}	1.7×10^{-3}
9	2.3×10^{-7}	3.1×10^{-7}	3.0×10^{-5}	6.5×10^{-7}	6.7×10^{-7}	1.8×10^{-3}
10	2.4×10^{-7}	3.2×10^{-7}	3.2×10^{-5}	6.6×10^{-7}	6.8×10^{-7}	1.9×10^{-3}
15	2.5×10^{-7}	3.4×10^{-7}	4.0×10^{-5}	6.9×10^{-7}	7.1×10^{-7}	2.5×10^{-3}
30	3.0×10^{-7}	3.9×10^{-7}	6.7×10^{-5}	7.4×10^{-7}	7.6×10^{-7}	4.7×10^{-3}
45	3.4×10^{-7}	4.5×10^{-7}	9.2×10^{-5}	7.8×10^{-7}	8.0×10^{-7}	6.9×10^{-3}
60	3.8×10^{-7}	5.1×10^{-7}	1.1×10^{-4}	8.3×10^{-7}	8.5×10^{-7}	8.8×10^{-3}
90	4.7×10^{-7}	6.6×10^{-7}	1.6×10^{-4}	9.3×10^{-7}	9.5×10^{-7}	1.1×10^{-2}
180	8.2×10^{-7}	1.4×10^{-6}	3.4×10^{-4}	1.3×10^{-6}	1.3×10^{-6}	1.7×10^{-2}
365	2.0×10^{-6}	6.6×10^{-6}	1.3×10^{-3}	2.4×10^{-6}	2.5×10^{-6}	3.2×10^{-2}

2．每次单位摄入活度随时间的变化曲线（图 C1-36 ~ 图 C1-39）

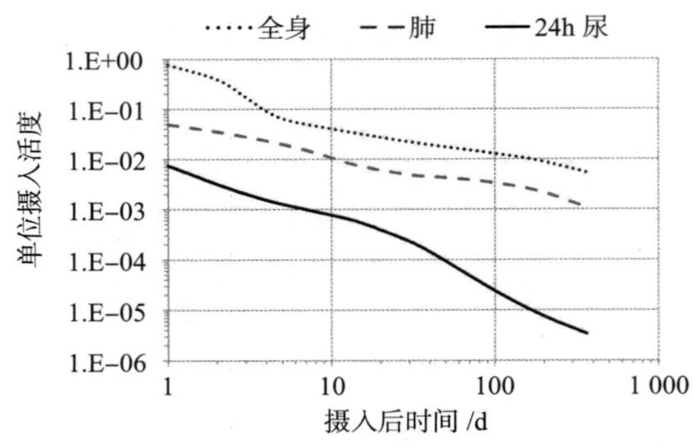

图 C1-36 吸入 1Bq 四氧化钌后，^{106}Ru 全身和肺含量以及每日尿样（测量的 ^{106}Rh）

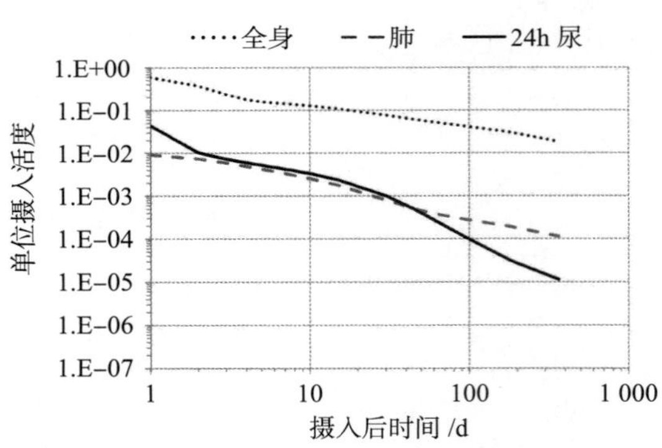

图 C1-37 吸入 1Bq F 类型后，^{106}Ru 全身和肺含量以及每日尿样（测量的 ^{106}Rh）

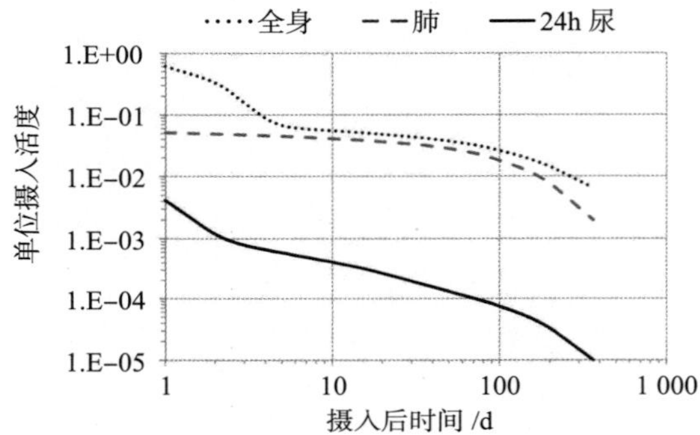

图 C1-38 吸入 1Bq M 类型后，^{106}Ru 全身和肺含量以及每日尿样（测量的 ^{106}Rh）

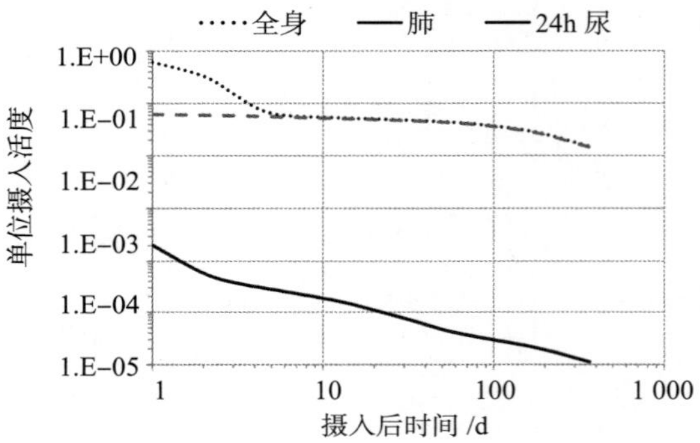

图 C1-39 吸入 1Bq S 类型后，^{106}Ru 全身和肺含量以及每日尿样（测量的 ^{106}Rh）

C.1.7 碘（Z=53）

1．剂量数据

（1）单位摄入量的待积有效剂量系数（表 C1-18）

表 C1-18 吸入或食入 ^{125}I、^{129}I 和 ^{131}I 的化合物单位摄入量的待积有效剂量系数

类型	有效剂量系数 /（Sv · Bq^{-1}）		
	^{125}I	^{129}I	^{131}I
吸入气体或蒸气			
元素碘和未指明的形式	1.3×10^{-8}	9.4×10^{-8}	1.7×10^{-8}
甲基碘，CH_3I；乙基，碘化物，C_2H_5I	8.9×10^{-9}	6.6×10^{-8}	1.2×10^{-8}

续表

类型	有效剂量系数 /（Sv · Bq^{-1}）		
	^{125}I	^{129}I	^{131}I
吸入颗粒物质（5μm AMAD 气溶胶）			
F 型，碘化钠、氯化铯载体、碘化银，所有未指定形式	8.6×10^{-9}	6.4×10^{-8}	1.1×10^{-8}
M 型	2.1×10^{-9}	1.7×10^{-8}	2.7×10^{-9}
S 型	3.0×10^{-10}	1.4×10^{-8}	6.0×10^{-10}
食入的材料			
所有化学形式	1.3×10^{-8}	9.4×10^{-8}	1.6×10^{-8}

（2）单位测量活度的待积有效剂量系数（表 C1–19 ~ 表 C1–21）

表 C1–19　甲状腺和每日尿中 ^{125}I 的单位测量活度的待积有效剂量

单位：Sv/Bq

摄入后时间 /d	元素碘		甲基和乙基碘		F 型		M 型		S 型	
	甲状腺	尿	甲状腺	尿	甲状腺	尿	甲状腺	尿	甲状腺	尿
1	4.4×10^{-8}	2.0×10^{-8}	4.4×10^{-8}	2.0×10^{-8}	5.1×10^{-8}	2.3×10^{-8}	6.5×10^{-9}	3.1×10^{-8}	1.9×10^{-7}	9.0×10^{-8}
2	4.3×10^{-8}	3.1×10^{-7}	4.3×10^{-8}	3.3×10^{-7}	4.4×10^{-8}	1.1×10^{-7}	5.1×10^{-8}	8.6×10^{-8}	1.5×10^{-7}	2.3×10^{-7}
3	4.4×10^{-8}	6.1×10^{-7}	4.4×10^{-8}	6.5×10^{-6}	4.4×10^{-8}	7.7×10^{-7}	5.1×10^{-8}	5.6×10^{-7}	1.4×10^{-7}	1.5×10^{-6}
4	4.5×10^{-8}	3.5×10^{-5}	4.5×10^{-8}	3.6×10^{-5}	4.4×10^{-8}	5.5×10^{-6}	5.1×10^{-8}	2.8×10^{-6}	1.5×10^{-7}	7.9×10^{-6}
5	4.5×10^{-8}	3.5×10^{-5}	4.5×10^{-8}	3.5×10^{-5}	4.5×10^{-8}	2.2×10^{-5}	5.2×10^{-8}	5.8×10^{-6}	1.5×10^{-7}	1.9×10^{-5}
6	4.6×10^{-8}	2.9×10^{-5}	4.6×10^{-8}	2.9×10^{-5}	4.6×10^{-8}	2.9×10^{-5}	5.3×10^{-8}	7.0×10^{-6}	1.5×10^{-7}	2.4×10^{-5}
7	4.7×10^{-8}	2.6×10^{-5}	4.7×10^{-8}	2.6×10^{-5}	4.7×10^{-8}	2.6×10^{-5}	5.4×10^{-8}	7.4×10^{-6}	1.5×10^{-7}	2.5×10^{-5}
8	4.8×10^{-8}	2.3×10^{-5}	4.8×10^{-8}	2.3×10^{-5}	4.8×10^{-8}	2.4×10^{-5}	5.5×10^{-8}	7.6×10^{-6}	1.6×10^{-7}	2.6×10^{-5}
9	4.9×10^{-8}	2.1×10^{-5}	4.9×10^{-8}	2.1×10^{-5}	4.9×10^{-8}	2.2×10^{-5}	5.6×10^{-8}	7.8×10^{-6}	1.6×10^{-7}	2.7×10^{-5}
10	5.0×10^{-8}	2.0×10^{-5}	5.0×10^{-8}	2.0×10^{-5}	5.0×10^{-8}	2.0×10^{-5}	5.7×10^{-8}	8.0×10^{-6}	1.6×10^{-7}	2.8×10^{-5}
15	5.5×10^{-8}	1.7×10^{-5}	5.5×10^{-8}	1.7×10^{-5}	5.4×10^{-8}	1.7×10^{-5}	6.1×10^{-8}	8.5×10^{-6}	1.8×10^{-7}	3.0×10^{-5}
30	7.1×10^{-8}	1.7×10^{-5}	7.1×10^{-8}	1.7×10^{-5}	7.1×10^{-8}	1.7×10^{-5}	7.8×10^{-8}	1.0×10^{-6}	2.3×10^{-7}	3.5×10^{-5}
45	9.2×10^{-8}	2.1×10^{-5}	9.2×10^{-8}	2.1×10^{-5}	9.2×10^{-8}	2.1×10^{-5}	9.9×10^{-8}	1.3×10^{-6}	2.9×10^{-7}	4.3×10^{-5}
60	1.2×10^{-7}	2.7×10^{-5}	1.2×10^{-8}	2.7×10^{-5}	1.2×10^{-7}	2.6×10^{-5}	1.3×10^{-7}	1.6×10^{-6}	3.7×10^{-7}	5.4×10^{-5}
90	2.0×10^{-7}	4.5×10^{-5}	2.0×10^{-8}	4.5×10^{-5}	2.0×10^{-7}	4.4×10^{-5}	2.0×10^{-7}	2.7×10^{-6}	6.0×10^{-7}	8.5×10^{-5}
180	9.6×10^{-7}	9.6×10^{-4}	9.6×10^{-7}	2.1×10^{-4}	9.6×10^{-7}	2.1×10^{-4}	8.8×10^{-7}	1.3×10^{-4}	2.6×10^{-6}	3.3×10^{-4}
365	2.4×10^{-5}	5.3×10^{-3}	2.4×10^{-5}	5.3×10^{-3}	2.4×10^{-5}	5.3×10^{-3}	1.8×10^{-5}	2.9×10^{-3}	4.6×10^{-5}	4.9×10^{-3}

表 C1-20　甲状腺和每日尿中 ^{129}I 的单位测量活度的待积有效剂量

单位：Sv/Bq

摄入后时间 /d	元素碘		甲基和乙基碘		F 型		M 型		S 型	
	甲状腺	尿	甲状腺	尿	甲状腺	尿	甲状腺	尿	甲状腺	尿
1	3.3×10^{-7}	1.5×10^{-7}	3.3×10^{-7}	1.5×10^{-7}	3.8×10^{-7}	1.7×10^{-7}	5.4×10^{-7}	2.6×10^{-7}	8.7×10^{-6}	4.1×10^{-6}
2	3.1×10^{-7}	2.3×10^{-6}	3.1×10^{-7}	2.4×10^{-6}	3.2×10^{-7}	7.8×10^{-7}	4.2×10^{-7}	7.1×10^{-7}	6.7×10^{-6}	1.0×10^{-5}
3	3.2×10^{-7}	4.4×10^{-5}	3.2×10^{-7}	4.7×10^{-5}	3.2×10^{-7}	5.6×10^{-6}	4.1×10^{-7}	4.5×10^{-6}	6.5×10^{-6}	6.7×10^{-5}
4	3.2×10^{-7}	2.5×10^{-4}	3.2×10^{-7}	2.6×10^{-4}	3.2×10^{-7}	3.9×10^{-5}	4.1×10^{-7}	2.2×10^{-5}	6.5×10^{-6}	3.5×10^{-4}
5	3.2×10^{-7}	2.5×10^{-4}	3.2×10^{-7}	2.5×10^{-4}	3.2×10^{-7}	1.5×10^{-4}	4.2×10^{-7}	4.6×10^{-5}	6.6×10^{-6}	8.2×10^{-4}
6	3.2×10^{-7}	2.1×10^{-4}	3.2×10^{-7}	2.1×10^{-4}	3.2×10^{-7}	2.0×10^{-4}	4.2×10^{-7}	5.5×10^{-5}	6.6×10^{-6}	1.0×10^{-3}
7	3.3×10^{-7}	1.8×10^{-4}	3.3×10^{-7}	1.8×10^{-4}	3.2×10^{-7}	1.8×10^{-4}	4.2×10^{-7}	5.7×10^{-5}	6.6×10^{-6}	1.1×10^{-3}
8	3.3×10^{-7}	1.6×10^{-4}	3.3×10^{-7}	1.6×10^{-4}	3.3×10^{-7}	1.6×10^{-4}	4.2×10^{-7}	5.8×10^{-5}	6.6×10^{-6}	1.1×10^{-3}
9	3.3×10^{-7}	1.4×10^{-4}	3.3×10^{-7}	1.4×10^{-4}	3.3×10^{-7}	1.5×10^{-4}	4.2×10^{-7}	5.9×10^{-5}	6.7×10^{-6}	1.1×10^{-3}
10	3.3×10^{-7}	1.3×10^{-4}	3.3×10^{-7}	1.3×10^{-4}	3.3×10^{-7}	1.3×10^{-4}	4.2×10^{-7}	6.0×10^{-5}	6.7×10^{-6}	1.2×10^{-3}
15	3.4×10^{-7}	1.0×10^{-4}	3.4×10^{-7}	1.0×10^{-4}	3.4×10^{-7}	1.1×10^{-4}	4.3×10^{-7}	6.0×10^{-5}	6.9×10^{-6}	1.2×10^{-3}
30	3.7×10^{-7}	8.9×10^{-5}	8.9×10^{-7}	8.9×10^{-5}	3.7×10^{-7}	8.9×10^{-5}	4.6×10^{-7}	6.1×10^{-5}	7.4×10^{-6}	1.1×10^{-3}
45	4.1×10^{-7}	9.2×10^{-5}	9.2×10^{-7}	9.2×10^{-5}	4.1×10^{-7}	9.2×10^{-5}	4.9×10^{-7}	6.4×10^{-5}	7.9×10^{-6}	1.2×10^{-3}
60	4.5×10^{-7}	9.9×10^{-5}	9.9×10^{-7}	9.9×10^{-5}	4.4×10^{-7}	9.9×10^{-5}	5.3×10^{-7}	6.9×10^{-5}	8.5×10^{-6}	1.2×10^{-3}
90	5.3×10^{-7}	1.2×10^{-4}	5.3×10^{-7}	1.2×10^{-4}	5.3×10^{-7}	1.2×10^{-4}	6.0×10^{-7}	8.1×10^{-5}	9.8×10^{-6}	1.4×10^{-3}
180	8.8×10^{-7}	2.0×10^{-4}	8.8×10^{-7}	2.0×10^{-4}	8.8×10^{-7}	1.9×10^{-4}	9.0×10^{-7}	1.3×10^{-4}	1.5×10^{-5}	1.9×10^{-3}
365	2.5×10^{-6}	5.6×10^{-4}	2.5×10^{-6}	5.6×10^{-4}	2.5×10^{-6}	5.6×10^{-4}	2.2×10^{-6}	3.5×10^{-4}	3.0×10^{-5}	3.3×10^{-3}

表 C1-21　全身、甲状腺和每日尿中 ^{131}I 的单位测量活度的待积有效剂量

单位：Sv/Bq

摄入后时间 /d	元素碘			甲基和乙基碘		
	全身	甲状腺	尿	全身	甲状腺	尿
1	5.0×10^{-8}	6.2×10^{-8}	2.8×10^{-8}	5.1×10^{-8}	6.2×10^{-8}	2.8×10^{-8}
2	6.3×10^{-8}	6.5×10^{-8}	4.7×10^{-7}	6.3×10^{-8}	6.5×10^{-8}	5.0×10^{-7}
3	7.0×10^{-8}	7.2×10^{-8}	1.0×10^{-5}	7.0×10^{-8}	7.2×10^{-8}	1.1×10^{-5}
4	7.7×10^{-8}	7.9×10^{-8}	6.2×10^{-5}	7.7×10^{-8}	7.9×10^{-8}	6.3×10^{-5}
5	8.4×10^{-8}	8.7×10^{-8}	6.7×10^{-5}	8.4×10^{-8}	8.6×10^{-8}	6.7×10^{-5}
6	9.2×10^{-8}	9.5×10^{-8}	6.1×10^{-5}	9.1×10^{-8}	9.5×10^{-8}	6.0×10^{-5}
7	1.0×10^{-7}	1.0×10^{-7}	5.7×10^{-5}	1.0×10^{-7}	1.0×10^{-7}	5.6×10^{-5}

续表

摄入后时间 /d	元素碘			甲基和乙基碘		
	全身	甲状腺	尿	全身	甲状腺	尿
8	1.1×10^{-7}	1.1×10^{-7}	5.5×10^{-5}	1.1×10^{-7}	1.1×10^{-7}	5.5×10^{-5}
9	1.2×10^{-7}	1.3×10^{-7}	5.4×10^{-5}	1.2×10^{-7}	1.3×10^{-7}	5.4×10^{-5}
10	1.3×10^{-7}	1.4×10^{-7}	5.5×10^{-5}	1.3×10^{-7}	1.4×10^{-7}	5.5×10^{-5}
15	2.1×10^{-7}	2.2×10^{-7}	6.7×10^{-5}	2.1×10^{-7}	2.2×10^{-7}	6.6×10^{-5}
30	8.1×10^{-7}	8.8×10^{-7}	2.1×10^{-4}	8.1×10^{-7}	8.7×10^{-7}	2.1×10^{-4}
45	3.2×10^{-6}	3.5×10^{-6}	7.8×10^{-4}	3.2×10^{-6}	3.5×10^{-6}	7.8×10^{-4}
60	1.3×10^{-5}	1.4×10^{-5}	3.1×10^{-3}	1.3×10^{-5}	1.4×10^{-5}	3.1×10^{-3}
90	2.0×10^{-4}	2.2×10^{-4}	4.9×10^{-2}	2.0×10^{-4}	2.2×10^{-4}	4.9×10^{-2}
180	8.1×10^{-1}	8.8×10^{-1}	N/A	8.1×10^{-1}	8.8×10^{-1}	N/A
365	N/A	N/A	N/A	N/A	N/A	N/A

摄入后时间 /d	F 型			M 型			S 型		
	全身	甲状腺	尿	全身	甲状腺	尿	全身	甲状腺	尿
1	3.7×10^{-8}	7.0×10^{-8}	3.2×10^{-8}	5.2×10^{-9}	9.1×10^{-8}	4.3×10^{-8}	1.1×10^{-9}	4.2×10^{-7}	2.0×10^{-7}
2	5.8×10^{-8}	6.5×10^{-8}	1.6×10^{-7}	1.1×10^{-8}	7.8×10^{-8}	1.3×10^{-7}	2.2×10^{-9}	3.5×10^{-7}	5.4×10^{-7}
3	6.8×10^{-8}	7.0×10^{-8}	1.2×10^{-6}	2.2×10^{-8}	8.2×10^{-8}	9.0×10^{-7}	5.1×10^{-9}	3.7×10^{-7}	3.8×10^{-6}
4	7.5×10^{-8}	7.7×10^{-8}	9.5×10^{-6}	3.5×10^{-8}	9.0×10^{-8}	4.8×10^{-6}	9.8×10^{-9}	4.0×10^{-7}	2.2×10^{-5}
5	8.2×10^{-8}	8.4×10^{-8}	4.0×10^{-5}	4.4×10^{-8}	9.8×10^{-8}	1.1×10^{-5}	1.4×10^{-8}	4.4×10^{-7}	5.5×10^{-5}
6	9.0×10^{-8}	9.3×10^{-8}	5.8×10^{-5}	5.0×10^{-8}	1.1×10^{-7}	1.4×10^{-5}	1.6×10^{-8}	4.8×10^{-7}	7.5×10^{-5}
7	9.8×10^{-8}	1.0×10^{-7}	5.7×10^{-5}	5.6×10^{-8}	1.2×10^{-7}	1.6×10^{-5}	1.9×10^{-8}	5.3×10^{-7}	8.7×10^{-5}
8	1.1×10^{-7}	1.1×10^{-7}	5.5×10^{-5}	6.2×10^{-8}	1.3×10^{-7}	1.8×10^{-5}	2.1×10^{-8}	5.8×10^{-7}	9.7×10^{-5}
9	1.2×10^{-7}	1.2×10^{-7}	5.4×10^{-5}	6.8×10^{-8}	1.4×10^{-7}	2.0×10^{-5}	2.3×10^{-8}	6.3×10^{-7}	1.1×10^{-4}
10	1.3×10^{-7}	1.3×10^{-7}	5.5×10^{-5}	7.5×10^{-8}	1.6×10^{-7}	2.2×10^{-5}	2.5×10^{-8}	6.9×10^{-7}	1.2×10^{-4}
15	2.0×10^{-7}	2.1×10^{-7}	6.6×10^{-5}	1.2×10^{-7}	2.4×10^{-7}	3.4×10^{-5}	4.0×10^{-8}	1.1×10^{-6}	1.9×10^{-4}
30	7.9×10^{-7}	8.6×10^{-7}	2.0×10^{-4}	4.7×10^{-7}	9.5×10^{-7}	1.2×10^{-4}	1.5×10^{-7}	4.3×10^{-6}	6.7×10^{-4}
45	3.1×10^{-6}	3.4×10^{-6}	7.7×10^{-4}	1.9×10^{-6}	3.7×10^{-6}	4.8×10^{-4}	5.7×10^{-7}	1.7×10^{-5}	2.5×10^{-3}
60	1.3×10^{-5}	1.4×10^{-5}	3.0×10^{-3}	7.4×10^{-6}	1.4×10^{-5}	1.9×10^{-3}	2.2×10^{-6}	6.6×10^{-5}	9.7×10^{-3}
90	2.0×10^{-4}	2.2×10^{-4}	4.8×10^{-2}	1.2×10^{-4}	2.2×10^{-4}	3.0×10^{-2}	3.1×10^{-5}	1.0×10^{-3}	1.4×10^{-1}
180	7.9×10^{-1}	8.6×10^{-1}	N/A	4.5×10^{-1}	7.9×10^{-1}	N/A	8.7×10^{-2}	3.6	N/A
365	N/A	N/A	N/A	N/A	N/A	N/A	N/A	N/A	N/A

2．每次单位摄入活度随时间的变化曲线（图 C1–40 ~ 图 C1–54）

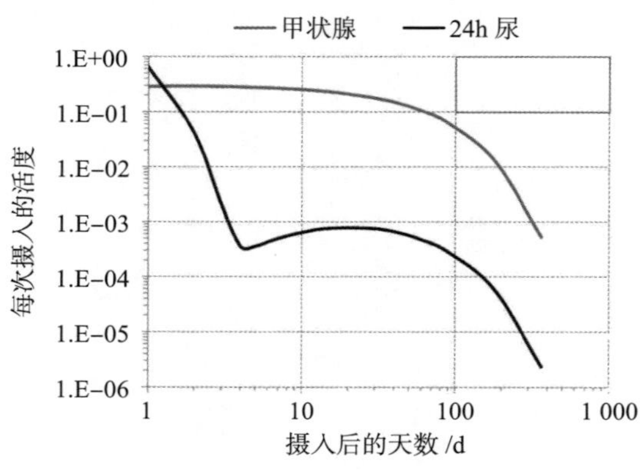

图 C1–40　吸入 1Bq ^{125}I 元素碘后甲状腺含量和每日尿液排泄

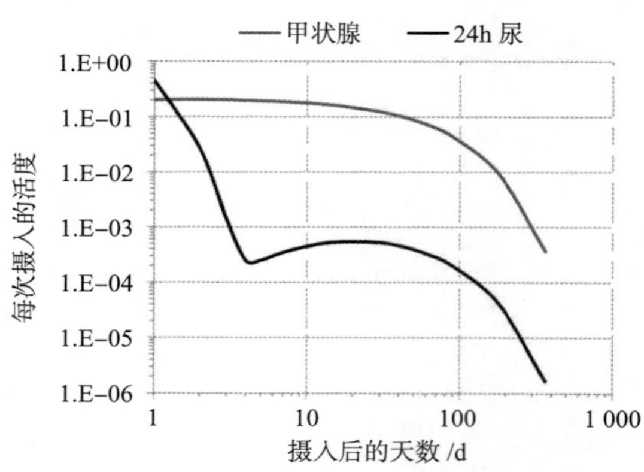

图 C1–41　吸入 1Bq ^{125}I 甲基或乙基碘后甲状腺含量和每日尿液排泄

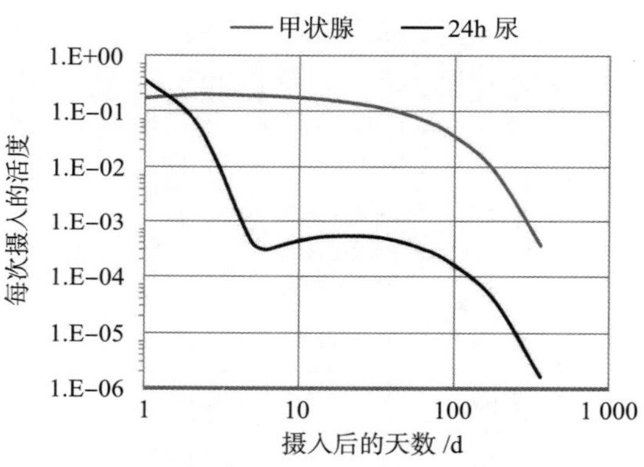

图 C1–42　吸入 1Bq F 型 ^{125}I 后甲状腺含量和每日尿液排泄

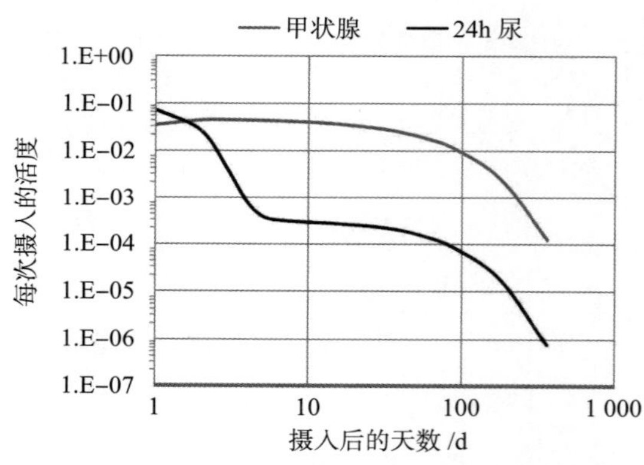

图 C1–43　吸入 1Bq M 型 ^{125}I 后甲状腺含量和每日尿液排泄

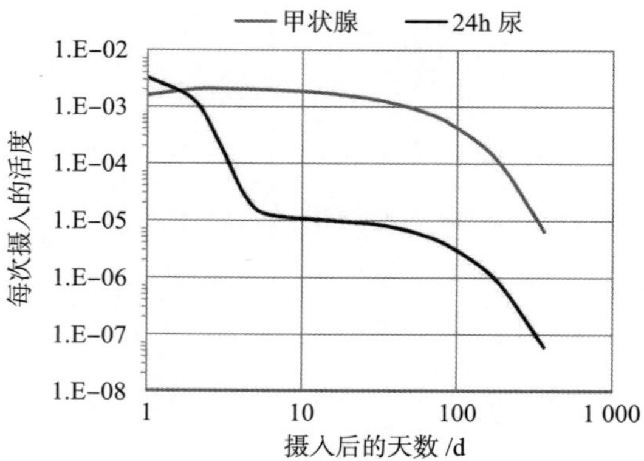

图 C1–44　吸入 1Bq S 型 ^{125}I 后甲状腺含量和每日尿液排泄

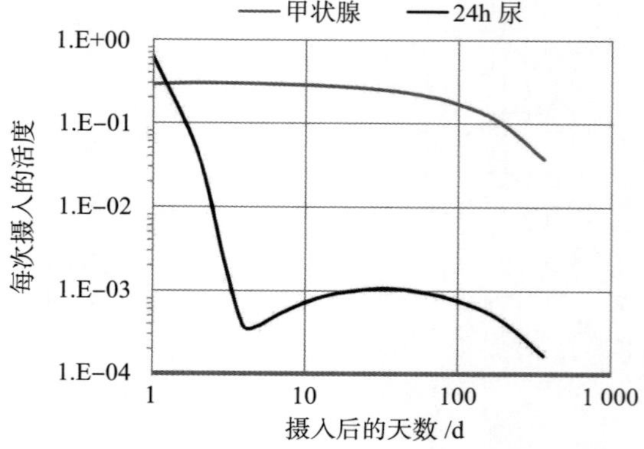

图 C1–45　吸入 1Bq ^{129}I 元素碘后甲状腺含量和每日尿液排泄

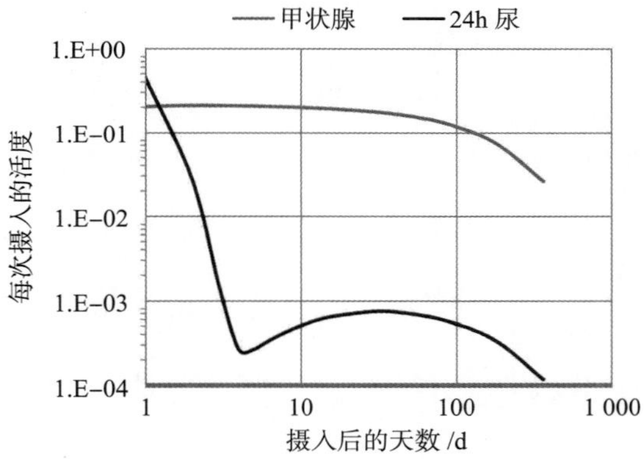

图 C1-46 吸入 1Bq ^{129}I 甲基或乙基碘后甲状腺含量和每日尿液排泄

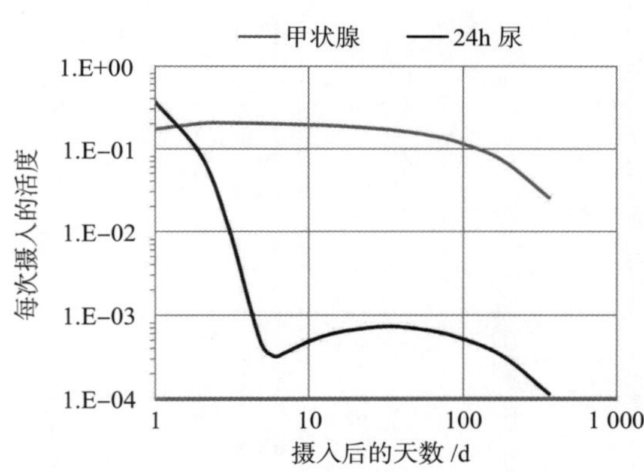

图 C1-47 吸入 1Bq F 型 ^{129}I 后甲状腺含量和每日尿液排泄

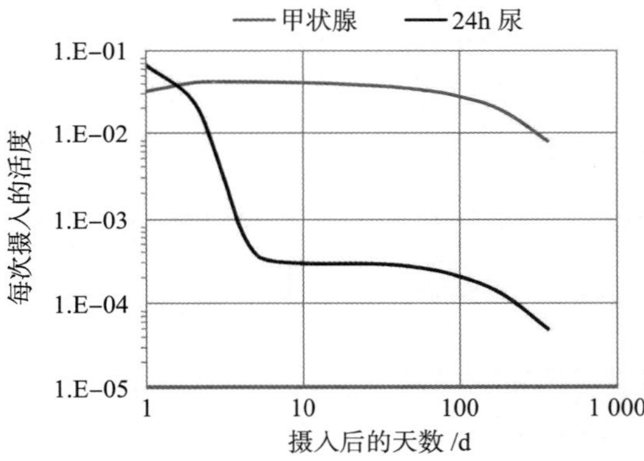

图 C1-48 吸入 1Bq M 型 ^{129}I 后甲状腺含量和每日尿液排泄

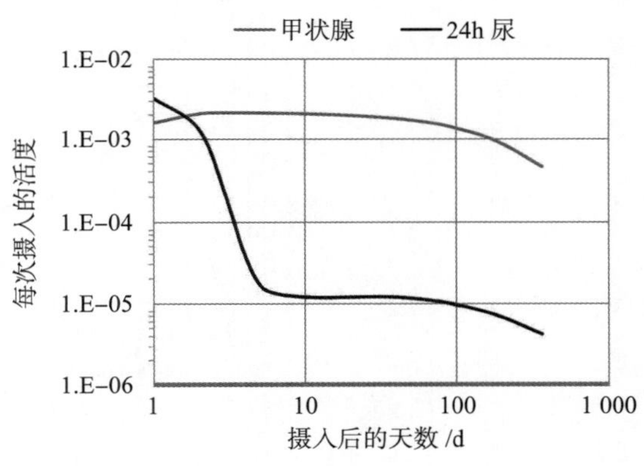

图 C1-49 吸入 1Bq S 型 ^{129}I 后甲状腺含量和每日尿液排泄

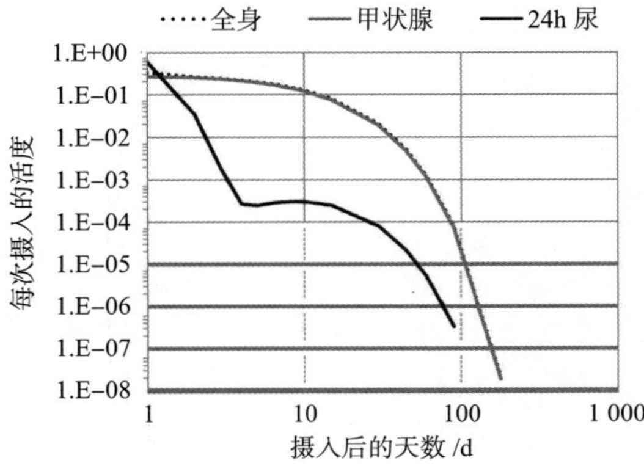

图 C1-50 吸入 1Bq ^{131}I 元素碘后甲状腺含量和每日尿液排泄

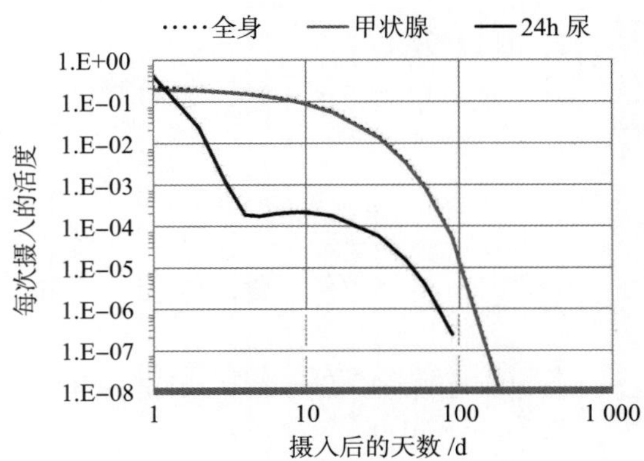

图 C1-51 吸入 1Bq ^{131}I 甲基或乙基碘后甲状腺含量和每日尿液排泄

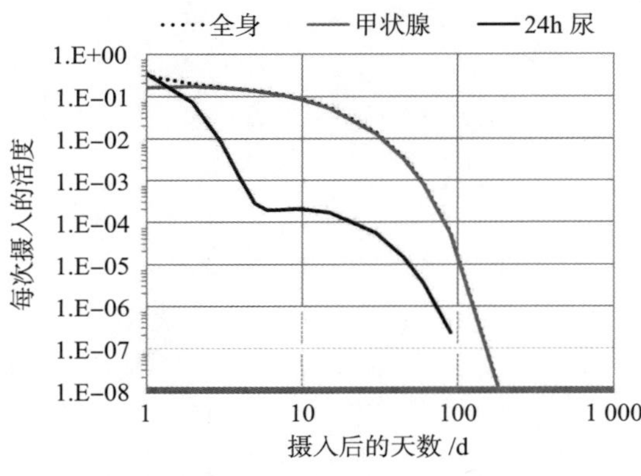

图 C1-52　吸入 1Bq F 型 ^{131}I 后甲状腺含量和每日尿液排泄

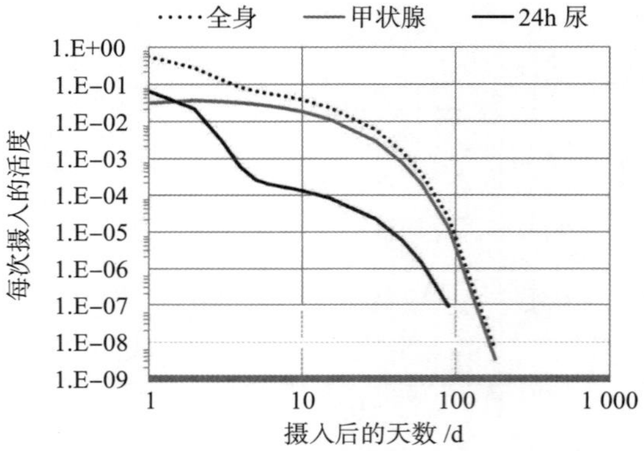

图 C1-53　吸入 1Bq M 型 ^{131}I 后甲状腺含量和每日尿液排泄

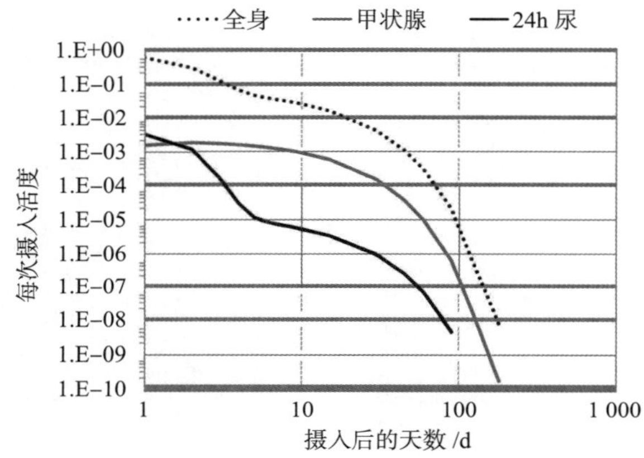

图 C1-54　吸入 1Bq S 型 ^{131}I 后甲状腺含量和每日尿液排泄

C.1.8　铯（Z=55）

1．剂量数据

（1）单位摄入量的待积有效剂量系数（表 C1-22）

表 C1-22　吸入或食入 ^{134}Cs 和 ^{137}Cs 的化合物单位摄入量的待积有效剂量系数

类型	有效剂量系数 /（$Sv \cdot Bq^{-1}$）	
	^{134}Cs	^{137}Cs
吸入颗粒物质（5μm AMAD 气溶胶）		
F 型，氯化铯，硝酸盐，硫酸盐	9.5×10^{-9}	9.3×10^{-9}
M 型　辐照燃料碎片；所有未指明的形态	6.0×10^{-9}	5.6×10^{-9}
S 型	1.5×10^{-8}	5.1×10^{-8}

续表

类型	有效剂量系数 /(Sv · Bq^{-1})	
	^{134}Cs	^{137}Cs
食入的材料		
f_a=1.0，氯化铯，硝酸盐，硫酸盐；所有未指明的化合物	1.4×10^{-8}	1.4×10^{-8}
f_a=0.1，相对不溶形式（辐照燃料碎片）	2.0×10^{-9}	1.6×10^{-9}

（2）单位测量活度的待积有效剂量系数（表 C1–23，表 C1–24）

表 C1–23　全身、肺和每日尿中 ^{134}Cs 的单位测量活度的待积有效剂量

单位：Sv/Bq

摄入后时间 /d	F 型			M 型			S 型		
	全身	肺部	尿	全身	肺部	尿	全身	肺部	尿
1	1.4×10^{-8}	4.9×10^{-7}	3.4×10^{-7}	9.6×10^{-9}	1.1×10^{-7}	1.2×10^{-6}	2.4×10^{-8}	2.4×10^{-7}	6.0×10^{-5}
2	1.5×10^{-8}	6.6×10^{-7}	7.2×10^{-7}	1.5×10^{-8}	1.2×10^{-7}	1.9×10^{-6}	4.5×10^{-8}	2.5×10^{-7}	9.4×10^{-5}
3	1.5×10^{-8}	9.0×10^{-7}	1.1×10^{-6}	2.4×10^{-8}	1.2×10^{-7}	3.1×10^{-6}	9.5×10^{-8}	2.5×10^{-7}	1.5×10^{-4}
4	1.6×10^{-8}	1.1×10^{-6}	1.5×10^{-6}	3.1×10^{-8}	1.3×10^{-7}	4.2×10^{-6}	1.6×10^{-7}	2.6×10^{-7}	2.1×10^{-4}
5	1.6×10^{-8}	1.3×10^{-6}	1.7×10^{-6}	3.4×10^{-8}	1.3×10^{-7}	5.0×10^{-6}	2.1×10^{-7}	2.6×10^{-7}	2.5×10^{-4}
6	1.6×10^{-8}	1.5×10^{-6}	1.9×10^{-6}	3.5×10^{-8}	1.3×10^{-7}	5.6×10^{-6}	2.3×10^{-7}	2.7×10^{-7}	2.8×10^{-4}
7	1.6×10^{-8}	1.6×10^{-6}	2.1×10^{-6}	3.5×10^{-8}	1.4×10^{-7}	6.1×10^{-6}	2.4×10^{-7}	2.7×10^{-7}	3.0×10^{-4}
8	1.6×10^{-8}	1.7×10^{-6}	2.3×10^{-6}	3.6×10^{-8}	1.4×10^{-7}	6.5×10^{-6}	2.4×10^{-7}	2.8×10^{-7}	3.2×10^{-4}
9	1.6×10^{-8}	1.8×10^{-6}	2.4×10^{-6}	3.6×10^{-8}	1.4×10^{-7}	6.8×10^{-6}	2.4×10^{-7}	2.8×10^{-7}	3.4×10^{-4}
10	1.7×10^{-8}	1.9×10^{-6}	2.4×10^{-6}	3.6×10^{-8}	1.4×10^{-7}	7.0×10^{-6}	2.5×10^{-7}	2.8×10^{-7}	3.5×10^{-4}
15	1.7×10^{-8}	2.2×10^{-6}	2.7×10^{-6}	3.8×10^{-8}	1.5×10^{-7}	7.7×10^{-6}	2.6×10^{-7}	2.9×10^{-7}	3.9×10^{-4}
30	1.9×10^{-8}	2.6×10^{-6}	3.1×10^{-6}	4.2×10^{-8}	1.7×10^{-7}	8.7×10^{-6}	2.7×10^{-7}	3.1×10^{-7}	4.4×10^{-4}
45	2.2×10^{-8}	2.9×10^{-6}	3.5×10^{-6}	4.7×10^{-8}	1.9×10^{-7}	9.7×10^{-6}	2.9×10^{-7}	3.2×10^{-7}	5.0×10^{-4}
60	2.5×10^{-8}	3.3×10^{-6}	4.0×10^{-6}	5.2×10^{-8}	2.2×10^{-7}	1.1×10^{-5}	3.0×10^{-7}	3.3×10^{-7}	5.5×10^{-4}
90	3.2×10^{-8}	4.2×10^{-6}	5.1×10^{-6}	6.4×10^{-8}	2.7×10^{-7}	1.3×10^{-5}	3.3×10^{-7}	3.6×10^{-7}	6.8×10^{-4}
180	6.7×10^{-8}	8.9×10^{-6}	1.1×10^{-5}	1.2×10^{-7}	5.4×10^{-7}	2.4×10^{-5}	4.3×10^{-7}	4.7×10^{-7}	1.2×10^{-3}
365	3.0×10^{-7}	4.0×10^{-5}	4.9×10^{-5}	4.3×10^{-7}	2.1×10^{-6}	8.7×10^{-5}	7.0×10^{-7}	7.3×10^{-7}	3.5×10^{-3}

表 C1–24　全身、肺和每日尿中 ^{137}Cs（^{137m}Ba）的单位测量活度的待积有效剂量

单位：Sv/Bq

摄入后时间 /d	F 型			M 型			S 型		
	全身	肺部	尿	全身	肺部	尿	全身	肺部	尿
1	1.5×10^{-8}	2.8×10^{-7}	3.5×10^{-7}	9.6×10^{-9}	1.0×10^{-7}	1.2×10^{-6}	8.7×10^{-8}	8.6×10^{-7}	2.2×10^{-4}
2	1.5×10^{-8}	2.8×10^{-7}	7.4×10^{-7}	1.5×10^{-8}	1.1×10^{-7}	1.9×10^{-6}	1.6×10^{-7}	8.9×10^{-7}	3.4×10^{-4}
3	1.6×10^{-8}	2.9×10^{-7}	1.1×10^{-6}	2.4×10^{-8}	1.1×10^{-7}	3.1×10^{-6}	3.4×10^{-7}	9.1×10^{-7}	5.5×10^{-4}
4	1.6×10^{-8}	3.0×10^{-7}	1.5×10^{-6}	3.1×10^{-8}	1.1×10^{-7}	4.1×10^{-6}	5.9×10^{-7}	9.3×10^{-7}	7.3×10^{-4}
5	1.6×10^{-8}	3.0×10^{-7}	1.8×10^{-6}	3.3×10^{-8}	1.2×10^{-7}	4.9×10^{-6}	7.6×10^{-7}	9.4×10^{-7}	8.8×10^{-4}
6	1.6×10^{-8}	3.0×10^{-7}	2.0×10^{-6}	3.5×10^{-8}	1.2×10^{-7}	5.5×10^{-6}	8.2×10^{-7}	9.6×10^{-7}	9.9×10^{-4}
7	1.6×10^{-8}	3.1×10^{-7}	2.1×10^{-6}	3.5×10^{-8}	1.2×10^{-7}	6.0×10^{-6}	8.5×10^{-7}	9.7×10^{-7}	1.1×10^{-3}
8	1.7×10^{-8}	3.1×10^{-7}	2.3×10^{-6}	3.5×10^{-8}	1.2×10^{-7}	6.3×10^{-6}	8.6×10^{-7}	9.8×10^{-7}	1.1×10^{-3}
9	1.7×10^{-8}	3.1×10^{-7}	2.4×10^{-6}	3.6×10^{-8}	1.2×10^{-7}	6.6×10^{-6}	8.7×10^{-7}	9.9×10^{-7}	1.2×10^{-3}
10	1.7×10^{-8}	3.1×10^{-7}	2.4×10^{-6}	3.6×10^{-8}	1.2×10^{-7}	6.8×10^{-6}	8.8×10^{-7}	1.0×10^{-6}	1.2×10^{-3}
15	1.7×10^{-8}	3.2×10^{-7}	2.7×10^{-6}	3.7×10^{-8}	1.3×10^{-7}	7.4×10^{-6}	9.1×10^{-7}	1.0×10^{-6}	1.4×10^{-3}
30	2.0×10^{-8}	3.6×10^{-7}	3.1×10^{-6}	4.1×10^{-8}	1.5×10^{-7}	8.3×10^{-6}	9.6×10^{-7}	1.1×10^{-6}	1.5×10^{-3}
45	2.2×10^{-8}	4.0×10^{-7}	3.4×10^{-6}	4.5×10^{-8}	1.6×10^{-7}	9.1×10^{-6}	9.9×10^{-7}	1.1×10^{-6}	1.7×10^{-3}
60	2.4×10^{-8}	4.5×10^{-7}	3.8×10^{-6}	4.9×10^{-8}	1.8×10^{-7}	9.9×10^{-6}	1.0×10^{-6}	1.1×10^{-6}	1.8×10^{-3}
90	3.0×10^{-8}	5.6×10^{-7}	4.8×10^{-6}	5.9×10^{-8}	2.2×10^{-7}	1.2×10^{-5}	1.1×10^{-6}	1.2×10^{-6}	2.2×10^{-3}
180	5.9×10^{-8}	1.1×10^{-6}	9.2×10^{-6}	1.0×10^{-7}	4.0×10^{-7}	2.0×10^{-5}	1.3×10^{-6}	1.4×10^{-6}	3.7×10^{-3}
365	2.3×10^{-7}	4.2×10^{-6}	3.6×10^{-5}	3.2×10^{-7}	1.3×10^{-6}	6.2×10^{-5}	1.8×10^{-6}	1.9×10^{-6}	9.0×10^{-3}

2. 每次单位摄入活度随时间的变化曲线（图 C1–55 ~ 图 C1–60）

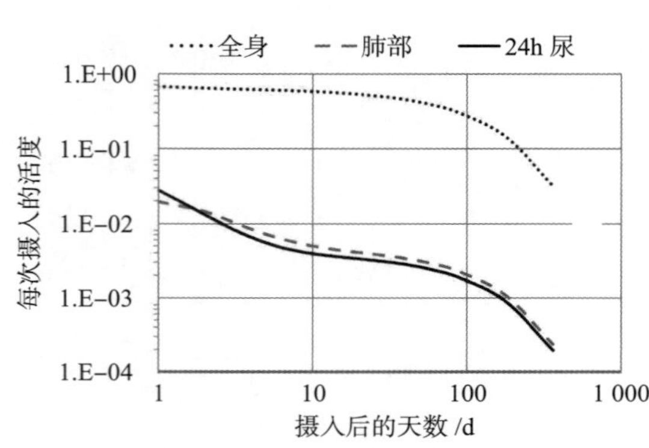

图 C1–55　吸入 1Bq F 型 ^{134}Cs 后，全身和肺含量以及每日尿液排泄量

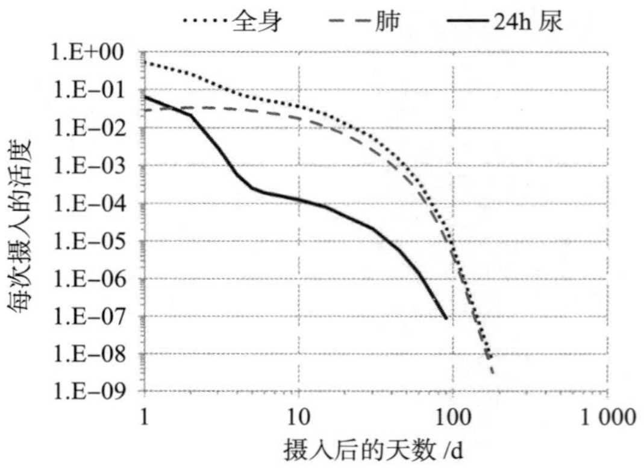

图 C1–56　吸入 1Bq M 型 ^{134}Cs 后，全身和肺含量以及每日尿液排泄量

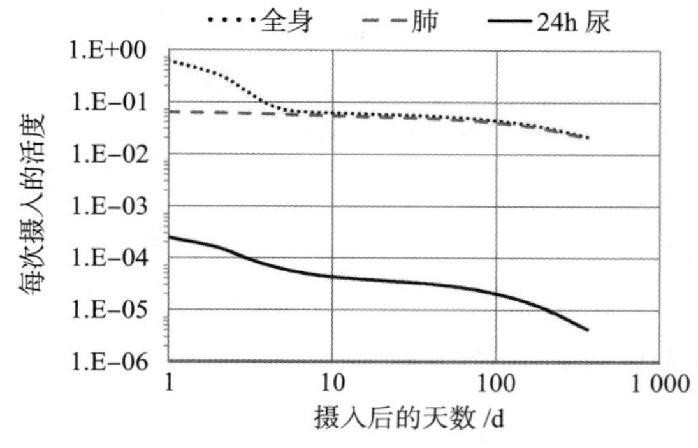

图 C1–57 吸入 1Bq S 型 ^{134}Cs 后，全身和肺含量以及每日尿液排泄量

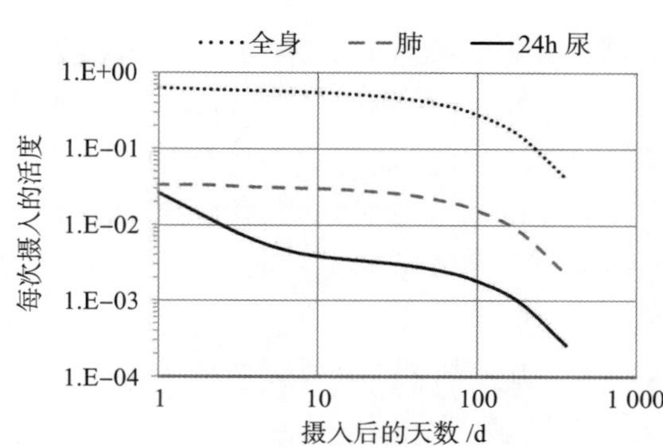

图 C1–58 吸入 1Bq F 型 ^{137}Cs 后（^{137m}Ba 测量），全身和肺含量以及每日尿液排泄量

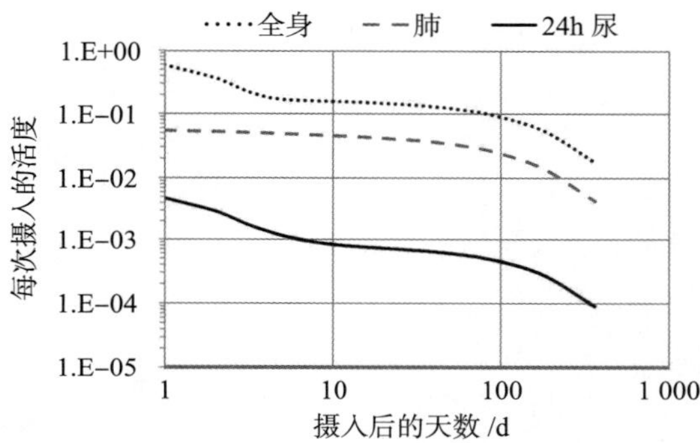

图 C1–59 吸入 1Bq F 型 ^{137}Cs 后（^{137m}Ba 测量），全身和肺含量以及每日尿液排泄量

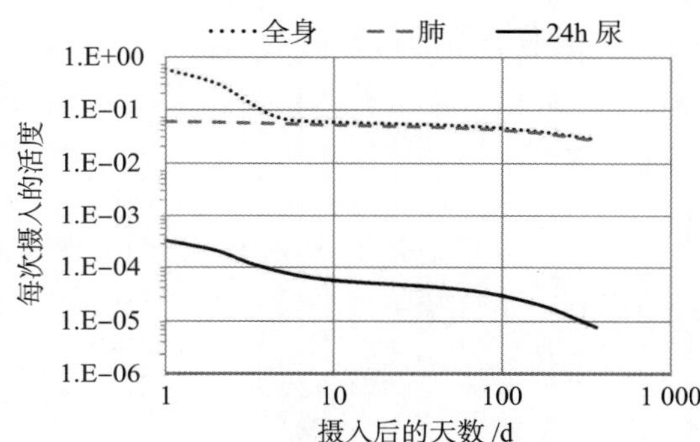

图 C1–60 吸入 1Bq S 型 ^{137}Cs 后（^{137m}Ba 测量），全身和肺含量以及每日尿液排泄量

C.1.9 氡（Z=86）

1．**单次吸入氡气** ICRP 137 出版物的电子附件中给出了每次摄入 ^{222}Rn 对器官的当量剂量。每次摄入 ^{222}Rn 的待积有效剂量为 6.9×10^{-10}Sv/Bq（表 C1–25）。

表 C1–25 单独吸入氡气后的待积有效剂量系数

同位素	物理半衰期，$t_{½}$	有效剂量	
		Sv/Bq	m Sv/（Bq · hm^{-3}）
^{222}Rn	3.8d	4.4×10^{-10}	1.8×10^{-7}
^{220}Rn	56s	1.8×10^{-10}	—
^{219}Rn	4.0s	4.8×10^{-11}	—

2．**长期连续吸入氡气** 连续长期暴露于 ^{222}Rn 单位浓度的平衡有效剂量率为 1.8×10^{-7}Sv/（Bq · h/m^3）（表 C1–1）。换句话说，这是在器官和组织中的氡浓度达到饱和（即平衡）后

长期暴露于单位氡浓度后的待积有效剂量率。

表 C1–25 中给出了 Sv/Bq 氡气体摄入量的待积有效剂量系数，相应的器官等效剂量在 ICRP 137 出版物的电子附件中给出。通过将 Sv/Bq 值乘以（$\lambda V_{RT-空气} \times 1/24$），可以将这些值转换为每次暴露的待积有效剂量［Sv/(Bq・h/m^3)］，其中 λ 是从环境 RT —空气（2 600d^{-1}）的转移系数，和 $V_{RT-空气}$（m^3）是 RT —空气的平均体积（$3.858 \times 10^{-3} m^3$）对于成年男性。

3．**吸入 ^{222}Rn 和 ^{220}Rn 子体的待积有效剂量系数** 表 C1–26 列出了吸入个体短寿命氡（^{222}Rn 或 ^{220}Rn）子体的待积有效剂量系数（Sv/Bq）。计算室内工作场所，矿山和旅游洞穴的假定气溶胶分布的每种模式的值，其特征在 ICRP 137 出版物附录 A 的表 C.1.3 和 C.1.4 中给出。ICRP 人体呼吸道模型中的相应区域分布对于每种模式，在 ICRP 137 出版物附录 A 的表 C.1.6 和 C.1.8 中给出。表 C1–2 中所述的子体通常在估计的肺剂量和暴露于氡和伴随子体的待积有效剂量中占主导地位。通过应用 ICRP 137 出版物附录 A 的公式（C.1.5）和（C.1.6），列表值可用于计算每次潜在 α 能量暴露的待积有效剂量值（表 C1–26）。

表 C1–26 吸入氡（^{222}Rn）或钍（^{220}Rn）子体的待积有效剂量系数（Sv/Bq）。对于室内工作场所，矿山和旅游洞穴的假设气溶胶分布的每种模式的值 *

暴露场景	模式	有效剂量系数 /（$Sv \cdot Bq^{-1}$）				
		氡（^{222}Rn）子体			钍射气（^{220}Rn）子体	
		^{218}Po	^{214}Pb	^{214}Bi	^{212}Pb	^{212}Bi
所有	u	1.1×10^{-8}	6.1×10^{-8}	—	4.9×10^{-7}	—
室内工作场所	n	3.8×10^{-9}	1.8×10^{-8}	1.5×10^{-8}	1.7×10^{-7}	3.3×10^{-8}
	a	1.3×10^{-9}	6.7×10^{-9}	5.9×10^{-9}	6.5×10^{-8}	1.3×10^{-8}
矿	a	1.4×10^{-9}	6.7×10^{-9}	5.6×10^{-9}	7.5×10^{-8}	1.4×10^{-8}
旅游洞穴	a	1.6×10^{-9}	7.9×10^{-9}	6.6×10^{-9}	—	—

注：u，独立模式；n，成核模式；a，积累模式。

表 C1–27 提供了吸入 ^{222}Rn 和 ^{220}Rn 气体及其短寿命子体的待积有效剂量值，以 m Sv WLM^{-1}，m Sv/(mJ・h/m^3）和 m Sv/(Bq・h/m^3）为单位表示。ICRP 137 出版物附录 A 中给出了 ^{222}Rn 和 ^{220}Rn 子体剂量计算的（表 C1–27）。

表 C1–27 平均呼吸速率为 1.2m^3/h 的参考工作人员在工作场所吸入氡和钍射气的待积有效剂量

暴露 / 场所 *	独立分数，f_p	*F*	每次暴露的待积有效剂量 y		
			m Sv/WLM	m Sv/（$mJ \cdot hm^{-3}$）	m Sv/（$Bq \cdot hm^{-3}$）
氡（^{222}Rn）气 + 子体					
室内工作场所	0.08	0.4	20	5.7	1.3×10^{-5}
矿	0.01	0.2	12	3.3	—

续表

暴露 / 场所*	独立分数，f_p	F	每次暴露的待积有效剂量 y		
			m Sv/WLM	m Sv/（mJ·hm^{-3}）	m Sv/（Bq·hm^{-3}）
旅游洞穴	0.15	0.4	24	6.7	1.5×10^{-5}
钍射气（^{220}Rn）+ 子体					
室内工作场所	0.02	—	5.6	1.6	1.2×10^{-4}
矿	0.005	—	4.8	1.4	1.0×10^{-4}

^{222}Rn 气体和子体的计算假设平衡因子（F）为室内工作场所和旅游洞穴为 0.4，矿山 F 值为 0.2。一般来说，它是吸入空气中的氡子体，而不是吸入氡气，这主要影响肺部剂量和有效剂量。吸入氡气的剂量只是总有效剂量的一小部分；室内工作场所和矿场分别低于 2% 和 5%。吸入 ^{220}Rn 气体对剂量的贡献可以忽略不计；表格值仅适用于 ^{220}Rn 子体。

4．氡的剂量测定数据的使用

ICRP 65 出版物提供了基于流行病学的剂量转换惯例，对于工作人员，其值为 1.4m Sv/（mJ·h/m^3）（5m Sv/WLM）。在 ICRP 115 出版物中，审查了最近的流行病学数据，重点关注矿井暴露水平较低的结果，并提出了对吸烟者和非吸烟者混合成人群体的损害调整名义风险系数的修订为 8×10^{-5}/（mJ·h/m^3）至每 1.4×10^{-4}/（mJ·h/m^3）（从 2.8×10^{-4} WLM^{-1} 至 5×10^{-4} WLM^{-1}）。

住宅暴露的肺癌风险与矿工的估计值的比较显示出良好的一致性。最近对一大批德国铀矿工进行的一项研究表明，在较低暴露水平下，肺癌风险的结果较低但大致一致。

ICRP 115 出版物中的氡声明采用了修订后的名义风险系数 1.4×10^{-4}/（mJ·h/m^3）（5×10^{-4} WLM^{-1}）。该声明进一步表明，委员会打算采用与其他放射性核素相同的方法来吸收氡及其子体，并提供基于剂量学的系数。

使用修订的名义风险系数 1.4×10^{-4}/（mJ·h/m^3）（5×10^{-4} WLM^{-1}）和 ICRP 103 出版物的危害值，获得成人的剂量转换值为 3.3m Sv/（mJ·h/m^3）（12m Sv/WLM）。使用参考工作者的平均呼吸速率的生物动力学和剂量学模型计算的吸入氡和子体的剂量系数为 3.3m Sv/（mJ·h/m^3）（12m Sv/WLM）用于矿山，5.7m Sv/（mJ·h/m^3）（20m Sv/WLM）用于室内工作场所，6.7m Sv/（mJ·h/m^3）（24m Sv/WLM）用于旅游洞穴的特定情况。在这些计算中，参考工作者被假定花费三分之二的时间进行锻炼。对于诸如办公室工作人员等久坐职业使用更真实的呼吸率给出剂量系数为 4m Sv/（mJ·h/m^3）（约 14m Sv/WLM）。使用相同的方法，居室暴露的剂量系数计算为 3.7m Sv/（mJ·h/m^3）（13m Sv/WLM）。

目前的情况是通过剂量计算获得的系数与基于流行病学比较的转换系数之间的显著一致性。注意到吸入 ^{222}Rn 和子体是一种具有良好流行病学和剂量测定的特殊情况，并考虑到两种计算剂量系数及其相关不确定性的方法，ICRP 建议采用以下舍入剂量系数。

对于地下矿井和建筑物中吸入氡和氡子体后的剂量计算，在大多数情况下，ICRP 建议剂量系数为 3m Sv/（mJ·h/m^3）（约 10m Sv/WLM）。委员会认为该剂量系数适用于大多数情况，不用对气溶胶特性进行调整。

但是，对于工人从事大量体力活动的室内工作场所以及旅游洞穴工作人员，委员会建议剂量系数为 6m Sv/(mJ · h/m^3)(约 20m Sv/WLM)。

如果气溶胶特征与典型条件明显不同，则可获得足够，可靠的气溶胶数据，估计剂量需要更详细地考虑，可以使用 ICRP 137 出版物附件 A 和随附的电子附件中提供的数据计算特定地点的剂量系数。

吸入钍射气（^{220}Rn）子体的剂量系数适用于两种暴露情况：室内工作场所和矿井。在这些计算的基础上，建议在所有职业照射情况下使用单个舍入值 1.5m Sv/(mJ · h/m^3)(5m Sv/WLM)。该剂量系数被认为适用于大多数情况而没有调整气溶胶特性。与吸入氡子体的情况一样，如果有足够，可靠的气溶胶数据，估计的剂量需要更详细地考虑，可以使用附录 B 和 ICRP 137 出版物附件随附的电子附件中提供的剂量测定数据计算现场特定的剂量系数。

C.1.10 镭（Z=88）

1．剂量数据

（1）单位摄入量的待积有效剂量系数（表 C1–28）

表 C1–28 用于吸入或食入 ^{226}Ra 和 ^{228}Ra 化合物的待积有效剂量系数

类型	有效剂量系数 /(Sv · Bq^{-1})	
	^{226}Ra	^{228}Ra
吸入颗粒物质（5μm AMAD 气溶胶）		
F 型，硝酸盐	1.6×10^{-7}	4.1×10^{-7}
M 型 所有未指明的形态	1.4×10^{-6}	1.2×10^{-6}
S 型	1.3×10^{-5}	2.2×10^{-5}
食入的材料		
所有化学形式	1.3×10^{-7}	3.4×10^{-7}

（2）单位测量活度的待积有效剂量系数（表 C1–29，表 C1–30）

表 C1–29 ^{226}Ra 肺测量和每日尿液和粪便排泄单位测量活度的待积有效剂量

单位：Sv/Bq

摄入后的时间 /d	F 型			M 型			S 型		
	肺	尿	粪	肺	尿	粪	肺	尿	粪
1	3.7×10^{-4}	5.2×10^{-5}	1.9×10^{-6}	2.8×10^{-5}	2.7×10^{-3}	1.6×10^{-5}	2.1×10^{-4}	5.2×10^{-1}	1.6×10^{-4}
2	6.6×10^{-4}	1.7×10^{-4}	6.5×10^{-7}	2.9×10^{-5}	7.4×10^{-3}	5.3×10^{-6}	2.2×10^{-4}	1.4	4.9×10^{-5}
3	9.8×10^{-4}	3.1×10^{-4}	9.6×10^{-7}	3.0×10^{-5}	1.4×10^{-2}	8.0×10^{-6}	2.3×10^{-4}	2.7	7.5×10^{-5}

续表

摄入后的时间 /d	F 型			M 型			S 型		
	肺	尿	粪	肺	尿	粪	肺	尿	粪
4	1.4×10^{-3}	4.7×10^{-4}	2.2×10^{-6}	3.1×10^{-5}	2.0×10^{-2}	2.0×10^{-5}	2.3×10^{-4}	3.9	2.0×10^{-4}
5	1.9×10^{-3}	6.7×10^{-4}	5.4×10^{-6}	3.1×10^{-5}	2.8×10^{-2}	6.4×10^{-5}	2.3×10^{-4}	5.5	6.6×10^{-4}
6	2.6×10^{-3}	9.4×10^{-4}	1.1×10^{-5}	3.2×10^{-5}	3.8×10^{-2}	1.9×10^{-4}	2.4×10^{-4}	7.6	2.3×10^{-3}
7	3.6×10^{-3}	1.3×10^{-3}	2.0×10^{-5}	3.3×10^{-5}	5.0×10^{-2}	4.3×10^{-4}	2.4×10^{-4}	1.0×10^{1}	6.6×10^{-3}
8	4.7×10^{-3}	1.8×10^{-3}	2.9×10^{-5}	3.3×10^{-5}	6.5×10^{-2}	7.1×10^{-4}	2.4×10^{-4}	1.4×10^{1}	1.3×10^{-2}
9	6.1×10^{-3}	2.5×10^{-3}	4.2×10^{-5}	3.4×10^{-5}	8.1×10^{-2}	9.8×10^{-4}	2.5×10^{-4}	1.8×10^{1}	1.8×10^{-2}
10	7.7×10^{-3}	3.4×10^{-3}	5.8×10^{-5}	3.4×10^{-5}	9.9×10^{-2}	1.2×10^{-3}	2.5×10^{-4}	2.2×10^{1}	2.2×10^{-2}
15	1.5×10^{-2}	1.1×10^{-2}	2.3×10^{-4}	3.6×10^{-5}	1.8×10^{-1}	2.7×10^{-3}	2.5×10^{-4}	4.8×10^{1}	4.7×10^{-2}
30	2.0×10^{-2}	2.5×10^{-2}	6.6×10^{-4}	4.0×10^{-5}	2.5×10^{-1}	5.0×10^{-3}	2.6×10^{-4}	7.0×10^{1}	1.2×10^{-1}
45	2.1×10^{-2}	3.2×10^{-2}	8.7×10^{-4}	4.5×10^{-5}	2.8×10^{-1}	5.8×10^{-3}	2.7×10^{-4}	7.7×10^{1}	1.3×10^{-1}
60	2.2×10^{-2}	4.2×10^{-2}	1.1×10^{-3}	4.9×10^{-5}	3.1×10^{-1}	6.5×10^{-3}	2.8×10^{-4}	8.3×10^{1}	1.4×10^{-1}
90	2.4×10^{-2}	7.1×10^{-2}	1.9×10^{-3}	6.1×10^{-5}	3.9×10^{-1}	8.2×10^{-3}	3.0×10^{-4}	9.4×10^{1}	1.5×10^{-1}
180	2.7×10^{-2}	3.2×10^{-1}	8.8×10^{-3}	1.1×10^{-4}	7.5×10^{-1}	1.6×10^{-2}	3.5×10^{-4}	1.2×10^{2}	2.0×10^{-1}
365	2.9×10^{-2}	2.1	5.9×10^{-2}	3.6×10^{-4}	2.5	5.6×10^{-2}	4.7×10^{-4}	1.7×10^{2}	3.5×10^{-1}

表 C1-30 ^{228}Ra 肺测量和每日尿液排泄物中单位测量活度的待积有效剂量

单位：Sv/Bq

摄入后的时间 /d	F 型		M 型		S 型	
	肺	尿	肺	尿	肺	尿
1	1.2×10^{-3}	1.3×10^{-4}	2.5×10^{-5}	2.3×10^{-3}	3.9×10^{-4}	8.7×10^{-1}
2	2.2×10^{-3}	4.4×10^{-4}	2.4×10^{-5}	6.2×10^{-3}	3.7×10^{-4}	2.4
3	3.3×10^{-3}	7.8×10^{-4}	2.5×10^{-5}	1.2×10^{-2}	3.8×10^{-4}	4.5
4	4.6×10^{-3}	1.2×10^{-3}	2.6×10^{-5}	1.7×10^{-2}	3.9×10^{-4}	6.6
5	6.3×10^{-3}	1.7×10^{-3}	2.6×10^{-5}	2.3×10^{-2}	4.0×10^{-4}	9.3
6	8.5×10^{-3}	2.4×10^{-3}	2.7×10^{-5}	3.1×10^{-2}	4.0×10^{-4}	1.3×10^{1}
7	1.1×10^{-2}	3.3×10^{-3}	2.7×10^{-5}	4.2×10^{-2}	4.1×10^{-4}	1.7×10^{1}
8	1.5×10^{-2}	4.6×10^{-3}	2.8×10^{-5}	5.4×10^{-2}	4.1×10^{-4}	2.3×10^{1}
9	1.9×10^{-2}	6.3×10^{-3}	2.8×10^{-5}	6.8×10^{-2}	4.2×10^{-4}	3.0×10^{1}
10	2.3×10^{-2}	8.6×10^{-3}	2.8×10^{-5}	8.3×10^{-2}	4.2×10^{-4}	3.8×10^{1}
15	4.0×10^{-2}	2.7×10^{-2}	3.0×10^{-5}	1.5×10^{-1}	4.3×10^{-4}	8.1×10^{1}
30	4.8×10^{-2}	6.2×10^{-2}	3.4×10^{-5}	2.1×10^{-1}	4.5×10^{-4}	1.2×10^{2}
45	4.9×10^{-2}	8.2×10^{-2}	3.8×10^{-5}	2.4×10^{-1}	4.7×10^{-4}	1.3×10^{2}
60	5.1×10^{-2}	1.1×10^{-1}	4.2×10^{-5}	2.7×10^{-1}	4.8×10^{-4}	1.4×10^{2}
90	5.3×10^{-2}	1.8×10^{-1}	5.2×10^{-5}	3.4×10^{-1}	5.2×10^{-4}	1.6×10^{2}
180	5.7×10^{-2}	8.6×10^{-1}	9.8×10^{-5}	6.6×10^{-1}	6.3×10^{-4}	2.2×10^{2}
365	6.6×10^{-2}	6.1	3.4×10^{-4}	2.3	8.9×10^{-4}	3.2×10^{2}

2．每次单位摄入活度随时间的变化曲线（图 C1-61 ~ 图 C1-66）

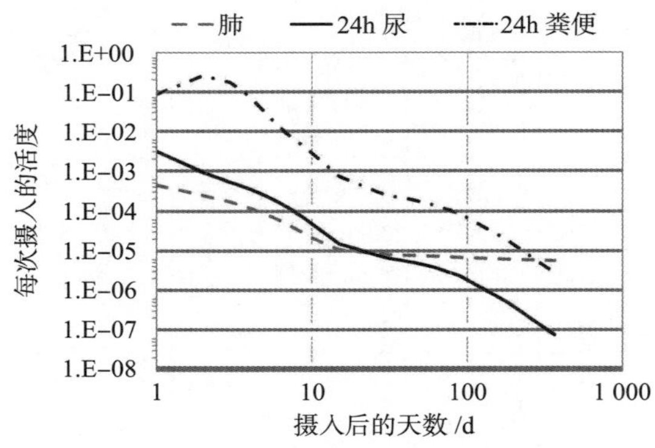

图 C1-61　吸入 1Bq F 型 ^{226}Ra 后肺含量和的每日尿液和粪便排泄量

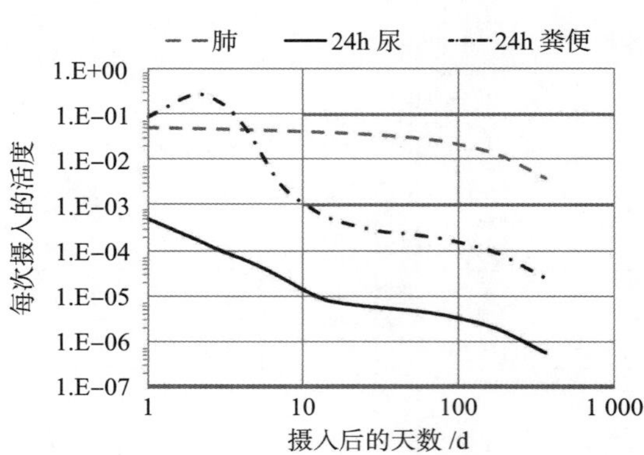

图 C1-62　吸入 1Bq M 型 ^{226}Ra 后肺含量和的每日尿液和粪便排泄量

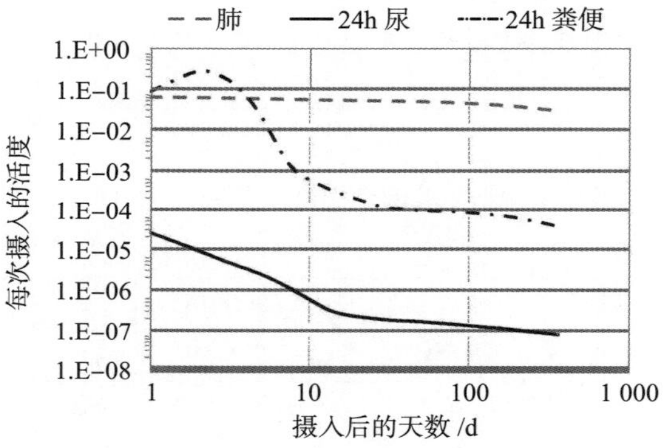

图 C1-63　吸入 1Bq S 型 ^{226}Ra 后肺含量和的每日尿液和粪便排泄量

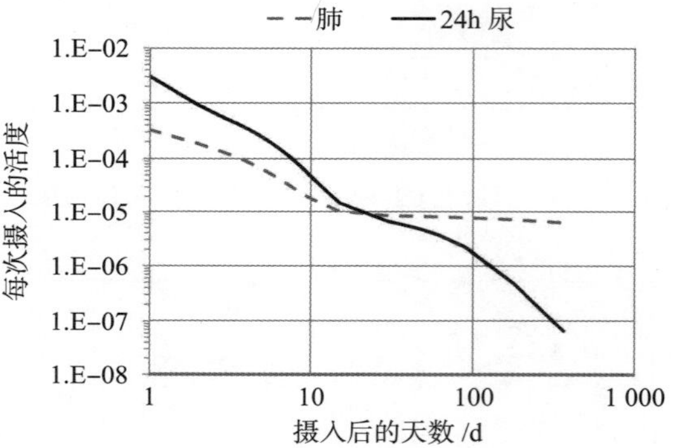

图 C1-64　吸入 1Bq F 型 ^{228}Ra 后肺含量和的每日尿液和粪便排泄量

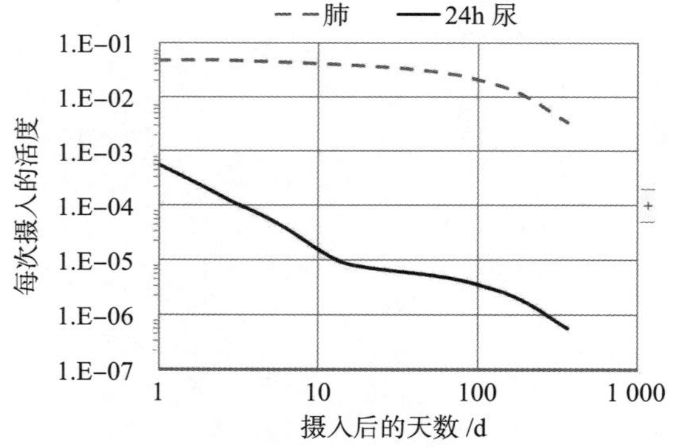

图 C1-65　吸入 1Bq M 型 ^{228}Ra 后肺含量和的每日尿液和粪便排泄量

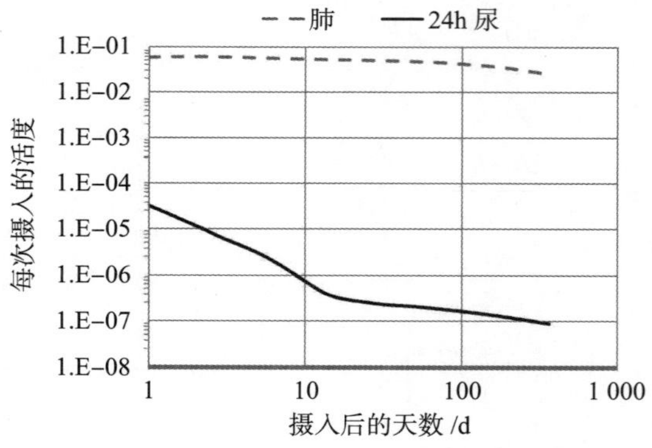

图 C1-66　吸入 1Bq S 型 ^{228}Ra 后肺含量和的每日尿液和粪便排泄量

C.1.11 锕（Z=89）

1．剂量数据

（1）单位摄入量的待积有效剂量系数（表 C1–31）

表 C1–31 吸入或食入 ^{228}Ac 化合物单位摄入量的待积有效剂量系数

类型	有效剂量系数 /（Sv · Bq^{-1}），^{228}Ac
吸入颗粒物质（5μm AMAD 气溶胶）	
F 型，柠檬酸盐	2.1×10^{-9}
M 型，氯化物、氧化物	3.5×10^{-9}
S 型，与钚氧化物化合物相关的锕	8.4×10^{-9}
食入物质	
所有化合物形态	1.6×10^{-10}

（2）单位测量活度的待积有效剂量系数（表 C1–32）

表 C1–32 ^{228}Ac 全身和肺含量测量的单位测量活度的待积有效剂量

单位：Sv/Bq

摄入后的时间 /d	F 型		M 型		S 型	
	全身	肺	全身	肺	全身	肺
1	5.2×10^{-8}	7.6×10^{-7}	8.6×10^{-8}	9.0×10^{-7}	2.0×10^{-7}	2.0×10^{-6}
2	1.4×10^{-6}	1.7×10^{-5}	2.4×10^{-6}	1.5×10^{-5}	5.7×10^{-6}	3.1×10^{-5}
3	4.7×10^{-5}	4.0×10^{-4}	7.7×10^{-5}	2.3×10^{-4}	1.8×10^{-4}	4.8×10^{-4}
4	1.2×10^{-3}	8.9×10^{-3}	2.1×10^{-3}	3.7×10^{-3}	4.9×10^{-3}	7.3×10^{-3}
5	2.4×10^{-2}	2.0×10^{-1}	4.0×10^{-2}	5.7×10^{-2}	9.6×10^{-2}	1.1×10^{-1}
6	3.9×10^{-1}	4.5	6.6×10^{-1}	8.8×10^{-1}	1.6	1.7
7	6.0	N/A	1.0×10^{1}	1.3×10^{1}	2.4×10^{1}	2.6×10^{1}
8	N/A	N/A	N/A	N/A	N/A	N/A
9	N/A	N/A	N/A	N/A	N/A	N/A
10	N/A	N/A	N/A	N/A	N/A	N/A
15	N/A	N/A	N/A	N/A	N/A	N/A
30	N/A	N/A	N/A	N/A	N/A	N/A
45	N/A	N/A	N/A	N/A	N/A	N/A
60	N/A	N/A	N/A	N/A	N/A	N/A
90	N/A	N/A	N/A	N/A	N/A	N/A
180	N/A	N/A	N/A	N/A	N/A	N/A
365	N/A	N/A	N/A	N/A	N/A	N/A

2．每次单位摄入活度随时间的变化曲线（图 C1-67 ~ 图 C1-69）

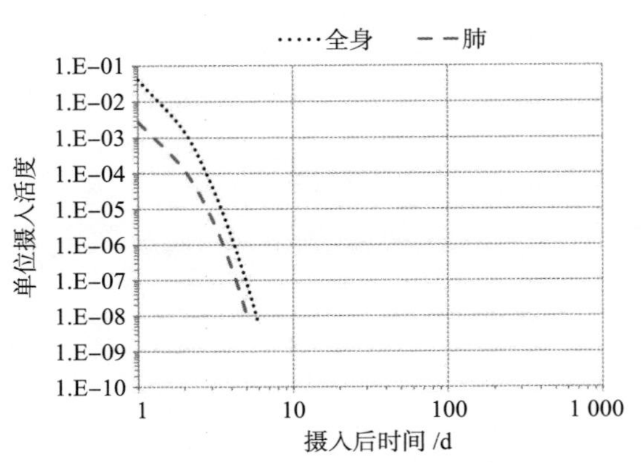

图 C1-67　吸入 1Bq F 型 ^{228}Ac 后全身和甲状腺含量

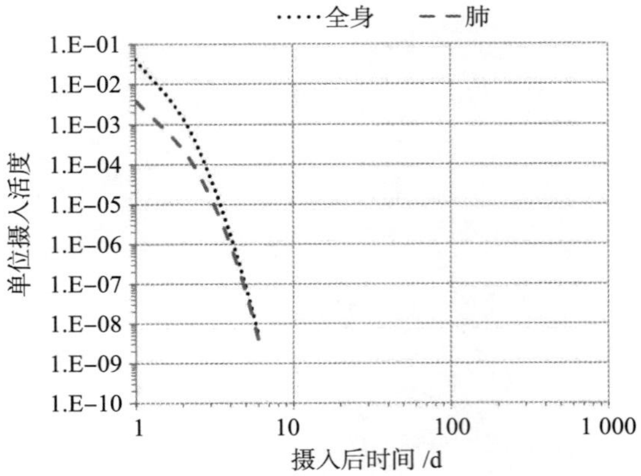

图 C1-68　吸入 1Bq M 型 ^{228}Ac 后全身和甲状腺含量

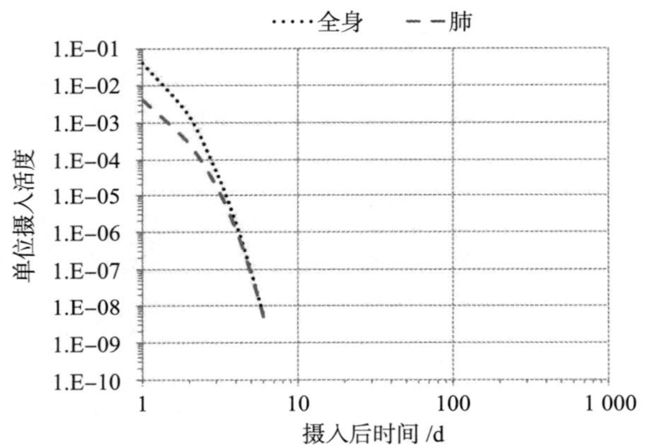

图 C1-69　吸入 1Bq S 型 ^{228}Ac 后全身和甲状腺含量

C.1.12　钍（Z=90）

1．剂量数据

（1）单位摄入量的待积有效剂量系数（表 C1-33）

表 C1-33　**吸入或食入 ^{228}Th，^{229}Th，^{230}Th，^{232}Th 和 ^{234}Th 化合物单位摄入量的有效剂量系数**

吸入颗粒物质（5μm AMAD 气溶胶）	有效剂量系数 /（Sv · Bq^{-1}）				
	^{228}Th	^{229}Th	^{230}Th	^{232}Th	^{234}Th
水溶性形式，包括氯化钍，柠檬酸盐，硝酸盐和硫酸盐；氟化钍	1.1×10^{-5}	3.4×10^{-5}	9.2×10^{-6}	1.0×10^{-5}	2.6×10^{-9}

续表

吸入颗粒物质（5μm AMAD 气溶胶）	有效剂量系数 /（$Sv \cdot Bq^{-1}$）				
	^{228}Th	^{229}Th	^{230}Th	^{232}Th	^{234}Th
F 型，注意：不应在没有证据的情况下假设类型 F.	1.7×10^{-5}	1.2×10^{-4}	3.4×10^{-5}	4.0×10^{-5}	1.9×10^{-9}
M 型，氢氧化钍	9.0×10^{-6}	2.7×10^{-5}	7.3×10^{-6}	8.2×10^{-6}	2.3×10^{-9}
S 型，氧化物，均未指明形式	2.3×10^{-5}	9.4×10^{-5}	1.5×10^{-5}	5.4×10^{-5}	2.9×10^{-9}
食入的材料					
所有形式	3.1×10^{-8}	2.1×10^{-7}	6.0×10^{-8}	7.0×10^{-8}	5.9×10^{-10}

（2）单位测量活度的待积有效剂量系数（表 C1–34 ~ 表 C1–38）

表 C1–34　^{228}Th 肺测量和每日尿液和粪排泄物中单位测量活度的待积有效剂量

单位：Sv/Bq

摄入后的时间 /d	水溶性形式			F 型		
	肺	尿	粪	肺	尿	粪
1	2.4×10^{-3}	1.2×10^{-2}	1.3×10^{-4}	4.3×10^{-2}	1.8×10^{-3}	3.0×10^{-4}
2	9.4×10^{-4}	3.4×10^{-2}	4.1×10^{-5}	2.2×10^{-2}	5.5×10^{-3}	9.6×10^{-5}
3	6.2×10^{-4}	6.8×10^{-2}	6.3×10^{-5}	1.7×10^{-2}	1.2×10^{-2}	1.5×10^{-4}
4	4.9×10^{-4}	9.0×10^{-2}	1.7×10^{-4}	1.5×10^{-2}	1.6×10^{-2}	3.9×10^{-4}
5	4.1×10^{-4}	1.1×10^{-1}	5.5×10^{-4}	1.4×10^{-2}	2.0×10^{-2}	1.4×10^{-3}
6	3.7×10^{-4}	1.3×10^{-1}	2.0×10^{-3}	1.3×10^{-2}	2.4×10^{-2}	5.5×10^{-3}
7	3.5×10^{-4}	1.4×10^{-1}	5.9×10^{-3}	1.3×10^{-2}	2.8×10^{-2}	2.4×10^{-2}
8	3.3×10^{-4}	1.6×10^{-1}	1.2×10^{-2}	1.3×10^{-2}	3.2×10^{-2}	9.8×10^{-2}
9	3.1×10^{-4}	1.7×10^{-1}	1.7×10^{-2}	1.2×10^{-2}	3.6×10^{-2}	3.1×10^{-1}
10	3.0×10^{-4}	1.9×10^{-1}	2.2×10^{-2}	1.2×10^{-2}	4.0×10^{-2}	6.2×10^{-1}
15	2.9×10^{-4}	2.5×10^{-1}	4.7×10^{-2}	1.2×10^{-2}	6.1×10^{-2}	1.7
30	3.0×10^{-4}	3.7×10^{-1}	1.3×10^{-1}	1.3×10^{-2}	1.3×10^{-1}	2.6
45	3.4×10^{-4}	4.8×10^{-1}	1.6×10^{-1}	1.3×10^{-2}	2.6×10^{-1}	2.7
60	3.8×10^{-4}	6.0×10^{-1}	1.8×10^{-1}	1.3×10^{-2}	4.8×10^{-1}	2.8
90	4.8×10^{-4}	8.2×10^{-1}	2.3×10^{-1}	1.4×10^{-2}	1.3	3.0
180	9.6×10^{-4}	1.6	5.1×10^{-1}	1.5×10^{-2}	2.9	3.7
365	3.6×10^{-3}	4.2	2.4	1.9×10^{-2}	3.2	5.7

续表

摄入后的时间 /d	M 型			S 型		
	肺	尿	粪	肺	尿	粪
1	2.2×10^{-3}	1.7×10^{-2}	1.1×10^{-4}	4.6×10^{-3}	8.6×10^{-1}	2.7×10^{-4}
2	9.0×10^{-4}	3.9×10^{-2}	3.4×10^{-5}	1.8×10^{-3}	2.0	8.4×10^{-5}
3	5.9×10^{-4}	8.8×10^{-2}	5.2×10^{-5}	1.2×10^{-3}	4.7	1.3×10^{-4}
4	4.6×10^{-4}	1.2×10^{-1}	1.4×10^{-4}	9.2×10^{-4}	6.4	3.4×10^{-4}
5	4.0×10^{-4}	1.4×10^{-1}	4.6×10^{-4}	7.8×10^{-4}	7.6	1.1×10^{-3}
6	3.6×10^{-4}	1.6×10^{-1}	1.7×10^{-3}	7.0×10^{-4}	8.9	4.0×10^{-3}
7	3.3×10^{-4}	1.8×10^{-1}	5.2×10^{-3}	6.4×10^{-4}	1.0×10^{1}	1.2×10^{-2}
8	3.1×10^{-4}	2.0×10^{-1}	1.1×10^{-2}	6.1×10^{-4}	1.1×10^{1}	2.3×10^{-2}
9	3.0×10^{-4}	2.1×10^{-1}	1.6×10^{-2}	5.8×10^{-4}	1.3×10^{1}	3.3×10^{-2}
10	2.9×10^{-4}	2.3×10^{-1}	2.1×10^{-2}	5.6×10^{-4}	1.4×10^{1}	4.0×10^{-2}
15	2.7×10^{-4}	2.9×10^{-1}	4.4×10^{-2}	5.1×10^{-4}	1.8×10^{1}	8.5×10^{-2}
30	2.9×10^{-4}	4.0×10^{-1}	1.2×10^{-1}	5.1×10^{-4}	2.8×10^{1}	2.2×10^{-1}
45	3.2×10^{-4}	5.1×10^{-1}	1.5×10^{-1}	5.3×10^{-4}	3.7×10^{1}	2.5×10^{-1}
60	3.7×10^{-4}	6.1×10^{-1}	1.7×10^{-1}	5.5×10^{-4}	4.4×10^{1}	2.7×10^{-1}
90	4.6×10^{-4}	8.0×10^{-1}	2.2×10^{-1}	6.0×10^{-4}	5.4×10^{1}	3.0×10^{-1}
180	9.2×10^{-4}	1.5	4.9×10^{-1}	7.8×10^{-4}	7.0×10^{1}	4.4×10^{-1}
365	3.5×10^{-3}	4.2	2.3	1.2×10^{-3}	1.0×10^{2}	9.3×10^{-1}

表 C1-35　^{229}Th 每日尿液排泄物中单位活度的待积有效剂量

单位：Sv/Bq

摄入后的时间 /d	水溶性形式	F 型（尿）	M 型（尿）	S 型（尿）
1	3.7×10^{-2}	1.3×10^{-2}	5.1×10^{-2}	3.6
2	1.1×10^{-1}	3.9×10^{-2}	1.2×10^{-1}	8.4
3	2.1×10^{-1}	8.1×10^{-2}	2.6×10^{-1}	1.9×10^{1}
4	2.9×10^{-1}	1.1×10^{-1}	3.5×10^{-1}	2.6×10^{1}
5	3.4×10^{-1}	1.4×10^{-1}	4.1×10^{-1}	3.2×10^{1}
6	4.0×10^{-1}	1.7×10^{-1}	4.7×10^{-1}	3.7×10^{1}
7	4.5×10^{-1}	1.9×10^{-1}	5.2×10^{-1}	4.2×10^{1}
8	5.0×10^{-1}	2.2×10^{-1}	5.8×10^{-1}	4.7×10^{1}
9	5.5×10^{-1}	2.5×10^{-1}	6.3×10^{-1}	5.2×10^{1}

续表

摄入后的时间 /d	水溶性形式	F 型（尿）	M 型（尿）	S 型（尿）
10	5.9×10^{-1}	2.8×10^{-1}	6.7×10^{-1}	5.7×10^{1}
15	7.7×10^{-1}	4.2×10^{-1}	8.5×10^{-1}	7.6×10^{1}
30	1.1	9.0×10^{-1}	1.2	1.1×10^{2}
45	1.5	1.7	1.4	1.5×10^{2}
60	1.8	3.2	1.7	1.7×10^{2}
90	2.4	8.6	2.2	2.1×10^{2}
180	4.1	1.7×10^{1}	3.8	2.4×10^{2}
365	9.2	1.6×10^{1}	8.8	2.9×10^{2}

表 C1-36　^{230}Th 每日尿液和粪排泄物中单位活度的待积有效剂量

单位：Sv/Bq

摄入后的时间 /d	水溶性形式		F 型		M 型		S 型	
	尿	粪	尿	粪	尿	粪	尿	粪
1	1.0×10^{-2}	1.1×10^{-4}	3.7×10^{-3}	6.0×10^{-4}	1.4×10^{-2}	8.6×10^{-5}	5.5×10^{-1}	1.7×10^{-4}
2	2.9×10^{-2}	3.6×10^{-5}	1.1×10^{-2}	1.9×10^{-4}	3.2×10^{-2}	2.7×10^{-5}	1.3	5.4×10^{-5}
3	5.8×10^{-2}	5.4×10^{-5}	2.3×10^{-2}	2.9×10^{-4}	7.1×10^{-2}	4.2×10^{-5}	3.0	8.2×10^{-5}
4	7.8×10^{-2}	1.4×10^{-4}	3.2×10^{-2}	7.8×10^{-4}	9.4×10^{-2}	1.1×10^{-4}	4.1	2.2×10^{-4}
5	9.3×10^{-2}	4.8×10^{-4}	4.0×10^{-2}	2.7×10^{-3}	1.1×10^{-1}	3.7×10^{-4}	4.9	7.2×10^{-4}
6	1.1×10^{-1}	1.7×10^{-3}	4.7×10^{-2}	1.1×10^{-2}	1.3×10^{-1}	1.3×10^{-3}	5.7	2.5×10^{-3}
7	1.2×10^{-1}	5.1×10^{-3}	5.5×10^{-2}	4.7×10^{-2}	1.4×10^{-1}	4.2×10^{-3}	6.5	7.5×10^{-3}
8	1.4×10^{-1}	1.0×10^{-2}	6.4×10^{-2}	2.0×10^{-1}	1.6×10^{-1}	8.8×10^{-3}	7.3	1.5×10^{-2}
9	1.5×10^{-1}	1.5×10^{-2}	7.2×10^{-2}	6.2×10^{-1}	1.7×10^{-1}	1.3×10^{-2}	8.0	2.1×10^{-2}
10	1.6×10^{-1}	1.8×10^{-2}	8.1×10^{-2}	1.2	1.8×10^{-1}	1.6×10^{-2}	8.8	2.6×10^{-2}
15	2.1×10^{-1}	4.0×10^{-2}	1.2×10^{-1}	3.3	2.3×10^{-1}	3.5×10^{-2}	1.2×10^{1}	5.4×10^{-2}
30	3.1×10^{-1}	1.1×10^{-1}	2.6×10^{-1}	5.1	3.2×10^{-1}	9.5×10^{-2}	1.8×10^{1}	1.4×10^{-1}
45	4.0×10^{-1}	1.3×10^{-1}	4.9×10^{-1}	5.2	3.9×10^{-1}	1.2×10^{-1}	2.3×10^{1}	1.5×10^{-1}
60	4.9×10^{-1}	1.5×10^{-1}	9.2×10^{-1}	5.3	4.6×10^{-1}	1.3×10^{-1}	2.7×10^{1}	1.6×10^{-1}
90	6.5×10^{-1}	1.9×10^{-1}	2.5	5.5	5.9×10^{-1}	1.7×10^{-1}	3.2×10^{1}	1.8×10^{-1}
180	1.1	3.7×10^{-1}	4.8	6.2	1.0	3.3×10^{-1}	3.8×10^{1}	2.4×10^{-1}
365	2.5	1.4	4.5	7.9	2.4	1.3	4.5×10^{1}	4.2×10^{-1}

表 C1-37　^{232}Th 测量肺含量，每日尿液和粪排泄物中单位活度的待积有效剂量

单位：Sv/Bq

摄入后的时间 /d	水溶性形式			F 型		
	肺	尿	粪	肺	尿	粪
1	8.6×10^{-1}	1.1×10^{-2}	1.3×10^{-4}	2.5×10^{2}	4.3×10^{-3}	7.1×10^{-4}
2	3.6×10^{-1}	3.3×10^{-2}	4.0×10^{-5}	2.1×10^{2}	1.3×10^{-2}	2.3×10^{-4}
3	2.3×10^{-1}	6.6×10^{-2}	6.1×10^{-5}	1.9×10^{2}	2.7×10^{-2}	3.5×10^{-4}
4	1.7×10^{-1}	8.8×10^{-2}	1.6×10^{-4}	1.7×10^{2}	3.8×10^{-2}	9.2×10^{-4}
5	1.4×10^{-1}	1.0×10^{-1}	5.4×10^{-4}	1.6×10^{2}	4.7×10^{-2}	3.2×10^{-3}
6	1.1×10^{-1}	1.2×10^{-1}	1.9×10^{-3}	1.5×10^{2}	5.6×10^{-2}	1.3×10^{-2}
7	9.8×10^{-2}	1.4×10^{-1}	5.7×10^{-3}	1.5×10^{2}	6.5×10^{-2}	5.6×10^{-2}
8	8.7×10^{-2}	1.5×10^{-1}	1.2×10^{-2}	1.4×10^{2}	7.5×10^{-2}	2.3×10^{-1}
9	7.8×10^{-2}	1.7×10^{-1}	1.7×10^{-2}	1.4×10^{2}	8.5×10^{-2}	7.3×10^{-1}
10	7.1×10^{-2}	1.8×10^{-1}	2.1×10^{-2}	1.4×10^{2}	9.5×10^{-2}	1.5
15	4.9×10^{-2}	2.4×10^{-1}	4.5×10^{-2}	1.3×10^{2}	1.4×10^{-1}	3.9
30	2.7×10^{-2}	3.5×10^{-1}	1.2×10^{-1}	1.1×10^{2}	3.0×10^{-1}	5.9
45	2.0×10^{-2}	4.5×10^{-1}	1.5×10^{-1}	1.0×10^{2}	5.8×10^{-1}	6.1
60	1.7×10^{-2}	5.5×10^{-1}	1.7×10^{-1}	9.5×10^{1}	1.1	6.2
90	1.4×10^{-2}	7.3×10^{-1}	2.1×10^{-1}	8.2×10^{1}	2.9	6.5
180	1.3×10^{-2}	1.3	4.2×10^{-1}	6.0×10^{1}	5.7	7.4
365	2.1×10^{-2}	2.8	1.6	4.1×10^{1}	5.3	9.4
摄入后的时间 /d	M 型			S 型		
	肺	尿	粪	肺	尿	粪
1	7.5×10^{-1}	1.5×10^{-2}	9.7×10^{-5}	4.0	2.0	6.3×10^{-4}
2	3.1×10^{-1}	3.5×10^{-2}	3.1×10^{-5}	1.7	4.8	2.0×10^{-4}
3	2.0×10^{-1}	7.9×10^{-2}	4.7×10^{-5}	1.1	1.1×10^{1}	3.0×10^{-4}
4	1.5×10^{-1}	1.1×10^{-1}	1.2×10^{-4}	7.8×10^{-1}	1.5×10^{1}	8.0×10^{-4}
5	1.2×10^{-1}	1.2×10^{-1}	4.1×10^{-4}	6.2×10^{-1}	1.8×10^{1}	2.7×10^{-3}
6	1.0×10^{-1}	1.4×10^{-1}	1.5×10^{-3}	5.2×10^{-1}	2.1×10^{1}	9.4×10^{-3}
7	8.7×10^{-2}	1.6×10^{-1}	4.7×10^{-3}	4.5×10^{-1}	2.4×10^{1}	2.8×10^{-2}
8	7.7×10^{-2}	1.7×10^{-1}	9.9×10^{-3}	3.9×10^{-1}	2.7×10^{1}	5.4×10^{-2}
9	6.9×10^{-2}	1.9×10^{-1}	1.5×10^{-2}	3.5×10^{-1}	3.0×10^{1}	7.7×10^{-2}
10	6.2×10^{-2}	2.0×10^{-1}	1.8×10^{-2}	3.2×10^{-1}	3.2×10^{1}	9.5×10^{-2}
15	4.3×10^{-2}	2.6×10^{-1}	3.9×10^{-2}	2.1×10^{-1}	4.3×10^{1}	2.0×10^{-1}

续表

摄入后的时间 /d	M 型			S 型		
	肺	尿	粪	肺	尿	粪
30	2.4×10^{-2}	3.5×10^{-1}	1.1×10^{-1}	1.1×10^{-1}	6.5×10^{1}	5.0×10^{-1}
45	1.8×10^{-2}	4.4×10^{-1}	1.3×10^{-1}	7.6×10^{-2}	8.4×10^{1}	5.7×10^{-1}
60	1.5×10^{-2}	5.2×10^{-1}	1.5×10^{-1}	5.8×10^{-2}	9.9×10^{1}	6.0×10^{-1}
90	1.2×10^{-2}	6.6×10^{-1}	1.9×10^{-1}	4.1×10^{-2}	1.2×10^{2}	6.6×10^{-1}
180	1.1×10^{-2}	1.2	3.7×10^{-1}	2.5×10^{-2}	1.4×10^{2}	8.7×10^{-1}
365	1.9×10^{-2}	2.7	1.5	1.7×10^{-2}	1.7×10^{2}	1.5

表 C1-38　^{234}Th 测量肺含量，每日尿液排泄物中单位活度的待积有效剂量

单位：Sv/Bq

摄入后的时间 /d	水溶性形式		F 型		M 型		S 型	
	肺	尿	肺	尿	肺	尿	肺	尿
1	4.7×10^{-8}	2.9×10^{-6}	3.4×10^{-7}	2.1×10^{-7}	4.7×10^{-8}	4.5×10^{-6}	4.8×10^{-8}	1.1×10^{-4}
2	5.0×10^{-8}	8.6×10^{-6}	8.2×10^{-7}	6.5×10^{-7}	5.0×10^{-8}	1.1×10^{-5}	5.1×10^{-8}	2.7×10^{-4}
3	5.3×10^{-8}	1.8×10^{-5}	1.3×10^{-6}	1.4×10^{-6}	5.4×10^{-8}	2.4×10^{-5}	5.4×10^{-8}	6.5×10^{-4}
4	5.6×10^{-8}	2.4×10^{-5}	1.7×10^{-6}	2.0×10^{-6}	5.6×10^{-8}	3.3×10^{-5}	5.6×10^{-8}	9.1×10^{-4}
5	5.9×10^{-8}	3.0×10^{-5}	2.1×10^{-6}	2.6×10^{-6}	5.9×10^{-8}	4.0×10^{-5}	5.9×10^{-8}	1.1×10^{-3}
6	6.2×10^{-8}	3.5×10^{-5}	2.6×10^{-6}	3.1×10^{-6}	6.2×10^{-8}	4.7×10^{-5}	6.2×10^{-8}	1.3×10^{-3}
7	6.5×10^{-8}	4.1×10^{-5}	3.1×10^{-6}	3.8×10^{-6}	6.5×10^{-8}	5.5×10^{-5}	6.4×10^{-8}	1.6×10^{-3}
8	6.8×10^{-8}	4.7×10^{-5}	3.7×10^{-6}	4.5×10^{-6}	6.8×10^{-8}	6.2×10^{-5}	6.7×10^{-8}	1.8×10^{-3}
9	7.1×10^{-8}	5.3×10^{-5}	4.2×10^{-6}	5.2×10^{-6}	7.1×10^{-8}	6.9×10^{-5}	6.9×10^{-8}	2.1×10^{-3}
10	7.4×10^{-8}	5.9×10^{-5}	4.8×10^{-6}	6.0×10^{-6}	7.4×10^{-8}	7.7×10^{-5}	7.2×10^{-8}	2.3×10^{-3}
15	8.9×10^{-8}	9.0×10^{-5}	7.0×10^{-6}	1.0×10^{-5}	9.0×10^{-8}	1.1×10^{-4}	8.5×10^{-8}	3.6×10^{-3}
30	1.5×10^{-7}	2.0×10^{-4}	1.2×10^{-5}	3.4×10^{-5}	1.6×10^{-7}	2.4×10^{-4}	1.4×10^{-7}	8.3×10^{-3}
45	2.6×10^{-7}	4.1×10^{-4}	1.8×10^{-5}	1.0×10^{-4}	2.7×10^{-7}	4.5×10^{-4}	2.2×10^{-7}	1.7×10^{-2}
60	4.5×10^{-7}	7.6×10^{-4}	2.8×10^{-5}	2.9×10^{-4}	4.5×10^{-7}	8.2×10^{-4}	3.4×10^{-7}	3.0×10^{-2}
90	1.3×10^{-6}	2.4×10^{-3}	6.8×10^{-5}	1.8×10^{-3}	1.3×10^{-6}	2.5×10^{-3}	8.7×10^{-7}	8.4×10^{-2}
180	3.2×10^{-5}	5.5×10^{-2}	9.5×10^{-4}	4.8×10^{-2}	3.2×10^{-5}	5.7×10^{-2}	1.4×10^{-5}	1.3
365	2.1×10^{-2}	2.5×10^{1}	2.1×10^{-1}	9.2	2.1×10^{-2}	N/A	3.7×10^{-3}	N/A

2．每次单位摄入活度随时间的变化曲线（图 C1-70 ~ 图 C1-89）

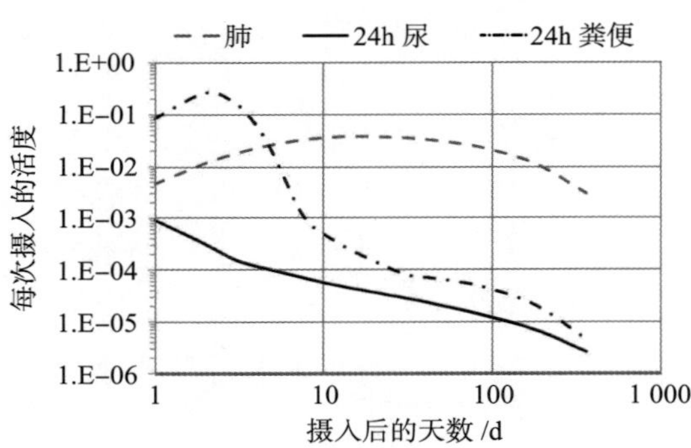

图 C1-70　吸入 1Bq 水溶性形式 ^{228}Th（包括氯化钍，柠檬酸盐，硝酸盐，硫酸盐和氟化钍）后，肺含量（^{212}Pb 测定）和每日尿液和粪便排泄量

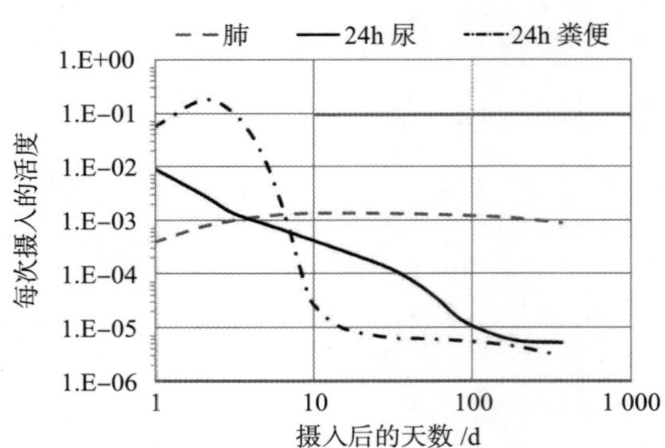

图 C1-71　吸入 1Bq F 型 ^{228}Th 后，肺含量（^{212}Pb 测定）和每日尿液排泄量

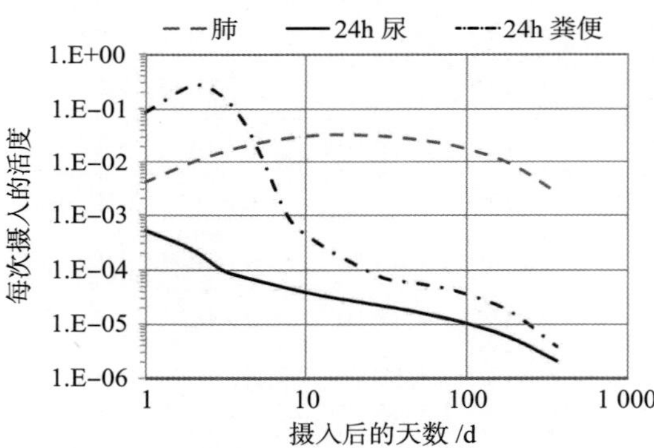

图 C1-72　吸入 1Bq M 型 ^{228}Th 后，肺含量（^{212}Pb 测定），每日尿液和粪便排泄量

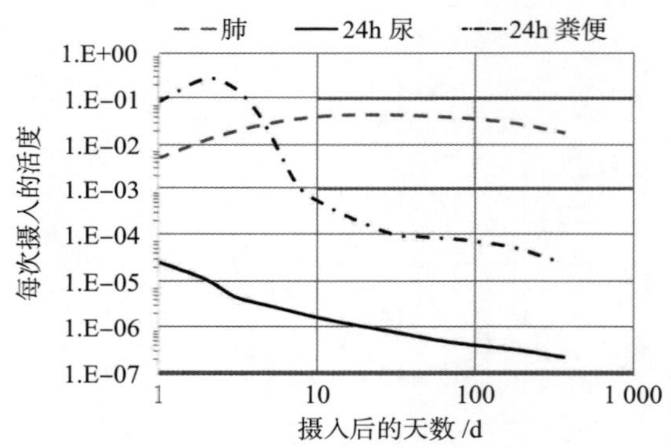

图 C1-73　吸入 1Bq S 型 ^{228}Th 后，肺含量（^{212}Pb 测定）和每日尿液排泄量

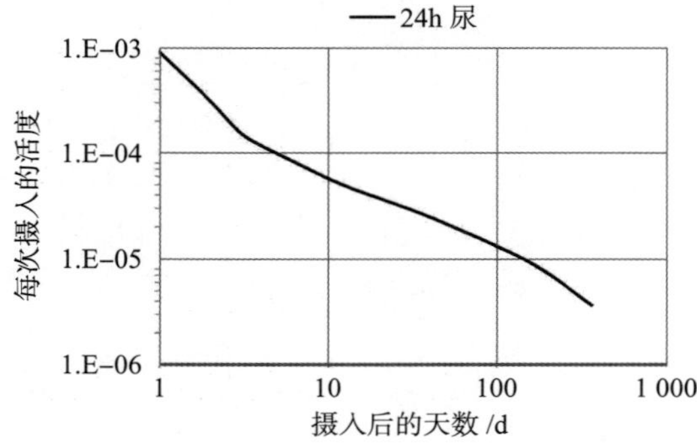

图 C1-74　吸入 1Bq 水溶性形式 ^{229}Th（包括氯化钍，柠檬酸盐，硝酸盐，硫酸盐和氟化钍）后，每日尿液排泄量

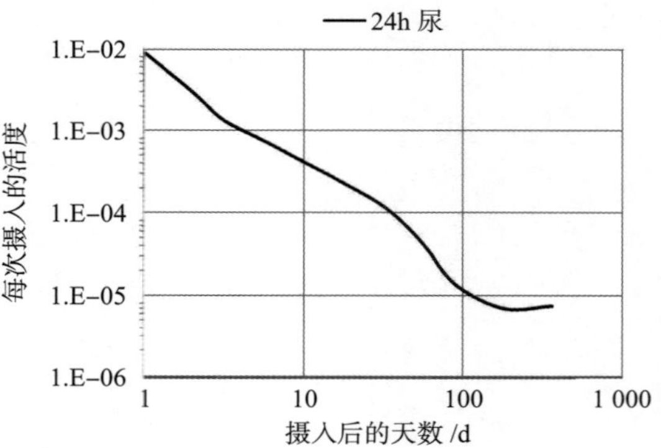

图 C1-75　吸入 1Bq F 型 ^{229}Th，每日尿液排泄量

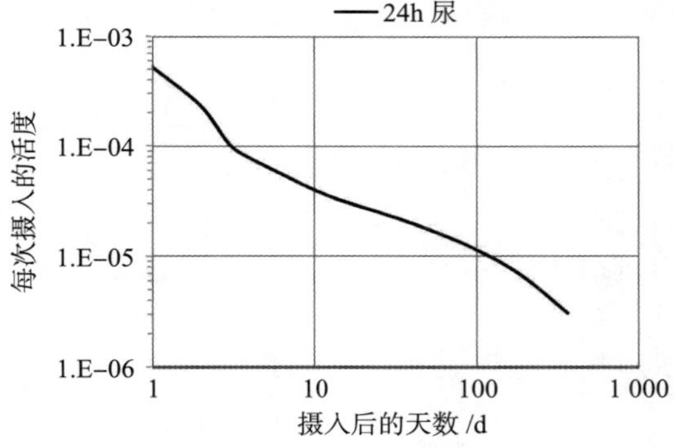

图 C1-76 吸入 1Bq M 型 ^{229}Th，每日尿液排泄量

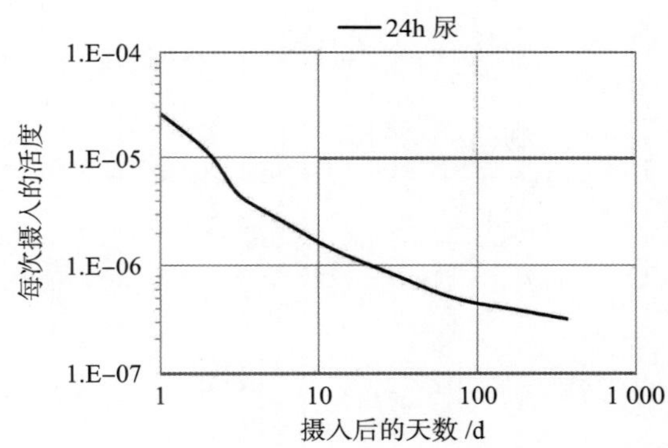

图 C1-77 吸入 1Bq S 型 ^{229}Th，每日尿液排泄量

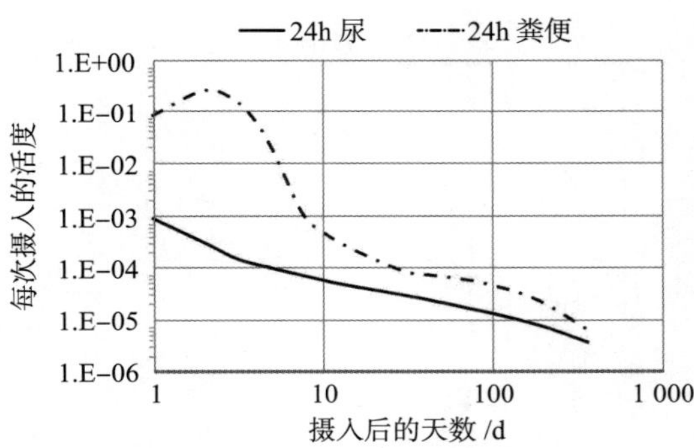

图 C1-78 吸入 1Bq 水溶性形式 ^{230}Th（包括氯化钍，柠檬酸盐，硝酸盐，硫酸盐和氟化钍）后，每日尿液和粪便排泄量

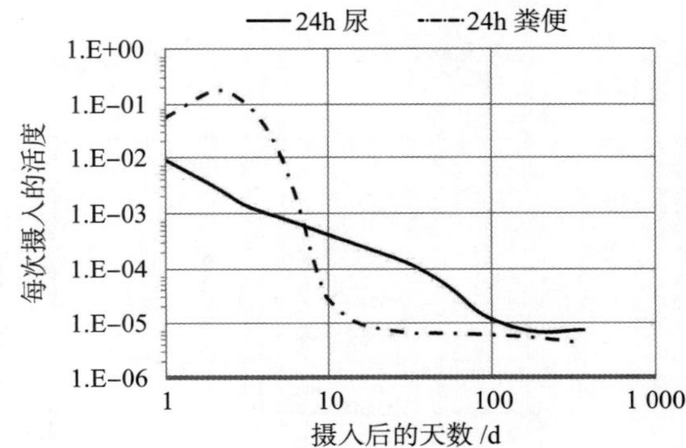

图 C1-79 吸入 1Bq F 型 ^{230}Th 后，每日尿液和粪便排泄量

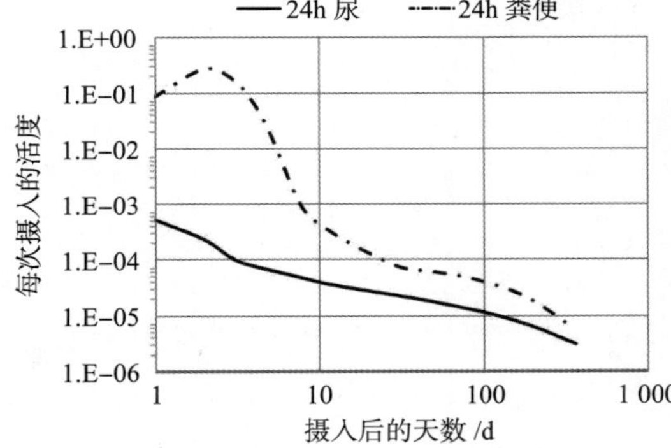

图 C1-80 吸入 1Bq M 型 ^{230}Th 后，每日尿液和粪便排泄量

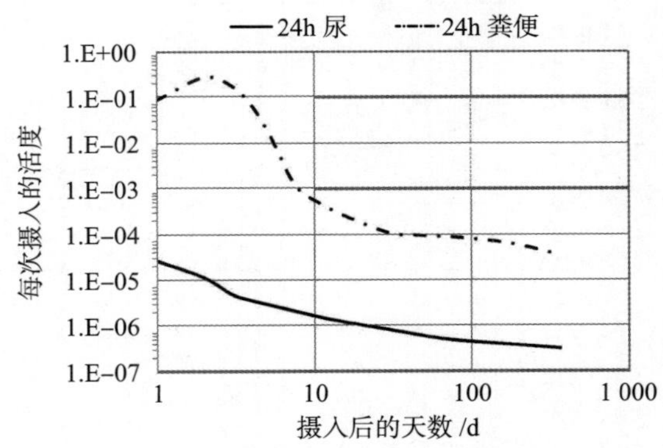

图 C1-81 吸入 1Bq S 型 ^{230}Th 后，每日尿液和粪便排泄量

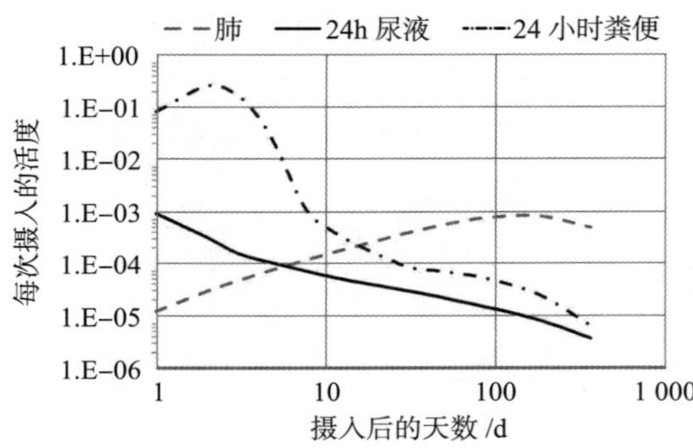

图 C1-82 吸入 1Bq 水溶性形式 ^{232}Th（包括氯化钍，柠檬酸盐，硝酸盐，硫酸盐和氟化钍）后，单位肺含量（^{228}Ac 测量），每日尿液和粪便排泄量

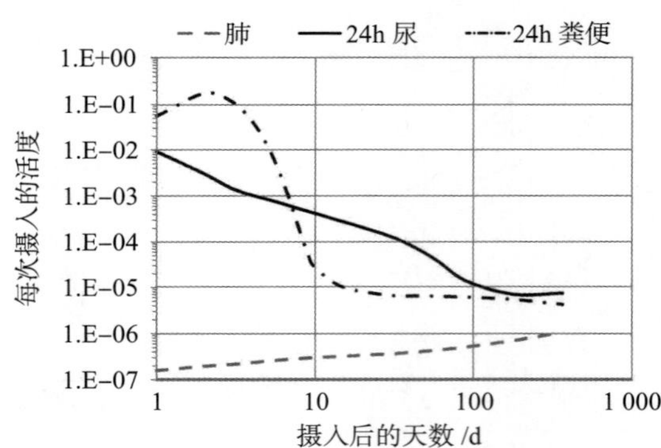

图 C1-83 吸入 1Bq F 型 ^{232}Th 后，单位肺含量（^{228}Ac 测量），每日尿液和粪便排泄量

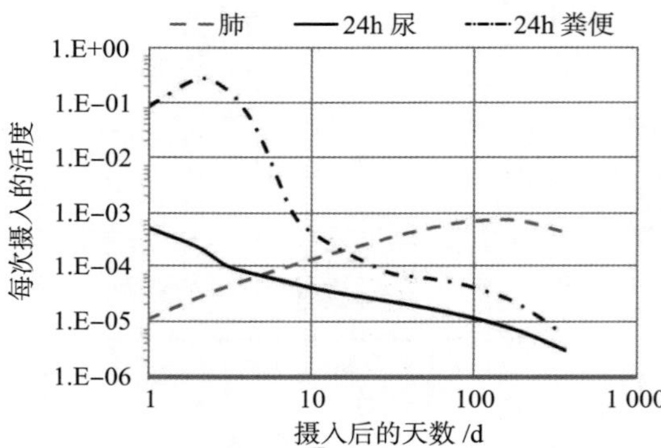

图 C1-84 吸入 1Bq M 型 ^{232}Th 后，单位肺含量（^{228}Ac 测量），每日尿液和粪便排泄量

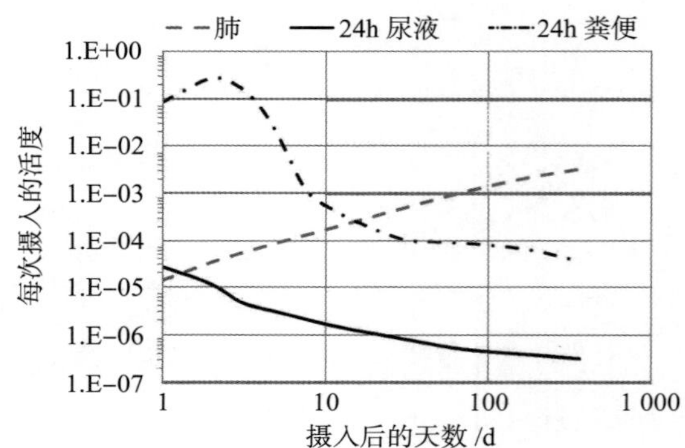

图 C1-85 吸入 1Bq S 型 ^{232}Th 后，单位肺含量（^{228}Ac 测量），每日尿液和粪便排泄量

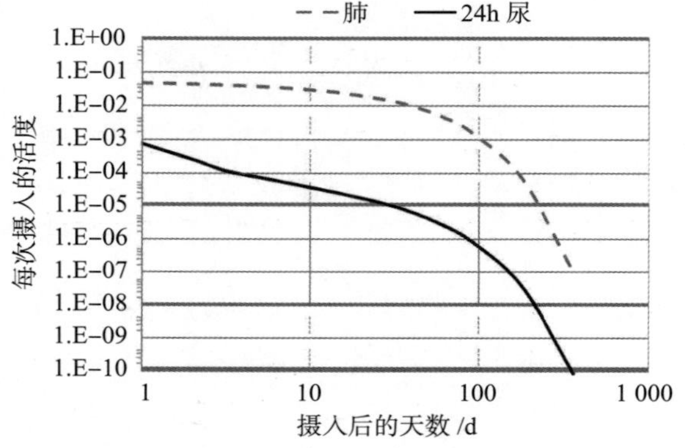

图 C1-86 吸入 1Bq 水溶性形式 ^{234}Th（包括氯化钍，柠檬酸盐，硝酸盐，硫酸盐和氟化钍）后，单位肺含量和每日尿液排泄量

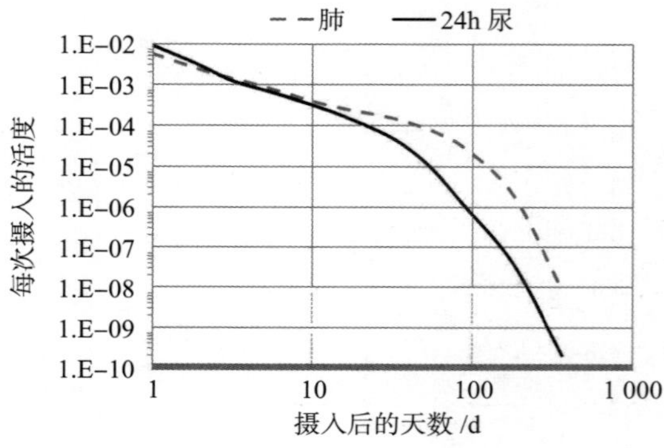

图 C1-87 吸入 1Bq F 型 ^{234}Th 后，单位肺含量和每日尿液排泄量

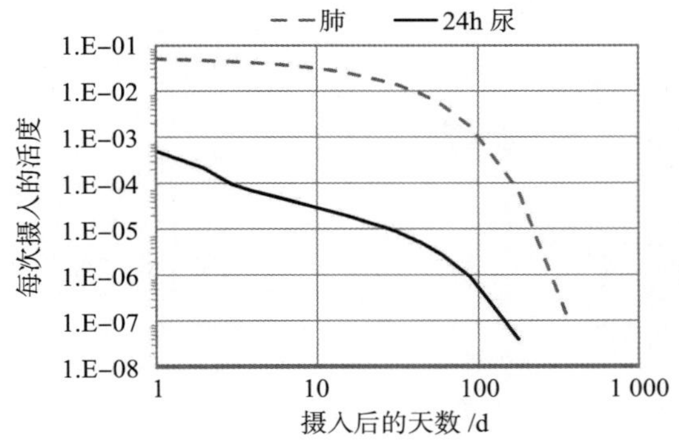

图 C1-88 吸入 1Bq M 型 ^{234}Th 后，单位肺含量和每日尿液排泄量

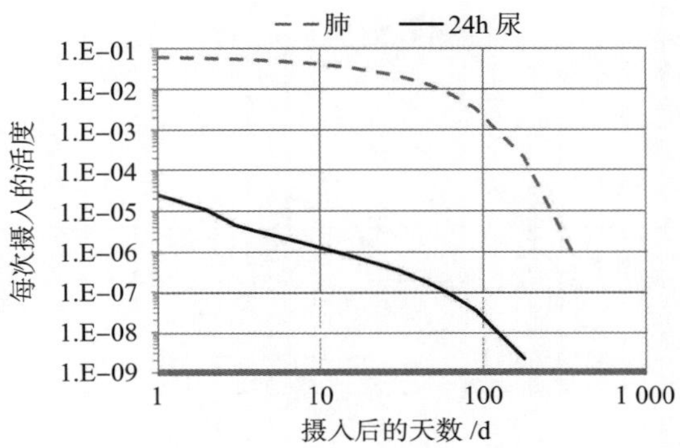

图 C1-89 吸入 1Bq S 型 ^{234}Th 后，单位肺含量和每日尿液排泄量

C.1.13 铀（Z=92）

1．剂量数据

（1）单位摄入量的待积有效剂量系数（表 C1-39 ~ 表 C1-42）

表 C1-39 吸入或食入 ^{234}U，^{235}U 和 ^{238}U 化合物单位摄入量的待积有效剂量系数

吸入颗粒物质（5μm AMAD 气溶胶）	有效剂量系数 /（Sv · Bq^{-1}）		
	^{234}U	^{235}U	^{238}U
F/M 中间型：硝酸铀酰 $UO_2(NO_3)_2$；过氧化铀水合物 UO_4；二铀酸铵；三氧化二铀 UO_3	4.1×10^{-7}	3.8×10^{-7}	3.6×10^{-7}
M/S 中间型：八氧化铀，U_4O_3；二氧化铀 UO_2	5.5×10^{-6}	5.1×10^{-6}	4.8×10^{-6}
铀铝化物 UAlX	3.0×10^{-6}	2.8×10^{-6}	2.6×10^{-6}
F 型，注意：六氟化铀，UF_6，铀酰基三丁基磷酸酯	2.5×10^{-7}	2.3×10^{-7}	2.2×10^{-7}
M 型，乙酰丙酮铀酰；使用动能穿透器产生的贫铀气溶胶；蒸发的铀金属；所有未指明的形式	1.4×10^{-6}	1.3×10^{-6}	1.2×10^{-6}
S 型	1.3×10^{-5}	1.2×10^{-5}	1.2×10^{-5}
食入的材料			
可溶形式（F 型）	3.5×10^{-8}	3.2×10^{-8}	3.1×10^{-8}
相对不溶的形式（用于吸入指定为 M 型和 S 型）	3.5×10^{-9}	3.3×10^{-9}	3.1×10^{-9}

（2）单位测量活度的待积有效剂量系数

表 C1-40 ^{234}U 每日尿液和粪排泄物中单位测量活度的待积有效剂量

单位：Sv/Bq

摄入后的时间 /d	F/M 型		M/S 型		铀化铝物	
	尿	粪	尿	粪	尿	粪
1	1.5×10^{-5}	4.9×10^{-6}	5.4×10^{-3}	6.5×10^{-5}	4.7×10^{-3}	3.6×10^{-5}
2	3.6×10^{-5}	1.6×10^{-6}	1.3×10^{-2}	2.1×10^{-5}	1.9×10^{-2}	1.1×10^{-5}
3	8.9×10^{-5}	2.4×10^{-6}	2.9×10^{-2}	3.1×10^{-5}	6.5×10^{-2}	1.7×10^{-5}
4	1.7×10^{-4}	6.4×10^{-6}	5.2×10^{-2}	8.3×10^{-5}	9.8×10^{-2}	4.5×10^{-5}
5	2.7×10^{-4}	2.2×10^{-5}	7.3×10^{-2}	2.8×10^{-4}	1.1×10^{-1}	1.5×10^{-4}
6	3.4×10^{-4}	8.7×10^{-5}	8.9×10^{-2}	9.8×10^{-4}	1.2×10^{-1}	5.3×10^{-4}
7	4.0×10^{-4}	3.5×10^{-4}	9.9×10^{-2}	2.9×10^{-3}	1.2×10^{-1}	1.6×10^{-3}
8	4.5×10^{-4}	1.2×10^{-3}	1.1×10^{-1}	5.7×10^{-3}	1.3×10^{-1}	3.0×10^{-3}
9	5.0×10^{-4}	2.5×10^{-3}	1.1×10^{-1}	8.1×10^{-3}	1.3×10^{-1}	4.3×10^{-3}
10	5.4×10^{-4}	3.6×10^{-3}	1.2×10^{-1}	1.0×10^{-2}	1.3×10^{-1}	5.3×10^{-3}
15	7.8×10^{-4}	8.3×10^{-3}	1.5×10^{-1}	2.1×10^{-2}	1.4×10^{-1}	1.1×10^{-2}
30	1.7×10^{-3}	2.4×10^{-2}	2.0×10^{-1}	5.4×10^{-2}	1.2×10^{-1}	2.8×10^{-2}
45	2.8×10^{-3}	3.1×10^{-2}	2.3×10^{-1}	6.1×10^{-2}	1.0×10^{-1}	3.2×10^{-2}
60	3.9×10^{-3}	3.8×10^{-2}	2.4×10^{-1}	6.5×10^{-2}	8.5×10^{-2}	3.4×10^{-2}
90	6.2×10^{-3}	5.7×10^{-2}	2.6×10^{-1}	7.2×10^{-2}	6.9×10^{-2}	3.9×10^{-2}
180	1.9×10^{-2}	1.8×10^{-1}	3.2×10^{-1}	9.8×10^{-2}	5.7×10^{-2}	5.7×10^{-2}
365	1.2×10^{-1}	1.9	4.6×10^{-1}	1.9×10^{-1}	7.5×10^{-2}	1.5×10^{-1}
摄入后的时间 /d	F 型		M 型		S 型	
	尿	粪	尿	粪	尿	粪
1	3.0×10^{-6}	3.4×10^{-6}	1.3×10^{-4}	1.7×10^{-5}	2.3×10^{-2}	1.5×10^{-4}
2	3.3×10^{-5}	1.1×10^{-6}	8.0×10^{-4}	5.4×10^{-6}	1.5×10^{-1}	4.9×10^{-5}
3	8.1×10^{-5}	1.7×10^{-6}	2.3×10^{-3}	8.2×10^{-6}	4.8×10^{-1}	7.5×10^{-5}
4	1.1×10^{-4}	4.4×10^{-6}	2.8×10^{-3}	2.2×10^{-5}	6.2×10^{-1}	2.0×10^{-4}
5	1.2×10^{-4}	1.5×10^{-5}	3.1×10^{-3}	7.3×10^{-5}	6.8×10^{-1}	6.6×10^{-4}
6	1.3×10^{-4}	6.3×10^{-5}	3.3×10^{-3}	2.6×10^{-4}	7.3×10^{-1}	2.3×10^{-3}
7	1.5×10^{-4}	2.8×10^{-4}	3.5×10^{-3}	8.3×10^{-4}	7.9×10^{-1}	6.8×10^{-3}
8	1.6×10^{-4}	1.4×10^{-3}	3.6×10^{-3}	1.7×10^{-3}	8.4×10^{-1}	1.3×10^{-2}
9	1.7×10^{-4}	6.2×10^{-3}	3.8×10^{-3}	2.6×10^{-3}	9.0×10^{-1}	1.9×10^{-2}

续表

摄入后的时间 /d	F 型		M 型		S 型	
	尿	粪	尿	粪	尿	粪
10	1.9×10^{-4}	2.2×10^{-2}	4.0×10^{-3}	3.2×10^{-3}	9.5×10^{-1}	2.3×10^{-2}
15	2.8×10^{-4}	7.4×10^{-2}	4.9×10^{-3}	7.0×10^{-3}	1.2	4.9×10^{-2}
30	7.5×10^{-4}	1.6×10^{-1}	7.0×10^{-3}	1.9×10^{-2}	1.9	1.2×10^{-1}
45	1.4×10^{-3}	2.6×10^{-1}	8.4×10^{-3}	2.3×10^{-2}	2.3	1.4×10^{-1}
60	2.3×10^{-3}	3.7×10^{-1}	9.5×10^{-3}	2.6×10^{-2}	2.5	1.5×10^{-1}
90	4.3×10^{-3}	6.6×10^{-1}	1.2×10^{-2}	3.3×10^{-2}	2.8	1.6×10^{-1}
180	1.7×10^{-2}	2.5	2.1×10^{-2}	6.8×10^{-2}	3.5	2.1×10^{-1}
365	9.3×10^{-2}	1.4×10^{1}	6.8×10^{-2}	2.9×10^{-1}	4.7	3.8×10^{-1}

表 C1-41 ^{235}U 全身，肺，每日尿液和粪排泄物中单位测量活度的待积有效剂量

单位：Sv/Bq

摄入后的时间 /d	F/M 型				M/S 型			
	全身	肺	尿	粪	全身	肺	尿	粪
1	6.4×10^{-7}	1.2×10^{-5}	1.4×10^{-5}	4.5×10^{-6}	8.3×10^{-6}	8.3×10^{-5}	4.9×10^{-3}	6.0×10^{-5}
2	1.2×10^{-6}	2.0×10^{-5}	3.3×10^{-5}	1.4×10^{-6}	1.5×10^{-5}	8.6×10^{-5}	1.1×10^{-2}	1.9×10^{-5}
3	3.0×10^{-6}	2.7×10^{-5}	8.2×10^{-5}	2.2×10^{-6}	3.3×10^{-5}	8.8×10^{-5}	2.7×10^{-2}	2.9×10^{-5}
4	6.6×10^{-6}	3.1×10^{-5}	1.6×10^{-4}	5.8×10^{-6}	6.0×10^{-5}	9.0×10^{-5}	4.7×10^{-2}	7.6×10^{-5}
5	1.0×10^{-5}	3.3×10^{-5}	2.4×10^{-4}	2.0×10^{-5}	7.9×10^{-5}	9.1×10^{-5}	6.7×10^{-2}	2.5×10^{-4}
6	1.2×10^{-5}	3.5×10^{-5}	3.1×10^{-4}	8.0×10^{-5}	8.6×10^{-5}	9.3×10^{-5}	8.1×10^{-2}	8.9×10^{-4}
7	1.3×10^{-5}	3.6×10^{-5}	3.7×10^{-4}	3.2×10^{-4}	8.9×10^{-5}	9.4×10^{-5}	9.1×10^{-2}	2.6×10^{-3}
8	1.4×10^{-5}	3.7×10^{-5}	4.2×10^{-4}	1.1×10^{-3}	9.1×10^{-5}	9.5×10^{-5}	9.8×10^{-2}	5.2×10^{-3}
9	1.4×10^{-5}	3.7×10^{-5}	4.6×10^{-4}	2.3×10^{-3}	9.2×10^{-5}	9.6×10^{-5}	1.0×10^{-1}	7.4×10^{-3}
10	1.5×10^{-5}	3.8×10^{-5}	5.0×10^{-4}	3.3×10^{-3}	9.3×10^{-5}	9.7×10^{-5}	1.1×10^{-1}	9.1×10^{-3}
15	1.7×10^{-5}	4.1×10^{-5}	7.2×10^{-4}	7.6×10^{-3}	9.7×10^{-5}	1.0×10^{-4}	1.3×10^{-1}	1.9×10^{-2}
30	2.2×10^{-5}	5.0×10^{-5}	1.6×10^{-3}	2.2×10^{-2}	1.0×10^{-4}	1.0×10^{-4}	1.8×10^{-1}	4.9×10^{-2}
45	2.7×10^{-5}	6.0×10^{-5}	2.6×10^{-3}	2.9×10^{-2}	1.1×10^{-4}	1.1×10^{-4}	2.1×10^{-1}	5.6×10^{-2}
60	3.2×10^{-5}	7.1×10^{-5}	3.6×10^{-3}	3.5×10^{-2}	1.1×10^{-4}	1.1×10^{-4}	2.2×10^{-1}	5.9×10^{-2}
90	4.1×10^{-5}	1.0×10^{-4}	5.7×10^{-3}	5.2×10^{-2}	1.2×10^{-4}	1.2×10^{-4}	2.4×10^{-1}	6.6×10^{-2}
180	7.2×10^{-5}	2.9×10^{-4}	1.7×10^{-2}	1.7×10^{-1}	1.4×10^{-4}	1.5×10^{-4}	3.0×10^{-1}	9.0×10^{-2}
365	1.1×10^{-4}	2.4×10^{-3}	1.1×10^{-1}	1.8	2.0×10^{-4}	2.1×10^{-4}	4.2×10^{-1}	1.7×10^{-1}

续表

摄入后的时间 /d	铀化铝物				F 型			
	全身	肺	尿	粪	全身	肺	尿	粪
1	4.5×10^{-6}	4.4×10^{-5}	4.3×10^{-3}	3.3×10^{-5}	4.3×10^{-7}	7.4×10^{-4}	2.7×10^{-6}	3.1×10^{-6}
2	8.3×10^{-6}	4.6×10^{-5}	1.7×10^{-2}	1.0×10^{-5}	8.2×10^{-7}	1.1×10^{-3}	3.0×10^{-5}	9.9×10^{-7}
3	1.8×10^{-5}	4.7×10^{-5}	6.0×10^{-2}	1.6×10^{-5}	1.9×10^{-6}	1.4×10^{-3}	7.4×10^{-5}	1.5×10^{-6}
4	3.2×10^{-5}	4.8×10^{-5}	8.9×10^{-2}	4.1×10^{-5}	3.7×10^{-6}	1.6×10^{-3}	9.7×10^{-5}	4.0×10^{-6}
5	4.2×10^{-5}	4.8×10^{-5}	1.0×10^{-1}	1.4×10^{-4}	5.2×10^{-6}	1.9×10^{-3}	1.1×10^{-4}	1.4×10^{-5}
6	4.6×10^{-5}	4.9×10^{-5}	1.1×10^{-1}	4.8×10^{-4}	6.0×10^{-6}	2.1×10^{-3}	1.2×10^{-4}	5.7×10^{-5}
7	4.8×10^{-5}	5.0×10^{-5}	1.1×10^{-1}	1.4×10^{-3}	6.4×10^{-6}	2.3×10^{-3}	1.3×10^{-4}	2.6×10^{-4}
8	4.8×10^{-5}	5.0×10^{-5}	1.1×10^{-1}	2.8×10^{-3}	6.8×10^{-6}	2.4×10^{-3}	1.5×10^{-4}	1.2×10^{-3}
9	4.9×10^{-5}	5.1×10^{-5}	1.2×10^{-1}	3.9×10^{-3}	7.1×10^{-6}	2.6×10^{-3}	1.6×10^{-4}	5.7×10^{-3}
10	5.0×10^{-5}	5.1×10^{-5}	1.2×10^{-1}	4.8×10^{-3}	7.4×10^{-6}	2.8×10^{-3}	1.7×10^{-4}	2.0×10^{-2}
15	5.1×10^{-5}	5.3×10^{-5}	1.3×10^{-1}	1.0×10^{-2}	8.9×10^{-6}	3.4×10^{-3}	2.6×10^{-4}	6.8×10^{-2}
30	5.4×10^{-5}	5.5×10^{-5}	1.1×10^{-1}	2.6×10^{-2}	1.3×10^{-5}	5.3×10^{-3}	6.9×10^{-4}	1.5×10^{-1}
45	5.6×10^{-5}	5.7×10^{-5}	9.2×10^{-2}	2.9×10^{-2}	1.6×10^{-5}	7.9×10^{-3}	1.3×10^{-3}	2.4×10^{-1}
60	5.8×10^{-5}	6.0×10^{-5}	7.8×10^{-2}	3.1×10^{-2}	1.9×10^{-5}	1.1×10^{-2}	2.1×10^{-3}	3.3×10^{-1}
90	6.3×10^{-5}	6.5×10^{-5}	6.3×10^{-2}	3.5×10^{-2}	2.4×10^{-5}	2.0×10^{-2}	3.9×10^{-3}	6.0×10^{-1}
180	8.3×10^{-5}	8.6×10^{-5}	5.2×10^{-2}	5.2×10^{-2}	3.3×10^{-5}	4.2×10^{-2}	1.5×10^{-2}	2.3
365	1.5×10^{-4}	1.7×10^{-4}	6.9×10^{-2}	1.3×10^{-1}	4.0×10^{-5}	4.9×10^{-2}	8.5×10^{-2}	1.3×10^{1}
摄入后时间 /d	M 型				S 型			
	全身	肺	尿	粪	全身	肺	尿	粪
1	2.2×10^{-6}	2.6×10^{-5}	1.1×10^{-4}	1.6×10^{-5}	2.0×10^{-5}	2.0×10^{-4}	2.1×10^{-2}	1.4×10^{-4}
2	4.1×10^{-6}	2.7×10^{-5}	7.3×10^{-4}	4.9×10^{-6}	3.7×10^{-5}	2.0×10^{-4}	1.4×10^{-1}	4.5×10^{-5}
3	9.0×10^{-6}	2.8×10^{-5}	2.1×10^{-3}	7.5×10^{-6}	7.9×10^{-5}	2.1×10^{-4}	4.4×10^{-1}	6.8×10^{-5}
4	1.7×10^{-5}	2.9×10^{-5}	2.6×10^{-3}	2.0×10^{-5}	1.4×10^{-4}	2.1×10^{-4}	5.7×10^{-1}	1.8×10^{-4}
5	2.2×10^{-5}	2.9×10^{-5}	2.8×10^{-3}	6.7×10^{-5}	1.9×10^{-4}	2.1×10^{-4}	6.2×10^{-1}	6.0×10^{-4}
6	2.5×10^{-5}	3.0×10^{-5}	3.0×10^{-3}	2.4×10^{-4}	2.0×10^{-4}	2.2×10^{-4}	6.7×10^{-1}	2.1×10^{-3}
7	2.6×10^{-5}	3.0×10^{-5}	3.2×10^{-3}	7.5×10^{-4}	2.1×10^{-4}	2.2×10^{-4}	7.2×10^{-1}	6.2×10^{-3}
8	2.7×10^{-5}	3.1×10^{-5}	3.3×10^{-3}	1.6×10^{-3}	2.1×10^{-4}	2.2×10^{-4}	7.7×10^{-1}	1.2×10^{-2}
9	2.7×10^{-5}	3.1×10^{-5}	3.5×10^{-3}	2.4×10^{-3}	2.2×10^{-4}	2.2×10^{-4}	8.2×10^{-1}	1.7×10^{-2}
10	2.8×10^{-5}	3.2×10^{-5}	3.7×10^{-3}	3.0×10^{-3}	2.2×10^{-4}	2.3×10^{-4}	8.7×10^{-1}	2.1×10^{-2}
15	3.0×10^{-5}	3.3×10^{-5}	4.5×10^{-3}	6.4×10^{-3}	2.3×10^{-4}	2.3×10^{-4}	1.1	4.5×10^{-2}
30	3.3×10^{-5}	3.7×10^{-5}	6.4×10^{-3}	1.7×10^{-2}	2.4×10^{-4}	2.4×10^{-4}	1.8	1.1×10^{-1}
45	3.7×10^{-5}	4.2×10^{-5}	7.6×10^{-3}	2.1×10^{-2}	2.4×10^{-4}	2.5×10^{-4}	2.1	1.3×10^{-1}

续表

摄入后时间 /d	M 型				S 型			
	全身	肺	尿	粪	全身	肺	尿	粪
60	4.1×10^{-5}	4.6×10^{-5}	8.7×10^{-3}	2.4×10^{-2}	2.5×10^{-4}	2.6×10^{-4}	2.3	1.4×10^{-1}
90	4.9×10^{-5}	5.7×10^{-5}	1.1×10^{-2}	3.0×10^{-2}	2.7×10^{-4}	2.7×10^{-4}	2.6	1.5×10^{-1}
180	8.4×10^{-5}	1.0×10^{-4}	2.0×10^{-2}	6.2×10^{-2}	3.1×10^{-4}	3.2×10^{-4}	3.2	2.0×10^{-1}
365	2.1×10^{-4}	3.4×10^{-4}	6.2×10^{-2}	2.7×10^{-1}	4.1×10^{-4}	4.2×10^{-4}	4.3	3.5×10^{-1}

表 C1–42 ^{238}U 全身，肺（测量 ^{234}Th），每日尿液和粪排泄物中单位测量活度的待积有效剂量

单位：Sv/Bq

摄入后时间 /d	F/M 型			M/S 型		
	肺	尿	粪	肺	尿	粪
1	4.0×10^{-4}	1.3×10^{-5}	4.3×10^{-6}	2.8×10^{-3}	4.6×10^{-3}	5.6×10^{-5}
2	3.3×10^{-4}	3.1×10^{-5}	1.4×10^{-6}	1.5×10^{-3}	1.1×10^{-2}	1.8×10^{-5}
3	3.0×10^{-4}	7.7×10^{-5}	2.1×10^{-6}	1.0×10^{-3}	2.5×10^{-2}	2.7×10^{-5}
4	2.7×10^{-4}	1.5×10^{-4}	5.5×10^{-6}	7.8×10^{-4}	4.5×10^{-2}	7.1×10^{-5}
5	2.3×10^{-4}	2.3×10^{-4}	1.9×10^{-5}	6.5×10^{-4}	6.3×10^{-2}	2.4×10^{-4}
6	2.1×10^{-4}	3.0×10^{-4}	7.5×10^{-5}	5.5×10^{-4}	7.7×10^{-2}	8.4×10^{-4}
7	1.9×10^{-4}	3.5×10^{-4}	3.0×10^{-4}	4.9×10^{-4}	8.6×10^{-2}	2.5×10^{-3}
8	1.7×10^{-4}	3.9×10^{-4}	1.0×10^{-3}	4.4×10^{-4}	9.3×10^{-2}	4.9×10^{-3}
9	1.6×10^{-4}	4.3×10^{-4}	2.1×10^{-3}	4.0×10^{-4}	9.8×10^{-2}	7.0×10^{-3}
10	1.4×10^{-4}	4.7×10^{-4}	3.1×10^{-3}	3.7×10^{-4}	1.0×10^{-1}	8.7×10^{-3}
15	1.1×10^{-4}	6.8×10^{-4}	7.2×10^{-3}	2.7×10^{-4}	1.3×10^{-1}	1.8×10^{-2}
30	8.2×10^{-5}	1.5×10^{-3}	2.1×10^{-2}	1.7×10^{-4}	1.7×10^{-1}	4.6×10^{-2}
45	7.8×10^{-5}	2.4×10^{-3}	2.7×10^{-2}	1.4×10^{-4}	2.0×10^{-1}	5.3×10^{-2}
60	8.2×10^{-5}	3.4×10^{-3}	3.3×10^{-2}	1.3×10^{-4}	2.1×10^{-1}	5.6×10^{-2}
90	1.0×10^{-4}	5.4×10^{-3}	4.9×10^{-2}	1.2×10^{-4}	2.3×10^{-1}	6.2×10^{-2}
180	2.8×10^{-4}	1.6×10^{-2}	1.6×10^{-1}	1.4×10^{-4}	2.8×10^{-1}	8.5×10^{-2}
365	2.3×10^{-3}	1.1×10^{-1}	1.7	2.0×10^{-4}	4.0×10^{-1}	1.6×10^{-1}

摄入后的时间 /d	铀化铝物			F 型		
	肺	尿	粪	肺	尿	粪
1	1.5×10^{-3}	4.0×10^{-3}	3.1×10^{-5}	7.3×10^{-3}	2.6×10^{-6}	3.0×10^{-6}
2	7.7×10^{-4}	1.6×10^{-2}	9.7×10^{-6}	9.0×10^{-3}	2.9×10^{-5}	9.5×10^{-7}
3	5.3×10^{-4}	5.6×10^{-2}	1.5×10^{-5}	9.6×10^{-3}	7.2×10^{-5}	1.5×10^{-6}
4	4.1×10^{-4}	8.4×10^{-2}	3.9×10^{-5}	9.5×10^{-3}	9.3×10^{-5}	3.9×10^{-6}

续表

摄入后的时间 /d	铀化铝物			F 型		
	肺	尿	粪	肺	尿	粪
5	3.4×10^{-4}	9.4×10^{-2}	1.3×10^{-4}	9.3×10^{-3}	1.1×10^{-4}	1.4×10^{-5}
6	2.9×10^{-4}	1.0×10^{-1}	4.6×10^{-4}	9.2×10^{-3}	1.2×10^{-4}	5.5×10^{-5}
7	2.6×10^{-4}	1.0×10^{-1}	1.3×10^{-3}	9.2×10^{-3}	1.3×10^{-4}	2.5×10^{-4}
8	2.3×10^{-4}	1.1×10^{-1}	2.6×10^{-3}	9.2×10^{-3}	1.4×10^{-4}	1.2×10^{-3}
9	2.1×10^{-4}	1.1×10^{-1}	3.7×10^{-3}	9.2×10^{-3}	1.5×10^{-4}	5.5×10^{-3}
10	1.9×10^{-4}	1.1×10^{-1}	4.6×10^{-3}	9.3×10^{-3}	1.7×10^{-4}	1.9×10^{-2}
15	1.4×10^{-4}	1.2×10^{-1}	9.6×10^{-3}	9.9×10^{-3}	2.5×10^{-4}	6.5×10^{-2}
30	9.0×10^{-5}	1.1×10^{-1}	2.4×10^{-2}	1.3×10^{-2}	6.6×10^{-4}	1.4×10^{-1}
45	7.4×10^{-5}	8.7×10^{-2}	2.8×10^{-2}	1.6×10^{-2}	1.3×10^{-3}	2.3×10^{-1}
60	6.8×10^{-5}	7.3×10^{-2}	2.9×10^{-2}	2.1×10^{-2}	2.0×10^{-3}	3.2×10^{-1}
90	6.6×10^{-5}	5.9×10^{-2}	3.3×10^{-2}	3.4×10^{-2}	3.8×10^{-3}	5.8×10^{-1}
180	8.2×10^{-5}	4.9×10^{-2}	4.9×10^{-2}	7.9×10^{-2}	1.5×10^{-2}	2.2
365	1.6×10^{-4}	6.5×10^{-2}	1.3×10^{-1}	1.0×10^{-1}	8.2×10^{-2}	1.2×10^{1}
摄入后的时间 /d	M 型			S 型		
	肺	尿	粪	肺	尿	粪
1	8.6×10^{-4}	1.1×10^{-4}	1.5×10^{-5}	6.6×10^{-3}	2.0×10^{-2}	1.4×10^{-4}
2	4.6×10^{-4}	6.9×10^{-4}	4.7×10^{-6}	3.4×10^{-3}	1.4×10^{-1}	4.3×10^{-5}
3	3.2×10^{-4}	2.0×10^{-3}	7.1×10^{-6}	2.4×10^{-3}	4.2×10^{-1}	6.6×10^{-5}
4	2.5×10^{-4}	2.4×10^{-3}	1.9×10^{-5}	1.9×10^{-3}	5.4×10^{-1}	1.7×10^{-4}
5	2.1×10^{-4}	2.6×10^{-3}	6.3×10^{-5}	1.5×10^{-3}	6.0×10^{-1}	5.8×10^{-4}
6	1.8×10^{-4}	2.8×10^{-3}	2.3×10^{-4}	1.3×10^{-3}	6.4×10^{-1}	2.0×10^{-3}
7	1.6×10^{-4}	3.0×10^{-3}	7.1×10^{-4}	1.2×10^{-3}	6.9×10^{-1}	6.0×10^{-3}
8	1.4×10^{-4}	3.1×10^{-3}	1.5×10^{-3}	1.0×10^{-3}	7.4×10^{-1}	1.2×10^{-2}
9	1.3×10^{-4}	3.3×10^{-3}	2.2×10^{-3}	9.4×10^{-4}	7.9×10^{-1}	1.7×10^{-2}
10	1.2×10^{-4}	3.5×10^{-3}	2.8×10^{-3}	8.6×10^{-4}	8.3×10^{-1}	2.0×10^{-2}
15	9.0×10^{-5}	4.2×10^{-3}	6.0×10^{-3}	6.3×10^{-4}	1.1	4.3×10^{-2}
30	6.1×10^{-5}	6.0×10^{-3}	1.6×10^{-2}	4.0×10^{-4}	1.7	1.1×10^{-1}
45	5.4×10^{-5}	7.2×10^{-3}	2.0×10^{-2}	3.3×10^{-4}	2.0	1.2×10^{-1}
60	5.3×10^{-5}	8.2×10^{-3}	2.2×10^{-2}	3.0×10^{-4}	2.2	1.3×10^{-1}
90	5.8×10^{-5}	1.0×10^{-2}	2.8×10^{-2}	2.8×10^{-4}	2.5	1.4×10^{-1}
180	9.8×10^{-5}	1.8×10^{-2}	5.8×10^{-2}	3.1×10^{-4}	3.1	1.9×10^{-1}
365	3.2×10^{-4}	5.9×10^{-2}	2.5×10^{-1}	4.1×10^{-4}	4.1	3.3×10^{-1}

2．单位摄入活度随时间的变化曲线（图 C1-90 ~ 图 C1-107）

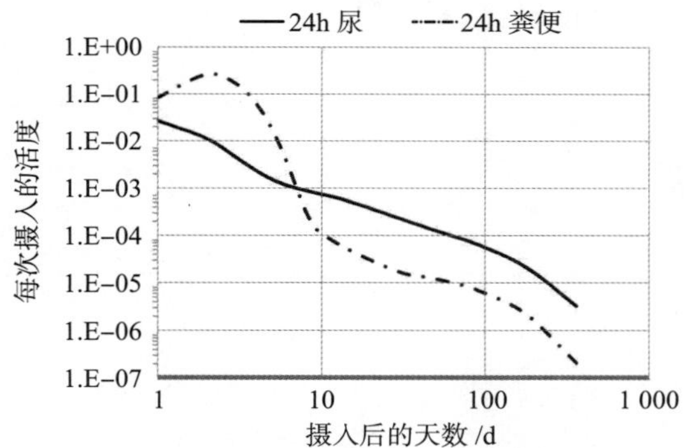

图 C1-90 吸入 1Bq F/M 型 ^{234}U 后每日尿液和粪便排泄量

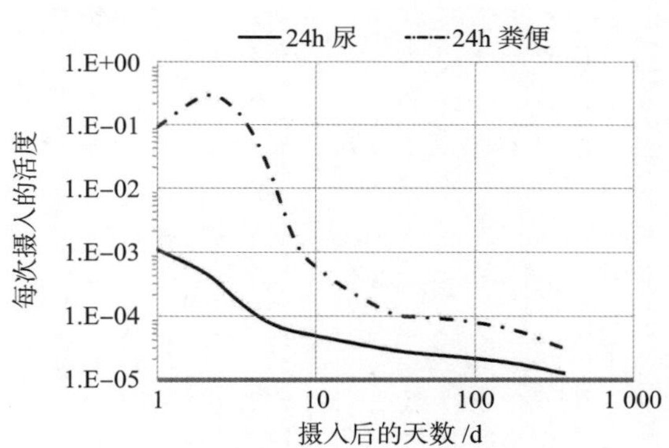

图 C1-91 吸入 1Bq M/S 型 ^{234}U 后每日尿液和粪便排泄量

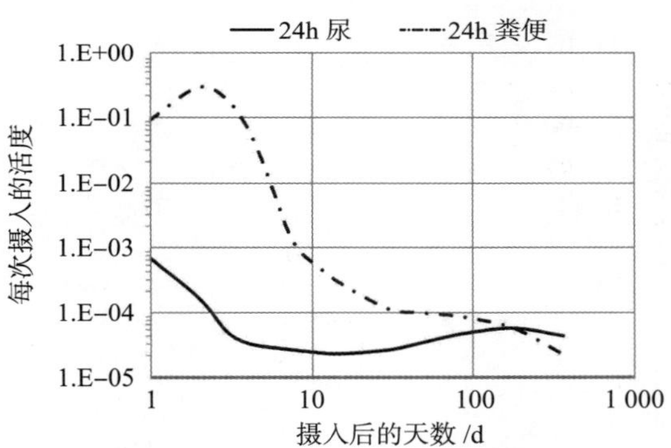

图 C1-92 吸入 1Bq 铀铝 ^{234}U 后每日尿液和粪便排泄量

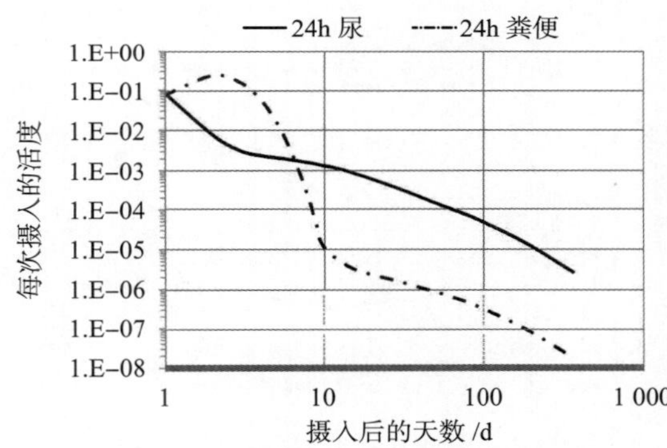

图 C1-93 吸入 1Bq F 型 ^{234}U 后每日尿液和粪便排泄量

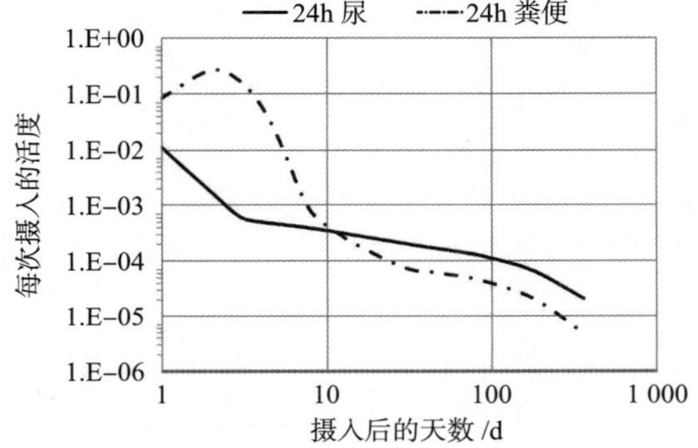

图 C1-94 吸入 1Bq M 型 ^{234}U 后每日尿液和粪便排泄量

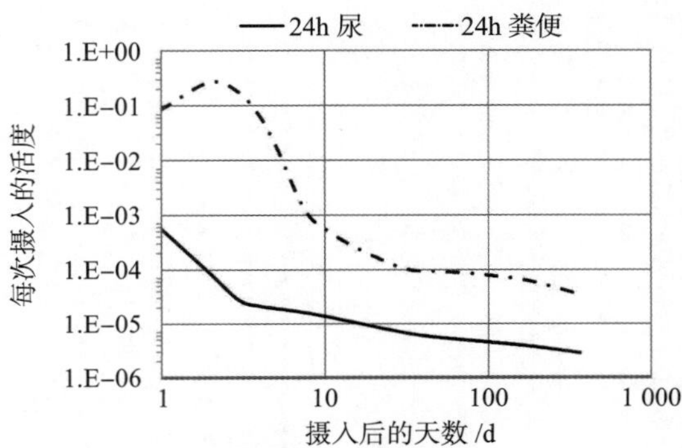

图 C1-95 吸入 1Bq S 型 ^{234}U 后每日尿液和粪便排泄量

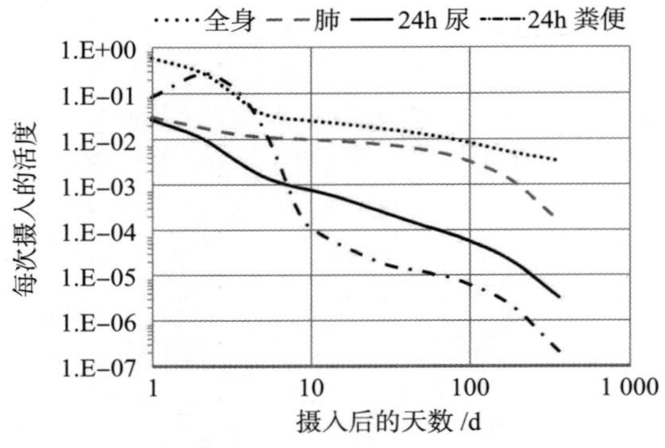

图 C1-96　吸入 1Bq F/M 型 ^{235}U 后，单位全身和肺含量及每日尿和粪排泄量

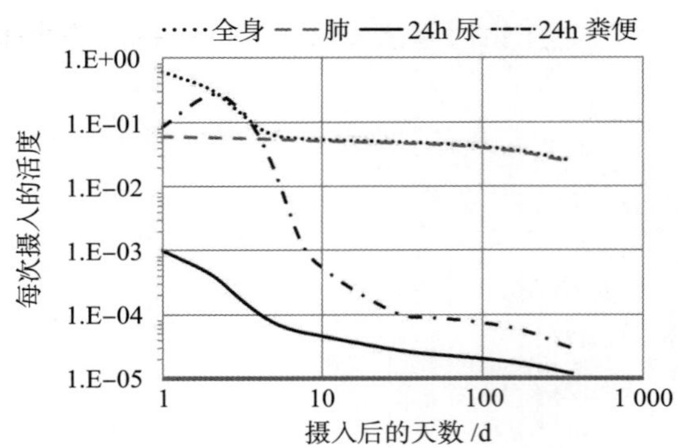

图 C1-97　吸入 1Bq M/S 型 ^{235}U 后，单位全身和肺含量及每日尿和粪排泄量

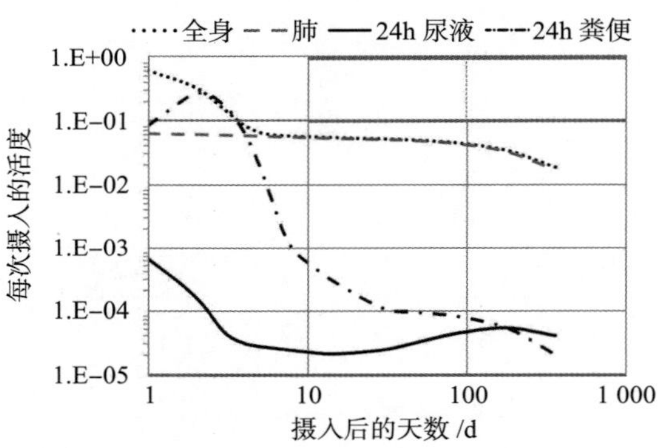

图 C1-98　吸入 1Bq 铀铝 ^{235}U 后，单位全身和肺含量及每日尿和粪排泄量

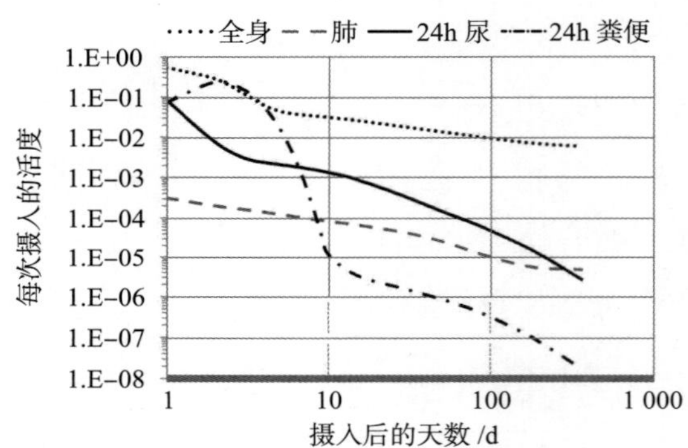

图 C1-99　吸入 1Bq F 型 ^{235}U 后，单位全身和肺含量及每日尿和粪排泄量

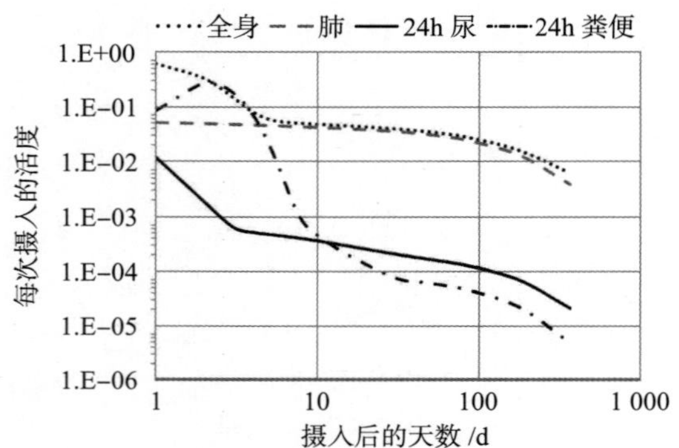

图 C1-100　吸入 1Bq M 型 ^{235}U 后，单位全身和肺含量及每日尿和粪排泄量

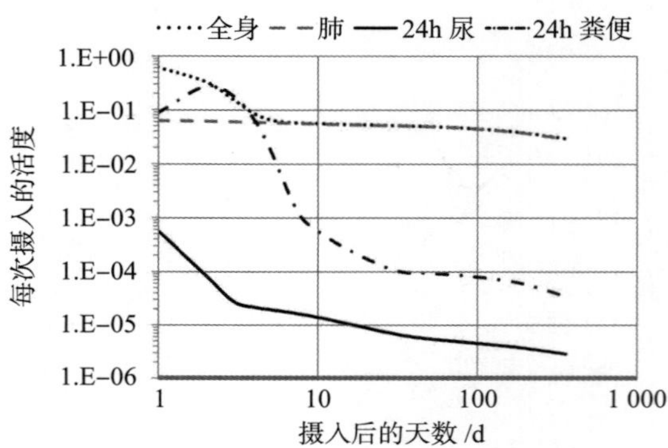

图 C1-101　吸入 1Bq S 型 ^{235}U 后，单位全身和肺含量及每日尿和粪排泄量

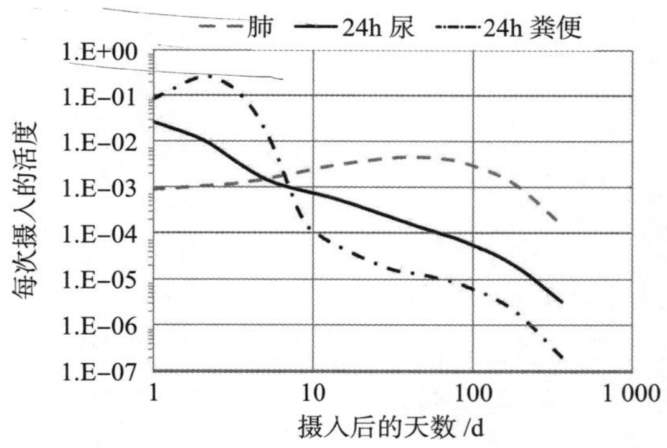

图 C1-102 吸入 1Bq F/M 型 ^{238}U 后，单位肺含量（^{234}Th 测量）及每日尿和粪便排泄

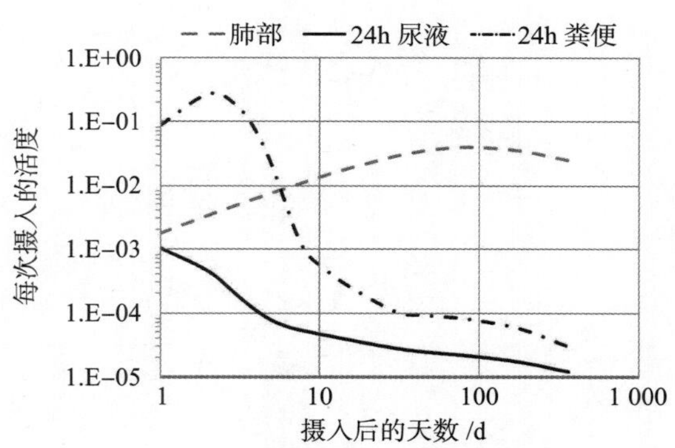

图 C1-103 吸入 1Bq M/S 型 ^{238}U 后，单位肺含量（^{234}Th 测量）及每日尿和粪便排泄

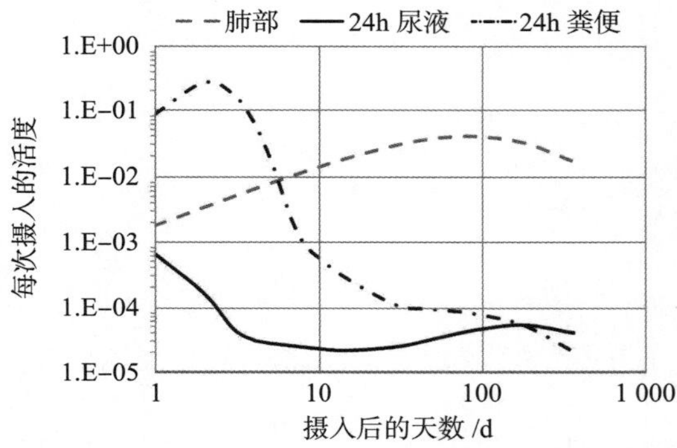

图 C1-104 吸入 1Bq 铀铝 ^{238}U 后，单位肺含量（^{234}Th 测量）及每日尿和粪排泄量

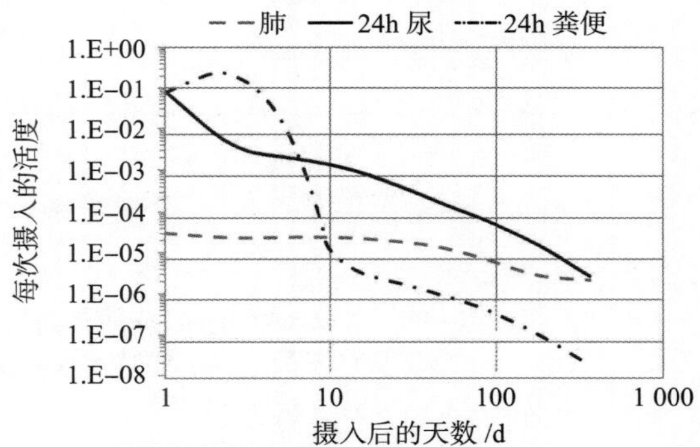

图 C1-105 吸入 1Bq F 型 ^{238}U 后，单位肺含量（^{234}Th 测量）及每日尿和粪排泄量

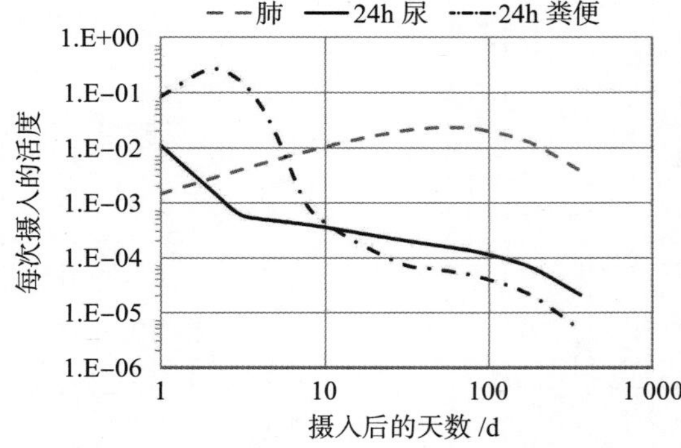

图 C1-106 吸入 1Bq M 型 ^{238}U 后，单位肺含量（^{234}Th 测量）及每日尿和粪排泄量

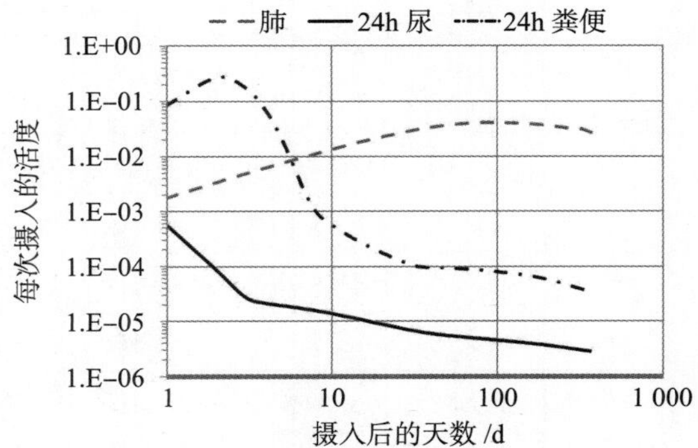

图 C1-107 吸入 1Bq S 型 ^{238}U 后，单位肺含量（^{234}Th 测量）及每日尿和粪排泄量

C.1.14 镎（Z=93）

1．剂量数据

（1）单位摄入量的待积有效剂量系数（表 C1–43）

表 C1–43 吸入或食入 ^{237}Np 和 ^{239}Np 的化合物单位摄入量的待积有效剂量系数

类型	有效剂量系数 /（Sv · Bq^{-1}）	
	^{237}Np	^{239}Np
吸入颗粒物质（5μm AMAD 气溶胶）		
硝酸镎	1.0×10^{-5}	2.0×10^{-10}
F 型，氯化铯，硝酸盐，硫酸盐	1.3×10^{-5}	1.4×10^{-10}
M 型，辐照燃料碎片；所有未指明的形态	4.3×10^{-6}	3.1×10^{-10}
S 型	1.4×10^{-5}	3.5×10^{-10}
食入的材料		
所有的化合物	3.8×10^{-8}	8.5×10^{-11}

（2）单位测量活度的待积有效剂量系数（表 C1–44，表 C1–45）

表 C1–44 全身、肺和每日尿液和粪便排泄物中单位活度 ^{237}Np 的待积有效剂量；参考工作人员在轻工作时吸入的 5μm 活度中值空气动力学直径气溶胶

单位：Sv/Bq

摄入后时间 /d	硝酸镎				F 型			
	全身	肺	尿	粪	全身	肺	尿	粪
1	1.7×10^{-5}	4.8×10^{-4}	3.5×10^{-4}	1.5×10^{-4}	2.2×10^{-5}	2.9×10^{-3}	3.1×10^{-4}	2.0×10^{-4}
2	2.9×10^{-5}	5.3×10^{-4}	1.1×10^{-3}	4.7×10^{-5}	3.6×10^{-5}	6.8×10^{-3}	9.7×10^{-4}	6.5×10^{-5}
3	5.1×10^{-5}	5.6×10^{-4}	2.5×10^{-3}	7.1×10^{-5}	5.8×10^{-5}	1.1×10^{-2}	2.2×10^{-3}	9.9×10^{-5}
4	7.1×10^{-5}	5.9×10^{-4}	4.3×10^{-3}	1.9×10^{-4}	7.6×10^{-5}	1.6×10^{-2}	3.8×10^{-3}	2.6×10^{-4}
5	8.1×10^{-5}	6.0×10^{-4}	6.6×10^{-3}	6.5×10^{-4}	8.5×10^{-5}	2.2×10^{-2}	5.9×10^{-3}	9.1×10^{-4}
6	8.5×10^{-5}	6.2×10^{-4}	9.9×10^{-3}	2.5×10^{-3}	8.7×10^{-5}	2.9×10^{-2}	8.9×10^{-3}	3.7×10^{-3}
7	8.6×10^{-5}	6.3×10^{-4}	1.4×10^{-2}	9.1×10^{-3}	8.9×10^{-5}	3.5×10^{-2}	1.3×10^{-2}	1.6×10^{-2}
8	8.7×10^{-5}	6.4×10^{-4}	2.0×10^{-2}	2.5×10^{-2}	8.9×10^{-5}	4.2×10^{-2}	1.9×10^{-2}	7.1×10^{-2}
9	8.7×10^{-5}	6.5×10^{-4}	2.8×10^{-2}	4.3×10^{-2}	8.9×10^{-5}	4.8×10^{-2}	2.7×10^{-2}	2.6×10^{-1}
10	8.8×10^{-5}	6.6×10^{-4}	3.7×10^{-2}	5.8×10^{-2}	9.0×10^{-5}	5.2×10^{-2}	3.6×10^{-2}	6.8×10^{-1}
15	8.9×10^{-5}	7.0×10^{-4}	8.1×10^{-2}	1.3×10^{-1}	9.0×10^{-5}	6.2×10^{-2}	8.8×10^{-2}	2.7
30	9.0×10^{-5}	7.8×10^{-4}	1.3×10^{-1}	3.3×10^{-1}	9.1×10^{-5}	6.8×10^{-2}	1.7×10^{-1}	3.6

续表

摄入后时间 /d	硝酸镎				F 型			
	全身	肺	尿	粪	全身	肺	尿	粪
45	9.1×10^{-5}	8.7×10^{-4}	1.7×10^{-1}	4.0×10^{-1}	9.2×10^{-5}	7.3×10^{-2}	2.4×10^{-1}	3.7
60	9.2×10^{-5}	9.6×10^{-4}	2.1×10^{-1}	4.5×10^{-1}	9.2×10^{-5}	7.9×10^{-2}	3.0×10^{-1}	3.8
90	9.4×10^{-5}	1.2×10^{-3}	2.6×10^{-1}	5.5×10^{-1}	9.3×10^{-5}	8.9×10^{-2}	3.9×10^{-1}	4.0
180	9.8×10^{-5}	2.2×10^{-3}	3.8×10^{-1}	1.0	9.5×10^{-5}	1.2×10^{-1}	5.1×10^{-1}	4.7
365	1.0×10^{-4}	6.9×10^{-3}	5.9×10^{-1}	3.0	9.8×10^{-5}	1.8×10^{-1}	6.6×10^{-1}	6.1

摄入后时间 /d	M 型				S 型			
	全身	肺	尿	粪	全身	肺	尿	粪
1	7.1×10^{-6}	8.6×10^{-5}	1.4×10^{-3}	5.1×10^{-5}	2.3×10^{-5}	2.3×10^{-4}	9.2×10^{-2}	1.7×10^{-4}
2	1.3×10^{-5}	9.0×10^{-5}	3.2×10^{-3}	1.6×10^{-5}	4.3×10^{-5}	2.3×10^{-4}	2.1×10^{-1}	5.3×10^{-5}
3	2.9×10^{-5}	9.3×10^{-5}	7.8×10^{-3}	2.5×10^{-5}	9.2×10^{-5}	2.4×10^{-4}	5.4×10^{-1}	8.0×10^{-5}
4	5.1×10^{-5}	9.5×10^{-5}	1.2×10^{-2}	6.5×10^{-5}	1.6×10^{-4}	2.4×10^{-4}	8.9×10^{-1}	2.1×10^{-4}
5	6.7×10^{-5}	9.7×10^{-5}	1.7×10^{-2}	2.2×10^{-4}	2.2×10^{-4}	2.5×10^{-4}	1.3	7.0×10^{-4}
6	7.3×10^{-5}	9.9×10^{-5}	2.3×10^{-2}	8.0×10^{-4}	2.4×10^{-4}	2.5×10^{-4}	1.8	2.5×10^{-3}
7	7.5×10^{-5}	1.0×10^{-4}	2.8×10^{-2}	2.5×10^{-3}	2.4×10^{-4}	2.6×10^{-4}	2.4	7.2×10^{-3}
8	7.7×10^{-5}	1.0×10^{-4}	3.4×10^{-2}	5.3×10^{-3}	2.5×10^{-4}	2.6×10^{-4}	3.0	1.4×10^{-2}
9	7.8×10^{-5}	1.0×10^{-4}	3.9×10^{-2}	7.8×10^{-3}	2.5×10^{-4}	2.6×10^{-4}	3.7	2.0×10^{-2}
10	7.8×10^{-5}	1.1×10^{-4}	4.4×10^{-2}	9.8×10^{-3}	2.5×10^{-4}	2.6×10^{-4}	4.3	2.5×10^{-2}
15	8.1×10^{-5}	1.1×10^{-4}	5.6×10^{-2}	2.1×10^{-2}	2.6×10^{-4}	2.7×10^{-4}	6.0	5.2×10^{-2}
30	8.5×10^{-5}	1.2×10^{-4}	6.5×10^{-2}	5.7×10^{-2}	2.7×10^{-4}	2.8×10^{-4}	7.0	1.3×10^{-1}
45	8.9×10^{-5}	1.4×10^{-4}	7.3×10^{-2}	6.9×10^{-2}	2.8×10^{-4}	2.9×10^{-4}	7.4	1.5×10^{-1}
60	9.2×10^{-5}	1.5×10^{-4}	8.0×10^{-2}	7.8×10^{-2}	2.9×10^{-4}	3.0×10^{-4}	7.7	1.6×10^{-1}
90	9.8×10^{-5}	1.9×10^{-4}	9.7×10^{-2}	9.8×10^{-2}	3.1×10^{-4}	3.2×10^{-4}	8.2	1.7×10^{-1}
180	1.1×10^{-4}	3.4×10^{-4}	1.6×10^{-1}	2.0×10^{-1}	3.6×10^{-4}	3.7×10^{-4}	9.4	2.3×10^{-1}
365	1.3×10^{-4}	1.1×10^{-3}	3.8×10^{-1}	8.1×10^{-1}	4.6×10^{-4}	5.0×10^{-4}	1.2×10^{1}	4.1×10^{-1}

表 C1–45 全身、肺和每日尿液和粪便排泄物中单位活度 ^{239}Np 的待积有效剂量；参考工作人员在轻工作时吸入的 5μm 活度中值空气动力学直径气溶胶

单位：Sv/Bq

摄入后时间 /d	硝酸镎				F 型			
	全身	肺	尿	粪	全身	肺	尿	粪
1	4.5×10^{-10}	1.2×10^{-8}	9.2×10^{-9}	3.8×10^{-9}	3.1×10^{-10}	4.0×10^{-8}	4.4×10^{-9}	2.9×10^{-9}
2	1.0×10^{-9}	1.9×10^{-8}	3.8×10^{-8}	1.6×10^{-9}	6.8×10^{-10}	1.3×10^{-7}	1.8×10^{-8}	1.2×10^{-9}
3	2.4×10^{-9}	2.6×10^{-8}	1.2×10^{-7}	3.3×10^{-9}	1.5×10^{-9}	2.8×10^{-7}	5.7×10^{-8}	2.5×10^{-9}

续表

摄入后时间 /d	硝酸镎				F 型			
	全身	肺	尿	粪	全身	肺	尿	粪
4	4.5×10^{-9}	3.7×10^{-8}	2.7×10^{-7}	1.2×10^{-8}	2.6×10^{-9}	5.5×10^{-7}	1.3×10^{-7}	8.9×10^{-9}
5	6.8×10^{-9}	5.1×10^{-8}	5.6×10^{-7}	5.4×10^{-8}	3.9×10^{-9}	1.0×10^{-6}	2.7×10^{-7}	4.2×10^{-8}
6	9.6×10^{-9}	7.0×10^{-8}	1.1×10^{-6}	2.8×10^{-7}	5.4×10^{-9}	1.8×10^{-6}	5.5×10^{-7}	2.3×10^{-7}
7	1.3×10^{-8}	9.6×10^{-8}	2.2×10^{-6}	1.4×10^{-6}	7.3×10^{-9}	2.9×10^{-6}	1.1×10^{-6}	1.3×10^{-6}
8	1.8×10^{-8}	1.3×10^{-7}	4.2×10^{-6}	5.0×10^{-6}	9.8×10^{-9}	4.6×10^{-6}	2.1×10^{-6}	7.8×10^{-6}
9	2.4×10^{-8}	1.8×10^{-7}	7.6×10^{-6}	1.2×10^{-5}	1.3×10^{-8}	7.0×10^{-6}	3.9×10^{-6}	3.9×10^{-5}
10	3.2×10^{-8}	2.4×10^{-7}	1.3×10^{-5}	2.1×10^{-5}	1.8×10^{-8}	1.0×10^{-5}	7.1×10^{-6}	1.4×10^{-4}
15	1.4×10^{-7}	1.1×10^{-6}	1.3×10^{-4}	2.0×10^{-4}	7.8×10^{-8}	5.4×10^{-5}	7.6×10^{-5}	2.4×10^{-3}
30	1.2×10^{-5}	1.0×10^{-4}	1.8×10^{-2}	4.4×10^{-2}	6.5×10^{-6}	4.9×10^{-3}	1.2×10^{-2}	2.6×10^{-1}
45	9.9×10^{-4}	9.4×10^{-3}	1.9	N/A	5.4×10^{-4}	4.3×10^{-1}	N/A	N/A
60	8.3×10^{-2}	8.6×10^{-1}	N/A	N/A	4.5×10^{-2}	N/A	N/A	N/A
90	N/A	N/A	N/A	N/A	N/A	N/A	N/A	N/A
180	N/A	N/A	N/A	N/A	N/A	N/A	N/A	N/A
365	N/A	N/A	N/A	N/A	N/A	N/A	N/A	N/A

摄入后时间 /d	M 型				S 型			
	全身	肺	尿	粪	全身	肺	尿	粪
1	6.8×10^{-10}	8.2×10^{-9}	1.4×10^{-7}	5.0×10^{-9}	7.7×10^{-10}	7.6×10^{-9}	3.1×10^{-6}	5.5×10^{-9}
2	1.7×10^{-9}	1.2×10^{-8}	4.2×10^{-7}	2.1×10^{-9}	1.9×10^{-9}	1.1×10^{-8}	9.6×10^{-6}	2.4×10^{-9}
3	5.0×10^{-9}	1.6×10^{-8}	1.4×10^{-6}	4.3×10^{-9}	5.5×10^{-9}	1.4×10^{-8}	3.2×10^{-5}	4.8×10^{-9}
4	1.2×10^{-8}	2.2×10^{-8}	2.9×10^{-6}	1.5×10^{-8}	1.3×10^{-8}	2.0×10^{-8}	7.2×10^{-5}	1.7×10^{-8}
5	2.1×10^{-8}	3.0×10^{-8}	5.3×10^{-6}	6.9×10^{-8}	2.3×10^{-8}	2.7×10^{-8}	1.4×10^{-4}	7.6×10^{-8}
6	3.1×10^{-8}	4.2×10^{-8}	9.5×10^{-6}	3.3×10^{-7}	3.4×10^{-8}	3.7×10^{-8}	2.6×10^{-4}	3.6×10^{-7}
7	4.2×10^{-8}	5.7×10^{-8}	1.6×10^{-5}	1.4×10^{-6}	4.8×10^{-8}	5.0×10^{-8}	4.7×10^{-4}	1.4×10^{-6}
8	5.8×10^{-8}	7.7×10^{-8}	2.6×10^{-5}	4.0×10^{-6}	6.5×10^{-8}	6.8×10^{-8}	7.9×10^{-4}	3.7×10^{-6}
9	7.9×10^{-8}	1.1×10^{-7}	4.0×10^{-5}	7.9×10^{-6}	8.8×10^{-8}	9.2×10^{-8}	1.3×10^{-3}	7.1×10^{-6}
10	1.1×10^{-7}	1.4×10^{-7}	6.0×10^{-5}	1.3×10^{-5}	1.2×10^{-7}	1.2×10^{-7}	2.0×10^{-3}	1.2×10^{-5}
15	4.8×10^{-7}	6.6×10^{-7}	3.3×10^{-4}	1.2×10^{-4}	5.4×10^{-7}	5.5×10^{-7}	1.2×10^{-2}	1.1×10^{-4}
30	4.2×10^{-5}	6.1×10^{-5}	3.2×10^{-2}	2.8×10^{-2}	4.6×10^{-5}	4.8×10^{-5}	1.2	2.2×10^{-2}
45	3.6×10^{-3}	5.6×10^{-3}	2.9	2.8	3.9×10^{-3}	4.1×10^{-3}	N/A	2.1
60	3.1×10^{-1}	5.1×10^{-1}	N/A	N/A	3.3×10^{-1}	3.4×10^{-1}	N/A	N/A
90	N/A	N/A	N/A	N/A	N/A	N/A	N/A	N/A
180	N/A	N/A	N/A	N/A	N/A	N/A	N/A	N/A
365	N/A	N/A	N/A	N/A	N/A	N/A	N/A	N/A

2．每次单位摄入活度随时间的变化曲线（图 C1-108～图 C1-115）

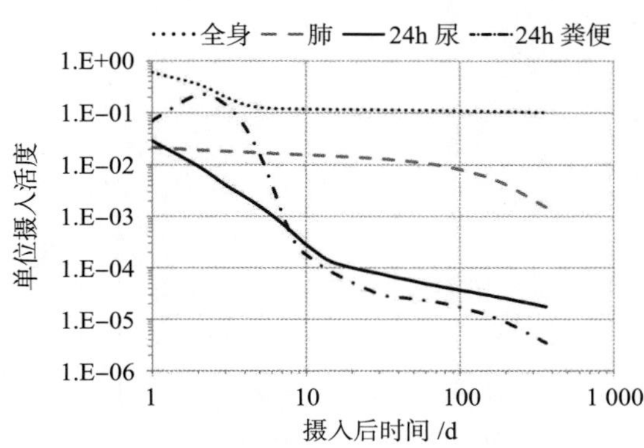

图 C1-108　吸入 1Bq^{237}Np 硝酸盐后，全身和肺含量以及每日尿粪排泄量

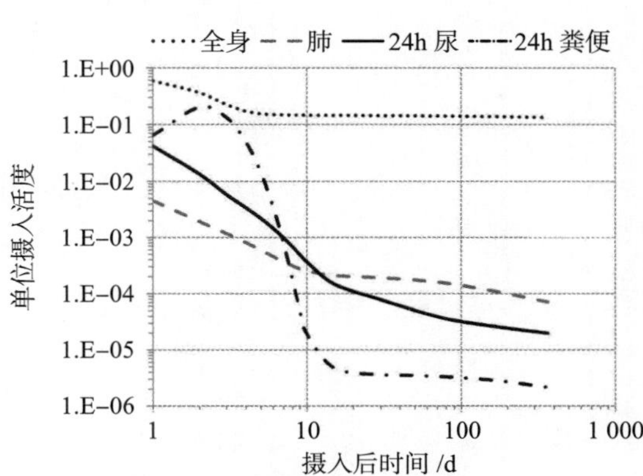

图 C1-109　吸入 1Bq^{237}Np F 型后，全身和肺含量以及每日尿粪排泄量

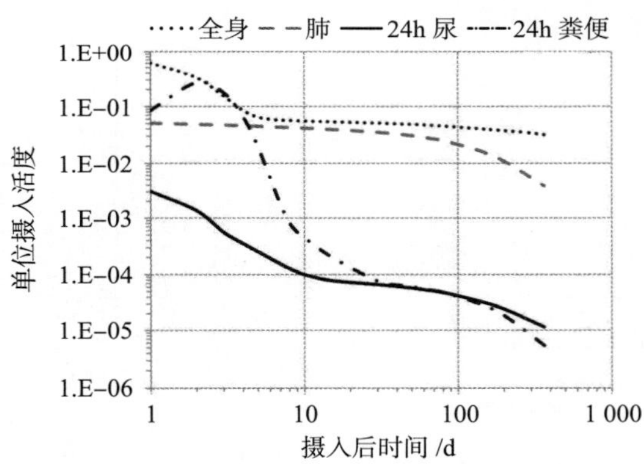

图 C1-110　吸入 1Bq^{237}Np M 型后，全身和肺含量以及每日尿粪排泄量

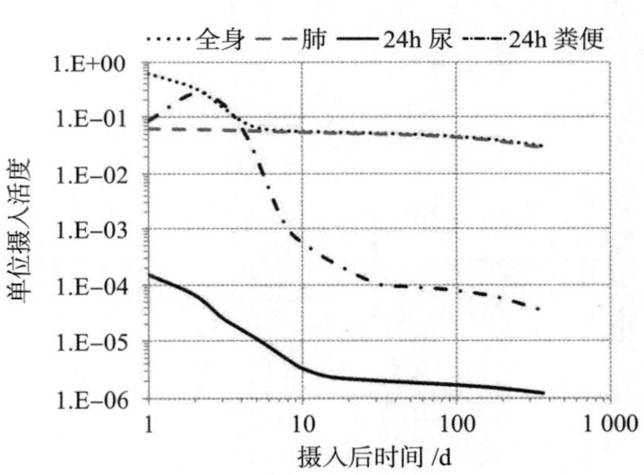

图 C1-111　吸入 1Bq^{237}Np S 型后，全身和肺含量以及每日尿粪排泄量

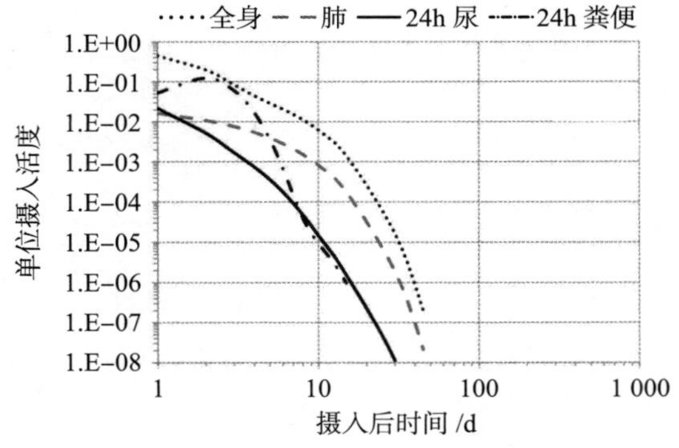

图 C1-112　吸入 1Bq^{239}Np 硝酸盐后，全身和肺含量以及每日尿粪排泄量

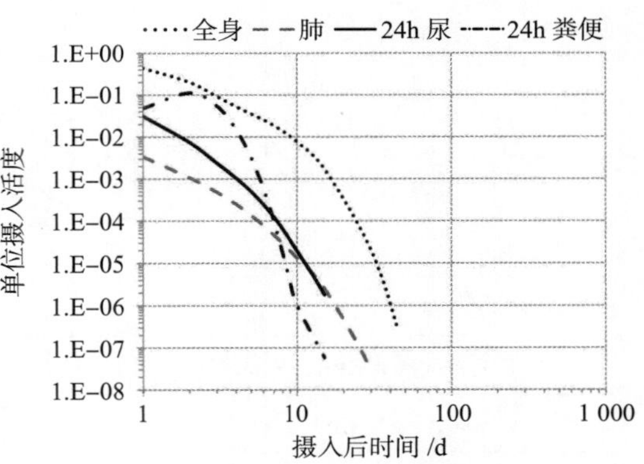

图 C1-113　吸入 1Bq^{239}Np F 型后，全身和肺含量以及每日尿粪排泄量

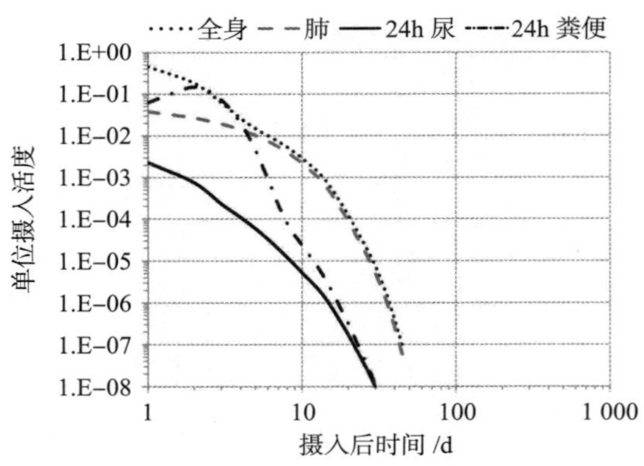

图 C1-114　吸入 1Bq^{239}Np M 型后，全身和肺含量以及每日尿粪排泄量

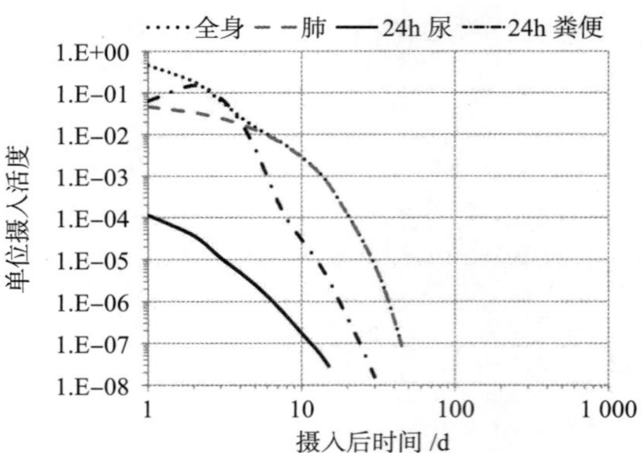

图 C1-115　吸入 1Bq^{239}Np M 型后，全身和肺含量以及每日尿粪排泄量

C.1.15　钚（Z=94）

1. 剂量数据

（1）单位摄入量的待积有效剂量系数（表 C1-46）

表 C1-46　吸入或食入 ^{238}Pu，^{239}Pu，^{240}Pu，and ^{241}Pu 化合物的单位摄入量有效剂量系数

吸入颗粒物质（5μm AMAD 气溶胶）	有效剂量系数 /（Sv · Bq^{-1}）			
	^{238}Pu	^{239}Pu	^{240}Pu	^{241}Pu
硝酸钚，$Pu(NO_3)_4$	1.2×10^{-5}	1.3×10^{-5}	1.3×10^{-6}	1.1×10^{-7}
^{239}Pu 二氧化物，$^{239}PuO_2$；混合氧化物中的钚［（UO_2+PuO_2）或（U，Pu）O_2］	2.3×10^{-5}	2.5×10^{-5}	2.5×10^{-6}	4.4×10^{-7}
^{238}Pu 二氧化物、$^{238}PuO_2$ 陶瓷	1.1×10^{-5}	—	—	—
^{238}Pu 二氧化物、$^{238}PuO_2$ 非陶瓷	1.1×10^{-5}	—	—	—
1-nm 二氧化钚纳米颗粒，1-nm PuO_2	1.6×10^{-5}	1.6×10^{-5}	1.7×10^{-6}	1.9×10^{-7}
F 型	1.8×10^{-5}	1.9×10^{-5}	1.9×10^{-5}	2.2×10^{-7}
M 型，柠檬酸钚；三丁基磷酸钚（Pu-TBP）；氯化钚（$PuCl_3$）	1.2×10^{-5}	1.4×10^{-5}	1.4×10^{-5}	1.3×10^{-7}
S 型	1.7×10^{-5}	1.7×10^{-5}	1.8×10^{-6}	2.2×10^{-7}
食入的材料				
可溶性形式（硝酸盐，氯化物，碳酸氢盐）	1.1×10^{-7}	1.2×10^{-7}	1.2×10^{-7}	1.1×10^{-9}
不溶形式（氧化物）	2.2×10^{-9}	2.4×10^{-9}	2.4×10^{-9}	2.3×10^{-11}
所有其他未明确的化学形式	1.1×10^{-7}	1.2×10^{-7}	1.2×10^{-7}	1.1×10^{-9}

（2）单位测量活度的待积有效剂量系数（表 C1–47 ~ 表 C1–50）

表 C1–47 ^{238}Pu 每日尿液和粪排泄物中单位测量活度的待积有效剂量

单位：Sv/Bq

摄入后时间 /d	硝酸钚			二氧化钚等			二氧化物（陶瓷）		
	肺	尿	粪	肺	尿	粪	肺	尿	粪
1	2.0×10^{-4}	5.6×10^{-1}	1.4×10^{-4}	3.7×10^{-4}	5.6×10^{1}	2.7×10^{-4}	1.8×10^{-4}	2.1×10^{4}	1.3×10^{-4}
2	2.2×10^{-4}	3.0×10^{-1}	4.4×10^{-5}	3.8×10^{-4}	3.0×10^{1}	8.6×10^{-5}	1.8×10^{-4}	6.9×10^{3}	4.1×10^{-5}
3	2.3×10^{-4}	3.1×10^{-1}	6.8×10^{-5}	3.9×10^{-4}	3.1×10^{1}	1.3×10^{-4}	1.9×10^{-4}	4.0×10^{3}	6.3×10^{-5}
4	2.4×10^{-4}	3.6×10^{-1}	1.8×10^{-4}	4.0×10^{-4}	3.6×10^{1}	3.4×10^{-4}	1.9×10^{-4}	2.7×10^{3}	1.6×10^{-4}
5	2.5×10^{-4}	4.5×10^{-1}	6.0×10^{-4}	4.1×10^{-4}	4.5×10^{1}	1.2×10^{-3}	1.9×10^{-4}	2.1×10^{3}	5.5×10^{-4}
6	2.6×10^{-4}	5.6×10^{-1}	2.1×10^{-3}	4.1×10^{-4}	5.7×10^{1}	4.1×10^{-3}	2.0×10^{-4}	1.6×10^{3}	1.9×10^{-3}
7	2.7×10^{-4}	6.9×10^{-1}	6.6×10^{-3}	4.2×10^{-4}	7.1×10^{1}	1.2×10^{-2}	2.0×10^{-4}	1.4×10^{3}	5.7×10^{-3}
8	2.7×10^{-4}	8.3×10^{-1}	1.4×10^{-2}	4.2×10^{-4}	8.8×10^{1}	2.3×10^{-2}	2.0×10^{-4}	1.2×10^{3}	1.1×10^{-2}
9	2.7×10^{-4}	9.9×10^{-1}	2.0×10^{-2}	4.3×10^{-4}	1.1×10^{2}	3.3×10^{-2}	2.0×10^{-4}	1.0×10^{3}	1.6×10^{-2}
10	2.8×10^{-4}	1.1	2.5×10^{-2}	4.3×10^{-4}	1.2×10^{2}	4.1×10^{-2}	2.0×10^{-4}	8.9×10^{2}	1.9×10^{-2}
15	2.9×10^{-4}	1.8	5.4×10^{-2}	4.4×10^{-4}	2.1×10^{2}	8.5×10^{-2}	2.1×10^{-4}	5.5×10^{2}	4.1×10^{-2}
30	3.1×10^{-4}	2.7	1.4×10^{-1}	4.6×10^{-4}	3.7×10^{2}	2.2×10^{-1}	2.2×10^{-4}	2.5×10^{2}	1.0×10^{-1}
45	3.3×10^{-4}	3.1	1.6×10^{-1}	4.7×10^{-4}	4.6×10^{2}	2.4×10^{-1}	2.3×10^{-4}	1.6×10^{2}	1.2×10^{-1}
60	3.5×10^{-4}	3.3	1.8×10^{-1}	4.9×10^{-4}	5.2×10^{2}	2.6×10^{-1}	2.3×10^{-4}	1.2×10^{2}	1.2×10^{-1}
90	3.9×10^{-4}	3.6	2.1×10^{-1}	5.1×10^{-4}	5.9×10^{2}	2.8×10^{-1}	2.5×10^{-4}	7.7×10^{1}	1.3×10^{-1}
180	5.5×10^{-4}	4.3	3.2×10^{-1}	6.0×10^{-4}	7.2×10^{2}	3.7×10^{-1}	2.9×10^{-4}	4.2×10^{1}	1.8×10^{-1}
365	1.0×10^{-3}	5.2	7.8×10^{-1}	7.9×10^{-4}	7.8×10^{2}	6.5×10^{-1}	4.0×10^{-4}	2.6×10^{1}	3.3×10^{-1}

摄入后时间 /d	二氧化物（非陶瓷）			纳米颗粒			F 型		
	肺	尿	粪	肺	尿	粪	肺	尿	粪
1	1.7×10^{-4}	3.4×10^{1}	1.2×10^{-4}	3.2×10^{-4}	2.2×10^{-1}	1.8×10^{-4}	4.0×10^{-4}	1.7×10^{-1}	2.1×10^{-4}
2	1.7×10^{-4}	1.5×10^{1}	3.9×10^{-5}	4.1×10^{-4}	1.2×10^{-1}	5.9×10^{-5}	6.0×10^{-4}	9.2×10^{-2}	6.6×10^{-5}
3	1.8×10^{-4}	1.2×10^{1}	6.0×10^{-5}	5.0×10^{-4}	1.2×10^{-1}	8.9×10^{-5}	9.0×10^{-4}	9.4×10^{-2}	1.0×10^{-4}
4	1.8×10^{-4}	1.1×10^{1}	1.6×10^{-4}	6.0×10^{-4}	1.4×10^{-1}	2.4×10^{-4}	1.3×10^{-3}	1.1×10^{-1}	2.6×10^{-4}
5	1.8×10^{-4}	1.0×10^{1}	5.2×10^{-4}	6.8×10^{-4}	1.7×10^{-1}	8.0×10^{-4}	2.0×10^{-3}	1.4×10^{-1}	9.1×10^{-4}
6	1.9×10^{-4}	1.0×10^{1}	1.8×10^{-3}	7.6×10^{-4}	2.2×10^{-1}	3.0×10^{-3}	2.9×10^{-3}	1.8×10^{-1}	3.5×10^{-3}
7	1.9×10^{-4}	9.6	5.4×10^{-3}	8.2×10^{-4}	2.8×10^{-1}	1.1×10^{-2}	4.2×10^{-3}	2.2×10^{-1}	1.4×10^{-2}

续表

摄入后时间/d	二氧化物（非陶瓷）			纳米颗粒			F型		
	肺	尿	粪	肺	尿	粪	肺	尿	粪
8	1.9×10^{-4}	9.3	1.1×10^{-2}	8.7×10^{-4}	3.4×10^{-1}	2.8×10^{-2}	6.1×10^{-3}	2.8×10^{-1}	4.6×10^{-2}
9	1.9×10^{-4}	9.0	1.5×10^{-2}	9.1×10^{-4}	4.1×10^{-1}	4.9×10^{-2}	8.6×10^{-3}	3.4×10^{-1}	1.1×10^{-1}
10	2.0×10^{-4}	8.7	1.8×10^{-2}	9.5×10^{-4}	4.8×10^{-1}	6.7×10^{-2}	1.2×10^{-2}	4.0×10^{-1}	1.8×10^{-1}
15	2.0×10^{-4}	7.7	3.9×10^{-2}	1.0×10^{-3}	8.3×10^{-1}	1.5×10^{-1}	3.9×10^{-2}	7.1×10^{-1}	4.7×10^{-1}
30	2.2×10^{-4}	5.9	1.0×10^{-1}	1.2×10^{-3}	1.5	3.8×10^{-1}	8.9×10^{-2}	1.4	1.1
45	2.3×10^{-4}	4.9	1.1×10^{-1}	1.3×10^{-3}	1.9	5.1×10^{-1}	1.0×10^{-1}	1.9	2.0
60	2.4×10^{-4}	4.4	1.2×10^{-1}	1.5×10^{-3}	2.2	6.1×10^{-1}	1.1×10^{-1}	2.3	3.5
90	2.7×10^{-4}	3.7	1.4×10^{-1}	1.8×10^{-3}	2.7	8.2×10^{-1}	1.1×10^{-1}	2.9	7.5
180	4.1×10^{-4}	3.3	2.4×10^{-1}	3.2×10^{-3}	3.8	1.6	1.1×10^{-1}	4.3	1.2×10^{1}
365	1.0×10^{-3}	4.0	7.3×10^{-1}	9.9×10^{-3}	5.0	5.0	1.1×10^{-1}	5.4	1.3×10^{1}

摄入后时间/d	M型			S型		
	肺	尿	粪	肺	尿	粪
1	2.1×10^{-4}	5.7×10^{-1}	1.5×10^{-4}	2.7×10^{-4}	1.6×10^{1}	2.0×10^{-4}
2	2.3×10^{-4}	3.1×10^{-1}	4.7×10^{-5}	2.8×10^{-4}	8.4	6.2×10^{-5}
3	2.5×10^{-4}	3.1×10^{-1}	7.1×10^{-5}	2.8×10^{-4}	8.6	9.4×10^{-5}
4	2.6×10^{-4}	3.6×10^{-1}	1.9×10^{-4}	2.9×10^{-4}	1.0×10^{1}	2.5×10^{-4}
5	2.7×10^{-4}	4.3×10^{-1}	6.2×10^{-4}	2.9×10^{-4}	1.2×10^{1}	8.3×10^{-4}
6	2.8×10^{-4}	5.3×10^{-1}	2.2×10^{-3}	3.0×10^{-4}	1.5×10^{1}	2.9×10^{-3}
7	2.8×10^{-4}	6.3×10^{-1}	6.9×10^{-3}	3.0×10^{-4}	1.9×10^{1}	8.6×10^{-3}
8	2.9×10^{-4}	7.5×10^{-1}	1.4×10^{-2}	3.1×10^{-4}	2.3×10^{1}	1.7×10^{-2}
9	3.0×10^{-4}	8.7×10^{-1}	2.1×10^{-2}	3.1×10^{-4}	2.7×10^{1}	2.4×10^{-2}
10	3.0×10^{-4}	9.7×10^{-1}	2.7×10^{-2}	3.1×10^{-4}	3.1×10^{1}	2.9×10^{-2}
15	3.2×10^{-4}	1.4	5.8×10^{-2}	3.2×10^{-4}	4.7×10^{1}	6.2×10^{-2}
30	3.6×10^{-4}	1.8	1.5×10^{-1}	3.3×10^{-4}	6.8×10^{1}	1.6×10^{-1}
45	4.0×10^{-4}	2.0	1.8×10^{-1}	3.4×10^{-4}	7.5×10^{1}	1.8×10^{-1}
60	4.4×10^{-4}	2.1	2.1×10^{-1}	3.5×10^{-4}	7.8×10^{1}	1.9×10^{-1}
90	5.4×10^{-4}	2.3	2.7×10^{-1}	3.8×10^{-4}	8.1×10^{1}	2.0×10^{-1}
180	9.8×10^{-4}	3.0	5.3×10^{-1}	4.4×10^{-4}	8.5×10^{1}	2.7×10^{-1}
365	3.2×10^{-3}	4.3	2.0	5.9×10^{-4}	8.6×10^{1}	4.8×10^{-1}

表 C1–48 ^{239}Pu 每日尿液和粪排泄物中单位测量活度的待积有效剂量

单位：Sv/Bq

摄入后时间 /d	硝酸钚			二氧化钚等			纳米颗粒		
	肺	尿	粪	肺	尿	粪	肺	尿	粪
1	2.2×10^{-4}	6.1×10^{-1}	1.5×10^{-4}	4.0×10^{-4}	6.0×10^{1}	2.9×10^{-4}	3.5×10^{-4}	2.4×10^{-1}	2.0×10^{-4}
2	2.4×10^{-4}	3.3×10^{-1}	4.8×10^{-5}	4.1×10^{-4}	3.3×10^{1}	9.4×10^{-5}	4.5×10^{-4}	1.3×10^{-1}	6.4×10^{-5}
3	2.5×10^{-4}	3.3×10^{-1}	7.3×10^{-5}	4.2×10^{-4}	3.3×10^{1}	1.4×10^{-4}	5.5×10^{-4}	1.3×10^{-1}	9.8×10^{-5}
4	2.6×10^{-4}	3.9×10^{-1}	1.9×10^{-4}	4.3×10^{-4}	3.9×10^{1}	3.7×10^{-4}	6.6×10^{-4}	1.5×10^{-1}	2.6×10^{-4}
5	2.7×10^{-4}	4.8×10^{-1}	6.4×10^{-4}	4.4×10^{-4}	4.9×10^{1}	1.2×10^{-3}	7.5×10^{-4}	1.9×10^{-1}	8.8×10^{-4}
6	2.8×10^{-4}	6.0×10^{-1}	2.3×10^{-3}	4.5×10^{-4}	6.1×10^{1}	4.4×10^{-3}	8.4×10^{-4}	2.4×10^{-1}	3.3×10^{-3}
7	2.9×10^{-4}	7.4×10^{-1}	7.1×10^{-3}	4.5×10^{-4}	7.7×10^{1}	1.3×10^{-2}	9.1×10^{-4}	3.0×10^{-1}	1.2×10^{-2}
8	2.9×10^{-4}	8.9×10^{-1}	1.5×10^{-2}	4.6×10^{-4}	9.5×10^{1}	2.5×10^{-2}	9.6×10^{-4}	3.8×10^{-1}	3.1×10^{-2}
9	3.0×10^{-4}	1.1	2.2×10^{-2}	4.6×10^{-4}	1.1×10^{2}	3.6×10^{-2}	1.0×10^{-3}	4.5×10^{-1}	5.4×10^{-2}
10	3.0×10^{-4}	1.2	2.7×10^{-2}	4.7×10^{-4}	1.3×10^{2}	4.4×10^{-2}	1.0×10^{-3}	5.3×10^{-1}	7.4×10^{-2}
15	3.1×10^{-4}	1.9	5.8×10^{-2}	4.8×10^{-4}	2.3×10^{2}	9.2×10^{-2}	1.1×10^{-3}	9.1×10^{-1}	1.6×10^{-1}
30	3.3×10^{-4}	2.9	1.5×10^{-1}	5.0×10^{-4}	4.0×10^{2}	2.3×10^{-1}	1.3×10^{-3}	1.7	4.2×10^{-1}
45	3.5×10^{-4}	3.3	1.7×10^{-1}	5.1×10^{-4}	5.0×10^{2}	2.6×10^{-1}	1.4×10^{-3}	2.1	5.6×10^{-1}
60	3.8×10^{-4}	3.6	1.9×10^{-1}	5.3×10^{-4}	5.6×10^{2}	2.8×10^{-1}	1.6×10^{-3}	2.4	6.8×10^{-1}
90	4.2×10^{-4}	3.9	2.2×10^{-1}	5.6×10^{-4}	6.4×10^{2}	3.0×10^{-1}	2.0×10^{-3}	2.9	9.0×10^{-1}
180	5.9×10^{-4}	4.6	3.4×10^{-1}	6.5×10^{-4}	7.8×10^{2}	4.0×10^{-1}	3.5×10^{-3}	4.2	1.8
365	1.1×10^{-3}	5.5	8.3×10^{-1}	8.5×10^{-4}	8.4×10^{2}	6.9×10^{-1}	1.1×10^{-2}	5.5	5.4

摄入后时间 /d	F 型			M 型			S 型		
	肺	尿	粪	肺	尿	粪	肺	尿	粪
1	4.5×10^{-4}	1.9×10^{-1}	2.3×10^{-4}	2.3×10^{-4}	6.2×10^{-1}	1.6×10^{-4}	2.8×10^{-4}	1.7×10^{1}	2.1×10^{-4}
2	6.7×10^{-4}	1.0×10^{-1}	7.3×10^{-5}	2.5×10^{-4}	3.3×10^{-1}	5.1×10^{-5}	2.9×10^{-4}	8.9	6.5×10^{-5}
3	1.0×10^{-3}	1.0×10^{-1}	1.1×10^{-4}	2.7×10^{-4}	3.3×10^{-1}	7.7×10^{-5}	3.0×10^{-4}	9.0	9.9×10^{-5}
4	1.5×10^{-3}	1.2×10^{-1}	2.9×10^{-4}	2.8×10^{-4}	3.9×10^{-1}	2.0×10^{-4}	3.0×10^{-4}	1.0×10^{1}	2.6×10^{-4}
5	2.2×10^{-3}	1.5×10^{-1}	1.0×10^{-3}	2.9×10^{-4}	4.7×10^{-1}	6.8×10^{-4}	3.1×10^{-4}	1.3×10^{1}	8.7×10^{-4}
6	3.2×10^{-3}	2.0×10^{-1}	3.9×10^{-3}	3.0×10^{-4}	5.7×10^{-1}	2.4×10^{-3}	3.1×10^{-4}	1.6×10^{1}	3.1×10^{-3}
7	4.7×10^{-3}	2.5×10^{-1}	1.5×10^{-2}	3.1×10^{-4}	6.9×10^{-1}	7.5×10^{-3}	3.2×10^{-4}	2.0×10^{1}	9.0×10^{-3}
8	6.8×10^{-3}	3.1×10^{-1}	5.1×10^{-2}	3.2×10^{-4}	8.2×10^{-1}	1.6×10^{-2}	3.2×10^{-4}	2.4×10^{1}	1.8×10^{-2}
9	9.5×10^{-3}	3.7×10^{-1}	1.2×10^{-1}	3.2×10^{-4}	9.4×10^{-1}	2.3×10^{-2}	3.2×10^{-4}	2.8×10^{1}	2.5×10^{-2}

续表

摄入后时间 /d	F 型			M 型			S 型		
	肺	尿	粪	肺	尿	粪	肺	尿	粪
10	1.3×10^{-2}	4.4×10^{-1}	2.0×10^{-1}	3.3×10^{-4}	1.1	2.9×10^{-2}	3.3×10^{-4}	3.2×10^{1}	3.1×10^{-2}
15	4.3×10^{-2}	7.8×10^{-1}	5.2×10^{-1}	3.4×10^{-4}	1.5	6.3×10^{-2}	3.4×10^{-4}	4.9×10^{1}	6.5×10^{-2}
30	9.9×10^{-2}	1.6	1.2	3.9×10^{-4}	2.0	1.6×10^{-1}	3.5×10^{-4}	7.1×10^{1}	1.6×10^{-1}
45	1.1×10^{-1}	2.1	2.3	4.3×10^{-4}	2.2	2.0×10^{-1}	3.6×10^{-4}	7.8×10^{1}	1.9×10^{-1}
60	1.2×10^{-1}	2.5	3.9	4.8×10^{-4}	2.3	2.3×10^{-1}	3.7×10^{-4}	8.2×10^{1}	2.0×10^{-1}
90	1.2×10^{-1}	3.2	8.3	5.8×10^{-4}	2.5	2.9×10^{-1}	3.9×10^{-4}	8.5×10^{1}	2.1×10^{-1}
180	1.2×10^{-1}	4.7	1.3×10^{1}	1.1×10^{-3}	3.2	5.8×10^{-1}	4.6×10^{-4}	8.9×10^{1}	2.8×10^{-1}
365	1.2×10^{-1}	5.9	1.5×10^{1}	3.4×10^{-3}	4.7	2.2	6.1×10^{-4}	9.0×10^{1}	5.0×10^{-1}

表 C1-49　^{240}Pu 每日尿液和粪排泄物中单位测量活度的待积有效剂量

单位：Sv/Bq

摄入后时间 /d	Pu（NO_3）$_4$	二氧化钚等	纳米颗粒	F 型	M 型	S 型
	尿	尿	尿	尿	尿	尿
1	6.1×10^{-1}	6.0×10^{1}	2.4×10^{-1}	1.9×10^{-1}	6.2×10^{-1}	1.7×10^{1}
2	3.3×10^{-1}	3.3×10^{1}	1.3×10^{-1}	1.0×10^{-1}	3.3×10^{-1}	8.9
3	3.3×10^{-1}	3.3×10^{1}	1.3×10^{-1}	1.0×10^{-1}	3.3×10^{-1}	9.0
4	3.9×10^{-1}	3.9×10^{1}	1.5×10^{-1}	1.2×10^{-1}	3.9×10^{-1}	1.1×10^{1}
5	4.8×10^{-1}	4.9×10^{1}	1.9×10^{-1}	1.5×10^{-1}	4.7×10^{-1}	1.3×10^{1}
6	6.0×10^{-1}	6.2×10^{1}	2.4×10^{-1}	2.0×10^{-1}	5.7×10^{-1}	1.6×10^{1}
7	7.4×10^{-1}	7.7×10^{1}	3.0×10^{-1}	2.5×10^{-1}	6.9×10^{-1}	2.0×10^{1}
8	8.9×10^{-1}	9.5×10^{1}	3.7×10^{-1}	3.1×10^{-1}	8.2×10^{-1}	2.4×10^{1}
9	1.1	1.1×10^{2}	4.5×10^{-1}	3.7×10^{-1}	9.4×10^{-1}	2.8×10^{1}
10	1.2	1.3×10^{2}	5.3×10^{-1}	4.4×10^{-1}	1.1	3.2×10^{1}
15	1.9	2.3×10^{2}	9.1×10^{-1}	7.8×10^{-1}	1.5	4.9×10^{1}
30	2.9	4.0×10^{2}	1.7	1.6	2.0	7.1×10^{1}
45	3.3	5.0×10^{2}	2.1	2.1	2.2	7.8×10^{1}
60	3.6	5.6×10^{2}	2.4	2.5	2.3	8.2×10^{1}
90	3.9	6.4×10^{2}	2.9	3.2	2.5	8.5×10^{1}
180	4.6	7.8×10^{2}	4.2	4.7	3.2	8.9×10^{1}
365	5.5	8.4×10^{2}	5.5	5.9	4.7	9.0×10^{1}

表 C1-50 ^{241}Pu 每日尿液和粪排泄物中单位测量活度的待积有效剂量

单位：Sv/Bq

摄入后时间 /d	$Pu(NO_3)_4$	二氧化钚等	纳米颗粒	F 型	M 型	S 型
	尿	尿	尿	尿	尿	尿
1	5.3×10^{-3}	1.1	2.6×10^{-3}	2.2×10^{-3}	5.8×10^{-3}	2.1×10^{-1}
2	2.9×10^{-3}	5.7×10^{-1}	1.4×10^{-3}	1.2×10^{-3}	3.1×10^{-3}	1.1×10^{-1}
3	2.9×10^{-3}	5.8×10^{-1}	1.4×10^{-3}	1.2×10^{-3}	3.1×10^{-3}	1.1×10^{-1}
4	3.4×10^{-3}	6.9×10^{-1}	1.7×10^{-3}	1.4×10^{-3}	3.6×10^{-3}	1.3×10^{-1}
5	4.2×10^{-3}	8.6×10^{-1}	2.1×10^{-3}	1.8×10^{-3}	4.4×10^{-3}	1.6×10^{-1}
6	5.2×10^{-3}	1.1	2.6×10^{-3}	2.2×10^{-3}	5.3×10^{-3}	2.0×10^{-1}
7	6.5×10^{-3}	1.4	3.3×10^{-3}	2.8×10^{-3}	6.5×10^{-3}	2.5×10^{-1}
8	7.9×10^{-3}	1.7	4.1×10^{-3}	3.5×10^{-3}	7.6×10^{-3}	3.0×10^{-1}
9	9.3×10^{-3}	2.0	4.9×10^{-3}	4.3×10^{-3}	8.8×10^{-3}	3.6×10^{-1}
10	1.1×10^{-2}	2.4	5.8×10^{-3}	5.1×10^{-3}	9.9×10^{-3}	4.1×10^{-1}
15	1.7×10^{-2}	4.0	9.9×10^{-3}	9.0×10^{-3}	1.4×10^{-2}	6.2×10^{-1}
30	2.6×10^{-2}	7.1	1.8×10^{-2}	1.8×10^{-2}	1.8×10^{-2}	9.0×10^{-1}
45	3.0×10^{-2}	8.8	2.3×10^{-2}	2.4×10^{-2}	2.0×10^{-2}	1.0
60	3.2×10^{-2}	9.9	2.6×10^{-2}	2.9×10^{-2}	2.1×10^{-2}	1.0
90	3.5×10^{-2}	1.1×10^{1}	3.2×10^{-2}	3.7×10^{-2}	2.4×10^{-2}	1.1
180	4.1×10^{-2}	1.4×10^{1}	4.6×10^{-2}	5.5×10^{-2}	3.1×10^{-2}	1.1
365	5.1×10^{-2}	1.5×10^{1}	6.2×10^{-2}	7.1×10^{-2}	4.6×10^{-2}	1.2

2．每次单位摄入活度随时间的变化曲线（图 C1-116 ~ 图 C1-141）

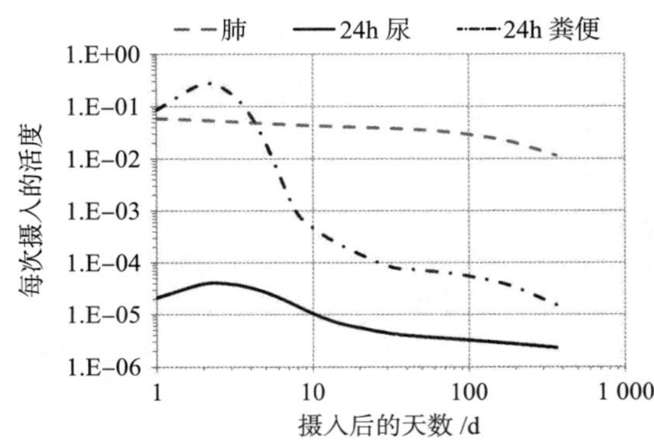

图 C1-116 吸入 1Bq^{238}Pu 硝酸盐后，肺含量以及每日尿粪排泄量

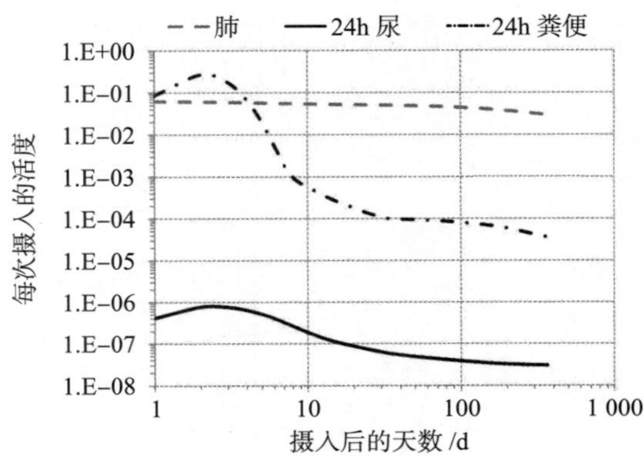

图 C1-117 吸入 1Bq^{238}Pu 二氧化钚等后，肺含量以及每日尿粪排泄量

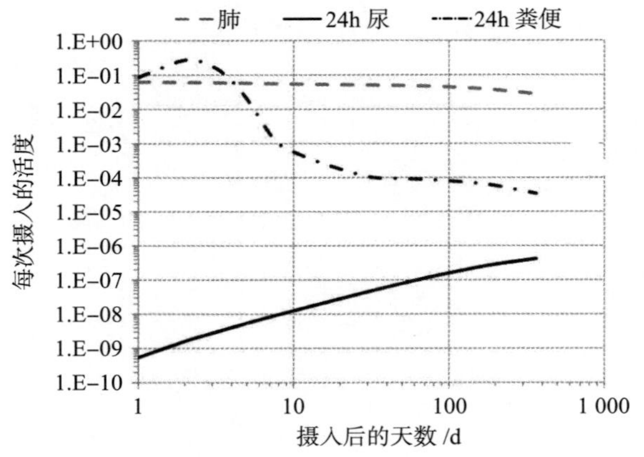

图 C1-118　吸入 1Bq^{238}Pu 二氧化物（陶瓷）后，肺含量以及每日尿粪排泄量

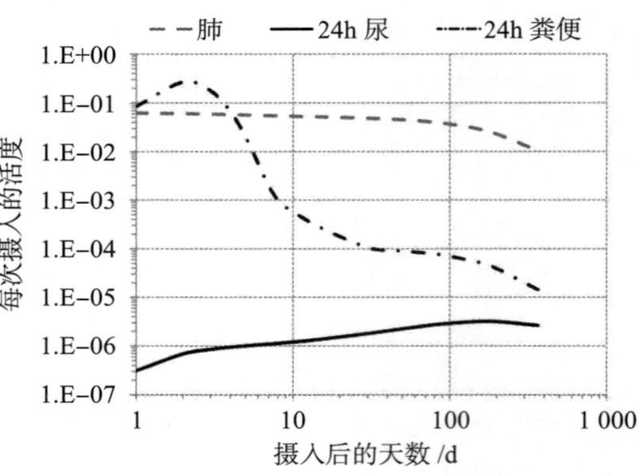

图 C1-119　吸入 1Bq^{238}Pu 二氧化物（非陶瓷）后，肺含量以及每日尿粪排泄量

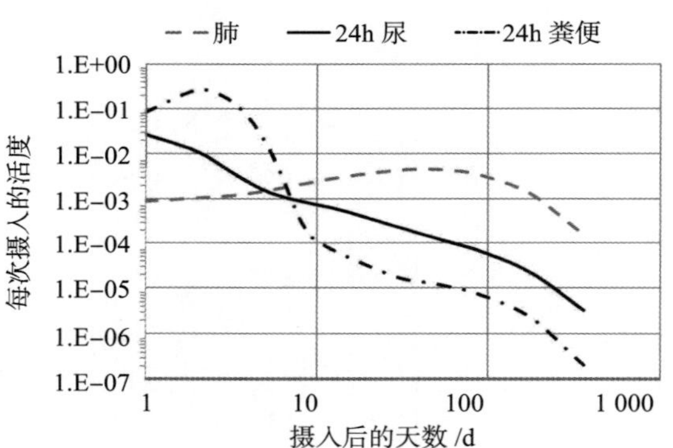

图 C1-120　吸入 1Bq^{238}Pu 纳米颗粒后，肺含量以及每日尿粪排泄量

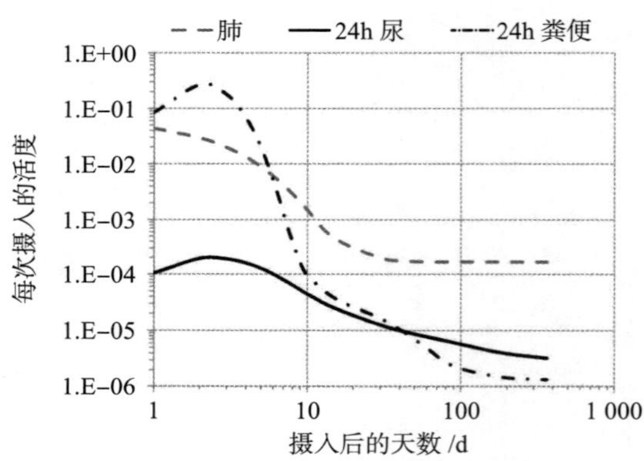

图 C1-121　吸入 1Bq F 型 ^{238}Pu 后，肺含量以及每日尿粪排泄量

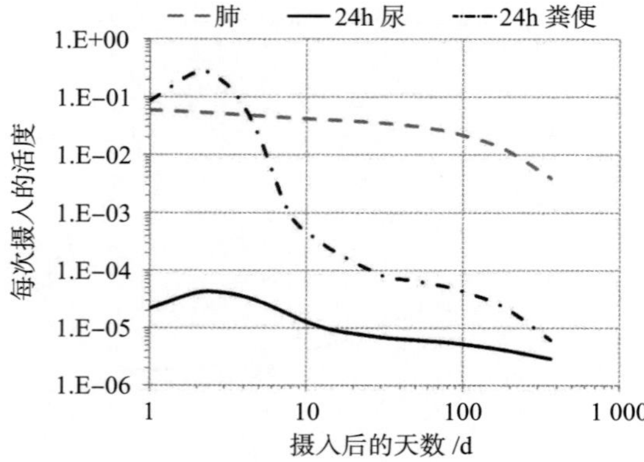

图 C1-122　吸入 1Bq M 型 ^{238}Pu 后，肺含量以及每日尿粪排泄量

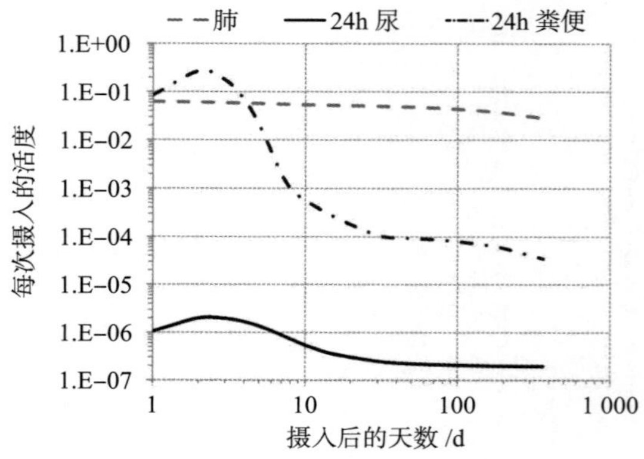

图 C1-123　吸入 1Bq S 型 ^{238}Pu 后，肺含量以及每日尿粪排泄量

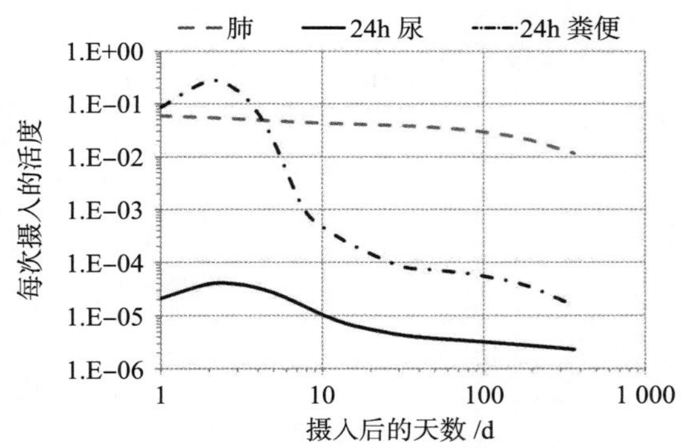

图 C1–124　吸入 1Bq ^{239}Pu 硝酸盐后，肺含量以及每日尿粪排泄量

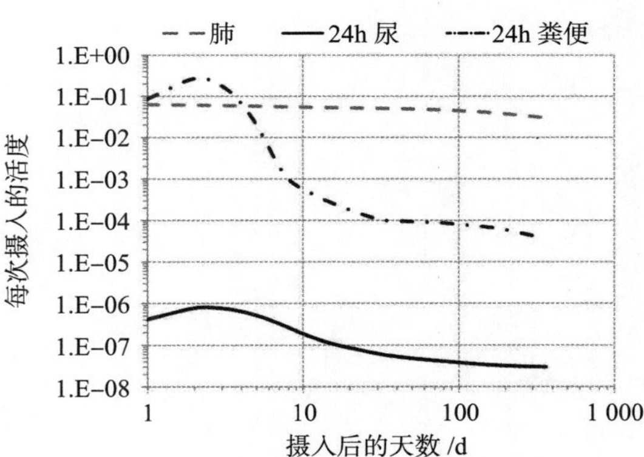

图 C1–125　吸入 1Bq ^{239}Pu 二氧化钚等后，肺含量以及每日尿粪排泄量

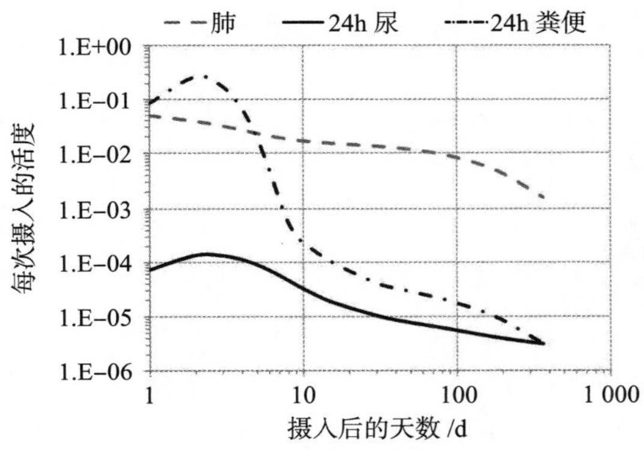

图 C1–126　吸入 1Bq ^{239}Pu 纳米颗粒后，肺含量以及每日尿粪排泄量

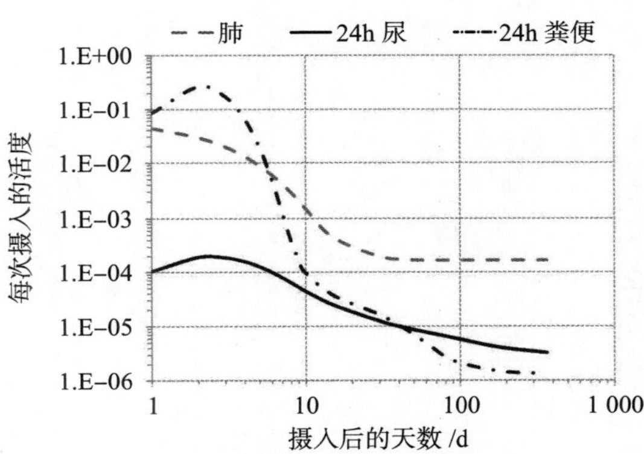

图 C1–127　吸入 1Bq F 型 ^{239}Pu 后，肺含量以及每日尿粪排泄量

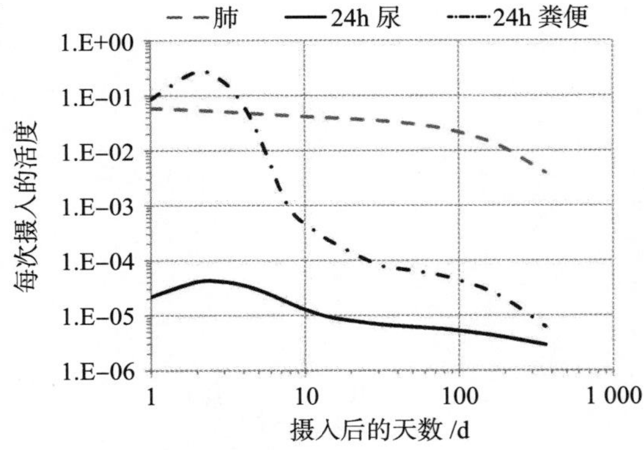

图 C1–128　吸入 1Bq M 型 ^{239}Pu 后，肺含量以及每日尿粪排泄量

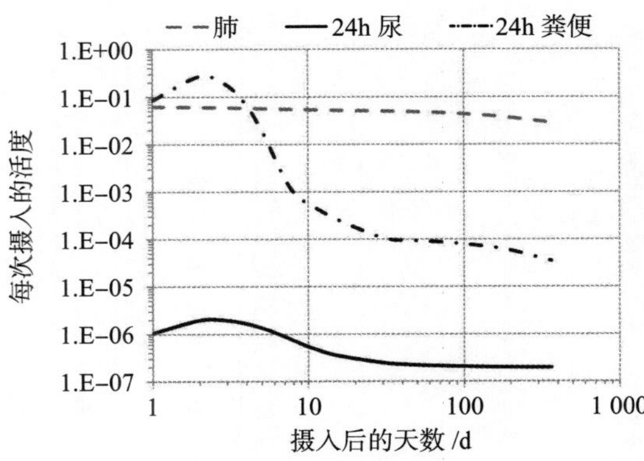

图 C1–129　吸入 1Bq S 型 ^{239}Pu 后，肺含量以及每日尿粪排泄量

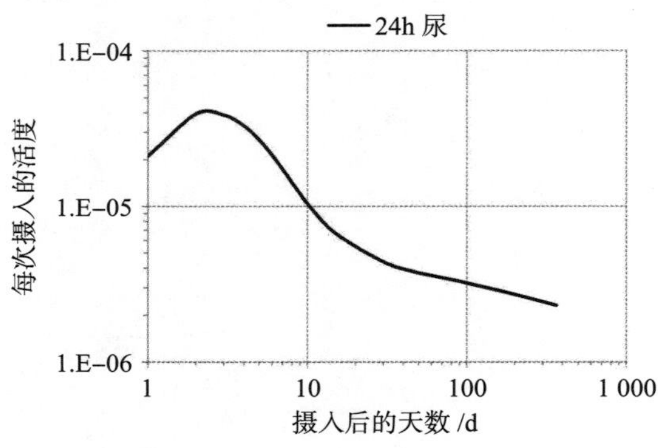

图 C1-130　吸入 1Bq ^{240}Pu 硝酸盐后每日尿样

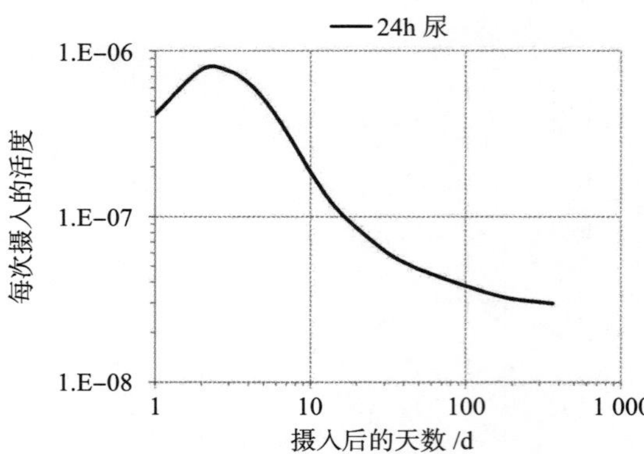

图 C1-131　吸入 1Bq ^{240}Pu 二氧化钚等后每日尿样

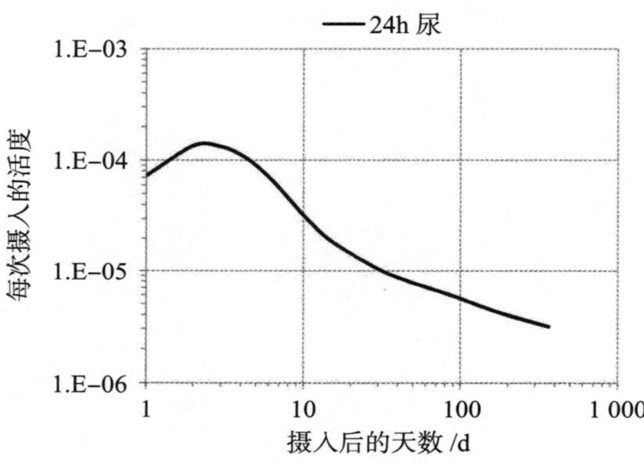

图 C1-132　吸入 1Bq ^{240}Pu 纳米颗粒后每日尿样

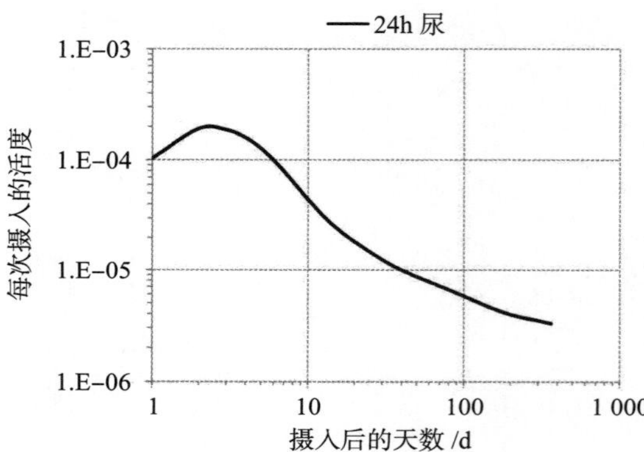

图 C1-133　吸入 1Bq F 型 ^{240}Pu 后每日排泄量

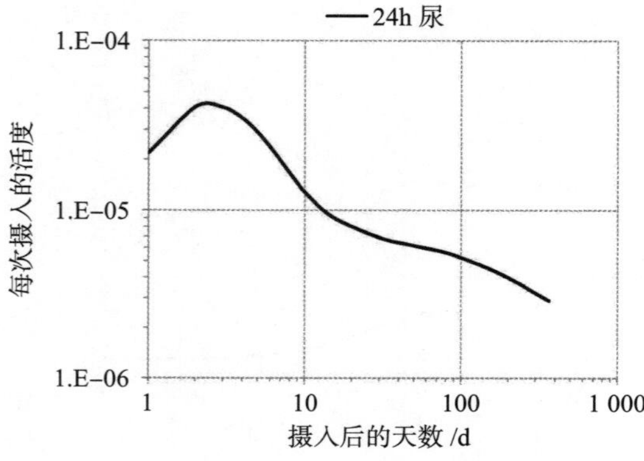

图 C1-134　吸入 1Bq M 型 ^{240}Pu 后每日尿样

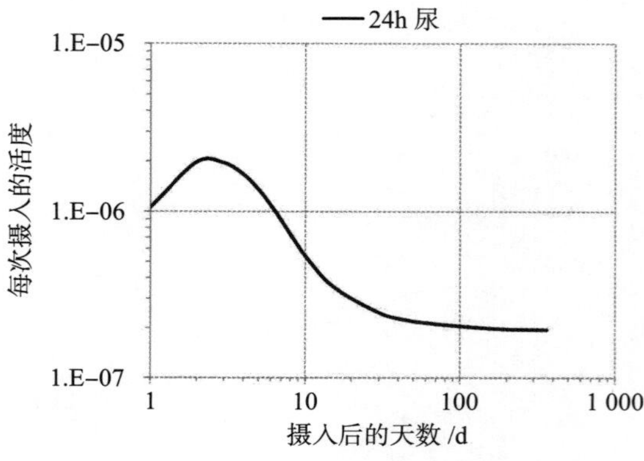

图 C1-135　吸入 1Bq S 型 ^{240}Pu 后每日尿样

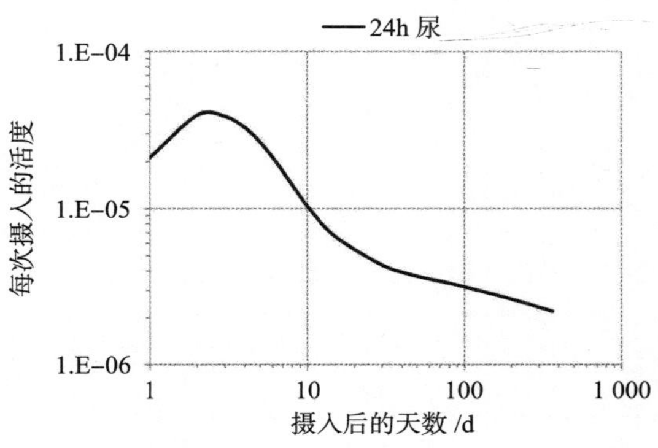

图 C1-136 吸入 1Bq^{241}Pu 硝酸盐后每日尿样

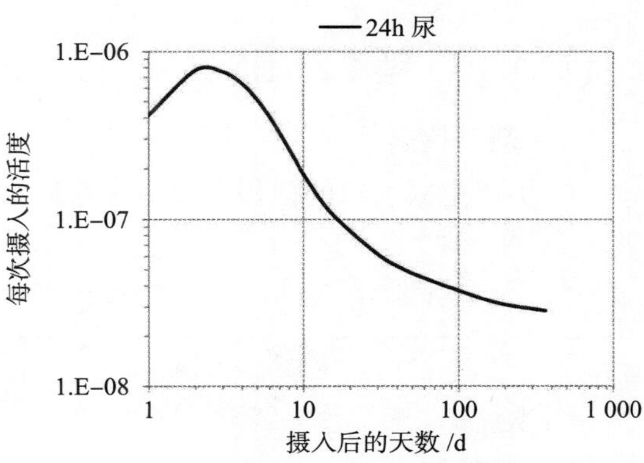

图 C1-137 吸入 1Bq^{241}Pu 二氧化钚等后每日尿样

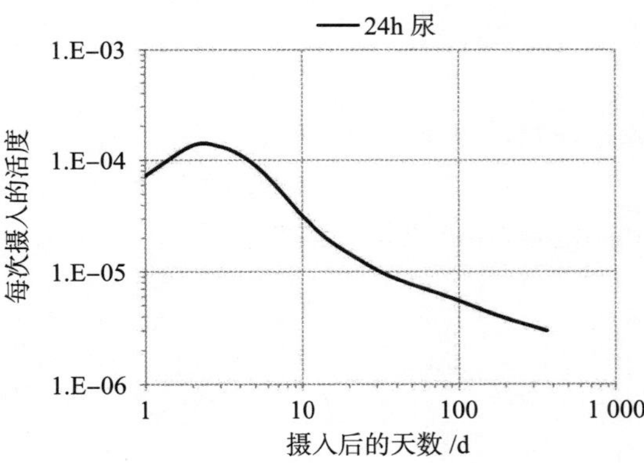

图 C1-138 吸入 1Bq^{241}Pu 纳米颗粒后每日尿样

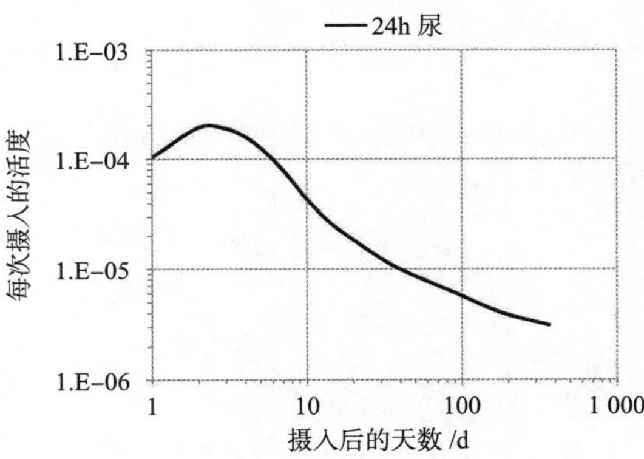

图 C1-139 吸入 1Bq F 型 ^{241}Pu 后每日尿样

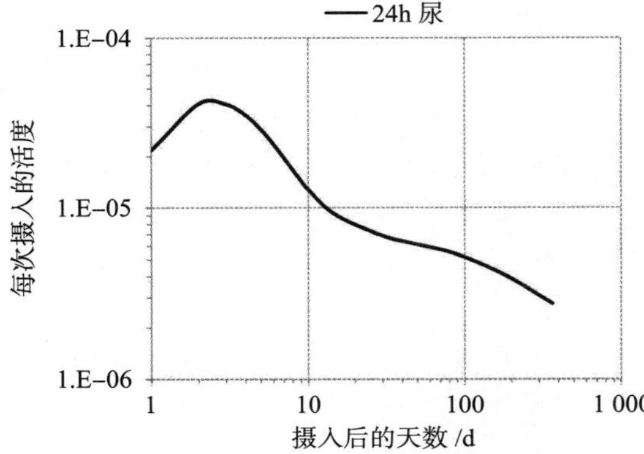

图 C1-140 吸入 1Bq M 型 ^{241}Pu 后每日尿样

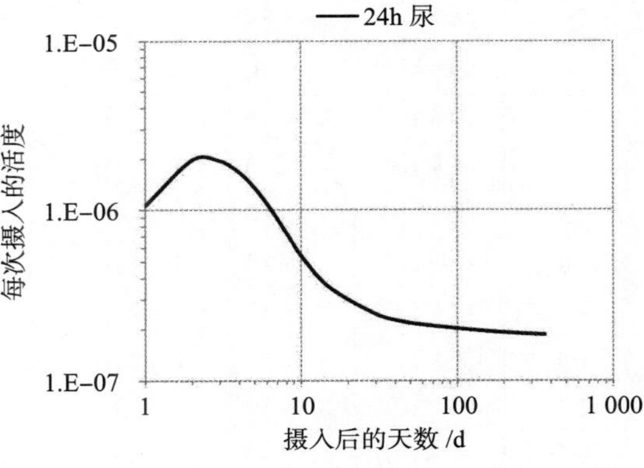

图 C1-141 吸入 1Bq S 型 ^{241}Pu 后每日尿样

C.1.16 镅（Z=95）

1．剂量数据

（1）单位摄入量的待积有效剂量系数（表C1-51）

表C1-51 吸入或食入 ^{241}Am 和 ^{243}Am 化合物单位摄入量的待积有效剂量系数

吸入颗粒物质（5μm AMAD 气溶胶）	有效剂量系数 /（$Sv \cdot Bq^{-1}$）	
	^{241}Am	^{243}Am
硝酸镅，$Am(NO_3)_4$	9.7×10^{-6}	9.6×10^{-6}
F型　柠檬酸镅	1.8×10^{-5}	1.9×10^{-5}
M型，氧化物、氯化物	8.0×10^{-6}	7.9×10^{-6}
S型　与氧化钚相关的镅	1.7×10^{-5}	1.6×10^{-5}
食入的材料		
所有化合物	5.9×10^{-8}	5.8×10^{-8}

（2）单位测量活度的待积有效剂量系数（表C1-52，表C1-53）

表C1-52 ^{241}Am 每日尿液和粪排泄量的单位测量活度的待积有效剂量

单位：Sv/Bq

摄入后时间 /d	硝酸镅				F型			
	肺	骨	尿	粪	肺	骨	尿	粪
1	1.9×10^{-4}	2.7×10^{-3}	1.3×10^{-2}	1.1×10^{-4}	2.7×10^{-4}	2.0×10^{-3}	9.0×10^{-3}	1.4×10^{-4}
2	2.4×10^{-4}	1.6×10^{-3}	1.5×10^{-2}	3.6×10^{-5}	4.2×10^{-4}	1.1×10^{-3}	1.1×10^{-2}	4.3×10^{-5}
3	2.8×10^{-4}	1.2×10^{-3}	2.0×10^{-2}	5.5×10^{-5}	6.3×10^{-4}	8.7×10^{-4}	1.4×10^{-2}	6.5×10^{-5}
4	3.2×10^{-4}	1.0×10^{-3}	2.7×10^{-2}	1.5×10^{-4}	9.6×10^{-4}	7.5×10^{-4}	2.0×10^{-2}	1.7×10^{-4}
5	3.6×10^{-4}	9.6×10^{-4}	3.7×10^{-2}	4.9×10^{-4}	1.4×10^{-3}	6.9×10^{-4}	2.7×10^{-2}	5.9×10^{-4}
6	3.9×10^{-4}	9.0×10^{-4}	5.0×10^{-2}	1.8×10^{-3}	2.2×10^{-3}	6.5×10^{-4}	3.7×10^{-2}	2.3×10^{-3}
7	4.1×10^{-4}	8.7×10^{-4}	6.5×10^{-2}	6.4×10^{-3}	3.2×10^{-3}	6.3×10^{-4}	4.9×10^{-2}	9.2×10^{-3}
8	4.3×10^{-4}	8.5×10^{-4}	8.3×10^{-2}	1.6×10^{-2}	4.7×10^{-3}	6.1×10^{-4}	6.4×10^{-2}	3.3×10^{-2}
9	4.4×10^{-4}	8.3×10^{-4}	1.0×10^{-1}	2.7×10^{-2}	6.8×10^{-3}	6.0×10^{-4}	8.1×10^{-2}	8.6×10^{-2}
10	4.6×10^{-4}	8.2×10^{-4}	1.3×10^{-1}	3.7×10^{-2}	9.8×10^{-3}	6.0×10^{-4}	1.0×10^{-1}	1.6×10^{-1}
15	4.9×10^{-4}	7.9×10^{-4}	2.4×10^{-1}	8.3×10^{-2}	3.8×10^{-2}	5.8×10^{-4}	2.2×10^{-1}	5.7×10^{-1}
30	5.5×10^{-4}	7.5×10^{-4}	5.4×10^{-1}	2.1×10^{-1}	6.9×10^{-2}	5.7×10^{-4}	7.2×10^{-1}	9.4×10^{-1}
45	6.1×10^{-4}	7.2×10^{-4}	7.4×10^{-1}	2.5×10^{-1}	7.1×10^{-2}	5.6×10^{-4}	1.3	1.2
60	6.8×10^{-4}	6.9×10^{-4}	8.4×10^{-1}	2.9×10^{-1}	7.3×10^{-2}	5.6×10^{-4}	1.5	1.6
90	8.3×10^{-4}	6.5×10^{-4}	9.5×10^{-1}	3.7×10^{-1}	7.5×10^{-2}	5.4×10^{-4}	1.7	2.5
180	1.5×10^{-3}	5.6×10^{-4}	1.3	7.5×10^{-1}	7.9×10^{-2}	5.0×10^{-4}	1.9	5.4
365	4.8×10^{-3}	4.7×10^{-4}	1.8	2.4	8.0×10^{-2}	4.5×10^{-4}	2.2	7.4

续表

摄入后时间 /d	M 型				S 型			
	肺	骨	尿	粪	肺	骨	尿	粪
1	1.4×10^{-4}	6.5×10^{-3}	3.0×10^{-2}	9.4×10^{-5}	2.7×10^{-4}	2.8×10^{-1}	1.3	2.0×10^{-4}
2	1.5×10^{-4}	3.7×10^{-3}	3.5×10^{-2}	3.0×10^{-5}	2.8×10^{-4}	1.6×10^{-1}	1.5	6.2×10^{-5}
3	1.6×10^{-4}	2.8×10^{-3}	4.5×10^{-2}	4.5×10^{-5}	2.8×10^{-4}	1.2×10^{-1}	2.0	9.5×10^{-5}
4	1.7×10^{-4}	2.4×10^{-3}	6.0×10^{-2}	1.2×10^{-4}	2.9×10^{-4}	1.1×10^{-1}	2.7	2.5×10^{-4}
5	1.7×10^{-4}	2.2×10^{-3}	7.8×10^{-2}	4.0×10^{-4}	3.0×10^{-4}	9.6×10^{-2}	3.6	8.3×10^{-4}
6	1.8×10^{-4}	2.0×10^{-3}	1.0×10^{-1}	1.4×10^{-3}	3.0×10^{-4}	9.0×10^{-2}	4.7	2.9×10^{-3}
7	1.8×10^{-4}	1.9×10^{-3}	1.2×10^{-1}	4.4×10^{-3}	3.0×10^{-4}	8.6×10^{-2}	6.0	8.6×10^{-3}
8	1.9×10^{-4}	1.9×10^{-3}	1.5×10^{-1}	9.3×10^{-3}	3.1×10^{-4}	8.4×10^{-2}	7.5	1.7×10^{-2}
9	1.9×10^{-4}	1.8×10^{-3}	1.7×10^{-1}	1.4×10^{-2}	3.1×10^{-4}	8.2×10^{-2}	9.0	2.4×10^{-2}
10	1.9×10^{-4}	1.8×10^{-3}	2.0×10^{-1}	1.7×10^{-2}	3.1×10^{-4}	8.0×10^{-2}	1.1×10^{1}	3.0×10^{-2}
15	2.0×10^{-4}	1.6×10^{-3}	2.9×10^{-1}	3.8×10^{-2}	3.2×10^{-4}	7.6×10^{-2}	1.7×10^{1}	6.2×10^{-2}
30	2.3×10^{-4}	1.4×10^{-3}	4.0×10^{-1}	9.8×10^{-2}	3.3×10^{-4}	6.7×10^{-2}	2.7×10^{1}	1.6×10^{-1}
45	2.5×10^{-4}	1.2×10^{-3}	4.6×10^{-1}	1.2×10^{-1}	3.5×10^{-4}	6.1×10^{-2}	3.0×10^{1}	1.8×10^{-1}
60	2.8×10^{-4}	1.1×10^{-3}	5.1×10^{-1}	1.3×10^{-1}	3.6×10^{-4}	5.6×10^{-2}	3.1×10^{1}	1.9×10^{-1}
90	3.4×10^{-4}	9.0×10^{-4}	5.9×10^{-1}	1.7×10^{-1}	3.8×10^{-4}	4.8×10^{-2}	3.2×10^{1}	2.1×10^{-1}
180	6.3×10^{-4}	6.6×10^{-4}	8.5×10^{-1}	3.3×10^{-1}	4.4×10^{-4}	3.4×10^{-2}	3.4×10^{1}	2.7×10^{-1}
365	2.0×10^{-3}	5.0×10^{-4}	1.5	1.2	5.9×10^{-4}	2.2×10^{-2}	3.8×10^{1}	4.8×10^{-1}

表 C1-53　^{243}Am 每日尿液和粪排泄量的单位测量活度的待积有效剂量

单位：Sv/Bq

摄入后时间 /d	硝酸镅				F 型			
	肺	骨	尿	粪	肺	骨	尿	粪
1	1.9×10^{-4}	2.7×10^{-3}	1.3×10^{-2}	1.1×10^{-4}	2.7×10^{-4}	1.9×10^{-3}	9.0×10^{-3}	1.3×10^{-4}
2	2.4×10^{-4}	1.6×10^{-3}	1.5×10^{-2}	3.6×10^{-5}	4.1×10^{-4}	1.1×10^{-3}	1.1×10^{-2}	4.3×10^{-5}
3	2.8×10^{-4}	1.2×10^{-3}	2.0×10^{-2}	5.5×10^{-5}	6.3×10^{-4}	8.7×10^{-4}	1.4×10^{-2}	6.5×10^{-5}
4	3.2×10^{-4}	1.0×10^{-3}	2.7×10^{-2}	1.4×10^{-4}	9.5×10^{-4}	7.5×10^{-4}	2.0×10^{-2}	1.7×10^{-4}
5	3.6×10^{-4}	9.5×10^{-4}	3.7×10^{-2}	4.9×10^{-4}	1.4×10^{-3}	6.9×10^{-4}	2.7×10^{-2}	5.9×10^{-4}
6	3.8×10^{-4}	9.0×10^{-4}	4.9×10^{-2}	1.8×10^{-3}	2.1×10^{-3}	6.5×10^{-4}	3.7×10^{-2}	2.3×10^{-3}
7	4.1×10^{-4}	8.6×10^{-4}	6.5×10^{-2}	6.3×10^{-3}	3.2×10^{-3}	6.3×10^{-4}	4.9×10^{-2}	9.2×10^{-3}
8	4.3×10^{-4}	8.4×10^{-4}	8.3×10^{-2}	1.6×10^{-2}	4.7×10^{-3}	6.1×10^{-4}	6.3×10^{-2}	3.3×10^{-2}
9	4.4×10^{-4}	8.3×10^{-4}	1.0×10^{-1}	2.7×10^{-2}	6.8×10^{-3}	6.0×10^{-4}	8.1×10^{-2}	8.6×10^{-2}

续表

摄入后时间 /d	硝酸铜				F 型			
	肺	骨	尿	粪	肺	骨	尿	粪
10	4.5×10^{-4}	8.1×10^{-4}	1.3×10^{-1}	3.6×10^{-2}	9.7×10^{-3}	5.9×10^{-4}	1.0×10^{-1}	1.6×10^{-1}
15	4.9×10^{-4}	7.9×10^{-4}	2.4×10^{-1}	8.3×10^{-2}	3.8×10^{-2}	5.8×10^{-4}	2.2×10^{-1}	5.6×10^{-1}
30	5.5×10^{-4}	7.5×10^{-4}	5.4×10^{-1}	2.1×10^{-1}	6.8×10^{-2}	5.7×10^{-4}	7.1×10^{-1}	9.3×10^{-1}
45	6.1×10^{-4}	7.2×10^{-4}	7.4×10^{-1}	2.5×10^{-1}	7.0×10^{-2}	5.6×10^{-4}	1.3	1.2
60	6.7×10^{-4}	6.9×10^{-4}	8.3×10^{-1}	2.9×10^{-1}	7.2×10^{-2}	5.5×10^{-4}	1.5	1.6
90	8.3×10^{-4}	6.4×10^{-4}	9.4×10^{-1}	3.7×10^{-1}	7.5×10^{-2}	5.4×10^{-4}	1.7	2.5
180	1.5×10^{-3}	5.5×10^{-4}	1.2	7.4×10^{-1}	7.9×10^{-2}	5.0×10^{-4}	1.9	5.3
365	4.7×10^{-3}	4.7×10^{-4}	1.8	2.4	8.0×10^{-2}	4.5×10^{-4}	2.2	7.4

摄入后时间 /d	M 型				S 型			
	肺	骨	尿	粪	肺	骨	尿	粪
1	1.4×10^{-4}	6.4×10^{-3}	2.9×10^{-2}	9.3×10^{-5}	2.6×10^{-4}	2.7×10^{-1}	1.3	1.9×10^{-4}
2	1.5×10^{-4}	3.7×10^{-3}	3.4×10^{-2}	2.9×10^{-5}	2.7×10^{-4}	1.6×10^{-1}	1.5	6.1×10^{-5}
3	1.6×10^{-4}	2.8×10^{-3}	4.5×10^{-2}	4.5×10^{-5}	2.8×10^{-4}	1.2×10^{-1}	2.0	9.3×10^{-5}
4	1.6×10^{-4}	2.4×10^{-3}	5.9×10^{-2}	1.2×10^{-4}	2.9×10^{-4}	1.0×10^{-1}	2.6	2.5×10^{-4}
5	1.7×10^{-4}	2.1×10^{-3}	7.7×10^{-2}	3.9×10^{-4}	2.9×10^{-4}	9.4×10^{-2}	3.5	8.2×10^{-4}
6	1.8×10^{-4}	2.0×10^{-3}	9.8×10^{-2}	1.4×10^{-3}	2.9×10^{-4}	8.8×10^{-2}	4.6	2.9×10^{-3}
7	1.8×10^{-4}	1.9×10^{-3}	1.2×10^{-1}	4.4×10^{-3}	3.0×10^{-4}	8.5×10^{-2}	5.9	8.5×10^{-3}
8	1.8×10^{-4}	1.8×10^{-3}	1.5×10^{-1}	9.2×10^{-3}	3.0×10^{-4}	8.2×10^{-2}	7.3	1.7×10^{-2}
9	1.9×10^{-4}	1.8×10^{-3}	1.7×10^{-1}	1.4×10^{-2}	3.0×10^{-4}	8.0×10^{-2}	8.8	2.3×10^{-2}
10	1.9×10^{-4}	1.7×10^{-3}	2.0×10^{-1}	1.7×10^{-2}	3.1×10^{-4}	7.9×10^{-2}	1.0×10^{1}	2.9×10^{-2}
15	2.0×10^{-4}	1.6×10^{-3}	2.8×10^{-1}	3.7×10^{-2}	3.2×10^{-4}	7.5×10^{-2}	1.7×10^{1}	6.1×10^{-2}
30	2.3×10^{-4}	1.4×10^{-3}	4.0×10^{-1}	9.7×10^{-2}	3.3×10^{-4}	6.6×10^{-2}	2.6×10^{1}	1.5×10^{-1}
45	2.5×10^{-4}	1.2×10^{-3}	4.6×10^{-1}	1.2×10^{-1}	3.4×10^{-4}	6.0×10^{-2}	3.0×10^{1}	1.7×10^{-1}
60	2.8×10^{-4}	1.1×10^{-3}	5.0×10^{-1}	1.3×10^{-1}	3.5×10^{-4}	5.5×10^{-2}	3.1×10^{1}	1.8×10^{-1}
90	3.4×10^{-4}	8.9×10^{-4}	5.8×10^{-1}	1.7×10^{-1}	3.7×10^{-4}	4.7×10^{-2}	3.2×10^{1}	2.0×10^{-1}
180	6.2×10^{-4}	6.5×10^{-4}	8.4×10^{-1}	3.3×10^{-1}	4.4×10^{-4}	3.3×10^{-2}	3.4×10^{1}	2.7×10^{-1}
365	2.0×10^{-3}	4.9×10^{-4}	1.4	1.2	5.8×10^{-4}	2.2×10^{-2}	3.7×10^{1}	4.7×10^{-1}

2．每次单位摄入活度随时间的变化曲线（图 C1-142 ~ 图 C1-149）

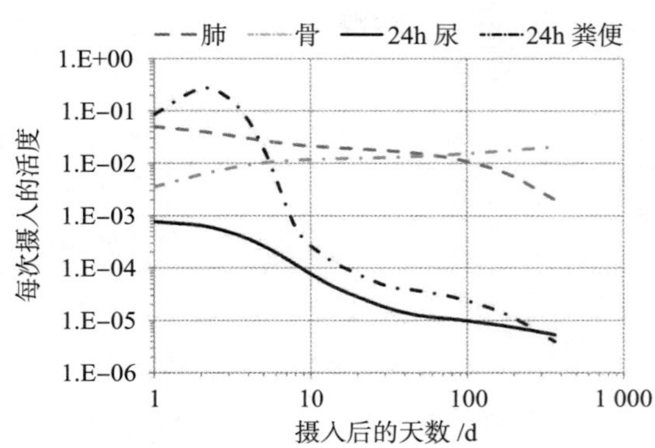

图 C1-142　吸入 1Bq ^{241}Am 硝酸盐后，骨和肺含量以及每日尿粪排泄量

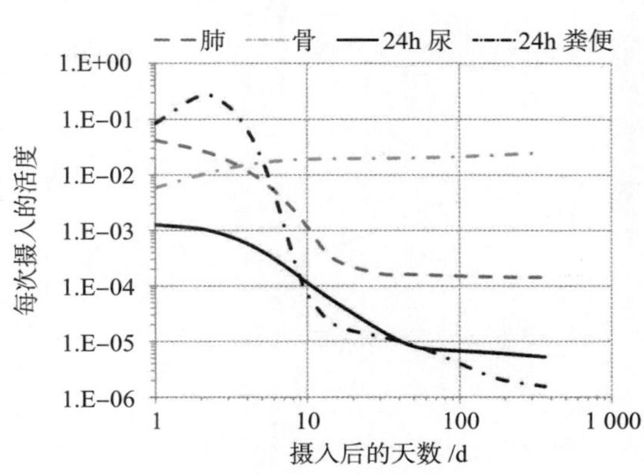

图 C1-143　吸入 1Bq F 型 ^{241}Am 后，骨和肺含量以及每日尿粪排泄量

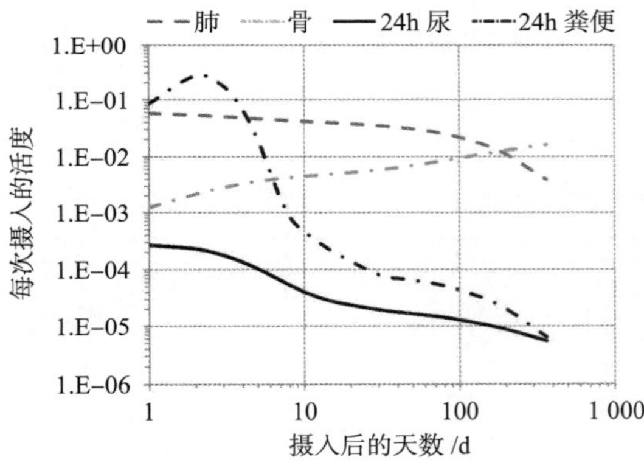

图 C1-144　吸入 1Bq M 型 ^{241}Am 后，骨和肺含量以及每日尿粪排泄量

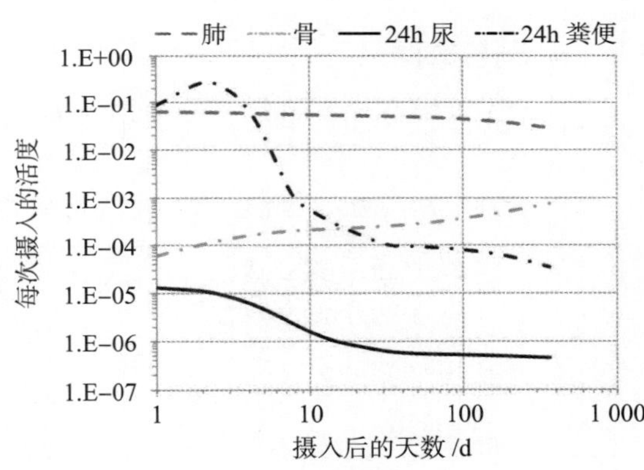

图 C1-145　吸入 1Bq S 型 ^{241}Am 后，骨和肺含量以及每日排泄量

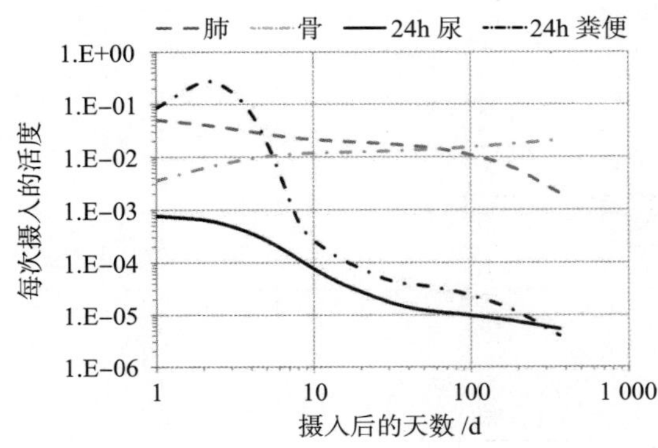

图 C1-146　吸入 1Bq ^{243}Am 硝酸盐后，骨和肺含量以及每日尿粪排泄量

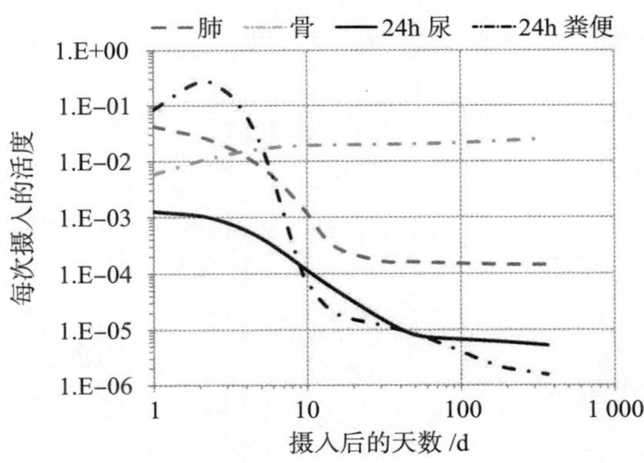

图 C1-147　吸入 1Bq F 型 ^{243}Am 后，骨和肺含量以及每日尿粪排泄量

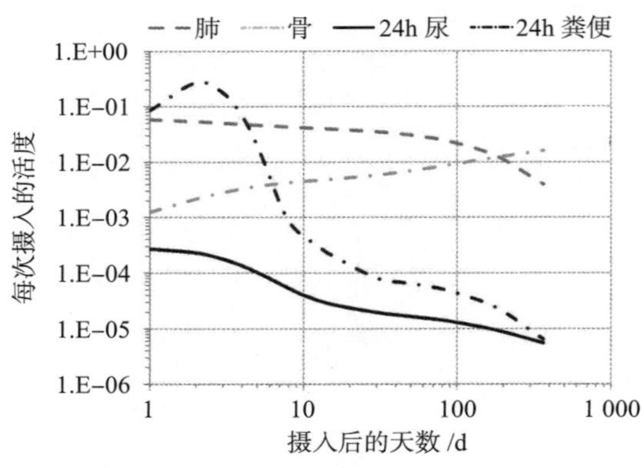

图 C1-148　吸入 1Bq M 型 ^{243}Am 后，骨和肺含量以及每日尿粪排泄量

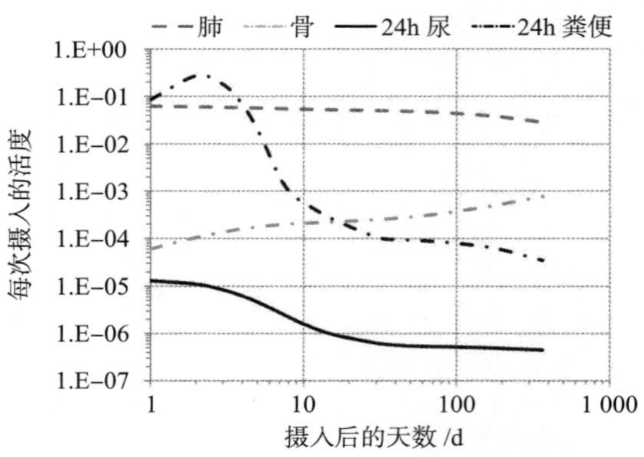

图 C1-149　吸入 1Bq S 型 ^{243}Am 硝酸盐后，骨和肺含量以及每日尿粪排泄量

C.1.17　锔（Z=96）

1．剂量数据

（1）单位摄入量的待积有效剂量系数（表 C1-54）

表 C1-54　吸入或食入 ^{242}Cm，^{243}Cm 和 ^{244}Cm 化合物单位摄入量的待积有效剂量系数

吸入颗粒物质（5μm AMAD 气溶胶）	有效剂量系数 /（Sv · Bq^{-1}）		
	^{242}Cm	^{243}Cm	^{244}Cm
氧化钸，硝酸盐和氯化物	1.0×10^{-6}	7.2×10^{-6}	6.1×10^{-6}
F 型　柠檬酸锔	7.0×10^{-7}	8.4×10^{-6}	7.0×10^{-6}
M 型	1.4×10^{-6}	6.4×10^{-6}	5.7×10^{-6}
S 型　与氧化钚相关的锔	2.3×10^{-6}	1.4×10^{-5}	1.2×10^{-5}
食入的材料			
所有化合物	3.5×10^{-9}	4.6×10^{-8}	3.9×10^{-8}

（2）单位测量活度的待积有效剂量系数（表 C1-55 ~ 表 C1-57）

表 C1-55　^{242}Cm 每日尿液和粪排泄量的单位测量活度的待积有效剂量

单位：Sv/Bq

摄入后时间 /d	氧化钸，硝酸盐和氯化物		F 型		M 型		S 型	
	尿	粪	尿	粪	尿	粪	尿	粪
1	1.6×10^{-3}	1.2×10^{-5}	5.6×10^{-4}	8.4×10^{-6}	5.4×10^{-3}	1.7×10^{-5}	1.8×10^{-1}	2.7×10^{-5}
2	1.9×10^{-3}	3.9×10^{-6}	6.7×10^{-4}	2.7×10^{-6}	6.3×10^{-3}	5.4×10^{-6}	2.1×10^{-1}	8.7×10^{-6}

续表

摄入后时间 /d	氧化铈，硝酸盐和氯化物		F 型		M 型		S 型	
	尿	粪	尿	粪	尿	粪	尿	粪
3	2.5×10^{-3}	6.0×10^{-6}	9.0×10^{-4}	4.1×10^{-6}	8.3×10^{-3}	8.3×10^{-6}	2.8×10^{-1}	1.3×10^{-5}
4	3.4×10^{-3}	1.6×10^{-5}	1.2×10^{-3}	1.1×10^{-5}	1.1×10^{-2}	2.2×10^{-5}	3.8×10^{-1}	3.5×10^{-5}
5	4.5×10^{-3}	5.4×10^{-5}	1.7×10^{-3}	3.7×10^{-5}	1.4×10^{-2}	7.4×10^{-5}	5.1×10^{-1}	1.2×10^{-4}
6	6.0×10^{-3}	2.0×10^{-4}	2.3×10^{-3}	1.5×10^{-4}	1.8×10^{-2}	2.7×10^{-4}	6.7×10^{-1}	4.2×10^{-4}
7	7.7×10^{-3}	6.8×10^{-4}	3.1×10^{-3}	5.9×10^{-4}	2.3×10^{-2}	8.3×10^{-4}	8.6×10^{-1}	1.2×10^{-3}
8	9.7×10^{-3}	1.6×10^{-3}	4.1×10^{-3}	2.1×10^{-3}	2.8×10^{-2}	1.7×10^{-3}	1.1	2.4×10^{-3}
9	1.2×10^{-2}	2.7×10^{-3}	5.2×10^{-3}	5.5×10^{-3}	3.3×10^{-2}	2.6×10^{-3}	1.3	3.4×10^{-3}
10	1.4×10^{-2}	3.6×10^{-3}	6.5×10^{-3}	1.1×10^{-2}	3.7×10^{-2}	3.3×10^{-3}	1.5	4.3×10^{-3}
15	2.4×10^{-2}	8.2×10^{-3}	1.4×10^{-2}	3.7×10^{-2}	5.5×10^{-2}	7.2×10^{-3}	2.5	9.1×10^{-3}
30	4.5×10^{-2}	2.3×10^{-2}	5.0×10^{-2}	6.6×10^{-2}	8.3×10^{-2}	2.0×10^{-2}	4.2	2.5×10^{-2}
45	6.2×10^{-2}	3.2×10^{-2}	9.5×10^{-2}	9.3×10^{-2}	1.0×10^{-1}	2.6×10^{-2}	5.1	3.0×10^{-2}
60	7.7×10^{-2}	4.1×10^{-2}	1.2×10^{-1}	1.3×10^{-1}	1.2×10^{-1}	3.1×10^{-2}	5.6	3.3×10^{-2}
90	1.1×10^{-1}	6.7×10^{-2}	1.5×10^{-1}	2.3×10^{-1}	1.6×10^{-1}	4.5×10^{-2}	6.5	4.2×10^{-2}
180	2.7×10^{-1}	2.7×10^{-1}	2.5×10^{-1}	7.1×10^{-1}	3.3×10^{-1}	1.3×10^{-1}	1.0	8.1×10^{-2}
365	9.8×10^{-1}	2.5	6.3×10^{-1}	2.2	1.2	1.1	2.5	3.1×10^{-1}

表 C1-56 ^{243}Cm 每日尿液和粪排泄量的单位测量活度的待积有效剂量

单位：Sv/Bq

摄入后时间 /d	氧化铈，硝酸盐和氯化物			F 型		
	肺	尿	粪	肺	尿	粪
1	1.4×10^{-4}	1.1×10^{-2}	8.4×10^{-5}	2.0×10^{-4}	6.6×10^{-3}	9.9×10^{-5}
2	1.6×10^{-4}	1.3×10^{-2}	2.7×10^{-5}	3.1×10^{-4}	7.9×10^{-3}	3.2×10^{-5}
3	1.9×10^{-4}	1.7×10^{-2}	4.1×10^{-5}	4.7×10^{-4}	1.1×10^{-2}	4.8×10^{-5}
4	2.1×10^{-4}	2.3×10^{-2}	1.1×10^{-4}	7.0×10^{-4}	1.4×10^{-2}	1.3×10^{-4}
5	2.3×10^{-4}	3.1×10^{-2}	3.6×10^{-4}	1.1×10^{-3}	2.0×10^{-2}	4.4×10^{-4}
6	2.4×10^{-4}	4.0×10^{-2}	1.3×10^{-3}	1.6×10^{-3}	2.7×10^{-2}	1.7×10^{-3}
7	2.6×10^{-4}	5.2×10^{-2}	4.5×10^{-3}	2.4×10^{-3}	3.6×10^{-2}	6.8×10^{-3}
8	2.7×10^{-4}	6.4×10^{-2}	1.1×10^{-2}	3.5×10^{-3}	4.7×10^{-2}	2.4×10^{-2}
9	2.8×10^{-4}	7.8×10^{-2}	1.8×10^{-2}	5.0×10^{-3}	6.0×10^{-2}	6.4×10^{-2}
10	2.9×10^{-4}	9.2×10^{-2}	2.4×10^{-2}	7.2×10^{-3}	7.4×10^{-2}	1.2×10^{-1}
15	3.1×10^{-4}	1.5×10^{-1}	5.3×10^{-2}	2.8×10^{-2}	1.6×10^{-1}	4.2×10^{-1}
30	3.8×10^{-4}	2.7×10^{-1}	1.4×10^{-1}	5.1×10^{-2}	5.3×10^{-1}	6.9×10^{-1}
45	4.5×10^{-4}	3.5×10^{-1}	1.8×10^{-1}	5.2×10^{-2}	9.4×10^{-1}	9.2×10^{-1}
60	5.4×10^{-4}	4.1×10^{-1}	2.2×10^{-1}	5.4×10^{-2}	1.1	1.2
90	7.7×10^{-4}	5.2×10^{-1}	3.2×10^{-1}	5.6×10^{-2}	1.2	1.9

续表

摄入后时间 /d	氧化锔，硝酸盐和氯化物			F 型		
	肺	尿	粪	肺	尿	粪
180	2.2×10^{-3}	8.9×10^{-1}	8.9×10^{-1}	5.9×10^{-2}	1.4	4.0
365	1.4×10^{-2}	1.5	3.7	6.0×10^{-2}	1.6	5.6

摄入后时间 /d	M 型			S 型		
	肺	尿	粪	肺	尿	粪
1	1.1×10^{-4}	2.4×10^{-2}	7.6×10^{-5}	2.2×10^{-4}	1.0	1.6×10^{-4}
2	1.2×10^{-4}	2.8×10^{-2}	2.4×10^{-5}	2.3×10^{-4}	1.2	5.1×10^{-5}
3	1.3×10^{-4}	3.6×10^{-2}	3.7×10^{-5}	2.3×10^{-4}	1.6	7.8×10^{-5}
4	1.3×10^{-4}	4.8×10^{-2}	9.6×10^{-5}	2.4×10^{-4}	2.2	2.0×10^{-4}
5	1.4×10^{-4}	6.3×10^{-2}	3.2×10^{-4}	2.4×10^{-4}	2.9	6.8×10^{-4}
6	1.4×10^{-4}	8.1×10^{-2}	1.2×10^{-3}	2.5×10^{-4}	3.8	2.4×10^{-3}
7	1.5×10^{-4}	1.0×10^{-1}	3.6×10^{-3}	2.5×10^{-4}	4.9	7.0×10^{-3}
8	1.5×10^{-4}	1.2×10^{-1}	7.5×10^{-3}	2.5×10^{-4}	6.1	1.4×10^{-2}
9	1.5×10^{-4}	1.4×10^{-1}	1.1×10^{-2}	2.5×10^{-4}	7.3	2.0×10^{-2}
10	1.6×10^{-4}	1.6×10^{-1}	1.4×10^{-2}	2.6×10^{-4}	8.6	2.4×10^{-2}
15	1.6×10^{-4}	2.3×10^{-1}	3.0×10^{-2}	2.6×10^{-4}	1.4×10^{1}	5.1×10^{-2}
30	1.8×10^{-4}	3.3×10^{-1}	8.0×10^{-2}	2.7×10^{-4}	2.2×10^{1}	1.3×10^{-1}
45	2.1×10^{-4}	3.8×10^{-1}	9.6×10^{-2}	2.8×10^{-4}	2.5×10^{1}	1.5×10^{-1}
60	2.3×10^{-4}	4.1×10^{-1}	1.1×10^{-1}	2.9×10^{-4}	2.6×10^{1}	1.5×10^{-1}
90	2.8×10^{-4}	4.8×10^{-1}	1.4×10^{-1}	3.1×10^{-4}	2.6×10^{1}	1.7×10^{-1}
180	5.1×10^{-4}	7.0×10^{-1}	2.7×10^{-1}	3.7×10^{-4}	2.8×10^{1}	2.2×10^{-1}
365	1.7×10^{-3}	1.2	1.0	4.9×10^{-4}	3.1×10^{1}	4.0×10^{-1}

表 C1-57　^{244}Cm 每日尿液和粪排泄量的单位测量活度的待积有效剂量

单位：Sv/Bq

摄入后时间 /d	氧化锔，硝酸盐和氯化物		F 型		M 型		S 型	
	尿	粪	尿	粪	尿	粪	尿	粪
1	9.3×10^{-3}	7.2×10^{-5}	5.5×10^{-3}	8.3×10^{-5}	2.1×10^{-2}	6.6×10^{-5}	9.2×10^{-1}	1.4×10^{-4}
2	1.1×10^{-2}	2.3×10^{-5}	6.6×10^{-3}	2.6×10^{-5}	2.5×10^{-2}	2.1×10^{-5}	1.1	4.5×10^{-5}
3	1.4×10^{-2}	3.5×10^{-5}	8.8×10^{-3}	4.0×10^{-5}	3.2×10^{-2}	3.2×10^{-5}	1.4	6.8×10^{-5}
4	1.9×10^{-2}	9.1×10^{-5}	1.2×10^{-2}	1.1×10^{-4}	4.2×10^{-2}	8.4×10^{-5}	1.9	1.8×10^{-4}
5	2.6×10^{-2}	3.1×10^{-4}	1.7×10^{-2}	3.6×10^{-4}	5.5×10^{-2}	2.8×10^{-4}	2.6	6.0×10^{-4}
6	3.4×10^{-2}	1.1×10^{-3}	2.2×10^{-2}	1.4×10^{-3}	7.1×10^{-2}	1.0×10^{-3}	3.4	2.1×10^{-3}
7	4.4×10^{-2}	3.9×10^{-3}	3.0×10^{-2}	5.7×10^{-3}	8.8×10^{-2}	3.1×10^{-3}	4.3	6.2×10^{-3}
8	5.5×10^{-2}	9.3×10^{-3}	3.9×10^{-2}	2.0×10^{-2}	1.1×10^{-1}	6.6×10^{-3}	5.3	1.2×10^{-2}

续表

摄入后时间 /d	氧化钚，硝酸盐和氯化物		F 型		M 型		S 型	
	尿	粪	尿	粪	尿	粪	尿	粪
9	6.6×10^{-2}	1.5×10^{-2}	5.0×10^{-2}	5.3×10^{-2}	1.2×10^{-1}	9.8×10^{-3}	6.4	1.7×10^{-2}
10	7.8×10^{-2}	2.0×10^{-2}	6.2×10^{-2}	1.0×10^{-1}	1.4×10^{-1}	1.2×10^{-2}	7.5	2.1×10^{-2}
15	1.3×10^{-1}	4.5×10^{-2}	1.3×10^{-1}	3.5×10^{-1}	2.0×10^{-1}	2.7×10^{-2}	1.2×10^{1}	4.4×10^{-2}
30	2.3×10^{-1}	1.2×10^{-1}	4.4×10^{-1}	5.8×10^{-1}	2.9×10^{-1}	7.0×10^{-2}	1.9×10^{1}	1.1×10^{-1}
45	3.0×10^{-1}	1.5×10^{-1}	7.8×10^{-1}	7.6×10^{-1}	3.3×10^{-1}	8.4×10^{-2}	2.2×10^{1}	1.3×10^{-1}
60	3.5×10^{-1}	1.9×10^{-1}	9.5×10^{-1}	9.9×10^{-1}	3.6×10^{-1}	9.5×10^{-2}	2.3×10^{1}	1.3×10^{-1}
90	4.5×10^{-1}	2.7×10^{-1}	1.0	1.6	4.2×10^{-1}	1.2×10^{-1}	2.3×10^{1}	1.5×10^{-1}
180	7.6×10^{-1}	7.6×10^{-1}	1.2	3.3	6.1×10^{-1}	2.4×10^{-1}	2.5×10^{1}	2.0×10^{-1}
365	1.3	3.2	1.4	4.7	1.1	9.2×10^{-1}	2.8×10^{1}	3.6×10^{-1}

2．每次单位摄入活度随时间的变化曲线（图 C1-150 ~ 图 C1-161）

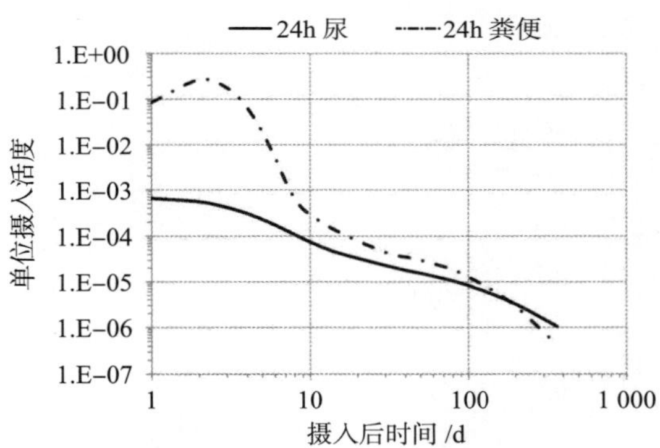

图 C1-150 吸入 1Bq ^{242}Cm 氧化钚，硝酸盐和氯化物后，每日尿粪的排泄量

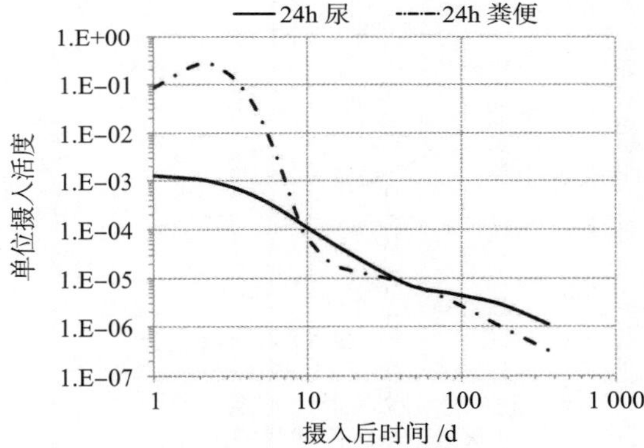

图 C1-151 吸入 1Bq F 型 ^{242}Cm 后，每日尿粪的排泄量

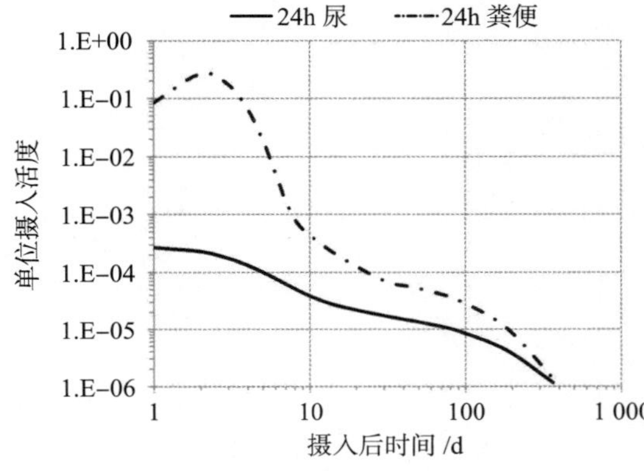

图 C1-152 吸入 1Bq M 型 ^{242}Cm 后，每日尿粪的排泄量

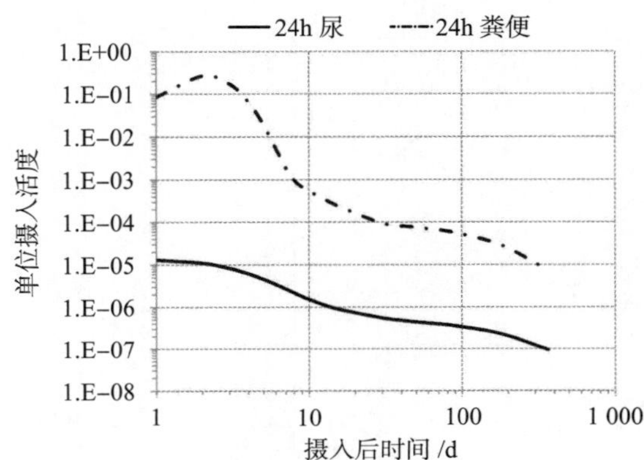

图 C1-153 吸入 1Bq S 型 ^{242}Cm 后，每日尿粪的排泄量

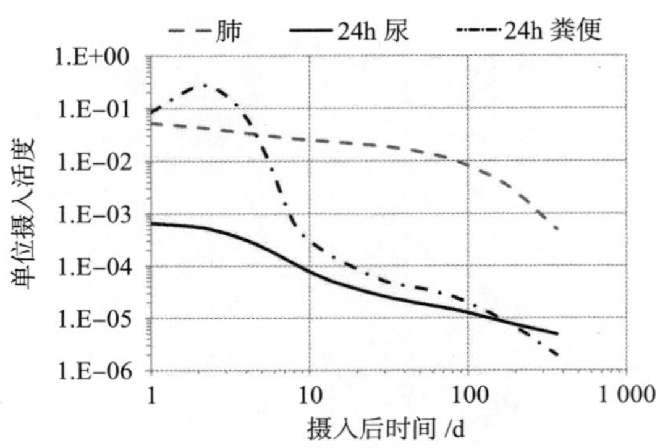

图 C1-154 吸入 1Bq^{243}Cm 氧化锔，硝酸盐和氯化物后，肺含量以及每日尿粪的排泄量

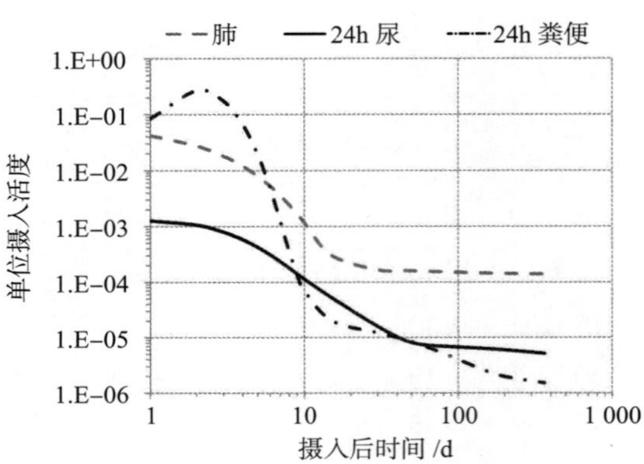

图 C1-155 吸入 1Bq F 型 ^{243}Cm 后，肺含量以及每日尿粪的排泄量

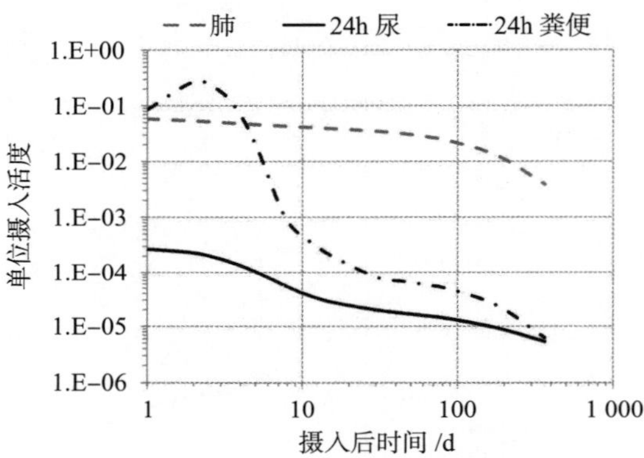

图 C1-156 吸入 1Bq M 型 ^{243}Cm 后，肺含量以及每日尿粪的排泄量

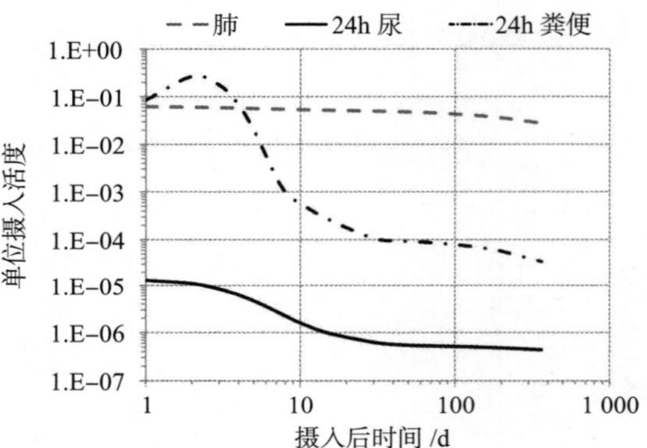

图 C1-157 吸入 1Bq S 型 ^{243}Cm 后，肺含量以及每日尿粪的排泄量

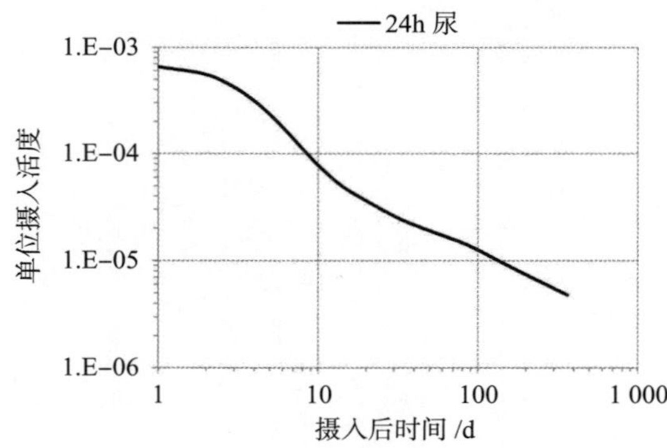

图 C1-158 吸入 1Bq^{244}Cm 氧化锔，硝酸盐和氯化物后，每日尿的排泄量

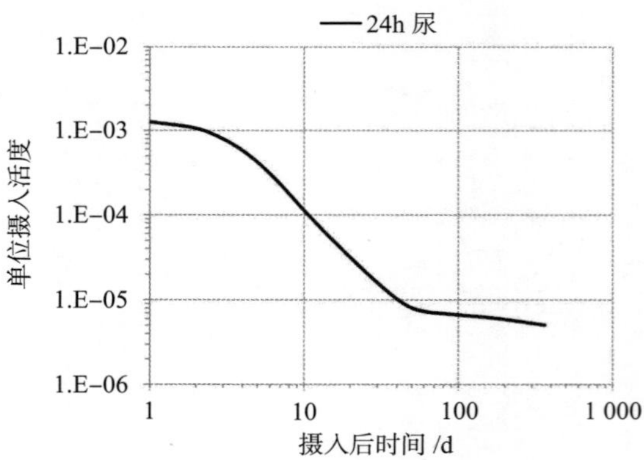

图 C1-159 吸入 1Bq F 型 ^{244}Cm 后，每日尿的排泄量

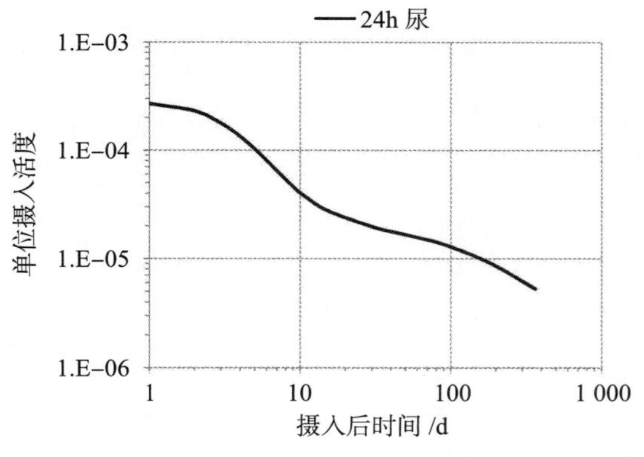

图 C1-160 吸入 1Bq M 型 ^{244}Cm 后，每日尿的排泄量

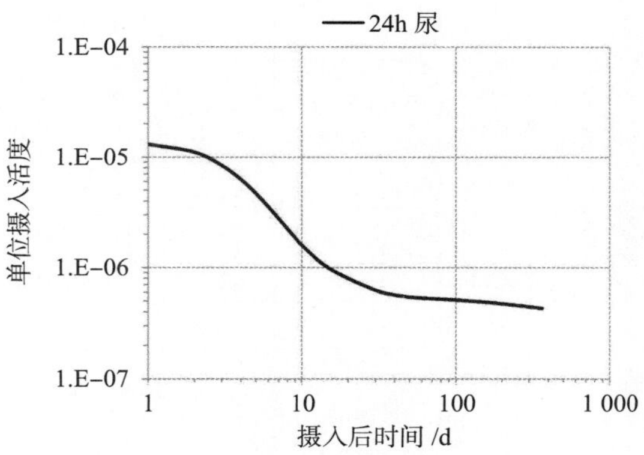

图 C1-161 吸入 1Bq S 型 ^{244}Cm 后，每日尿粪的排泄量

C.1.18 锎（Z=98）

1．剂量数据

（1）单位摄入量的待积有效剂量系数（表 C1-58）

表 C1-58 吸入或食入 ^{249}Cf 和 ^{252}Cf 化合物单位摄入量的待积有效剂量系数

类型	有效剂量系数 /（Sv · Bq^{-1}）	
	^{249}Cf	^{252}Cf
吸入颗粒物质（5μm AMAD 气溶胶）		
F 型 氯化物	1.1×10^{-5}	3.6×10^{-6}
M 型 氧化物	7.4×10^{-6}	4.0×10^{-6}
S 型	1.8×10^{-5}	8.1×10^{-6}
食入的材料		
所有的化合物	5.2×10^{-8}	2.5×10^{-8}

（2）单位测量活度的待积有效剂量系数（表 C1-59，表 C1-60）

表 C1-59 ^{249}Cf 肺含量、每日尿液和粪排泄量的单位测量活度的待积有效剂量

单位：Sv/Bq

摄入后时间 /d	F 型			M 型			S 型		
	肺	尿	粪	肺	尿	粪	肺	尿	粪
1	2.5×10^{-4}	5.5×10^{-3}	1.3×10^{-4}	1.3×10^{-4}	1.8×10^{-2}	8.7×10^{-5}	2.8×10^{-4}	8.9×10^{-1}	2.1×10^{-4}
2	3.9×10^{-4}	6.4×10^{-3}	4.0×10^{-5}	1.4×10^{-4}	2.1×10^{-2}	2.8×10^{-5}	2.9×10^{-4}	1.0	6.5×10^{-5}
3	5.9×10^{-4}	8.7×10^{-3}	6.0×10^{-5}	1.5×10^{-4}	2.7×10^{-2}	4.2×10^{-5}	3.0×10^{-4}	1.4	9.9×10^{-5}

续表

摄入后时间 /d	F 型			M 型			S 型		
	肺	尿	粪	肺	尿	粪	肺	尿	粪
4	8.9×10^{-4}	1.2×10^{-2}	1.6×10^{-4}	1.5×10^{-4}	3.7×10^{-2}	1.1×10^{-4}	3.0×10^{-4}	1.9	2.6×10^{-4}
5	1.3×10^{-3}	1.7×10^{-2}	5.4×10^{-4}	1.6×10^{-4}	4.9×10^{-2}	3.7×10^{-4}	3.1×10^{-4}	2.5	8.7×10^{-4}
6	2.0×10^{-3}	2.4×10^{-2}	2.0×10^{-3}	1.7×10^{-4}	6.4×10^{-2}	1.3×10^{-3}	3.1×10^{-4}	3.4	3.1×10^{-3}
7	3.0×10^{-3}	3.3×10^{-2}	7.4×10^{-3}	1.7×10^{-4}	8.1×10^{-2}	4.0×10^{-3}	3.2×10^{-4}	4.5	9.0×10^{-3}
8	4.4×10^{-3}	4.4×10^{-2}	2.2×10^{-2}	1.7×10^{-4}	1.0×10^{-1}	8.4×10^{-3}	3.2×10^{-4}	5.7	1.8×10^{-2}
9	6.3×10^{-3}	5.9×10^{-2}	5.0×10^{-2}	1.8×10^{-4}	1.2×10^{-1}	1.2×10^{-2}	3.2×10^{-4}	7.1	2.5×10^{-2}
10	9.0×10^{-3}	7.6×10^{-2}	8.9×10^{-2}	1.8×10^{-4}	1.4×10^{-1}	1.6×10^{-2}	3.3×10^{-4}	8.5	3.1×10^{-2}
15	3.4×10^{-2}	1.9×10^{-1}	5.3×10^{-1}	1.9×10^{-4}	2.0×10^{-1}	3.4×10^{-2}	3.4×10^{-4}	1.4×10^{1}	6.5×10^{-2}
30	6.0×10^{-2}	7.1×10^{-1}	1.5	2.1×10^{-4}	2.8×10^{-1}	8.5×10^{-2}	3.5×10^{-4}	2.1×10^{1}	1.6×10^{-1}
45	6.1×10^{-2}	1.3	1.8	2.4×10^{-4}	3.2×10^{-1}	1.0×10^{-1}	3.6×10^{-4}	2.4×10^{1}	1.9×10^{-1}
60	6.3×10^{-2}	1.7	2.1	2.6×10^{-4}	3.5×10^{-1}	1.1×10^{-1}	3.7×10^{-4}	2.5×10^{1}	2.0×10^{-1}
90	6.5×10^{-2}	1.8	2.7	3.2×10^{-4}	4.2×10^{-1}	1.4×10^{-1}	3.9×10^{-4}	2.6×10^{1}	2.1×10^{-1}
180	6.9×10^{-2}	2.0	3.8	5.9×10^{-4}	6.5×10^{-1}	2.8×10^{-1}	4.7×10^{-4}	2.8×10^{1}	2.8×10^{-1}
365	7.3×10^{-2}	2.6	5.1	1.9×10^{-3}	1.3	9.8×10^{-1}	6.2×10^{-4}	3.3×10^{1}	5.0×10^{-1}

表 C1-60 ^{252}Cf每日尿液和粪排泄量的单位测量活度的待积有效剂量

单位：Sv/Bq

摄入后时间 /d	F 型		M 型		S 型	
	尿	粪	尿	粪	尿	粪
1	1.9×10^{-3}	4.3×10^{-5}	1.0×10^{-2}	4.7×10^{-5}	4.1×10^{-1}	9.5×10^{-5}
2	2.2×10^{-3}	1.4×10^{-5}	1.1×10^{-2}	1.5×10^{-5}	4.7×10^{-1}	3.0×10^{-5}
3	3.0×10^{-3}	2.1×10^{-5}	1.5×10^{-2}	2.3×10^{-5}	6.3×10^{-1}	4.6×10^{-5}
4	4.1×10^{-3}	5.5×10^{-5}	2.0×10^{-2}	6.0×10^{-5}	8.6×10^{-1}	1.2×10^{-4}
5	5.8×10^{-3}	1.8×10^{-4}	2.7×10^{-2}	2.0×10^{-4}	1.2	4.0×10^{-4}
6	8.2×10^{-3}	7.0×10^{-4}	3.5×10^{-2}	7.2×10^{-4}	1.6	1.4×10^{-3}
7	1.1×10^{-2}	2.6×10^{-3}	4.4×10^{-2}	2.2×10^{-3}	2.1	4.2×10^{-3}
8	1.5×10^{-2}	7.7×10^{-3}	5.5×10^{-2}	4.6×10^{-3}	2.7	8.2×10^{-3}
9	2.0×10^{-2}	1.7×10^{-2}	6.5×10^{-2}	6.7×10^{-3}	3.3	1.2×10^{-2}
10	2.6×10^{-2}	3.0×10^{-2}	7.5×10^{-2}	8.5×10^{-3}	3.9	1.4×10^{-2}
15	6.7×10^{-2}	1.8×10^{-1}	1.1×10^{-1}	1.8×10^{-2}	6.7	3.0×10^{-2}
30	2.5×10^{-1}	5.3×10^{-1}	1.6×10^{-1}	4.7×10^{-2}	1.0×10^{1}	7.7×10^{-2}
45	4.8×10^{-1}	6.4×10^{-1}	1.8×10^{-1}	5.7×10^{-2}	1.1×10^{1}	8.8×10^{-2}
60	6.0×10^{-1}	7.5×10^{-1}	2.0×10^{-1}	6.5×10^{-2}	1.2×10^{1}	9.4×10^{-2}
90	6.6×10^{-1}	9.7×10^{-1}	2.4×10^{-1}	8.3×10^{-2}	1.3×10^{1}	1.1×10^{-1}
180	7.9×10^{-1}	1.5	4.0×10^{-1}	1.7×10^{-1}	1.5×10^{1}	1.5×10^{-1}
365	1.1	2.3	9.4×10^{-1}	6.9×10^{-1}	2.0×10^{1}	3.0×10^{-1}

2．每次单位摄入活度随时间的变化曲线（图 C1-162 ~ 图 C1-167）

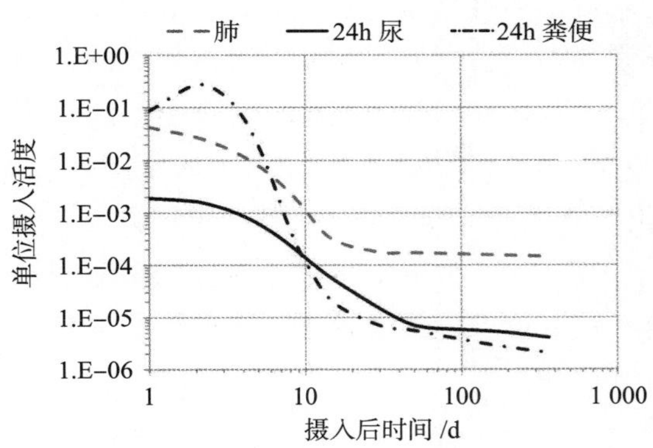

图 C1-162 吸入 1Bq F 型 ^{249}Cf 后，肺含量以及每日尿粪的排泄量

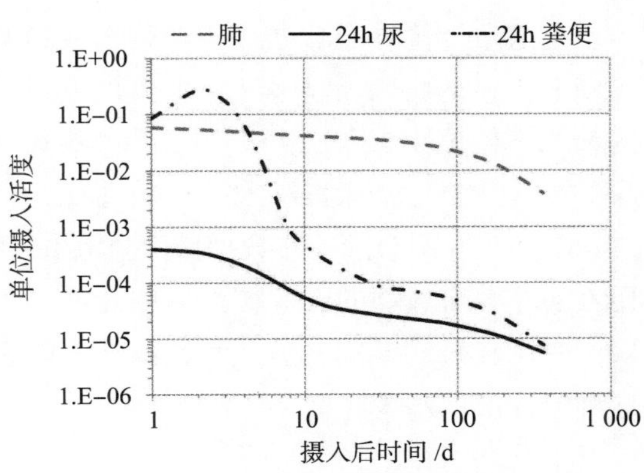

图 C1-163 吸入 1Bq M 型 ^{249}Cf 后，肺含量以及每日尿粪的排泄量

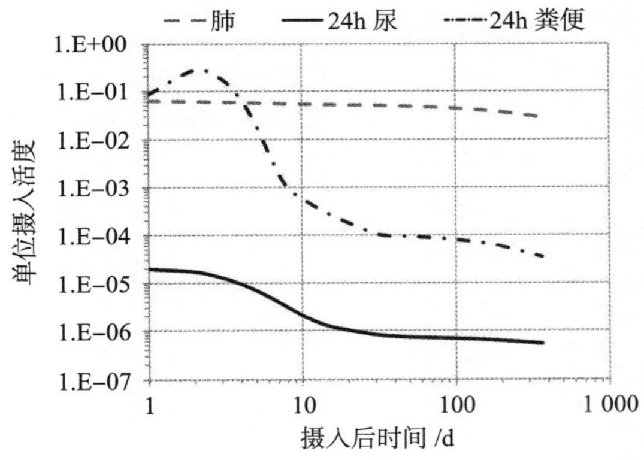

图 C1-164 吸入 1Bq S 型 ^{249}Cf 后，肺含量以及每日尿粪的排泄量

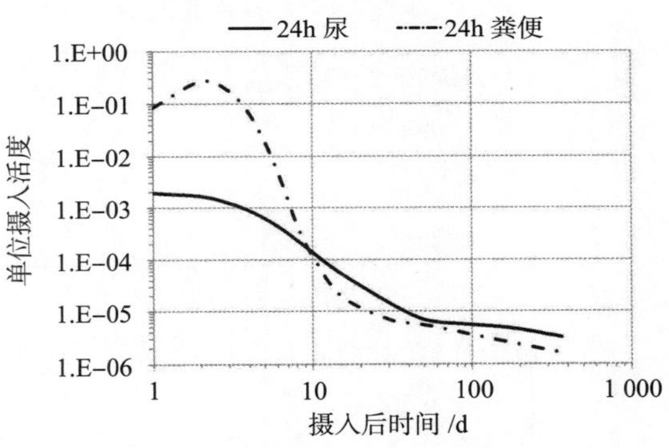

图 C1-165 吸入 1Bq F 型 ^{252}Cf 后，每日尿粪的排泄量

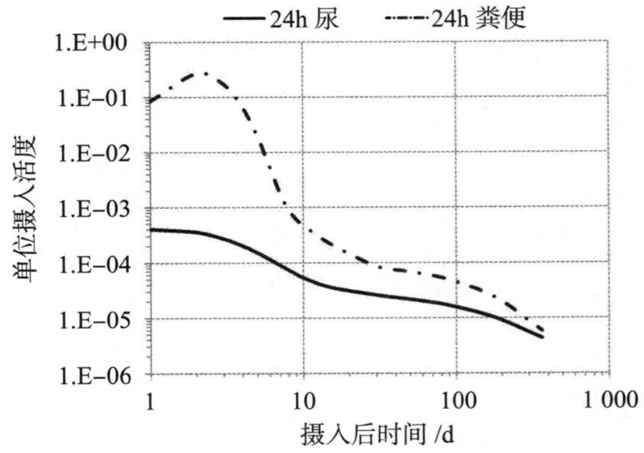

图 C1-166 吸入 1Bq M 型 ^{252}Cf 后，每日尿粪的排泄量

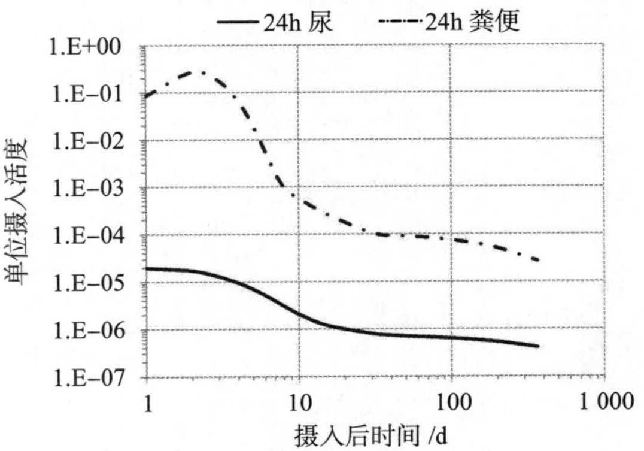

图 C1-167 吸入 1Bq S 型 ^{252}Cf 后，每日尿粪的排泄量

C.2 摄入量计算参数

摄入量计算参数包括用于常规个人监测的常用放射性核素 $m(T/2)$ 值，和用于公众和职业人员的特殊及任务相关监测的放射性核素 $m(t)$ 值。若是全身、肺或甲状腺监测的值 M（单位，Bq），则 $m(T/2)$ 和 $m(t)$ 的单位为 Bq/Bq；若是尿样或粪样监测的值 M（单位，Bq/L），则 $m(T/2)$ 和 $m(t)$ 的单位为 Bq/Bq 则 $m(T/2)$ 和 $m(t)$ 的单位为（Bq/Bq）/L。本节的所有数据均引自 ICRP 78 出版物。对特殊监测，为使用上的方面，利用 ICRP 78 出版物的相应核素衰变曲线，仿照 GBZ 129—2016 的方法，对摄入后时间扩展了一个较长的时间，除氢和铁以外，取为摄入后 100d。应注意这个扩展的数据是粗略估计值，仅供参考。

（一）氢（Z=1）

1．$m(T/2)$ 值（表 C2–1）

表 C2–1　常规监测中氚水单位监测结果的摄入量预期值 $m(T/2)$

监测周期 /d	食入、吸入或注射途径，24h 尿样测量
30	8.9×10^{-3}
14	1.5×10^{-2}
7	1.8×10^{-2}

2．$m(t)$ 值（表 C2–2）

表 C2–2　特殊监测中氢同位素单位监测结果的摄入量预期值 $m(t)$

摄入后时间 /d	24h 尿样测量	
	食入、吸入或注射氚水	用于食入有机结合的氚
1	2.3×10^{-2}	1.3×10^{-2}
2	2.1×10^{-2}	2.3×10^{-2}
3	2.0×10^{-2}	2.2×10^{-2}
4	1.9×10^{-2}	2.1×10^{-2}
5	1.7×10^{-2}	2.0×10^{-2}
6	1.6×10^{-2}	1.9×10^{-2}
7	1.5×10^{-2}	1.8×10^{-2}
8	1.4×10^{-2}	1.7×10^{-2}
9	1.3×10^{-2}	1.7×10^{-2}
10	1.2×10^{-2}	1.6×10^{-2}
70	1.0×10^{-3}	5.0×10^{-3}

3．单位测量值的预期摄入量曲线（图 C2-1，图 C2-2）

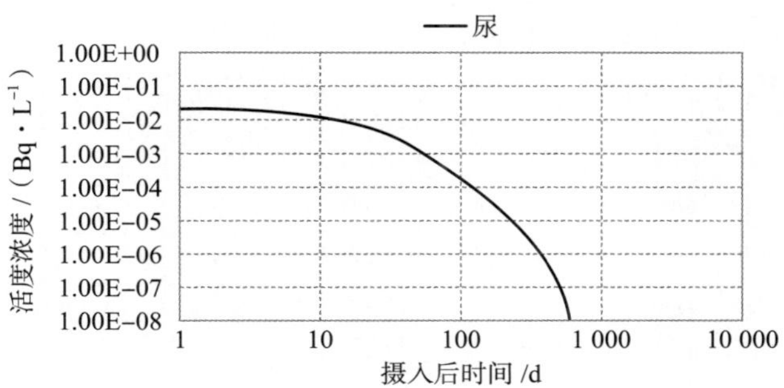

图 C2-1 吸入、食入和注射 ^{3}H（氚水）急性摄入后不同时间的预期值

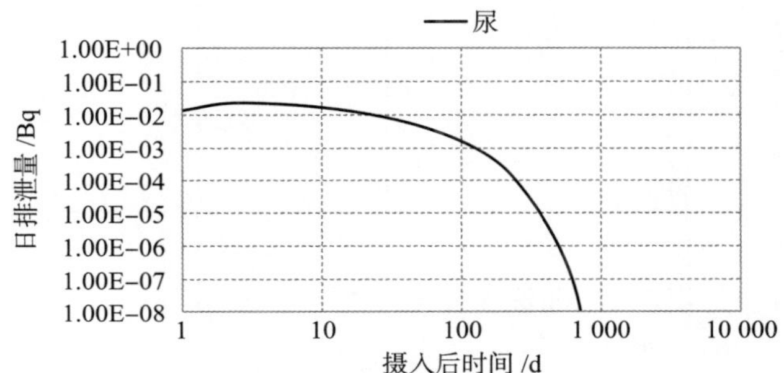

图 C2-2 食入 ^{3}H（有机结合的氚）急性摄入后不同时间的预期值

（二）铁（Z=26）

1．$m(T/2)$ 值（表 C2-3）

表 C2-3 常规监测中吸入 ^{59}Fe 单位监测结果的摄入量预期值 $m(T/2)$

监测周期 /d	F 类型		M 类型	
	全身	日尿样	全身	日尿样
120	1.2×10^{-1}	2.0×10^{-6}	4.3×10^{-2}	6.8×10^{-7}
90	1.5×10^{-1}	2.5×10^{-6}	5.5×10^{-2}	8.9×10^{-7}
60	1.9×10^{-1}	3.3×10^{-6}	7.2×10^{-2}	1.2×10^{-6}
30	2.4×10^{-1}	4.5×10^{-6}	9.4×10^{-2}	1.6×10^{-6}
14	2.7×10^{-1}	1.0×10^{-5}	1.1×10^{-1}	3.0×10^{-6}
7	3.0×10^{-1}	2.3×10^{-5}	1.4×10^{-1}	6.1×10^{-6}

2. $m(t)$ 值（表 C2-4）

表 C2-4 特殊监测中吸入、食入和注射 ^{59}Fe 单位监测结果的摄入量预期值 $m(t)$

摄入后时间 /d	F 类型		M 类型		食入		注射	
	全身	日尿样	全身	日尿样	全身	日尿样	全身	日尿样
1	5.4×10^{-1}	6.0×10^{-4}	5.0×10^{-1}	1.3×10^{-4}	7.3×10^{-1}	1.9×10^{-4}	9.8×10^{-1}	2.0×10^{-3}
2	3.9×10^{-1}	5.2×10^{-5}	2.8×10^{-1}	1.4×10^{-5}	3.8×10^{-1}	2.0×10^{-5}	9.7×10^{-1}	1.7×10^{-4}
3	3.3×10^{-1}	3.3×10^{-5}	1.8×10^{-1}	8.6×10^{-6}	2.1×10^{-1}	1.2×10^{-5}	9.5×10^{-1}	1.1×10^{-4}
4	3.0×10^{-1}	2.3×10^{-5}	1.4×10^{-1}	6.1×10^{-6}	1.4×10^{-1}	8.0×10^{-6}	9.4×10^{-1}	7.5×10^{-5}
5	2.8×10^{-1}	1.7×10^{-5}	1.2×10^{-1}	4.6×10^{-6}	1.1×10^{-1}	5.8×10^{-6}	9.2×10^{-1}	5.4×10^{-5}
6	2.8×10^{-1}	1.3×10^{-5}	1.2×10^{-1}	3.6×10^{-6}	9.6×10^{-2}	4.4×10^{-6}	9.1×10^{-1}	4.2×10^{-5}
7	2.7×10^{-1}	1.0×10^{-5}	1.1×10^{-1}	3.0×10^{-6}	9.1×10^{-2}	3.5×10^{-6}	8.9×10^{-1}	3.3×10^{-5}
8	2.7×10^{-1}	8.3×10^{-6}	1.1×10^{-1}	2.6×10^{-6}	8.9×10^{-2}	2.8×10^{-6}	8.8×10^{-1}	2.8×10^{-5}
9	2.6×10^{-1}	7.2×10^{-6}	1.1×10^{-1}	2.3×10^{-6}	8.7×10^{-2}	2.4×10^{-6}	8.7×10^{-1}	2.4×10^{-5}
10	2.6×10^{-1}	6.3×10^{-6}	1.0×10^{-1}	2.1×10^{-6}	8.5×10^{-2}	2.1×10^{-6}	8.5×10^{-1}	2.1×10^{-5}
70	1.0×10^{-1}	2.6×10^{-6}	7.5×10^{-2}	9.0×10^{-7}	7.5×10^{-2}	8.5×10^{-7}	7.5×10^{-1}	9.0×10^{-6}

3. 单位测量值的预期摄入量曲线（图 C2-3 ~ 图 C2-5）

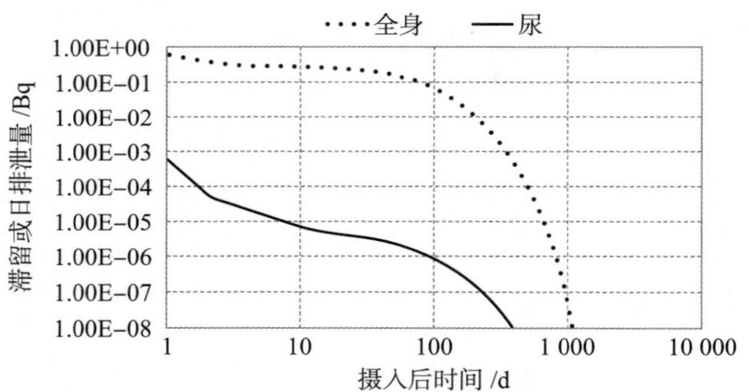

图 C2-3 吸入 F 型 ^{59}Fe 急性摄入后不同时间的预期值

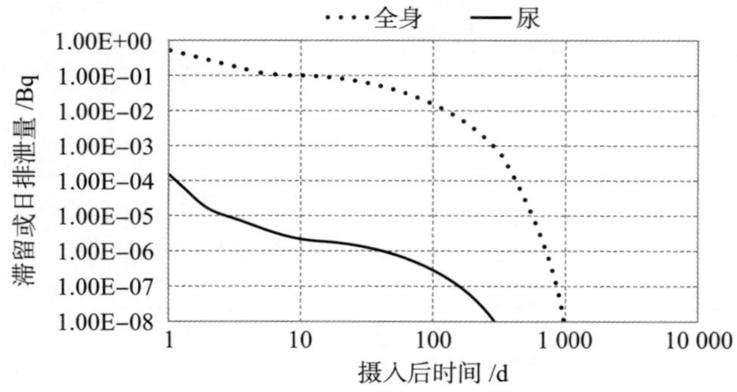

图 C2-4 食入 ^{59}Fe 急性摄入后不同时间的预期值

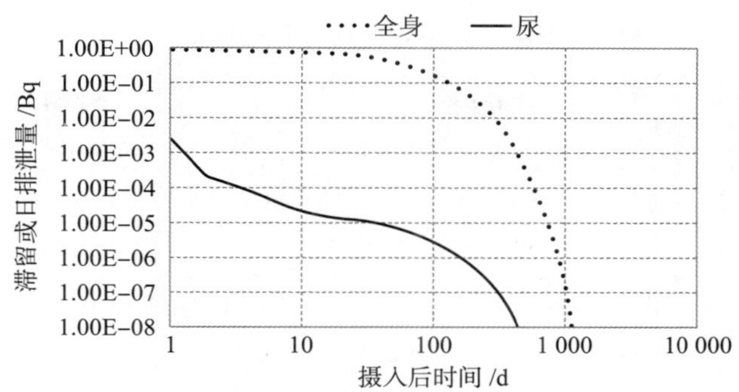

图 C2-5　注射 ^{59}Fe 急性摄入后不同时间的预期值

（三）钴（Z=27）

1. m（T/2）值（表 C2-5 ~ 表 C2-7）

表 C2-5　常规监测中 ^{57}Co 单位监测结果的摄入量预期值 m（T/2）

监测周期 /d	M 类型				S 类型			
	肺	全身	日尿样	日粪样	肺	全身	日尿样	日粪样
360	—	—	—	—	2.0×10^{-2}	2.2×10^{-2}	5.3×10^{-6}	2.3×10^{-5}
180	1.7×10^{-2}	2.7×10^{-2}	9.8×10^{-5}	（6.1×10^{-5}）[a]	3.0×10^{-2}	3.3×10^{-2}	1.3×10^{-5}	（8.3×10^{-5}）[a]
120	2.4×10^{-2}	3.5×10^{-2}	1.4×10^{-4}	（1.2×10^{-4}）	3.6×10^{-2}	3.9×10^{-2}	2.0×10^{-5}	1.6×10^{-4}
90	2.9×10^{-2}	4.1×10^{-2}	1.8×10^{-4}	1.8×10^{-4}	4.0×10^{-2}	4.4×10^{-2}	2.8×10^{-5}	2.2×10^{-4}
60	3.6×10^{-2}	5.0×10^{-2}	2.7×10^{-4}	2.8×10^{-4}	4.6×10^{-2}	5.0×10^{-2}	5.3×10^{-5}	3.2×10^{-4}
30	4.5×10^{-2}	6.3×10^{-2}	6.4×10^{-4}	4.8×10^{-4}	5.3×10^{-2}	5.9×10^{-2}	1.7×10^{-4}	4.8×10^{-4}
14	5.1×10^{-2}	7.7×10^{-2}	1.3×10^{-3}	（2.3×10^{-3}）	5.8×10^{-2}	6.8×10^{-2}	3.7×10^{-4}	（2.4×10^{-3}）
7	5.4×10^{-2}	1.1×10^{-1}	2.2×10^{-3}	（3.0×10^{-2}）	6.1×10^{-2}	9.7×10^{-2}	6.7×10^{-4}	（3.3×10^{-2}）

注：[a] 括号中的值不满足 ICRP 相关规定的要求

表 C2-6　常规监测中 ^{58}Co 单位监测结果的摄入量预期值 m（T/2）

监测周期 /d	M 类型				S 类型			
	肺	全身	日尿样	日粪样	肺	全身	日尿样	日粪样
180	—	—	—	—	1.6×10^{-2}	1.7×10^{-2}	（6.9×10^{-6}）[a]	（4.3×10^{-5}）
120	1.6×10^{-2}	2.3×10^{-2}	9.0×10^{-5}	（7.8×10^{-5}）[a]	2.3×10^{-2}	2.5×10^{-2}	（1.3×10^{-5}）	（1.0×10^{-4}）
90	2.1×10^{-2}	3.0×10^{-2}	1.3×10^{-4}	（1.3×10^{-4}）	2.9×10^{-2}	3.2×10^{-2}	2.0×10^{-5}	（1.6×10^{-4}）
60	2.9×10^{-2}	4.0×10^{-1}	2.2×10^{-4}	2.2×10^{-4}	3.7×10^{-2}	4.0×10^{-2}	（4.2×10^{-5}）	2.6×10^{-4}
30	4.0×10^{-2}	5.7×10^{-2}	5.8×10^{-4}	4.3×10^{-4}	4.8×10^{-2}	5.3×10^{-2}	（1.5×10^{-4}）	4.3×10^{-4}
14	4.8×10^{-2}	73×10^{-2}	1.2×10^{-3}	（2.2×10^{-3}）	5.6×10^{-2}	6.5×10^{-2}	3.5×10^{-4}	（2.3×10^{-3}）
7	5.2×10^{-2}	1.0×10^{-1}	2.1×10^{-3}	（2.9×10^{-2}）	5.9×10^{-2}	9.4×10^{-2}	6.5×10^{-4}	（3.2×10^{-2}）

注：[a] 括号中的值不满足 ICRP 相关规定的要求

表 C2-7　常规监测中 ^{60}Co 单位监测结果的摄入量预期值 $m(T/2)$

监测周期 /d	M 类型				S 类型			
	肺	全身	日尿样	日粪样	肺	全身	日尿样	日粪样
360	1.1×10^{-2}	2.1×10^{-2}	6.2×10^{-5}	$(2.2\times10^{-5})^{a}$	3.0×10^{-2}	3.2×10^{-2}	7.8×10^{-6}	3.5×10^{-5}
180	2.1×10^{-2}	3.3×10^{-2}	1.2×10^{-4}	(74×10^{-5})	3.6×10^{-2}	4.0×10^{-2}	1.6×10^{-5}	1.0×10^{-4}
120	2.7×10^{-2}	4.0×10^{-2}	1.6×10^{-4}	1.4×10^{-4}	4.1×10^{-2}	4.5×10^{-2}	2.3×10^{-5}	1.8×10^{-4}
90	3.2×10^{-2}	4.6×10^{-2}	2.0×10^{-4}	2.0×10^{-4}	4.4×10^{-2}	4.8×10^{-2}	3.1×10^{-5}	2.4×10^{-4}
60	3.8×10^{-2}	5.3×10^{-2}	2.9×10^{-4}	3.0×10^{-4}	4.9×10^{-2}	5.4×10^{-2}	5.6×10^{-5}	3.4×10^{-4}
30	4.6×10^{-2}	6.5×10^{-2}	6.6×10^{-4}	5.0×10^{-4}	5.5×10^{-2}	6.1×10^{-2}	1.7×10^{-4}	5.0×10^{-4}
14	5.2×10^{-2}	7.8×10^{-2}	1.3×10^{-3}	(2.3×10^{-3})	5.9×10^{-2}	6.9×10^{-2}	3.8×10^{-4}	$(24\times10^{-3})^{a}$
7	5.4×10^{-2}	1.1×10^{-1}	2.2×10^{-3}	(3.1×10^{-2})	6.1×10^{-2}	9.8×10^{-2}	6.7×10^{-4}	(3.4×10^{-2})

注：[a] 括号中的值不满足 ICRP 相关规定的要求

2. $m(t)$ 值（表 C2-8 ~ 表 C2-16）

表 C2-8　特殊监测中吸入 ^{57}Co 单位监测结果的摄入量预期值 $m(t)$

摄入后时间 /d	M 类型				S 类型			
	肺	全身	日尿样	日粪样	肺	全身	日尿样	日粪样
1	4.8×10^{-1}	5.7×10^{-2}	2.0×10^{-2}	1.0×10^{-1}	4.9×10^{-1}	6.4×10^{-2}	5.7×10^{-3}	1.1×10^{-1}
2	2.6×10^{-1}	5.6×10^{-2}	9.1×10^{-3}	1.4×10^{-1}	2.5×10^{-1}	6.2×10^{-2}	3.1×10^{-3}	1.5×10^{-1}
3	1.5×10^{-1}	5.5×10^{-2}	3.7×10^{-3}	7.2×10^{-2}	1.4×10^{-1}	6.1×10^{-2}	1.2×10^{-3}	7.9×10^{-2}
4	1.1×10^{-1}	5.4×10^{-2}	2.2×10^{-3}	3.0×10^{-2}	9.7×10^{-2}	6.1×10^{-2}	6.7×10^{-4}	3.3×10^{-2}
5	9.0×10^{-2}	5.3×10^{-2}	1.7×10^{-3}	1.2×10^{-2}	7.9×10^{-2}	6.0×10^{-2}	5.0×10^{-4}	1.3×10^{-2}
6	8.2×10^{-2}	5.2×10^{-2}	1.4×10^{-3}	5.0×10^{-3}	7.2×10^{-2}	5.9×10^{-2}	4.2×10^{-4}	5.4×10^{-3}
7	7.7×10^{-2}	5.1×10^{-2}	1.3×10^{-3}	2.3×10^{-3}	6.8×10^{-2}	5.8×10^{-2}	3.7×10^{-4}	2.4×10^{-3}
8	7.4×10^{-2}	5.0×10^{-2}	1.2×10^{-3}	1.3×10^{-3}	6.6×10^{-2}	5.8×10^{-2}	3.3×10^{-4}	1.3×10^{-3}
9	7.2×10^{-2}	4.9×10^{-2}	1.1×10^{-3}	8.6×10^{-4}	6.5×10^{-2}	5.7×10^{-2}	3.0×10^{-4}	8.2×10^{-4}
10	7.0×10^{-2}	4.8×10^{-2}	9.7×10^{-4}	6.9×10^{-4}	6.4×10^{-2}	5.6×10^{-2}	2.7×10^{-4}	6.5×10^{-4}
100	4.5×10^{-2}	2.5×10^{-2}	1.0×10^{-4}	8.5×10^{-5}	6.0×10^{-2}	4.0×10^{-2}	1.0×10^{-5}	9.0×10^{-5}

表 C2-9　特殊监测中食入 ^{57}Co 单位监测结果的摄入量预期值 $m(t)$

摄入后时间 /d	$f_1=0.1$			$f_1=0.05$		
	全身	日尿样	日粪样	全身	日尿样	日粪样
1	7.1×10^{-1}	2.8×10^{-2}	2.6×10^{-1}	7.1×10^{-1}	1.4×10^{-2}	2.7×10^{-1}
2	3.4×10^{-1}	1.4×10^{-2}	3.5×10^{-1}	3.4×10^{-1}	7.2×10^{-3}	3.7×10^{-1}

续表

摄入后时间/d	$f_1=0.1$			$f_1=0.05$		
	全身	日尿样	日粪样	全身	日尿样	日粪样
3	1.6×10^{-1}	5.5×10^{-3}	1.8×10^{-1}	1.5×10^{-1}	2.7×10^{-3}	1.9×10^{-1}
4	8.6×10^{-2}	3.0×10^{-3}	7.3×10^{-2}	6.8×10^{-2}	1.5×10^{-3}	7.7×10^{-2}
5	5.5×10^{-2}	2.2×10^{-3}	2.8×10^{-2}	3.7×10^{-2}	1.1×10^{-3}	3.0×10^{-2}
6	4.2×10^{-2}	1.9×10^{-3}	1.1×10^{-2}	2.5×10^{-2}	9.5×10^{-4}	1.1×10^{-2}
7	3.6×10^{-2}	1.7×10^{-3}	4.2×10^{-3}	1.9×10^{-2}	8.3×10^{-4}	4.3×10^{-3}
8	3.3×10^{-2}	1.5×10^{-3}	1.7×10^{-3}	1.7×10^{-2}	7.4×10^{-4}	1.7×10^{-3}
9	3.1×10^{-2}	1.3×10^{-3}	7.9×10^{-4}	1.6×10^{-2}	6.6×10^{-4}	6.8×10^{-4}
10	2.9×10^{-2}	1.2×10^{-3}	4.3×10^{-4}	1.5×10^{-2}	5.9×10^{-4}	3.2×10^{-4}
100	1.0×10^{-2}	5.0×10^{-4}	8.0×10^{-5}	7.5×10^{-3}	1.5×10^{-5}	4.5×10^{-6}

表 C2-10 特殊监测中注射 ^{57}Co 单位监测结果的摄入量预期值 $m(t)$

摄入后时间/d	全身	日尿样	日粪样	摄入后时间/d	全身	日尿样	日粪样
1	6.7×10^{-1}	3.2×10^{-1}	1.1×10^{-2}	7	3.4×10^{-1}	1.6×10^{-2}	3.9×10^{-3}
2	5.3×10^{-1}	1.1×10^{-1}	2.5×10^{-2}	8	3.2×10^{-1}	1.4×10^{-2}	3.1×10^{-3}
3	4.6×10^{-1}	4.7×10^{-2}	2.1×10^{-2}	9	3.0×10^{-1}	1.3×10^{-2}	2.7×10^{-3}
4	4.1×10^{-1}	2.8×10^{-2}	1.3×10^{-2}	10	2.9×10^{-1}	1.2×10^{-2}	2.3×10^{-3}
5	3.8×10^{-1}	2.2×10^{-2}	8.0×10^{-3}	100	1.0×10^{-1}	6.0×10^{-4}	8.0×10^{-5}
6	3.6×10^{-1}	1.8×10^{-2}	5.2×10^{-3}				

表 C2-11 特殊监测中吸入 ^{58}Co 单位监测结果的摄入量预期值 $m(t)$

摄入后时间/d	M 类型				S 类型			
	肺	全身	日尿样	日粪样	肺	全身	日尿样	日粪样
1	4.8×10^{-1}	5.7×10^{-2}	2.0×10^{-2}	1.0×10^{-1}	4.9×10^{-1}	6.4×10^{-2}	5.6×10^{-3}	1.1×10^{-1}
2	2.5×10^{-1}	5.5×10^{-2}	9.0×10^{-3}	1.4×10^{-1}	2.5×10^{-1}	6.1×10^{-2}	3.1×10^{-3}	1.5×10^{-1}
3	1.5×10^{-1}	5.3×10^{-2}	3.6×10^{-3}	7.0×10^{-2}	1.4×10^{-1}	6.0×10^{-2}	1.2×10^{-3}	7.7×10^{-2}
4	1.0×10^{-1}	5.2×10^{-2}	2.1×10^{-3}	2.9×10^{-2}	9.4×10^{-2}	5.9×10^{-2}	6.5×10^{-4}	3.2×10^{-2}
5	8.7×10^{-2}	5.1×10^{-2}	1.6×10^{-3}	1.2×10^{-2}	7.6×10^{-2}	5.8×10^{-2}	4.8×10^{-4}	1.3×10^{-2}
6	7.8×10^{-2}	5.0×10^{-2}	1.4×10^{-3}	4.8×10^{-3}	6.9×10^{-2}	5.7×10^{-2}	4.0×10^{-4}	5.2×10^{-3}
7	7.3×10^{-2}	4.8×10^{-2}	1.2×10^{-3}	2.2×10^{-3}	6.5×10^{-2}	5.6×10^{-2}	3.5×10^{-4}	2.3×10^{-3}
8	7.0×10^{-2}	4.7×10^{-2}	1.1×10^{-3}	1.2×10^{-3}	6.3×10^{-2}	5.5×10^{-2}	3.1×10^{-4}	1.2×10^{-3}
9	6.8×10^{-2}	4.6×10^{-2}	1.0×10^{-3}	8.0×10^{-4}	6.1×10^{-2}	5.4×10^{-2}	2.8×10^{-4}	7.7×10^{-4}
10	6.5×10^{-2}	4.5×10^{-2}	9.1×10^{-4}	6.4×10^{-4}	5.9×10^{-2}	5.2×10^{-2}	2.5×10^{-4}	6.1×10^{-4}
100	1.0×10^{-2}	9.0×10^{-3}	4.0×10^{-5}	4.4×10^{-4}	2.5×10^{-2}	2.5×10^{-2}	8.0×10^{-6}	6.5×10^{-5}

表 C2-12　特殊监测中食入 ^{58}Co 单位监测结果的摄入量预期值 $m(t)$

摄入后时间 /d	f_1=0.1			f_1=0.05		
	全身	日尿样	日粪样	全身	日尿样	日粪样
1	7.0×10^{-1}	2.7×10^{-2}	2.6×10^{-1}	7.1×10^{-1}	1.4×10^{-2}	2.7×10^{-1}
2	3.4×10^{-1}	1.4×10^{-2}	3.4×10^{-1}	3.3×10^{-1}	7.1×10^{-3}	3.6×10^{-1}
3	1.6×10^{-1}	5.3×10^{-3}	1.7×10^{-1}	1.4×10^{-1}	2.7×10^{-3}	1.8×10^{-1}
4	8.4×10^{-2}	2.9×10^{-3}	7.1×10^{-2}	6.6×10^{-2}	1.5×10^{-3}	7.4×10^{-2}
5	5.3×10^{-2}	2.2×10^{-3}	2.7×10^{-2}	3.6×10^{-2}	1.1×10^{-3}	2.9×10^{-2}
6	4.1×10^{-2}	1.8×10^{-3}	1.0×10^{-2}	2.4×10^{-2}	9.1×10^{-4}	1.1×10^{-2}
7	3.5×10^{-2}	1.6×10^{-3}	4.0×10^{-3}	1.9×10^{-2}	7.9×10^{-4}	4.0×10^{-3}
8	3.1×10^{-2}	1.4×10^{-3}	1.6×10^{-3}	1.6×10^{-2}	7.0×10^{-4}	1.6×10^{-3}
9	2.9×10^{-2}	1.2×10^{-3}	7.4×10^{-4}	1.5×10^{-2}	6.2×10^{-4}	6.4×10^{-4}
10	2.7×10^{-2}	1.1×10^{-3}	4.0×10^{-4}	1.4×10^{-2}	5.5×10^{-4}	3.0×10^{-4}
100	8.0×10^{-3}	2.0×10^{-5}	5.0×10^{-6}	4.5×10^{-3}	9.0×10^{-6}	1.5×10^{-6}

表 C2-13　特殊监测中注射 ^{58}Co 单位监测结果的摄入量预期值 $m(t)$

摄入后时间 /d	全身	日尿样	日粪样	摄入后时间 /d	全身	日尿样	日粪样
1	6.6×10^{-1}	3.2×10^{-1}	1.1×10^{-2}	7	3.2×10^{-1}	1.5×10^{-2}	3.7×10^{-3}
2	5.2×10^{-1}	1.1×10^{-1}	2.5×10^{-2}	8	3.0×10^{-1}	1.4×10^{-2}	2.9×10^{-3}
3	4.5×10^{-1}	4.6×10^{-2}	2.0×10^{-2}	9	2.8×10^{-1}	1.2×10^{-2}	2.5×10^{-3}
4	4.0×10^{-1}	2.7×10^{-2}	1.3×10^{-2}	10	2.7×10^{-1}	1.1×10^{-2}	2.2×10^{-3}
5	3.7×10^{-1}	2.1×10^{-2}	7.7×10^{-3}	100	8.0×10^{-2}	2.0×10^{-4}	4.0×10^{-5}
6	3.4×10^{-1}	1.8×10^{-2}	5.0×10^{-3}				

表 C2-14　特殊监测中吸入 ^{60}Co 单位监测结果的摄入量预期值 $m(t)$

摄入后时间 /d	M 类型				S 类型			
	全身	肺	日尿样	日粪样	全身	肺	日尿样	日粪样
1	4.9×10^{-1}	5.8×10^{-2}	2.0×10^{-2}	1.0×10^{-1}	4.9×10^{-1}	6.4×10^{-2}	5.7×10^{-3}	1.1×10^{-1}
2	2.6×10^{-1}	5.6×10^{-2}	9.2×10^{-3}	1.4×10^{-1}	2.5×10^{-1}	6.3×10^{-2}	3.1×10^{-3}	1.6×10^{-1}
3	1.5×10^{-1}	5.5×10^{-2}	3.7×10^{-3}	7.2×10^{-2}	1.4×10^{-1}	6.2×10^{-2}	1.2×10^{-3}	8.0×10^{-2}
4	1.1×10^{-1}	5.4×10^{-2}	2.2×10^{-3}	3.1×10^{-2}	9.8×10^{-2}	6.1×10^{-2}	6.7×10^{-4}	3.4×10^{-2}
5	9.1×10^{-2}	5.3×10^{-2}	1.7×10^{-3}	1.2×10^{-2}	8.0×10^{-2}	6.1×10^{-2}	5.0×10^{-4}	1.3×10^{-2}
6	8.3×10^{-2}	5.2×10^{-2}	1.5×10^{-3}	5.1×10^{-3}	7.3×10^{-2}	6.0×10^{-2}	4.3×10^{-4}	5.5×10^{-3}
7	7.8×10^{-2}	5.2×10^{-2}	1.3×10^{-3}	2.3×10^{-3}	6.9×10^{-2}	5.9×10^{-2}	3.8×10^{-4}	2.4×10^{-3}
8	7.6×10^{-2}	5.1×10^{-2}	1.2×10^{-3}	1.3×10^{-3}	6.8×10^{-2}	5.9×10^{-2}	3.4×10^{-4}	1.3×10^{-3}
9	7.4×10^{-2}	5.0×10^{-2}	1.1×10^{-3}	8.7×10^{-4}	6.6×10^{-2}	5.8×10^{-2}	3.1×10^{-4}	8.4×10^{-4}
10	7.2×10^{-2}	4.9×10^{-2}	1.0×10^{-3}	7.0×10^{-4}	6.5×10^{-2}	5.8×10^{-2}	2.8×10^{-4}	6.7×10^{-4}
100	5.0×10^{-2}	3.0×10^{-2}	1.0×10^{-4}	9.0×10^{-5}	3.9×10^{-2}	5.4×10^{-2}	1.5×10^{-5}	1.2×10^{-5}

表 C2-15 特殊监测中食入 ^{60}Co 单位监测结果的摄入量预期值 $m(t)$

摄入后时间 /d	f_1=0.1			f_1=0.05		
	全身	日尿样	日粪样	全身	日尿样	日粪样
1	7.1×10^{-1}	2.8×10^{-2}	2.6×10^{-1}	7.1×10^{-1}	1.4×10^{-2}	2.7×10^{-1}
2	3.5×10^{-1}	1.4×10^{-2}	3.5×10^{-1}	3.4×10^{-1}	7.3×10^{-3}	3.7×10^{-1}
3	1.6×10^{-1}	5.5×10^{-3}	1.8×10^{-1}	1.5×10^{-1}	2.8×10^{-3}	1.9×10^{-1}
4	8.7×10^{-2}	3.1×10^{-3}	7.3×10^{-2}	6.8×10^{-2}	1.5×10^{-3}	7.7×10^{-2}
5	5.6×10^{-2}	2.3×10^{-3}	2.9×10^{-2}	3.7×10^{-2}	1.1×10^{-3}	3.0×10^{-2}
6	4.3×10^{-2}	1.9×10^{-3}	1.1×10^{-2}	2.5×10^{-2}	9.6×10^{-4}	1.1×10^{-2}
7	3.7×10^{-2}	1.7×10^{-3}	4.3×10^{-3}	2.0×10^{-2}	8.4×10^{-4}	4.3×10^{-3}
8	3.4×10^{-2}	1.5×10^{-3}	1.8×10^{-3}	1.7×10^{-2}	7.5×10^{-4}	1.7×10^{-3}
9	3.2×10^{-2}	1.3×10^{-3}	8.0×10^{-4}	1.6×10^{-2}	6.7×10^{-4}	7.0×10^{-4}
10	3.0×10^{-2}	1.2×10^{-3}	4.4×10^{-4}	1.5×10^{-2}	6.1×10^{-4}	3.3×10^{-4}
100	1.0×10^{-2}	6.8×10^{-4}	9.2×10^{-6}	9.0×10^{-3}	2.5×10^{-5}	5.0×10^{-6}

表 C2-16 特殊监测中注射 ^{60}Co 单位监测结果的摄入量预期值 $m(t)$

摄入后时间 /d	全身	日尿样	日粪样	摄入后时间 /d	全身	日尿样	日粪样
1	6.7×10^{-1}	3.2×10^{-1}	1.1×10^{-2}	7	3.4×10^{-1}	1.6×10^{-2}	3.9×10^{-3}
2	5.3×10^{-1}	1.1×10^{-1}	2.6×10^{-2}	8	3.3×10^{-1}	1.5×10^{-2}	3.2×10^{-3}
3	4.6×10^{-1}	4.7×10^{-2}	2.1×10^{-2}	9	3.1×10^{-1}	1.3×10^{-2}	2.7×10^{-3}
4	4.2×10^{-1}	2.8×10^{-2}	1.3×10^{-2}	10	3.0×10^{-1}	1.2×10^{-2}	2.4×10^{-3}
5	3.9×10^{-1}	2.2×10^{-2}	8.0×10^{-3}	100	1.0×10^{-1}	7.0×10^{-4}	9.1×10^{-5}
6	3.6×10^{-1}	1.9×10^{-2}	5.3×10^{-3}				

3．单位测量值的预期摄入量曲线（图 C2-6 ~ 图 C2-20）

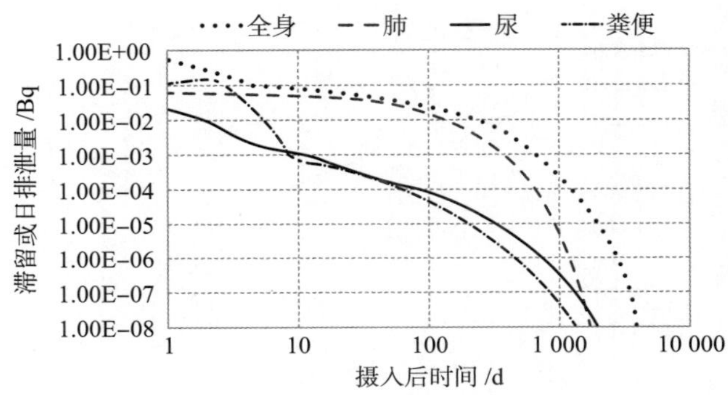

图 C2-6 吸入 M 型 ^{57}Co 急性摄入后不同时间的预期值

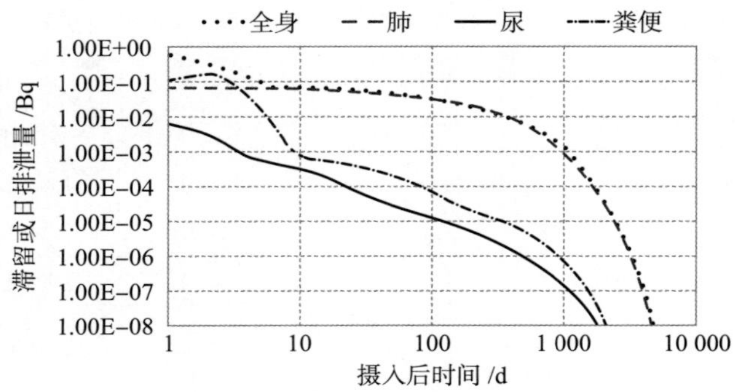

图 C2-7　吸入 S 型 ^{57}Co 急性摄入后不同时间的预期值

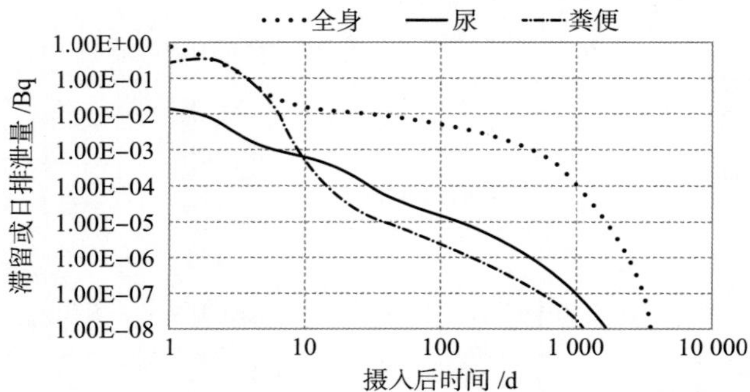

图 C2-8　食入（f_1=0.05）^{57}Co 急性摄入后不同时间的预期值

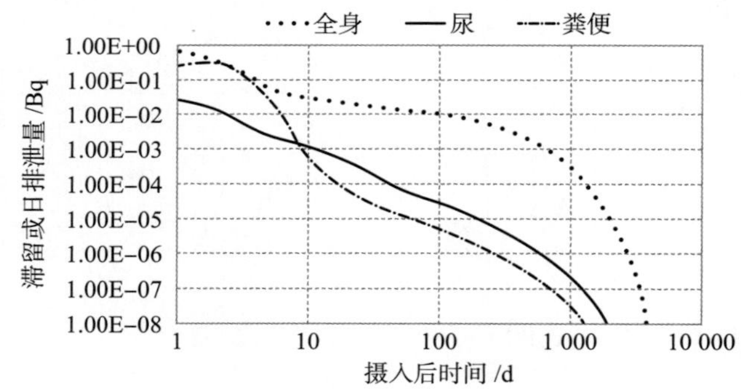

图 C2-9　食入（f_1=0.1）^{57}Co 急性摄入后不同时间的预期值

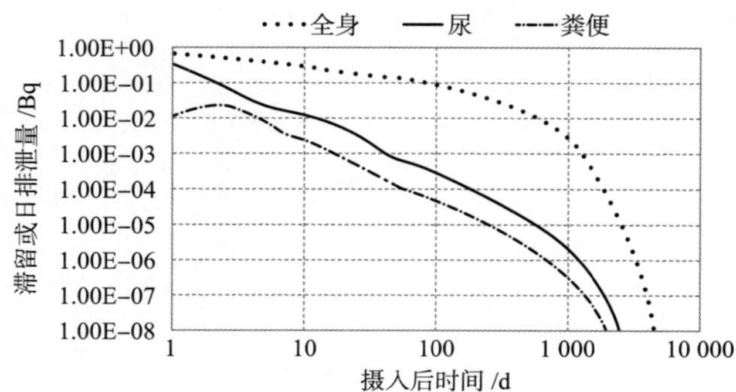

图 C2-10　注射 ^{57}Co 急性摄入后不同时间的预期值

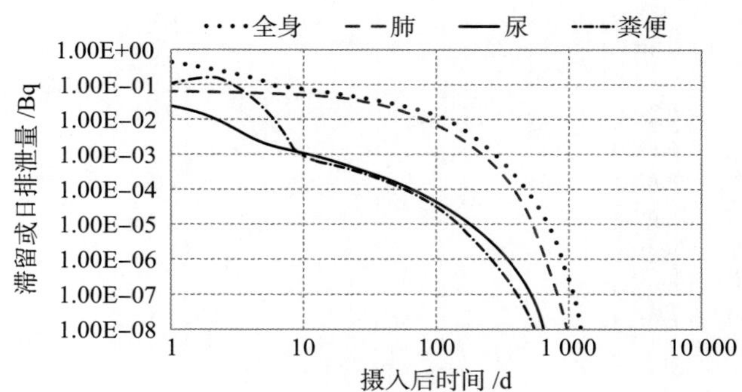

图 C2-11 吸入 M 型 ^{58}Co 急性摄入后不同时间的预期值

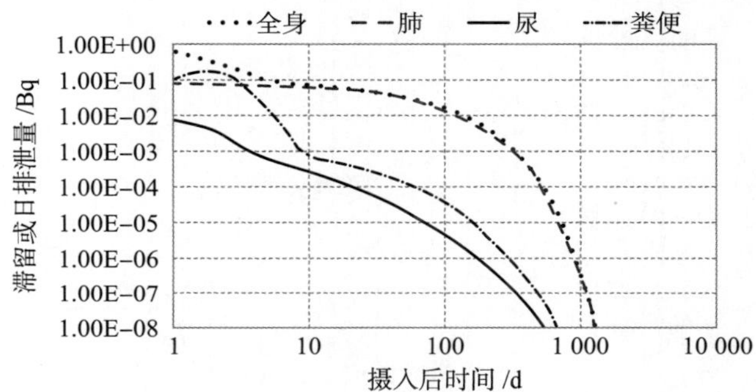

图 C2-12 吸入 S 型 ^{58}Co 急性摄入后不同时间的预期值

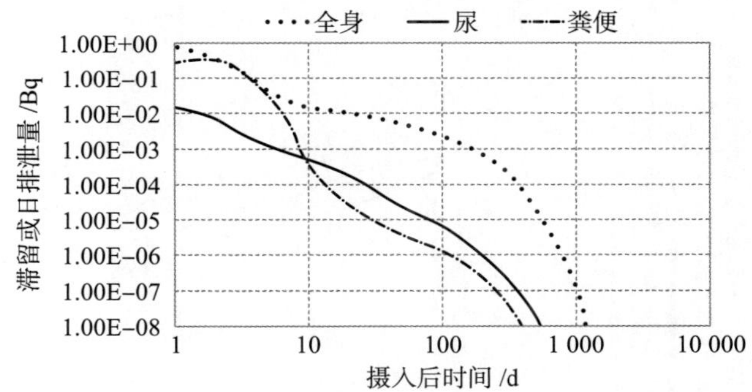

图 C2-13 食入（f_1=0.05）^{58}Co 急性摄入后不同时间的预期值

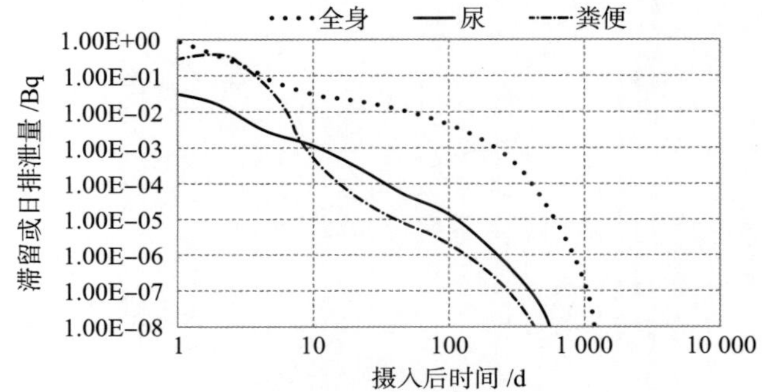

图 C2-14 食入（f_1=0.1）^{58}Co 急性摄入后不同时间的预期值

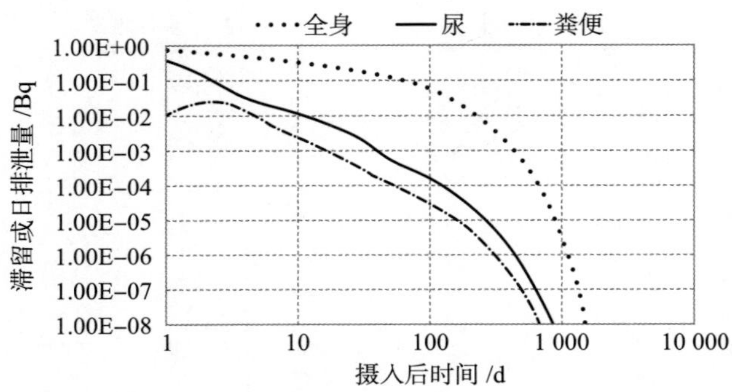

图 C2-15　注射 ^{58}Co 急性摄入后不同时间的预期值

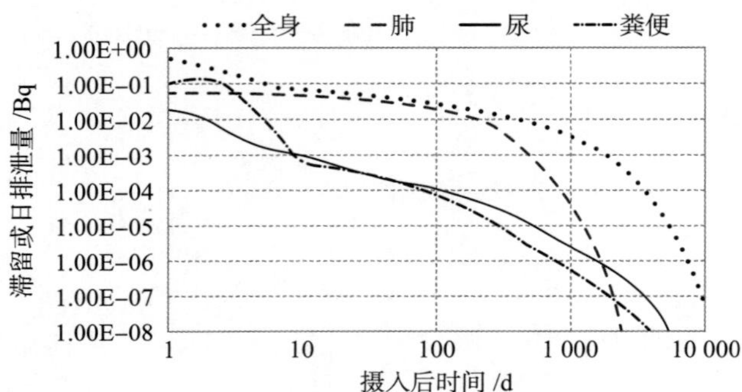

图 C2-16　吸入 M 型 ^{60}Co 急性摄入后不同时间的预期值

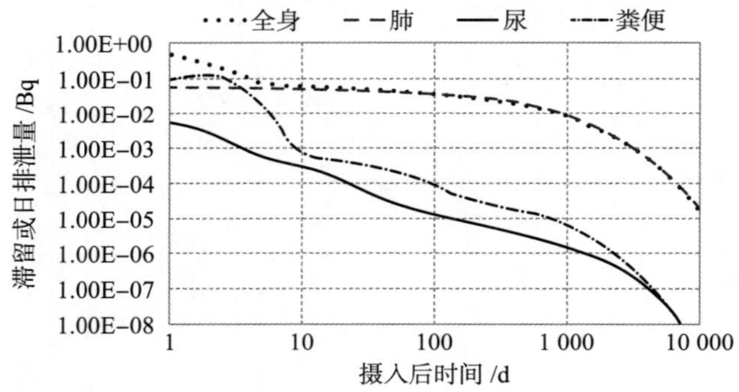

图 C2-17　吸入 S 型 ^{60}Co 急性摄入后不同时间的预期值

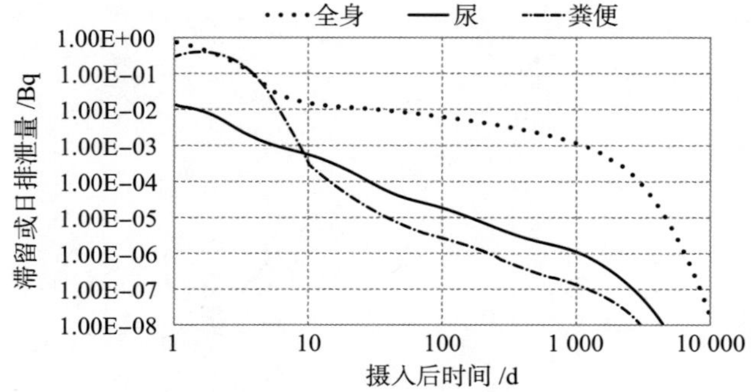

图 C2-18　食入（f_1=0.05）^{60}Co 急性摄入后不同时间的预期值

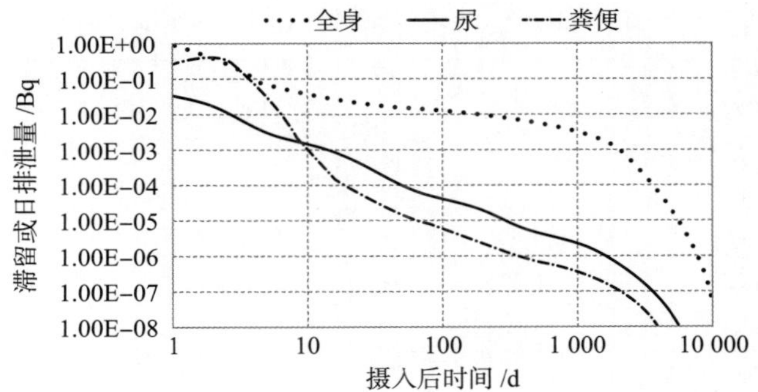

图 C2-19 食入（f_1=0.1）^{60}Co 急性摄入后不同时间的预期值

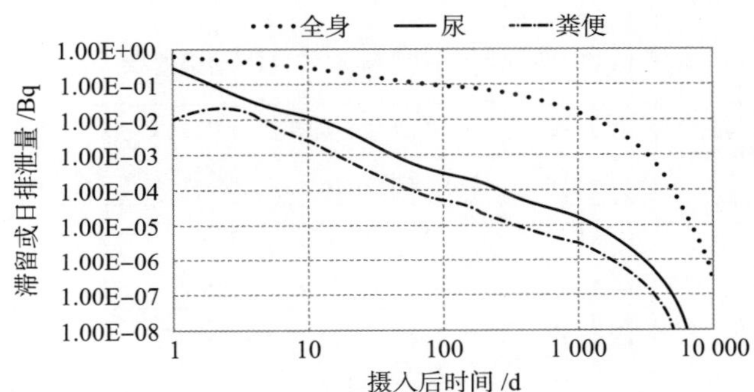

图 C2-20 注射 ^{60}Co 急性摄入后不同时间的预期值

（四）锶（Z=38）

1. *m*（*T*/2）值（表 C2-17，表 C2-18）

表 C2-17 常规监测中 ^{85}Sr 和 ^{89}Sr 单位监测结果的摄入量预期值 *m*（*T*/2）

监测周期 /d	^{85}Sr F 型		^{85}Sr S 型		^{89}Sr F 型	^{89}Sr S 型
	全身	日尿样	全身	日尿样	日尿样	日尿样
180	2.4×10^{-2}	（4.3×10^{-5}）[a]	1.5×10^{-2}	（1.8×10^{-6}）	—	—
120	3.6×10^{-2}	（1.2×10^{-4}）	2.3×10^{-2}	（3.6×10^{-6}）	—	—
90	4.6×10^{-2}	（2.6×10^{-4}）	2.9×10^{-2}	（6.2×10^{-6}）	—	—
60	6.3×10^{-2}	（6.9×10^{-4}）	3.7×10^{-2}	（1.3×10^{-5}）	—	—
30	1.0×10^{-1}	（2.2×10^{-3}）	4.9×10^{-2}	3.4×10^{-5}	（2.1×10^{-3}）[a]	3.2×10^{-5}
14	1.5×10^{-1}	5.9×10^{-3}	6.0×10^{-2}	8.3×10^{-5}	5.7×10^{-3}	8.2×10^{-5}
7	2.0×10^{-1}	1.1×10^{-2}	8.9×10^{-2}	1.6×10^{-4}	1.1×10^{-2}	1.6×10^{-4}

注：[a] 括号中的值不满足 ICRP 相关规定的要求

表 C2-18　常规监测中 ^{90}Sr 单位监测结果的摄入量预期值 $m(T/2)$

监测周期 /d	F 类型	S 类型	监测周期 /d	F 类型	S 类型
	日尿样	日尿样		日尿样	日尿样
360	5.6×10^{-5}	3.1×10^{-6}	60	(9.6×10^{-4})	1.8×10^{-5}
180	1.1×10^{-4}	4.7×10^{-6}	30	2.6×10^{-3}	4.0×10^{-5}
120	2.2×10^{-4}	6.9×10^{-6}	14	6.3×10^{-3}	9.0×10^{-5}
90	(4.1×10^{-4}) [a]	1.0×10^{-5}	7	1.2×10^{-2}	1.6×10^{-4}

注：[a] 括号中的值不满足 ICRP 相关规定的要求

2．$m(t)$ 值（表 C2-19 ~ 表 C2-22）

表 C2-19　特殊监测中吸入 ^{85}Sr 和 ^{89}Sr 单位监测结果的摄入量预期值 $m(t)$

摄入后时间 /d	^{85}Sr F 型		^{85}Sr S 型		^{89}Sr F 型	^{89}Sr S 型
	全身	日尿样	全身	日尿样	日尿样	日尿样
1	4.8×10^{-1}	6.8×10^{-2}	4.9×10^{-1}	8.0×10^{-4}	6.7×10^{-2}	8.0×10^{-4}
2	3.2×10^{-1}	2.3×10^{-2}	2.5×10^{-1}	3.4×10^{-4}	2.3×10^{-2}	3.3×10^{-4}
3	2.4×10^{-1}	1.5×10^{-2}	1.3×10^{-1}	2.1×10^{-4}	1.5×10^{-2}	2.1×10^{-4}
4	2.0×10^{-1}	1.1×10^{-2}	8.9×10^{-2}	1.6×10^{-4}	1.1×10^{-2}	1.6×10^{-4}
5	1.7×10^{-1}	8.7×10^{-3}	7.1×10^{-2}	1.2×10^{-4}	8.6×10^{-3}	1.2×10^{-4}
6	1.6×10^{-1}	7.1×10^{-3}	6.3×10^{-2}	1.0×10^{-4}	6.9×10^{-3}	9.8×10^{-5}
7	1.5×10^{-1}	5.9×10^{-3}	6.0×10^{-2}	8.3×10^{-5}	5.7×10^{-3}	8.2×10^{-5}
8	1.4×10^{-1}	5.0×10^{-3}	5.8×10^{-2}	7.1×10^{-5}	4.8×10^{-3}	6.9×10^{-5}
9	1.3×10^{-1}	4.3×10^{-3}	5.6×10^{-2}	6.2×10^{-5}	4.2×10^{-3}	6.0×10^{-5}
10	1.3×10^{-1}	3.7×10^{-3}	5.5×10^{-2}	5.4×10^{-5}	3.6×10^{-3}	5.3×10^{-5}
100	2.5×10^{-2}	6.5×10^{-5}	1.2×10^{-2}	2.0×10^{-6}	5.2×10^{-5}	9.5×10^{-7}

表 C2-20　特殊监测中食入和注射 ^{85}Sr 单位监测结果的摄入量预期值 $m(t)$

摄入后时间 /d	^{85}Sr 食入 f_1=0.3		^{85}Sr 食入 f_1=0.01		^{85}Sr 注射	
	全身	日尿样	全身	日尿样	全身	日尿样
1	7.2×10^{-1}	5.6×10^{-2}	7.1×10^{-1}	1.8×10^{-3}	7.7×10^{-1}	2.0×10^{-1}
2	4.2×10^{-1}	2.2×10^{-2}	3.2×10^{-1}	7.4×10^{-4}	6.7×10^{-1}	6.6×10^{-2}
3	2.7×10^{-1}	1.4×10^{-2}	1.3×10^{-1}	4.7×10^{-4}	6.0×10^{-1}	4.4×10^{-2}
4	2.0×10^{-1}	1.0×10^{-2}	5.3×10^{-2}	3.4×10^{-4}	5.4×10^{-1}	3.2×10^{-2}
5	1.6×10^{-1}	7.9×10^{-3}	2.3×10^{-2}	2.7×10^{-4}	5.0×10^{-1}	2.5×10^{-2}
6	1.4×10^{-1}	6.4×10^{-3}	1.1×10^{-2}	2.1×10^{-4}	4.6×10^{-1}	2.1×10^{-2}

续表

摄入后时间 /d	^{85}Sr 食入 $f_1=0.3$		^{85}Sr 食入 $f_1=0.01$		^{85}Sr 注射	
	全身	日尿样	全身	日尿样	全身	日尿样
7	1.3×10^{-1}	5.3×10^{-3}	6.7×10^{-3}	1.8×10^{-4}	4.3×10^{-1}	1.7×10^{-2}
8	1.2×10^{-1}	4.4×10^{-3}	5.0×10^{-3}	1.5×10^{-4}	4.1×10^{-1}	1.4×10^{-2}
9	1.2×10^{-1}	3.8×10^{-3}	4.2×10^{-3}	1.3×10^{-4}	3.9×10^{-1}	1.2×10^{-2}
10	1.1×10^{-1}	3.3×10^{-3}	3.8×10^{-3}	1.1×10^{-4}	3.7×10^{-1}	1.1×10^{-2}
100	3.0×10^{-2}	5.0×10^{-5}	9.0×10^{-4}	1.0×10^{-6}	2.2×10^{-2}	1.0×10^{-4}

表 C2-21 特殊监测中食入和注射 ^{89}Sr 和 ^{90}Sr 单位监测结果的摄入量预期值 $m(t)$

摄入后时间 /d	^{89}Sr			^{90}Sr		
	食入 $f_1=0.3$	食入 $f_1=0.01$	注射	食入 $f_1=0.3$	食入 $f_1=0.01$	注射
	日尿样	日尿样	日尿样	日尿样	日尿样	日尿样
1	5.6×10^{-2}	1.8×10^{-3}	2.0×10^{-1}	5.6×10^{-2}	1.8×10^{-3}	2.0×10^{-1}
2	2.1×10^{-2}	7.4×10^{-4}	6.5×10^{-2}	2.2×10^{-2}	7.6×10^{-4}	6.7×10^{-2}
3	1.4×10^{-2}	4.7×10^{-4}	4.3×10^{-2}	1.4×10^{-2}	4.9×10^{-4}	4.5×10^{-2}
4	1.0×10^{-2}	3.4×10^{-4}	3.2×10^{-2}	1.1×10^{-2}	3.6×10^{-4}	3.4×10^{-2}
5	7.8×10^{-3}	2.6×10^{-4}	2.5×10^{-2}	8.3×10^{-3}	2.8×10^{-4}	2.7×10^{-2}
6	6.3×10^{-3}	2.1×10^{-4}	2.0×10^{-2}	6.8×10^{-3}	2.3×10^{-4}	2.2×10^{-2}
7	5.1×10^{-3}	1.7×10^{-4}	1.7×10^{-2}	5.7×10^{-3}	1.9×10^{-4}	1.8×10^{-2}
8	4.3×10^{-3}	1.5×10^{-4}	1.4×10^{-2}	4.8×10^{-3}	1.6×10^{-4}	1.6×10^{-2}
9	3.7×10^{-3}	1.2×10^{-4}	1.2×10^{-2}	4.2×10^{-3}	1.4×10^{-4}	1.4×10^{-2}
10	3.2×10^{-3}	1.1×10^{-4}	1.1×10^{-2}	3.7×10^{-3}	1.2×10^{-4}	1.2×10^{-2}
100	2.5×10^{-5}	9.5×10^{-7}	9.5×10^{-5}	1.0×10^{-4}	5.0×10^{-6}	5.0×10^{-4}

表 C2-22 特殊监测中吸入 ^{90}Sr 单位监测结果的摄入量预期值 $m(t)$

摄入后时间 /d	F 类型	S 类型	摄入后时间 /d	F 类型	S 类型
	日尿样	日尿样		日尿样	日尿样
1	6.8×10^{-2}	8.1×10^{-4}	7	6.3×10^{-3}	9.0×10^{-5}
2	2.3×10^{-2}	3.4×10^{-4}	8	5.4×10^{-3}	7.7×10^{-5}
3	1.6×10^{-2}	2.2×10^{-4}	9	4.7×10^{-3}	6.8×10^{-5}
4	1.2×10^{-2}	1.6×10^{-4}	10	4.1×10^{-3}	6.1×10^{-5}
5	9.2×10^{-3}	1.3×10^{-4}	100	1.0×10^{-4}	8.0×10^{-6}
6	7.5×10^{-3}	1.1×10^{-4}			

3．单位测量值的预期摄入量曲线（图 C2-21 ~ 图 C2-35）

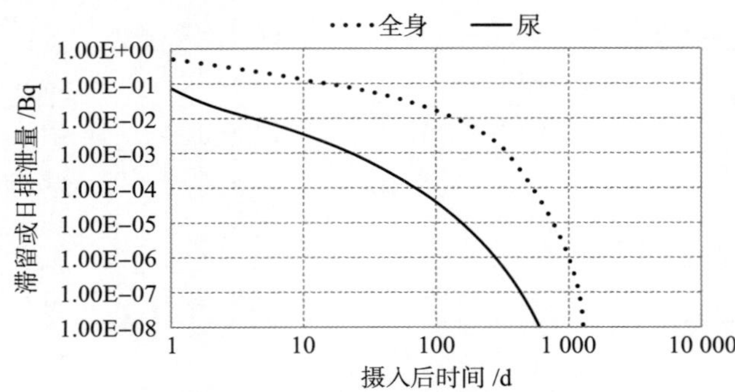

图 C2-21　吸入 F 型 ^{85}Sr 急性摄入后不同时间的预期值

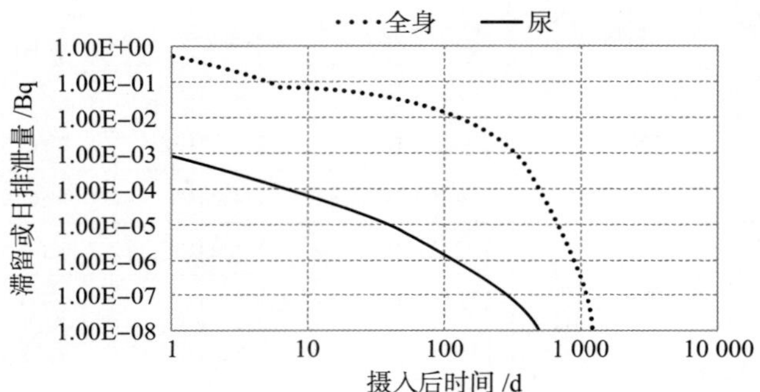

图 C2-22　吸入 S 型 ^{85}Sr 急性摄入后不同时间的预期值

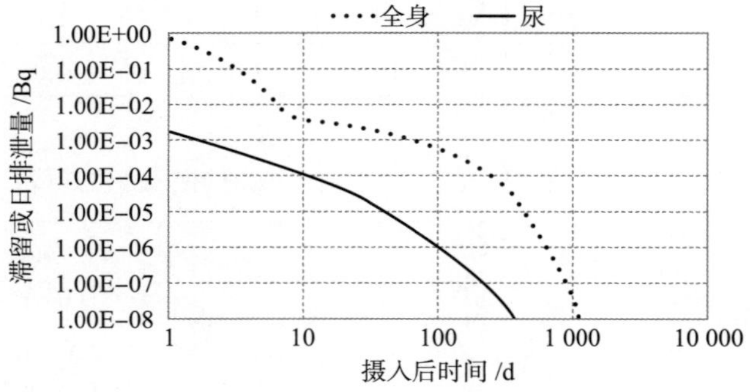

图 C2-23　食入 ^{85}Sr（f_1=0.01）急性摄入后不同时间的预期值

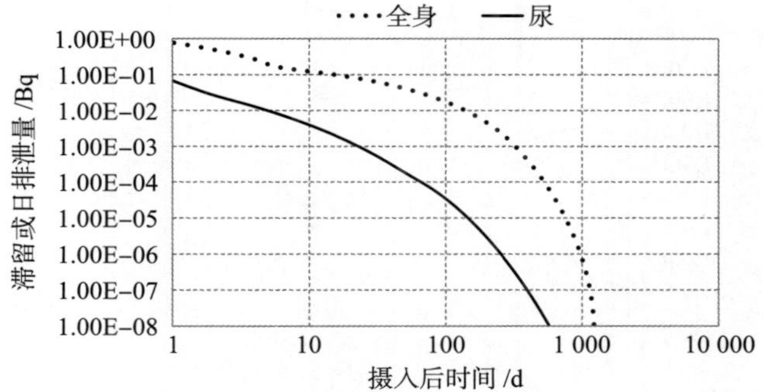

图 C2-24　食入 ^{85}Sr（f_1=0.3）急性摄入后不同时间的预期值

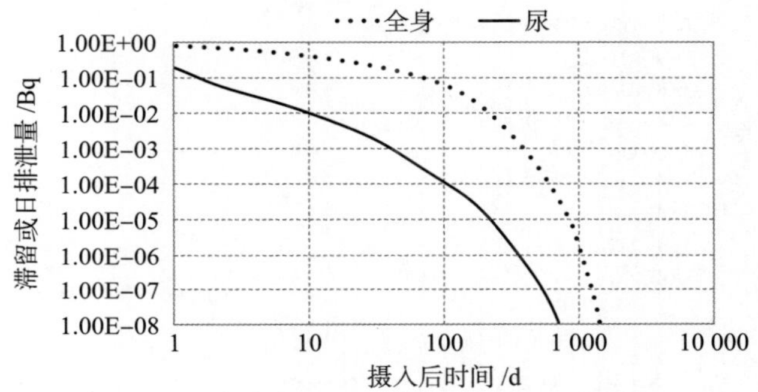

图 C2-25　注射 ^{85}Sr 急性摄入后不同时间的预期值

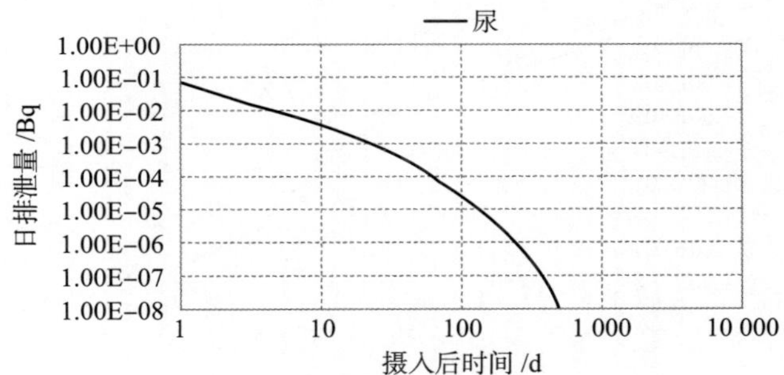

图 C2-26　吸入 F 型 ^{89}Sr 急性摄入后不同时间的预期值

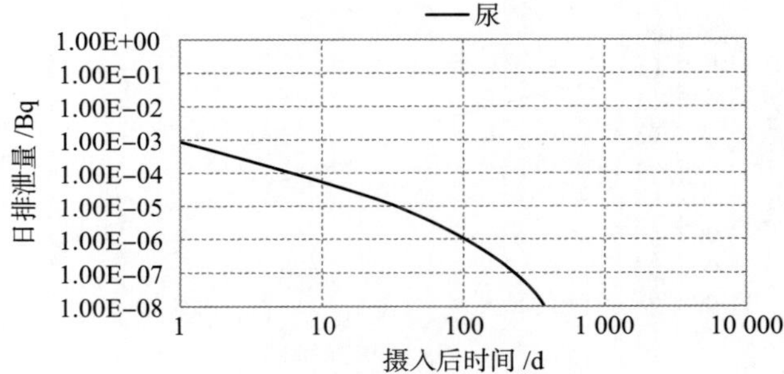

图 C2-27　吸入 S 型 ^{89}Sr 急性摄入后不同时间的预期值

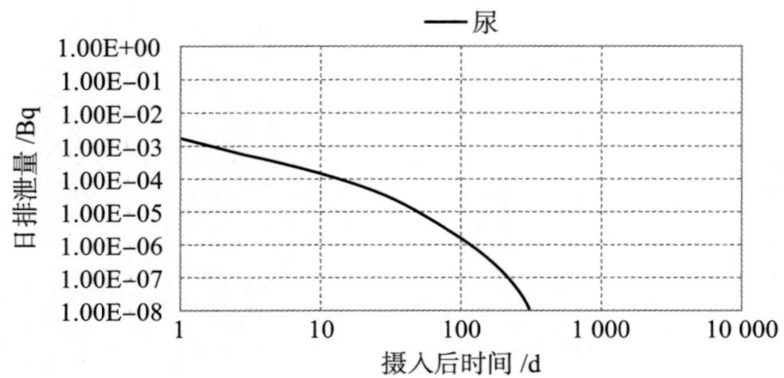

图 C2-28　食入 ^{89}Sr（f_1=0.01）急性摄入后不同时间的预期值

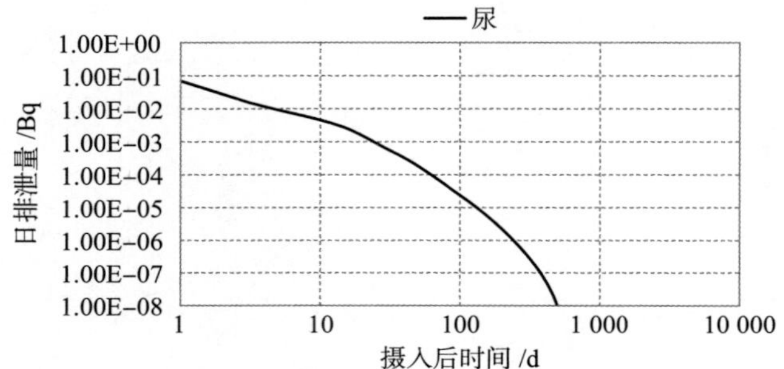

图 C2-29　食入 ^{89}Sr（f_1=0.3）急性摄入后不同时间的预期值

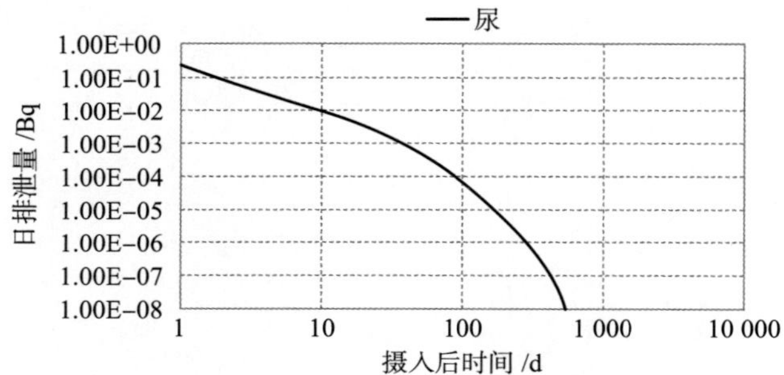

图 C2-30　注射 ^{89}Sr 急性摄入后不同时间的预期值

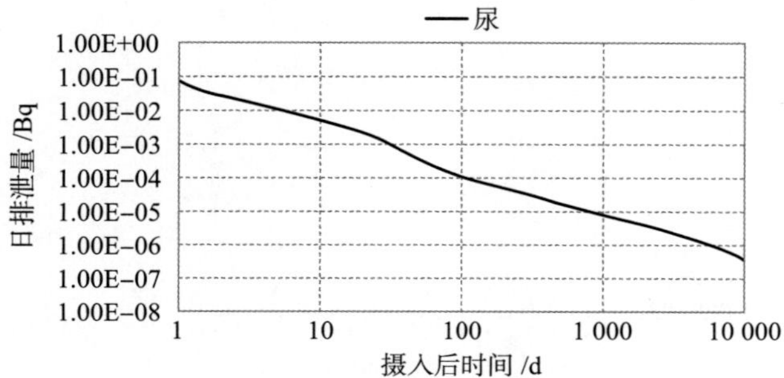

图 C2-31　吸入 F 型 ^{90}Sr 急性摄入后不同时间的预期值

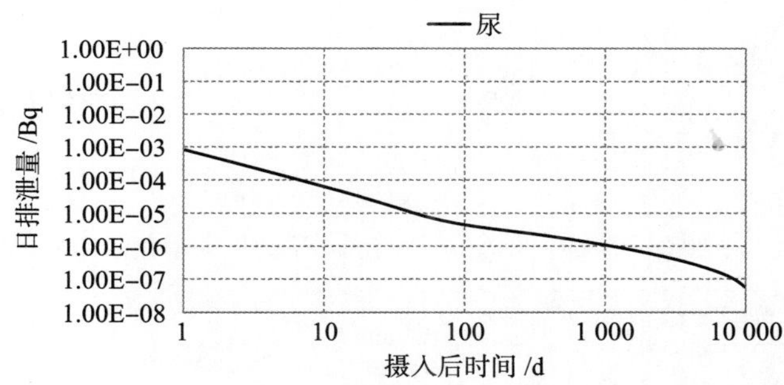

图 C2-32　吸入 S 型 ^{90}Sr 急性摄入后不同时间的预期值

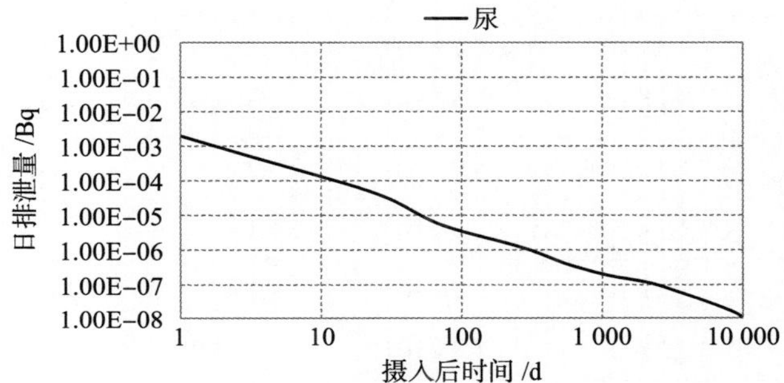

图 C2-33　食入 ^{90}Sr（f_1=0.01）急性摄入后不同时间的预期值

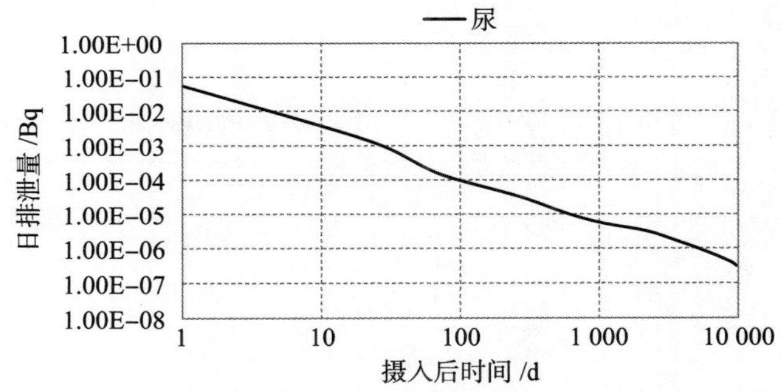

图 C2-34　食入 ^{90}Sr（f_1=0.3）急性摄入后不同时间的预期值

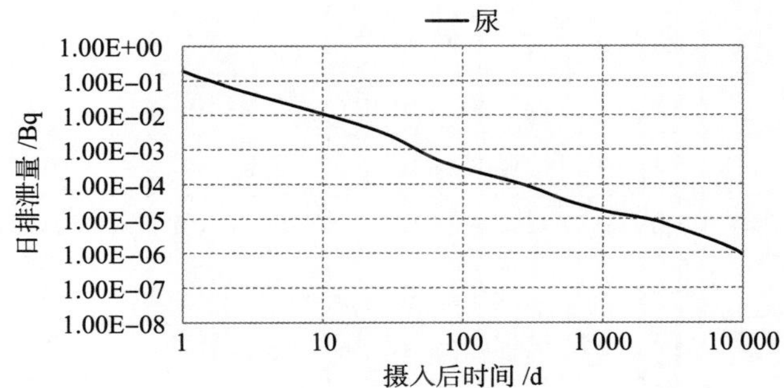

图 C2-35　注射 ^{90}Sr 急性摄入后不同时间的预期值

（五）钌（Z=44）

1．m（T/2）值（表 C2-23）

表 C2-23 常规监测中 ^{106}Ru 单位监测结果的摄入量预期值 m（T/2）

监测周期 /d	F 类型		M 类型		S 类型	
	全身	日尿样	全身	日尿样	全身	日尿样
360	3.8×10^{-2}	（4.9×10^{-5}）[a]	1.9×10^{-2}	（4.3×10^{-5}）[a]	2.6×10^{-2}	6.4×10^{-6}
180	5.9×10^{-2}	（2.3×10^{-4}）	3.3×10^{-2}	1.1×10^{-4}	3.7×10^{-2}	（2.3×10^{-5}）[a]
120	7.5×10^{-2}	（4.5×10^{-4}）	4.2×10^{-2}	1.6×10^{-4}	4.4×10^{-2}	4.2×10^{-5}
90	8.7×10^{-2}	7.1×10^{-4}	4.9×10^{-2}	2.2×10^{-4}	4.9×10^{-2}	6.2×10^{-5}
60	1.1×10^{-1}	1.3×10^{-3}	5.9×10^{-2}	3.2×10^{-4}	5.6×10^{-2}	1.1×10^{-4}
30	1.5×10^{-1}	3.1×10^{-3}	7.3×10^{-2}	6.1×10^{-4}	6.6×10^{-2}	2.4×10^{-4}
14	1.9×10^{-1}	5.4×10^{-3}	8.7×10^{-2}	9.7×10^{-4}	7.6×10^{-2}	4.1×10^{-4}
7	2.3×10^{-1}	6.8×10^{-3}	1.2×10^{-1}	1.2×10^{-3}	1.0×10^{-1}	5.1×10^{-4}

注：[a] 括号中的值不满足 ICRP 相关规定的要求

2．m（t）值（表 C2-24，表 C2-25）

表 C2-24 特殊监测中吸入 ^{106}Ru 单位监测结果的摄入量预期值 m（t）

摄入后时间 /d	F 类型		M 类型		S 类型	
	全身	日尿样	全身	日尿样	全身	日尿样
1	5.1×10^{-1}	3.5×10^{-2}	4.9×10^{-1}	5.4×10^{-3}	4.9×10^{-1}	2.2×10^{-3}
2	3.5×10^{-1}	1.1×10^{-2}	2.7×10^{-1}	2.1×10^{-3}	2.6×10^{-1}	1.0×10^{-3}
3	2.7×10^{-1}	7.6×10^{-3}	1.6×10^{-1}	1.3×10^{-3}	1.5×10^{-1}	5.9×10^{-4}
4	2.3×10^{-1}	6.8×10^{-3}	1.2×10^{-1}	1.2×10^{-3}	1.0×10^{-1}	5.1×10^{-4}
5	2.1×10^{-1}	6.3×10^{-3}	9.9×10^{-2}	1.1×10^{-3}	8.6×10^{-2}	4.7×10^{-4}
6	2.0×10^{-1}	5.8×10^{-3}	9.1×10^{-2}	1.0×10^{-3}	7.9×10^{-2}	4.4×10^{-4}
7	1.9×10^{-1}	5.4×10^{-3}	8.7×10^{-2}	9.7×10^{-4}	7.6×10^{-2}	4.1×10^{-4}
8	1.9×10^{-1}	5.0×10^{-3}	8.4×10^{-2}	9.1×10^{-4}	7.4×10^{-2}	3.8×10^{-4}
9	1.8×10^{-1}	4.7×10^{-3}	8.2×10^{-2}	8.6×10^{-4}	7.2×10^{-2}	3.5×10^{-4}
10	1.7×10^{-1}	4.4×10^{-3}	8.0×10^{-2}	8.1×10^{-4}	7.1×10^{-2}	3.3×10^{-4}
100	8.5×10^{-2}	2.5×10^{-4}	5.0×10^{-2}	1.1×10^{-4}	6.0×10^{-2}	2.5×10^{-5}

表 C2-25 特殊监测中食入和注射 ^{106}Ru 单位监测结果的摄入量预期值 $m(t)$

摄入后时间 /d	食入		注射	
	全身	日尿样	全身	日尿样
1	7.2×10^{-1}	5.3×10^{-3}	8.7×10^{-1}	1.2×10^{-1}
2	3.5×10^{-1}	2.4×10^{-3}	8.2×10^{-1}	3.9×10^{-2}
3	1.6×10^{-1}	1.4×10^{-3}	7.8×10^{-1}	2.6×10^{-2}
4	8.4×10^{-2}	1.2×10^{-3}	7.4×10^{-1}	2.3×10^{-2}
5	5.3×10^{-2}	1.1×10^{-3}	7.1×10^{-1}	2.2×10^{-2}
6	4.1×10^{-2}	1.0×10^{-3}	6.9×10^{-1}	2.0×10^{-2}
7	3.6×10^{-2}	9.4×10^{-4}	6.6×10^{-1}	1.9×10^{-2}
8	3.3×10^{-2}	8.7×10^{-4}	6.4×10^{-1}	1.7×10^{-2}
9	3.1×10^{-2}	8.1×10^{-4}	6.2×10^{-1}	1.6×10^{-2}
10	3.0×10^{-2}	7.6×10^{-4}	6.0×10^{-1}	1.5×10^{-2}
100	1.0×10^{-2}	5.0×10^{-5}	2.0×10^{-2}	8.5×10^{-4}

3．单位测量值的预期摄入量曲线（图 C2-36 ~ 图 C2-40）

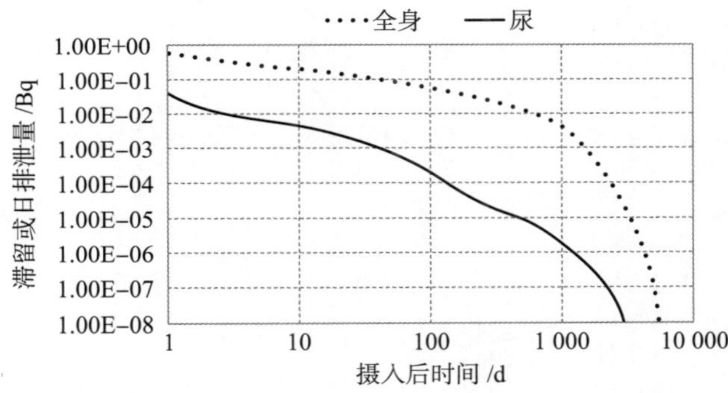

图 C2-36 吸入 F 型 ^{106}Ru 急性摄入后不同时间的预期值

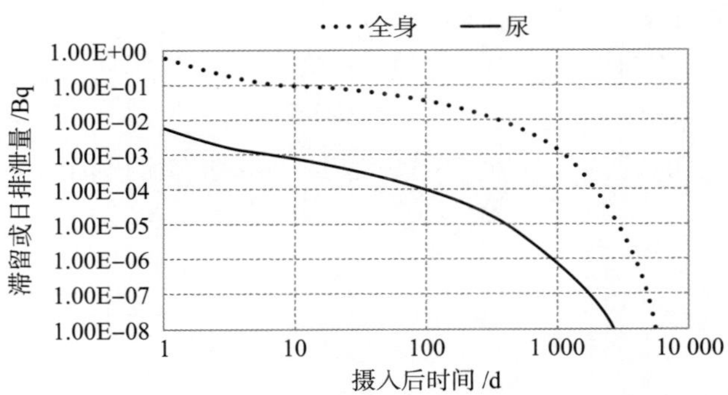

图 C2-37 吸入 M 型 ^{106}Ru 急性摄入后不同时间的预期值

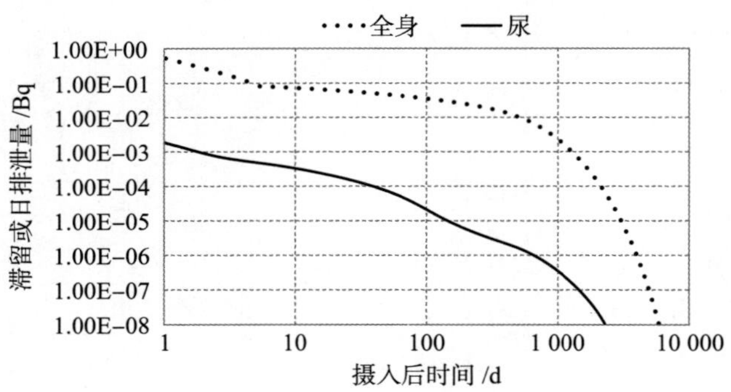

图 C2-38　吸入 S 型 ^{106}Ru 急性摄入后不同时间的预期值

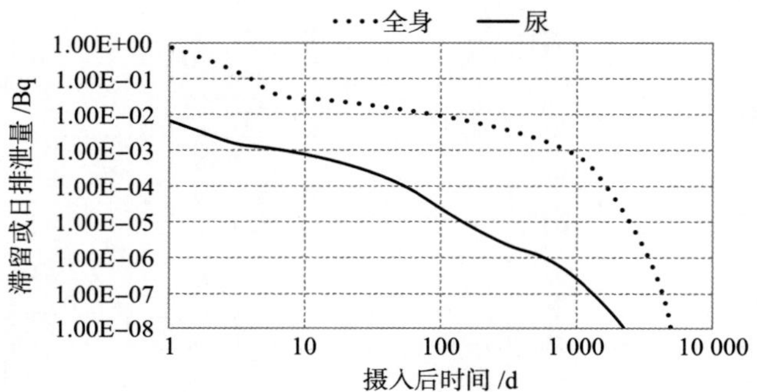

图 C2-39　食入 ^{106}Ru 急性摄入后不同时间的预期值

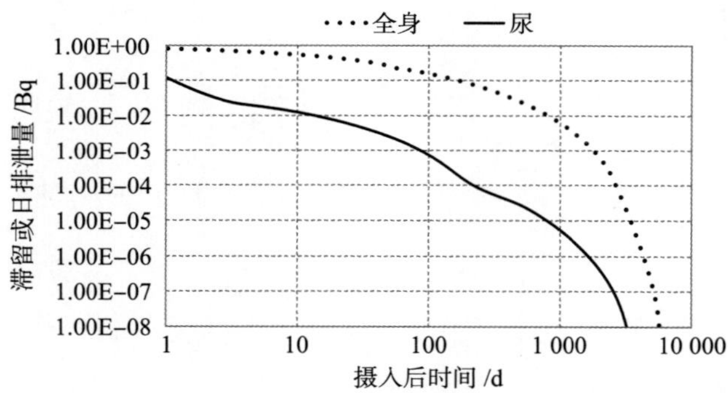

图 C2-40　注射 ^{106}Ru 急性摄入后不同时间的预期值

（六）碘（Z=53）

1．m（T/2）值（表 C2-26～表 C2-28）

表 C2-26 常规监测中 ^{125}I 单位监测结果的摄入量预期值 m（T/2）

监测周期 /d	F 类型		蒸气	
	甲状腺	日尿样	甲状腺	日尿样
120	4.7×10^{-2}	2.5×10^{-4}	8.9×10^{-2}	4.6×10^{-4}
90	6.2×10^{-2}	3.1×10^{-4}	1.2×10^{-1}	5.7×10^{-4}
60	8.1×10^{-2}	3.5×10^{-4}	1.5×10^{-1}	6.5×10^{-4}
30	1.1×10^{-1}	3.0×10^{-4}	2.0×10^{-1}	5.6×10^{-4}
14	1.3×10^{-1}	1.7×10^{-4}	2.4×10^{-1}	3.3×10^{-4}
7	1.3×10^{-1}	2.0×10^{-4}	2.5×10^{-1}	3.6×10^{-4}

表 C2-27 常规监测中 ^{129}I 单位监测结果的摄入量预期值 m（T/2）

监测周期 /d	F 类型		蒸气	
	甲状腺	日尿样	甲状腺	日尿样
360	4.4×10^{-2}	2.4×10^{-4}	8.3×10^{-2}	4.5×10^{-4}
180	7.8×10^{-2}	4.2×10^{-4}	1.5×10^{-1}	7.9×10^{-4}
120	9.4×10^{-2}	4.9×10^{-4}	1.8×10^{-1}	9.3×10^{-4}
90	1.0×10^{-1}	5.1×10^{-4}	1.9×10^{-1}	9.6×10^{-4}
60	1.1×10^{-1}	4.9×10^{-4}	2.2×10^{-1}	9.2×10^{-4}
30	1.3×10^{-1}	3.6×10^{-4}	2.4×10^{-1}	6.7×10^{-4}
14	1.4×10^{-1}	1.9×10^{-4}	2.5×10^{-1}	3.6×10^{-4}
7	1.4×10^{-1}	2.1×10^{-4}	2.6×10^{-1}	3.8×10^{-4}

表 C2-28 常规监测中 ^{131}I 单位监测结果的摄入量预期值 m（T/2）

监测周期 /d	F 类型		蒸气	
	甲状腺	日尿样	甲状腺	日尿样
30	（3.5×10^{-2}）[a]	9.8×10^{-5}	6.6×10^{-2}	1.8×10^{-4}
14	7.4×10^{-2}	1.0×10^{-4}	1.4×10^{-1}	1.9×10^{-4}
7	9.9×10^{-2}	1.5×10^{-4}	1.9×10^{-1}	2.7×10^{-4}

2．$m(t)$ 值（表 C2-29 ~ 表 C2-34）

表 C2-29　特殊监测中吸入 ^{125}I 单位监测结果的摄入量预期值 $m(t)$

摄入后时间 /d	F 类型		蒸气	
	甲状腺	日尿样	甲状腺	日尿样
1	1.3×10^{-1}	3.0×10^{-1}	2.5×10^{-1}	5.7×10^{-1}
2	1.4×10^{-1}	2.7×10^{-2}	2.6×10^{-1}	4.9×10^{-2}
3	1.4×10^{-1}	1.7×10^{-3}	2.5×10^{-1}	3.2×10^{-3}
4	1.3×10^{-1}	2.0×10^{-4}	2.5×10^{-1}	3.6×10^{-4}
5	1.3×10^{-1}	1.3×10^{-4}	2.4×10^{-1}	2.4×10^{-4}
6	1.3×10^{-1}	1.5×10^{-4}	2.4×10^{-1}	2.8×10^{-4}
7	1.3×10^{-1}	1.7×10^{-4}	2.4×10^{-1}	3.3×10^{-4}
8	1.2×10^{-1}	2.0×10^{-4}	2.3×10^{-1}	3.7×10^{-4}
9	1.2×10^{-1}	2.2×10^{-4}	2.3×10^{-1}	4.1×10^{-4}
10	1.2×10^{-1}	2.4×10^{-4}	2.2×10^{-1}	4.4×10^{-4}
100	3.5×10^{-2}	9.5×10^{-5}	7.5×10^{-2}	3.0×10^{-4}

表 C2-30　特殊监测中吸入 ^{125}I 单位监测结果的摄入量预期值 $m(t)$

摄入后时间 /d	食入		注射	
	甲状腺	日尿样	甲状腺	日尿样
1	2.7×10^{-1}	6.2×10^{-1}	2.8×10^{-1}	6.4×10^{-1}
2	2.8×10^{-1}	5.9×10^{-2}	2.9×10^{-1}	5.2×10^{-2}
3	2.8×10^{-1}	3.7×10^{-3}	2.8×10^{-1}	3.3×10^{-3}
4	2.8×10^{-1}	4.2×10^{-4}	2.8×10^{-1}	4.0×10^{-4}
5	2.7×10^{-1}	2.7×10^{-4}	2.7×10^{-1}	2.7×10^{-4}
6	2.6×10^{-1}	3.1×10^{-4}	2.7×10^{-1}	3.2×10^{-4}
7	2.6×10^{-1}	3.6×10^{-4}	2.6×10^{-1}	3.7×10^{-4}
8	2.5×10^{-1}	4.1×10^{-4}	2.6×10^{-1}	4.1×10^{-4}
9	2.5×10^{-1}	4.5×10^{-4}	2.5×10^{-1}	4.5×10^{-4}
10	2.4×10^{-1}	4.9×10^{-4}	2.5×10^{-1}	4.9×10^{-4}
100	8.4×10^{-2}	4.0×10^{-4}	7.5×10^{-2}	4.5×10^{-4}

表 C2-31　特殊监测中吸入 ^{129}I 单位监测结果的摄入量预期值 $m(t)$

摄入后时间 /d	F 类型		蒸气	
	甲状腺	日尿样	甲状腺	日尿样
1	1.3×10^{-1}	3.1×10^{-1}	2.5×10^{-1}	5.7×10^{-1}
2	1.4×10^{-1}	2.7×10^{-2}	2.6×10^{-1}	5.1×10^{-2}
3	1.4×10^{-1}	1.8×10^{-3}	2.6×10^{-1}	3.3×10^{-3}

续表

摄入后时间 /d	F 类型		蒸气	
	甲状腺	日尿样	甲状腺	日尿样
4	1.4×10^{-1}	2.1×10^{-4}	2.6×10^{-1}	3.8×10^{-4}
5	1.4×10^{-1}	1.4×10^{-4}	2.6×10^{-1}	2.6×10^{-4}
6	1.4×10^{-1}	1.6×10^{-4}	2.6×10^{-1}	3.0×10^{-4}
7	1.4×10^{-1}	1.9×10^{-4}	2.5×10^{-1}	3.6×10^{-4}
8	1.3×10^{-1}	2.2×10^{-4}	2.5×10^{-1}	4.1×10^{-4}
9	1.3×10^{-1}	2.4×10^{-4}	2.5×10^{-1}	4.5×10^{-4}
10	1.3×10^{-1}	2.6×10^{-4}	2.5×10^{-1}	4.9×10^{-4}
100	9.1×10^{-2}	2.4×10^{-4}	1.0×10^{-1}	4.8×10^{-4}

表 C2-32　特殊监测中吸入 ^{129}I 单位监测结果的摄入量预期值 $m(t)$

摄入后时间 /d	食入		注射	
	甲状腺	日尿样	甲状腺	日尿样
1	2.7×10^{-1}	6.3×10^{-1}	2.8×10^{-1}	6.4×10^{-1}
2	2.9×10^{-1}	6.0×10^{-2}	2.9×10^{-1}	5.3×10^{-2}
3	2.9×10^{-1}	3.9×10^{-3}	2.9×10^{-1}	3.5×10^{-3}
4	2.9×10^{-1}	4.4×10^{-4}	2.9×10^{-1}	4.1×10^{-4}
5	2.9×10^{-1}	2.8×10^{-4}	2.9×10^{-1}	2.9×10^{-4}
6	2.8×10^{-1}	3.3×10^{-4}	2.9×10^{-1}	3.4×10^{-4}
7	2.8×10^{-1}	3.9×10^{-4}	2.8×10^{-1}	4.0×10^{-4}
8	2.8×10^{-1}	4.5×10^{-4}	2.8×10^{-1}	4.5×10^{-4}
9	2.8×10^{-1}	5.0×10^{-4}	2.8×10^{-1}	5.0×10^{-4}
10	2.7×10^{-1}	5.4×10^{-4}	2.8×10^{-1}	5.5×10^{-4}
100	1.7×10^{-1}	5.1×10^{-4}	2.2×10^{-1}	5.2×10^{-4}

表 C2-33　特殊监测中吸入 ^{131}I 单位监测结果的摄入量预期值 $m(t)$

摄入后时间 /d	F 类型		蒸气	
	甲状腺	日尿样	甲状腺	日尿样
1	1.2×10^{-1}	2.8×10^{-1}	2.3×10^{-1}	5.3×10^{-1}
2	1.2×10^{-1}	2.3×10^{-2}	2.2×10^{-1}	4.3×10^{-2}
3	1.1×10^{-1}	1.4×10^{-3}	2.0×10^{-1}	2.5×10^{-3}
4	9.9×10^{-2}	1.5×10^{-4}	1.9×10^{-1}	2.7×10^{-4}
5	9.0×10^{-2}	8.9×10^{-5}	1.7×10^{-1}	1.7×10^{-4}
6	8.2×10^{-2}	9.6×10^{-5}	1.5×10^{-1}	1.8×10^{-4}

续表

摄入后时间 /d	F 类型		蒸气	
	甲状腺	日尿样	甲状腺	日尿样
7	7.4×10^{-2}	1.0×10^{-4}	1.4×10^{-1}	1.9×10^{-4}
8	6.8×10^{-2}	1.1×10^{-4}	1.3×10^{-1}	2.0×10^{-4}
9	6.2×10^{-2}	1.1×10^{-4}	1.2×10^{-1}	2.1×10^{-4}
10	5.6×10^{-2}	1.1×10^{-4}	1.1×10^{-1}	2.1×10^{-4}
100	1.6×10^{-5}	9.1×10^{-8}	3.5×10^{-5}	1.1×10^{-7}

表 C2-34　特殊监测中吸入 ^{131}I 单位监测结果的摄入量预期值 $m(t)$

摄入后时间 /d	食入		注射	
	甲状腺	日尿样	甲状腺	日尿样
1	2.5×10^{-1}	5.8×10^{-1}	2.6×10^{-1}	5.9×10^{-1}
2	2.5×10^{-1}	5.1×10^{-2}	2.5×10^{-1}	4.5×10^{-2}
3	2.2×10^{-1}	3.0×10^{-3}	2.3×10^{-1}	2.7×10^{-3}
4	2.0×10^{-1}	3.1×10^{-4}	2.1×10^{-1}	2.9×10^{-4}
5	1.9×10^{-1}	1.8×10^{-4}	1.9×10^{-1}	1.9×10^{-4}
6	1.7×10^{-1}	2.0×10^{-4}	1.7×10^{-1}	2.0×10^{-4}
7	1.5×10^{-1}	2.1×10^{-4}	1.6×10^{-1}	2.2×10^{-4}
8	1.4×10^{-1}	2.2×10^{-4}	1.4×10^{-1}	2.3×10^{-4}
9	1.3×10^{-1}	2.3×10^{-4}	1.3×10^{-1}	2.3×10^{-4}
10	1.2×10^{-1}	2.3×10^{-4}	1.2×10^{-1}	2.3×10^{-4}
100	2.0×10^{-7}	7.3×10^{-11}	9.6×10^{-7}	9.0×10^{-11}

3．单位测量值的预期摄入量曲线（图 C2-41 ~ 图 C2-52）

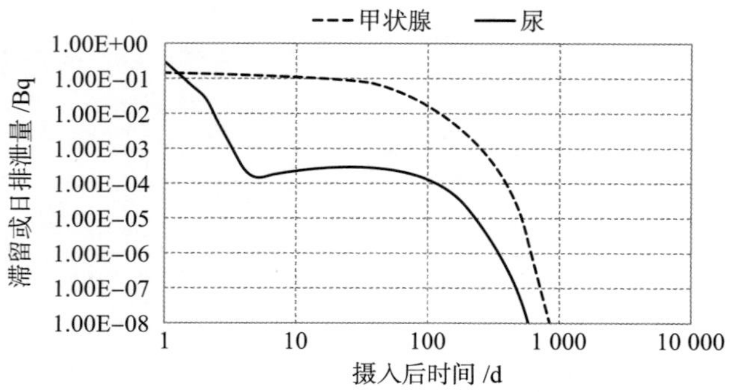

图 C2-41　吸入 F 型 ^{125}I 急性摄入后不同时间的预期值

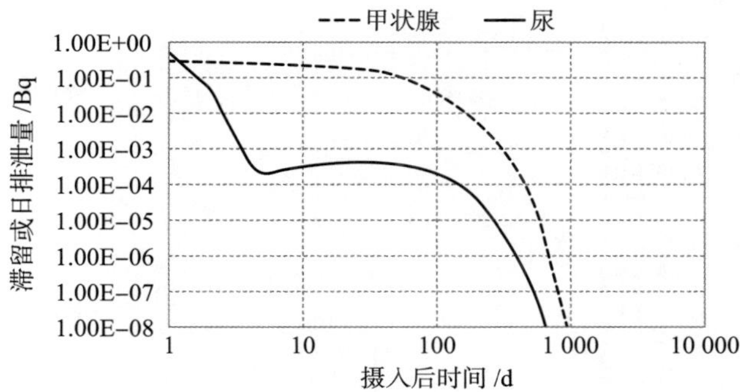

图 C2-42 吸入 125I 气体急性摄入后不同时间的预期值

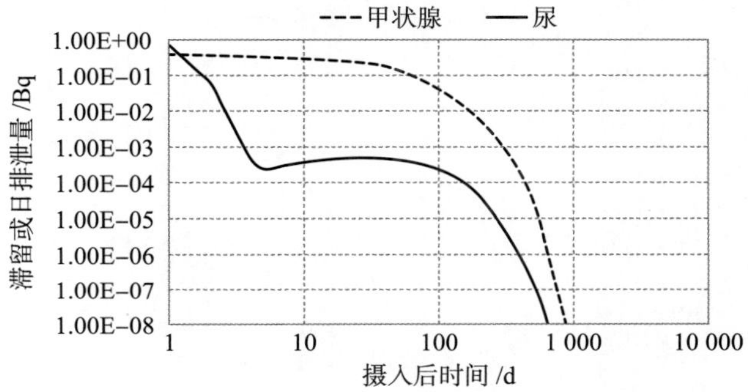

图 C2-43 食入 125I 急性摄入后不同时间的预期值

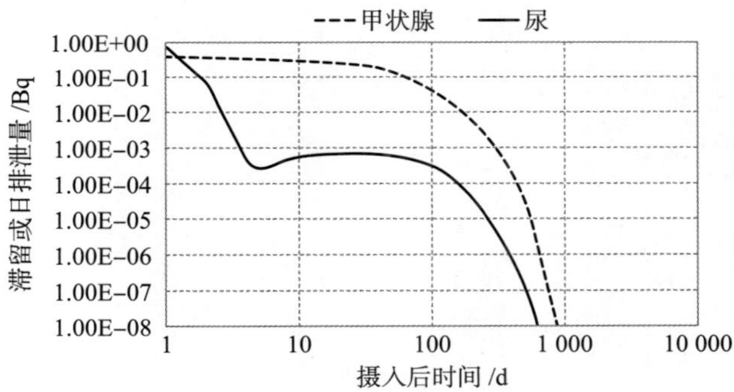

图 C2-44 注射 125I 急性摄入后不同时间的预期值

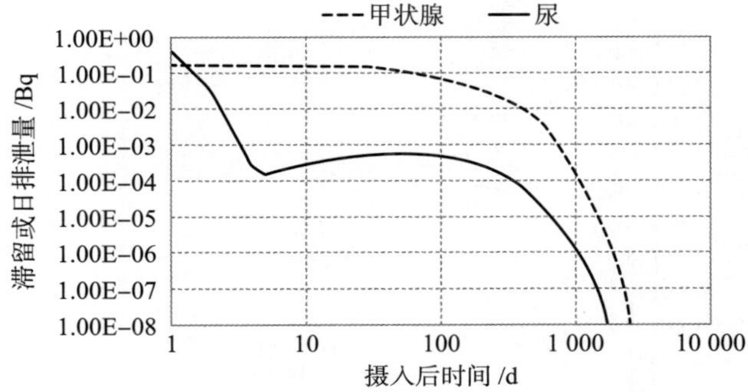

图 C2-45 吸入 F 型 129I 急性摄入后不同时间的预期值

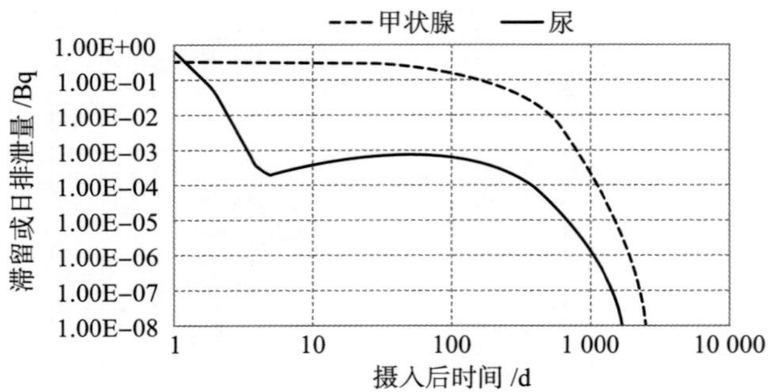

图 C2-46 吸入 ^{129}I 气体急性摄入后不同时间的预期值

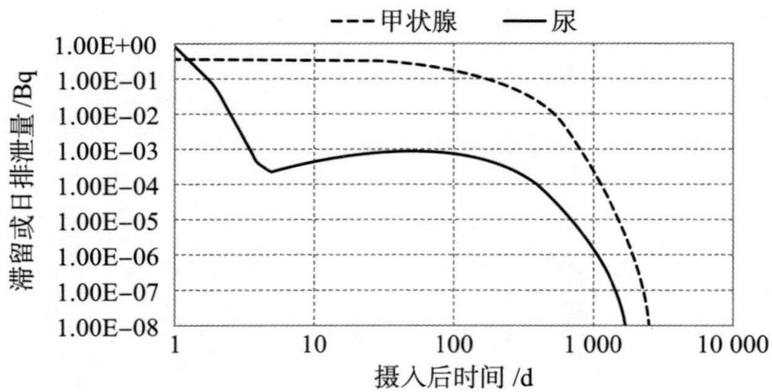

图 C2-47 食入 ^{129}I 急性摄入后不同时间的预期值

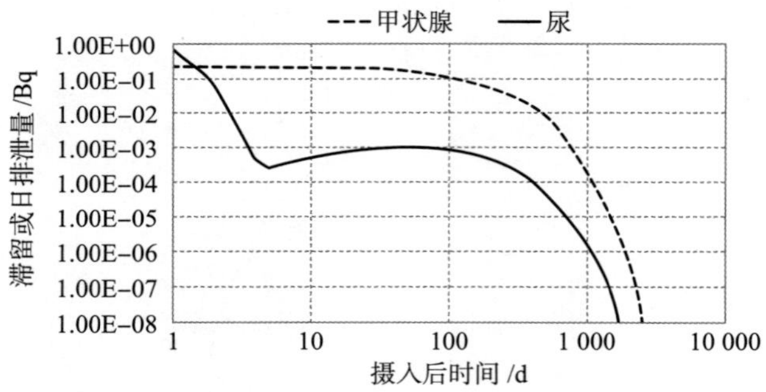

图 C2-48 注射 ^{129}I 急性摄入后不同时间的预期值

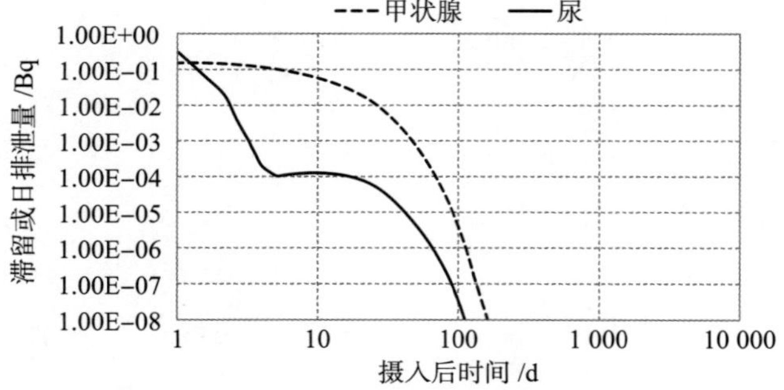

图 C2-49 吸入 F 型 ^{131}I 急性摄入后不同时间的预期值

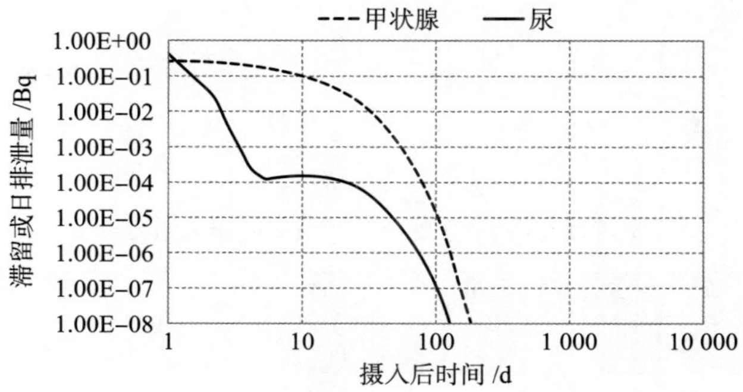

图 C2-50　吸入 ^{131}I 气体急性摄入后不同时间的预期值

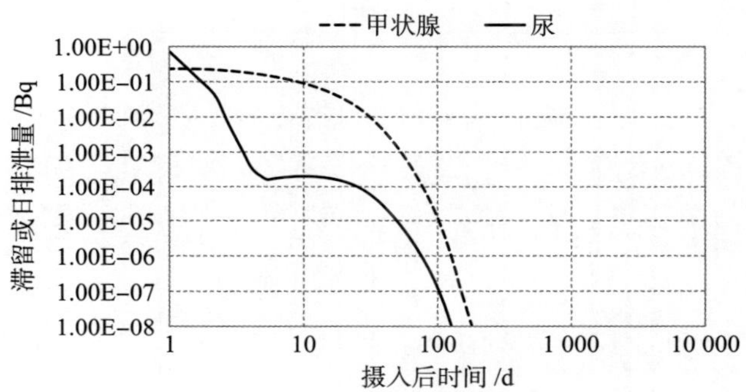

图 C2-51　食入 ^{131}I 急性摄入后不同时间的预期值

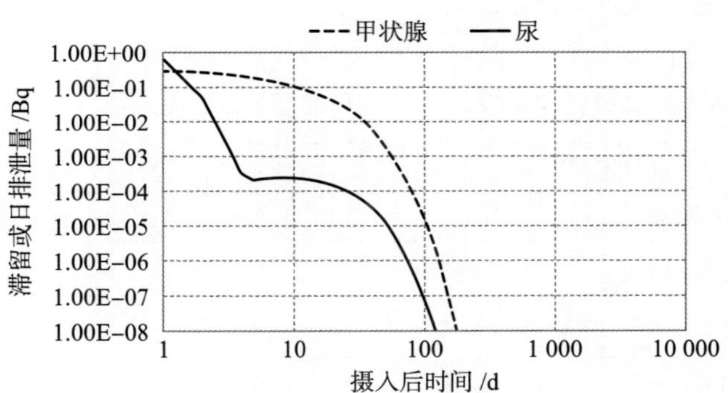

图 C2-52　注射 ^{131}I 急性摄入后不同时间的预期值

（七）铯（Z=55）

1. m（T/2）值（表 C2–35，表 C2–36）

表 C2–35　常规监测中 ^{134}Cs 单位监测结果的摄入量预期值 m（T/2）

监测周期 /d	F 类型		监测周期 /d	F 类型	
	全身	日尿样		全身	日尿样
180	2.3×10^{-1}	1.1×10^{-3}	30	3.9×10^{-1}	2.1×10^{-3}
120	2.8×10^{-1}	1.4×10^{-3}	14	4.2×10^{-1}	3.7×10^{-3}
90	3.1×10^{-1}	1.6×10^{-3}	7	4.4×10^{-1}	6.8×10^{-3}
60	3.5×10^{-1}	1.8×10^{-3}			

表 C2–36　常规监测中 ^{137}Cs 单位监测结果的摄入量预期值 m（T/2）

监测周期 /d	F 类型		监测周期 /d	F 类型	
	全身	日尿样		全身	日尿样
360	1.4×10^{-1}	7.0×10^{-4}	60	3.6×10^{-1}	1.8×10^{-3}
180	2.4×10^{-1}	1.2×10^{-3}	30	3.9×10^{-1}	2.1×10^{-3}
120	3.0×10^{-1}	1.5×10^{-3}	14	4.2×10^{-1}	3.8×10^{-3}
90	3.3×10^{-1}	1.6×10^{-3}	7	4.4×10^{-1}	6.8×10^{-3}

2. m（t）值（表 C2–37 ~ 表 C2–40）

表 C2–37　特殊监测中吸入 ^{134}Cs 单位监测结果的摄入量预期值 m（t）

摄入后时间 /d	F 类型		摄入后时间 /d	F 类型	
	全身	日尿样		全身	日尿样
1	6.0×10^{-1}	7.9×10^{-3}	7	4.2×10^{-1}	3.7×10^{-3}
2	5.0×10^{-1}	1.1×10^{-2}	8	4.1×10^{-1}	3.2×10^{-3}
3	4.6×10^{-1}	8.8×10^{-3}	9	4.1×10^{-1}	2.9×10^{-3}
4	4.4×10^{-1}	6.8×10^{-3}	10	4.1×10^{-1}	2.6×10^{-3}
5	4.3×10^{-1}	5.4×10^{-3}	100	3.1×10^{-1}	1.6×10^{-3}
6	4.2×10^{-1}	4.4×10^{-3}			

表 C2-38 特殊监测中吸入 ^{134}Cs 单位监测结果的摄入量预期值 $m(t)$

摄入后时间 /d	食入		注射	
	全身	日尿样	全身	日尿样
1	9.8×10^{-1}	1.6×10^{-2}	9.8×10^{-1}	1.7×10^{-2}
2	9.5×10^{-1}	2.3×10^{-2}	9.5×10^{-1}	2.3×10^{-2}
3	9.2×10^{-1}	1.8×10^{-2}	9.3×10^{-1}	1.8×10^{-2}
4	9.0×10^{-1}	1.4×10^{-2}	9.1×10^{-1}	1.4×10^{-2}
5	8.9×10^{-1}	1.1×10^{-2}	9.0×10^{-1}	1.1×10^{-2}
6	8.7×10^{-1}	9.2×10^{-3}	8.8×10^{-1}	9.2×10^{-3}
7	8.6×10^{-1}	7.7×10^{-3}	8.7×10^{-1}	7.8×10^{-3}
8	8.5×10^{-1}	6.7×10^{-3}	8.6×10^{-1}	6.7×10^{-3}
9	8.5×10^{-1}	6.0×10^{-3}	8.5×10^{-1}	6.0×10^{-3}
10	8.4×10^{-1}	5.4×10^{-3}	8.5×10^{-1}	5.5×10^{-3}
100	7.4×10^{-1}	3.4×10^{-3}	7.0×10^{-1}	3.5×10^{-3}

表 C2-39 特殊监测中吸入 ^{137}Cs 单位监测结果的摄入量预期值 $m(t)$

摄入后时间 /d	F 类型		摄入后时间 /d	F 类型	
	全身	日尿样		全身	日尿样
1	6.0×10^{-1}	7.9×10^{-3}	7	4.2×10^{-1}	3.8×10^{-3}
2	5.0×10^{-1}	1.1×10^{-2}	8	4.2×10^{-1}	3.3×10^{-3}
3	4.6×10^{-1}	8.8×10^{-3}	9	4.1×10^{-1}	2.9×10^{-3}
4	4.4×10^{-1}	6.8×10^{-3}	10	4.1×10^{-1}	2.6×10^{-3}
5	4.3×10^{-1}	5.4×10^{-3}	100	3.1×10^{-1}	1.2×10^{-3}
6	4.3×10^{-1}	4.5×10^{-3}			

表 C2-40 特殊监测中吸入 ^{137}Cs 单位监测结果的摄入量预期值 $m(t)$

摄入后时间 /d	食入		注射	
	全身	日尿样	全身	日尿样
1	9.8×10^{-1}	1.6×10^{-2}	9.8×10^{-1}	1.7×10^{-2}
2	9.5×10^{-1}	2.3×10^{-2}	9.6×10^{-1}	2.3×10^{-2}
3	9.3×10^{-1}	1.8×10^{-2}	9.3×10^{-1}	1.8×10^{-2}
4	9.1×10^{-1}	1.4×10^{-2}	9.2×10^{-1}	1.4×10^{-2}
5	8.9×10^{-1}	1.1×10^{-2}	9.0×10^{-1}	1.1×10^{-2}
6	8.8×10^{-1}	9.2×10^{-3}	8.9×10^{-1}	9.3×10^{-3}
7	8.7×10^{-1}	7.8×10^{-3}	8.8×10^{-1}	7.8×10^{-3}

续表

摄入后时间 /d	食入		注射	
	全身	日尿样	全身	日尿样
8	8.6×10^{-1}	6.7×10^{-3}	8.7×10^{-1}	6.8×10^{-3}
9	8.5×10^{-1}	6.0×10^{-3}	8.6×10^{-1}	6.0×10^{-3}
10	8.4×10^{-1}	5.5×10^{-3}	8.5×10^{-1}	5.5×10^{-3}
100	7.4×10^{-1}	3.5×10^{-3}	6.5×10^{-1}	3.5×10^{-3}

3．单位测量值的预期摄入量曲线（图 C2-53 ~ 图 C2-58）

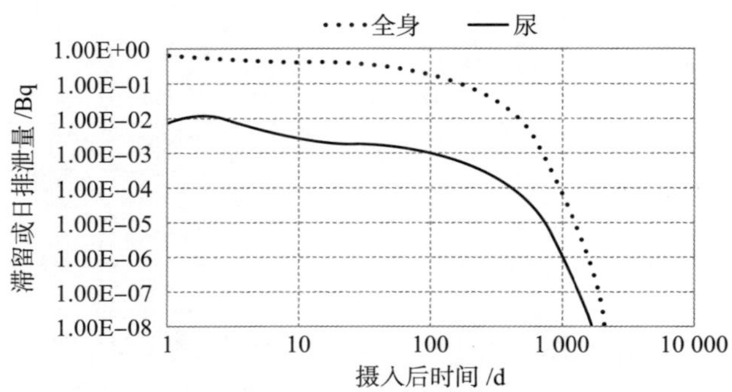

图 C2-53　吸入 F 型 ^{134}Cs 急性摄入后不同时间的预期值

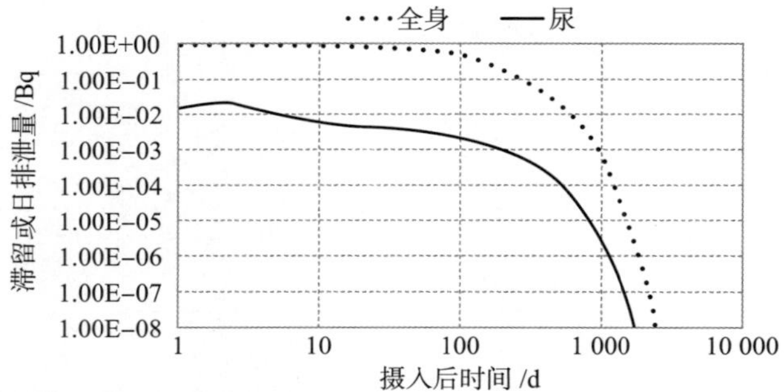

图 C2-54　食入 ^{134}Cs 急性摄入后不同时间的预期值

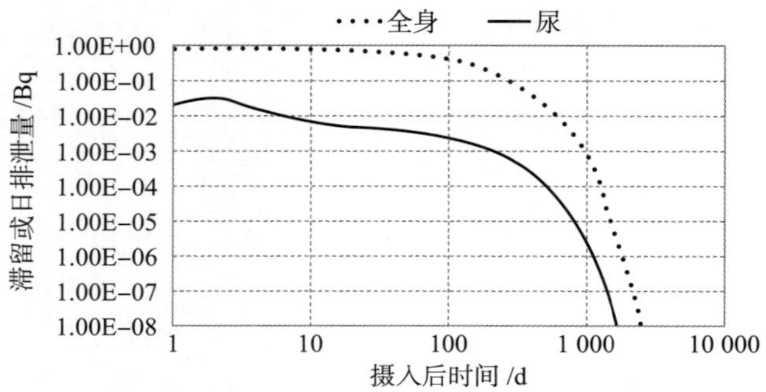

图 C2-55　注射 ^{134}Cs 急性摄入后不同时间的预期值

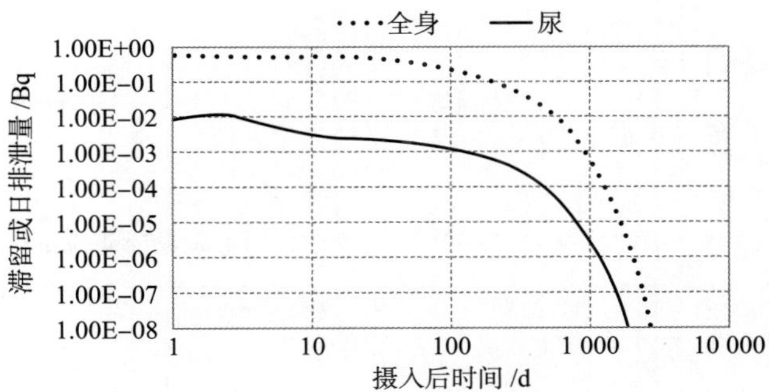

图 C2-56 吸入 F 型 ^{137}Cs 急性摄入后不同时间的预期值

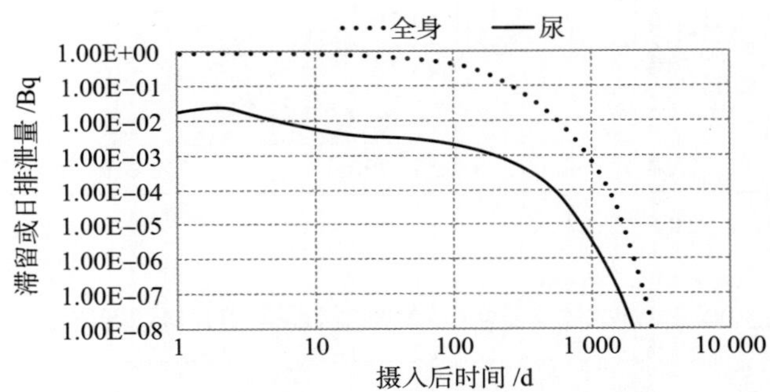

图 C2-57 食入 ^{137}Cs 急性摄入后不同时间的预期值

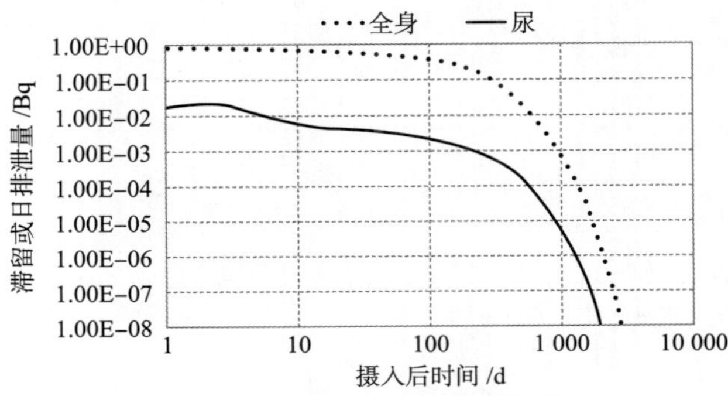

图 C2-58 注射 ^{137}Cs 急性摄入后不同时间的预期值

（八）镭（Z=88）

1．$m(T/2)$值（表 C2-41，表 C2-42）

表 C2-41　常规监测中 ^{226}Ra 单位监测结果的摄入量预期值 $m(T/2)$

监测周期 /d	M 类型			
	全身	日尿样	^{214}Pb	^{214}Bi
360	1.8×10^{-2}	2.0×10^{-6}	1.3×10^{-3}	1.3×10^{-3}
180	3.0×10^{-2}	4.5×10^{-6}	1.4×10^{-3}	1.4×10^{-3}
120	3.8×10^{-2}	6.3×10^{-6}	1.4×10^{-3}	1.4×10^{-3}
90	4.4×10^{-2}	7.7×10^{-6}	1.5×10^{-3}	1.5×10^{-3}
60	5.1×10^{-2}	9.5×10^{-6}	1.5×10^{-3}	1.5×10^{-3}
30	6.2×10^{-2}	1.4×10^{-5}	1.6×10^{-3}	1.6×10^{-3}
14	7.6×10^{-2}	（5.7×10^{-5}）[a]	3.0×10^{-3}	3.0×10^{-3}
7	1.1×10^{-1}	（1.5×10^{-4}）	1.2×10^{-2}	1.2×10^{-2}

注：[a] 括号中的值不满足 ICRP 相关规定的要求

表 C2-42　常规监测中 ^{228}Ra 单位监测结果的摄入量预期值 $m(T/2)$

监测周期 /d	M 类型		
	全身	日尿样	^{228}Ac
360	1.7×10^{-2}	（1.9×10^{-6}）[a]	1.7×10^{-2}
180	2.9×10^{-2}	4.4×10^{-6}	2.9×10^{-2}
120	3.7×10^{-2}	6.2×10^{-6}	3.7×10^{-2}
90	4.3×10^{-2}	7.5×10^{-6}	4.3×10^{-2}
60	5.1×10^{-2}	9.4×10^{-6}	5.1×10^{-2}
30	6.1×10^{-2}	1.4×10^{-5}	6.1×10^{-2}
14	7.6×10^{-2}	（5.7×10^{-5}）	7.6×10^{-2}
7	1.1×10^{-1}	（1.5×10^{-4}）	1.1×10^{-1}

注：[a] 括号中的值不满足 ICRP 相关规定的要求。

2．$m(t)$值（表 C2-43 ~ 表 C2-47）

表 C2-43　特殊监测中吸入 ^{226}Ra 单位监测结果的摄入量预期值 $m(t)$

摄入后时间 /d	M 类型			
	全身	日尿样	^{214}Pb 全身	^{214}Bi 全身
1	5.0×10^{-1}	1.6×10^{-3}	3.4×10^{-2}	3.4×10^{-2}

续表

摄入后时间 /d	M 类型			
	全身	日尿样	^{214}Pb 全身	^{214}Bi 全身
2	2.7×10^{-1}	3.1×10^{-4}	3.5×10^{-2}	3.4×10^{-2}
3	1.6×10^{-1}	2.1×10^{-4}	2.2×10^{-2}	2.2×10^{-2}
4	1.1×10^{-1}	1.5×10^{-4}	1.2×10^{-2}	1.2×10^{-2}
5	9.3×10^{-2}	1.1×10^{-4}	6.8×10^{-3}	6.7×10^{-3}
6	8.2×10^{-2}	7.7×10^{-5}	4.2×10^{-3}	4.2×10^{-3}
7	7.6×10^{-2}	5.7×10^{-5}	3.0×10^{-3}	3.0×10^{-3}
8	7.2×10^{-2}	4.3×10^{-5}	2.4×10^{-3}	2.4×10^{-3}
9	7.0×10^{-2}	3.4×10^{-5}	2.1×10^{-3}	2.1×10^{-3}
10	6.8×10^{-2}	2.7×10^{-5}	1.9×10^{-3}	1.9×10^{-3}
100	2.8×10^{-2}	7.7×10^{-6}	1.8×10^{-3}	1.9×10^{-3}

表 C2-44 特殊监测中吸入 ^{226}Ra 和 ^{228}Ra 单位监测结果的摄入量预期值 $m(t)$

摄入后时间 /d	食入		注射	
	全身	日尿样	全身	日尿样
1	7.3×10^{-1}	2.9×10^{-3}	8.1×10^{-1}	1.5×10^{-2}
2	3.8×10^{-1}	5.7×10^{-4}	5.9×10^{-1}	2.6×10^{-3}
3	1.9×10^{-1}	3.7×10^{-4}	4.3×10^{-1}	1.8×10^{-3}
4	1.1×10^{-1}	2.6×10^{-4}	3.3×10^{-1}	1.2×10^{-3}
5	6.9×10^{-2}	1.8×10^{-4}	2.6×10^{-1}	8.6×10^{-4}
6	5.1×10^{-2}	1.3×10^{-4}	2.2×10^{-1}	6.0×10^{-4}
7	4.1×10^{-2}	9.1×10^{-5}	1.9×10^{-1}	4.3×10^{-4}
8	3.5×10^{-2}	6.6×10^{-5}	1.7×10^{-1}	3.1×10^{-4}
9	3.2×10^{-2}	4.8×10^{-5}	1.6×10^{-1}	2.3×10^{-4}
10	2.9×10^{-2}	3.6×10^{-5}	1.5×10^{-1}	1.7×10^{-4}
100	9.9×10^{-3}	2.6×10^{-6}	7.8×10^{-2}	9.7×10^{-6}

表 C2-45 特殊监测中吸入 ^{226}Ra 单位监测结果的摄入量预期值 $m(t)$

摄入后时间 /d	食入		注射	
	^{214}Pb	^{214}Bi	^{214}Pb	^{214}Bi
1	8.4×10^{-2}	8.2×10^{-2}	5.3×10^{-2}	5.2×10^{-2}
2	8.2×10^{-2}	8.1×10^{-2}	5.9×10^{-2}	5.8×10^{-2}
3	5.0×10^{-2}	5.0×10^{-2}	4.8×10^{-2}	4.7×10^{-2}

续表

摄入后时间 /d	食入		注射	
	^{214}Pb	^{214}Bi	^{214}Pb	^{214}Bi
4	2.7×10^{-2}	2.7×10^{-2}	3.6×10^{-2}	3.6×10^{-2}
5	1.4×10^{-2}	1.4×10^{-2}	2.8×10^{-2}	2.8×10^{-2}
6	8.1×10^{-3}	8.1×10^{-3}	2.3×10^{-2}	2.2×10^{-2}
7	5.3×10^{-3}	5.3×10^{-3}	1.9×10^{-2}	1.9×10^{-2}
8	4.0×10^{-3}	4.0×10^{-3}	1.7×10^{-2}	1.7×10^{-2}
9	3.3×10^{-3}	3.3×10^{-3}	1.5×10^{-2}	1.5×10^{-2}
10	3.0×10^{-3}	3.0×10^{-3}	1.4×10^{-2}	1.4×10^{-2}
100	2.5×10^{-3}	2.9×10^{-3}	1.4×10^{-2}	1.2×10^{-2}

表 C2-46　特殊监测中吸入 ^{228}Ra 单位监测结果的摄入量预期值 $m(t)$

摄入后时间 /d	吸入 M 类型		食入		注射	
	全身	日尿样	全身	日尿样	全身	日尿样
1	5.0×10^{-1}	1.6×10^{-3}	7.3×10^{-1}	2.9×10^{-3}	8.1×10^{-1}	1.5×10^{-2}
2	2.7×10^{-1}	3.1×10^{-4}	3.8×10^{-1}	5.7×10^{-4}	5.8×10^{-1}	2.6×10^{-3}
3	1.6×10^{-1}	2.1×10^{-4}	1.9×10^{-1}	3.7×10^{-4}	4.3×10^{-1}	1.7×10^{-3}
4	1.1×10^{-1}	1.5×10^{-4}	1.1×10^{-1}	2.6×10^{-4}	3.3×10^{-1}	1.2×10^{-3}
5	9.3×10^{-2}	1.0×10^{-4}	6.9×10^{-2}	1.8×10^{-4}	2.6×10^{-1}	8.6×10^{-4}
6	8.2×10^{-2}	7.6×10^{-5}	5.1×10^{-2}	1.3×10^{-4}	2.2×10^{-1}	6.0×10^{-4}
7	7.6×10^{-2}	5.7×10^{-5}	4.1×10^{-2}	9.1×10^{-5}	1.9×10^{-1}	4.3×10^{-4}
8	7.2×10^{-2}	4.3×10^{-5}	3.5×10^{-2}	6.6×10^{-5}	1.7×10^{-1}	3.1×10^{-4}
9	6.9×10^{-2}	3.4×10^{-5}	3.2×10^{-2}	4.8×10^{-5}	1.6×10^{-1}	2.3×10^{-4}
10	6.7×10^{-2}	2.7×10^{-5}	2.9×10^{-2}	3.5×10^{-5}	1.4×10^{-1}	1.7×10^{-4}
100	4.7×10^{-2}	7.7×10^{-6}	1.1×10^{-2}	3.5×10^{-6}	7.4×10^{-2}	1.1×10^{-5}

表 C2-47　特殊监测中吸入、食入和注射 ^{228}Ra 后 ^{228}Ac 单位监测结果的摄入量预期值 $m(t)$

摄入后时间 /d	M 类型	食入	注射	摄入后时间 /d	M 类型	食入	注射
1	4.7×10^{-1}	6.9×10^{-1}	7.6×10^{-1}	6	8.2×10^{-2}	5.1×10^{-2}	2.2×10^{-1}
2	2.7×10^{-1}	3.8×10^{-1}	5.9×10^{-1}	7	7.6×10^{-2}	4.1×10^{-2}	1.9×10^{-1}
3	1.6×10^{-1}	1.9×10^{-1}	4.3×10^{-1}	8	7.2×10^{-2}	3.5×10^{-2}	1.7×10^{-1}
4	1.1×10^{-1}	1.1×10^{-1}	3.3×10^{-1}	9	6.9×10^{-2}	3.2×10^{-2}	1.6×10^{-1}
5	9.3×10^{-2}	7.0×10^{-2}	2.7×10^{-1}	10	6.7×10^{-2}	2.9×10^{-2}	1.4×10^{-1}

3．单位测量值的预期摄入量曲线（图 C2-59 ~ 图 C2-70）

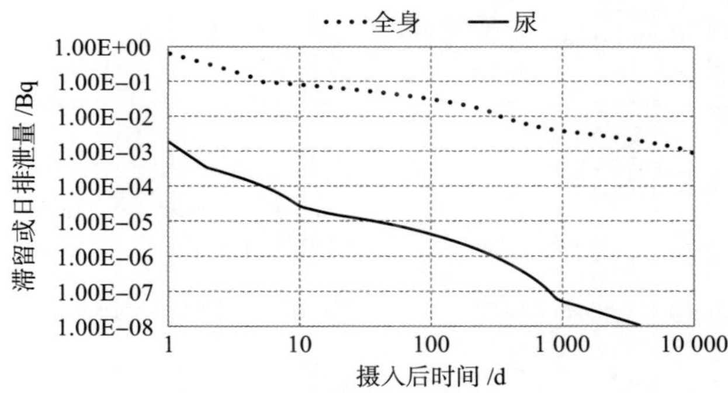

图 C2-59　吸入 M 型 ^{226}Ra 急性摄入后不同时间的预期值

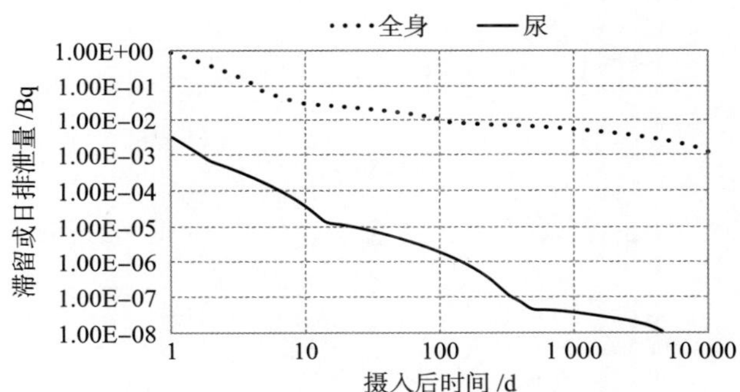

图 C2-60　食入 ^{226}Ra 急性摄入后不同时间的预期值

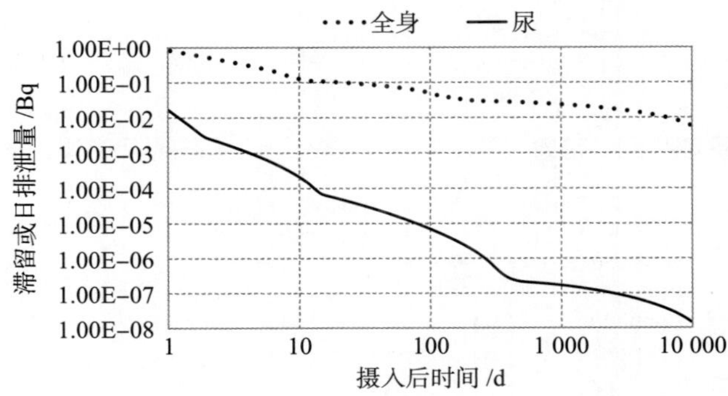

图 C2-61　注射 ^{226}Ra 急性摄入后不同时间的预期值

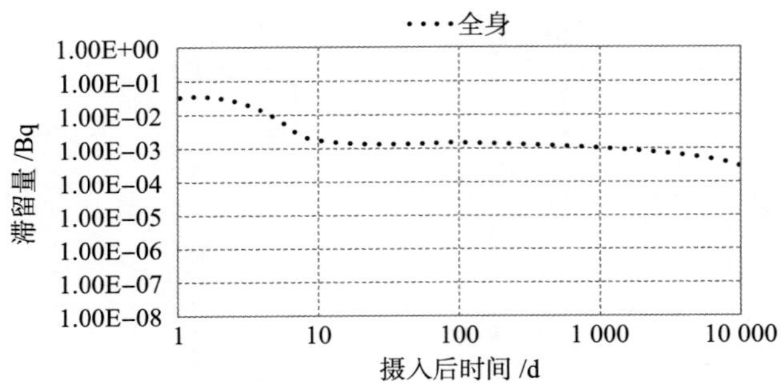

图 C2-62 吸入 M 型 ^{226}Ra 急性摄入后 ^{214}Pb 不同时间的预期值

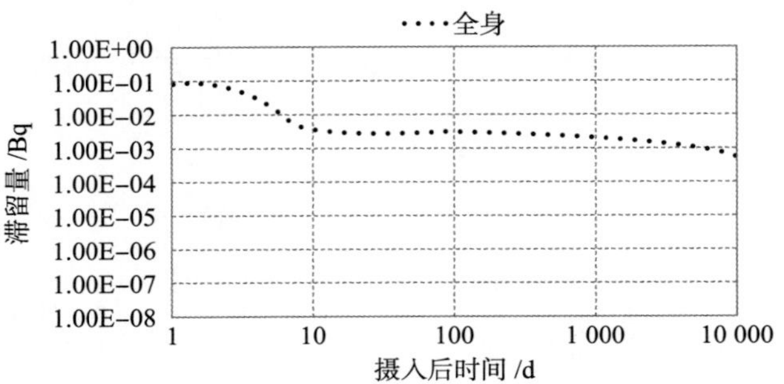

图 C2-63 食入 ^{226}Ra 急性摄入后 ^{214}Pb 不同时间的预期值

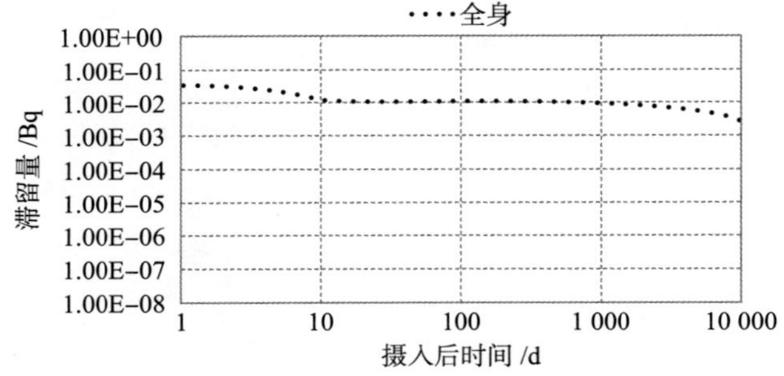

图 C2-64 注射 ^{226}Ra 急性摄入后 ^{214}Pb 不同时间的预期值

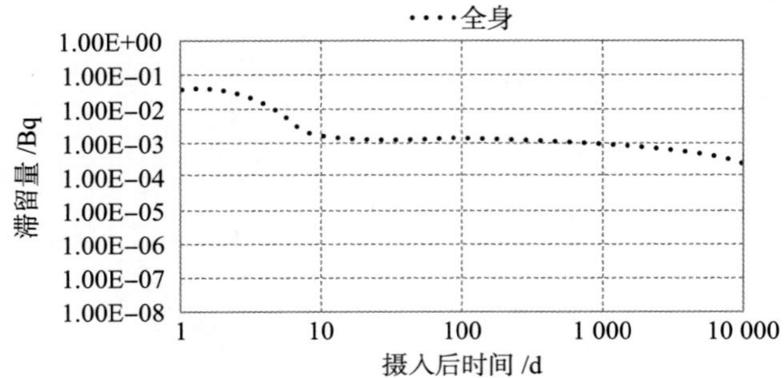

图 C2-65 吸入 M 型 ^{226}Ra 急性摄入后 ^{214}Bi 不同时间的预期值

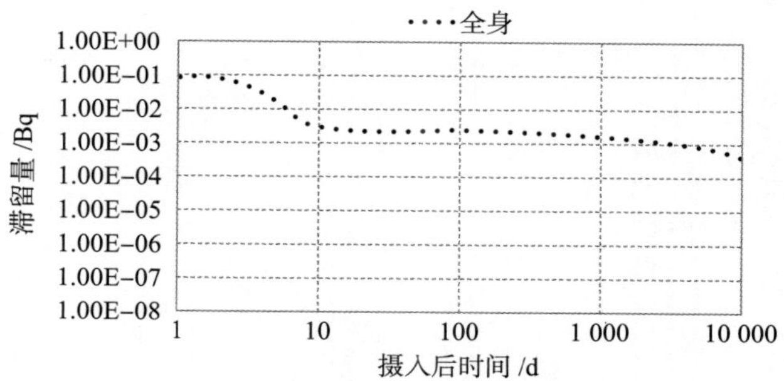

图 C2-66 食入 ^{226}Ra 急性摄入后 ^{214}Bi 不同时间的预期值

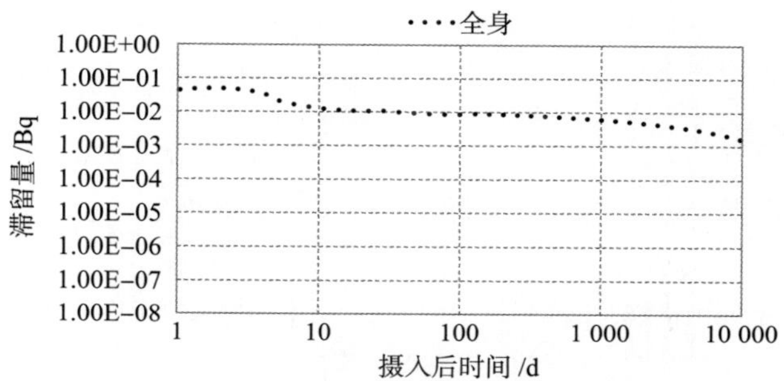

图 C2-67 注射 ^{226}Ra 急性摄入后 ^{214}Bi 不同时间的预期值

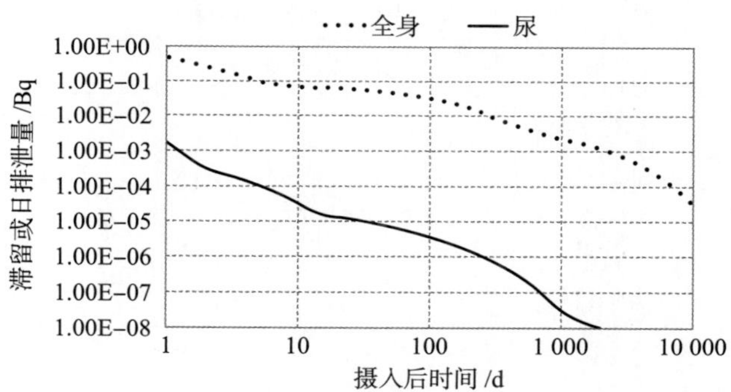

图 C2-68 吸入 M 型 ^{228}Ra 急性摄入后不同时间的预期值

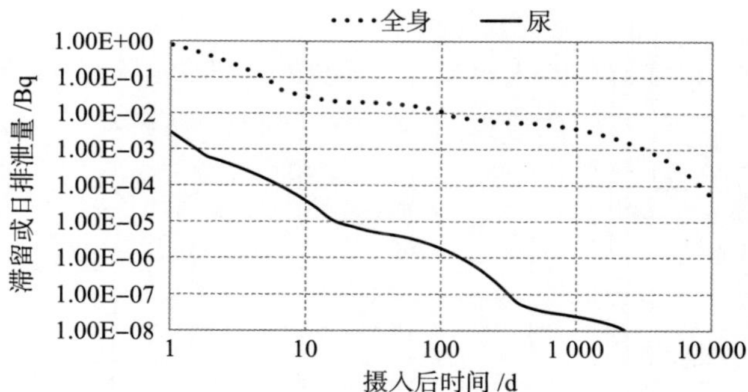

图 C2-69 食入 ^{228}Ra 急性摄入后不同时间的预期值

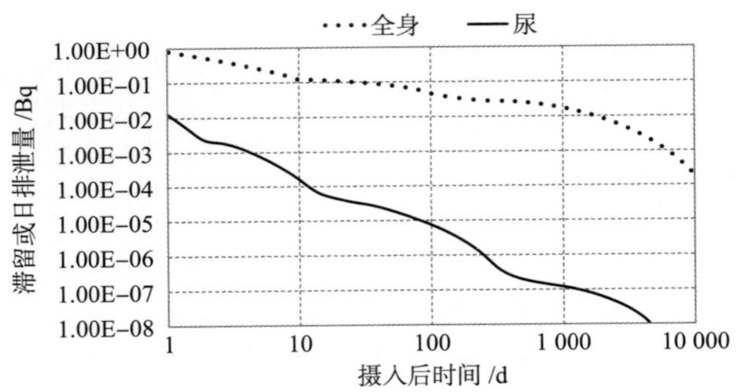

图 C2-70　注射 ^{228}Ra 急性摄入后不同时间的预期值

（九）钍（Z=90）

1．m（$T/2$）值（表 C2-48 ~ 表 C2-52）

表 C2-48　常规监测中 ^{228}Th 单位监测结果的摄入量预期值 m（$T/2$）

监测周期 /d	M 类型			S 类型		
	全身	日尿样	日粪样	全身	日尿样	日粪样
360	4.9×10^{-2}	5.8×10^{-6}	（1.3×10^{-5}）[a]	2.8×10^{-2}	2.7×10^{-7}	3.1×10^{-5}
180	5.7×10^{-2}	1.1×10^{-5}	（5.9×10^{-5}）	3.5×10^{-2}	3.5×10^{-7}	9.8×10^{-5}
120	6.1×10^{-2}	1.6×10^{-5}	（1.2×10^{-4}）	4.0×10^{-2}	4.2×10^{-7}	1.8×10^{-4}
90	6.5×10^{-2}	2.1×10^{-5}	1.8×10^{-4}	4.4×10^{-2}	4.8×10^{-7}	2.4×10^{-4}
60	6.9×10^{-2}	2.9×10^{-5}	2.7×10^{-4}	4.9×10^{-2}	5.7×10^{-7}	3.4×10^{-4}
30	7.6×10^{-2}	4.4×10^{-5}	4.1×10^{-4}	5.6×10^{-2}	7.6×10^{-7}	4.9×10^{-4}
14	8.2×10^{-2}	7.5×10^{-5}	（2.3×10^{-3}）	6.2×10^{-2}	1.1×10^{-6}	（2.5×10^{-3}）
7	1.1×10^{-1}	1.1×10^{-4}	（3.3×10^{-2}）	9.0×10^{-2}	1.6×10^{-6}	（3.5×10^{-2}）

注：[a] 括号中的值不满足 ICRP 相关规定的要求。

表 C2-49　常规监测中吸入 M 型 ^{228}Th 单位监测结果的摄入量预期值 m（t）

监测周期 /d	^{212}Pb		^{208}Tl	
	肺	全身	肺	全身
360	（9.2×10^{-3}）[a]	3.2×10^{-2}	（3.3×10^{-3}）[a]	1.2×10^{-2}
180	1.8×10^{-2}	4.0×10^{-2}	6.6×10^{-3}	1.4×10^{-2}
120	2.4×10^{-2}	4.5×10^{-2}	8.8×10^{-3}	1.6×10^{-2}
90	2.9×10^{-2}	4.9×10^{-2}	1.0×10^{-2}	1.7×10^{-2}

续表

监测周期 /d	^{212}Pb		^{208}Tl	
	肺	全身	肺	全身
60	3.4×10^{-2}	5.3×10^{-2}	1.2×10^{-2}	1.9×10^{-2}
30	3.9×10^{-2}	5.7×10^{-2}	1.4×10^{-2}	2.0×10^{-2}
14	3.3×10^{-2}	4.8×10^{-2}	1.2×10^{-2}	1.7×10^{-2}
7	2.3×10^{-2}	4.6×10^{-2}	8.2×10^{-3}	1.6×10^{-2}

注：[a] 括号中的值不满足 ICRP 相关规定的要求。

表 C2-50　常规监测中吸入 S 型 ^{228}Th 单位监测结果的摄入量预期值 $m(t)$

监测周期 /d	^{212}Pb		^{208}Tl	
	肺	全身	肺	全身
360	2.5×10^{-2}	2.5×10^{-2}	8.8×10^{-3}	9.1×10^{-3}
180	3.2×10^{-2}	3.2×10^{-2}	1.1×10^{-2}	1.2×10^{-2}
120	3.6×10^{-2}	3.7×10^{-2}	1.3×10^{-2}	1.3×10^{-2}
90	4.0×10^{-2}	4.1×10^{-2}	1.4×10^{-2}	1.5×10^{-2}
60	4.4×10^{-2}	4.5×10^{-2}	1.6×10^{-2}	1.6×10^{-2}
30	4.7×10^{-2}	4.8×10^{-2}	1.7×10^{-2}	1.7×10^{-2}
14	3.8×10^{-2}	4.0×10^{-2}	1.4×10^{-2}	1.4×10^{-2}
7	2.6×10^{-2}	4.0×10^{-2}	9.3×10^{-3}	1.4×10^{-2}

表 C2-51　常规监测中 ^{232}Th 单位监测结果的摄入量预期值 $m(T/2)$

监测周期 /d	M 类型			S 类型		
	全身	日尿样	日粪样	全身	日尿样	日粪样
360	5.8×10^{-2}	7.0×10^{-6}	(1.5×10^{-5}) [a]	3.3×10^{-2}	3.2×10^{-7}	3.7×10^{-5}
180	6.2×10^{-2}	1.2×10^{-5}	(6.4×10^{-5})	3.9×10^{-2}	3.8×10^{-7}	1.1×10^{-4}
120	6.5×10^{-2}	1.7×10^{-5}	(1.3×10^{-4})	4.3×10^{-2}	4.4×10^{-7}	1.9×10^{-4}
90	6.8×10^{-2}	2.2×10^{-5}	1.9×10^{-4}	4.6×10^{-2}	5.0×10^{-7}	2.5×10^{-4}
60	7.1×10^{-2}	3.0×10^{-5}	2.8×10^{-4}	5.1×10^{-2}	5.9×10^{-7}	3.5×10^{-4}
30	7.7×10^{-2}	4.5×10^{-5}	4.2×10^{-4}	5.7×10^{-2}	7.7×10^{-7}	4.9×10^{-4}
14	8.3×10^{-2}	7.5×10^{-5}	(2.3×10^{-3})	6.3×10^{-2}	1.1×10^{-6}	(2.5×10^{-3})
7	1.1×10^{-1}	1.1×10^{-4}	(3.3×10^{-2})	9.1×10^{-2}	1.6×10^{-6}	(3.5×10^{-2})

注：[a] 括号中的值不满足 ICRP 相关规定的要求。

表 C2-52 常规监测中 ^{232}Th 单位监测结果的摄入量预期值 $m(T/2)$

监测周期 /d	M 类型 ^{228}Ac		S 类型 ^{228}Ac	
	肺	全身	肺	全身
360	6.9×10^{-4}	1.2×10^{-3}	1.8×10^{-3}	1.9×10^{-3}
180	6.4×10^{-4}	9.3×10^{-4}	1.1×10^{-3}	1.1×10^{-3}
120	5.5×10^{-4}	7.6×10^{-4}	8.2×10^{-4}	8.3×10^{-4}
90	4.8×10^{-4}	6.4×10^{-4}	6.6×10^{-4}	6.7×10^{-4}
60	3.7×10^{-4}	5.0×10^{-4}	4.8×10^{-4}	4.9×10^{-4}
30	2.2×10^{-4}	3.0×10^{-4}	2.7×10^{-4}	2.7×10^{-4}
14	1.1×10^{-4}	1.6×10^{-4}	1.3×10^{-4}	1.4×10^{-4}
7	6.5×10^{-5}	1.3×10^{-4}	7.4×10^{-5}	1.1×10^{-4}

注：[a] 括号中的值不满足 ICRP 相关规定的要求。

2．$m(t)$ 值（表 C2-53 ~ 表 C2-60）

表 C2-53 特殊监测中吸入 ^{228}Th 单位监测结果的摄入量预期值 $m(t)$

摄入后时间 /d	M 类型			S 类型		
	全身	日尿样	日粪样	全身	日尿样	日粪样
1	5.0×10^{-1}	1.1×10^{-3}	1.1×10^{-1}	4.9×10^{-1}	1.3×10^{-5}	1.1×10^{-1}
2	2.6×10^{-1}	2.3×10^{-4}	1.5×10^{-1}	2.5×10^{-1}	3.3×10^{-6}	1.6×10^{-1}
3	1.5×10^{-1}	1.4×10^{-4}	7.9×10^{-2}	1.4×10^{-1}	1.9×10^{-6}	8.4×10^{-2}
4	1.1×10^{-1}	1.1×10^{-4}	3.3×10^{-2}	9.0×10^{-2}	1.6×10^{-6}	3.5×10^{-2}
5	9.2×10^{-2}	9.6×10^{-5}	1.3×10^{-2}	7.2×10^{-2}	1.4×10^{-6}	1.4×10^{-2}
6	8.5×10^{-2}	8.4×10^{-5}	5.3×10^{-3}	6.5×10^{-2}	1.2×10^{-6}	5.6×10^{-3}
7	8.2×10^{-2}	7.5×10^{-5}	2.3×10^{-3}	6.2×10^{-2}	1.1×10^{-6}	2.5×10^{-3}
8	8.0×10^{-2}	6.7×10^{-5}	1.2×10^{-3}	6.1×10^{-2}	1.0×10^{-6}	1.3×10^{-3}
9	8.0×10^{-2}	6.2×10^{-5}	7.3×10^{-4}	6.0×10^{-2}	9.7×10^{-7}	8.2×10^{-4}
10	7.9×10^{-2}	5.7×10^{-5}	5.7×10^{-4}	5.9×10^{-2}	9.1×10^{-7}	6.4×10^{-4}
100	1.0×10^{-2}	5.7×10^{-6}	4.7×10^{-4}	1.0×10^{-2}	6.1×10^{-7}	1.0×10^{-4}

表 C2-54 特殊监测中食入和注射 ^{228}Th 单位监测结果的摄入量预期值 $m(t)$

摄入后时间 /d	食入 $f_1=5.0\times10^{-4}$			食入 $f_1=2.0\times10^{-4}$			注射 $f_1=5.0\times10^{-4}$		
	全身	日尿样	日粪样	全身	日尿样	日粪样	全身	日尿样	日粪样
1	7.2×10^{-1}	1.7×10^{-5}	2.8×10^{-1}	7.2×10^{-1}	6.7×10^{-6}	2.8×10^{-1}	9.6×10^{-1}	3.8×10^{-2}	8.2×10^{-4}
2	3.3×10^{-1}	5.2×10^{-6}	3.9×10^{-1}	3.3×10^{-1}	2.1×10^{-6}	3.9×10^{-1}	9.5×10^{-1}	7.5×10^{-3}	1.5×10^{-3}

续表

摄入后时间 /d	食入 f_1=5.0×10^{-4}			食入 f_1=2.0×10^{-4}			注射 f_1=5.0×10^{-4}		
	全身	日尿样	日粪样	全身	日尿样	日粪样	全身	日尿样	日粪样
3	1.3×10^{-1}	2.4×10^{-6}	2.0×10^{-1}	1.3×10^{-1}	9.4×10^{-7}	2.0×10^{-1}	9.4×10^{-1}	4.4×10^{-3}	1.0×10^{-3}
4	5.0×10^{-2}	1.8×10^{-6}	8.1×10^{-2}	5.0×10^{-2}	7.2×10^{-7}	8.1×10^{-2}	9.4×10^{-1}	3.5×10^{-3}	6.0×10^{-4}
5	1.9×10^{-2}	1.5×10^{-6}	3.1×10^{-2}	1.9×10^{-2}	6.0×10^{-7}	3.1×10^{-2}	9.4×10^{-1}	2.9×10^{-3}	3.7×10^{-4}
6	7.4×10^{-3}	1.3×10^{-6}	1.2×10^{-2}	7.1×10^{-3}	5.0×10^{-7}	1.2×10^{-2}	9.3×10^{-1}	2.4×10^{-3}	2.4×10^{-4}
7	3.0×10^{-3}	1.1×10^{-6}	4.3×10^{-3}	2.7×10^{-3}	4.3×10^{-7}	4.4×10^{-3}	9.3×10^{-1}	2.1×10^{-3}	1.7×10^{-4}
8	1.4×10^{-3}	9.3×10^{-7}	1.6×10^{-3}	1.1×10^{-3}	3.7×10^{-7}	1.6×10^{-3}	9.3×10^{-1}	1.8×10^{-3}	1.3×10^{-4}
9	8.1×10^{-4}	8.2×10^{-7}	5.9×10^{-4}	5.3×10^{-4}	3.3×10^{-7}	5.9×10^{-4}	9.2×10^{-1}	1.6×10^{-3}	9.8×10^{-5}
10	5.9×10^{-4}	7.3×10^{-7}	2.2×10^{-4}	3.1×10^{-4}	2.9×10^{-7}	2.2×10^{-4}	9.2×10^{-1}	1.4×10^{-3}	7.8×10^{-5}
100	5.5×10^{-4}	4.3×10^{-9}	—	3.0×10^{-4}	3.9×10^{-9}	—	9.0×10^{-1}	5.4×10^{-5}	1.8×10^{-5}

表 C2–55　特殊监测中吸入 M 和 S 型 ^{228}Th 单位监测结果的摄入量预期值 $m(t)$

监测周期 /d	M 型 ^{212}Pb		M 型 ^{208}Tl		S 型 ^{212}Pb		S 型 ^{208}Tl	
	全身	肺	全身	肺	全身	肺	全身	肺
1	4.2×10^{-2}	4.6×10^{-3}	1.3×10^{-2}	1.5×10^{-3}	4.1×10^{-2}	5.1×10^{-3}	1.3×10^{-2}	1.7×10^{-3}
2	5.7×10^{-2}	1.2×10^{-2}	2.0×10^{-2}	4.0×10^{-3}	5.5×10^{-2}	1.3×10^{-2}	1.9×10^{-2}	4.5×10^{-3}
3	5.1×10^{-2}	1.8×10^{-2}	1.8×10^{-2}	6.3×10^{-3}	4.7×10^{-2}	2.0×10^{-2}	1.7×10^{-2}	7.1×10^{-3}
4	4.6×10^{-2}	2.3×10^{-2}	1.6×10^{-2}	8.2×10^{-3}	4.0×10^{-2}	2.6×10^{-2}	1.4×10^{-2}	9.3×10^{-3}
5	4.5×10^{-2}	2.7×10^{-2}	1.6×10^{-2}	9.7×10^{-3}	3.8×10^{-2}	3.1×10^{-2}	1.3×10^{-2}	1.1×10^{-2}
6	4.6×10^{-2}	3.0×10^{-2}	1.6×10^{-2}	1.1×10^{-2}	3.8×10^{-2}	3.5×10^{-2}	1.4×10^{-2}	1.2×10^{-2}
7	4.8×10^{-2}	3.3×10^{-2}	1.7×10^{-2}	1.2×10^{-2}	4.0×10^{-2}	3.8×10^{-2}	1.4×10^{-2}	1.4×10^{-2}
8	5.0×10^{-2}	3.5×10^{-2}	1.8×10^{-2}	1.2×10^{-2}	4.2×10^{-2}	4.0×10^{-2}	1.5×10^{-2}	1.4×10^{-2}
9	5.2×10^{-2}	3.6×10^{-2}	1.9×10^{-2}	1.3×10^{-2}	4.4×10^{-2}	4.2×10^{-2}	1.6×10^{-2}	1.5×10^{-2}
10	5.3×10^{-2}	3.7×10^{-2}	1.9×10^{-2}	1.3×10^{-2}	4.5×10^{-2}	4.4×10^{-2}	1.6×10^{-2}	1.6×10^{-2}
100	3.3×10^{-2}	1.7×10^{-2}	1.8×10^{-2}	1.0×10^{-2}	4.4×10^{-2}	4.3×10^{-2}	1.5×10^{-2}	1.0×10^{-2}

表 C2–56　特殊监测中食入和注射 ^{228}Th 单位监测结果的摄入量预期值 $m(t)$

摄入后时间 /d	食入 f_1=5.0×10^{-4}		食入 f_1=2.0×10^{-4}		注射 f_1=5.0×10^{-4}	
	全身 ^{212}Pb	全身 ^{208}Tl	全身 ^{212}Pb	全身 ^{208}Tl	全身 ^{212}Pb	全身 ^{208}Tl
1	6.2×10^{-2}	2.0×10^{-2}	6.2×10^{-2}	2.0×10^{-2}	7.5×10^{-2}	2.4×10^{-2}
2	7.6×10^{-2}	2.6×10^{-2}	7.6×10^{-2}	2.6×10^{-2}	1.8×10^{-1}	6.2×10^{-2}
3	4.8×10^{-2}	1.7×10^{-2}	4.8×10^{-2}	1.7×10^{-2}	2.6×10^{-1}	9.2×10^{-2}
4	2.5×10^{-2}	8.8×10^{-3}	2.5×10^{-2}	8.8×10^{-3}	3.3×10^{-1}	1.1×10^{-1}
5	1.2×10^{-2}	4.1×10^{-3}	1.1×10^{-2}	4.1×10^{-3}	3.7×10^{-1}	1.3×10^{-1}

续表

摄入后时间 /d	食入 $f_1=5.0\times10^{-4}$		食入 $f_1=2.0\times10^{-4}$		注射 $f_1=5.0\times10^{-4}$	
	全身 ^{212}Pb	全身 ^{208}Tl	全身 ^{212}Pb	全身 ^{208}Tl	全身 ^{212}Pb	全身 ^{208}Tl
6	5.3×10^{-3}	1.9×10^{-3}	5.1×10^{-3}	1.8×10^{-3}	4.0×10^{-1}	1.4×10^{-1}
7	2.5×10^{-3}	8.9×10^{-4}	2.3×10^{-3}	8.4×10^{-4}	4.3×10^{-1}	1.5×10^{-1}
8	1.3×10^{-3}	4.6×10^{-4}	1.1×10^{-3}	4.1×10^{-4}	4.5×10^{-1}	1.6×10^{-1}
9	7.7×10^{-4}	2.8×10^{-4}	6.3×10^{-4}	2.3×10^{-4}	4.7×10^{-1}	1.7×10^{-1}
10	5.5×10^{-4}	2.0×10^{-4}	4.1×10^{-4}	1.5×10^{-4}	4.8×10^{-1}	1.7×10^{-1}
100	5.0×10^{-4}	1.8×10^{-4}	2.1×10^{-4}	9.5×10^{-5}	4.5×10^{-1}	1.5×10^{-1}

表 C2-57　特殊监测中吸入 ^{232}Th 单位监测结果的摄入量预期值 $m(t)$

摄入后时间 /d	M 类型			S 类型		
	全身	日尿样	日粪样	全身	日尿样	日粪样
1	5.0×10^{-1}	1.1×10^{-3}	1.1×10^{-1}	4.9×10^{-1}	1.3×10^{-5}	1.1×10^{-1}
2	2.6×10^{-1}	2.3×10^{-4}	1.5×10^{-1}	2.5×10^{-1}	3.3×10^{-6}	1.6×10^{-1}
3	1.5×10^{-1}	1.4×10^{-4}	8.0×10^{-2}	1.4×10^{-1}	1.9×10^{-6}	8.4×10^{-2}
4	1.1×10^{-1}	1.1×10^{-4}	3.3×10^{-2}	9.1×10^{-2}	1.6×10^{-6}	3.5×10^{-2}
5	9.2×10^{-2}	9.7×10^{-5}	1.3×10^{-2}	7.3×10^{-2}	1.4×10^{-6}	1.4×10^{-2}
6	8.5×10^{-2}	8.5×10^{-5}	5.3×10^{-3}	6.6×10^{-2}	1.3×10^{-6}	5.7×10^{-3}
7	8.3×10^{-2}	7.5×10^{-5}	2.3×10^{-3}	6.3×10^{-2}	1.1×10^{-6}	2.5×10^{-3}
8	8.1×10^{-2}	6.8×10^{-5}	1.2×10^{-3}	6.1×10^{-2}	1.0×10^{-6}	1.3×10^{-3}
9	8.0×10^{-2}	6.2×10^{-5}	7.4×10^{-4}	6.0×10^{-2}	9.8×10^{-7}	8.2×10^{-4}
10	8.0×10^{-2}	5.8×10^{-5}	5.7×10^{-4}	6.0×10^{-2}	9.2×10^{-7}	6.5×10^{-4}
100	7.0×10^{-2}	8.2×10^{-6}	5.0×10^{-5}	5.0×10^{-2}	6.2×10^{-7}	1.1×10^{-4}

表 C2-58　特殊监测中食入和注射 ^{232}Th 单位监测结果的摄入量预期值 $m(t)$

摄入后时间 /d	食入 $f_1=5.0\times10^{-4}$			食入 $f_1=2.0\times10^{-4}$			注射 $f_1=5.0\times10^{-4}$		
	全身	日尿样	日粪样	全身	日尿样	日粪样	全身	日尿样	日粪样
1	7.2×10^{-1}	1.7×10^{-5}	2.8×10^{-1}	7.2×10^{-1}	6.7×10^{-6}	2.8×10^{-1}	9.6×10^{-1}	3.8×10^{-2}	8.2×10^{-4}
2	3.3×10^{-1}	5.2×10^{-6}	3.9×10^{-1}	3.3×10^{-1}	2.1×10^{-6}	3.9×10^{-1}	9.5×10^{-1}	7.6×10^{-3}	1.5×10^{-3}
3	1.3×10^{-1}	2.4×10^{-6}	2.0×10^{-1}	1.3×10^{-1}	9.4×10^{-7}	2.0×10^{-1}	9.5×10^{-1}	4.4×10^{-3}	1.0×10^{-3}
4	5.1×10^{-2}	1.8×10^{-6}	8.1×10^{-2}	5.0×10^{-2}	7.3×10^{-7}	8.1×10^{-2}	9.4×10^{-1}	3.5×10^{-3}	6.0×10^{-4}
5	1.9×10^{-2}	1.5×10^{-6}	3.1×10^{-2}	1.9×10^{-2}	6.0×10^{-7}	3.1×10^{-2}	9.4×10^{-1}	2.9×10^{-3}	3.7×10^{-4}
6	7.4×10^{-3}	1.3×10^{-6}	1.2×10^{-2}	7.1×10^{-3}	5.0×10^{-7}	1.2×10^{-2}	9.4×10^{-1}	2.4×10^{-3}	2.4×10^{-4}
7	3.0×10^{-3}	1.1×10^{-6}	4.4×10^{-3}	2.7×10^{-3}	4.3×10^{-7}	4.4×10^{-3}	9.3×10^{-1}	2.1×10^{-3}	1.7×10^{-4}
8	1.4×10^{-3}	9.4×10^{-7}	1.6×10^{-3}	1.1×10^{-3}	3.8×10^{-7}	1.6×10^{-3}	9.3×10^{-1}	1.8×10^{-3}	1.3×10^{-4}

续表

摄入后时间 /d	食入 f_1=5.0×10^{-4}			食入 f_1=2.0×10^{-4}			注射 f_1=5.0×10^{-4}		
	全身	日尿样	日粪样	全身	日尿样	日粪样	全身	日尿样	日粪样
9	8.1×10^{-4}	8.3×10^{-7}	6.0×10^{-4}	5.3×10^{-4}	3.3×10^{-7}	6.0×10^{-4}	9.3×10^{-1}	1.6×10^{-3}	9.9×10^{-5}
10	5.9×10^{-4}	7.4×10^{-7}	2.2×10^{-4}	3.1×10^{-4}	3.0×10^{-7}	2.2×10^{-4}	9.3×10^{-1}	1.5×10^{-3}	7.9×10^{-5}
100	5.8×10^{-4}	2.4×10^{-8}	1.2×10^{-8}	3.0×10^{-4}	1.0×10^{-8}	—	9.2×10^{-1}	8.5×10^{-5}	2.9×10^{-5}

表 C2-59 特殊监测中吸入 M 和 S 型 ^{232}Th 单位监测结果的摄入量预期值 $m(t)$

摄入后时间 /d	M 型 ^{228}Ac		S 型 ^{228}Ac	
	肺	全身	肺	全身
1	1.2×10^{-5}	1.1×10^{-4}	1.4×10^{-5}	1.1×10^{-4}
2	3.0×10^{-5}	1.4×10^{-4}	3.4×10^{-5}	1.4×10^{-4}
3	4.8×10^{-5}	1.3×10^{-4}	5.4×10^{-5}	1.2×10^{-4}
4	6.5×10^{-5}	1.3×10^{-4}	7.4×10^{-5}	1.1×10^{-4}
5	8.2×10^{-5}	1.3×10^{-4}	9.3×10^{-5}	1.1×10^{-4}
6	9.8×10^{-5}	1.4×10^{-4}	1.1×10^{-4}	1.2×10^{-4}
7	1.1×10^{-4}	1.6×10^{-4}	1.3×10^{-4}	1.4×10^{-4}
8	1.3×10^{-4}	1.8×10^{-4}	1.5×10^{-4}	1.5×10^{-4}
9	1.4×10^{-4}	1.9×10^{-4}	1.7×10^{-4}	1.7×10^{-4}
10	1.6×10^{-4}	2.1×10^{-4}	1.8×10^{-4}	1.9×10^{-4}
100	3.6×10^{-4}	4.1×10^{-4}	7.8×10^{-4}	7.9×10^{-4}

表 C2-60 特殊监测中食入和注射 ^{232}Th 单位监测结果的摄入量预期值 $m(t)$

摄入后时间 /d	食入 f_1=5.0×10^{-4}	食入 f_1=2.0×10^{-4}	注射 f_1=5.0×10^{-4}
	全身 ^{228}Ac	全身 ^{228}Ac	全身 ^{228}Ac
1	1.6×10^{-4}	1.6×10^{-4}	2.0×10^{-4}
2	1.8×10^{-4}	1.8×10^{-4}	4.5×10^{-4}
3	1.2×10^{-4}	1.2×10^{-4}	6.7×10^{-4}
4	6.4×10^{-5}	6.5×10^{-5}	8.5×10^{-4}
5	3.2×10^{-5}	3.3×10^{-5}	1.0×10^{-3}
6	1.6×10^{-5}	1.7×10^{-5}	1.2×10^{-3}
7	8.6×10^{-6}	8.9×10^{-6}	1.3×10^{-3}
8	5.1×10^{-6}	5.5×10^{-6}	1.4×10^{-3}
9	3.5×10^{-6}	3.9×10^{-6}	1.5×10^{-3}
10	2.8×10^{-6}	3.2×10^{-6}	1.6×10^{-3}
100	3.5×10^{-6}	2.8×10^{-6}	8.6×10^{-3}

3．单位测量值的预期摄入量曲线（图 C2-71 ~ 图 C2-95）

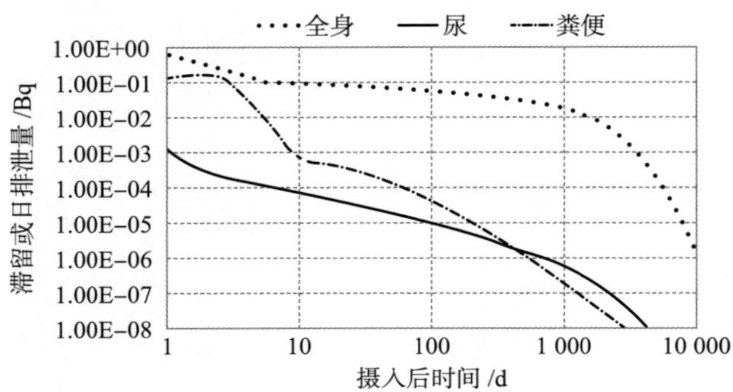

图 C2-71　吸入 M 型 ^{228}Th 急性摄入后不同时间的预期值

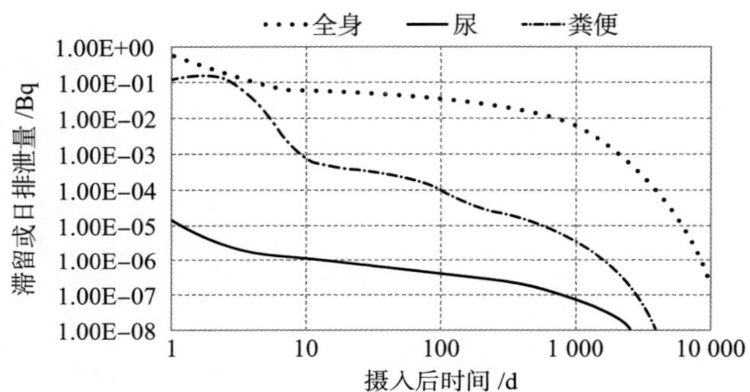

图 C2-72　吸入 S 型 ^{228}Th 急性摄入后不同时间的预期值

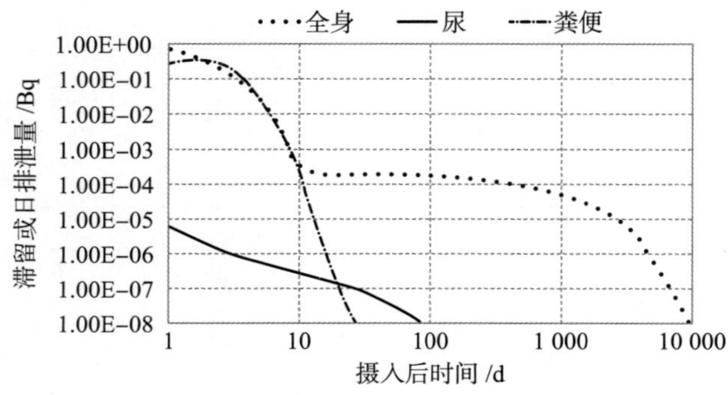

图 C2-73　食入 ^{228}Th（f_1=2.0×10^{-4}）急性摄入后不同时间的预期值

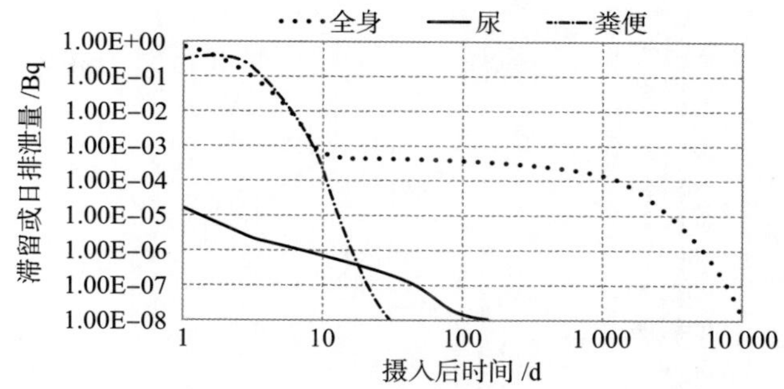

图 C2-74 食入 ^{228}Th（f_1=5.0×10^{-4}）急性摄入后不同时间的预期值

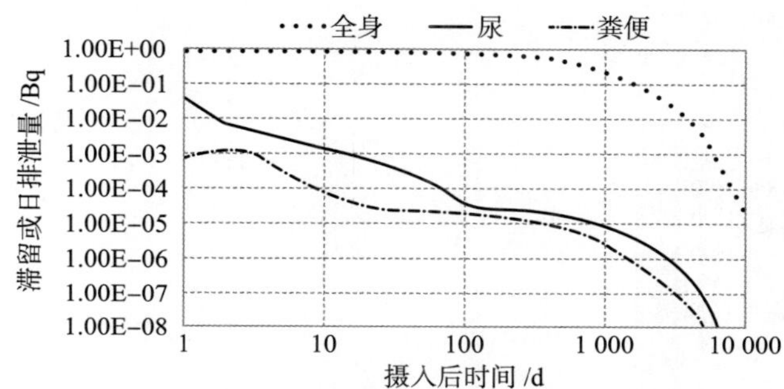

图 C2-75 注射 ^{228}Th 急性摄入后不同时间的预期值

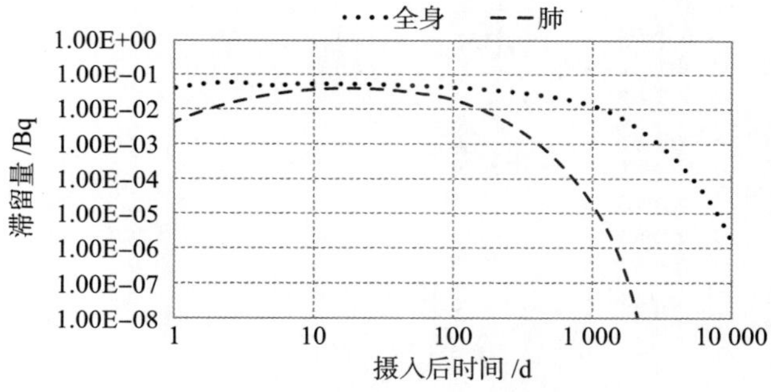

图 C2-76 吸入 M 型 ^{228}Th 急性摄入后 ^{212}Pb 不同时间的预期值

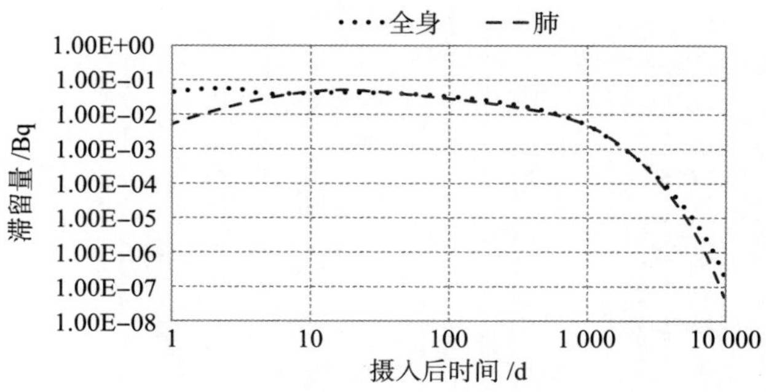

图 C2-77 吸入 S 型 ^{228}Th 急性摄入后 ^{212}Pb 不同时间的预期值

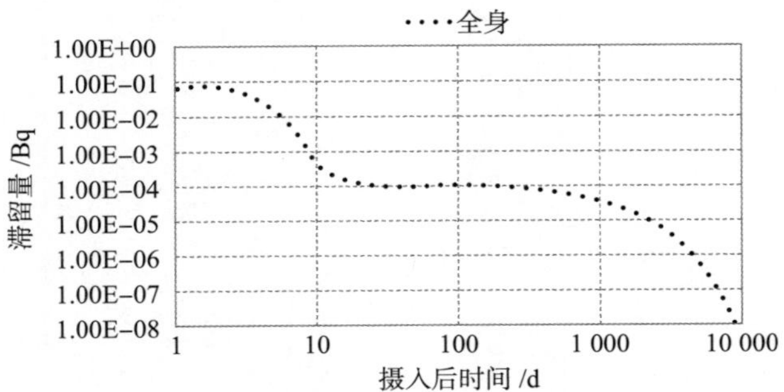

图 C2-78 食入 ^{228}Th（f_1=2.0×10^{-4}）急性摄入后 ^{212}Pb 不同时间的预期值

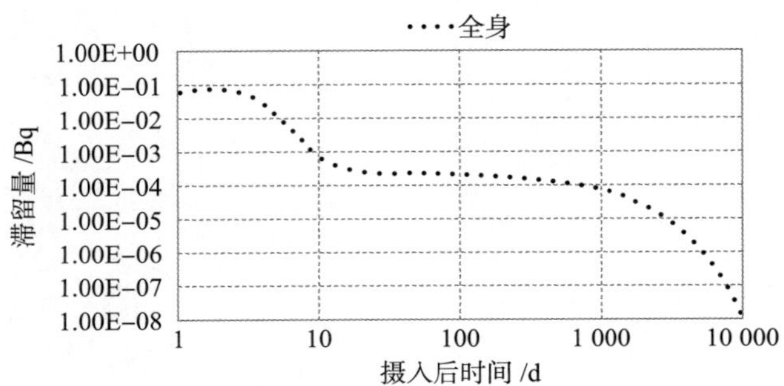

图 C2-79 食入 ^{228}Th（f_1=5.0×10^{-4}）急性摄入后 ^{212}Pb 不同时间的预期值

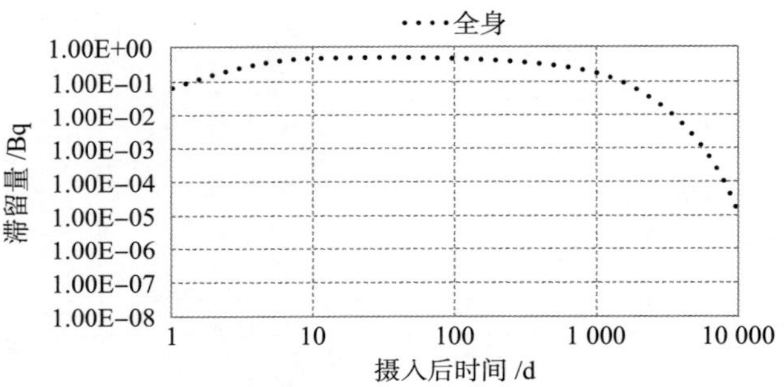

图 C2-80 注射 ^{228}Th 急性摄入后 ^{212}Pb 不同时间的预期值

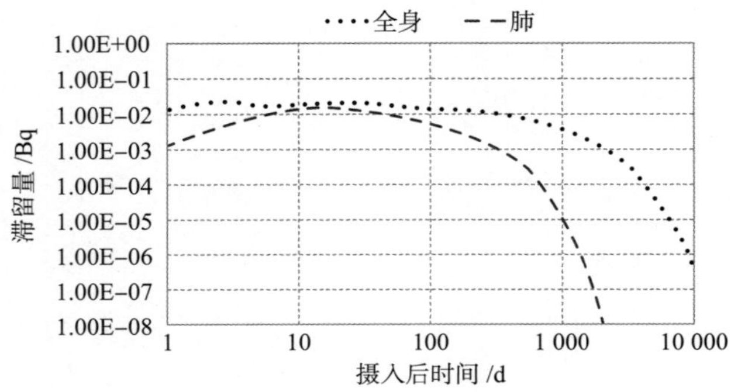

图 C2-81 吸入 M 型 ^{228}Th 急性摄入后 ^{208}Tl 不同时间的预期值

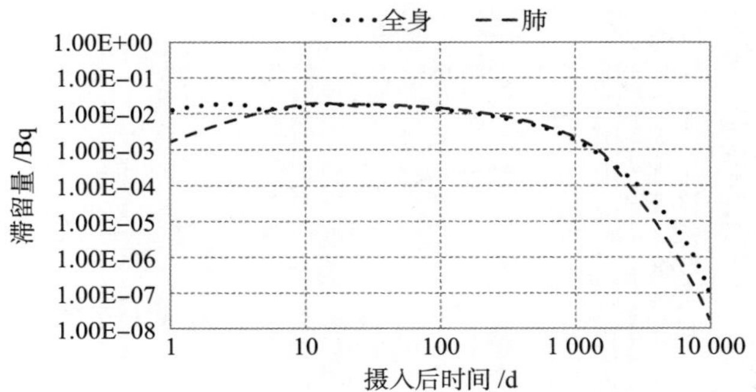

图 C2-82 吸入 S 型 ^{228}Th 急性摄入后 ^{208}Tl 不同时间的预期值

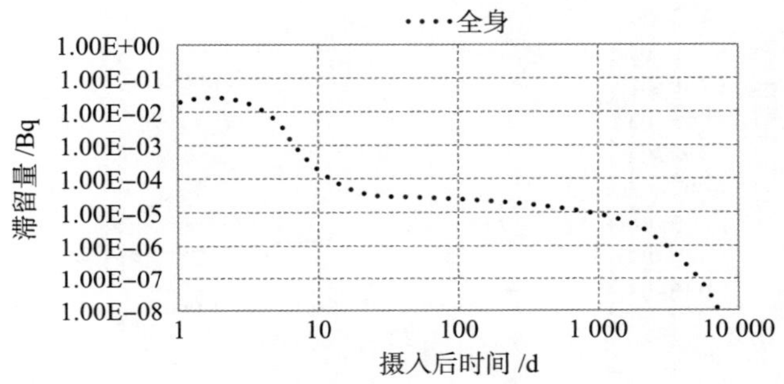

图 C2-83 食入 ^{228}Th（f_1=2.0×10^{-4}）急性摄入后 ^{208}Tl 不同时间的预期值

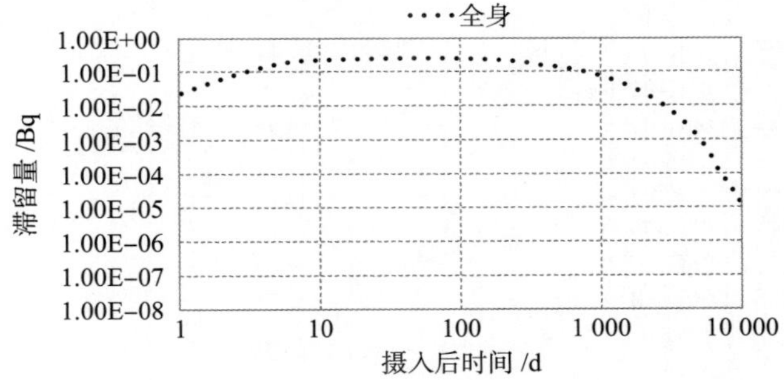

图 C2-84 食入 ^{228}Th（f_1=5.0×10^{-4}）急性摄入后 ^{208}Tl 不同时间的预期值

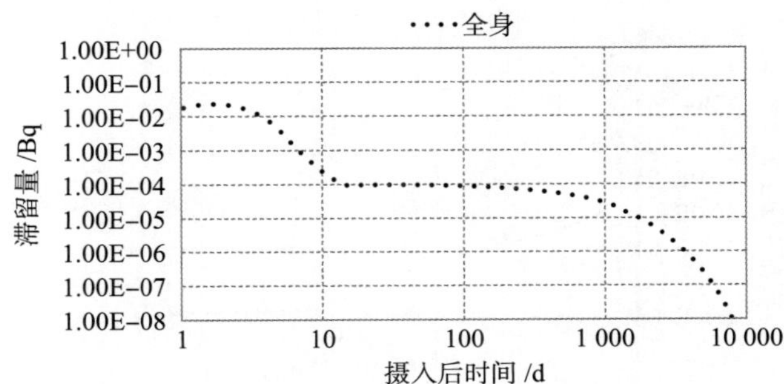

图 C2-85 注射 ^{228}Th 急性摄入后 ^{208}Tl 不同时间的预期值

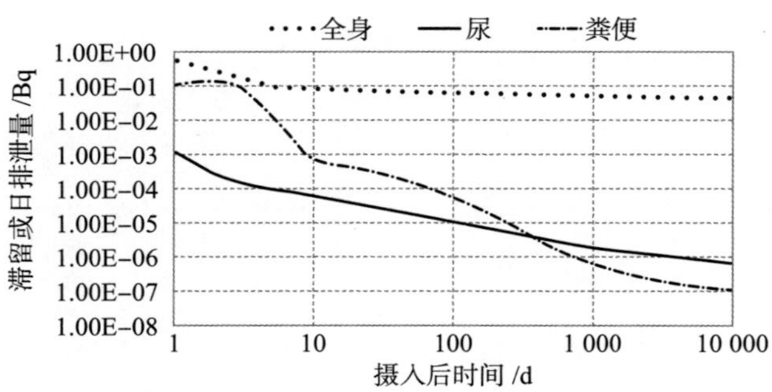

图 C2-86　吸入 M 型 ^{232}Th 急性摄入后不同时间的预期值

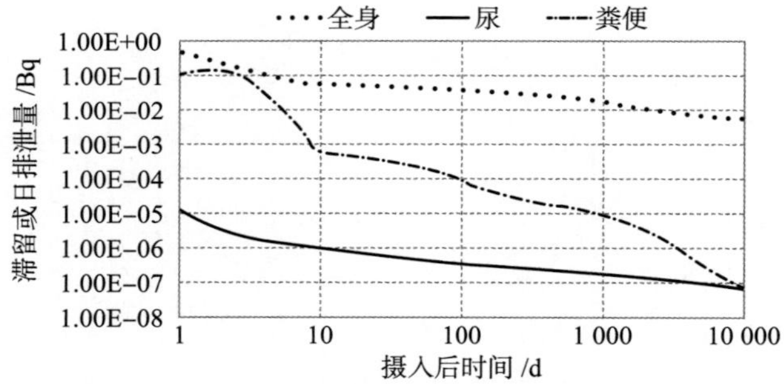

图 C2-87　吸入 S 型 ^{232}Th 急性摄入后不同时间的预期值

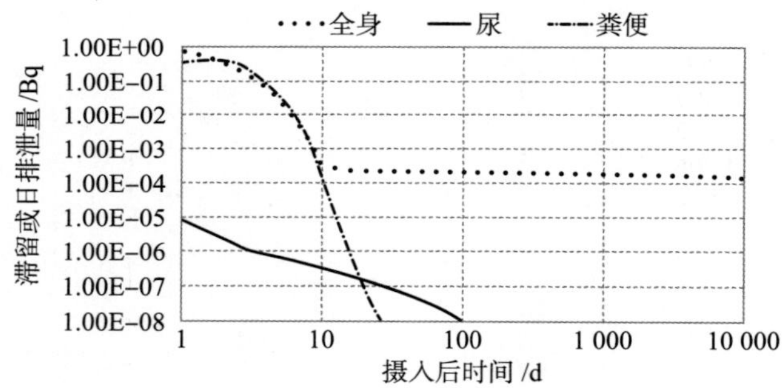

图 C2-88　食入 ^{232}Th（f_1=2.0×10^{-4}）急性摄入后不同时间的预期值

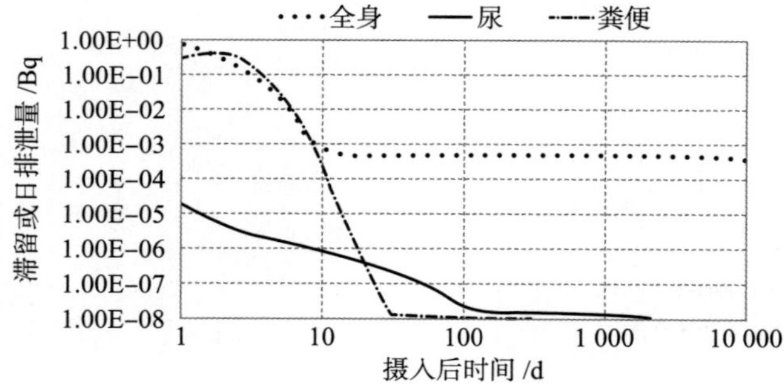

图 C2-89　食入 ^{232}Th（f_1=5.0×10^{-4}）急性摄入后不同时间的预期值

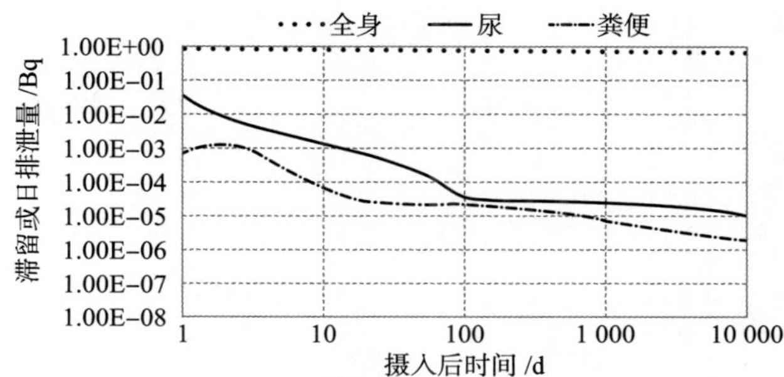

图 C2-90 注射 ^{232}Th 急性摄入后不同时间的预期值

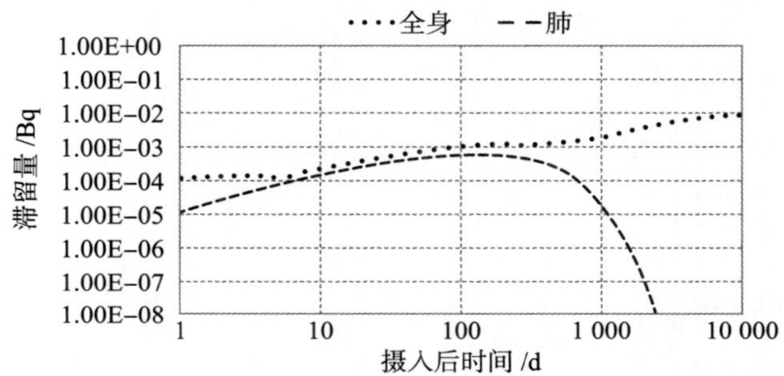

图 C2-91 吸入 M 型 ^{228}Th 急性摄入后 ^{228}Ac 不同时间的预期值

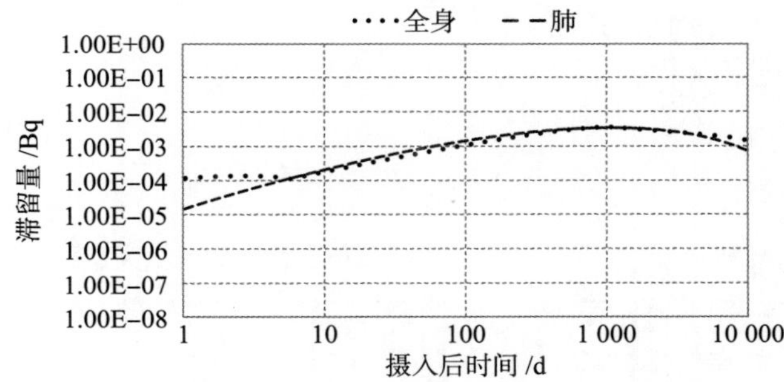

图 C2-92 吸入 S 型 ^{228}Th 急性摄入后 ^{228}Ac 不同时间的预期值

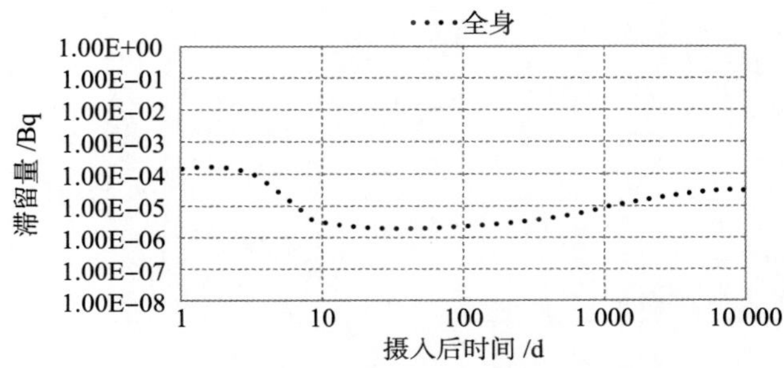

图 C2-93 食入 ^{228}Th（f_1=2.0×10^{-4}）急性摄入后 ^{228}Ac 不同时间的预期值

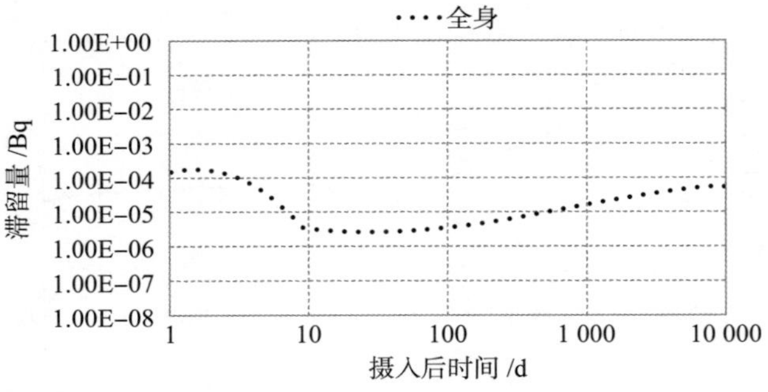

图 C2-94　食入 ^{228}Th（f_1=5.0×10^{-4}）急性摄入后 ^{228}Ac 不同时间的预期值

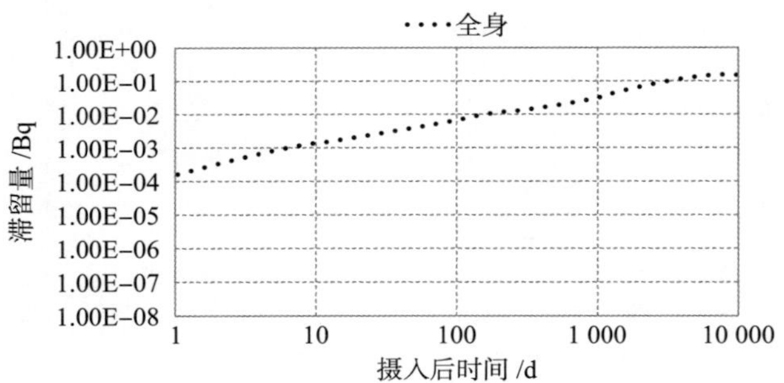

图 C2-95　注射 ^{228}Th 急性摄入后 ^{228}Ac 不同时间的预期值

（十）铀（Z=92）

1．*m*（*T*/2）值（表 C2-61）

表 C2-61　常规监测中 ^{234}U、^{235}U 和 ^{238}U 单位监测结果的摄入量预期值 *m*（*T*/2）

监测周期 /d	M 类型			S 类型		
	全身	日尿样	日粪样	全身	日尿样	日粪样
360	（3.1×10^{-5}）[a]	1.2×10^{-2}	6.5×10^{-5}	3.2×10^{-2}	3.3×10^{-6}	3.7×10^{-5}
180	（1.2×10^{-4}）	2.2×10^{-2}	1.2×10^{-4}	3.8×10^{-2}	4.3×10^{-6}	1.1×10^{-4}
120	2.3×10^{-4}	2.8×10^{-2}	1.7×10^{-4}	4.2×10^{-2}	5.2×10^{-6}	1.9×10^{-4}
90	3.5×10^{-4}	3.3×10^{-2}	2.0×10^{-4}	4.5×10^{-2}	6.0×10^{-6}	2.5×10^{-4}
60	6.8×10^{-4}	3.8×10^{-2}	2.7×10^{-4}	4.9×10^{-2}	7.7×10^{-6}	3.5×10^{-4}
30	1.8×10^{-3}	4.6×10^{-2}	4.3×10^{-4}	5.5×10^{-2}	1.2×10^{-5}	4.9×10^{-4}
14	3.5×10^{-3}	5.2×10^{-2}	6.5×10^{-4}	6.0×10^{-2}	1.9×10^{-5}	（2.5×10^{-3}）
7	4.6×10^{-3}	5.4×10^{-2}	7.9×10^{-4}	6.1×10^{-2}	2.4×10^{-5}	（3.5×10^{-2}）

注：[a] 括号中的值不满足 ICRP 相关规定的要求。

2．$m(t)$ 值（表 C2-62，表 C2-63）

表 C2-62　特殊监测中吸入 ^{234}U、^{235}U 和 ^{238}U 单位监测结果的摄入量预期值 $m(t)$

摄入后时间 /d	F	M 类型		S 类型		
	日尿样	肺 [a]	日尿样	肺	日尿样	日粪样
1	1.8×10^{-1}	5.8×10^{-2}	2.3×10^{-2}	6.4×10^{-2}	7.0×10^{-4}	1.1×10^{-1}
2	6.4×10^{-3}	5.6×10^{-2}	1.1×10^{-3}	6.3×10^{-2}	4.4×10^{-5}	1.6×10^{-1}
3	5.1×10^{-3}	5.5×10^{-2}	8.5×10^{-4}	6.2×10^{-2}	2.6×10^{-5}	8.4×10^{-2}
4	4.6×10^{-3}	5.4×10^{-2}	7.9×10^{-4}	6.1×10^{-2}	2.4×10^{-5}	3.5×10^{-2}
5	4.2×10^{-3}	5.3×10^{-2}	7.3×10^{-4}	6.1×10^{-2}	2.2×10^{-5}	1.4×10^{-2}
6	3.8×10^{-3}	5.3×10^{-2}	6.9×10^{-4}	6.0×10^{-2}	2.0×10^{-5}	5.7×10^{-3}
7	3.5×10^{-3}	5.2×10^{-2}	6.5×10^{-4}	6.0×10^{-2}	1.9×10^{-5}	2.5×10^{-3}
8	3.2×10^{-3}	5.1×10^{-2}	6.1×10^{-4}	5.9×10^{-2}	1.8×10^{-5}	1.3×10^{-3}
9	2.9×10^{-3}	5.0×10^{-2}	5.7×10^{-4}	5.8×10^{-2}	1.7×10^{-5}	8.2×10^{-4}
10	2.7×10^{-3}	5.0×10^{-2}	5.4×10^{-4}	5.8×10^{-2}	1.6×10^{-5}	6.5×10^{-4}
100	8.7×10^{-5}	1.0×10^{-2}	9.4×10^{-5}	4.8×10^{-2}	8.6×10^{-6}	6.5×10^{-5}

注：[a] 肺监测仅适用于 ^{235}U。

表 C2-63　特殊监测中食入和注射 ^{234}U、^{235}U 和 ^{238}U 单位监测结果的摄入量预期值 $m(t)$

摄入后时间 /d	食入 $f_1=0.02$	食入 $f_1=0.002$	注射
	日尿样	日尿样	日尿样
1	1.3×10^{-2}	1.3×10^{-3}	6.5×10^{-1}
2	6.9×10^{-4}	7.0×10^{-5}	2.2×10^{-2}
3	3.7×10^{-4}	3.7×10^{-5}	1.8×10^{-2}
4	3.3×10^{-4}	3.3×10^{-5}	1.6×10^{-2}
5	3.0×10^{-4}	3.0×10^{-5}	1.5×10^{-2}
6	2.7×10^{-4}	2.7×10^{-5}	1.3×10^{-2}
7	2.5×10^{-4}	2.5×10^{-5}	1.2×10^{-2}
8	2.3×10^{-4}	2.3×10^{-5}	1.1×10^{-2}
9	2.1×10^{-4}	2.1×10^{-5}	1.0×10^{-2}
10	1.9×10^{-4}	1.9×10^{-5}	9.4×10^{-3}
100	6.9×10^{-6}	1.0×10^{-6}	6.4×10^{-4}

3．单位测量值的预期摄入量曲线（图 C2-96 ~ 图 C2-101）

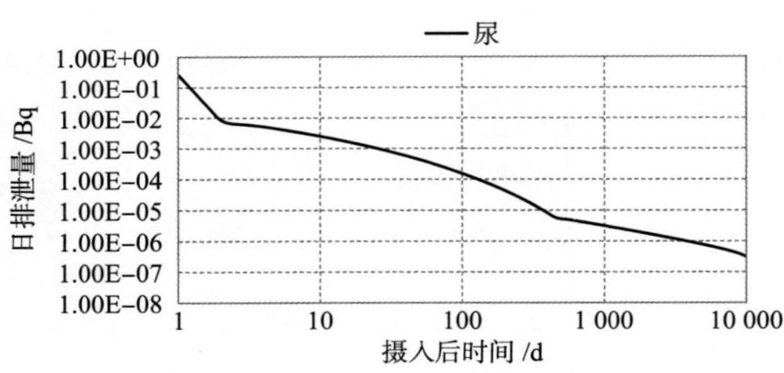

图 C2-96　吸入 F 型 ^{234}U 急性摄入后不同时间的预期值

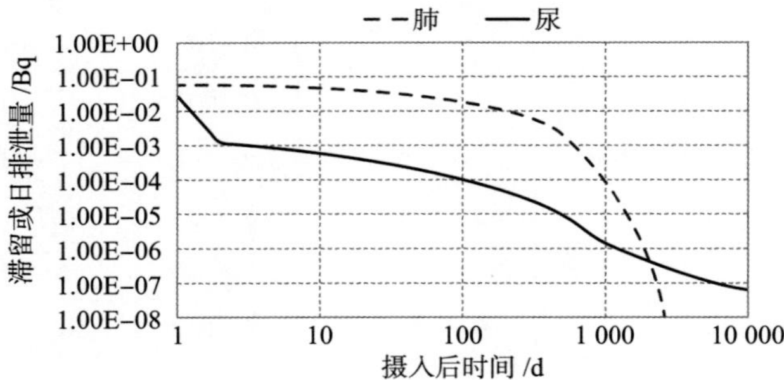

图 C2-97　吸入 M 型 ^{234}U 急性摄入后不同时间的预期值

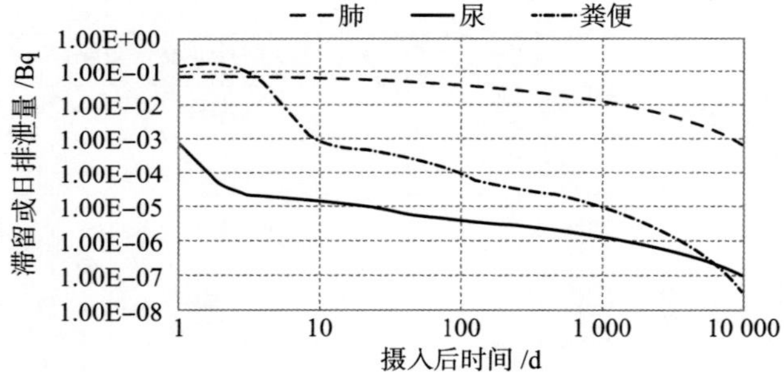

图 C2-98　吸入 S 型 ^{234}U 急性摄入后不同时间的预期值

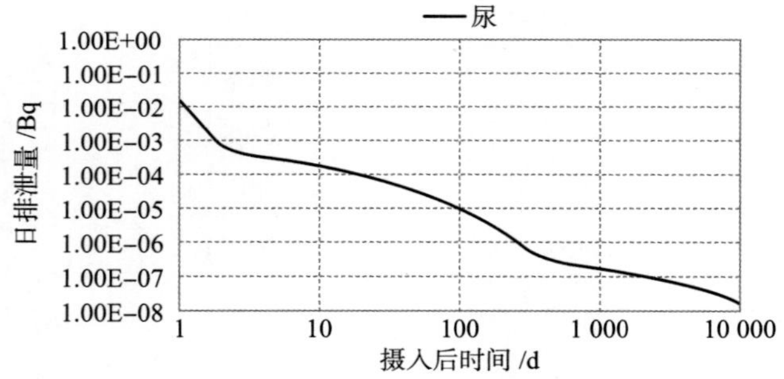

图 C2-99　食入 ^{234}U（f_1=0.02）急性摄入后不同时间的预期值

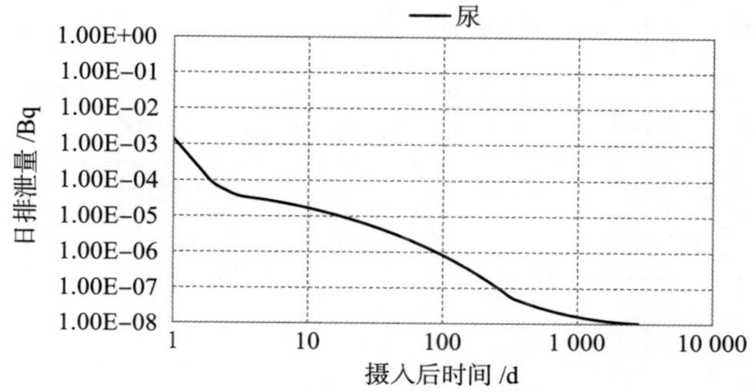

图 C2-100　食入 ^{234}U（f_1=0.002）急性摄入后不同时间的预期值

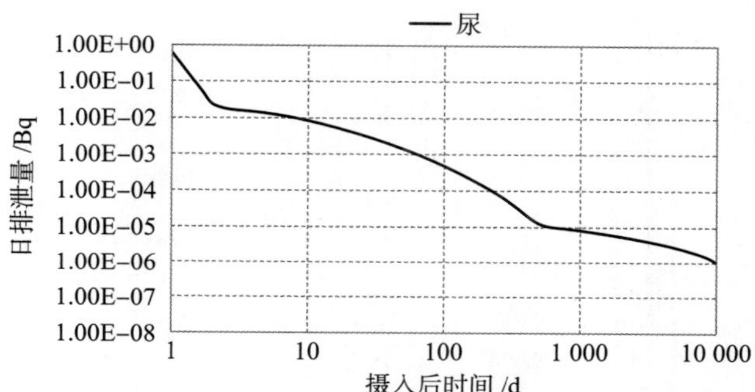

图 C2-101　注射 ^{234}U 急性摄入后不同时间的预期值

（十一）镎（Z=93）

1．m（T/2）值（表 C2-64）

表 C2-64　常规监测中 ^{237}Np 单位监测结果的摄入量预期值 m（T/2）

摄入后天数 /d	肺	骨	日尿样	日粪样
360	1.2×10^{-2}	2.4×10^{-2}	2.7×10^{-5}	（1.5×10^{-5}）[a]
180	2.2×10^{-2}	2.0×10^{-2}	4.4×10^{-5}	（6.4×10^{-5}）
120	2.8×10^{-2}	1.8×10^{-2}	5.6×10^{-5}	（1.3×10^{-4}）
90	3.3×10^{-2}	1.7×10^{-2}	6.5×10^{-5}	1.9×10^{-4}
60	3.8×10^{-2}	1.6×10^{-2}	7.7×10^{-5}	2.8×10^{-4}
30	4.6×10^{-2}	1.4×10^{-2}	9.8×10^{-5}	4.2×10^{-4}
14	5.2×10^{-2}	1.3×10^{-2}	2.0×10^{-4}	（2.3×10^{-3}）
7	5.4×10^{-2}	1.2×10^{-2}	4.8×10^{-4}	（3.3×10^{-2}）

注：[a] 括号中的值不满足 ICRP 相关规定的要求。

2．$m(t)$ 值（表 C2-65，表 C2-66）

表 C2-65　特殊监测中吸入 M 型 ^{237}Np 单位监测结果的摄入量预期值 $m(t)$

摄入后天数 /d	肺	骨	日尿样	日粪样
1	5.8×10^{-2}	9.0×10^{-3}	6.2×10^{-3}	1.1×10^{-1}
2	5.6×10^{-2}	1.1×10^{-2}	1.3×10^{-3}	1.5×10^{-1}
3	5.5×10^{-2}	1.2×10^{-2}	7.0×10^{-4}	8.0×10^{-2}
4	5.4×10^{-2}	1.2×10^{-2}	4.8×10^{-4}	3.3×10^{-2}
5	5.3×10^{-2}	1.3×10^{-2}	3.4×10^{-4}	1.3×10^{-2}
6	5.3×10^{-2}	1.3×10^{-2}	2.6×10^{-4}	5.3×10^{-3}
7	5.2×10^{-2}	1.3×10^{-2}	2.0×10^{-4}	2.3×10^{-3}
8	5.1×10^{-2}	1.3×10^{-2}	1.7×10^{-4}	1.2×10^{-3}
9	5.0×10^{-2}	1.4×10^{-2}	1.4×10^{-4}	7.4×10^{-4}
10	5.0×10^{-2}	1.4×10^{-2}	1.3×10^{-4}	5.7×10^{-4}
100	7.0×10^{-2}	9.4×10^{-3}	9.3×10^{-5}	5.0×10^{-5}

表 C2-66　特殊监测中食入和注射 ^{237}Np 单位监测结果的摄入量预期值 $m(t)$

摄入后时间 /d	食入			注射		
	骨	日尿样	日粪样	骨	日尿样	日粪样
1	1.4×10^{-4}	9.8×10^{-5}	2.8×10^{-1}	3.2×10^{-1}	2.2×10^{-1}	1.2×10^{-3}
2	1.8×10^{-4}	3.1×10^{-5}	3.9×10^{-1}	3.7×10^{-1}	4.4×10^{-2}	2.1×10^{-3}
3	2.0×10^{-4}	1.2×10^{-5}	2.0×10^{-1}	4.0×10^{-1}	2.2×10^{-2}	1.5×10^{-3}
4	2.1×10^{-4}	7.6×10^{-6}	8.1×10^{-2}	4.2×10^{-1}	1.4×10^{-2}	9.0×10^{-4}
5	2.1×10^{-4}	5.0×10^{-6}	3.1×10^{-2}	4.3×10^{-1}	9.2×10^{-3}	5.3×10^{-4}
6	2.2×10^{-4}	3.3×10^{-6}	1.2×10^{-2}	4.4×10^{-1}	6.1×10^{-3}	3.2×10^{-4}
7	2.2×10^{-4}	2.3×10^{-6}	4.4×10^{-3}	4.4×10^{-1}	4.2×10^{-3}	2.0×10^{-4}
8	2.2×10^{-4}	1.6×10^{-6}	1.6×10^{-3}	4.5×10^{-1}	2.9×10^{-3}	1.3×10^{-4}
9	2.2×10^{-4}	1.1×10^{-6}	6.0×10^{-4}	4.5×10^{-1}	2.1×10^{-3}	9.0×10^{-5}
10	2.2×10^{-4}	8.4×10^{-7}	2.2×10^{-4}	4.5×10^{-1}	1.6×10^{-3}	6.3×10^{-5}
100	3.2×10^{-4}	7.4×10^{-8}	—	4.9×10^{-1}	1.5×10^{-4}	8.3×10^{-6}

3．单位测量值的预期摄入量曲线（图 C2-102 ~ 图 C2-104）

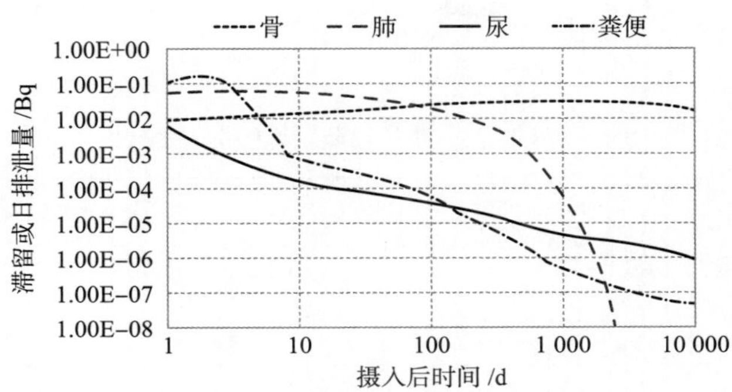

图 C2-102 吸入 M 型 ^{237}Na 急性摄入后不同时间的预期值

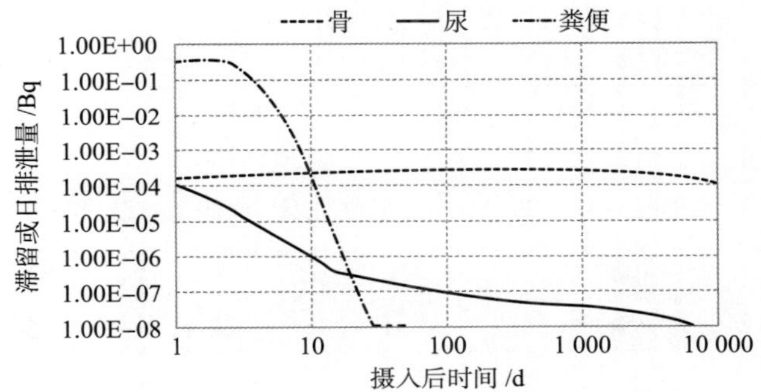

图 C2-103 食入 ^{237}Na 急性摄入后不同时间的预期值

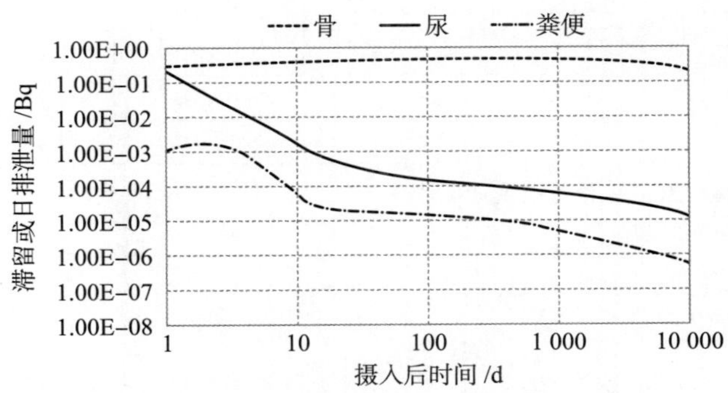

图 C2-104 注射 ^{237}Na 急性摄入后不同时间的预期值

（十二）钚（Z=94）

1．m（T/2）值（表 C2-67，表 C2-68）

表 C2-67　常规监测中 ^{238}Pu 单位监测结果的摄入量预期值 m（T/2）

监测周期 /d	M 类型			S 类型		
	肺	日尿样	日粪样	肺	日尿样	日粪样
360	1.2×10^{-2}	5.4×10^{-6}	1.7×10^{-5}	3.2×10^{-2}	1.6×10^{-7}	3.7×10^{-5}
180	2.2×10^{-2}	7.1×10^{-6}	（6.6×10^{-5}）[a]	3.8×10^{-2}	1.6×10^{-7}	1.1×10^{-4}
120	2.8×10^{-2}	8.1×10^{-6}	（1.3×10^{-4}）	4.2×10^{-2}	1.6×10^{-7}	1.9×10^{-4}
90	3.3×10^{-2}	8.7×10^{-6}	1.9×10^{-4}	4.5×10^{-2}	1.7×10^{-7}	2.5×10^{-4}
60	3.8×10^{-2}	9.5×10^{-6}	2.8×10^{-4}	4.9×10^{-2}	1.7×10^{-7}	3.5×10^{-4}
30	4.6×10^{-2}	1.1×10^{-5}	4.3×10^{-4}	5.5×10^{-2}	1.9×10^{-7}	4.9×10^{-4}
14	5.2×10^{-2}	2.4×10^{-5}	（2.3×10^{-3}）	6.0×10^{-2}	3.1×10^{-7}	（2.5×10^{-3}）[a]
7	5.4×10^{-2}	5.3×10^{-5}	（3.4×10^{-2}）	6.1×10^{-2}	5.9×10^{-7}	（3.5×10^{-2}）

注：[a] 括号中的值不满足 ICRP 相关规定的要求。

表 C2-68　常规监测中 ^{239}Pu 或 ^{240}Pu 单位监测结果的摄入量预期值 m（T/2）

监测周期 /d	M 类型			S 类型		
	肺	日尿样	日粪样	肺	日尿样	日粪样
360	1.2×10^{-2}	5.4×10^{-6}	1.7×10^{-5}	3.2×10^{-2}	1.6×10^{-7}	3.7×10^{-5}
180	2.2×10^{-2}	7.1×10^{-6}	（6.7×10^{-5}）[a]	3.8×10^{-2}	1.6×10^{-7}	1.1×10^{-4}
120	2.8×10^{-2}	8.1×10^{-6}	（1.3×10^{-4}）	4.2×10^{-2}	1.6×10^{-7}	1.9×10^{-4}
90	3.3×10^{-2}	8.7×10^{-6}	1.9×10^{-4}	4.5×10^{-2}	1.7×10^{-7}	2.5×10^{-4}
60	3.8×10^{-2}	9.5×10^{-6}	2.8×10^{-4}	4.9×10^{-2}	1.7×10^{-7}	3.5×10^{-4}
30	4.6×10^{-2}	1.1×10^{-5}	4.3×10^{-4}	5.5×10^{-2}	1.9×10^{-7}	4.9×10^{-4}
14	5.2×10^{-2}	2.4×10^{-5}	（2.3×10^{-3}）	6.0×10^{-2}	3.1×10^{-7}	（2.5×10^{-3}）
7	5.4×10^{-2}	5.3×10^{-5}	（3.4×10^{-2}）	6.1×10^{-2}	5.9×10^{-7}	（3.5×10^{-2}）

注：[a] 括号中的值不满足 ICRP 相关规定的要求。

2．m（t）值（表 C2-69～表 C2-72）

表 C2-69　特殊监测中吸入 ^{238}Pu 单位监测结果的摄入量预期值 m（t）

摄入后时间 /d	M 类型			S 类型		
	肺	日尿样	日粪样	肺	日尿样	日粪样
1	5.8×10^{-2}	2.3×10^{-4}	1.1×10^{-1}	6.4×10^{-2}	2.3×10^{-6}	1.1×10^{-1}
2	5.6×10^{-2}	1.3×10^{-4}	1.5×10^{-1}	6.3×10^{-2}	1.4×10^{-6}	1.6×10^{-1}
3	5.5×10^{-2}	7.8×10^{-5}	8.0×10^{-2}	6.2×10^{-2}	8.3×10^{-7}	8.4×10^{-2}

续表

摄入后时间 /d	M 类型			S 类型		
	肺	日尿样	日粪样	肺	日尿样	日粪样
4	5.4×10^{-2}	5.3×10^{-5}	3.4×10^{-2}	6.1×10^{-2}	5.9×10^{-7}	3.5×10^{-2}
5	5.3×10^{-2}	3.9×10^{-5}	1.3×10^{-2}	6.1×10^{-2}	4.5×10^{-7}	1.4×10^{-2}
6	5.3×10^{-2}	3.0×10^{-5}	5.4×10^{-3}	6.0×10^{-2}	3.7×10^{-7}	5.7×10^{-3}
7	5.2×10^{-2}	2.4×10^{-5}	2.3×10^{-3}	6.0×10^{-2}	3.1×10^{-7}	2.5×10^{-3}
8	5.1×10^{-2}	2.0×10^{-5}	1.2×10^{-3}	5.9×10^{-2}	2.7×10^{-7}	1.3×10^{-3}
9	5.0×10^{-2}	1.7×10^{-5}	7.6×10^{-4}	5.8×10^{-2}	2.4×10^{-7}	8.2×10^{-4}
10	5.0×10^{-2}	1.5×10^{-5}	5.8×10^{-4}	5.8×10^{-2}	2.2×10^{-7}	6.5×10^{-4}
100	3.0×10^{-2}	9.5×10^{-6}	4.5×10^{-5}	3.8×10^{-2}	1.2×10^{-7}	7.5×10^{-5}

表 C2-70 特殊监测中食入和注射 ^{238}Pu 单位监测结果的摄入量预期值 $m(t)$

摄入后时间 /d	食入 $f_1=5.0\times10^{-4}$		食入 $f_1=1.0\times10^{-4}$		食入 $f_1=1.0\times10^{-5}$		注射 $f_1=5.0\times10^{-4}$	
	日尿样	日粪样	日尿样	日粪样	日尿样	日粪样	日尿样	日粪样
1	3.4×10^{-6}	2.8×10^{-1}	6.7×10^{-7}	2.8×10^{-1}	6.7×10^{-8}	2.8×10^{-1}	8.2×10^{-3}	1.6×10^{-3}
2	2.6×10^{-6}	3.9×10^{-1}	5.2×10^{-7}	3.9×10^{-1}	5.2×10^{-8}	3.9×10^{-1}	4.5×10^{-3}	4.3×10^{-3}
3	1.4×10^{-6}	2.0×10^{-1}	2.9×10^{-7}	2.0×10^{-1}	2.9×10^{-8}	2.0×10^{-1}	2.6×10^{-3}	4.2×10^{-3}
4	9.3×10^{-7}	8.1×10^{-2}	1.9×10^{-7}	8.1×10^{-2}	1.9×10^{-8}	8.1×10^{-2}	1.7×10^{-3}	3.1×10^{-3}
5	6.5×10^{-7}	3.1×10^{-2}	1.3×10^{-7}	3.1×10^{-2}	1.3×10^{-8}	3.1×10^{-2}	1.2×10^{-3}	2.2×10^{-3}
6	4.7×10^{-7}	1.2×10^{-2}	9.4×10^{-8}	1.2×10^{-2}	9.4×10^{-9}	1.2×10^{-2}	8.9×10^{-4}	1.5×10^{-3}
7	3.6×10^{-7}	4.4×10^{-3}	7.1×10^{-8}	4.4×10^{-3}	7.1×10^{-9}	4.4×10^{-3}	6.7×10^{-4}	1.0×10^{-3}
8	2.8×10^{-7}	1.6×10^{-3}	5.5×10^{-8}	1.6×10^{-3}	5.5×10^{-9}	1.6×10^{-3}	5.3×10^{-4}	7.1×10^{-4}
9	2.2×10^{-7}	6.0×10^{-4}	4.4×10^{-8}	6.0×10^{-4}	4.4×10^{-9}	6.0×10^{-4}	4.2×10^{-4}	5.0×10^{-4}
10	1.8×10^{-7}	2.2×10^{-4}	3.6×10^{-8}	2.2×10^{-4}	3.6×10^{-9}	2.2×10^{-4}	3.5×10^{-4}	3.6×10^{-4}
100	8.8×10^{-8}	2.2×10^{-4}	2.6×10^{-9}	3.2×10^{-5}	3.6×10^{-9}	2.2×10^{-4}	1.5×10^{-4}	5.6×10^{-5}

表 C2-71 特殊监测中吸入 ^{239}Pu 或 ^{240}Pu 单位监测结果的摄入量预期值 $m(t)$

摄入后时间 /d	M 类型			S 类型		
	肺	日尿样	日粪样	肺	日尿样	日粪样
1	5.8×10^{-2}	2.3×10^{-4}	1.1×10^{-1}	6.4×10^{-2}	2.3×10^{-6}	1.1×10^{-1}
2	5.6×10^{-2}	1.3×10^{-4}	1.5×10^{-1}	6.3×10^{-2}	1.4×10^{-6}	1.6×10^{-1}
3	5.5×10^{-2}	7.8×10^{-5}	8.0×10^{-2}	6.2×10^{-2}	8.3×10^{-7}	8.4×10^{-2}
4	5.4×10^{-2}	5.3×10^{-5}	3.4×10^{-2}	6.1×10^{-2}	5.9×10^{-7}	3.5×10^{-2}
5	5.3×10^{-2}	3.9×10^{-5}	1.3×10^{-2}	6.1×10^{-2}	4.5×10^{-7}	1.4×10^{-2}
6	5.3×10^{-2}	3.0×10^{-5}	5.4×10^{-3}	6.0×10^{-2}	3.7×10^{-7}	5.7×10^{-3}

续表

摄入后时间 /d	M 类型			S 类型		
	肺	日尿样	日粪样	肺	日尿样	日粪样
7	5.2×10^{-2}	2.4×10^{-5}	2.3×10^{-3}	6.0×10^{-2}	3.1×10^{-7}	2.5×10^{-3}
8	5.1×10^{-2}	2.0×10^{-5}	1.2×10^{-3}	5.9×10^{-2}	2.7×10^{-7}	1.3×10^{-3}
9	5.0×10^{-2}	1.7×10^{-5}	7.6×10^{-4}	5.8×10^{-2}	2.4×10^{-7}	8.2×10^{-4}
10	5.0×10^{-2}	1.5×10^{-5}	5.8×10^{-4}	5.8×10^{-2}	2.3×10^{-7}	6.5×10^{-4}
100	3.5×10^{-2}	8.5×10^{-6}	6.8×10^{-5}	3.8×10^{-2}	2.2×10^{-7}	7.5×10^{-5}

表 C2-72　特殊监测中食入和注射 ^{239}Pu 或 ^{240}Pu 单位监测结果的摄入量预期值 $m(t)$

摄入后时间 /d	食入 $f_1=5.0\times10^{-4}$		食入 $f_1=1.0\times10^{-4}$		食入 $f_1=1.0\times10^{-5}$		注射 $f_1=5.0\times10^{-4}$	
	日尿样	日粪样	日尿样	日粪样	日尿样	日粪样	日尿样	日粪样
1	3.4×10^{-6}	2.8×10^{-1}	6.7×10^{-7}	2.8×10^{-1}	6.7×10^{-8}	2.8×10^{-1}	8.2×10^{-3}	1.6×10^{-3}
2	2.6×10^{-6}	3.9×10^{-1}	5.2×10^{-7}	3.9×10^{-1}	5.2×10^{-8}	3.9×10^{-1}	4.5×10^{-3}	4.3×10^{-3}
3	1.4×10^{-6}	2.0×10^{-1}	2.9×10^{-7}	2.0×10^{-1}	2.9×10^{-8}	2.0×10^{-1}	2.6×10^{-3}	4.2×10^{-3}
4	9.3×10^{-7}	8.1×10^{-2}	1.9×10^{-7}	8.1×10^{-2}	1.9×10^{-8}	8.1×10^{-2}	1.7×10^{-3}	3.1×10^{-3}
5	6.5×10^{-7}	3.1×10^{-2}	1.3×10^{-7}	3.1×10^{-2}	1.3×10^{-8}	3.1×10^{-2}	1.2×10^{-3}	2.2×10^{-3}
6	4.7×10^{-7}	1.2×10^{-2}	9.4×10^{-8}	1.2×10^{-2}	9.4×10^{-9}	1.2×10^{-2}	8.9×10^{-4}	1.5×10^{-3}
7	3.6×10^{-7}	4.4×10^{-3}	7.1×10^{-8}	4.4×10^{-3}	7.1×10^{-9}	4.4×10^{-3}	6.7×10^{-4}	1.0×10^{-3}
8	2.8×10^{-7}	1.6×10^{-3}	5.5×10^{-8}	1.6×10^{-3}	5.5×10^{-9}	1.6×10^{-3}	5.3×10^{-4}	7.1×10^{-4}
9	2.2×10^{-7}	6.0×10^{-4}	4.4×10^{-8}	6.0×10^{-4}	4.4×10^{-9}	6.0×10^{-4}	4.2×10^{-4}	5.0×10^{-4}
10	1.8×10^{-7}	2.2×10^{-4}	3.6×10^{-8}	2.2×10^{-4}	3.6×10^{-9}	2.2×10^{-4}	3.5×10^{-4}	3.6×10^{-4}
100	3.8×10^{-6}	3.2×10^{-8}	—	—	—	—	8.5×10^{-5}	4.6×10^{-5}

3．单位测量值的预期摄入量曲线（图 C2-105 ~ 图 C2-112）

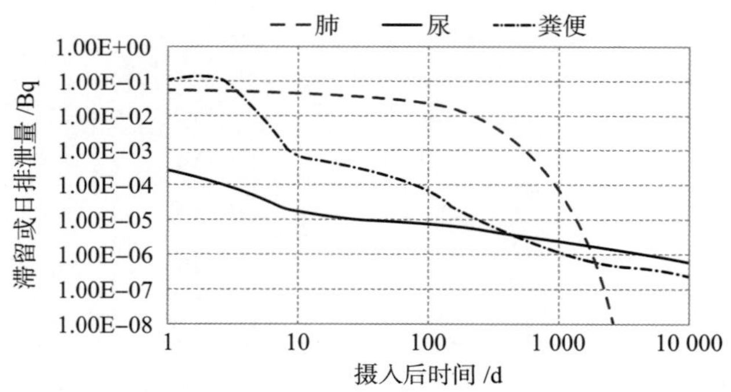

图 C2-105　吸入 M 型 ^{238}Pu 急性摄入后不同时间的预期值

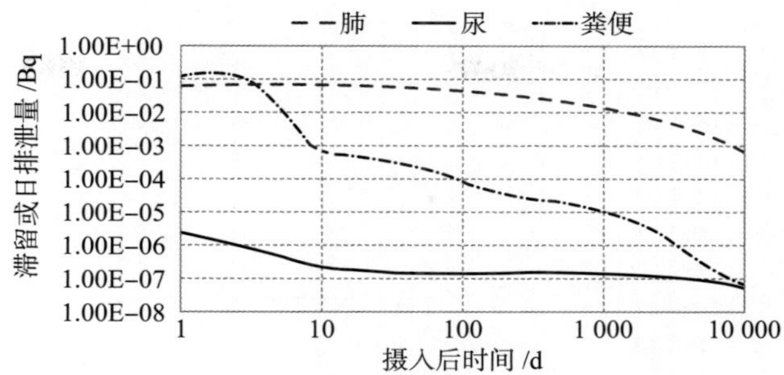

图 C2-106 吸入 S 型 ^{238}Pu 急性摄入后不同时间的预期值

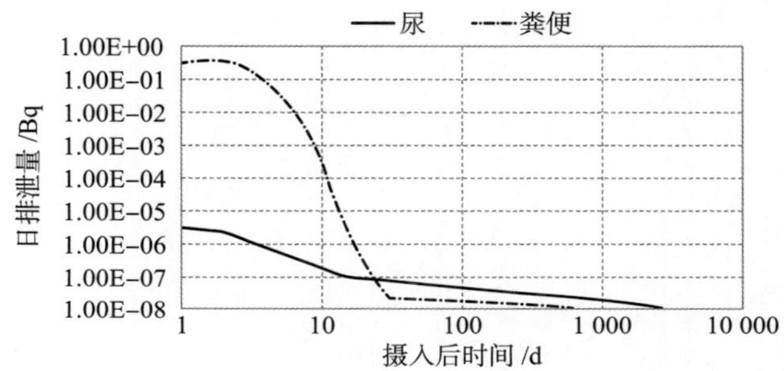

图 C2-107 食入 ^{238}Pu（f_1=5.0×10^{-4}）急性摄入后不同时间的预期值

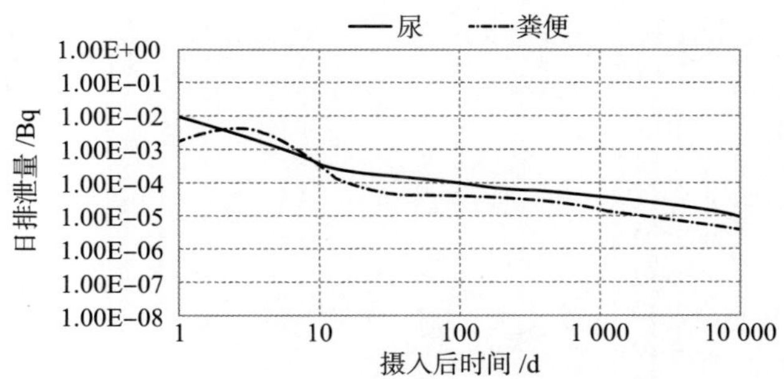

图 C2-108 注射 ^{238}Pu 急性摄入后不同时间的预期值

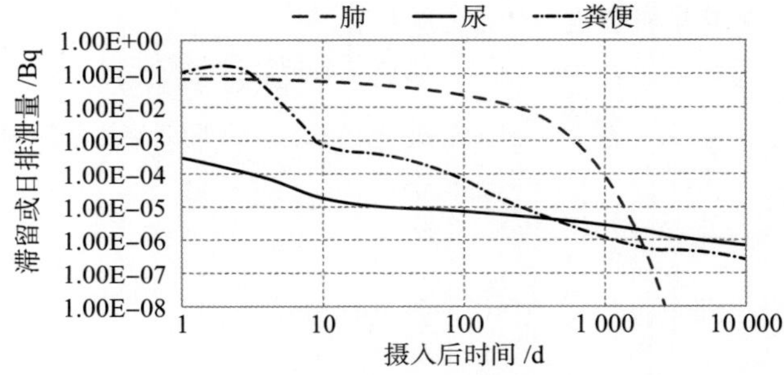

图 C2-109 吸入 M 型 ^{239}Pu/^{240}Pu 急性摄入后不同时间的预期值

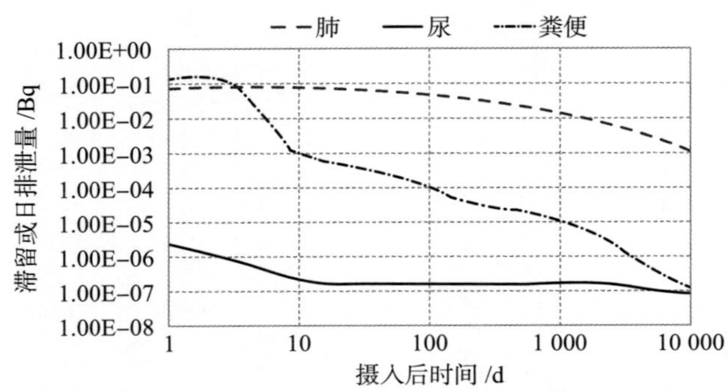

图 C2-110　吸入 S 型 $^{239}Pu/^{240}Pu$ 急性摄入后不同时间的预期值

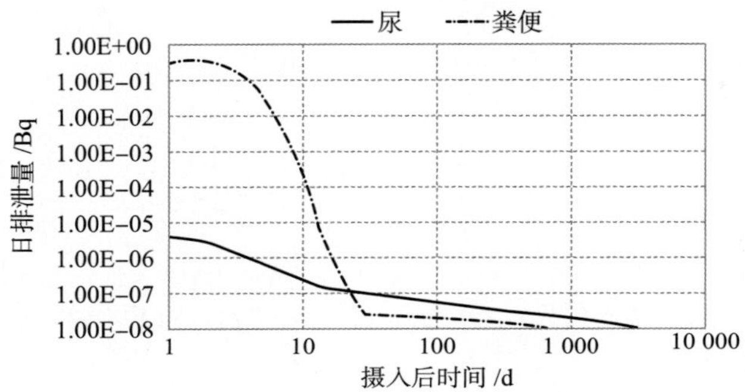

图 C2-111　食入 $^{239}Pu/^{240}Pu$（$f_1=5.0\times10^{-4}$）急性摄入后不同时间的预期值

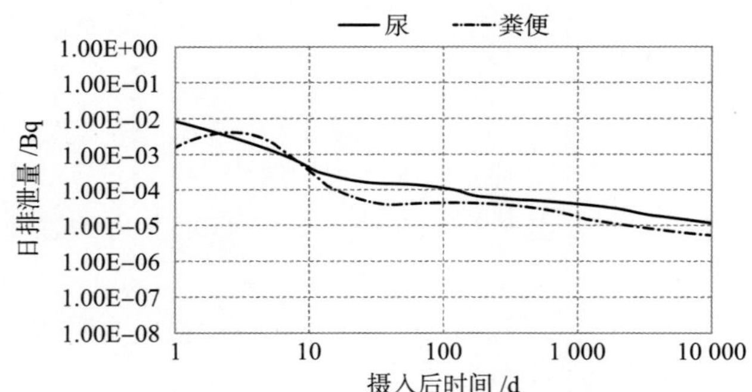

图 C2-112　注射 $^{239}Pu/^{240}Pu$ 急性摄入后不同时间的预期值

（十三）镅（Z=95）

1. m（$T/2$）值（表 C2-73）

表 C2-73 常规监测中 ^{241}Am 单位监测结果的摄入量预期值 m（$T/2$）

监测周期 /d	M 类型			
	肺	骨	日尿样	日粪样
360	1.2×10^{-2}	1.8×10^{-2}	1.1×10^{-5}	1.7×10^{-5}
180	2.2×10^{-2}	1.5×10^{-2}	1.6×10^{-5}	（6.6×10^{-5}）[a]
120	2.8×10^{-2}	1.3×10^{-2}	1.9×10^{-5}	（1.3×10^{-4}）
90	3.3×10^{-2}	1.2×10^{-2}	2.1×10^{-5}	1.9×10^{-4}
60	3.8×10^{-2}	1.1×10^{-2}	2.6×10^{-5}	2.8×10^{-4}
30	4.6×10^{-2}	9.9×10^{-3}	3.9×10^{-5}	4.2×10^{-4}
14	5.2×10^{-2}	9.2×10^{-3}	5.8×10^{-5}	（2.3×10^{-3}）
7	5.4×10^{-2}	8.8×10^{-3}	9.0×10^{-5}	（3.3×10^{-2}）

注：[a] 括号中的值不满足 ICRP 相关规定的要求。

2. m（t）值（表 C2-74，表 C2-75）

表 C2-74 特殊监测中吸入 ^{241}Am 单位监测结果的摄入量预期值 m（t）

监测周期 /d	M 类型			
	肺	骨	日尿样	日粪样
1	5.8×10^{-2}	7.5×10^{-3}	1.8×10^{-3}	1.1×10^{-1}
2	5.6×10^{-2}	8.3×10^{-3}	2.3×10^{-4}	1.5×10^{-1}
3	5.5×10^{-2}	8.6×10^{-3}	1.3×10^{-4}	8.0×10^{-2}
4	5.4×10^{-2}	8.8×10^{-3}	9.0×10^{-5}	3.3×10^{-2}
5	5.3×10^{-2}	8.9×10^{-3}	7.2×10^{-5}	1.3×10^{-2}
6	5.3×10^{-2}	9.1×10^{-3}	6.3×10^{-5}	5.3×10^{-3}
7	5.2×10^{-2}	9.2×10^{-3}	5.8×10^{-5}	2.3×10^{-3}
8	5.1×10^{-2}	9.3×10^{-3}	5.4×10^{-5}	1.2×10^{-3}
9	5.0×10^{-2}	9.4×10^{-3}	5.1×10^{-5}	7.4×10^{-4}
10	5.0×10^{-2}	9.4×10^{-3}	4.9×10^{-5}	5.7×10^{-4}
100	6.0×10^{-2}	6.4×10^{-3}	1.0×10^{-5}	5.7×10^{-5}

表 C2-75　特殊监测中食入和注射 ^{241}Am 单位监测结果的摄入量预期值 $m(t)$

摄入后时间 /d	食入			注射		
	骨	日尿样	日粪样	骨	日尿样	日粪样
1	1.3×10^{-4}	3.0×10^{-5}	2.8×10^{-1}	2.6×10^{-1}	6.2×10^{-2}	3.7×10^{-3}
2	1.4×10^{-4}	4.6×10^{-6}	3.9×10^{-1}	2.9×10^{-1}	7.5×10^{-3}	4.4×10^{-3}
3	1.5×10^{-4}	2.2×10^{-6}	2.0×10^{-1}	3.0×10^{-1}	3.9×10^{-3}	2.6×10^{-3}
4	1.5×10^{-4}	1.3×10^{-6}	8.1×10^{-2}	3.0×10^{-1}	2.4×10^{-3}	1.3×10^{-3}
5	1.5×10^{-4}	9.5×10^{-7}	3.1×10^{-2}	3.0×10^{-1}	1.8×10^{-3}	6.4×10^{-4}
6	1.5×10^{-4}	7.6×10^{-7}	1.2×10^{-2}	3.0×10^{-1}	1.5×10^{-3}	3.1×10^{-4}
7	1.5×10^{-4}	6.6×10^{-7}	4.4×10^{-3}	3.0×10^{-1}	1.3×10^{-3}	1.6×10^{-4}
8	1.5×10^{-4}	5.9×10^{-7}	1.6×10^{-3}	3.0×10^{-1}	1.2×10^{-3}	9.7×10^{-5}
9	1.5×10^{-4}	5.4×10^{-7}	6.0×10^{-4}	3.0×10^{-1}	1.1×10^{-3}	6.9×10^{-5}
10	1.5×10^{-4}	4.9×10^{-7}	2.2×10^{-4}	3.1×10^{-1}	9.6×10^{-4}	5.7×10^{-5}
100	2.8×10^{-4}	5.9×10^{-8}	4.2×10^{-8}	4.1×10^{-1}	9.0×10^{-5}	3.7×10^{-5}

3．单位测量值的预期摄入量曲线（图 C2-113 ~ 图 C2-115）

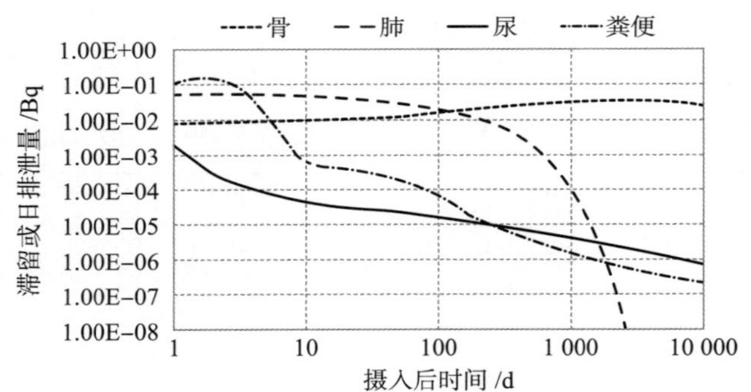

图 C2-113　吸入 M 型 ^{241}Am 急性摄入后不同时间的预期值

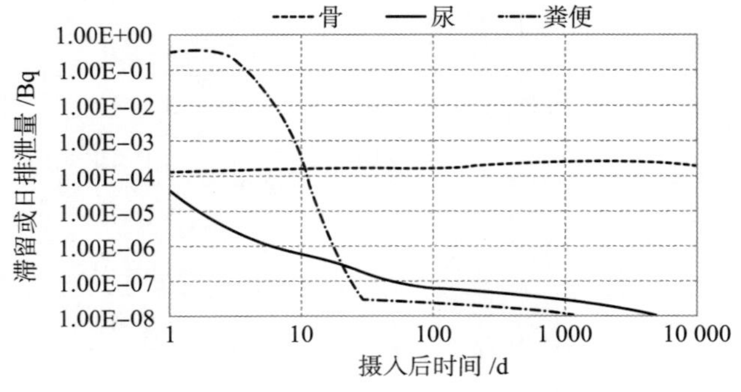

图 C2-114　食入 ^{241}Am 急性摄入后不同时间的预期值

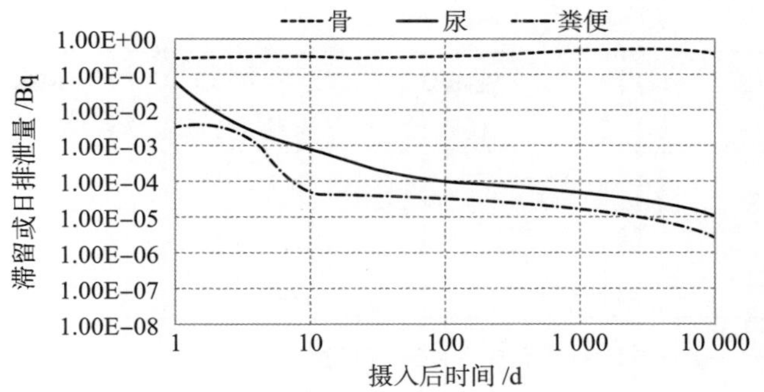

图 C2-115 注射 ^{241}Am 急性摄入后不同时间的预期值

（十四）锔（Z=96）

1. *m*（*T*/2）值（表 C2-76，表 C2-77）

表 C2-76 常规监测中 ^{242}Cm 单位监测结果的摄入量预期值 *m*（*T*/2）

监测周期 /d	M 类型		
	肺	日尿样	日粪样
180	1.5×10^{-2}	1.1×10^{-5}	（4.5×10^{-5}）[a]
120	2.2×10^{-2}	1.5×10^{-5}	（1.0×10^{-4}）
90	2.7×10^{-2}	1.8×10^{-5}	（1.6×10^{-4}）
60	3.4×10^{-2}	2.3×10^{-5}	2.5×10^{-4}
30	4.3×10^{-2}	3.7×10^{-5}	4.0×10^{-4}
14	5.0×10^{-2}	5.6×10^{-5}	（2.2×10^{-3}）
7	5.3×10^{-2}	8.8×10^{-5}	（3.3×10^{-2}）

注：[a] 括号中的值不满足 ICRP 相关规定的要求。

表 C2-77 常规监测中 ^{244}Cm 单位监测结果的摄入量预期值 *m*（*T*/2）

监测周期 /d	M 类型		
	肺	日尿样	日粪样
360	1.2×10^{-2}	1.1×10^{-5}	1.6×10^{-5}
180	2.2×10^{-2}	1.6×10^{-5}	（6.5×10^{-5}）[a]
120	2.8×10^{-2}	1.9×10^{-5}	（1.3×10^{-4}）
90	3.2×10^{-2}	2.1×10^{-5}	1.9×10^{-4}
60	3.8×10^{-2}	2.6×10^{-5}	2.8×10^{-4}

续表

监测周期 /d	M 类型		
	肺	日尿样	日粪样
30	4.6×10^{-2}	3.9×10^{-5}	4.2×10^{-4}
14	5.2×10^{-2}	5.8×10^{-5}	（2.3×10^{-3}）
7	5.4×10^{-2}	9.0×10^{-5}	（3.3×10^{-2}）

注：[a] 括号中的值不满足 ICRP 相关规定的要求。

2. $m(t)$ 值（表 C2-78 ~ 表 C2-81）

表 C2-78　特殊监测吸入 ^{242}Cm 单位监测结果的摄入量预期值 $m(t)$

摄入后时间 /d	M 类型		
	肺	日尿样	日粪样
1	5.7×10^{-2}	1.8×10^{-3}	1.1×10^{-1}
2	5.5×10^{-2}	2.3×10^{-4}	1.5×10^{-1}
3	5.4×10^{-2}	1.3×10^{-4}	7.9×10^{-2}
4	5.3×10^{-2}	8.8×10^{-5}	3.3×10^{-2}
5	5.2×10^{-2}	7.0×10^{-5}	1.3×10^{-2}
6	5.1×10^{-2}	6.1×10^{-5}	5.2×10^{-3}
7	5.0×10^{-2}	5.6×10^{-5}	2.2×10^{-3}
8	4.9×10^{-2}	5.2×10^{-5}	1.1×10^{-3}
9	4.8×10^{-2}	4.9×10^{-5}	7.1×10^{-4}
10	4.8×10^{-2}	4.7×10^{-5}	5.5×10^{-4}
100	1.8×10^{-2}	6.7×10^{-6}	4.5×10^{-5}

表 C2-79　特殊监测中食入和注射 ^{242}Cm 单位监测结果的摄入量预期值 $m(t)$

摄入后时间 /d	食入		注射	
	日尿样	日粪样	日尿样	日粪样
1	3.0×10^{-5}	2.8×10^{-1}	6.2×10^{-2}	3.7×10^{-3}
2	4.5×10^{-6}	3.9×10^{-1}	7.4×10^{-3}	4.4×10^{-3}
3	2.2×10^{-6}	1.9×10^{-1}	3.8×10^{-3}	2.6×10^{-3}
4	1.3×10^{-6}	8.0×10^{-2}	2.4×10^{-3}	1.3×10^{-3}
5	9.3×10^{-7}	3.1×10^{-2}	1.8×10^{-3}	6.2×10^{-4}
6	7.4×10^{-7}	1.1×10^{-2}	1.4×10^{-3}	3.0×10^{-4}
7	6.4×10^{-7}	4.3×10^{-3}	1.2×10^{-3}	1.6×10^{-4}

续表

摄入后时间 /d	食入		注射	
	日尿样	日粪样	日尿样	日粪样
8	5.7×10^{-7}	1.6×10^{-3}	1.1×10^{-3}	9.4×10^{-5}
9	5.2×10^{-7}	5.7×10^{-4}	1.0×10^{-3}	6.6×10^{-5}
10	4.7×10^{-7}	2.1×10^{-4}	9.2×10^{-4}	5.5×10^{-5}
100	5.7×10^{-8}	1.1×10^{-8}	8.2×10^{-5}	3.5×10^{-5}

表 C2-80　特殊监测吸入 ^{244}Cm 单位监测结果的摄入量预期值 $m(t)$

摄入后时间 /d	M 类型		
	肺	日尿样	日粪样
1	5.8×10^{-2}	1.8×10^{-3}	1.1×10^{-1}
2	5.6×10^{-2}	2.3×10^{-4}	1.5×10^{-1}
3	5.5×10^{-2}	1.3×10^{-4}	8.0×10^{-2}
4	5.4×10^{-2}	9.0×10^{-5}	3.3×10^{-2}
5	5.3×10^{-2}	7.2×10^{-5}	1.3×10^{-2}
6	5.3×10^{-2}	6.3×10^{-5}	5.3×10^{-3}
7	5.2×10^{-2}	5.8×10^{-5}	2.3×10^{-3}
8	5.1×10^{-2}	5.4×10^{-5}	1.2×10^{-3}
9	5.0×10^{-2}	5.1×10^{-5}	7.4×10^{-4}
10	5.0×10^{-2}	4.9×10^{-5}	5.7×10^{-4}
100	3.0×10^{-2}	7.9×10^{-6}	5.7×10^{-5}

表 C2-81　特殊监测中食入和注射 ^{244}Cm 单位监测结果的摄入量预期值 $m(t)$

摄入后时间 /d	食入		注射	
	日尿样	日粪样	日尿样	日粪样
1	3.0×10^{-5}	2.8×10^{-1}	6.2×10^{-2}	3.7×10^{-3}
2	4.6×10^{-6}	3.9×10^{-1}	7.5×10^{-3}	4.4×10^{-3}
3	2.2×10^{-6}	2.0×10^{-1}	3.9×10^{-3}	2.6×10^{-3}
4	1.3×10^{-6}	8.1×10^{-2}	2.4×10^{-3}	1.3×10^{-3}
5	9.5×10^{-7}	3.1×10^{-2}	1.8×10^{-3}	6.4×10^{-4}
6	7.6×10^{-7}	1.2×10^{-2}	1.5×10^{-3}	3.1×10^{-4}
7	6.6×10^{-7}	4.4×10^{-3}	1.3×10^{-3}	1.6×10^{-4}
8	5.9×10^{-7}	1.6×10^{-3}	1.2×10^{-3}	9.7×10^{-5}
9	5.4×10^{-7}	6.0×10^{-4}	1.1×10^{-3}	6.9×10^{-5}
10	4.9×10^{-7}	2.2×10^{-4}	9.6×10^{-4}	5.7×10^{-5}
100	4.9×10^{-8}	5.2×10^{-8}	9.6×10^{-5}	4.5×10^{-5}

3．单位测量值的预期摄入量曲线（图 C2-116～图 C2-121）

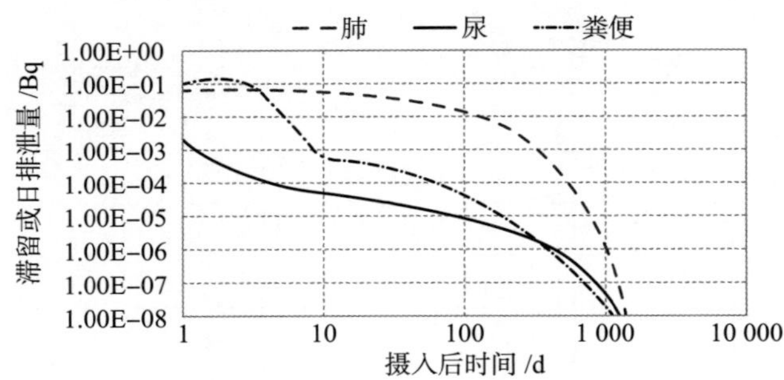

图 C2-116　吸入 M 型 ^{242}Cm 急性摄入后不同时间的预期值

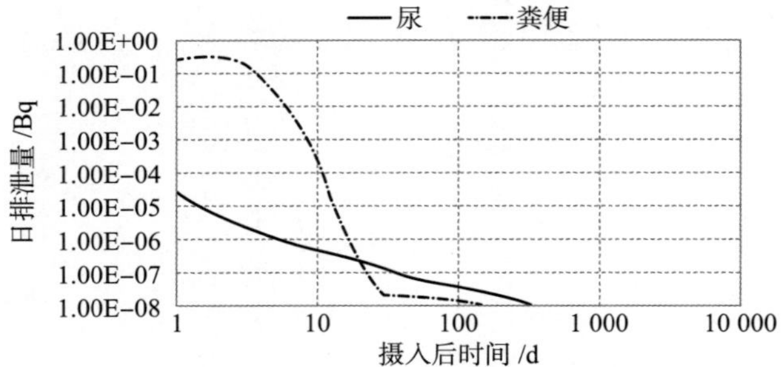

图 C2-117　食入 ^{242}Cm 急性摄入后不同时间的预期值

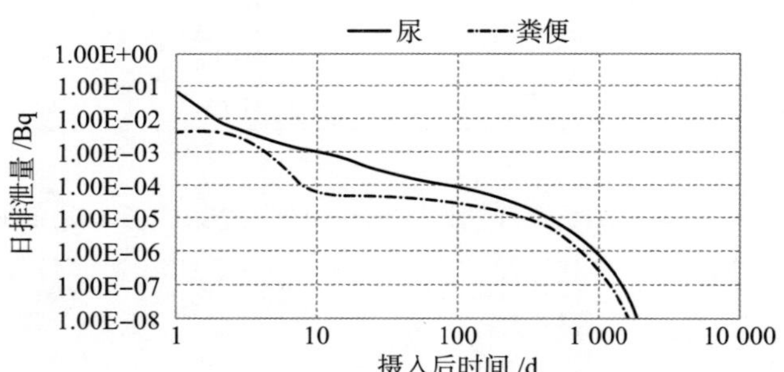

图 C2-118　注射 ^{242}Cm 急性摄入后不同时间的预期值

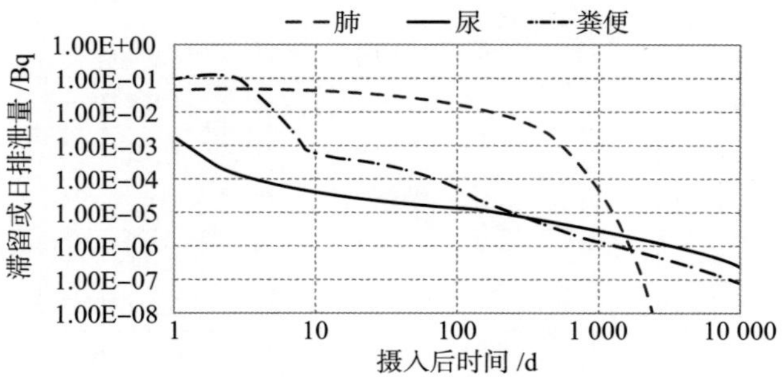

图 C2-119　吸入 M 型 ^{244}Cm 急性摄入后不同时间的预期值

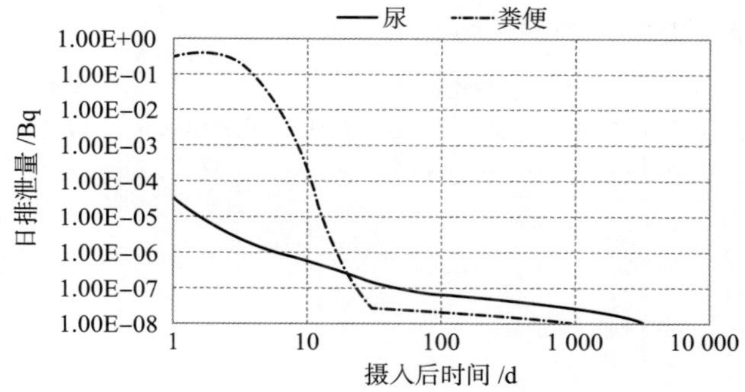

图 C2-120 食入 ^{244}Cm 急性摄入后不同时间的预期值

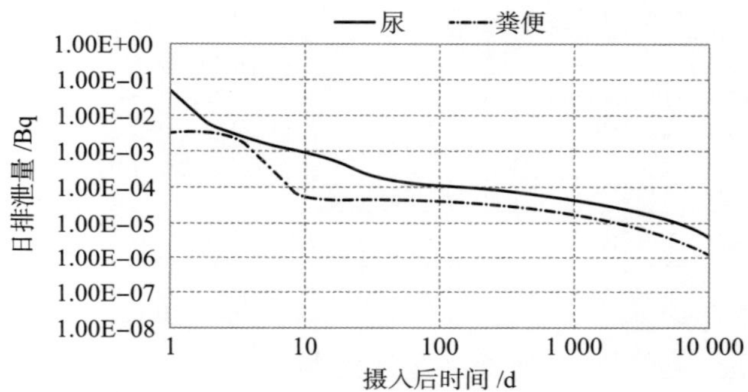

图 C2-121 注射 ^{244}Cm 急性摄入后不同时间的预期值

（十五）锎（Z=98）

1. m（T/2）值（表 C2-82）

表 C2-82 常规监测中 ^{252}Cf 单位监测结果的摄入量预期值 m（T/2）

监测周期 /d	M 类型		
	肺	日尿样	日粪样
360	（1.0×10^{-2}）[a]	3.7×10^{-6}	（1.6×10^{-5}）
180	2.0×10^{-2}	6.1×10^{-6}	（6.5×10^{-5}）
120	2.7×10^{-2}	7.7×10^{-6}	（1.3×10^{-4}）
90	3.2×10^{-2}	8.8×10^{-6}	1.9×10^{-4}
60	3.8×10^{-2}	1.0×10^{-5}	2.8×10^{-4}
30	4.6×10^{-2}	1.2×10^{-5}	4.3×10^{-4}
14	5.2×10^{-2}	1.4×10^{-5}	（2.3×10^{-3}）
7	5.4×10^{-2}	1.5×10^{-5}	（3.3×10^{-2}）

注：[a] 括号中的值不满足 ICRP 相关规定的要求。

2．$m(t)$ 值（表 C2–83，表 C2–84）

表 C2–83　特殊监测吸入 ^{252}Cf 单位监测结果的摄入量预期值 $m(t)$

摄入后时间 /d	M 类型		
	肺	日尿样	日粪样
1	5.8×10^{-2}	1.3×10^{-3}	1.1×10^{-1}
2	5.6×10^{-2}	1.2×10^{-4}	1.5×10^{-1}
3	5.5×10^{-2}	2.2×10^{-5}	8.0×10^{-2}
4	5.4×10^{-2}	1.5×10^{-5}	3.3×10^{-2}
5	5.3×10^{-2}	1.4×10^{-5}	1.3×10^{-2}
6	5.2×10^{-2}	1.4×10^{-5}	5.3×10^{-3}
7	5.2×10^{-2}	1.4×10^{-5}	2.3×10^{-3}
8	5.1×10^{-2}	1.4×10^{-5}	1.2×10^{-3}
9	5.0×10^{-2}	1.3×10^{-5}	7.5×10^{-4}
10	4.9×10^{-2}	1.3×10^{-5}	5.8×10^{-4}
100	1.9×10^{-2}	6.3×10^{-6}	3.8×10^{-5}

表 C2–84　特殊监测中食入和注射 ^{252}Cf 单位监测结果的摄入量预期值 $m(t)$

摄入后时间 /d	食入		注射	
	日尿样	日粪样	日尿样	日粪样
1	2.1×10^{-5}	2.8×10^{-1}	4.6×10^{-2}	1.1×10^{-2}
2	3.8×10^{-6}	3.9×10^{-1}	3.8×10^{-3}	1.9×10^{-2}
3	2.6×10^{-7}	2.0×10^{-1}	2.6×10^{-4}	1.1×10^{-2}
4	2.8×10^{-8}	8.1×10^{-2}	3.9×10^{-5}	4.9×10^{-3}
5	1.3×10^{-8}	3.1×10^{-2}	2.5×10^{-5}	1.9×10^{-3}
6	1.2×10^{-8}	1.2×10^{-2}	2.4×10^{-5}	7.5×10^{-4}
7	1.2×10^{-8}	4.4×10^{-3}	2.4×10^{-5}	2.9×10^{-4}
8	1.2×10^{-8}	1.6×10^{-3}	2.4×10^{-5}	1.2×10^{-4}
9	1.2×10^{-8}	5.9×10^{-4}	2.4×10^{-5}	6.1×10^{-5}
10	1.2×10^{-8}	2.2×10^{-4}	2.4×10^{-5}	3.8×10^{-5}
100	1.2×10^{-8}	1.2×10^{-8}	2.4×10^{-5}	3.0×10^{-5}

3．单位测量值的预期摄入量曲线（图 C2-122 ~ 图 C2-124）

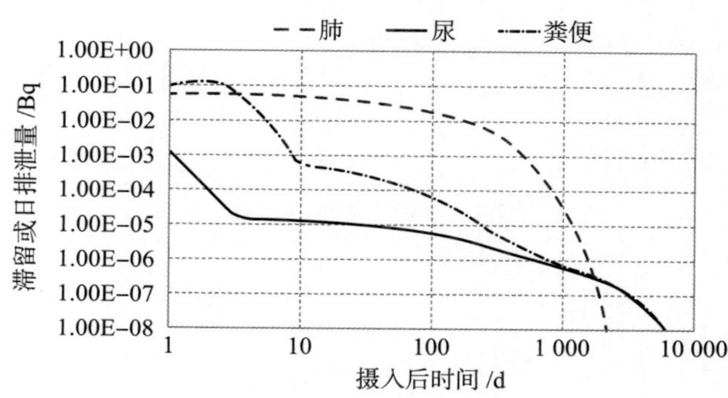

图 C2-122　吸入 M 型 ^{252}Cf 急性摄入后不同时间的预期值

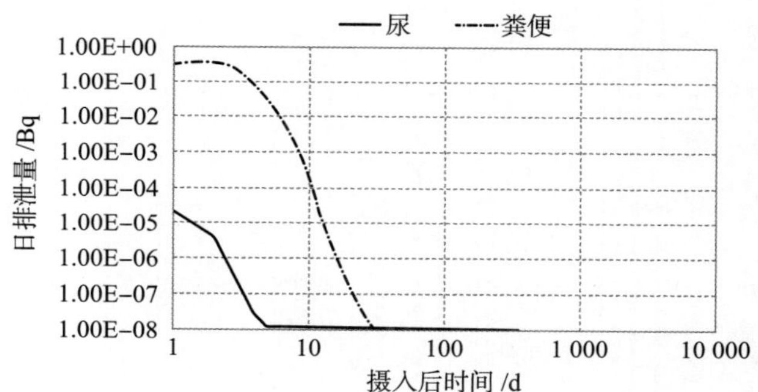

图 C2-123　食入 ^{252}Cf 急性摄入后不同时间的预期值

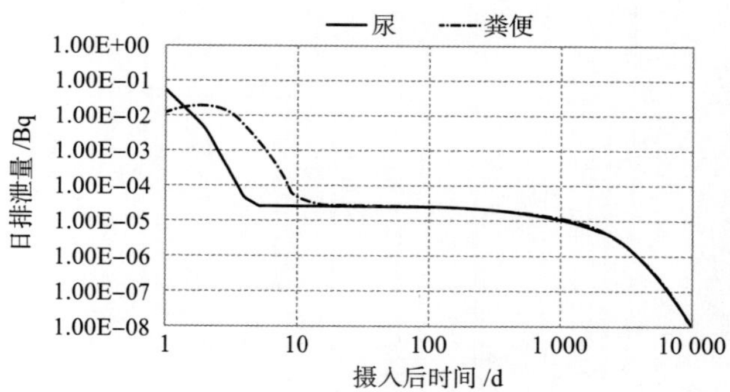

图 C2-124　注射 ^{252}Cf 急性摄入后不同时间的预期值

C.3 公众照射相关参数

1. **食入剂量系数** 70岁以下公众成员食入放射性核素的有效剂量系数见表C3–1。

表C3–1 70岁以下公众成员食入放射性核素的有效剂量系数（e）

核素	物理半衰期	f_1		$e(\tau)$/Sv·Bq^{-1}					
		<1岁	≥1岁	<1岁	1~2岁	2~7岁	7~12岁	12~17岁	>17岁
氢									
^{3}H	12.35a	1.0*	1.0	1.2×10^{-10}	1.2×10^{-10}	7.3×10^{-11}	5.7×10^{-11}	4.2×10^{-11}	4.2×10^{-11}
		1.0 §§	1.0	6.4×10^{-11}	4.8×10^{-11}	3.1×10^{-11}	2.3×10^{-11}	1.8×10^{-11}	1.8×10^{-11}
碳									
^{11}C	20.38m	1.0	1.0	2.6×10^{-10}	1.5×10^{-10}	7.3×10^{-11}	4.3×10^{-11}	3.0×10^{-11}	2.4×10^{-11}
^{14}C	5 730a	1.0	1.0	1.4×10^{-9}	1.6×10^{-9}	9.9×10^{-10}	8.0×10^{-10}	5.7×10^{-10}	5.8×10^{-10}
氟									
^{18}F	109.77m	1.0	1.0	7.2×10^{-10}	3.0×10^{-10}	1.5×10^{-10}	9.1×10^{-11}	6.2×10^{-11}	4.9×10^{-11}
硫									
^{35}S	87.44d	1.0※	1.0	7.7×10^{-9}	5.4×10^{-9}	2.7×10^{-9}	1.6×10^{-9}	9.5×10^{-10}	7.7×10^{-10}
		1.0 §	1.0	1.3×10^{-9}	8.7×10^{-10}	4.4×10^{-10}	2.7×10^{-10}	1.6×10^{-10}	1.3×10^{-10}
钾									
^{40}K	1.28×10^{9}a	1.0	1.0	5.2×10^{-8}	4.2×10^{-8}	2.1×10^{-8}	1.3×10^{-8}	7.6×10^{-9}	6.2×10^{-9}
铁									
^{59}Fe	44.529d	0.6	0.2**	3.9×10^{-8}	1.3×10^{-8}	7.5×10^{-9}	4.7×10^{-9}	3.1×10^{-9}	1.8×10^{-9}
钴									
^{57}Co	270.9d	0.6	0.3 ‡	2.9×10^{-9}	1.6×10^{-9}	8.9×10^{-10}	5.8×10^{-10}	3.7×10^{-10}	2.1×10^{-10}

续表

核素	物理半衰期	f_1		$e(\tau)$/Sv·Bq^{-1}					
		<1岁	≥1岁	<1岁	1~2岁	2~7岁	7~12岁	12~17岁	>17岁
^{58}Co	70.80d	0.6	0.3‡	6.3×10^{-9}	4.4×10^{-9}	2.6×10^{-9}	1.7×10^{-9}	1.1×10^{-9}	7.4×10^{-10}
^{60}Co	5.271a	0.6	0.3‡	5.4×10^{-8}	2.7×10^{-8}	1.7×10^{-8}	1.1×10^{-8}	7.9×10^{-9}	3.4×10^{-9}
锶									
^{85}Sr	64.84d	0.6	0.4†	9.7×10^{-9}	3.1×10^{-9}	1.7×10^{-9}	1.5×10^{-9}	1.3×10^{-9}	5.6×10^{-10}
^{89}Sr	50.5d	0.6	0.4†	2.6×10^{-8}	1.8×10^{-8}	8.9×10^{-9}	5.8×10^{-9}	4.0×10^{-9}	2.6×10^{-9}
^{90}Sr	29.12a	0.6	0.4†	1.3×10^{-7}	7.3×10^{-8}	4.7×10^{-8}	6.0×10^{-8}	8.0×10^{-8}	2.8×10^{-8}
钇									
^{90}Y	64.0h	0.001	0.000 1	1.1×10^{-8}	2.0×10^{-8}	1.0×10^{-8}	5.9×10^{-9}	3.3×10^{-9}	2.7×10^{-9}
锝									
^{99}Tc	2.13×10^5a	1.0	0.5	8.0×10^{-8}	4.8×10^{-9}	2.3×10^{-9}	1.3×10^{-9}	8.2×10^{-10}	6.4×10^{-10}
^{99m}Tc	6.02h	1.0	0.5	3.0×10^{-10}	1.3×10^{-10}	7.2×10^{-11}	4.3×10^{-11}	2.8×10^{-11}	2.2×10^{-11}
钌									
^{106}Ru	368.2d	0.1	0.05	2.4×10^{-8}	4.9×10^{-8}	2.5×10^{-8}	1.5×10^{-8}	8.6×10^{-9}	7.0×10^{-9}
碘									
^{125}I	60.14d	1.0	1.0	1.2×10^{-8}	5.7×10^{-8}	4.1×10^{-8}	3.1×10^{-8}	2.2×10^{-8}	1.5×10^{-8}
^{129}I	1.57×10^7a	1.0	1.0	2.8×10^{-7}	2.2×10^{-7}	1.7×10^{-7}	1.9×10^{-7}	1.4×10^{-7}	1.1×10^{-7}
^{131}I	8.04d	1.0	1.0	4.8×10^{-7}	1.8×10^{-7}	1.0×10^{-7}	5.2×10^{-8}	3.4×10^{-8}	2.2×10^{-8}
铯									
^{134}Cs	2.062a	1.0	1.0	2.6×10^{-8}	1.6×10^{-8}	1.3×10^{-8}	1.4×10^{-8}	1.9×10^{-8}	1.9×10^{-8}
^{137}Cs	30.0a	1.0	1.0	1.1×10^{-8}	1.2×10^{-8}	9.6×10^{-9}	1.0×10^{-8}	1.3×10^{-8}	1.3×10^{-8}

续表

核素	物理半衰期	f_1		$e(\tau)$/Sv·Bq^{-1}					
		<1岁	≥1岁	<1岁	1~2岁	2~7岁	7~12岁	12~17岁	>17岁
铅									
^{210}Pb	22.3a	0.6	0.4††	2.4×10^{-6}	3.6×10^{-6}	2.2×10^{-6}	1.9×10^{-6}	1.9×10^{-6}	6.9×10^{-7}
钋									
^{210}Po	138.38d	1.0	0.5	5.6×10^{-5}	8.8×10^{-6}	4.4×10^{-6}	2.6×10^{-6}	1.6×10^{-6}	1.2×10^{-6}
镭									
^{226}Ra	1 600a	0.6	0.3††	5.7×10^{-6}	9.6×10^{-7}	6.2×10^{-7}	8.0×10^{-7}	1.5×10^{-6}	2.8×10^{-7}
^{228}Ra	5.75a	0.6	0.3††	3.0×10^{-5}	5.7×10^{-6}	3.4×10^{-6}	3.9×10^{-6}	5.3×10^{-6}	6.9×10^{-7}
锕									
^{228}Ac	6.13h	0.005	0.000 5	1.4×10^{-9}	2.8×10^{-9}	1.4×10^{-9}	8.7×10^{-10}	5.3×10^{-10}	4.3×10^{-10}
钍									
^{228}Th	1.913 1a	0.005	0.000 5	3.7×10^{-6}	3.7×10^{-7}	2.2×10^{-7}	1.4×10^{-7}	9.4×10^{-8}	7.2×10^{-8}
^{229}Th	7 340a	0.005	0.000 5	2.1×10^{-5}	1.0×10^{-6}	7.8×10^{-7}	6.2×10^{-7}	5.3×10^{-7}	4.9×10^{-7}
^{230}Th	7.7×10^{4}a	0.005	0.000 5	4.1×10^{-6}	4.1×10^{-7}	3.1×10^{-7}	2.4×10^{-7}	2.2×10^{-7}	2.1×10^{-7}
^{232}Th	1.405×10^{1}a	0.005	0.000 5	1.6×10^{-6}	4.5×10^{-7}	3.5×10^{-7}	2.9×10^{-7}	2.5×10^{-7}	2.3×10^{-7}
^{234}Th	24.10d	0.005	0.000 5	6.0×10^{-8}	2.5×10^{-8}	1.3×10^{-8}	7.4×10^{-9}	4.2×10^{-9}	3.4×10^{-9}
铀									
^{234}U	2.445×10^{5}a	0.04	0.02	1.7×10^{-7}	1.3×10^{-7}	8.8×10^{-8}	7.4×10^{-8}	7.4×10^{-8}	4.9×10^{-8}
^{235}U	703.8×10^{6}q	0.04	0.02	1.5×10^{-7}	1.3×10^{-7}	8.5×10^{-8}	7.1×10^{-8}	7.0×10^{-8}	4.7×10^{-8}
^{238}U	4.468×10^{9}a	0.04	0.02	1.4×10^{-7}	1.2×10^{-7}	8.0×10^{-8}	6.8×10^{-8}	6.7×10^{-8}	4.5×10^{-8}
镎									
^{237}Np	2.14×10^{6}a	0.005	0.000 5	2.0×10^{-6}	2.1×10^{-7}	1.4×10^{-7}	1.1×10^{-7}	1.1×10^{-7}	1.1×10^{-7}

续表

核素	物理半衰期	f_1		$e(\tau)$/Sv·Bq^{-1}					
		<1岁	≥1岁	<1岁	1~2岁	2~7岁	7~12岁	12~17岁	>17岁
^{239}Np	2.355d	0.005	0.000 5	8.9×10^{-9}	5.7×10^{-9}	2.9×10^{-9}	1.7×10^{-9}	1.0×10^{-9}	8.0×10^{-10}
钚									
^{238}Pu	87.74a	0.005	0.000 5	5.0×10^{-6}	4.0×10^{-7}	3.1×10^{-7}	2.4×10^{-7}	2.2×10^{-7}	2.3×10^{-7}
^{239}Pu	24 065a	0.005	0.000 5	5.2×10^{-6}	4.2×10^{-7}	3.3×10^{-7}	2.7×10^{-7}	2.4×10^{-7}	2.5×10^{-7}
^{240}Pu	6 537a	0.005	0.000 5	5.2×10^{-6}	4.2×10^{-7}	3.3×10^{-7}	2.7×10^{-7}	2.4×10^{-7}	2.5×10^{-7}
^{241}Pu	14.4a	0.005	0.000 5	8.6×10^{-8}	5.7×10^{-9}	5.5×10^{-9}	5.1×10^{-9}	4.8×10^{-9}	4.8×10^{-9}
镅									
^{241}Am	432.2a	0.005	0.000 5	4.7×10^{-6}	3.7×10^{-7}	2.7×10^{-7}	2.2×10^{-7}	2.0×10^{-7}	2.0×10^{-7}
^{243}Am	7 380a	0.005	0.000 5	4.6×10^{-6}	3.7×10^{-7}	2.7×10^{-7}	2.2×10^{-7}	2.0×10^{-7}	2.0×10^{-7}
锔									
^{242}Cm	162.8d	0.005	0.000 5	1.9×10^{-7}	7.6×10^{-8}	3.9×10^{-8}	2.4×10^{-8}	1.5×10^{-8}	1.2×10^{-8}
^{243}Cm	28.5a	0.005	0.000 5	2.2×10^{-6}	3.3×10^{-7}	2.2×10^{-7}	1.6×10^{-7}	1.4×10^{-7}	1.5×10^{-7}
^{244}Cm	18.11a	0.005	0.000 5	2.9×10^{-6}	2.9×10^{-7}	1.9×10^{-7}	1.4×10^{-7}	1.2×10^{-7}	1.2×10^{-7}
锎									
^{249}Cf	350.6a	0.005	0.000 5	5.0×10^{-6}	8.7×10^{-7}	6.4×10^{-7}	4.7×10^{-7}	3.8×10^{-7}	3.5×10^{-7}
^{252}Cf	2.638a	0.005	0.000 5	2.0×10^{-6}	5.1×10^{-7}	3.2×10^{-7}	1.9×10^{-7}	1.0×10^{-7}	9.0×10^{-8}

注：§§ 氚化水；* 有机结合的氚。

§ 无机硫；※ 有机硫。

‡ 对于成人，f_1 为 0.1；† 对于成人，f_1 为 0.3；†† 对于成人，f_1 为 0.2。

2. 吸入剂量系数

70 岁以下公众成员吸入放射性核素的有效剂量系数见表 C3-2。

表 C3-2 70 岁以下公众成员吸入放射性核素的有效剂量系数（e）

核素	物理半衰期	类别	f_1		$e(\tau)$/Sv · Bq^{-1}					
			<1 岁	≥1 岁	<1 岁	1~2 岁	2~7 岁	7~12 岁	12~17 岁	>17 岁
氢										
^{3}H	12.35a	F	1.0	1.0	2.6×10^{-11}	2.0×10^{-11}	1.1×10^{-11}	8.2×10^{-12}	5.9×10^{-12}	6.2×10^{-12}
		M	0.2	0.1	3.4×10^{-10}	2.7×10^{-10}	1.4×10^{-10}	8.2×10^{-11}	5.3×10^{-11}	4.5×10^{-11}
		S	0.02	0.01	1.2×10^{-9}	1.0×10^{-9}	6.3×10^{-10}	3.8×10^{-10}	2.8×10^{-10}	2.6×10^{-10}
碳										
^{11}C	20.38m	F	1.0	1.0	1.0×10^{-10}	7.0×10^{-11}	3.2×10^{-11}	2.1×10^{-11}	1.3×10^{-11}	1.1×10^{-11}
		M	0.2	0.1	1.5×10^{-10}	1.1×10^{-10}	4.9×10^{-11}	3.2×10^{-11}	2.1×10^{-11}	1.8×10^{-11}
		S	0.02	0.01	1.6×10^{-10}	1.1×10^{-10}	5.1×10^{-11}	3.3×10^{-11}	2.2×10^{-11}	1.8×10^{-11}
^{14}C	5 730a	F	1.0	1.0	6.1×10^{-10}	6.7×10^{-10}	3.6×10^{-10}	2.9×10^{-10}	1.9×10^{-10}	2.0×10^{-10}
		M	0.2	0.1	8.3×10^{-9}	6.6×10^{-9}	4.0×10^{-9}	2.8×10^{-9}	2.5×10^{-9}	2.0×10^{-9}
		S	0.02	0.01	1.9×10^{-8}	1.7×10^{-8}	1.1×10^{-8}	7.4×10^{-9}	6.4×10^{-9}	5.8×10^{-9}
氟										
^{18}F	109.77m	F	1.0	1.0	2.6×10^{-10}	1.9×10^{-10}	9.1×10^{-11}	5.6×10^{-11}	3.4×10^{-11}	2.8×10^{-11}
		M	1.0	1.0	4.1×10^{-10}	2.9×10^{-10}	1.5×10^{-10}	9.7×10^{-11}	6.9×10^{-11}	5.6×10^{-11}
		S	1.0	1.0	4.2×10^{-10}	3.1×10^{-10}	1.5×10^{-10}	1.0×10^{-10}	7.3×10^{-11}	5.9×10^{-11}
硫										
^{35}S	87.44d	F	1.0	0.8	5.5×10^{-10}	3.9×10^{-10}	1.8×10^{-10}	1.1×10^{-10}	6.0×10^{-11}	5.1×10^{-11}
（无机的）		M	0.2	0.1	5.9×10^{-9}	4.5×10^{-9}	2.8×10^{-9}	2.0×10^{-9}	1.8×10^{-9}	1.4×10^{-9}

续表

核素	物理半衰期	类别	f_1		$e(\tau)$/Sv·Bq^{-1}					
			<1岁	≥1岁	<1岁	1~2岁	2~7岁	7~12岁	12~17岁	>17岁
		S	0.02	0.01	7.7×10^{-9}	6.0×10^{-9}	3.6×10^{-9}	2.6×10^{-9}	2.3×10^{-9}	1.9×10^{-9}
钾										
^{40}K	1.28×10^{9}a	F	1.00	1.0	2.4×10^{-8}	1.7×10^{-8}	7.5×10^{-9}	4.5×10^{-9}	2.5×10^{-9}	2.1×10^{-9}
铁										
^{59}Fe	44.529d	F	0.6	0.2 †	2.1×10^{-8}	1.3×10^{-8}	7.1×10^{-9}	4.2×10^{-9}	2.6×10^{-9}	2.2×10^{-9}
		M	0.2	0.1	1.8×10^{-8}	1.3×10^{-8}	7.9×10^{-9}	5.5×10^{-9}	4.6×10^{-9}	3.7×10^{-9}
		S	0.02	0.01	1.7×10^{-8}	1.3×10^{-8}	8.1×10^{-9}	5.8×10^{-9}	5.1×10^{-9}	4.0×10^{-9}
钴										
^{57}Co	270.9d	F	0.6	0.3 †	1.5×10^{-9}	1.1×10^{-9}	5.6×10^{-10}	3.7×10^{-10}	2.3×10^{-10}	1.9×10^{-10}
		M	0.2	0.1	2.8×10^{-9}	2.2×10^{-9}	1.3×10^{-9}	8.5×10^{-10}	6.7×10^{-10}	5.5×10^{-10}
		S	0.02	0.01	4.4×10^{-9}	3.7×10^{-9}	2.3×10^{-9}	1.5×10^{-9}	1.2×10^{-9}	1.0×10^{-9}
^{58}Co	70.80d	F	0.6	0.3 †	4.0×10^{-9}	3.0×10^{-9}	1.6×10^{-9}	1.0×10^{-9}	6.4×10^{-10}	5.3×10^{-10}
		M	0.2	0.1	7.3×10^{-9}	6.5×10^{-9}	3.5×10^{-9}	2.4×10^{-9}	2.0×10^{-9}	1.6×10^{-9}
		S	0.02	0.01	9.0×10^{-9}	7.5×10^{-9}	4.5×10^{-9}	3.1×10^{-9}	2.6×10^{-9}	2.1×10^{-9}
^{60}Co	5.271a	F	0.6	0.3 †	3.0×10^{-8}	2.3×10^{-8}	1.4×10^{-8}	8.9×10^{-9}	6.1×10^{-9}	5.2×10^{-9}
		M	0.2	0.1	4.2×10^{-8}	3.4×10^{-8}	2.1×10^{-8}	1.5×10^{-8}	1.2×10^{-8}	1.0×10^{-8}
		S	0.02	0.01	9.2×10^{-8}	8.6×10^{-8}	5.9×10^{-8}	4.0×10^{-8}	3.4×10^{-8}	3.1×10^{-8}
锶										
^{85}Sr	64.84d	F	0.6	0.4*	4.4×10^{-9}	2.3×10^{-9}	1.1×10^{-9}	9.6×10^{-10}	8.3×10^{-10}	3.8×10^{-10}
		M	0.2	0.1	4.3×10^{-9}	3.1×10^{-9}	1.8×10^{-9}	1.2×10^{-9}	8.8×10^{-10}	6.4×10^{-10}
		S	0.02	0.01	4.4×10^{-9}	3.7×10^{-9}	2.2×10^{-9}	1.3×10^{-9}	1.0×10^{-9}	8.1×10^{-10}

续表

核素	物理半衰期	类别	f_1		$e(\tau)$/Sv · Bq^{-1}					
			<1岁	≥1岁	<1岁	1~2岁	2~7岁	7~12岁	12~17岁	>17岁
^{89}Sr	50.5d	F	0.6	0.4*	1.5×10^{-8}	7.3×10^{-9}	3.2×10^{-9}	2.3×10^{-9}	1.7×10^{-9}	1.0×10^{-9}
		M	0.2	0.1	3.3×10^{-8}	2.4×10^{-8}	1.3×10^{-8}	9.1×10^{-9}	7.3×10^{-9}	6.1×10^{-9}
		S	0.02	0.01	3.9×10^{-8}	3.0×10^{-8}	1.7×10^{-8}	1.2×10^{-8}	9.3×10^{-9}	7.9×10^{-9}
^{90}Sr	29.12a	F	0.6	0.4*	1.3×10^{-7}	5.2×10^{-8}	3.1×10^{-8}	4.1×10^{-8}	5.3×10^{-8}	2.4×10^{-8}
		M	0.2	0.1	1.5×10^{-7}	1.1×10^{-7}	6.5×10^{-8}	5.1×10^{-8}	5.0×10^{-8}	3.6×10^{-8}
		S	0.02	0.01	4.2×10^{-7}	4.0×10^{-7}	2.7×10^{-7}	1.8×10^{-7}	1.6×10^{-7}	1.6×10^{-7}
钇										
^{90}Y	64.0h	M	0.001	0.000 1	1.3×10^{-8}	8.4×10^{-9}	4.0×10^{-9}	2.6×10^{-9}	1.7×10^{-9}	1.4×10^{-9}
		S	0.001	0.000 1	1.3×10^{-8}	8.8×10^{-9}	4.2×10^{-9}	2.7×10^{-9}	1.8×10^{-9}	1.5×10^{-9}
锝										
^{99}Tc	2.13×10^{5}a	F	1.0	0.8	4.0×10^{-9}	2.5×10^{-9}	1.0×10^{-9}	5.9×10^{-10}	3.6×10^{-10}	2.9×10^{-10}
		M	0.2	0.1	1.7×10^{-8}	1.3×10^{-8}	8.0×10^{-9}	5.7×10^{-9}	5.0×10^{-9}	4.0×10^{-9}
		S	0.02	0.01	4.1×10^{-8}	3.7×10^{-8}	2.4×10^{-8}	1.7×10^{-8}	1.5×10^{-8}	1.3×10^{-8}
^{99m}Tc	6.02h	F	1.0	0.8	1.2×10^{-10}	8.7×10^{-11}	4.1×10^{-11}	2.4×10^{-11}	1.5×10^{-11}	1.2×10^{-11}
		M	0.2	0.1	1.3×10^{-10}	9.9×10^{-11}	5.1×10^{-11}	3.4×10^{-11}	2.4×10^{-11}	1.9×10^{-11}
		S	0.02	0.01	1.3×10^{-10}	1.0×10^{-10}	5.2×10^{-11}	3.5×10^{-11}	2.5×10^{-11}	2.0×10^{-11}
钌										
^{106}Ru	368.2d	F	0.1	0.05	7.2×10^{-8}	5.4×10^{-8}	2.6×10^{-8}	1.6×10^{-8}	9.2×10^{-9}	7.9×10^{-9}
		M	0.1	0.05	1.4×10^{-7}	1.1×10^{-7}	6.4×10^{-8}	4.1×10^{-8}	3.1×10^{-8}	2.8×10^{-8}
		S	0.02	0.01	2.6×10^{-7}	2.3×10^{-7}	1.4×10^{-7}	9.1×10^{-8}	7.1×10^{-8}	6.6×10^{-8}
碘										
^{125}I	60.14d	F	1.0	1.0	2.0×10^{-8}	2.3×10^{-8}	1.5×10^{-8}	1.1×10^{-8}	7.2×10^{-9}	5.1×10^{-9}

续表

核素	物理半衰期	类别	f_1		$e(\tau)/Sv \cdot Bq^{-1}$					
			<1岁	≥1岁	<1岁	1~2岁	2~7岁	7~12岁	12~17岁	>17岁
		M	0.2	0.1	6.9×10^{-9}	5.6×10^{-9}	3.6×10^{-9}	2.6×10^{-9}	1.8×10^{-9}	1.4×10^{-9}
		S	0.02	0.01	2.4×10^{-9}	1.8×10^{-9}	1.0×10^{-9}	6.7×10^{-10}	4.8×10^{-10}	3.8×10^{-10}
^{129}I	$1.57\times10^{7}a$	F	1.0	1.0	7.2×10^{-8}	8.6×10^{-8}	6.1×10^{-8}	6.7×10^{-8}	4.6×10^{-8}	3.6×10^{-8}
		M	0.2	0.1	3.6×10^{-8}	3.3×10^{-8}	2.4×10^{-8}	2.4×10^{-8}	1.9×10^{-8}	1.5×10^{-8}
		S	0.02	0.01	2.9×10^{-8}	2.6×10^{-8}	1.8×10^{-8}	1.3×10^{-8}	1.1×10^{-8}	9.8×10^{-9}
^{131}I	8.04d	F	1.0	1.0	7.2×10^{-8}	7.2×10^{-8}	3.7×10^{-8}	1.9×10^{-8}	1.1×10^{-8}	7.4×10^{-9}
		M	0.2	0.1	2.2×10^{-8}	1.5×10^{-8}	8.2×10^{-9}	4.7×10^{-9}	3.4×10^{-9}	2.4×10^{-9}
		S	0.02	0.01	8.8×10^{-9}	6.2×10^{-9}	3.5×10^{-9}	2.4×10^{-9}	2.0×10^{-9}	1.6×10^{-9}
铯										
^{134}Cs	2.062a	F	1.0	1.0	1.1×10^{-8}	7.3×10^{-9}	5.2×10^{-9}	5.3×10^{-9}	6.3×10^{-9}	6.6×10^{-9}
		M	0.2	0.1	3.2×10^{-8}	2.6×10^{-8}	1.6×10^{-8}	1.2×10^{-8}	1.1×10^{-8}	9.1×10^{-9}
		S	0.02	0.01	7.0×10^{-8}	6.3×10^{-8}	4.1×10^{-8}	2.8×10^{-8}	2.3×10^{-8}	2.0×10^{-8}
^{137}Cs	30.0a	F	1.0	1.0	8.8×10^{-9}	5.4×10^{-9}	3.6×10^{-9}	3.7×10^{-9}	4.4×10^{-9}	4.6×10^{-9}
		M	0.2	0.1	3.6×10^{-8}	2.9×10^{-8}	1.8×10^{-8}	1.3×10^{-8}	1.1×10^{-8}	9.7×10^{-9}
		S	0.02	0.01	1.1×10^{-7}	1.0×10^{-7}	7.0×10^{-8}	4.8×10^{-8}	4.2×10^{-8}	3.9×10^{-8}
铅										
^{210}Pb	22.3a	F	0.6	0.4‡	4.7×10^{-6}	2.9×10^{-6}	1.5×10^{-6}	1.4×10^{-6}	1.3×10^{-6}	9.0×10^{-7}
		M	0.2	0.1	5.0×10^{-6}	3.7×10^{-6}	2.2×10^{-6}	1.5×10^{-6}	1.3×10^{-6}	1.1×10^{-6}
		S	0.02	0.01	1.8×10^{-5}	1.8×10^{-5}	1.1×10^{-5}	7.2×10^{-6}	5.9×10^{-6}	5.6×10^{-6}
钋										
^{210}Po	138.38d	F	0.2	0.1	7.4×10^{-6}	4.8×10^{-6}	2.2×10^{-6}	1.3×10^{-6}	7.7×10^{-7}	6.1×10^{-7}

续表

核素	物理半衰期	类别	f_1		$e(\tau)$/Sv · Bq^{-1}					
			<1岁	≥1岁	<1岁	1~2岁	2~7岁	7~12岁	12~17岁	>17岁
		M	0.2	0.1	1.5×10^{-5}	1.1×10^{-5}	6.7×10^{-6}	4.6×10^{-6}	4.0×10^{-6}	3.3×10^{-6}
		S	0.02	0.01	1.8×10^{-5}	1.4×10^{-5}	8.6×10^{-6}	5.9×10^{-6}	5.1×10^{-6}	4.3×10^{-6}
镭										
^{226}Ra	1 600a	F	0.6	0.3 ‡	2.6×10^{-6}	9.4×10^{-7}	5.5×10^{-7}	7.2×10^{-7}	1.3×10^{-6}	3.6×10^{-7}
		M	0.2	0.1	1.5×10^{-5}	1.1×10^{-5}	7.0×10^{-6}	4.9×10^{-6}	4.5×10^{-6}	3.5×10^{-6}
		S	0.02	0.01	3.4×10^{-5}	2.9×10^{-5}	1.9×10^{-5}	1.2×10^{-5}	1.0×10^{-5}	9.5×10^{-6}
^{228}Ra	5.75a	F	0.6	0.3 ‡	1.7×10^{-5}	5.7×10^{-6}	3.1×10^{-6}	3.6×10^{-6}	4.6×10^{-6}	9.0×10^{-7}
		M	0.2	0.1	1.5×10^{-5}	1.0×10^{-5}	6.3×10^{-6}	4.6×10^{-6}	4.4×10^{-6}	2.6×10^{-6}
		S	0.02	0.01	4.9×10^{-5}	4.8×10^{-5}	3.2×10^{-5}	2.0×10^{-5}	1.6×10^{-5}	1.6×10^{-5}
锕										
^{228}Ac	6.13h	F	0.005	0.000 5	1.8×10^{-7}	1.6×10^{-7}	9.7×10^{-8}	5.7×10^{-8}	2.9×10^{-8}	2.5×10^{-8}
		M	0.005	0.000 5	8.4×10^{-8}	7.3×10^{-8}	4.7×10^{-8}	2.9×10^{-8}	2.0×10^{-8}	1.7×10^{-8}
		S	0.005	0.000 5	6.4×10^{-8}	5.3×10^{-8}	3.3×10^{-8}	2.2×10^{-8}	1.9×10^{-8}	1.6×10^{-8}
钍										
^{228}Th	1.913 1a	F	0.005	0.000 5	1.8×10^{-4}	1.5×10^{-4}	8.3×10^{-5}	5.2×10^{-5}	3.5×10^{-5}	3.0×10^{-5}
		M	0.005	0.000 5	1.3×10^{-4}	1.1×10^{-4}	6.8×10^{-5}	4.6×10^{-5}	3.9×10^{-5}	3.2×10^{-5}
		S	0.005	0.000 5	1.6×10^{-4}	1.3×10^{-4}	8.2×10^{-5}	5.5×10^{-5}	4.7×10^{-5}	4.0×10^{-5}
^{229}Th	7 340a	F	0.005	0.000 5	5.4×10^{-4}	5.1×10^{-4}	3.6×10^{-4}	2.9×10^{-4}	2.4×10^{-4}	2.4×10^{-4}
		M	0.005	0.000 5	2.3×10^{-4}	2.1×10^{-4}	1.6×10^{-4}	1.2×10^{-4}	1.1×10^{-4}	1.1×10^{-4}
		S	0.005	0.000 5	2.1×10^{-4}	1.9×10^{-4}	1.3×10^{-4}	8.7×10^{-5}	7.6×10^{-5}	7.1×10^{-5}
^{230}Th	7.7×10^{4}a	F	0.005	0.000 5	2.1×10^{-4}	2.0×10^{-4}	1.4×10^{-4}	1.1×10^{-4}	9.9×10^{-5}	1.0×10^{-4}

续表

核素	物理半衰期	类别	f_1		$e(\tau)$/Sv · Bq^{-1}					
			<1岁	≥1岁	<1岁	1~2岁	2~7岁	7~12岁	12~17岁	>17岁
		M	0.005	0.000 5	7.7×10^{-5}	7.4×10^{-5}	5.5×10^{-5}	4.3×10^{-5}	4.2×10^{-5}	4.3×10^{-5}
		S	0.005	0.000 5	4.0×10^{-5}	3.5×10^{-5}	2.4×10^{-5}	1.6×10^{-5}	1.5×10^{-5}	1.4×10^{-5}
^{232}Th	$1.405\times10^{1}a$	F	0.005	0.000 5	2.3×10^{-4}	2.2×10^{-4}	1.6×10^{-4}	1.3×10^{-4}	1.2×10^{-4}	1.1×10^{-4}
		M	0.005	0.000 5	8.3×10^{-5}	8.1×10^{-5}	6.3×10^{-5}	5.0×10^{-5}	4.7×10^{-5}	4.5×10^{-5}
		S	0.005	0.000 5	5.4×10^{-5}	5.0×10^{-5}	3.7×10^{-5}	2.6×10^{-5}	2.5×10^{-5}	2.5×10^{-5}
^{234}Th	24.10d	F	0.005	0.000 5	4.0×10^{-8}	2.5×10^{-8}	1.1×10^{-8}	6.1×10^{-9}	3.5×10^{-9}	2.5×10^{-9}
		M	0.005	0.000 5	3.9×10^{-8}	2.9×10^{-8}	1.5×10^{-8}	1.0×10^{-8}	7.9×10^{-9}	6.6×10^{-9}
		S	0.005	0.000 5	4.1×10^{-8}	3.1×10^{-8}	1.7×10^{-8}	1.1×10^{-8}	9.1×10^{-9}	7.7×10^{-9}
铀										
^{234}U	$2.445\times10^{5}a$	F	0.04	0.02	2.1×10^{-6}	1.4×10^{-6}	9.0×10^{-7}	8.0×10^{-7}	8.2×10^{-7}	5.6×10^{-7}
		M	0.04	0.02	1.5×10^{-5}	1.1×10^{-5}	7.0×10^{-6}	4.8×10^{-6}	4.2×10^{-6}	3.5×10^{-6}
		S	0.02	0.002	3.3×10^{-5}	2.9×10^{-5}	1.9×10^{-5}	1.2×10^{-5}	1.0×10^{-5}	9.4×10^{-6}
^{235}U	$703.8\times10^{6}a$	F	0.04	0.02	2.0×10^{-6}	1.3×10^{-6}	8.5×10^{-7}	7.5×10^{-7}	7.7×10^{-7}	5.2×10^{-7}
		M	0.04	0.02	1.3×10^{-5}	1.0×10^{-5}	6.3×10^{-6}	4.3×10^{-6}	3.7×10^{-6}	3.1×10^{-6}
		S	0.02	0.002	3.0×10^{-5}	2.6×10^{-5}	1.7×10^{-5}	1.1×10^{-5}	9.2×10^{-6}	8.5×10^{-6}
^{238}U	$4.468\times10^{9}a$	F	0.04	0.02	1.9×10^{-6}	1.3×10^{-6}	8.2×10^{-7}	7.3×10^{-7}	7.4×10^{-7}	5.0×10^{-7}
		M	0.04	0.02	1.2×10^{-5}	9.4×10^{-6}	5.9×10^{-6}	4.0×10^{-6}	3.4×10^{-6}	2.9×10^{-6}
		S	0.02	0.002	2.9×10^{-5}	2.5×10^{-5}	1.6×10^{-5}	1.0×10^{-5}	8.7×10^{-6}	8.0×10^{-6}
镎										
^{237}Np	$2.14\times10^{6}a$	F	0.005	0.000 5	9.8×10^{-5}	9.3×10^{-5}	6.0×10^{-5}	5.0×10^{-5}	4.7×10^{-5}	5.0×10^{-5}
		M	0.005	0.000 5	4.4×10^{-5}	4.0×10^{-5}	2.8×10^{-5}	2.2×10^{-5}	2.2×10^{-5}	2.3×10^{-5}

续表

核素	物理半衰期	类别	f_1		$e(\tau)$/Sv·Bq^{-1}					
			<1岁	≥1岁	<1岁	1~2岁	2~7岁	7~12岁	12~17岁	>17岁
		S	0.005	0.000 5	3.7×10^{-5}	3.2×10^{-5}	2.1×10^{-5}	1.4×10^{-5}	1.3×10^{-5}	1.2×10^{-5}
^{239}Np	2.355d	F	0.005	0.000 5	2.6×10^{-9}	1.4×10^{-9}	6.3×10^{-10}	3.8×10^{-10}	2.1×10^{-10}	1.7×10^{-10}
		M	0.005	0.000 5	5.9×10^{-9}	4.2×10^{-9}	2.0×10^{-9}	1.4×10^{-9}	1.2×10^{-9}	9.3×10^{-10}
		S	0.005	0.000 5	5.6×10^{-9}	4.0×10^{-9}	2.2×10^{-9}	1.6×10^{-9}	1.3×10^{-9}	1.0×10^{-9}
钚										
^{238}Pu	87.74a	F	0.005	0.000 5	2.0×10^{-4}	1.9×10^{-4}	1.4×10^{-4}	1.1×10^{-4}	1.0×10^{-4}	1.1×10^{-4}
		M	0.005	0.000 5	7.8×10^{-5}	7.4×10^{-5}	5.6×10^{-5}	4.4×10^{-5}	4.3×10^{-5}	4.6×10^{-5}
		S	0.000 1	1.0×10^{-5}	4.5×10^{-5}	4.0×10^{-5}	2.7×10^{-5}	1.9×10^{-5}	1.7×10^{-5}	1.6×10^{-5}
^{239}Pu	24 065a	F	0.005	0.000 5	2.1×10^{-4}	2.0×10^{-4}	1.5×10^{-4}	1.2×10^{-4}	1.1×10^{-4}	1.2×10^{-4}
		M	0.005	0.000 5	8.0×10^{-5}	7.7×10^{-5}	6.0×10^{-5}	4.8×10^{-5}	4.7×10^{-5}	5.0×10^{-5}
		S	0.000 1	1.0×10^{-5}	4.3×10^{-5}	3.9×10^{-5}	2.7×10^{-5}	1.9×10^{-5}	1.7×10^{-5}	1.6×10^{-5}
^{240}Pu	6 537a	F	0.005	0.000 5	2.1×10^{-4}	2.0×10^{-4}	1.5×10^{-4}	1.2×10^{-4}	1.1×10^{-4}	1.2×10^{-4}
		M	0.005	0.000 5	8.0×10^{-5}	7.7×10^{-5}	6.0×10^{-5}	4.8×10^{-5}	4.7×10^{-5}	5.0×10^{-5}
		S	0.000 1	1.0×10^{-5}	4.3×10^{-5}	3.9×10^{-5}	2.7×10^{-5}	1.9×10^{-5}	1.7×10^{-5}	1.6×10^{-5}
^{241}Pu	14.4a	F	0.005	0.000 5	2.8×10^{-6}	2.9×10^{-6}	2.6×10^{-6}	2.4×10^{-6}	2.2×10^{-6}	2.3×10^{-6}
		M	0.005	0.000 5	9.1×10^{-7}	9.7×10^{-7}	9.2×10^{-7}	8.3×10^{-7}	8.6×10^{-7}	9.0×10^{-7}
		S	0.000 1	1.0×10^{-5}	2.2×10^{-7}	2.3×10^{-7}	2.0×10^{-7}	1.7×10^{-7}	1.7×10^{-7}	1.7×10^{-7}
镅										
^{241}Am	432.2a	F	0.005	0.000 5	1.8×10^{-4}	1.8×10^{-4}	1.2×10^{-4}	1.0×10^{-4}	9.2×10^{-5}	9.6×10^{-5}
		M	0.005	0.000 5	7.3×10^{-5}	6.9×10^{-5}	5.1×10^{-5}	4.0×10^{-5}	4.0×10^{-5}	4.2×10^{-5}
		S	0.005	0.000 5	4.6×10^{-5}	4.0×10^{-5}	2.7×10^{-5}	1.9×10^{-5}	1.7×10^{-5}	1.6×10^{-5}

续表

核素	物理半衰期	类别	f_1		$e(\tau)$/Sv·Bq^{-1}					
			<1岁	≥1岁	<1岁	1~2岁	2~7岁	7~12岁	12~17岁	>17岁
^{243}Am	7 380a	F	0.005	0.000 5	1.8×10^{-4}	1.7×10^{-4}	1.2×10^{-4}	1.0×10^{-4}	9.1×10^{-5}	9.6×10^{-5}
		M	0.005	0.000 5	7.2×10^{-5}	6.8×10^{-5}	5.0×10^{-5}	4.0×10^{-5}	4.0×10^{-5}	4.1×10^{-5}
		S	0.005	0.000 5	4.4×10^{-5}	3.9×10^{-5}	2.6×10^{-5}	1.8×10^{-5}	1.6×10^{-5}	1.5×10^{-5}
锔										
^{242}Cm	162.8d	F	0.005	0.000 5	2.7×10^{-5}	2.1×10^{-5}	1.0×10^{-5}	6.1×10^{-6}	4.0×10^{-6}	3.3×10^{-6}
		M	0.005	0.000 5	2.2×10^{-5}	1.8×10^{-5}	1.1×10^{-5}	7.3×10^{-6}	6.4×10^{-6}	5.2×10^{-6}
		S	0.005	0.000 5	2.4×10^{-5}	1.9×10^{-5}	1.2×10^{-5}	8.2×10^{-6}	7.3×10^{-6}	5.9×10^{-6}
^{243}Cm	28.5a	F	0.005	0.000 5	1.6×10^{-4}	1.5×10^{-4}	9.5×10^{-5}	7.3×10^{-5}	6.5×10^{-5}	6.9×10^{-5}
		M	0.005	0.000 5	6.7×10^{-5}	6.1×10^{-5}	4.2×10^{-5}	3.1×10^{-5}	3.0×10^{-5}	3.1×10^{-5}
		S	0.005	0.000 5	4.6×10^{-5}	4.0×10^{-5}	2.6×10^{-5}	1.8×10^{-5}	1.6×10^{-5}	1.5×10^{-5}
^{244}Cm	18.11a	F	0.005	0.000 5	1.5×10^{-4}	1.3×10^{-4}	8.3×10^{-5}	6.1×10^{-5}	5.3×10^{-5}	5.7×10^{-5}
		M	0.005	0.000 5	6.2×10^{-5}	5.7×10^{-5}	3.7×10^{-5}	2.7×10^{-5}	2.6×10^{-5}	2.7×10^{-5}
		S	0.005	0.000 5	4.4×10^{-5}	3.8×10^{-5}	2.5×10^{-5}	1.7×10^{-5}	1.5×10^{-5}	1.3×10^{-5}
锎										
^{249}Cf	350.6a	M	0.005	0.000 5	1.6×10^{-4}	1.5×10^{-4}	1.1×10^{-4}	8.0×10^{-5}	7.2×10^{-5}	7.0×10^{-5}
^{252}Cf	2.638a	M	0.005	0.000 5	9.7×10^{-5}	8.7×10^{-5}	5.6×10^{-5}	3.2×10^{-5}	2.2×10^{-5}	2.0×10^{-5}

注：† 对成年人F型的f_1是0.1；* 对成年人F型的f_1是0.3；

‡ 对成年人F型的f_1是0.2。

3．吸入可溶性或活性气体和蒸气的剂量系数

70 岁以下公众成员吸入可溶性或活性气体和蒸气的有效剂量系数见表 C3-3。

表 C3-3　70 岁以下公众成员吸入可溶性或活性气体和蒸气的有效剂量系数（e）

核素	物理半衰期	类别	f_1		$e(\tau)$/Sv · Bq^{-1}					
			<1 岁	≥1 岁	<1 岁	1 ~ 2 岁	2 ~ 7 岁	7 ~ 12 岁	12 ~ 17 岁	>17 岁
氢										
^{3}H	12.35a	V	1OBT	1.0	1.1×10^{-10}	1.1×10^{-10}	7.0×10^{-11}	5.5×10^{-11}	4.1×10^{-11}	4.1×10^{-11}
		V	1HT	1.0	6.4×10^{-15}	4.8×10^{-15}	3.1×10^{-15}	2.3×10^{-15}	1.8×10^{-15}	1.8×10^{-15}
		V	1CH3T	1.0	6.4×10^{-13}	4.8×10^{-13}	3.1×10^{-13}	2.3×10^{-13}	1.8×10^{-13}	1.8×10^{-13}
		V	1HTO	1.0	6.4×10^{-11}	4.8×10^{-11}	3.1×10^{-11}	2.3×10^{-11}	1.8×10^{-11}	1.8×10^{-11}
碳										
^{11}C	20.38m	V	1CO_2	1.0	1.8×10^{-11}	1.2×10^{-11}	6.5×10^{-12}	4.1×10^{-12}	2.5×10^{-12}	2.2×10^{-12}
		V	1CO	1.0	1.0×10^{-11}	6.7×10^{-12}	3.5×10^{-12}	2.2×10^{-12}	1.4×10^{-12}	1.2×10^{-12}
		V	1CH_4	1.0	2.3×10^{-13}	1.5×10^{-13}	8.1×10^{-14}	5.1×10^{-14}	3.2×10^{-14}	2.7×10^{-14}
		V	1*	1.0	2.8×10^{-11}	1.8×10^{-11}	9.7×10^{-12}	6.1×10^{-12}	3.8×10^{-12}	3.2×10^{-12}
^{14}C	5 730a	V	1CO_2	1.0	1.9×10^{-11}	1.9×10^{-11}	1.1×10^{-11}	8.9×10^{-12}	6.3×10^{-12}	6.2×10^{-12}
		V	1CO	1.0	9.1×10^{-12}	5.7×10^{-12}	2.8×10^{-12}	1.7×10^{-12}	9.9×10^{-13}	8.0×10^{-13}
		V	1CH_4	1.0	6.6×10^{-12}	7.8×10^{-12}	4.9×10^{-12}	4.0×10^{-12}	2.9×10^{-12}	2.9×10^{-12}
		V	1*	1.0	1.3×10^{-9}	1.6×10^{-9}	9.7×10^{-10}	7.9×10^{-10}	5.7×10^{-10}	5.8×10^{-10}
硫										
^{35}S	87.44d	V	1SO_2	0.8	9.4×10^{-10}	6.6×10^{-10}	3.4×10^{-10}	2.1×10^{-10}	1.3×10^{-10}	1.1×10^{-10}
		V	1CS_2	0.8	6.9×10^{-9}	4.8×10^{-9}	2.4×10^{-9}	1.4×10^{-9}	8.6×10^{-10}	7.0×10^{-10}

续表

核素	物理半衰期	类别	f_1		$e(\tau)$/Sv · Bq^{-1}					
			<1岁	≥1岁	<1岁	1~2岁	2~7岁	7~12岁	12~17岁	>17岁
镍（羰基镍）										
^{56}Ni	6.10d	V	0.1	0.05	6.8×10^{-9}	5.2×10^{-9}	3.2×10^{-9}	2.1×10^{-9}	1.4×10^{-9}	1.2×10^{-9}
^{57}Ni	36.08h	V	0.1	0.05	3.1×10^{-9}	2.3×10^{-9}	1.4×10^{-9}	9.2×10^{-10}	6.5×10^{-10}	5.6×10^{-10}
^{59}Ni	7.5×10^{4}a	V	0.1	0.05	4.0×10^{-9}	3.3×10^{-9}	2.0×10^{-9}	1.3×10^{-9}	9.1×10^{-10}	8.3×10^{-10}
^{63}Ni	96a	V	0.1	0.05	9.5×10^{-9}	8.0×10^{-9}	4.8×10^{-9}	3.0×10^{-9}	2.2×10^{-9}	2.0×10^{-9}
^{65}Ni	2.520h	V	0.1	0.05	2.0×10^{-9}	1.4×10^{-9}	8.1×10^{-10}	5.6×10^{-10}	4.0×10^{-10}	3.6×10^{-10}
^{66}Ni	54.6h	V	0.1	0.05	1.0×10^{-8}	7.1×10^{-9}	4.0×10^{-9}	2.7×10^{-9}	1.8×10^{-9}	1.6×10^{-9}
钌（四氧化钌）										
^{94}Ru	51.8m	V	0.1	0.05	5.5×10^{-10}	3.5×10^{-10}	1.8×10^{-10}	1.1×10^{-10}	7.0×10^{-11}	5.6×10^{-11}
^{97}Ru	2.9d	V	0.1	0.05	8.7×10^{-10}	6.2×10^{-10}	3.4×10^{-10}	2.2×10^{-10}	1.4×10^{-10}	1.2×10^{-10}
^{103}Ru	39.28d	V	0.1	0.05	9.0×10^{-9}	6.2×10^{-9}	3.3×10^{-9}	2.1×10^{-9}	1.3×10^{-9}	1.1×10^{-9}
^{105}Ru	4.44h	V	0.1	0.05	1.6×10^{-9}	1.0×10^{-9}	5.3×10^{-10}	3.2×10^{-10}	2.2×10^{-10}	1.8×10^{-10}
^{106}Ru	368.2d	V	0.1	0.05	1.6×10^{-7}	1.1×10^{-7}	6.1×10^{-8}	3.7×10^{-8}	2.2×10^{-8}	1.8×10^{-8}
碲										
^{116}Te	2.49h	V	0.6	0.3	5.9×10^{-10}	4.4×10^{-10}	2.5×10^{-10}	1.6×10^{-10}	1.1×10^{-10}	8.7×10^{-11}
^{121}Te	17d	V	0.6	0.3	3.0×10^{-9}	2.4×10^{-9}	1.4×10^{-9}	9.6×10^{-10}	6.7×10^{-10}	5.1×10^{-10}
^{121m}Te	154d	V	0.6	0.3	3.5×10^{-8}	2.7×10^{-8}	1.6×10^{-8}	9.8×10^{-9}	6.6×10^{-9}	5.5×10^{-9}
^{123}Te	1×10^{13}a	V	0.6	0.3	2.8×10^{-8}	2.5×10^{-8}	1.9×10^{-8}	1.5×10^{-8}	1.3×10^{-8}	1.2×10^{-8}
^{123m}Te	119.7d	V	0.6	0.3	2.5×10^{-8}	1.8×10^{-8}	1.0×10^{-8}	5.7×10^{-9}	3.5×10^{-9}	2.9×10^{-9}
^{125m}Te	58d	V	0.6	0.3	1.5×10^{-8}	1.1×10^{-8}	5.9×10^{-9}	3.2×10^{-9}	1.9×10^{-9}	1.5×10^{-9}
^{127}Te	9.35h	V	0.6	0.3	6.1×10^{-10}	4.4×10^{-10}	2.3×10^{-10}	1.4×10^{-10}	9.2×10^{-11}	7.7×10^{-11}

续表

核素	物理半衰期	类别	f_1		$e(\tau)$/Sv·Bq^{-1}					
			<1岁	≥1岁	<1岁	1~2岁	2~7岁	7~12岁	12~17岁	>17岁
^{127m}Te	109d	V	0.6	0.3	5.3×10^{-8}	3.7×10^{-8}	1.9×10^{-8}	1.0×10^{-8}	6.1×10^{-9}	4.6×10^{-9}
^{129}Te	69.6m	V	0.6	0.3	2.5×10^{-10}	1.7×10^{-10}	9.4×10^{-11}	6.2×10^{-11}	4.3×10^{-11}	3.7×10^{-11}
^{129m}Te	33.6d	V	0.6	0.3	4.8×10^{-8}	3.2×10^{-8}	1.6×10^{-8}	8.5×10^{-9}	5.1×10^{-9}	3.7×10^{-9}
^{131}Te	25.0m	V	0.6	0.3	5.1×10^{-10}	4.5×10^{-10}	2.6×10^{-10}	1.4×10^{-10}	9.5×10^{-11}	6.8×10^{-11}
^{131m}Te	30h	V	0.6	0.3	2.1×10^{-8}	1.9×10^{-8}	1.1×10^{-8}	5.6×10^{-9}	3.7×10^{-9}	2.4×10^{-9}
^{132}Te	78.2h	V	0.6	0.3	5.4×10^{-8}	4.5×10^{-8}	2.4×10^{-8}	1.2×10^{-8}	7.6×10^{-9}	5.1×10^{-9}
^{133}Te	12.45m	V	0.6	0.3	5.5×10^{-10}	4.7×10^{-10}	2.5×10^{-10}	1.2×10^{-10}	8.1×10^{-11}	5.6×10^{-11}
^{133m}Te	55.4m	V	0.6	0.3	2.3×10^{-9}	2.0×10^{-9}	1.1×10^{-9}	5.0×10^{-10}	3.3×10^{-10}	2.2×10^{-10}
^{134}Te	41.8m	V	0.6	0.3	6.8×10^{-10}	5.5×10^{-10}	3.0×10^{-10}	1.6×10^{-10}	1.1×10^{-10}	8.4×10^{-11}
碘										
^{120}I	81.0m	V	1.0CH3I	1.0	2.3×10^{-9}	1.9×10^{-9}	1.0×10^{-9}	4.8×10^{-10}	3.1×10^{-10}	2.0×10^{-10}
		V	1.0I2	1.0	3.0×10^{-9}	2.4×10^{-9}	1.3×10^{-9}	6.4×10^{-10}	4.3×10^{-10}	3.0×10^{-10}
^{120m}I	53m	V	1.0CH3I	1.0	1.0×10^{-9}	8.7×10^{-10}	4.6×10^{-10}	2.2×10^{-10}	1.5×10^{-10}	1.0×10^{-10}
		V	1.0I2	1.0	1.5×10^{-9}	1.2×10^{-9}	6.4×10^{-10}	3.4×10^{-10}	2.3×10^{-10}	1.8×10^{-10}
^{121}I	2.12h	V	1.0CH3I	1.0	4.2×10^{-10}	3.8×10^{-10}	2.2×10^{-10}	1.2×10^{-10}	8.3×10^{-11}	5.6×10^{-11}
		V	1.0I2	1.0	5.7×10^{-10}	5.1×10^{-10}	3.0×10^{-10}	1.7×10^{-10}	1.2×10^{-10}	8.6×10^{-11}
^{123}I	13.2h	V	1.0CH3I	1.0	1.6×10^{-9}	1.4×10^{-9}	7.7×10^{-10}	3.6×10^{-10}	2.4×10^{-10}	1.5×10^{-10}
		V	1.0I2	1.0	2.1×10^{-9}	1.8×10^{-9}	1.0×10^{-9}	4.7×10^{-10}	3.2×10^{-10}	2.1×10^{-10}
^{124}I	4.18d	V	1.0CH3I	1.0	8.5×10^{-8}	8.0×10^{-8}	4.5×10^{-8}	2.2×10^{-8}	1.4×10^{-8}	9.2×10^{-9}
		V	1.0I2	1.0	1.1×10^{-7}	1.0×10^{-7}	5.8×10^{-8}	2.8×10^{-8}	1.8×10^{-8}	1.2×10^{-8}

续表

核素	物理半衰期	类别	f_1		$e(\tau)$/Sv · Bq^{-1}					
			<1岁	≥1岁	<1岁	1~2岁	2~7岁	7~12岁	12~17岁	>17岁
^{125}I	60.14d	V	1.0CH3I	1.0	3.7×10^{-8}	4.0×10^{-8}	2.9×10^{-8}	2.2×10^{-8}	1.6×10^{-8}	1.1×10^{-8}
		V	1.0I2	1.0	4.7×10^{-8}	5.2×10^{-8}	3.7×10^{-8}	2.8×10^{-8}	2.0×10^{-8}	1.4×10^{-8}
^{126}I	13.02d	V	1.0CH3I	1.0	1.5×10^{-7}	1.5×10^{-7}	9.0×10^{-8}	4.8×10^{-8}	3.2×10^{-8}	2.0×10^{-8}
		V	1.0I2	1.0	1.9×10^{-7}	1.9×10^{-7}	1.1×10^{-7}	6.2×10^{-8}	4.1×10^{-8}	2.6×10^{-8}
^{128}I	24.99m	V	1.0CH3I	1.0	1.5×10^{-10}	1.2×10^{-10}	6.3×10^{-11}	3.0×10^{-11}	1.9×10^{-11}	1.3×10^{-11}
		V	1.0I2	1.0	4.2×10^{-10}	2.8×10^{-10}	1.6×10^{-10}	1.0×10^{-10}	7.5×10^{-11}	6.5×10^{-11}
^{129}I	1.57×10^{7}a	V	1.0CH3I	1.0	1.3×10^{-7}	1.5×10^{-7}	1.2×10^{-7}	1.3×10^{-7}	9.9×10^{-8}	7.4×10^{-8}
		V	1.0I2	1.0	1.7×10^{-7}	2.0×10^{-7}	1.6×10^{-7}	1.7×10^{-7}	1.3×10^{-7}	9.6×10^{-8}
^{130}I	12.36h	V	1.0CH3I	1.0	1.5×10^{-8}	1.3×10^{-8}	7.2×10^{-9}	3.3×10^{-9}	2.2×10^{-9}	1.4×10^{-9}
		V	1.0I2	1.0	1.9×10^{-8}	1.7×10^{-8}	9.2×10^{-9}	4.3×10^{-9}	2.8×10^{-9}	1.9×10^{-9}
^{131}I	8.04d	V	1.0CH3I	1.0	1.3×10^{-7}	1.3×10^{-7}	7.4×10^{-8}	3.7×10^{-8}	2.4×10^{-8}	1.5×10^{-8}
		V	1.0I2	1.0	1.7×10^{-7}	1.6×10^{-7}	9.4×10^{-8}	4.8×10^{-8}	3.1×10^{-8}	2.0×10^{-8}
^{132}I	2.30h	V	1.0CH3I	1.0	2.0×10^{-9}	1.8×10^{-9}	9.5×10^{-10}	4.4×10^{-10}	2.9×10^{-10}	1.9×10^{-10}
		V	1.0I2	1.0	2.8×10^{-9}	2.3×10^{-9}	1.3×10^{-9}	6.4×10^{-10}	4.3×10^{-10}	3.1×10^{-10}
^{132m}I	83.6m	V	1.0CH3I	1.0	1.8×10^{-9}	1.6×10^{-9}	8.3×10^{-10}	3.9×10^{-10}	2.5×10^{-10}	1.6×10^{-10}
		V	1.0I2	1.0	2.4×10^{-9}	2.1×10^{-9}	1.1×10^{-9}	5.6×10^{-10}	3.8×10^{-10}	2.7×10^{-10}
^{133}I	20.8 h	V	1.0CH3I	1.0	3.5×10^{-8}	3.2×10^{-8}	1.7×10^{-8}	7.6×10^{-9}	4.9×10^{-9}	3.1×10^{-9}
		V	1.0I2	1.0	4.5×10^{-8}	4.1×10^{-8}	2.1×10^{-8}	9.7×10^{-9}	6.3×10^{-9}	4.0×10^{-9}
^{134}I	52.6m	V	1.0CH3I	1.0	5.1×10^{-10}	4.3×10^{-10}	2.3×10^{-10}	1.1×10^{-10}	7.4×10^{-11}	5.0×10^{-11}
		V	1.0I2	1.0	8.7×10^{-10}	6.9×10^{-10}	3.9×10^{-10}	2.2×10^{-10}	1.6×10^{-10}	1.5×10^{-10}

续表

核素	物理半衰期	类别	f_1		$e(\tau)$/Sv·Bq^{-1}					
			<1岁	≥1岁	<1岁	1~2岁	2~7岁	7~12岁	12~17岁	>17岁
^{135}I	6.61h	V	1.0CH3I	1.0	7.5×10^{-9}	6.7×10^{-9}	3.5×10^{-9}	1.6×10^{-9}	1.1×10^{-9}	6.8×10^{-10}
		V	1.0I2	1.0	9.7×10^{-9}	8.5×10^{-9}	4.5×10^{-9}	2.1×10^{-9}	1.4×10^{-9}	9.2×10^{-10}
汞										
^{193}Hg	3.5h	V	1.0	1.0	4.2×10^{-9}	3.4×10^{-9}	2.2×10^{-9}	1.6×10^{-9}	1.2×10^{-9}	1.1×10^{-9}
^{193m}Hg	11.1h	V	1.0	1.0	1.2×10^{-8}	9.4×10^{-9}	6.1×10^{-9}	4.5×10^{-9}	3.4×10^{-9}	3.1×10^{-9}
^{194}Hg	260a	V	1.0	1.0	9.4×10^{-8}	8.3×10^{-8}	6.2×10^{-8}	5.0×10^{-8}	4.3×10^{-8}	4.0×10^{-8}
^{195}Hg	9.9h	V	1.0	1.0	5.3×10^{-9}	4.3×10^{-9}	2.8×10^{-9}	2.1×10^{-9}	1.6×10^{-9}	1.4×10^{-9}
^{195m}Hg	41.6h	V	1.0	1.0	3.0×10^{-8}	2.5×10^{-8}	1.6×10^{-8}	1.2×10^{-8}	8.8×10^{-9}	8.2×10^{-9}
^{197}Hg	64.1h	V	1.0	1.0	1.6×10^{-8}	1.3×10^{-8}	8.4×10^{-9}	6.3×10^{-9}	4.7×10^{-9}	4.4×10^{-9}
^{197m}Hg	23.8h	V	1.0	1.0	2.1×10^{-8}	1.7×10^{-8}	1.1×10^{-8}	8.2×10^{-9}	6.2×10^{-9}	5.8×10^{-9}
^{199m}Hg	42.6m	V	1.0	1.0	6.5×10^{-10}	5.3×10^{-10}	3.4×10^{-10}	2.5×10^{-10}	1.9×10^{-10}	1.8×10^{-10}
^{203}Hg	46.60d	V	1.0	1.0	3.0×10^{-8}	2.3×10^{-8}	1.5×10^{-8}	1.0×10^{-8}	7.7×10^{-9}	7.0×10^{-9}

附录 D 氡子体的气溶胶数据和剂量系数

D.1 概述

与暴露于氡相关的辐射剂量通常主要是由于吸入伴随的短寿命子体。基于 OIR 系列中应用的标准剂量测定方法，在本附件中给出了吸入 ^{222}Rn 和 ^{220}Rn 子体的有效剂量系数。也就是说，这些剂量系数来自氡或钍射气子体的生物动力学模型和描述这些放射性核素发射的辐射传输的剂量学模型。

本附件提供了氡子体剂量学的详细处理，包括对空气中氡子体物理特性的经验数据的回顾，以及表征空气中氡和氡子体浓度的数量和单位的描述。为在室内工作场所和矿山中吸入 ^{222}Rn 或 ^{220}Rn 的短寿命子体提供了有效剂量系数。还计算了在旅游洞穴中吸入 ^{222}Rn 子体的有效剂量系数。剂量系数以 mSv 每工作水平月（WLM）、mSv 每 mJ · h/m^3 或 mSv 每 Bq · h/m^3 为单位表示。此外，本附件还提供了剂量学数据，以支持根据气溶胶数据计算特定地点的剂量系数。

随附的电子附件中给出了接触氡和钍子体的器官和组织等效剂量系数。随附的电子附件中还给出了吸入锕射气（^{219}Rn）子体的有效剂量系数。

D.2 氡子体剂量学数据的使用

对于大多数元素的放射性同位素，剂量系数在 OIR 系列中针对不同的受照条件（主要是不同的化学形式）给出，并建议在可获得和估计更具体的数据的情况下计算特定地点的剂量系数剂量需要更详细地考虑。

氡（^{222}Rn）代表了一个特例，因为现在有关于氡诱发肺癌风险的良好和一致的信息来自地下矿工的流行病学研究和住宅汇总分析。在 ICRP 65 出版物中，对于吸烟者和非吸烟者的混合成人人群，名义风险系数为 8×10^{-5} 每 mJ · h/m^3（2.8×10^{-4}/WLM），来自当时可用的地下矿井暴露的流行病学数据。通过将该名义风险系数与 ICRP 60 出版物的每单位有效剂量值的风险值进行比较，成人的剂量转换公约值为 1.4mSv/（mJ · h/m^3）［5mSv/WLM（即，职业人员）和 1.1mSv/（mJ · h/m^3）（4mSv/WLM）］，适用于所有年龄段。在 ICRP 115 出版物中，对最近的流行病学数据进行了审查，重点是矿山中的低暴露水平和低暴露率，以及修订后的名义风险系数为 1.4×10^{-4}/（mJ · h/m^3）（5×10^{-4}/WLM）在随附的氡声明中被提议和批准。从住宅和矿工流行病学研究得出的肺癌风险估计值的比较显示出良好的一致性。最近对一大群德国铀矿工人的研究显示，在较低暴露水平下肺癌风险略低但大致一致。

修订后的名义风险系数为 1.4×10^{-4}/（mJ · h/m^3）（5×10^{-4}/WLM）和 ICRP 103 出版物风险值，推导出成人的有效剂量的剂量转换约定值为 3.4mSv/（mJ · h/m^3）（12mSv/WLM）

和所有年龄段的 2.6mSv/（mJ·h/m^3）（9mSv/WLM）。在没有任何关于儿童时期接触氡和子体的风险的可靠信息的情况下，获得了 2.6mSv/（mJ·h/m^3）的值。

使用本附录中总结的气溶胶参数值进行剂量计算得出有效剂量系数为：对矿山 3.1mSv/（mJ·h/m^3）（11mSv/WLM）；用于室内工作场所 5.6mSv/（mJ·h/m^3）（20mSv/WLM）；用于旅游洞穴 6.6mSv/（mJ·h/m^3）（23mSv/WLM），这里考虑了来自氡子体的剂量。假设参考工作人员的呼吸速率为 1.2m^3/h（2.5h/d 坐位和 5.5h/d 轻度运动），计算这些值；即，大约三分之一的工作时间用于坐着，三分之二的工作时间用于轻度运动。对于诸如办公室工作等久坐不动的职业，这种参考呼吸率可能会高估。假设呼吸频率较低，为 0.86m^3/h（坐下时间的三分之二，轻度运动所花费的时间的三分之一）会使剂量系数从 5.6mSv/（mJ·h/m^3）降低至约 3.9mSv 每 mJ·h/m^3（20mSv/WLM 至约 14mSv/WLM）。对于住所，剂量系数计算为 3.6mSv/（mJ·h/m^3）（13mSv/WLM）。这些剂量系数中的每一个都适用于吸入氡子体，并且不包括来自氡气的少量额外贡献（<5%）。虽然吸入子体的有效剂量主要是肺部剂量，吸入的氡气分布在身体周围，只有约三分之一的有效剂量由肺部剂量贡献。

在考虑通过剂量计算和流行病学比较获得的剂量系数之间的一致性时，应认识到两种方法的潜在不确定度。考虑到这两种方法，在大多数情况下，ICRP 建议使用单一舍入剂量系数 3mSv/（mJ·h/m^3）（约 10mSv/WLM）计算暴露于地下矿井和建筑物中的氡和氡子体后的剂量。ICRP 认为该剂量系数适用于大多数情况，不必对气溶胶特性进行调整。但是，对于从事大量体育活动的室内工作场所和旅游洞穴的工作人员，剂量系数为 6mSv/（mJ·h/m^3）（约 20mSv/WLM）被认为更合适。此外，在气溶胶特征与典型条件明显不同的情况下，如果有足够，可靠的气溶胶数据并且估计的剂量需要更详细地考虑，可以使用 ICRP 137 出版物随附的电子附件中提供的剂量测定数据计算现场特定的剂量系数。

就 ^{222}Rn 气体暴露的测量而言，假设平衡因子 F 为 0.4，3mSv 每 mJ·h/m^3 的剂量系数对应于 6.7×10^{-6}mSv 每 Bq·h/m^3。如果一名工人的居住时间为 2 000h/a 且 F=0.4，则对应于 ICRP 126 出版物推荐的 300Bq/m^3 上限参考水平是 4mSv。

对两种接触情况计算了吸入钍气后的剂量系数：室内工作场所和矿井。根据这些计算，建议对所有职业照射情况使用 1.5mSv/（mJ·h/m^3）（5mSv/WLM）的单一值。与吸入氡子体的情况一样，如果有足够、可靠的气溶胶数据并且估计剂量需要更详细地考虑，则可以使用 ICRP 137 出版物随附的剂量学数据电子附件，计算特定地点的剂量系数。

D.3　气载氡子体的物理特性

^{222}Rn、^{220}Rn（钍气）和 ^{219}Rn（锕）气体衰变成一系列固体短寿命放射性核素。以及产生的气溶胶（图 D–1）。

氡气衰变后，新形成的放射性核素与痕量气体和蒸气迅速反应（<1 秒），并通过簇

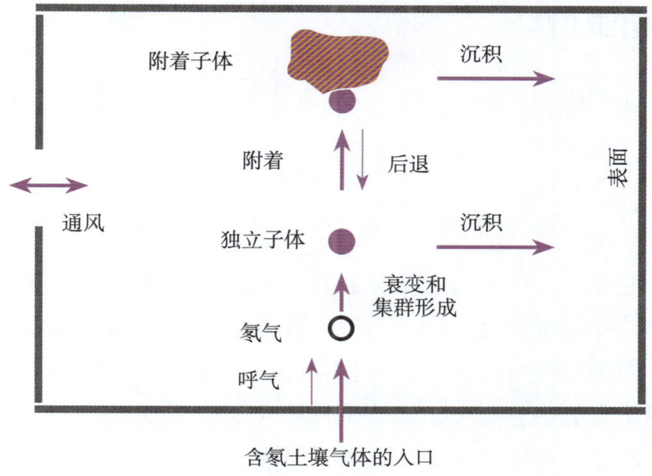

图 D-1 封闭空间中氡子体行为的示意图

形成生长，形成大约 1nm 大小的粒子。氡气衰变后，新形成的放射性核素与痕量气体和蒸气迅速反应（<1 秒），并通过簇形成生长，形成大约 1nm 大小的粒子。这些被称为“独立子体”（未附着子体）。未附着的放射性核素也可能在 1 ~ 100 秒内附着在大气中现有的气溶胶颗粒上，形成所谓的“附着子体”。附着的子体可以具有三峰活度大小分布，可以通过三个对数正态分布的组合来近似。这些包括活度中值热力学直径（*AMTD*）介于 10nm 和 100nm 之间的成核模式、累积模式 *AMTD* 值为 100 ~ 450nm，粗模式的活度中位数空气动力学直径（*AMAD*）大于 1μm。通常，最大活度分数处于累积模式。

空气中短寿命氡子体的活度浓度实际上低于母体氡气的活性浓度，因为空气中的氡子体可以通过“析出”（即通过沉积在表面上）去除，并且因为通风减少了氡气衰变（即氡子体生长）的可用时间。这是由平衡因子 F 量化的，它是氡气与其后代之间的不平衡程度的量度。如果短寿命氡子体的活度浓度等于氡气的活度浓度（即已达到长期平衡），则 *F* 将为 1。然而，由于板出和通风，*F* 在实践中，总是小于 1；^{222}Rn，室内空气通常为 *F* 为 0.4，强制通风矿井为 0.2。

对于暴露于氡气和钍射气体，吸入其短寿命子体放射性核素通常比吸入气体本身对有效剂量有更高的贡献。在吸入短寿命子体之后，它们的大部分衰变发生在肺部之前，可以通过吸收到血液中或通过颗粒运输到消化道来进行清除。因此，肺部剂量占有效剂量的 95% 以上。由于这种暴露途径的重要性，下面详细考虑暴露于氡和钍的子体。这里给出剂量系数，用于在代表两种不同类型工作场所的暴露条件下同时摄入短寿命氡和钍射气子体：室内工作场所和矿井。在暴露于 ^{222}Rn 子体后，还计算了旅游洞穴的剂量系数。还给出了剂量数据，以支持特定剂量系数的计算，以用于气溶胶条件与典型条件明显不同的情况，以及可获得足够和可靠的气溶胶数据以保证调整参考剂量系数的情况。

D.4 特殊量和单位

特殊量和单位用于表征氡及其在空气中的短寿命子体的浓度，以及由此产生的吸入内照射。

D.4.1 浓度

对肺部的剂量主要来自吸入氡子体和在其衰变过程中释放的α粒子及其短寿命子体。氡子体混合物的“α潜能量浓度（*PAEC*）”的数量在历史上被用作浓度的量度，它是剂量和风险的指标。氡衰变链中原子 *i* 的α潜能量（*PAE*）$\varepsilon_{p,i}$ 是该原子衰变到稳定的 ^{210}Pb 期间发射的总α能量。放射性核素 *i* 的单位活度（Bq）的 *PAE* 为 $\varepsilon_{p,i}/\lambda_{r,i}$，其中 λ_r（单位：s^{-1}）是放射性衰变常数。对于氡和钍的短寿命子体，每个原子和单位活度的 *PAE* 列在表 D.1 中。

表 D–1　氡和钍射气子体的每个原子和单位活度的α潜能

核素	半衰期	α潜能			
		每个原子		单位活度	
		MeV	10^{-12}J	MeV/Bq	10^{-10}J/Bq
氡（^{222}Rn）子体					
^{218}Po	3.05min	13.69	2.19	3.615×10^{3}	5.79
^{214}Pb	26.8min	7.69	1.23	1.784×10^{4}	28.6
^{214}Bi	19.9min	7.69	1.23	1.325×10^{4}	21.2
^{214}Po	164μs	7.69	1.23	2×10^{-3}	3×10^{-6}
平衡时每 Bq^{222}Rn 的总数				3.4×10^{4}	55.6
钍射气（^{220}Rn）子体					
^{216}Po	0.15s	14.6	2.34	3.16	5.1×10^{-3}
^{212}Pb	10.64h	7.8	1.25	4.312×10^{5}	691
^{212}Bi	60.6min	7.8	1.25	4.090×10^{4}	65.5
^{212}Po	304ns	8.78	1.41	3.85×10^{-6}	6.2×10^{-9}
平衡时每 Bq^{220}Rn 的总数			—	4.721×10^{5}	756

空气中任何短寿命氡子体混合物的 *PAEC*，c_p 是单位体积空气中存在的这些原子的 *PAE* 之和。因此，如果 c_i（以 Bq/m^3 为单位）是子体核素 *i* 的活度浓度，则子体混合物的 *PAEC* 为：

$$c_P = \sum_i c_i\left(\varepsilon_{P,i} / \lambda_{r,i}\right) \qquad \text{公式 D-1}$$

这个量的 SI 单位是 J/m^3（$1J/m^3=6.242\times10^{12}MeV/m^3$）。

采矿业中使用的 *PAEC* 的历史单位是工作水平（WL）。在 ICRP 65 出版物中定义了 1WL 的浓度，定义 $1m^3$ 空气中短寿命氡子体的任何组合，它们将导致 1.300×10^8MeV α 能量的发射（即一个 *PAEC* 为 $1.300\times10^8MeV/m^3$）。

所谓的“平衡当量浓度”（*EEC*）定义为氡气体的活度浓度，与其短寿命子体平衡，后者与现有的非平衡混合物具有相同的 *PAEC*。因此，对于给定的氡子体混合物，可以用如下公式计算：

$$EEC=\frac{\sum_i c_i\left(\varepsilon_{\mathrm{P},i}/\lambda_{\mathrm{r},i}\right)}{\sum_i\left(\varepsilon_{\mathrm{P},i}/\lambda_{\mathrm{r},i}\right)} \qquad \text{公式 D–2}$$

一个工作水平等于 ^{222}Rn（氡气）的 *EEC* 的约 3 750Bq/m^3 或 ^{220}Rn（钍射气）的 *EEC* 的约 275Bq/m^3。因此，*EEC* 是氡子体浓度的测量值，或者更确切地说，是 *PAEC* 的量度。

D.4.2 平衡因子

平衡因子 *F* 定义为 *EEC* 与氡气浓度的比值。换句话说，它是氡子体的实际混合物的 PAEC 与放射性平衡时应用的 *PAEC* 的比率。

D.4.3 暴露量

PAE 暴露量定义为 *PAEC* 在空气中的时间积分。*PAE* 暴露量的 SI 单位是 J · h/m^3，应用于铀矿开采的历史单位是 WLM。WLM 定义为在一个工作月 170h 内呼吸浓度为 1WL 的大气的累积暴露量。历史和 SI 单位之间的关系如下：

1WLM=3.54mJ · h/m^3

1mJ · h/m^3=0.282WLM

一个 WLM 等于 ^{222}Rn（氡气）的 *EEC* 约为 6.37×10^5Bq · h/m^3 或 ^{220}Rn（钍射气）的 *EEC* 的约 4.68×10^4Bq · h/m^3。就 SI 单位而言，1J · h/m^3 等于 ^{222}Rn 气体的 *EEC* 的约 1.80×10^8Bq · h/m^3 或 ^{220}Rn 气体的 *EEC* 的约 1.32×10^7Bq · h/m^3。对于 ^{222}Rn，如果暴露量以氡气浓度表示，则这两个单位通过平衡因子相关：1WLM=（6.37×10^5/F）Bq · h/m^3 或 1J · h/m^3=（1.80×10^8/F）Bq · h/m^3。

由于半衰期短，钍射气的气体活度浓度在封闭空间内可能发生很大变化，因此在剂量评估中不可能使用钍射气浓度。因此，为了控制目的，应确定钍射气子体的 *PAEC*；也就是说，应该控制钍的 *EEC*。在 ICRP 65 出版物中，有人指出，为了钍射气的防护，通常足以控制衰变产物 ^{212}Pb 的摄入量，其寿命为 10.6h。这是因为 ^{212}Pb 的每次吸入活度的 PAE 大约是其他钍射气子体的 10 倍（表 D–1）。然而，在 ICRP 137 出版物中，考虑到 ^{212}Pb 以及 ^{212}Bi 和 ^{220}Rn 的摄入量，计算了暴露于钍射气 ^{220}Rn 及其子体的剂量。计算暴露于钍射气及其子体的剂量。

D.4.4 未附着分数

未附着分数 f_p 被定义为未附着到环境气溶胶的短寿命子体的 *PAEC* 分数。f_p 的大小主要取决于环境气溶胶粒子的浓度，有人通过测量氡和钍后代穿透单个屏幕扩散电池的比例来评估未附着的分数，其中 4nm 直径粒子的渗透率为 50%。凝聚核计数器用于测量大于 5nm 的粒径的 Z。未附着分数 f_p 可以用以下半经验方程近似：

$$\text{氡（}^{222}\text{Rn）子体：} f_P = \frac{414}{Z\left(\text{cm}^{-3}\right)} \qquad \text{公式 D-3}$$

$$\text{钍（}^{220}\text{Rn）子体：} f_P = \frac{150}{Z\left(\text{cm}^{-3}\right)} \qquad \text{公式 D-4}$$

当 $2\,000<Z<7\times10^5\text{cm}^{-3}$ 时，公式 D–3 的与实验数据非常吻合。在较低的颗粒浓度（$Z<400\text{cm}^{-3}$）时，与实验数据的一致性很差。在氡子代远离平衡的情况下，上述等式也可能低估 f_p，如一些现代矿山的情况，这些矿山以高速率通风以降低氡浓度。由于钍子体核素 ^{212}Pb（10h）的放射性半衰期相对较长，在相同条件下钍射气子体的 f_p 值低于氡子体。当 $900<Z<3\times10^4\text{cm}^{-3}$ 时，有人的实验数据和公式 D–4 之间获得了合理的一致性。

D.4.5 *F* 和 f_p 之间的相关性

对于室内空气，*F* 与 f_p 呈负相关。*F* 和 f_p 之间的负相关也在旅游洞穴中观察到。对于通风率相对较低的情况，相关性可以解释如下：当气溶胶颗粒浓度高时，f_p 低，并且随着更多的氡子体附着并停留在空气中，*F* 相对较高。当 f_p 较低时，更多的子体留在空中，因为气溶胶附着的核素的沉降率（即沉积速率）明显低于未附着的核素。考虑到 *F* 和 f_p 之间的这种负相关，已经表明，对于室内空气，在通常遇到的气溶胶条件范围内，氡气浓度是比 *PAEC* 更好的剂量指标。在此基础上并且由于实际考虑，氡气测量通常在家庭和室内工作场所进行。然而，在强制通风的矿井中，*F* 和 f_p 之间的一致相关性不太可能，因此矿井中氡子体暴露的控制通常基于 *PAE* 暴露。

D.5 吸入短寿命的氡子体

氡子体的吸收参数值总结在表 D–2 中。

需要定义气溶胶特性以计算吸入氡子体的剂量。氡子体气溶胶的活度大小分布可以是非常可变的，并且取决于暴露场景。为了计算剂量，给出了室内工作场所，矿井和旅游洞穴的气溶胶参数值（表 D–3）。但是，为了完整性，航空的测量值还讨论了供水设施和温泉的溶胶参数。

假设未附着的子体具有 1.0nm 的 *AMTD*，$\sigma_g=1.3$，以及单位密度和形状因子。

指数 i=‘n’ 和 ‘a’ 分别代表成核和积累模式。

表 D–2 氡子体的吸收参数值总结

吸入的氡子体	溶解参数值			摄取参数值		消化道吸收，f_A
	f_r	s_r/d^{-1}	s_s/d^{-1}	f_b	s_b/d^{-1}	
钋	1	3	—	0	—	0.1
铅	0.1	100	1.7	0.5	1.7	0.20
铋	1	1	—	0	—	0.05

表 D–3 ^{222}Rn 子体的不同暴露场景的参考气溶胶参数值

受照场景			环境空气中的附着气溶胶特性						
	f_P*	平衡因子，F	模式，i	$f_{P,i}$	$AMTD_i$（nm）	σ_{gi}	密度，ρ_i/（g · cm^{-3}）	形状因子，x_i	hgf_i
室内	0.08	0.4	n	0.2	30	2.0	—	—	2.0
工作场所			a	0.8	250	2.0	—	—	2.0
矿井	0.01	0.2	a	1.0	250	2.0	0.7^z	1.0^z	1.0
旅游洞穴	0.15	0.4	a	1.0	200	2.0	1.0	1.0	1.0

注：f_p，就 α 潜能浓度而言，未附着的分数；f_{pi}，模式 i 的附着 α 潜能浓度的分数；$AMTD$，活度中值热力学直径；

σ_{gi}，模式 i 的几何标准偏差；hgf_i，模式 i 的吸湿生长因子。

为柴油动力矿用气溶胶选择的密度（ρ）和形状因子（x）值基于柴油机尾气颗粒的有效密度（即 ρ/x）的测量值，假设为 ρ/x=0.7g/cm^3。

假设当粒子进入鼻子或嘴巴时，$AMTD$ 会立即增加 hgf_i。为简单起见，假设吸湿放大的粒子具有单位密度和形状因子。

未附着氡子体的相对活度大小分布取决于水蒸气、痕量气体的浓度以及空气中放射性核素的电荷分布。有人发现在湿度和氡浓度的“正常”条件下，未附着子体的活度大小分布可以近似为三个对数正态分布。测量的 $AMTD$ 值为 0.6nm、0.85nm 和 1.3nm，σ_g 约为 1.2。在具有高氡浓度的地方，未观察到具有最大 $AMTD$ 值（1.3nm）的部分。未附着簇的中和率随着氡浓度的增加而增加，因此很可能低于 1nm 的模式主要与中性簇相关，而高于 1nm 的模式是带电簇。有人还测量了未附着的氡子体的尺寸分布，并发现了直径在 0.5 ~ 1.5nm 之间且 σ_g 值在 1.2 到 1.4 之间的单峰分布。其他工作人员也测量了单峰分布，其中值直径在 0.7 ~ 1.7nm 范围内。出于剂量计算的目的，并且为了简单起见，对于所有暴露场景，假设具有 1.0nm 的 $AMTD$ 和 1.3 的 σ_g 单峰分布。

假定未附着的氡子代的大小在肺中保持不变。然而，氡子体附着的一些环境气溶胶在饱和空气中不稳定（即吸湿性），并且被认为在吸入时会非常迅速地生长。氯化钠颗粒的计算生长曲线显示吸湿性颗粒在鼻子或嘴巴内达到其平衡直径。因此，为了建模和简单起见，假设当颗粒进入鼻子或嘴巴时，$AMTD$ 会立即增加吸湿性生长因子。表 D–3 中给出了不同暴露情况下吸湿性生长因子的假设值。

有人指出，实验研究结果表明，附着在气溶胶粒子上的个体子体的活动大小分布之间的差异可以忽略不计。因此，为了简单起见并且为了剂量测定目的，假设每个短寿命 ^{222}Rn 子体（即 ^{218}Po、^{214}Pb 和 ^{214}Bi）的气溶胶分布是相同的。

扩散是直径小于约 300nm 的颗粒在呼吸道中沉积的主要机制，其对应于大多数附着的子体大小范围。热力学直径是通过扩散表征沉积的参数。对于较大的颗粒尺寸，通过重力沉降和惯性撞击进行的沉积更为重要，并且这些沉积机制的特征在于空气动力学直径。

低压级联撞击器已用于测量附着子体的活动大小分布。通过在低压下操作冲击器，可以基于惯性对具有非常小直径的颗粒进行分类。由于这种惯性分离是一种空气动力学过程，低压冲击器测量的结果通常用“空气动力学直径”表示，*AMAD* 和 σ_g 报告的附着尺寸分布的给定模式。然而，这种“空气动力学直径”的使用涉及在低压条件下的粒子动力学，并且可能不对应于术语表中的“空气动力学直径”的定义。术语表中的定义基于重力下的沉降，环境压力和相对低的速度，主要适用于直径大于 300nm 的颗粒。因此，低压冲击器测量的结果在此报告为活度中值直径（*AMD*）。

有人主要使用低压级联撞击器对附着子体进行活动大小测量。然而，在没有额外气溶胶源的封闭房间中进行的一些测量是用低压级联撞击器和扩散电池进行的，其测量热力学直径。对这些测量结果的比较表明，*AMTD* 的值与用低压级联撞击器测量的 *AMD* 相似，差异小于约 10%。与数据评估程序的不确定度和实际工作或生活条件下的尺寸分布的正常变化相比，这种差异很小。对于室内测量，因此在此假设具有低压级联撞击器的 *AMD* 的测量值与 *AMTD* 的相应值是良好的近似值。

可以使用串联或并联操作的多级扩散电池进行 0.5 ~ 300nm 或更大范围内的活度尺寸测量，并应用数学算法对数据进行去卷积。每种模式中 *PAEC* 的分数，包括未附着的分数，可以从这些数据中导出。

为了直接测量未附着的分数，有必要将直径小于约 5nm 的未附着簇与气溶胶附着的部分分开。未附着分数的测量和未附着的氡子体的尺寸分布基于它们的扩散特性。由于它们的小尺寸，与气溶胶附着的子体相比，未附着的子体更容易在表面上铺板。因此，未附着的子体可以通过优先沉积在管壁，平行板或金属丝网的壁上而与附着的部分分离。对于具有 4 ~ 6nm 直径的颗粒，具有 50% 渗透率的单级扩散电池已被应用于测量未附着分数。出于实际原因，通常使用单级丝网电池。然而，它们确实具有一些缺点，例如通过反冲效应重新悬浮沉积的未附着的氡子体，以及收集部分附着的部分。有人开发了一种校正后者的方法，并指出如果存在成核或粗模，则校正更为显著。另外，环形扩散通道（ADC）电池已被用于测量未附着分数。与金属丝网相比，ADC 几何结构可以更好地选择颗粒尺寸。

D.5.1 室内工作场所

已公布的除家庭以外的室内工作场所的规模活度分布数据相对较少。有人在几个工作场所进行了氡子体的活动大小测量，包括办公室，车间，工厂，厨房，农业设施和公共建筑，包括学校，医院和美术馆。有人总结了他们的结果，并建议将室内工作场所分为两类：没有粗颗粒的房间的工作场所，以及人类活动和分散过程产生的粗颗粒的工作场所。两类患者每单位暴露的肺等效剂量的计算值差异小于10%。在ICRP 137出版物中，考虑了没有粗颗粒的房间中的工作场所。

室内工作场所假设的附着氡子体的活度大小分布参数值（表D-3）主要基于Porstendo-rfer（2001）的测量结果和家庭发布的结果。有人总结了自1980年以来在文献中发表的房屋的测量结果。

对于老化的气溶胶（即没有额外的气溶胶），并不总是测量成核模式的存在，但可以在向空气中引入额外的气溶胶时观察到。对于老化的气溶胶，有人发现附着的大小分布仅由累积模式组成。然而，在没有额外气溶胶的德国房屋中进行的比对测量显示成核和积聚模式，其中成核模式中附着的*PAEC*的分数（f_{pn}）约为0.2。在日本冲绳的住宅中附着子体的活度大小分布的测量也显示出成核模式，活度分数为0.14。据报道，成核模式的*AMD*介于15和40nm之间，σ_g介于1.6和2.2之间。此处假定室内工作场所的f_{pn}值为0.2。假设成核模式的*AMD*为30nm，σ_g为2.0。

累积模式的*AMD*的室内测量显示出宽范围的值，通常在100～400nm之间。这里假设中心值为250nm，σ_g为2.0。这与Porstendo-rfer（2001）测量的家庭（200nm，范围120-350nm）和工作场所（300nm，范围150-450nm）的值一致。

有人发现，当相对湿度从零增加到98%时，实验室中的大气颗粒直径增加了大约2倍。环境气溶胶来自靠近海洋的工业区，作者预计它由氯化钠（NaCl）和硫酸铵$[(NH_4)_2SO_4]$盐的混合物组成，酸的混合物（HNO_3、H_2SO_4和HCl）。本底大陆气溶胶生长因子的测量有两种模式，低吸湿模式的值为1.5，吸湿模式的值为2.9。有人测量了室内燃烧气溶胶的吸湿性生长因子，包括香烟烟雾，香烟烟雾，蜡烛火焰，天然气火焰和丙烷燃料火焰。平均吸湿性生长因子范围为1.5-1.9。相反，附着于由食用油产生的气溶胶的氡子体是疏水的。对于室内工作场所，此处假设环境气溶胶的吸湿增长因子为2.0。这些吸湿性增大的颗粒的密度（g/cm^3）和形状因子被认为是一致的。

未附着分数f_p的值取决于与环境粒子浓度成反比。这取决于通风率以及是否存在额外的气溶胶源。在住宅中测量的f_p的平均值在4%～20%之间，一些值大于40%。在室内工作场所（例如学校和办公室）中对f_p的测量也显示出广泛的值，通常在3%到15%之间，并且一些值大于20%。对于室内工作场所，有人推荐f_p取0.05（范围0.02-0.14）。

这与有人在办公室进行的测量结果（f_p=0.06，范围0.04-0.1）一致。但是，较高的值约为0.1或在办公室也测量了更高：f_p=0.11，范围0.08-0.16；f_p=0.13，和在学校/幼儿园：f_p=0.12，范围0.03-0.19。ICRP 137出版物为室内工作场所选择f_p=0.08的值。

平衡系数*F*的值主要取决于窗户打开/关闭时的室内通风率，以及电风扇，空调和除湿机的使用。通常，对于学校，幼儿园，办公室，核电站，工厂和咖啡馆来说，*F*的平均值在0.3～0.6之间。在其2000年UNSCEAR的报告中，假设室内暴露的*F*值为0.4，主要基于美国和印度住宅。ICRP 65 出版物也假设室内曝光的 F 值为 0.4。为了连续性，ICRP 137 出版物假设室内工作场所的 F 值为 0.4。

D.5.2 矿井

由于条件变化很大，并且由于使用柴油或电动设备的不同类型的采矿条件，不同的通风率以及在此期间使用的加热类型，因此难以表征矿井的气溶胶参数。

有人测量了美国科罗拉多州和新墨西哥州两个矿山的活度规模分布。由于测量是在冬季进行的，因此可能通过燃烧丙烷气体来加热进入的通风空气。但是，从报告中不清楚在进行测量时是否使用了加热器。两座矿山都使用柴油发动机。用具有五级的低压冲击器和备用过滤器进行测量。但是，它的分辨率相对较差有人使用现代展开技术重新分析了这些数据。重新分析的数据显示，对于科罗拉多矿，主要模式的 *AMD* 范围为 111 ~ 303nm，平均为 200nm。σ_g 的均值为 2.0。九个光谱中有四个具有二级模式，在大约 30nm 处有一个峰值，其中包含 20% ~ 25% 的 *PAEC*。然而，考虑到撞击器的分辨率很差，作者在他们的剂量计算中没有考虑这种次要模式。对于新墨西哥矿，累积模式的 *AMD* 和 σ_g 平均值分别为 140nm 和 2.9nm。

1971 年夏天，在美国新墨西哥州的四个铀矿中进行了测量。所有四个矿井均采用柴油驱动，其中一个矿井的活度远低于其他矿井。活度用扩散电池获得的尺寸测量结果，并重新分析。获得二十六个光谱；9 个光谱是单峰的，平均 *AMTD* 为 150nm（80 ~ 210nm），σ_g 为约 2.7，11 个光谱具有未附着和累积模式。剩余的六个光谱显示在 100 ~ 200nm 处的一个活度峰和在 5-10nm 处的另一个活度峰。平衡因子的平均值为 0.17。

1978 年夏天，在加拿大柴油动力铀矿中用扩散电池进行了测量。在矿井的排气通风区域中测量了约 100nm 的 *AMTD*，其中 σ_g 为 1.9。^{218}Po 的未附着分数估计小于 2%。基于测量的颗粒浓度（$10^5 cm^{-3}$），计算 f_p 约为 0.4%。同一小组还在 1985 年冬季在加拿大的两个矿区进行了第二组测量；一个矿用柴油设备，另一个用电动设备。在柴油动力矿中，*AMTD* 约为 90nm，σ_g 为 1.8，而在电动矿山，*AMTD* 约为 50nm，σ_g 为 1.8。用一组分辨率相对较差的扩散电池进行测量。

1989 年夏天，在 Bellezane 采矿中心的法国柴油动力铀矿进行了活度范围测量。廊道横截面为 $10m^2$，平均风速约为 1m/s。使用串联的级联撞击器与扩散电池的组合来进行测量。*AMTD* 的范围为 150 ~ 210nm，平均值为 178nm。还测量了气溶胶浓度；每半天的平均值 $6\times10^4 \sim 9\times10^4 cm^{-3}$ 变化。这表明 f_p 值小于约 1%。

有人使用低压级联撞击器和大容量撞击器在德国的地下矿井中进行了活度范围测量。还用丝网测量未附着的分数。他们的研究结果显示，使用柴油发动机时，柴油气溶胶在矿井气溶胶中占主导地位，导致非附着分数非常低（0.1% ~ 2.5%，平均 0.7%）。在柴油驱动的板岩矿中，在工作时间内，累积模式的 *AMD* 约为 200nm，σ_g 约为 2.0。在非工作时间，*AMD* 增加到大约 350nm。对于德国的其他活跃矿山，*AMD* 的平均值在工作时间范围内为 180 ~ 270nm。平衡因子值范围为 0.3 ~ 0.6，平均值为 0.45。

有人在南澳大利亚奥林匹克大坝的地下铀矿中进行了活度范围分布测量。使用串联分级筛阵列和扩散电池进行测量。在有大型柴油动力车辆的矿区，积累模式的 *AMTD* 范围为 200 ~ 300nm。*AMTD* 的平均值为 250nm，σ_g 为约 2.5。在矿区没有车辆或靠近通风口的区域，*AMTD* 值较小，在 90 ~ 200nm 范围内，平均值为 150nm。整个矿井中未附着分数的平均值为 3% ~ 4%，平衡因子的平均值约为 0.2。

为表征加拿大萨斯喀彻温省北部湿地下铀矿的气溶胶，已经进行了测量。该矿采用了最先进的采矿技术，并广泛使用柴油动力设备。由于特别高品位的矿石，矿井通风率非常高 $3.6\times10^4m^3/min$，估计每 3min 大约一次换气。主要下降的平均风速约为 5m/s（12mi/h）。测量在 1995 年冬季和 1996 年夏季进行。使用具有分级筛阵列的撞击器测定 0.6 ~ 5 000nm 粒径范围内的分布。在冬季，通过燃烧丙烷气体加热通风空气，矿井内的温度保持在 5℃。结果，结果，矿井气溶胶由丙烷气燃烧产生的颗粒和柴油颗粒组成。在矿工工作的采场和钻井区域进行的冬季时间测量主要显示附着子体的双模态分布。与成核和积聚模式相关的附着 *PAEC* 的分数分别为约 65% 和 35%，并且 *AMD* 的平均值分别为约 60nm 和 330nm。未附着分数（f_p）约为 1%。冬季时间测量也在主要排雷旁边的螺栓存储舱进行。这些测量中的大多数显示附着的子体由成核模式组成，平均含有约 97% 的附着的 *PAEC*，*AMD* 值在 55 ~ 75nm 之间。粗模式占附着的 *PAEC* 的剩余 3%，*AMAD* 在 2 ~ 8μm 之间。通常，f_p 小于 2% 并且未附着子体的 *AMTD* 的平均值小于 1nm。1996 年夏季时间测量的结果表明，在整个矿山中，*AMD* 值范围为 50 ~ 120nm，平均值为 85nm，σ_g 为约 2.0。f_p 的平均值约为 6%，而基于颗粒浓度的预期值为 0.3%。这种出乎意料的高 f_p 值理论上显示在氡子体远离平衡的条件下发生，如加拿大矿井的情况，其通风率很高。平衡因子的平均值为 0.08。

有人测量了位于日本岐阜县地下矿井的活度规模分布。使用具有 10 级的级联撞击器和分级筛阵列进行测量。未附着子体的 *AMTD* 为 0.8nm，σ_g 为 1.5。附着子体的活度大小分布由 *AMD* 为 162nm 且 σ_g 为 3.1 的单一模式表示。

基于一个测量结果。在美国矿山和在加拿大矿山的测量中，专家小组建议在活跃采矿区域采用 250nm 的 *AMTD*，并且 f_p 为 0.5%。在运输和维护工作区域，假设 f_p 为 3%。在这些区域中，基于测量数据重新分析，假设 150nm 的较低 *AMTD* 值。

气溶胶参数值是针对具有中等至良好通风的柴油动力矿井（表 D–3）。这些选择的值主要基于澳大利亚矿山，法国和德国进行的测量。对于柴油动力矿山，假设气溶胶在呼吸道中不会增大，因为柴油气溶胶是疏水性的。

对于柴油动力的矿井，假设气溶胶主要由柴油气溶胶控制。几位工作人员通过测量排气颗粒的热力学直径（d_{th}）和空气动力学直径（d_{ae}）来计算柴油机废气颗粒的有效密度。有效密度是颗粒密度（p）和形状因子（x）的比率。结果表明，有效密度随着 d_{th} 的增加而减小，尺寸范围为 50 ~ 300nm。这主要是因为随着范围增加，颗粒变得更加聚集。较小的颗粒比较大的颗粒更紧凑，因此具有更高的有效密度。通常，有效密度根据尺寸范围和燃料成分在 1.2 ~ 0.3g/cm³ 之间变化。对于高硫燃料，观察到更高的有效密度。所选择的柴油动力矿井中气溶胶有效密度值是基于以下的测量值。

表 D–3 中选定的参考气溶胶参数值是基于 20 多年前公布的数据。目前没有关于现代矿山气溶胶特征的公开数据。然而，虽然现代采矿实践可能导致某些矿井的条件可能与参考气溶胶参数不同，但目前没有足够的信息来提供备选的参数。

D.5.3 旅游洞穴

通常情况下，旅游洞穴没有额外的通风，因为强制通风可能会改变洞穴内的湿度，影响一些吸引游客的地质构造。结果，氡浓度可以达到几千 Bq/m^3 的高水平。在天然洞穴中进行了几次测量以表征气溶胶。

在斯洛文尼亚 Postojna 的一个自然旅游洞穴中进行了活度范围测量，其具有低压级联撞击器和高体积撞击器。未附着分数也由丝网测量确定。累积模式的 *AMD* 范围为 120 ~ 290nm，平均值为 230nm。积累模式的平均值 σ_g 值为 2.2。f_p 值在 6% ~ 16% 之间变化，平均值为 10%。颗粒浓度的平均值约为 3 000cm^{-3}。*F* 值范围 0.3 ~ 0.5，平均值为 0.4。

有人使用平行丝网扩散电池和串联分级筛阵列电池来测量澳大利亚维多利亚州石灰岩洞穴中氡子体的活动大小分布。测量在 1990 年 10 月期间在洞穴的不同地点进行了 3d。累积模式的 *AMTD* 为 170nm，未连接模式的 *AMTD* 为 1.1nm。整个洞穴中的 f_p 值在 11% ~ 18% 之间变化，而 *F* 值在 0.2 ~ 0.5 之间变化。由每个采样点的导游占用率加权的平均 f_p 值为 14%。在 6 月和 10 月期间进行的氡浓度测量表明，全年氡浓度相对稳定。

1994 年夏天在新墨西哥州南部的卡尔斯巴德洞穴进行了为期 3d 的测量，以确定空气交换速率，气溶胶特征和氡子体活度大小分布。在夏季，外部空气温度远高于洞内，这使洞穴空气停滞不前。测量的平均通风率为 0.002h^{-1}，估计每 18d 进行一次空气交换。测得的颗粒浓度非常低；平均每日值在 280 ~ 385/cm^3 之间。结果，测得的 f_p 值很高；其值的范围为 25% ~ 60%，平均值为 44%。*F* 的平均值为 0.4。用分级扩散电池进行活度范围测量。未附着颗粒的 *AMTD* 在 0.6 ~ 0.8nm 之间，附着模式具有大于 50nm 的峰。值得注意的是，在夏季月份在洞穴的同一区域进行的颗粒浓度测量值高出两倍多，表明 f_p 值降低了 50% 或更多。

有人在位于西班牙坎塔布里亚地区的旅游洞穴中进行了氡浓度和粒子浓度测量。颗粒浓度测量结果在 Castillo 洞穴中为 464cm^{-3}，在 Monedas 洞穴中为 1 514cm^{-3}。这表明 f_p 值分别为 86% 和 26%。

有人在 1998—2001 年连续几年的夏季和冬季，斯洛文尼亚的 Postojna 洞穴进行了 1 ~ 10d 的测量。测量是在洞穴中的火车站和徒步旅行的最低点进行的。洞穴里没有强制通风；然而，在冬季，由于洞穴中的温度高于室外温度，因此从洞穴到室外会有自然的空气通风，而在夏季月份，这种通风是最小的。此外，岩石中的水分，在冬天往往更高，抑制了岩石中氡的释放。因此，夏季洞穴中的氡浓度高于冬季。测量结果还表明，夏季 f_p

高于冬季。在洞穴的最低点，f_p 的平均值在夏季约为 60%，在冬季约为 12%；F 的平均值在夏季约为 0.3，冬天 0.6。F 的值与 f_p 呈负相关。

有人测量了捷克共和国 Bozkov 白云岩洞穴中的粒径谱，f_p 和 F。f_p 值较低，在 1% 和 3% 之间变化。F 值约为 0.7。活度范围分布理论上由粒度分布确定。对于附着的子体，计算了三种模式的 *AMD* 和 σ_g：140nm，$\sigma_g=1.7$；720nm，$\sigma_g=1.4$；和 1.9μm，$\sigma_g=1.9$。未给出与每种模式相关的 *PAEC* 比例。

表 D–3 中给出了代表旅游洞穴的气溶胶参数值。累积模式活度大小分布的 *AMTD* 和 σ_g 值基于一些人的测量结果。由于旅游洞穴的相对湿度可能高达 70% ~ 99%，因此假设附着的气溶胶不会在呼吸道中生长。

选择 f_p 的代表值证明是有问题的，因为已经测量了值的范围很大。在洞穴中测量的 f_p 的平均值通常在 10% 至 60% 之间变化。与冬季相比，夏季观察到更高的 f_p 值。这里为 f_p 和 F 选择的值分别为 0.15 和 0.4。

D.5.4 供水设施和温泉

为了完整起见，此处提供有关供水设施和温泉的暴露条件的信息。ICRP 137 出版物中未给出供水设施和温泉的参考参数值。

在供水设施中测量了室内空气中高浓度的 ^{222}Rn 气体浓度，其中处理或储存了具有高氡浓度的地下水。有人测量了德国供水站的活度规模分布。大约 84% 的附着 *PAEC* 与累积模式相关，具有 300nm 的 *AMD*，其中 $\sigma_g=1.8$。剩余的 16% 的附着 *PAEC* 与成核模式相关，具有 50nm 的 *AMD*，其中 $\sigma_g=1.5$。他们报道 f_p 值为 0.05。据报道，供水站的相对湿度接近 100%。

温泉设施已被用于医疗和康复中心以及娱乐用途。从热水中散发出来的氡是工作人员和泳客的额外辐射源。热水疗中空气中 ^{222}Rn 的测量表明，^{222}Rn 从水中释放到空气中的主要机制是在浴液填充期间，并且在沐浴期间由于水搅动而有较小程度上升。在浴缸填充期间，F 最初是低的，但随后逐渐增加并且在 ^{222}Rn 峰值之前的时间延迟达到峰值。相应地，f_p 最初是高的，但随后减小并达到最小值。已经报道了在希腊的温泉疗法 / 浴室，休息室和接待室进行的测量的 F 和 f_p 的平均值；f_p 的平均值范围为 0.06 ~ 0.12，F 值范围为 0.2 ~ 0.4。然而，有人报道在希腊 Loutra Eipsou 的温泉治疗室和接待室中，f_p 值约为 0.23。在斯洛文尼亚和奥地利的温泉治疗室中测量的 F 值在 0.14 ~ 0.45 之间。在两个西班牙温泉中，估计的平均 F 值为 0.6。

D.6 吸入短寿命的钍射气子体

钍衰变为短寿命子体 ^{216}Po、^{212}Pb 和 ^{212}Bi（图 D–3，表 D–1）。从表 D–1 可以看出，^{212}Pb 的单位活度的 PAE 比其他钍的子体高约 10 倍或更多。因此，ICRP 65 出版物指出，“为了防止钍射气，通常控制衰变产物 ^{212}Pb 的摄入量就足够了，^{212}Pb 的半衰期为 10.6h。”

在此出版物中，也考虑了 ^{212}Bi 的摄入量，但大部分剂量来自 ^{212}Pb 的摄入量。假设附着在气溶胶上的 ^{212}Bi 的活度大小分布与 ^{212}Pb 相同。

钍射气子体 ^{212}Pb 的活度大小分布的公布数据相对稀少。有人提出，由于与 ^{222}Rn 短寿命子体相比，^{212}Pb 的放射性半衰期更长，附着的 ^{212}Pb 的气溶胶大小可能大于 ^{222}Rn 子体的气溶胶大小。更长的半衰期意味着 ^{212}Pb 的原子可以在气溶胶附近停留更多时间，从而导致气溶胶凝结增加和颗粒尺寸增大。然而，测量表明，^{212}Pb 和氡子体 ^{214}Pb 的积累模式的中值直径是相似的，至少对于“典型的”室内空气是这样。对于室内工作场所和矿井，钍射气子体的气溶胶参数值在表 D–4 中给出。

表 D–4　钍射气（^{220}Rn）子体在不同暴露场景的气溶胶参考参数值

受照场景	f_p	环境空气中的附着气溶胶特性						
		模式，i	f_{pi}	$AMTD_i$（nm）	σ_{gi}	密度，ρ_i（gcm^{-3}）	形状因子，x_i	hgf_i
室内	0.02	n	0.14	40	2.0	—	—	2.0
职业工作场所	—	a	0.86	200	1.8	—	—	2.0
矿	0.005	a	1.0	250	2.0	0.7^z	1.0^z	1.0

注：f_p，就 α 潜能浓度而言，未附着的分数；f_{pi}，模式 i 的附着 α 潜能浓度的分数；$AMTD$，活度中值热力学直径；

σ_{gi}，模式 i 的几何标准偏差；hgf_i，模式 i 的吸湿生长因子。

假设未附着的子体具有 1.0nm 的 $AMTD$，σ_g=1.3，以及单位密度和形状因子。

指数 i=‘n’和‘a’分别代表成核和积累模式。

为柴油动力矿用气溶胶选择的密度（ρ）和形状因子（x）值基于柴油机尾气颗粒的有效密度（即 ρ/x）的测量值，假设为 $\rho/x=0.7g/cm^3$。

假设当粒子进入鼻子或嘴巴时，$AMTD$ 会立即增加 hgf_i。为简单起见，假设吸湿放大的粒子具有单位密度和形状因子。

假定未附着的钍射气子体的大小分布与 ^{222}Rn 子体的大小分布相同。具有 $AMTD$ 的单峰对数正态分布对于所有曝光情况，假设 1.0nm，σ_g 为 1.3。这符合测量室内和采矿环境的情况，其中未附着的 ^{212}Pb 被发现具有约 1nm 的粒径。作为比对练习的一部分，在氡测试室中进行的测量也显示未附着 ^{212}Pb 的中值直径小于 1nm。

D.6.1　室内场所

有人测量了在德国和德国农村不同建筑物中 ^{212}Pb 的活度大小分布。使用高容量级联冲击器进行测量。附着的气溶胶的尺寸分布可以用对数正态分布近似。AMD 的值范围为 120 ~ 290nm，平均值为 200nm。σ_g 的平均值为 2.9。AMD 对城市结果的平均值与农村结果相似，但农村结果的 σ_g 更大。

有人测量了德国七间不同房屋的房间 ^{212}Pb 的活度大小分布。使用低压级联撞击器进行测量。为了将未附着的气溶胶附着的钍射气子体分离，使用对4nm直径的颗粒具有50%渗透的单个筛网。累积模式的*AMD*约为200nm，σ_g为1.8。附着活度的6%～20%与成核模式相关，平均值为14%。成核模式具有小于80nm的*AMD*。有人也报告了这些结果。据报道，成核模式的*AMD*在30～50nm之间，σ_g约为2。有人指出，与成核模式相关的附着^{212}Pb活度的比例低于相应氡（^{222}Rn）子体的值。对于具有（5～15）$\times 10^3 cm^{-3}$的气溶胶颗粒浓度的"典型"室内空气，钍射气的子体的未附着分数（f_p）在0.01～0.03之间。

有人测量了中国农村和城市住宅中^{212}Pb的活度大小分布。在相同区域内和相同气候条件下，住宅的粒度分布之间没有明显差异。然而，在农村住宅测量的粒度分布小于城市住宅。在北京的城市住宅中，^{212}Pb的*AMD*约为150nm，σ_g为2.0，而在北京的郊区，*AMD*约为110nm，σ_g为2.0。对于一些主要由砖制成的广东省阳江市的农村住宅，平均*AMD*为80nm，其中σ_g为2.9。对于山西省大同市的窑洞，平均*AMD*为50nm，σ_g为3.1。

D.6.2 矿业

1978年夏季，加拿大柴油动力铀矿用扩散电池测量了^{212}Pb的活度大小分布。测量是在矿井的排气通风区域进行的，那里没有正在进行的工作。发现*AMTD*的平均值约为90nm，σ_g为1.5～2.3。同一组还在1985年冬季在柴油动力矿和电动矿中进行了第二组测量。^{212}Pb的平均*AMTD*约为100nm，柴油动力矿的σ_g为1.7，在电动矿中约为70nm，σ_g为2.0。钍射气（^{220}Rn）WL的值类似于电动矿井中的^{222}RnWL，但小于柴油动力矿井中的^{222}Rn WL。

有人使用低压级联撞击器和大容量撞击器在德国的地下矿井中进行了活度范围测量。测量是在铀矿，铁矿和重晶石矿进行的。^{212}Pb的活度大小分布可以由*AMD*和σ_g描述的单峰对数正态分布近似。工作时间内^{212}Pb的*AMD*平均值范围为150～290nm，σ_g范围为2～3.1。对于重晶石矿，^{212}Pb的平均*AMD*在工作时间内为290nm，但在工作时间之外增加到400nm。测量也在一个废弃的银矿进行，该银矿向游客开放；平均*AMD*为310nm（范围：270-340nm），σ_g为2.4（范围：2.1-3.6）。在大多数这些矿井中，^{212}Pb的积累模式的活度大小分布与^{222}Rn子体^{214}Pb/^{214}Bi的相应大小分布大致相似。

假定的钍（^{220}Rn）子体的活动大小分布采矿环境见表D–4。除了假设较低的未附着分数之外，这些值与用于矿山的氡（^{222}Rn）子体所假设的值相同（表D–3）。由于^{212}Pb的半衰期较长，可能会附着更多的铅。但是，f_p的值也取决于通风率；对于高通风率，预计有更高的未附着分数。

D.7 吸入^{222}Rn和^{220}Rn气溶胶沉积区域参考值

D.7.1 氡子体

表D–3给出了室内工作场所，矿井和旅游洞穴环境空气中附着的^{222}Rn子体（^{218}Po,

^{214}Pb 和 ^{214}Bi）的参考气溶胶分布。考虑到吸湿性生长，呼吸道中附着后代的假定气溶胶特性在表 D–5 中给出。假设短寿命 ^{222}Rn 后代（即 ^{218}Po 和 ^{214}Pb）的独立模式具有 1.0nm 的 *AMTD* 和 1.3 的 σ_g，以及两种暴露场景的单位密度和形状因子。表 D–6 给出了 ^{222}Rn 子体假定气溶胶分布的每种模式在呼吸道中的相应区域沉积。

表 D–5　附着在呼吸道中 ^{222}Rn 子体气溶胶的参考特征

	附着在呼吸道的气溶胶特征					
受照情景	模式，i	$AMTD_i$/nm	σ_{gi}	密度，ρ_i/（g · cm^{-3}）	形状因子 x_i	$AMAD_i$/nm
室内场所	n	60	2.0	1.0	1.0	60
	a	500	2.0	1.0	1.0	500
矿	a	250	2.0	0.7	1.0	197
旅游洞穴	a	200	2.0	1.0	1.0	200

注：*AMTD*，活度中值热力学直径；σ_{gi} 模式 i 的几何标准偏差；AMAD，活动中位数空气动力学直径。i＝'n' 和 'a' 分别代表成核和累积模式。

表 D–6　吸入的 ^{222}Rn 子体气溶胶在呼吸道区域的沉积

（为室内工作场所、矿山和旅游洞穴的假定气溶胶分布的每种模式给出的值）

受照场景	模式，i	区域沉积 /%					
		ET_1	ET_2	BB	bb	AI	总计
所有	u	51.91	27.96	7.93	10.05	0.59	98.43
室内工作场所	n	3.85	2.08	0.93	6.53	27.90	41.29
	a	10.68	5.75	0.60	1.42	9.05	27.51
矿	a	3.16	1.70	0.41	2.16	9.94	17.37
旅游洞穴	a	3.42	1.84	0.47	2.61	11.94	20.28

注：ET_1，前鼻道；ET_2，后鼻道，咽喉和喉；BB，支气管；bb，细支气管；AI，肺泡间质。i 为 'u'，'n' 和 'a' 分别代表未附着，成核和累积模式。

D.7.2　钍射气子体

对于室内工作场所和矿井，表 D–4 给出了环境空气中附着的钍射气子体（^{212}Pb 和 ^{212}Bi）的气溶胶参考分布。考虑到吸湿性生长，呼吸道中附着子体的假定气溶胶特性在表 D–7 中给出。短寿命 ^{220}Rn 子体 ^{212}Pb 的未附着模式假设具有 1.0nm 的 *AMTD*，σ_g＝1.3，以及室内工作场所和矿山的单位密度和形状因子。表 D–8 给出了假设的 ^{220}Rn 子体气溶胶分布的每种模式在呼吸道中的相应区域沉积。

表 D-7　^{220}Rn 子体气溶胶附着在呼吸道中的参考特征

	附着在呼吸道的气溶胶特征					
受照场景	模式，i	$AMTD_i$/nm	σ_{gi}	密度，ρ_i/(g·cm^{-3})	形状因子 x_i	$AMAD_i$/nm
室内工作场所	n	80	2.0	1.0	1.0	80
	a	400	2.0	1.0	1.0	400
矿	a	250	2.0	0.7	1.0	197

注：*AMTD*，活度中值热力学直径；σ_{gi} 模式 i 的几何标准偏差；AMAD，活动中位数空气动力学直径。i=‘n’和‘a’分别代表成核和累积模式。

表 D-8　吸入的 ^{220}Rn 子体气溶胶在呼吸道区域的沉积
（为室内工作场所和矿山的假定气溶胶分布的每种模式给出的值）

		地区沉积 /%					
曝光情景	模式，i	ET_1	ET_2	BB	bb	AI	总
所有	u	51.91	27.96	7.93	10.05	0.59	98.43
室内场所	n	3.26	1.75	0.77	5.29	23.05	34.13
	a	7.91	4.26	0.51	1.60	9.09	23.35
矿	a	3.16	1.70	0.41	2.16	9.94	17.37

注：ET_1，前鼻道；ET_2，后鼻道，咽喉和喉；BB，支气管；bb，细支气管；AI，肺泡间质。
i 为‘u’，‘n’和‘a’分别代表未附着，成核和累积模式。

D.8　氡子体的剂量学数据

D.8.1　吸入氡或钍射气子体的剂量转换量的计算

空气中短寿命氡（或钍射气）子体每次暴露的有效剂量是根据每次 PAE 暴露的 Sv 计算的（即以每 J·h/m^3 的 Sv 为单位或以每 WLM 的 Sv 为单位）。氡子体活度的摄入量，I_i（以 Bq 为单位），对于暴露于 1WLM 的受试者，由以下等式给出：

$$I_i = C_i B t \quad \text{公式 D-5}$$

式中：

C_i——子体放射性核素 i 的活度浓度（单位 Bq/m^3），其对应于 1WL 的氡子体混合物；

B（m^3/h）——平均呼吸速率。参考工作者（即轻工作的成年男性）和 t（h）是 170h 的暴露期。

在实践中，氡子体的活度浓度将随着暴露的特定环境条件而变化。然而，有人指出，对于短寿命 ^{222}Rn 子体的摄入，每个 WLM 肺的等效剂量对平衡因子 F（即氡子代的活度比）相对不敏感。这是因为 WL 是根据 *PAEC* 定义的，并且因 ^{218}Po 和 ^{214}Po 每次蜕变，肺中目标组织吸收的 α 能量分数相似。基于 ^{218}Po，^{214}Pb 和 ^{214}Bi 在室内进行的活度浓度的测量，此处假定 ^{222}Rn 子体的以下活度比率用于剂量测定：

未附着：^{218}Po：^{214}Pb：^{214}Bi=1：0.1：0

附着：^{218}Po：^{214}Pb：^{214}Bi=1：0.75：0.6

对于钍射气的子体，这里假设的活动比率是美国核管理委员会（NRC，1991）提出的；^{212}Pb：^{212}Bi 的活度比分别假定为未附着和附着模式的 1.0：0 和 1.0：0.25。由于 ^{216}Po 对 PAEC 的贡献小于 0.001%，因此，剂量测定目的可忽略不计。

对于未附着或附着的子体，对应于 1WL 的氡子体混合物的氡子体的活度浓度，可以通过假设上述活度比率，并通过应用等式 D–1 来计算。这些值在表 D–9 中给出。

表 D–9　短寿命氡（^{222}Rn）或钍射气（^{220}Rn）子体混合物的活度浓度 C_i，其为未附着或附着的子体 1WL 提供值

核素	活度浓度 /（Bq · m^{-3}）	
	未附着	附着
氡（^{222}Rn）子体		
^{218}Po	2.41×10^4	5.21×10^3
^{214}Pb	2.41×10^3	3.91×10^3
^{214}Bi	0	3.13×10^3
钍射气（^{220}Rn）子体		
^{212}Pb	3.01×10^2	2.94×10^2
^{212}Bi	0	7.36×10^1

注：为简单起见，假设每种附着模式的氡子体的活性比是相同的。

对于未附着和附着模式，假设 ^{218}Po：^{214}Pb：^{214}Bi 为 1.0：0.1：0 和 1.0：0.75：0.60 的活度比率。

对于未附着和附着模式，分别假设 ^{212}Pb：^{212}Bi 的活度比为 1.0：0 和 1.0：0.25。

对于平均呼吸率 B，假设所有暴露场景的参考工作人员的 ICRP 默认值为 1.2m^3/h。关于矿井暴露，该值类似于对在南非金矿进行繁重工作的 620 名井下矿工的研究估计的平均呼吸速率 1.3m^3/h。用于在塔吉克斯坦的一个金属矿井下工作的人员值为 0.9m^3/h±0.4m^3/h、助理司钻为 1.1m^3/h±0.5m^3/h 和司钻为 1.4m^3/h±0.5m^3/h。

由吸入短寿命氡子体产生的每个 WLM 的有效剂量是通过将摄入量 I_i（源自公式 D–5）与个体氡子体的有效剂量系数（Sv/Bq）结合，应用以下等式计算得出的（表 D–10）：

$$E(\text{Sv/WLM}) = \sum_j f_{\text{P}j} \sum_{i=1}^{3} I_{j,i} e_{j,i} \qquad \text{公式 D–6}$$

其中指数 j 对应于活动大小分布的气溶胶模式；j=1、2 和 3，分别用于未附着、成核和积累模式。f_{pj} 值是与模式 j 相关的 *PAEC* 的分数。因此，在别处由 fp 表示的未附着分数在这里由 f_{p1} 表示；指数 i 对应于吸入的子体；对于 ^{222}Rn 子体，i=1、2 和 3，分别对应于 ^{218}Po、^{214}Pb 和 ^{214}Bi。符号 $e_{j,i}$ 是吸入具有模式 j 活度大小分布的子体 i 的有效剂量系数（以 Sv/Bq 为单位）（表 D–10）。在 ^{222}Rn 子体的情况下，摄入量 $I_{j,1}$、$I_{j,2}$ 和 $I_{j,3}$ 分别是 ^{218}Po、^{214}Pb 和 ^{214}Bi 的摄入量，这是未附着子体（j=1）或附着子体（j=2，3）暴露 1WLM 的结果。

表 D-10 吸入氡（^{222}Rn）或钍射气（^{220}Rn）子体的有效剂量系数（Sv/Bq）
（对于室内工作场所，矿井和旅游洞穴的假定气溶胶分布的每种模式给出的值）

受照场景	模式，i	有效剂量系数 /（Sv·Bq^{-1}）				
		氡（^{222}Rn）子体			钍射气（^{220}Rn）子体	
		^{218}Po	^{214}Pb	^{214}Bi	^{212}Pb	^{212}Bi
所有	u	1.1×10^{-8}	6.1×10^{-8}	—	4.9×10^{-7}	—
室内工作场所	n	3.8×10^{-9}	1.8×10^{-8}	1.5×10^{-8}	1.7×10^{-7}	3.3×10^{-8}
	a	1.3×10^{-9}	6.7×10^{-9}	5.9×10^{-9}	6.5×10^{-8}	1.3×10^{-8}
矿	a	1.4×10^{-9}	6.7×10^{-9}	5.6×10^{-9}	7.5×10^{-8}	1.4×10^{-8}
旅游洞穴	a	1.6×10^{-9}	7.9×10^{-9}	6.6×10^{-9}	—	—

注：假设的气溶胶分布在表 D-3 和 D-4 中给出。对于 ^{222}Rn 和 ^{220}Rn 子体，ICRP 人呼吸道模型中的相应区域分布在表 D-6 和 D-8 中给出；i=‘u’，‘n’和‘a’分别代表未附着，成核和累积模式。

表 D-11 给出了室内工作场所，矿山和旅游洞穴在 PAE 暴露（mSv/WLM 或 mSv/（mJ·h/m^3））和氡气方面的每次气体暴露有效剂量的计算值（mSv/（Bq·h/m^3））。对于 ^{222}Rn 子体的暴露，通过乘以（F/6.37×10^5）WLM/（Bq·h/m^3），将单位 mSv/WLM 转换为 mSv/（Bq·h/m^3）^{222}Rn 气体暴露。对于钍射气暴露，单位 mSv/WLM，可通过乘以（1/4.68×10^4）WLM/（Bq·h/m^3）^{220}Rn EEC，转换为每 Bq·h/m^3 ^{220}Rn EEC 的 mSv 值。

表 D-11 室内工作场所、矿山和旅游洞穴每次暴露于氡和钍子体的有效剂量的计算值
（不包括吸入 ^{222}Rn 或 ^{220}Rn 气体的剂量，计算适用于平均呼吸率为 1.2m^3/h 的参考工作人员）

场景	未附着分数	F	单位暴露量的有效剂量		
			mSv·WLM^{-1}	mSv/mJ·h m^{-3}	mSv/Bq·h m^{-3}
氡（^{222}Rn）子体					
室内工作场所	0.08	0.4	20	5.6	1.2×10^{-5}
矿	0.01	0.2	11	3.1	—
旅游洞穴	0.15	0.4	23	6.6	1.5×10^{-5}
钍射气（^{220}Rn）子体					
室内工作场所	0.02	—	5.6	1.6	1.2×10^{-4}
矿	0.005	—	4.8	1.4	1.0×10^{-4}

注：对于氡，1WLM=（6.37×10^5/F）Bq·h/m^3；对于钍射气，^{220}Rn 的平衡当量浓度为 1WLM=4.68×10^{4}Bq·h/m^3；

1WLM=3.54mJ·h/m^3。

在 ICRP 137 出版物随附的电子附件中给出了吸入 ^{222}Rn 子体和 ^{220}Rn 子体引起的器官每次暴露的待积当量剂量。

对于室内工作场所，矿井和旅游洞穴，表 D–12 给出了每个 PAE 暴露的有效剂量与未附着分数的函数关系。

表 D–12　对于室内工作场所、矿山和旅游洞穴，暴露于单位 α 潜能氡和钍子体的有效剂量作为未附着分数 f_p 的函数（不包括吸入 ^{222}Rn 或 ^{220}Rn 气体的剂量。计算适用于平均呼吸率为 1.2m^3/h 的参考工作人员）

场景	单位暴露量的有效剂量	
	mSv/WLM	mSv/（mJ · h · m^{-3}）
氡（^{222}Rn）子体		
室内工作场所	$86f_p+14(1-f_p)$	$24f_p+3.9(1-f_p)$
矿	$86f_p+10(1-f_p)$	$24f_p+2.9(1-f_p)$
旅游洞穴	$86f_p+12(1-f_p)$	$24f_p+3.5(1-f_p)$
钍射气（^{220}Rn）子体		
室内工作场所	$30f_p+5.1(1-f_p)$	$8.5f_p+1.4(1-f_p)$
矿	$30f_p+4.7(1-f_p)$	$8.5f_p+1.3(1-f_p)$

D.8.2　计算氡或钍子体的位点特定剂量系数

如果气溶胶条件与典型条件明显不同，并且有足够，可靠的气溶胶数据可供调整，则可使用本节和 ICRP 137 出版物随附的电子附件的剂量学数据计算现场特定剂量系数。

给定活度大小分布的位点特异性剂量系数可以通过应用方程式来计算。如果活度规模分布表示为对数正态分布的组合。对于具有不同几何平均值的单峰对数正态活度大小分布，每 WLM 的有效剂量的计算值分别在暴露于 ^{222}R 和 ^{220}Rn 子体后的表 D–13 和 D–14 中给出。这些值由以下等式计算：

$$\text{模式}\,j\,\text{单位 WLM 的有效剂量}=\sum_{i}^{3} I_{j,i}e_{j,i} \qquad \text{公式 D–7}$$

表 D–13　在暴露于氡（^{222}Rn）子体后单个对数正态活度分布的单位工作水平月（WLM）的粒度大小依赖性有效剂量（计算适用于平均呼吸速率为 1.2m^3/h 的参考工作人员）

未附着模式		成核和积累模式				粗模式	
σ_g=1.3		σ_g=2.0				σ_g=2.5	
AMTD（nm）	mSv per WLM^{-1}	*AMTD*（nm）	mSv per WLM^{-1}	*AMTD*（nm）	mSv per WLM^{-1}	*AMAD*（nm）	mSv per WLM^{-1}
0.5	45	10	86	300	10	1 000	18
0.6	55	20	58	350	9.9	2 000	22
0.7	64	30	45	400	9.9	3 000	24

续表

未附着模式		成核和积累模式				粗模式	
σ_g=1.3		σ_g=2.0				σ_g=2.5	
AMTD（nm）	mSv per WLM^{-1}	*AMTD*（nm）	mSv per WLM^{-1}	*AMTD*（nm）	mSv per WLM^{-1}	*AMAD*（nm）	mSv per WLM^{-1}
0.8	73	40	37	450	10	4 000	23
0.9	80	50	32	500	10	5 000	23
1	86	60	28	550	11	6 000	21
1.5	111	70	25	600	11	7 000	20
2	124	80	23	650	12	8 000	19
2.5	131	90	21	700	12	9 000	18
3	132	100	20	750	13	10 000	17
3.5	130	150	15	800	14	—	—
4	127	200	12	850	14	—	—
4.5	123	250	11	900	15	—	—

注：σ_g，几何标准差；*AMTD*，活度中值热力学直径；*AMAD*，活度中位数热力学直径。

表 D-14　在暴露于钍（^{220}Rn）子体后单峰对数正常活度分布的单位工作水平月（WLM）的粒度大小依赖性有效剂量（计算适用于平均呼吸速率为 1.2m^3/h 的参考工作人员）

未附着模式		成核和积累模式				粗模式	
σ_g=1.3		σ_g=2.0				σ_g=2.5	
AMTD/nm	mSv/WLM	*AMTD*/nm	mSv/WLM	*AMTD*/nm	mSv/WLM	*AMAD*/nm	mSv/WLM
0.5	15	10	39	300	4.5	1 000	6.2
0.6	18	20	27	350	4.2	2 000	7.2
0.7	21	30	21	400	4.1	3 000	7.5
0.8	24	40	18	450	4.1	4 000	7.4
0.9	27	50	15	500	4.1	5 000	7.1
1	30	60	13	550	4.2	6 000	6.7
1.5	41	70	12	600	4.3	7 000	6.4
2	48	80	11	650	4.4	8 000	6.0
2.5	53	90	10	700	4.5	9 000	5.7
3	54	100	9.3	750	4.7	10 000	5.4
3.5	55	150	6.9	800	4.8	—	—
4	54	200	5.6	850	5.0	—	—
4.5	53	250	4.9	900	5.2	—	—

因此，对于给定的活度大小分布，暴露于 ^{222}Rn 或 ^{220}Rn 子体后单位 WLM 的有效剂量可以通过应用式（D–6）结合表 D–13 或 D–14 中的值来计算。

对于暴露于氡子体后的参考工作人员，单位 WLM 的有效剂量随粒径的变化在图 D–2 中给出。计算单位 WLM 的“大小加权”有效剂量的另一种方法是将这种依赖于大小的有效剂量因子（图 D–2）与测量的 *PAEC* 相对活度范围分布相乘，并整合所有粒径；换句话说，通过用大小依赖的有效剂量曲线卷积活度大小分布。然而，这没有考虑到吸湿性增长。单位 mSv/WLM 可以转换为 mSv/（mJ・h/m^3），转换关系为 1WLM=3.54mJ・h/m^3。

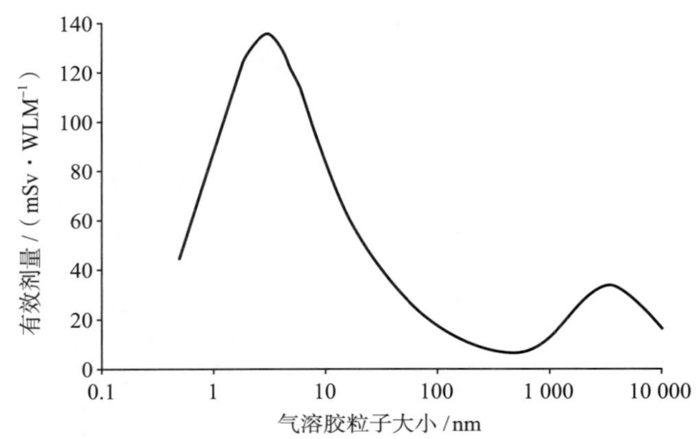

图 D–2　参考工作人员在接触氡（^{222}Rn）子体后，单位工作水平月（WLM）的有效剂量作为单分散气溶胶粒径的函数

（假设平均呼吸率为 1.2m^3/h，单位密度和单位形状因子，不考虑吸湿性增长）

D.8.3　吸入 ^{219}Rn 的短寿命子体放射性核素

由于 ^{219}Rn 的半衰期很短（4s），它通常比氡（$t_{1/2}$=3.8d）或钍（$t_{1/2}$=56s）更难从它的形成点逃逸）。因此，工作场所对 ^{219}Rn 及其后代的暴露通常很低，可以忽略不计。但是，有剂量的情况从吸入 ^{219}Rn 和它的子体应该考虑。例如，有人报告，前铀矿石加工厂的放射性调查确定了具有高水平空气传播 ^{219}Rn 子体的地点。这些位点已用于储存在加工沥青矿石期间形成的沉淀物，发现其具有相对高含量的 ^{227}Ac 和低含量的 ^{226}Ra。有人评估了涉及放射性药物 ^{223}Ra 二氯化物的污染事件可能的剂量测定结果，包括吸入 ^{219}Rn 及其子体。在这种情况下，出于辐射防护的目的，通常足以根据 ^{211}Pb 的摄入量控制暴露。这是因为 ^{211}Pb 的 PAE 每活度比其他锕子体放射性核素高约 15 倍或更多。然而，为了完整性，给出 ^{211}Pb 和 ^{211}Bi（表 D–15）的剂量系数（Sv/Bq）。大小特征（*AMTD*，σ_g）等于室内工作场所假设的 ^{222}Rn 子体的模式（表 D–3 和表 D–5），因为 ^{211}Pb（36min）的半衰期更接近于 ^{222}Rn 子体 ^{214}Pb（27min），而比 ^{220}Rn 子体 ^{212}Pb（11h）短。表 D–6 中给出了这些模式在呼吸道中的区域沉积分数。

表 D–15 对于室内工作场所假设气溶胶分布的每种模式，吸入 ^{219}Rn 子体的有效剂量系数

模式	有效剂量系数 /（Sv · Bq^{-1}）	
	^{211}Pb	^{211}Bi
未附着	6.6×10^{-8}	4.8×10^{-9}
成核	2.2×10^{-8}	1.5×10^{-9}
积累	7.4×10^{-9}	5.3×10^{-10}

附录 E　核医学患者内照射相关参数

E.1　核医学患者剂量学数据

附录 E.1 中，列出一些核医学常用诊断放射性药物的生物动力学数据和剂量系数，相关数据均引自 ICRP 128 出版物。剂量系数表中仅列出少数重点关注的器官的数据，其他器官数据可查阅 ICRP 128 出版物。

生物动力学数据包括 f_S、T，a、$\tilde{A}_{r_S}/A_0$。F_S 是器官或组织 r_S 的吸收份额（即，如果没有放射性衰变，在所有时间内到达源器官或组织 r_S 的给药物质的分数）；T 为有效半衰期（对于核医学中吸收剂量的计算，通常假定器官中的有效半衰期等于物理半衰期。这种近似的原因是，在这些情况下，该物质被标记为放射性核素，其物理半衰期比生物半衰期短），单位小时（h）；a 是半衰期 T 消除 F_S 的分数（Σa=1）；$\tilde{A}_{r_S}$ 源器官或组织 r_S 的累积活度，单位 Bq · s；A_0 代表给药活度，单位 Bq。

可通过公式 E–1 计算器官或组织的累积活度 $\tilde{A}_{r_S}$：

$$\frac{\tilde{A}_{r_S}}{A_0} = f_S \sum a \frac{T}{\ln 2} \qquad \text{公式 E–1}$$

得到 $\tilde{A}_{r_S}$ 后，再通过公式 6–20 可计算靶组织的吸收剂量。再通过公式 6–22、公式 6–23 计算当量剂量和待积有效剂量。

剂量系数即每单位给药活度的吸收剂量。可通过公式 E–2 计算待积有效剂量：

$$E = A_0 \times e \qquad \text{公式 E–2}$$

式中：

e——特定放射性药物的剂量系数。

E.1.1　[1-^{11}C]– 醋酸

1．生物动力学数据（表 E–1）

表 E–1　[1-^{11}C]- 醋酸的生物动力学数据

器官（r_S）	f_S	T(h)	a	$\tilde{A}_{r_S}/A_0(h)$
血液	1.00	0.017	1.00	0.023
心脏	0.045	0.017 0.17 8.0	−1.00 0.50 0.50	0.014
肾脏	0.19	0.017 0.17 24	−1.0 0.50 0.50	0.059

续表

器官（r_S）	f_S	T(h)	a	$\tilde{A}_{r_S}/A_0(h)$
肝	0.25	0.017 0.17 1.0 2.0	−1.00 0.35 0.30 0.35	0.075
胰腺	0.01	0.017 0.67 2.0	−1.00 0.50 0.50	0.003 5
其他器官和组织	0.505	0.017 0.17 8.0	−1.00 0.50 0.50	0.15

2. 剂量系数（表 E-2）

表 E-2　[1-^{11}C]- 醋酸每单位活度的吸收剂量

器官	每单位给药活度的吸收剂量 /（mGy · MBq^{-1}）				
	成人	15 岁	10 岁	5 岁	1 岁
乳腺	1.2×10^{-3}	1.5×10^{-3}	2.5×10^{-3}	4.0×10^{-3}	7.6×10^{-3}
胃肠道					
胃壁	2.0×10^{-3}	2.4×10^{-3}	3.9×10^{-3}	6.0×10^{-3}	1.1×10^{-2}
小肠壁	1.7×10^{-3}	2.2×10^{-3}	3.5×10^{-3}	5.6×10^{-3}	1.0×10^{-2}
结肠壁	1.6×10^{-3}	1.9×10^{-3}	3.2×10^{-3}	5.0×10^{-3}	9.5×10^{-3}
上大肠壁	1.8×10^{-3}	2.2×10^{-3}	3.7×10^{-3}	5.7×10^{-3}	1.1×10^{-2}
下大肠壁	1.3×10^{-3}	1.5×10^{-3}	2.5×10^{-3}	4.1×10^{-3}	7.5×10^{-3}
肺	2.4×10^{-3}	3.1×10^{-3}	4.8×10^{-3}	7.6×10^{-3}	1.5×10^{-2}
卵巢	1.4×10^{-3}	1.8×10^{-3}	2.8×10^{-3}	4.6×10^{-3}	8.6×10^{-3}
红骨髓	1.8×10^{-3}	2.2×10^{-3}	3.3×10^{-3}	5.1×10^{-3}	9.2×10^{-3}
睾丸	1.0×10^{-3}	1.3×10^{-3}	2.0×10^{-3}	3.2×10^{-3}	6.4×10^{-3}
甲状腺	1.2×10^{-3}	1.6×10^{-3}	2.6×10^{-3}	4.4×10^{-3}	8.5×10^{-3}
子宫	1.4×10^{-3}	1.7×10^{-3}	2.8×10^{-3}	4.5×10^{-3}	8.4×10^{-3}
有效剂量 /（mSv · MBq^{-1}）	3.5×10^{-3}	4.3×10^{-3}	6.5×10^{-3}	9.9×10^{-3}	1.8×10^{-2}

E.1.2 ^{11}C- 标记氨基酸

1．生物动力学数据（表 E–3）

表 E–3 ^{11}C- 标记氨基酸的生物动力学数据（通用模型）

器官（r_S）	f_S	T（h）	a	$\tilde{A}_{r_S}/A_0(h)$
血液	0.20	0.20	0.25	0.079
		6.0	0.75	
脑	0.001 5	1 200	0.70	0.007 3
		∞	0.30	
甲状腺	0.000 7	1 200	0.70	0.000 34
		∞	0.30	
肺	0.02	12 1 200 ∞	0.10 0.85 0.05	0.009 8
肾	0.02	12 1 200 ∞	0.15 0.80 0.05	0.009 8
肾脏排泄	0.02			0.003
肝	0.08	12 1 200 ∞	0.40 0.55 0.05	0.039
脾脏	0.004	12 1 200	0.33 0.67	0.001 9
胰腺	0.03	12 1 200	0.85 0.15	0.014
小肠壁	0.03	6.0 12	0.50 0.50	0.014
卵巢	0.000 2	1 200 ∞	0.70 0.30	0.000 098
睾丸	0.000 92	1 200 ∞	0.70 0.30	0.000 45
肌肉	0.24	12 1 200 ∞	0.15 0.45 0.40	0.12

续表

器官（r_S）	f_S	T(h)	a	$\tilde{A}_{r_S}/A_0(h)$
其他器官和组织	0.359	12 1 200 ∞	0.15 0.45 0.40	0.18
膀胱内容物	0.20			
成人，15 岁，10 岁				0.016
5 岁				0.016
1 岁				0.016

2．剂量系数（表 E–4）

表 E–4　^{11}C-标记氨基酸每单位活度的吸收剂量

器官	每单位给药活度的吸收剂量 /（mGy · MBq^{-1}）				
	成人	15 岁	10 岁	5 岁	1 岁
乳腺	2.3×10^{-3}	2.6×10^{-3}	4.0×10^{-3}	6.2×10^{-3}	1.2×10^{-2}
胃肠道					
胃壁	3.5×10^{-3}	3.9×10^{-3}	5.9×10^{-3}	9.0×10^{-3}	1.7×10^{-2}
小肠壁	7.3×10^{-3}	9.0×10^{-3}	1.5×10^{-2}	2.4×10^{-2}	4.8×10^{-2}
结肠壁	3.4×10^{-3}	3.8×10^{-3}	5.9×10^{-3}	9.1×10^{-3}	1.7×10^{-2}
上大肠壁	3.6×10^{-3}	4.0×10^{-3}	6.2×10^{-3}	9.7×10^{-3}	1.8×10^{-2}
下大肠壁	3.2×10^{-3}	3.5×10^{-3}	5.5×10^{-3}	8.3×10^{-3}	1.5×10^{-2}
肺	6.3×10^{-3}	8.6×10^{-3}	1.3×10^{-2}	2.1×10^{-2}	4.1×10^{-2}
卵巢	4.7×10^{-3}	4.7×10^{-3}	1.1×10^{-2}	1.9×10^{-2}	4.2×10^{-2}
红骨髓	3.6×10^{-3}	4.1×10^{-3}	6.3×10^{-3}	9.6×10^{-3}	1.8×10^{-2}
睾丸	4.3×10^{-3}	9.2×10^{-3}	6.4×10^{-2}	7.4×10^{-2}	1.0×10^{-1}
甲状腺	5.2×10^{-3}	7.9×10^{-3}	1.2×10^{-2}	2.6×10^{-2}	5.0×10^{-2}
子宫	3.6×10^{-3}	4.1×10^{-3}	6.5×10^{-3}	9.9×10^{-3}	1.9×10^{-2}
有效剂量 /（mSv · MBq^{-1}）	5.6×10^{-3}	7.5×10^{-3}	1.8×10^{-2}	2.5×10^{-2}	4.5×10^{-2}

E.1.3 ^{11}C- 标记脑受体物质

1．生物动力学数据（表 E-5）

表 E-5 ^{11}C-标记脑受体物质的生物动力学数据（通用模型）

器官（r_S）	f_S	T(h)	a	$\tilde{A}_{r_S}/A_0(h)$
脑	0.05	2.0	1.0	0.021
其他器官和组织	0.95	2.0	1.0	0.40
胆囊内容物	0.087 5			0.006 2
胃肠道内容物				
小肠	0.25			0.010
上大肠	0.25			0.001 2
膀胱内容物	0.75			
成人，15 岁，10 岁				0.045
5 岁				0.044
1 岁				0.042

2．剂量系数（表 E-6）

表 E-6 ^{11}C-标记脑受体物质每单位活度的吸收剂量

器官	每单位给药活度的吸收剂量 /（mGy · MBq^{-1}）				
	成人	15 岁	10 岁	5 岁	1 岁
乳腺	2.1×10^{-3}	2.8×10^{-3}	4.3×10^{-3}	7.2×10^{-3}	1.5×10^{-2}
胃肠道					
胃壁	2.8×10^{-3}	3.5×10^{-3}	5.6×10^{-3}	9.2×10^{-3}	1.8×10^{-2}
小肠壁	4.4×10^{-3}	5.6×10^{-3}	9.5×10^{-3}	1.5×10^{-2}	2.9×10^{-2}
结肠壁	3.3×10^{-3}	4.1×10^{-3}	6.6×10^{-3}	1.0×10^{-2}	1.9×10^{-2}
上大肠壁	3.2×10^{-3}	4.0×10^{-3}	6.4×10^{-3}	1.0×10^{-2}	1.9×10^{-2}
下大肠壁	3.5×10^{-3}	4.2×10^{-3}	6.9×10^{-3}	1.1×10^{-2}	2.0×10^{-2}
肺	2.5×10^{-3}	3.2×10^{-3}	5.1×10^{-3}	8.3×10^{-3}	1.6×10^{-2}
卵巢	3.6×10^{-3}	4.5×10^{-3}	7.1×10^{-3}	1.1×10^{-2}	2.1×10^{-2}
红骨髓	2.7×10^{-3}	3.5×10^{-3}	5.4×10^{-3}	8.4×10^{-3}	1.6×10^{-2}
睾丸	2.8×10^{-3}	3.7×10^{-3}	6.1×10^{-3}	9.7×10^{-3}	1.9×10^{-2}
甲状腺	2.6×10^{-3}	3.3×10^{-3}	5.4×10^{-3}	8.9×10^{-3}	1.8×10^{-2}

续表

器官	每单位给药活度的吸收剂量 /（mGy · MBq^{-1}）				
	成人	15 岁	10 岁	5 岁	1 岁
子宫	4.3×10^{-3}	5.4×10^{-3}	8.6×10^{-3}	1.4×10^{-2}	2.5×10^{-2}
有效剂量 /（mSv · MBq^{-1}）	4.3×10^{-3}	5.5×10^{-3}	8.6×10^{-3}	1.4×10^{-2}	2.6×10^{-2}

E.1.4 L–[甲基 –^{11}C]– 甲硫氨酸

1．生物动力学数据（表 E–7）

表 E–7　L-[甲基 -^{11}C]- 甲硫氨酸的生物动力学数据

器官（r_S）	f_S	T（h）	a	$\tilde{A}_{r_S}/A_0(h)$
脑	0.030	0.4 12	0.90 0.10	0.008 6
肺	0.050	0.4 12	0.90 0.10	0.014
肾	0.022	0.4 12	0.90 0.10	0.006 3
肾脏排泄				0.026
肝	0.22	0.4 12	0.90 0.10	0.063
脾脏	0.010	0.4 12	0.90 0.10	0.002 9
胰腺	0.016	0.4 12	0.90 0.10	0.004 6
其他器官和组织	0.652	0.4 12	0.90 0.10	0.19
胆囊内容物	0.077			0.003 3
胃肠道内容物				
小肠	0.22			0.005 5
上大肠	0.22			0.000 64
下大肠	0.22			0.000 024
膀胱内容物	0.78			
成人，15 岁，10 岁				0.13
5 岁				0.13
1 岁				0.13

2．剂量系数（表 E–8）

表 E–8　L-[甲基 -^{11}C]- 甲硫氨酸每单位活度的吸收剂量

器官	每单位给药活度的吸收剂量 /（mGy · MBq^{-1}）				
	成人	15 岁	10 岁	5 岁	1 岁
乳腺	1.3×10^{-3}	1.7×10^{-3}	2.8×10^{-3}	4.7×10^{-3}	9.2×10^{-3}
胃肠道					
胃壁	2.6×10^{-3}	3.2×10^{-3}	5.3×10^{-3}	8.5×10^{-3}	1.6×10^{-2}
小肠壁	1.9×10^{-2}	2.5×10^{-2}	4.3×10^{-2}	7.1×10^{-2}	1.4×10^{-1}
结肠壁	6.4×10^{-3}	8.1×10^{-3}	1.3×10^{-2}	2.1×10^{-2}	3.7×10^{-2}
上大肠壁	8.1×10^{-3}	1.0×10^{-2}	1.7×10^{-2}	2.7×10^{-2}	5.1×10^{-2}
下大肠壁	4.1×10^{-3}	5.2×10^{-3}	7.8×10^{-3}	1.2×10^{-2}	2.0×10^{-2}
肺	4.6×10^{-3}	6.7×10^{-3}	9.6×10^{-3}	1.5×10^{-2}	2.9×10^{-2}
卵巢	4.7×10^{-3}	6.0×10^{-3}	9.1×10^{-3}	1.4×10^{-2}	2.4×10^{-2}
红骨髓	2.3×10^{-3}	2.8×10^{-3}	4.2×10^{-3}	6.1×10^{-3}	1.1×10^{-2}
睾丸	2.5×10^{-3}	3.5×10^{-3}	6.1×10^{-3}	9.8×10^{-3}	1.8×10^{-2}
甲状腺	1.3×10^{-3}	1.7×10^{-3}	2.8×10^{-3}	4.7×10^{-3}	9.4×10^{-3}
子宫	6.8×10^{-3}	8.3×10^{-3}	1.3×10^{-2}	2.1×10^{-2}	3.6×10^{-2}
有效剂量 /（mSv · MBq^{-1}）	8.2×10^{-3}	1.1×10^{-2}	1.6×10^{-2}	2.5×10^{-2}	4.7×10^{-2}

E.1.5　^{11}C- 标记胸苷

1．生物动力学数据（表 E–9）

表 E–9　^{11}C- 标记胸苷的生物动力学数据

器官（r_S）	f_S	T(h)	a	$\tilde{A}_{r_S}/A_0(h)$
[甲基 -^{11}C]- 胸苷				
血液	1.00	0.017 24	0.95 0.05	0.046
肝	0.45	0.017 2.0	–1.00 1.00	0.18
肾	0.07	0.017 24	–1.00 1.00	0.032
肌肉	0.30	0.017 8	–1.00 1.00	0.13

续表

器官（r_S）	f_S	T(h)	a	$\tilde{A}_{r_S}/A_0(h)$
其他器官和组织	0.13	0.017 4.0	−1.00 1.00	0.056
[2-^{11}C]- 胸苷				
血液	1.00	0.017 24	0.99 0.01	0.028
肝	0.07	0.017 0.67 2.0	−1.00 0.70 0.30	0.024
肾	0.03	0.017 0.67 24	−1.00 0.70 0.30	0.011
其他器官和组织	0.90	0.017 0.67 8.0	−1.00 0.70 0.30	0.31

2. 剂量系数（表 E–10）

表 E–10 ^{11}C- 标记胸苷每单位活度的吸收剂量

器官	每单位给药活度的吸收剂量 /（mGy · MBq^{-1}）				
	成人	15 岁	10 岁	5 岁	1 岁
[甲基 -^{11}C]- 胸苷					
乳腺	1.3×10^{-3}	1.5×10^{-3}	2.6×10^{-3}	3.9×10^{-3}	7.5×10^{-3}
胃肠道					
胃壁	2.2×10^{-3}	2.5×10^{-3}	4.1×10^{-3}	6.5×10^{-3}	1.3×10^{-2}
小肠壁	2.0×10^{-3}	2.4×10^{-3}	3.8×10^{-3}	6.1×10^{-3}	1.1×10^{-2}
结肠壁	1.9×10^{-3}	2.2×10^{-3}	3.5×10^{-3}	5.6×10^{-3}	1.0×10^{-2}
上大肠壁	2.3×10^{-3}	2.6×10^{-3}	4.3×10^{-3}	6.8×10^{-3}	1.3×10^{-2}
下大肠壁	1.4×10^{-3}	1.6×10^{-3}	2.5×10^{-3}	3.9×10^{-3}	7.0×10^{-3}
肺	3.5×10^{-3}	4.4×10^{-3}	6.9×10^{-3}	1.1×10^{-2}	2.1×10^{-2}
卵巢	1.6×10^{-3}	1.9×10^{-3}	3.0×10^{-3}	4.8×10^{-3}	8.9×10^{-3}
红骨髓	2.2×10^{-3}	2.5×10^{-3}	3.8×10^{-3}	5.6×10^{-3}	1.0×10^{-2}
睾丸	1.1×10^{-3}	1.3×10^{-3}	2.0×10^{-3}	3.1×10^{-3}	5.9×10^{-3}
甲状腺	1.5×10^{-3}	1.9×10^{-3}	3.1×10^{-3}	5.0×10^{-3}	9.6×10^{-3}
子宫	1.5×10^{-3}	1.9×10^{-3}	3.0×10^{-3}	4.8×10^{-3}	8.8×10^{-3}

续表

器官	每单位给药活度的吸收剂量 /（$mGy \cdot MBq^{-1}$）				
	成人	15 岁	10 岁	5 岁	1 岁
有效剂量 /（$mSv \cdot MBq^{-1}$）	3.5×10^{-3}	4.4×10^{-3}	6.8×10^{-3}	1.1×10^{-2}	2.0×10^{-2}
[2-^{11}C]- 胸苷					
乳腺	1.8×10^{-3}	2.3×10^{-3}	3.6×10^{-3}	5.9×10^{-3}	1.1×10^{-2}
胃肠道					
胃壁	2.4×10^{-3}	2.9×10^{-3}	4.6×10^{-3}	7.3×10^{-3}	1.4×10^{-2}
小肠壁	2.4×10^{-3}	3.1×10^{-3}	4.9×10^{-3}	7.8×10^{-3}	1.5×10^{-2}
结肠壁	2.4×10^{-3}	2.9×10^{-3}	4.7×10^{-3}	7.4×10^{-3}	1.4×10^{-2}
上大肠壁	2.4×10^{-3}	3.0×10^{-3}	4.8×10^{-3}	7.7×10^{-3}	1.4×10^{-2}
下大肠壁	2.3×10^{-3}	2.7×10^{-3}	4.5×10^{-3}	7.1×10^{-3}	1.3×10^{-2}
肺	3.0×10^{-3}	3.9×10^{-3}	6.2×10^{-3}	9.9×10^{-2}	1.9×10^{-2}
卵巢	2.4×10^{-3}	3.0×10^{-3}	4.8×10^{-3}	7.6×10^{-3}	1.4×10^{-2}
红骨髓	2.5×10^{-3}	3.1×10^{-3}	4.8×10^{-3}	7.6×10^{-3}	1.4×10^{-2}
睾丸	2.0×10^{-3}	2.5×10^{-3}	3.9×10^{-3}	6.2×10^{-3}	1.2×10^{-2}
甲状腺	2.3×10^{-3}	2.9×10^{-3}	4.7×10^{-3}	7.8×10^{-3}	1.5×10^{-2}
子宫	2.4×10^{-3}	3.0×10^{-3}	4.8×10^{-3}	7.6×10^{-3}	1.4×10^{-2}
有效剂量 /（$mSv \cdot MBq^{-1}$）	2.7×10^{-3}	3.4×10^{-3}	5.3×10^{-3}	8.4×10^{-3}	1.6×10^{-2}

E.1.6 ^{11}C- 标记物质

1．生物动力学数据（表 E-11）

表 E-11　^{11}C-标记物质的生物动力学数据

器官（r_S）	f_S	T（h）	a	$\tilde{A}_{r_S}/A_0(h)$
其他器官和组织	0.50	∞	1.0	0.25
膀胱内容物	0.50	∞	1.0	
成人，15 岁，10 岁				0.25
5 岁				0.25
1 岁				0.25

2．剂量系数（表 E-12）

表 E-12 ^{11}C-标记物质每单位活度的吸收剂量

器官	每单位给药活度的吸收剂量 /（mGy·MBq^{-1}）				
	成人	15 岁	10 岁	5 岁	1 岁
乳腺	1.3×10^{-3}	1.7×10^{-3}	2.6×10^{-3}	4.3×10^{-3}	8.4×10^{-3}
胃肠道					
胃壁	1.8×10^{-3}	2.2×10^{-3}	3.5×10^{-3}	5.7×10^{-3}	1.1×10^{-2}
小肠壁	3.0×10^{-3}	4.0×10^{-3}	6.2×10^{-3}	9.7×10^{-3}	1.8×10^{-2}
结肠壁	3.7×10^{-3}	4.7×10^{-3}	7.2×10^{-3}	1.1×10^{-2}	1.8×10^{-2}
上大肠壁	2.7×10^{-3}	3.4×10^{-3}	5.4×10^{-3}	8.7×10^{-3}	1.5×10^{-2}
下大肠壁	5.1×10^{-3}	6.4×10^{-3}	9.6×10^{-3}	1.4×10^{-2}	2.3×10^{-2}
肺	1.5×10^{-3}	1.9×10^{-3}	3.0×10^{-3}	4.8×10^{-3}	9.4×10^{-3}
卵巢	4.9×10^{-3}	6.3×10^{-3}	9.1×10^{-3}	1.4×10^{-2}	2.4×10^{-2}
红骨髓	2.1×10^{-3}	2.7×10^{-3}	4.0×10^{-3}	5.9×10^{-3}	1.0×10^{-2}
睾丸	3.7×10^{-3}	5.3×10^{-3}	9.2×10^{-3}	1.4×10^{-2}	2.6×10^{-2}
甲状腺	1.5×10^{-3}	1.9×10^{-3}	3.1×10^{-3}	5.1×10^{-3}	9.8×10^{-3}
子宫	9.2×10^{-3}	1.1×10^{-2}	1.8×10^{-2}	2.7×10^{-2}	4.6×10^{-2}
有效剂量 /（mSv·MBq^{-1}）	1.1×10^{-2}	1.4×10^{-2}	2.1×10^{-2}	3.3×10^{-2}	6.1×10^{-2}

注：^{11}C 的物理半衰期为 20.4min；膀胱壁贡献 79% 的有效剂量。

E.1.7 ^{11}C- 标记雷氯必利

1．生物动力学数据（表 E-13）

表 E-13 ^{11}C-标记雷氯必利的生物动力学数据

器官（r_S）	f_S	T（h）	a	$\tilde{A}_{r_S}/A_0(h)$
肝	0.18	4.0	1.0	0.081
肾	0.06	1.0	1.0	0.023
（从排泄过程）				0.005 4
脑	0.03	1.0	1.0	0.011
红骨髓	0.02	∞	1.0	0.009 8
肺	0.02	1.0	1.0	0.007 3
心脏壁	0.01	1.0	1.0	0.003 7
小肠壁	0.08	0.33		0.019

续表

器官（r_S）	f_S	T(h)	a	$\tilde{A}_{r_S}/A_0(h)$
胆囊内容物	0.16			0.006 2
其他器官和组织	0.60	0.33	0.1	0.27
		4.0	0.45	
		∞	0.45	
胃肠道内容物				
小肠	0.40			0.023
上大肠	0.40			0.002 7
下大肠	0.40			0.000 1
膀胱内容物	0.31			
成人，15 岁，10 岁				0.029
5 岁，1 岁				0.028

2．剂量系数（表 E–14）

表 E–14　^{11}C-标记雷氯必利每单位活度的吸收剂量

器官	每单位给药活度的吸收剂量 /（mGy · MBq^{-1}）				
	成人	15 岁	10 岁	5 岁	1 岁
乳腺	1.8×10^{-3}	2.3×10^{-3}	3.8×10^{-3}	6.2×10^{-3}	1.2×10^{-2}
胃肠道					
胃壁	2.8×10^{-3}	3.4×10^{-3}	5.7×10^{-3}	9.1×10^{-3}	1.8×10^{-2}
小肠壁	1.4×10^{-2}	1.8×10^{-2}	3.2×10^{-2}	4.7×10^{-2}	9.2×10^{-2}
结肠壁	4.1×10^{-3}	5.1×10^{-3}	8.3×10^{-3}	1.2×10^{-2}	2.2×10^{-2}
上大肠壁	5.2×10^{-3}	6.4×10^{-3}	1.1×10^{-2}	1.5×10^{-2}	2.8×10^{-2}
下大肠壁	2.7×10^{-3}	3.3×10^{-3}	5.3×10^{-3}	7.9×10^{-3}	1.4×10^{-2}
肺	3.1×10^{-3}	4.4×10^{-3}	6.3×10^{-3}	9.6×10^{-3}	1.9×10^{-2}
卵巢	3.6×10^{-3}	4.5×10^{-3}	7.1×10^{-3}	1.1×10^{-2}	2.0×10^{-2}
红骨髓	3.1×10^{-3}	3.6×10^{-3}	5.6×10^{-3}	9.0×10^{-3}	1.8×10^{-2}
睾丸	2.1×10^{-3}	2.7×10^{-3}	4.6×10^{-3}	7.4×10^{-3}	1.5×10^{-2}
甲状腺	1.9×10^{-3}	2.5×10^{-3}	4.1×10^{-3}	6.9×10^{-3}	1.4×10^{-2}
子宫	3.9×10^{-3}	4.9×10^{-3}	8.0×10^{-3}	1.2×10^{-2}	2.3×10^{-2}
有效剂量 /（mSv · MBq^{-1}）	5.0×10^{-3}	6.4×10^{-3}	9.8×10^{-3}	1.5×10^{-2}	3.0×10^{-2}

注：^{11}C 的物理半衰期为 20.4min。

E.1.8 ^{15}O- 水

1．生物动力学数据（表 E–15）

表 E–15 ^{15}O- 水的生物动力学数据

器官（r_S）	$\tilde{A}_{r_S}/A_0(h)$	器官（r_S）	$\tilde{A}_{r_S}/A_0(h)$
肾上腺	0.000 044	肝	0.005 3
脑	0.003 6	肺	0.003 1
骨	0.001 2	肌肉	0.011
胃肠道		卵巢 *	0.000 014
胃壁	0.000 47	胰腺	0.000 25
小肠壁	0.001 8	红骨髓	0.001 6
上大肠	0.000 61	脾脏	0.000 56
下大肠	0.000 47	睾丸 *	0.000 056
心脏内容物	0.001 5	甲状腺	0.000 064
心脏壁	0.000 67	其他器官和组织	0.016
肾	0.001 0		

注：* 对于成人来说，性腺的累积活度与身体总活度之比正比于性腺重量与身体总重量之比。对于儿童，也做同样的假设。

2．剂量系数（表 E–16）

表 E–16 ^{15}O- 水每单位活度的吸收剂量

器官	每单位给药活度的吸收剂量 /（mGy · MBq^{-1}）				
	成人	15 岁	10 岁	5 岁	1 岁
乳腺	2.8×10^{-4}	3.5×10^{-4}	6.0×10^{-4}	9.9×10^{-4}	2.0×10^{-3}
胃肠道					
胃壁	1.7×10^{-3}	2.2×10^{-3}	3.1×10^{-3}	5.3×10^{-3}	1.2×10^{-2}
小肠壁	1.3×10^{-3}	1.7×10^{-3}	3.0×10^{-3}	5.0×10^{-3}	9.9×10^{-3}
结肠壁	1.6×10^{-3}	2.1×10^{-3}	3.7×10^{-3}	6.2×10^{-3}	1.2×10^{-2}
上大肠壁	1.6×10^{-3}	2.1×10^{-3}	3.7×10^{-3}	6.2×10^{-3}	1.2×10^{-2}
下大肠壁	1.6×10^{-3}	2.1×10^{-3}	3.7×10^{-3}	6.2×10^{-3}	1.2×10^{-2}
肺	1.6×10^{-3}	2.4×10^{-3}	3.4×10^{-3}	5.2×10^{-3}	1.0×10^{-2}
卵巢	8.5×10^{-4}	1.1×10^{-3}	1.8×10^{-3}	2.8×10^{-3}	5.8×10^{-3}
红骨髓	8.9×10^{-4}	9.7×10^{-4}	1.6×10^{-3}	3.0×10^{-3}	6.1×10^{-3}

续表

器官	每单位给药活度的吸收剂量 /（mGy · MBq^{-1}）				
	成人	15 岁	10 岁	5 岁	1 岁
睾丸	7.4×10^{-4}	9.3×10^{-4}	1.5×10^{-3}	2.6×10^{-3}	5.1×10^{-3}
甲状腺	1.5×10^{-3}	2.5×10^{-3}	3.8×10^{-3}	8.5×10^{-3}	1.6×10^{-2}
子宫	3.5×10^{-4}	4.4×10^{-4}	7.2×10^{-4}	1.2×10^{-3}	2.3×10^{-3}
有效剂量 /（mSv · MBq^{-1}）	1.1×10^{-3}	1.4×10^{-3}	2.3×10^{-3}	3.8×10^{-3}	7.7×10^{-3}

注：^{15}O 的物理半衰期是 2.04min。

E.1.9 ^{18}F- 标记氨基酸

1．生物动力学数据（表 E–17）

表 E–17 ^{18}F- 标记氨基酸的生物动力学数据（通用模型）

器官（r_s）	f_s	T（h）	a	$\tilde{A}_{r_s}/A_0(h)$
血液	0.2	0.2	0.25	0.32
		6.0	0.75	
脑	0.015	1 200	0.7	0.040
		∞	0.30	
甲状腺	0.000 7	1 200	0.7	0.001 9
		∞	0.3	
肺	0.02	12 1 200 ∞	0.10 0.85 0.05	0.052
肾	0.02	12 1 200 ∞	0.15 0.80 0.05	0.052
肾脏排泄	0.20			0.006 6
肝	0.08	12 1 200 ∞	0.40 0.55 0.05	0.20
脾脏	0.004	12 1 200	0.33 0.67	0.010
胰腺	0.03	12 1 200	0.85 0.15	0.070
小肠壁	0.03	6.0 12	0.50 0.50	0.065

续表

器官（r_S）	f_S	T(h)	a	$\tilde{A}_{r_S}/A_0(h)$
卵巢	0.000 2	1 200 ∞	0.70 0.30	0.000 53
睾丸	0.000 92	1 200 ∞	0.70 0.30	0.002 4
肌肉	0.24	12 1 200 ∞	0.15 0.45 0.40	0.62
其他器官和组织	0.359	12 1 200 ∞	0.15 0.45 0.40	0.93
膀胱内容物	0.20			
成人，15 岁，10 岁				0.13
5 岁				0.12
1 岁				0.086

2．剂量系数（表 E–18）

表 E–18 ^{18}F-标记氨基酸每单位活度的吸收剂量

器官	每单位给药活度的吸收剂量 /（mGy · MBq^{-1}）				
	成人	15 岁	10 岁	5 岁	1 岁
乳腺	9.5×10^{-3}	1.1×10^{-2}	1.6×10^{-2}	2.5×10^{-2}	4.9×10^{-2}
胃肠道					
胃壁	1.5×10^{-2}	1.7×10^{-2}	2.6×10^{-2}	3.9×10^{-2}	7.3×10^{-2}
小肠壁	2.7×10^{-2}	3.3×10^{-2}	5.5×10^{-2}	8.7×10^{-2}	1.7×10^{-1}
结肠壁	1.5×10^{-2}	1.7×10^{-2}	2.7×10^{-2}	4.0×10^{-2}	7.2×10^{-2}
上大肠壁	1.6×10^{-2}	1.8×10^{-2}	2.8×10^{-2}	4.3×10^{-2}	7.8×10^{-2}
下大肠壁	1.4×10^{-2}	1.6×10^{-2}	2.5×10^{-2}	3.7×10^{-2}	6.5×10^{-2}
肺	2.3×10^{-2}	3.1×10^{-2}	4.6×10^{-2}	7.2×10^{-2}	1.4×10^{-1}
卵巢	2.0×10^{-2}	2.1×10^{-2}	4.5×10^{-2}	7.5×10^{-2}	1.6×10^{-1}
红骨髓	1.4×10^{-2}	1.6×10^{-2}	2.4×10^{-2}	3.6×10^{-2}	6.7×10^{-2}
睾丸	1.6×10^{-2}	3.3×10^{-2}	2.1×10^{-1}	2.5×10^{-1}	3.4×10^{-1}
甲状腺	2.1×10^{-2}	3.3×10^{-2}	5.1×10^{-2}	1.1×10^{-1}	2.0×10^{-1}
子宫	1.7×10^{-2}	2.0×10^{-2}	3.2×10^{-2}	4.8×10^{-2}	8.3×10^{-2}
有效剂量 /（mSv · MBq^{-1}）	2.3×10^{-2}	3.1×10^{-2}	6.6×10^{-2}	9.3×10^{-2}	1.6×10^{-1}

注：^{18}F 的物理半衰期是 1.83h。

E.1.10 ^{18}F- 标记大脑受体物质

1．生物动力学数据（表 E–19）

表 E–19 ^{18}F- 标记大脑受体物质的生物动力学数据（通用模型）

器官（r_S）	f_S	T(h)	a	$\tilde{A}_{r_S}/A_0(h)$
脑	0.07	10	1.0	0.16
甲状腺	0.002	10	1.0	0.004 5
肺	0.05	10	1.0	0.11
肾	0.02	10	1.0	0.045
肾脏排泄	0.90			0.011
肝	0.08	10	1.0	0.18
胃壁	0.02	10	1.0	0.045
其他器官和组织	0.758	10	1.0	1.7
胆囊内容物	0.024			0.080
胃肠道内容物				
胃	0.02			0.002 2
小肠	0.10			0.019
上大肠	0.10			0.011
下大肠	0.10			0.002 0
膀胱内容物	0.90			
成人，15 岁，10 岁				0.20
5 岁				0.17
1 岁				0.12

2．剂量系数（表 E–20）

表 E–20 ^{18}F- 标记大脑受体物质每单位活度的吸收剂量（通用模型）

器官	每单位给药活度的吸收剂量 /（mGy·MBq^{-1}）				
	成人	15 岁	10 岁	5 岁	1 岁
乳腺	3.7×10^{-3}	4.6×10^{-3}	8.4×10^{-3}	1.3×10^{-2}	2.3×10^{-2}
胃肠道					
胃壁	5.5×10^{-2}	7.2×10^{-2}	1.0×10^{-1}	1.7×10^{-1}	3.6×10^{-1}
小肠壁	4.7×10^{-2}	6.1×10^{-2}	1.1×10^{-1}	1.7×10^{-1}	3.3×10^{-1}
结肠壁	1.7×10^{-2}	2.1×10^{-2}	3.2×10^{-2}	5.1×10^{-2}	8.2×10^{-2}
上大肠壁	2.0×10^{-2}	2.4×10^{-2}	3.8×10^{-2}	6.2×10^{-2}	1.0×10^{-1}
下大肠壁	1.4×10^{-2}	1.6×10^{-2}	2.4×10^{-2}	3.6×10^{-2}	5.7×10^{-2}

续表

器官	每单位给药活度的吸收剂量 /（mGy · MBq^{-1}）				
	成人	15 岁	10 岁	5 岁	1 岁
肺	2.5×10^{-2}	3.7×10^{-2}	5.2×10^{-2}	8.0×10^{-2}	1.6×10^{-1}
卵巢	1.4×10^{-2}	1.8×10^{-2}	2.7×10^{-2}	4.1×10^{-2}	6.7×10^{-2}
红骨髓	7.8×10^{-3}	9.6×10^{-3}	1.3×10^{-2}	1.8×10^{-2}	2.8×10^{-2}
睾丸	7.1×10^{-3}	9.5×10^{-3}	1.6×10^{-2}	2.3×10^{-2}	3.7×10^{-2}
甲状腺	4.2×10^{-2}	6.7×10^{-2}	1.0×10^{-1}	2.2×10^{-1}	4.3×10^{-1}
子宫	1.7×10^{-2}	2.1×10^{-2}	3.4×10^{-2}	4.9×10^{-2}	7.7×10^{-2}
有效剂量 /（mSv · MBq^{-1}）	2.8×10^{-2}	3.7×10^{-2}	5.4×10^{-2}	8.7×10^{-2}	1.8×10^{-1}

E.1.11 ^{18}F- 胆碱

1．生物动力学数据（表 E-21）

表 E-21 ^{18}F-胆碱的生物动力学数据

器官（r_s）	f_s	T（h）	a	$\tilde{A}_{r_s}/A_0(h)$
血液	1.0	0.080	0.5	0.27
		0.35	0.5	
肝	0.175	0.080	−0.5	0.42
		0.35	−0.5	
		∞	1.0	
脾脏	0.012	0.080	−0.5	0.022
		0.35	−0.5	
		7	1.0	
肾脏	0.097	0.080	−0.5	0.14
		0.35	−0.5	
		0.50	0.4	
		7	0.6	
其他器官和组织	0.71	0.080	−0.5	1.63
		0.35	−0.5	
		52	1.0	
膀胱内容物	0.825			
成人，15 岁，10 岁				0.10
5 岁				0.093
1 岁				0.066

2．剂量系数（表 E–22）

表 E–22　^{18}F- 胆碱每单位活度的吸收剂量

器官	每单位给药活度的吸收剂量 /（mGy・MBq^{-1}）				
	成人	15 岁	10 岁	5 岁	1 岁
乳腺	9.0×10^{-3}	1.1×10^{-2}	1.8×10^{-2}	2.8×10^{-2}	5.4×10^{-2}
胃肠道					
胃壁	1.3×10^{-2}	1.6×10^{-2}	2.5×10^{-2}	4.0×10^{-2}	7.6×10^{-2}
小肠壁	1.3×10^{-2}	1.7×10^{-2}	2.7×10^{-2}	4.2×10^{-2}	7.7×10^{-2}
结肠壁	1.3×10^{-2}	1.6×10^{-2}	2.6×10^{-2}	4.0×10^{-2}	7.2×10^{-2}
上大肠壁	1.4×10^{-2}	1.7×10^{-2}	2.7×10^{-2}	4.3×10^{-2}	7.8×10^{-2}
下大肠壁	1.2×10^{-2}	1.5×10^{-2}	2.4×10^{-2}	3.7×10^{-2}	6.4×10^{-2}
肺	1.7×10^{-2}	2.2×10^{-2}	3.5×10^{-2}	5.6×10^{-2}	1.1×10^{-1}
卵巢	1.3×10^{-2}	1.6×10^{-2}	2.6×10^{-2}	4.0×10^{-2}	7.2×10^{-2}
红骨髓	1.3×10^{-2}	1.6×10^{-2}	2.4×10^{-2}	3.6×10^{-2}	6.6×10^{-2}
睾丸	9.8×10^{-3}	1.3×10^{-2}	2.0×10^{-2}	3.1×10^{-2}	5.7×10^{-2}
甲状腺	1.1×10^{-2}	1.4×10^{-2}	2.2×10^{-2}	3.7×10^{-2}	7.0×10^{-2}
子宫	1.5×10^{-2}	1.8×10^{-2}	2.9×10^{-2}	4.4×10^{-2}	7.6×10^{-2}
有效剂量 /（mSv・MBq^{-1}）	2.0×10^{-2}	2.4×10^{-2}	3.7×10^{-2}	5.7×10^{-2}	1.0×10^{-1}

注：^{18}F 的物理半衰期是 1.83h。

E.1.12　2–[^{18}F]– 氟 –2– 脱氧 –D– 葡萄糖（FDG）

1．生物动力学数据（表 E–23）

表 E–23　2-[^{18}F]- 氟 -2- 脱氧 -D- 葡萄糖（FDG）的生物动力学数据

器官（r_S）	f_S	T（h）	a	$\tilde{A}_{r_S}/A_0(h)$
脑	0.08	∞	1.0	0.21
心脏壁	0.04	∞	1.0	0.11
肺	0.03	∞	1.0	0.079
肝	0.05	∞	1.0	0.13
其他器官和组织	0.80	0.2 1.5 ∞	0.075 0.225 0.70	1.7
膀胱内容物	0.24			
成人，15 岁，10 岁				0.26
5 岁				0.23
1 岁				0.16

2．剂量系数（表 E–24）

表 E–24　2-[^{18}F]- 氟 -2- 脱氧 -D- 葡萄糖每单位活度的吸收剂量

器官	每单位给药活度的吸收剂量 /（mGy · MBq^{-1}）				
	成人	15 岁	10 岁	5 岁	1 岁
乳腺	8.8×10^{-3}	1.1×10^{-2}	1.8×10^{-2}	2.9×10^{-2}	5.6×10^{-2}
胃肠道					
胃壁	1.1×10^{-2}	1.4×10^{-2}	2.2×10^{-2}	3.5×10^{-2}	6.7×10^{-2}
小肠壁	1.2×10^{-2}	1.6×10^{-2}	2.5×10^{-2}	4.0×10^{-2}	7.3×10^{-2}
结肠壁	1.3×10^{-2}	1.6×10^{-2}	2.5×10^{-2}	3.9×10^{-2}	7.0×10^{-2}
上大肠壁	1.2×10^{-2}	1.5×10^{-2}	2.4×10^{-2}	3.8×10^{-2}	7.0×10^{-2}
下大肠壁	1.4×10^{-2}	1.7×10^{-2}	2.7×10^{-2}	4.1×10^{-2}	7.0×10^{-2}
肺	2.0×10^{-2}	2.9×10^{-2}	4.1×10^{-2}	6.2×10^{-2}	1.2×10^{-1}
卵巢	1.4×10^{-2}	1.8×10^{-2}	2.7×10^{-2}	4.3×10^{-2}	7.6×10^{-2}
红骨髓	1.1×10^{-2}	1.4×10^{-2}	2.1×10^{-2}	3.2×10^{-2}	5.9×10^{-2}
睾丸	1.1×10^{-2}	1.4×10^{-2}	2.4×10^{-2}	3.7×10^{-2}	6.6×10^{-2}
甲状腺	1.0×10^{-2}	1.3×10^{-2}	2.1×10^{-2}	3.4×10^{-2}	6.5×10^{-2}
子宫	1.8×10^{-2}	2.2×10^{-2}	3.6×10^{-2}	5.4×10^{-2}	9.0×10^{-2}
有效剂量 /（mSv · MBq^{-1}）	1.9×10^{-2}	2.4×10^{-2}	3.7×10^{-2}	5.6×10^{-2}	9.5×10^{-2}

E.1.13　O–（2–[^{18}F]– 氟代乙酯 –L– 酪氨酸

1．生物动力学数据（表 E–25）

表 E–25　O-（2-[^{18}F]- 氟代乙酯 -L- 酪氨酸的生物动力学数据

器官（r_S）	f_S	T（h）	a	$\tilde{A}_{r_S}/A_0(h)$
肝	0.04	14	1.0	0.093
肺	0.02	14	1.0	0.047
红骨髓	0.02	14	1.0	0.047
肾	0.01	14	1.0	0.023
（从排泄过程）				0.009 3
其他器官和组织	0.90	14	1.0	2.1

续表

器官（r_S）	f_S	T(h)	a	$\tilde{A}_{r_S}/A_0(h)$
胃肠道内容物				
小肠	0.01			0.001 8
上大肠	0.01			0.000 10
下大肠	0.01			0.000 18
膀胱内容物	0.99			
成人，15 岁，10 岁				0.15
5 岁				0.14
1 岁				0.10

2．剂量系数（表 E–26）

表 E–26　O-（2-[^{18}F]- 氟代乙酯 -L- 酪氨酸每单位活度的吸收剂量

器官	每单位给药活度的吸收剂量 /（mGy · MBq^{-1}）				
	成人	15 岁	10 岁	5 岁	1 岁
乳腺	9.5×10^{-3}	1.2×10^{-2}	1.8×10^{-2}	3.0×10^{-2}	5.7×10^{-2}
胃肠道					
胃壁	1.3×10^{-2}	1.6×10^{-2}	2.4×10^{-2}	3.8×10^{-2}	6.9×10^{-2}
小肠壁	7.6×10^{-3}	9.4×10^{-3}	1.4×10^{-2}	2.0×10^{-2}	3.2×10^{-2}
结肠壁	1.1×10^{-2}	1.3×10^{-2}	2.1×10^{-2}	3.2×10^{-2}	5.4×10^{-2}
上大肠壁	1.0×10^{-2}	1.3×10^{-2}	2.0×10^{-2}	3.1×10^{-2}	5.4×10^{-2}
下大肠壁	1.2×10^{-2}	1.4×10^{-2}	2.2×10^{-2}	3.3×10^{-2}	5.4×10^{-2}
肺	1.4×10^{-2}	2.0×10^{-2}	2.8×10^{-2}	4.2×10^{-2}	8.1×10^{-2}
卵巢	1.5×10^{-2}	1.8×10^{-2}	2.8×10^{-2}	4.3×10^{-2}	7.7×10^{-2}
红骨髓	1.3×10^{-2}	1.6×10^{-2}	2.4×10^{-2}	3.8×10^{-2}	7.2×10^{-2}
睾丸	1.2×10^{-2}	1.6×10^{-2}	2.5×10^{-2}	3.8×10^{-2}	7.0×10^{-2}
甲状腺	1.2×10^{-2}	1.5×10^{-2}	2.4×10^{-2}	3.9×10^{-2}	7.3×10^{-2}
子宫	1.7×10^{-2}	2.1×10^{-2}	3.4×10^{-2}	5.1×10^{-2}	8.6×10^{-2}
有效剂量 /（mSv · MBq^{-1}）	1.6×10^{-2}	2.1×10^{-2}	3.1×10^{-2}	4.7×10^{-2}	8.2×10^{-2}

E.1.14 [^{18}F]- 氟 -L-DOPA

1．生物动力学数据（表 E–27）

表 E–27 [^{18}F]- 氟 -L-DOPA 生物动力学数据

器官（r_S）	f_S	T(h)	a	$\tilde{A}_{r_S}/A_0(h)$
全身	1.0	1.0	0.50	1.6
		12	0.50	
肾排泄	1.0			0.032
膀胱内容物	1.0			
成人，15 岁，10 岁				0.60
5 岁				0.53
1 岁				0.37

2．剂量系数（表 E–28）

表 E–28 [^{18}F]- 氟 -L-DOPA 每单位活度的吸收剂量

器官	每单位给药活度的吸收剂量 /（mGy · MBq^{-1}）				
	成人	15 岁	10 岁	5 岁	1 岁
乳腺	6.7×10^{-3}	8.5×10^{-3}	1.3×10^{-2}	2.1×10^{-2}	3.9×10^{-2}
胃肠道					
胃壁	9.5×10^{-3}	1.2×10^{-2}	1.8×10^{-2}	2.8×10^{-2}	5.0×10^{-2}
小肠壁	1.3×10^{-2}	1.7×10^{-2}	2.6×10^{-2}	3.9×10^{-2}	6.5×10^{-2}
结肠壁	1.5×10^{-2}	1.8×10^{-2}	2.7×10^{-2}	4.1×10^{-2}	6.3×10^{-2}
上大肠壁	1.2×10^{-2}	1.5×10^{-2}	2.3×10^{-2}	3.6×10^{-2}	5.9×10^{-2}
下大肠壁	1.8×10^{-2}	2.2×10^{-2}	3.3×10^{-2}	4.7×10^{-2}	6.9×10^{-2}
肺	7.9×10^{-3}	1.0×10^{-2}	1.6×10^{-2}	2.5×10^{-2}	4.6×10^{-2}
卵巢	1.7×10^{-2}	2.2×10^{-2}	3.3×10^{-2}	4.7×10^{-2}	7.4×10^{-2}
红骨髓	9.8×10^{-3}	1.2×10^{-2}	1.9×10^{-2}	2.7×10^{-2}	4.7×10^{-2}
睾丸	1.3×10^{-2}	1.8×10^{-2}	3.0×10^{-2}	4.5×10^{-2}	7.0×10^{-2}
甲状腺	8.1×10^{-3}	1.0×10^{-2}	1.7×10^{-2}	2.7×10^{-2}	5.0×10^{-2}
子宫	2.8×10^{-2}	3.3×10^{-2}	5.3×10^{-2}	7.5×10^{-2}	1.1×10^{-1}
有效剂量 /（mSv · MBq^{-1}）	2.5×10^{-2}	3.2×10^{-2}	4.9×10^{-2}	7.0×10^{-2}	1.0×10^{-1}

注：^{18}F 的物理半衰期为 1.83h，膀胱壁占有效剂量的 51%。

E.1.15 ^{18}F- 氟化物

1. 生物动力学数据（表 E-29）

表 E-29 ^{18}F- 氟化物的生物动力学数据

器官（r_S）	f_S	T(h)	a	$\tilde{A}_{r_S}/A_0(h)$
其他器官和组织	0.4	0.25 13	0.75 0.25	0.33
骨表面	0.6	0.25 ∞	–1 1	1.4
松质骨				
成人，15 岁，10 岁				0.83
5 岁，1 岁				0.97
皮质骨				
成人，15 岁，10 岁				0.55
5 岁，1 岁				0.42
膀胱内容物	0.24			
成人，15 岁				0.29
10 岁				0.26
5 岁，1 岁				0.19

2. 剂量系数（表 E-30）

表 E-30 ^{18}F- 氟化物每单位活度的吸收剂量

器官	每单位给药活度的吸收剂量 /（mGy · MBq^{-1}）				
	成人	15 岁	10 岁	5 岁	1 岁
乳腺	2.9×10^{-3}	3.7×10^{-3}	6.0×10^{-3}	9.5×10^{-3}	1.8×10^{-2}
胃肠道					
胃壁	3.7×10^{-3}	4.6×10^{-3}	7.9×10^{-3}	1.1×10^{-2}	2.0×10^{-2}
小肠壁	5.8×10^{-3}	7.5×10^{-3}	1.1×10^{-2}	1.7×10^{-2}	3.0×10^{-2}
结肠壁	6.8×10^{-3}	8.4×10^{-3}	1.3×10^{-2}	1.9×10^{-2}	3.0×10^{-2}
上大肠壁	5.1×10^{-3}	6.3×10^{-3}	1.0×10^{-2}	1.5×10^{-2}	2.6×10^{-2}
下大肠壁	9.1×10^{-3}	1.1×10^{-2}	1.7×10^{-2}	2.5×10^{-2}	3.7×10^{-2}
肺	4.5×10^{-3}	5.8×10^{-3}	8.6×10^{-3}	1.3×10^{-2}	2.6×10^{-2}
卵巢	8.3×10^{-3}	1.1×10^{-2}	1.5×10^{-2}	2.2×10^{-2}	3.6×10^{-2}
红骨髓	3.7×10^{-2}	3.9×10^{-2}	7.6×10^{-2}	1.8×10^{-1}	4.4×10^{-1}
睾丸	6.1×10^{-3}	8.3×10^{-3}	1.4×10^{-2}	2.0×10^{-2}	3.2×10^{-2}

续表

器官	每单位给药活度的吸收剂量 /（mGy・MBq^{-1}）				
	成人	15 岁	10 岁	5 岁	1 岁
甲状腺	4.9×10^{-3}	5.7×10^{-3}	8.1×10^{-3}	1.2×10^{-2}	2.0×10^{-2}
子宫	1.3×10^{-2}	1.5×10^{-2}	2.4×10^{-2}	3.5×10^{-2}	5.0×10^{-2}
有效剂量 /（mSv・MBq^{-1}）	1.7×10^{-2}	2.0×10^{-2}	3.3×10^{-2}	5.6×10^{-2}	1.1×10^{-1}

E.1.16 3'- 脱氧 -[^{18}F]-3'- 氟胸苷

1．生物动力学数据（表 E-31）

表 E-31 3'- 脱氧 -[^{18}F]-3'- 氟胸苷的生物动力学数据

器官（r_S）	f_S	T(h)	a	$\tilde{A}_{r_S}/A_0(h)$
红骨髓	0.10	24	1.0	0.25
肝	0.14	24	1.0	0.34
肾	0.08	0.050	0.75	0.053
从排泄过程		24	0.25	0.001 5
脾脏	0.006	24	1.0	0.015
其他器官和组织	0.674	24	1.0	1.7
膀胱内容物	0.15			
成人，15 岁，10 岁				0.030
5 岁				0.027
1 岁				0.020

2．剂量系数（表 E-32）

表 E-32 3'- 脱氧 -[^{18}F]-3'- 氟胸苷每单位活度的吸收剂量

器官	每单位给药活度的吸收剂量 /（mGy・MBq^{-1}）				
	成人	15 岁	10 岁	5 岁	1 岁
乳腺	8.2×10^{-3}	1.0×10^{-2}	1.6×10^{-2}	2.5×10^{-2}	4.9×10^{-2}
胃肠道					
胃壁	1.2×10^{-2}	1.4×10^{-2}	2.2×10^{-2}	3.5×10^{-2}	6.6×10^{-2}
小肠壁	1.3×10^{-2}	1.6×10^{-2}	2.5×10^{-2}	3.8×10^{-2}	6.9×10^{-2}
结肠壁	1.2×10^{-2}	1.5×10^{-2}	2.3×10^{-2}	3.6×10^{-2}	6.5×10^{-2}
上大肠壁	1.3×10^{-2}	1.5×10^{-2}	2.4×10^{-2}	3.8×10^{-2}	6.9×10^{-2}
下大肠壁	1.2×10^{-2}	1.4×10^{-2}	2.2×10^{-2}	3.4×10^{-2}	5.9×10^{-2}
肺	1.1×10^{-2}	1.4×10^{-2}	2.1×10^{-2}	3.2×10^{-2}	6.0×10^{-2}

续表

器官	每单位给药活度的吸收剂量 /（mGy·MBq^{-1}）				
	成人	15 岁	10 岁	5 岁	1 岁
卵巢	1.2×10^{-2}	1.5×10^{-2}	2.4×10^{-2}	3.6×10^{-2}	6.6×10^{-2}
红骨髓	2.6×10^{-2}	3.0×10^{-2}	4.8×10^{-2}	8.6×10^{-2}	1.9×10^{-1}
睾丸	8.8×10^{-3}	1.1×10^{-2}	1.7×10^{-2}	2.7×10^{-2}	5.2×10^{-2}
甲状腺	9.4×10^{-3}	1.2×10^{-2}	1.9×10^{-2}	3.1×10^{-2}	5.8×10^{-2}
子宫	1.2×10^{-2}	1.5×10^{-2}	2.4×10^{-2}	3.7×10^{-2}	6.6×10^{-2}
有效剂量 /（mSv·MBq^{-1}）	1.5×10^{-2}	1.9×10^{-2}	2.9×10^{-2}	4.6×10^{-2}	8.8×10^{-2}

E.1.17 ^{68}Ga- 标记乙二胺四乙酸

1．生物动力学数据（表 E-33）

表 E-33 ^{68}Ga- 标记乙二胺四乙酸的生物动力学数据

器官（r_S）	f_S	T（h）	a	$\tilde{A}_{r_S}/A_0(h)$
全身（不包括膀胱内容物）	1.0	1.7 170	0.99 0.01	0.98
肾	1.0			0.033
膀胱内容物	1.0			
成人，15 岁，10 岁				0.51
5 岁				0.46
1 岁				0.35

2．剂量系数（表 E-34）

表 E-34 ^{68}Ga- 标记乙二胺四乙酸每单位活度的吸收剂量

器官	每单位给药活度的吸收剂量 /（mGy·MBq^{-1}）				
	成人	15 岁	10 岁	5 岁	1 岁
乳腺	7.5×10^{-3}	9.8×10^{-3}	1.6×10^{-2}	2.6×10^{-2}	5.2×10^{-2}
胃肠道					
胃壁	9.2×10^{-3}	1.2×10^{-2}	1.9×10^{-2}	3.0×10^{-2}	5.9×10^{-2}
小肠壁	1.2×10^{-2}	1.5×10^{-2}	2.4×10^{-2}	3.7×10^{-2}	7.0×10^{-2}
结肠壁	1.3×10^{-2}	1.6×10^{-2}	2.5×10^{-2}	3.8×10^{-2}	7.0×10^{-2}
上大肠壁	1.1×10^{-2}	1.4×10^{-2}	2.2×10^{-2}	3.5×10^{-2}	6.6×10^{-2}
下大肠壁	1.5×10^{-2}	1.9×10^{-2}	2.9×10^{-2}	4.2×10^{-2}	7.5×10^{-2}
肺	8.2×10^{-3}	1.1×10^{-2}	1.8×10^{-2}	2.8×10^{-2}	5.6×10^{-2}

续表

器官	每单位给药活度的吸收剂量 /（mGy · MBq^{-1}）				
	成人	15 岁	10 岁	5 岁	1 岁
卵巢	1.5×10^{-2}	2.0×10^{-2}	2.9×10^{-2}	4.2×10^{-2}	7.8×10^{-2}
红骨髓	9.5×10^{-3}	1.2×10^{-2}	1.9×10^{-2}	3.0×10^{-2}	5.7×10^{-2}
睾丸	1.2×10^{-2}	1.7×10^{-2}	2.8×10^{-2}	4.0×10^{-2}	7.7×10^{-2}
甲状腺	8.2×10^{-3}	1.1×10^{-2}	1.8×10^{-2}	3.0×10^{-2}	5.8×10^{-2}
子宫	2.3×10^{-2}	2.8×10^{-2}	4.4×10^{-2}	5.9×10^{-2}	1.1×10^{-1}
有效剂量 /（mSv · MBq^{-1}）	4.0×10^{-2}	5.2×10^{-2}	7.5×10^{-2}	9.5×10^{-2}	1.8×10^{-1}

E.1.18 ^{99m}Tc- 阿西肽

1．生物动力学数据（表 E-35）

表 E-35 ^{99m}Tc- 阿西肽的生物动力学数据

器官（r_S）	f_S	T（h）	a	$\tilde{A}_{r_S}/A_0(h)$
血液	1.0	∞	1.0	8.7

2．剂量系数（表 E-36）

表 E-36 ^{99m}Tc- 阿西肽的每单位活度的吸收剂量

器官	每单位给药活度的吸收剂量 /（mGy · MBq^{-1}）				
	成人	15 岁	10 岁	5 岁	1 岁
乳腺	3.2×10^{-3}	4.0×10^{-3}	5.8×10^{-3}	9.2×10^{-3}	1.8×10^{-2}
胃肠道					
胃壁	5.0×10^{-3}	6.6×10^{-3}	1.1×10^{-2}	1.5×10^{-2}	2.6×10^{-2}
小肠壁	5.6×10^{-3}	7.0×10^{-3}	1.0×10^{-2}	1.6×10^{-2}	2.8×10^{-2}
结肠壁	5.4×10^{-3}	7.0×10^{-3}	1.0×10^{-2}	1.6×10^{-2}	2.8×10^{-2}
上大肠壁	5.4×10^{-3}	7.1×10^{-3}	1.0×10^{-2}	1.6×10^{-2}	2.7×10^{-2}
下大肠壁	5.4×10^{-3}	6.9×10^{-3}	1.1×10^{-2}	1.6×10^{-2}	2.9×10^{-2}
肺	4.5×10^{-3}	5.7×10^{-3}	8.5×10^{-3}	1.3×10^{-2}	2.3×10^{-2}
卵巢	5.7×10^{-3}	7.1×10^{-3}	1.0×10^{-2}	1.6×10^{-2}	2.9×10^{-2}
红骨髓	4.4×10^{-3}	5.4×10^{-3}	8.3×10^{-3}	1.2×10^{-2}	2.2×10^{-2}
睾丸	4.1×10^{-3}	5.0×10^{-3}	7.4×10^{-3}	1.2×10^{-2}	2.1×10^{-2}
甲状腺	4.6×10^{-3}	5.8×10^{-3}	9.2×10^{-3}	1.5×10^{-2}	2.6×10^{-2}
子宫	5.8×10^{-3}	7.1×10^{-3}	1.1×10^{-2}	1.6×10^{-2}	2.9×10^{-2}
有效剂量 /（mSv · MBq^{-1}）	4.7×10^{-3}	6.0×10^{-3}	9.1×10^{-3}	1.4×10^{-2}	2.5×10^{-2}

注：^{99m}Tc 的物理半衰期为 6.01h。

E.1.19 ^{99m}Tc- 标记大胶体

1．生物动力学数据（表 E-37）

表 E-37 ^{99m}Tc- 标记大胶体的生物动力学数据

器官（r_S）	f_S	T(h)	a	$\tilde{A}_{r_S}/A_0(h)$
正常肝情况				
肝	0.70	∞	1.0	6.1
脾脏	0.10	∞	1.0	0.87
红骨髓	0.10	∞	1.0	0.87
其他器官和组织	0.10	∞	1.0	0.87
早期至中期弥漫性实质性肝病				
肝	0.50	∞	1.0	4.3
脾脏	0.20	∞	1.0	1.7
红骨髓	0.15	∞	1.0	1.3
其他器官和组织	0.15	∞	1.0	1.3
弥漫性实质性肝病中期至晚期				
肝	0.30	∞	1.0	2.6
脾脏	0.30	∞	1.0	2.6
红骨髓	0.25	∞	1.0	2.2
其他器官和组织	0.15	∞	1.0	1.3

2．剂量系数（表 E-38）

表 E-38 ^{99m}Tc- 标记大胶体每单位活度的吸收剂量

器官	每单位给药活度的吸收剂量 /（mGy · MBq^{-1}）				
	成人	15 岁	10 岁	5 岁	1 岁
正常肝情况					
乳腺	2.1×10^{-3}	2.7×10^{-3}	4.6×10^{-3}	7.1×10^{-3}	1.3×10^{-2}
胃肠道					
胃壁	6.4×10^{-3}	8.2×10^{-3}	1.3×10^{-2}	2.1×10^{-2}	3.5×10^{-2}
小肠壁	4.0×10^{-3}	5.1×10^{-3}	8.9×10^{-3}	1.4×10^{-2}	2.4×10^{-2}
结肠壁	3.8×10^{-3}	4.8×10^{-3}	8.6×10^{-3}	1.4×10^{-2}	2.4×10^{-2}
上大肠壁	5.5×10^{-3}	6.8×10^{-3}	1.2×10^{-2}	2.0×10^{-2}	3.4×10^{-2}
下大肠壁	1.6×10^{-3}	2.2×10^{-3}	3.8×10^{-3}	6.1×10^{-3}	1.1×10^{-2}
肺	5.9×10^{-3}	7.5×10^{-3}	1.0×10^{-2}	1.5×10^{-2}	2.5×10^{-2}
卵巢	2.2×10^{-3}	2.9×10^{-3}	4.9×10^{-3}	7.8×10^{-3}	1.4×10^{-2}
红骨髓	8.0×10^{-3}	8.9×10^{-3}	1.4×10^{-2}	2.4×10^{-2}	5.2×10^{-2}

续表

器官	每单位给药活度的吸收剂量 /（mGy · MBq^{-1}）				
	成人	15 岁	10 岁	5 岁	1 岁
睾丸	5.6×10^{-4}	7.6×10^{-4}	1.3×10^{-3}	2.3×10^{-3}	4.5×10^{-3}
甲状腺	9.2×10^{-4}	1.2×10^{-3}	2.0×10^{-3}	3.5×10^{-3}	6.4×10^{-3}
子宫	1.1×10^{-3}	1.6×10^{-3}	2.7×10^{-3}	5.7×10^{-3}	9.4×10^{-3}
有效剂量 /（mSv · MBq^{-1}）	9.1×10^{-3}	1.2×10^{-2}	1.8×10^{-2}	2.7×10^{-2}	4.9×10^{-2}
早期至中期弥漫性实质性肝病					
乳腺	2.1×10^{-3}	2.6×10^{-3}	4.4×10^{-3}	6.9×10^{-3}	1.2×10^{-2}
胃肠道					
胃壁	8.3×10^{-3}	1.0×10^{-2}	1.5×10^{-2}	2.3×10^{-2}	3.7×10^{-2}
小肠壁	4.2×10^{-3}	5.3×10^{-3}	8.8×10^{-3}	1.4×10^{-2}	2.3×10^{-2}
结肠壁	3.9×10^{-3}	5.0×10^{-3}	8.4×10^{-3}	1.3×10^{-2}	2.3×10^{-2}
上大肠壁	5.1×10^{-3}	6.4×10^{-3}	1.1×10^{-2}	1.8×10^{-2}	3.0×10^{-2}
下大肠壁	2.3×10^{-3}	3.0×10^{-3}	4.9×10^{-3}	7.4×10^{-3}	1.3×10^{-2}
肺	5.5×10^{-3}	7.0×10^{-3}	9.7×10^{-3}	1.4×10^{-2}	2.4×10^{-2}
卵巢	2.7×10^{-3}	3.5×10^{-3}	5.5×10^{-3}	8.6×10^{-3}	1.5×10^{-2}
红骨髓	1.1×10^{-2}	1.2×10^{-2}	1.9×10^{-2}	3.3×10^{-2}	7.4×10^{-2}
睾丸	8.2×10^{-4}	1.1×10^{-3}	1.7×10^{-3}	2.9×10^{-3}	5.6×10^{-3}
甲状腺	1.3×10^{-3}	1.6×10^{-3}	2.5×10^{-3}	4.2×10^{-3}	7.8×10^{-3}
子宫	2.3×10^{-3}	3.0×10^{-3}	4.9×10^{-3}	7.8×10^{-3}	1.4×10^{-2}
有效剂量 /（mSv · MBq^{-1}）	1.1×10^{-2}	1.4×10^{-2}	2.1×10^{-2}	3.2×10^{-2}	5.7×10^{-2}
弥漫性实质性肝病中期至晚期					
乳腺	1.9×10^{-3}	2.4×10^{-3}	4.1×10^{-3}	6.3×10^{-3}	1.1×10^{-2}
胃肠道					
胃壁	1.0×10^{-2}	1.2×10^{-2}	1.7×10^{-2}	2.4×10^{-2}	3.7×10^{-2}
小肠壁	4.3×10^{-3}	5.4×10^{-3}	8.6×10^{-3}	1.3×10^{-2}	2.1×10^{-2}
结肠壁	4.0×10^{-3}	5.1×10^{-3}	8.2×10^{-3}	1.2×10^{-2}	2.0×10^{-2}
上大肠壁	4.8×10^{-3}	6.0×10^{-3}	9.8×10^{-3}	1.5×10^{-2}	2.5×10^{-2}
下大肠壁	3.0×10^{-3}	3.9×10^{-3}	6.0×10^{-3}	8.5×10^{-3}	1.4×10^{-2}
肺	5.0×10^{-3}	6.5×10^{-3}	9.0×10^{-3}	1.3×10^{-2}	2.2×10^{-2}
卵巢	3.3×10^{-3}	4.2×10^{-3}	6.1×10^{-3}	9.1×10^{-3}	1.5×10^{-2}
红骨髓	1.6×10^{-2}	1.8×10^{-2}	2.8×10^{-2}	5.1×10^{-2}	1.2×10^{-1}
睾丸	9.1×10^{-4}	1.2×10^{-3}	2.0×10^{-3}	3.2×10^{-3}	5.8×10^{-3}
甲状腺	1.5×10^{-3}	1.8×10^{-3}	2.8×10^{-3}	4.5×10^{-3}	8.1×10^{-3}
子宫	2.6×10^{-3}	3.4×10^{-3}	5.3×10^{-3}	7.9×10^{-3}	1.3×10^{-2}
有效剂量 /（mSv · MBq^{-1}）	1.2×10^{-2}	1.6×10^{-2}	2.4×10^{-2}	3.7×10^{-2}	6.8×10^{-2}

E.1.20 ^{99m}Tc- 标记小胶体

1．生物动力学数据（表 E-39）

表 E-39 ^{99m}Tc- 标记小胶体的生物动力学数据（瘤内注射）

器官（r_S）	f_S	T(h)	a	$\tilde{A}_{r_S}/A_0(h)$
清除时间：6h				
乳腺	1.0			4.3
清除时间：18h				
乳腺	1.0			7.6

2．剂量系数（表 E-40）

表 E-40 ^{99m}Tc- 标记小胶体每单位活度的吸收剂量（瘤内注射）

器官	每单位给药活度的吸收剂量 /（mGy · MBq^{-1}）			
	6h 清除		18h 清除	
	成人	15 岁	成人	15 岁
乳腺（剩余）*	3.6×10^{-3}	3.9×10^{-3}	6.4×10^{-3}	6.9×10^{-3}
胃肠道				
胃壁	9.2×10^{-4}	1.3×10^{-3}	1.6×10^{-3}	2.3×10^{-3}
小肠壁	1.1×10^{-4}	1.5×10^{-4}	2.0×10^{-4}	2.7×10^{-4}
结肠壁	8.3×10^{-5}	1.9×10^{-4}	1.4×10^{-4}	3.3×10^{-4}
上大肠壁	1.2×10^{-4}	2.8×10^{-4}	2.0×10^{-4}	4.9×10^{-4}
下大肠壁	3.8×10^{-5}	7.0×10^{-5}	6.6×10^{-5}	1.2×10^{-4}
肺	3.6×10^{-3}	3.9×10^{-3}	6.4×10^{-3}	6.9×10^{-3}
卵巢	4.1×10^{-5}	4.8×10^{-5}	7.1×10^{-5}	8.3×10^{-5}
红骨髓	8.6×10^{-4}	9.2×10^{-4}	1.5×10^{-3}	1.6×10^{-3}
睾丸	—	—	—	—
甲状腺	4.7×10^{-4}	6.2×10^{-4}	8.2×10^{-4}	1.1×10^{-3}
子宫	4.1×10^{-5}	6.4×10^{-5}	7.1×10^{-5}	1.1×10^{-4}
有效剂量 /（mSv · MBq^{-1}）	1.2×10^{-3}	1.4×10^{-3}	2.0×10^{-3}	2.4×10^{-3}

注：* 对剩余乳腺的剂量与对肺部的剂量相等。在模型中，假定没有泄漏发生；— 表示无数据。

E.1.21 ^{99m}Tc-二巯基丁二酸（DMSA）

1. 生物动力学数据（表E-41）

表E-41 ^{99m}Tc-二巯基丁二酸（DMSA）的生物动力学数据

器官（r_S）	f_S	T(h)	a	$\tilde{A}_{r_S}/A_0(h)$
全身（不包括膀胱内容物）	1.0	2.0 43 ∞	0.25 0.25 0.50	6.8
肾（皮层）	0.50	1.0 ∞	−1.0 1.0	3.7
肝	0.10	1.0 2.0 43	−1.0 0.50 0.50	0.42
脾脏	0.01	1.0 2.0 43	−1.0 0.50 0.50	0.042
其他器官和组织	0.50			0.40

2. 剂量系数（表E-42）

表E-42 ^{99m}Tc-二巯基丁二酸（DMSA）每单位活度的吸收剂量

器官	每单位给药活度的吸收剂量/（mGy·MBq^{-1}）				
	成人	15岁	10岁	5岁	1岁
乳腺	1.3×10^{-3}	1.8×10^{-3}	2.8×10^{-3}	4.5×10^{-3}	8.4×10^{-3}
胃肠道					
胃壁	5.2×10^{-3}	6.3×10^{-3}	1.0×10^{-2}	1.4×10^{-2}	2.0×10^{-2}
小肠壁	5.0×10^{-3}	6.4×10^{-3}	1.0×10^{-2}	1.4×10^{-2}	2.4×10^{-2}
结肠壁	4.3×10^{-3}	5.5×10^{-3}	8.2×10^{-3}	1.2×10^{-2}	2.0×10^{-2}
上大肠壁	5.0×10^{-3}	6.4×10^{-3}	9.5×10^{-3}	1.4×10^{-2}	2.3×10^{-2}
下大肠壁	3.3×10^{-3}	4.3×10^{-3}	6.5×10^{-3}	9.6×10^{-3}	1.6×10^{-2}
肺	2.5×10^{-3}	3.5×10^{-3}	5.2×10^{-3}	8.0×10^{-3}	1.5×10^{-2}
卵巢	3.5×10^{-3}	4.7×10^{-3}	7.0×10^{-3}	1.1×10^{-2}	1.9×10^{-2}
红骨髓	3.9×10^{-3}	4.7×10^{-3}	6.8×10^{-3}	9.0×10^{-3}	1.4×10^{-2}
睾丸	1.8×10^{-3}	2.4×10^{-3}	3.7×10^{-3}	5.3×10^{-3}	1.0×10^{-2}
甲状腺	1.5×10^{-3}	1.9×10^{-3}	3.1×10^{-3}	5.2×10^{-3}	9.4×10^{-3}
子宫	4.5×10^{-3}	5.6×10^{-3}	8.3×10^{-3}	1.1×10^{-2}	1.9×10^{-2}
有效剂量/（mSv·MBq^{-1}）	8.8×10^{-3}	1.1×10^{-2}	1.5×10^{-2}	2.1×10^{-2}	3.7×10^{-2}

E.1.22 ^{99m}Tc-二乙烯三胺五乙酸（DTPA）

1．生物动力学数据（表 E-43）

表 E-43 ^{99m}Tc-二乙烯三胺五乙酸（DTPA）的生物动力学数据

器官（r_S）	f_S	T(h)	a	$\tilde{A}_{r_S}/A_0(h)$
肾功能正常				
全身（不包括膀胱内容物）	1.0	1.7	0.99	2.0
肾	1.0	170	0.01	0.073
膀胱内容物	1.0			
成人，15 岁，10 岁				1.5
5 岁				1.3
1 岁				0.83
肾功能异常				
全身（不包括膀胱内容物）	1.0	1.7	0.99	6.4
肾	1.0	170	0.01	0.11
膀胱内容物	1.0			
成人，15 岁，10 岁				0.44
5 岁				0.37
1 岁				0.25

2．剂量系数（表 E-44）

表 E-44 ^{99m}Tc-二乙烯三胺五乙酸（DTPA）每单位活度的吸收剂量

器官	每单位给药活度的吸收剂量 /（mGy·MBq^{-1}）				
	成人	15 岁	10 岁	5 岁	1 岁
肾功能正常					
乳腺	7.2×10^{-4}	9.2×10^{-4}	1.3×10^{-3}	2.2×10^{-3}	4.1×10^{-3}
胃肠道					
胃壁	1.3×10^{-3}	1.7×10^{-3}	2.8×10^{-3}	4.0×10^{-3}	6.8×10^{-3}
小肠壁	2.5×10^{-3}	3.1×10^{-3}	4.9×10^{-3}	7.0×10^{-3}	1.0×10^{-2}
结肠壁	3.1×10^{-3}	3.9×10^{-3}	6.0×10^{-3}	8.1×10^{-3}	1.1×10^{-2}
上大肠壁	2.1×10^{-3}	2.8×10^{-3}	4.3×10^{-3}	6.5×10^{-3}	9.2×10^{-3}
下大肠壁	4.3×10^{-3}	5.4×10^{-3}	8.2×10^{-3}	1.0×10^{-2}	1.3×10^{-2}

续表

器官	每单位给药活度的吸收剂量 /($mGy \cdot MBq^{-1}$)				
	成人	15 岁	10 岁	5 岁	1 岁
肺	1.0×10^{-3}	1.3×10^{-3}	2.0×10^{-3}	3.0×10^{-3}	5.5×10^{-3}
卵巢	4.2×10^{-3}	5.3×10^{-3}	7.7×10^{-3}	1.0×10^{-2}	1.3×10^{-2}
红骨髓	1.5×10^{-3}	1.8×10^{-3}	2.7×10^{-3}	3.7×10^{-3}	5.7×10^{-3}
睾丸	2.9×10^{-3}	4.0×10^{-3}	6.8×10^{-3}	9.4×10^{-3}	1.3×10^{-2}
甲状腺	1.0×10^{-3}	1.3×10^{-3}	2.1×10^{-3}	3.3×10^{-3}	6.0×10^{-3}
子宫	7.9×10^{-3}	9.6×10^{-3}	1.5×10^{-2}	1.8×10^{-2}	2.2×10^{-2}
有效剂量 /($mSv \cdot MBq^{-1}$)	4.9×10^{-3}	6.3×10^{-3}	9.4×10^{-3}	1.2×10^{-2}	1.6×10^{-2}
肾功能异常					
乳腺	2.3×10^{-3}	3.0×10^{-3}	4.2×10^{-3}	6.8×10^{-3}	1.3×10^{-2}
胃肠道					
胃壁	3.8×10^{-3}	5.0×10^{-3}	7.9×10^{-3}	1.1×10^{-2}	1.9×10^{-2}
小肠壁	4.5×10^{-3}	5.6×10^{-3}	8.5×10^{-3}	1.3×10^{-2}	2.2×10^{-2}
结肠壁	4.5×10^{-3}	5.8×10^{-3}	8.7×10^{-3}	1.3×10^{-2}	2.2×10^{-2}
上大肠壁	4.3×10^{-3}	5.6×10^{-3}	8.1×10^{-3}	1.3×10^{-2}	2.1×10^{-2}
下大肠壁	4.9×10^{-3}	6.1×10^{-3}	9.5×10^{-3}	1.3×10^{-2}	2.3×10^{-2}
肺	3.3×10^{-3}	4.2×10^{-3}	6.2×10^{-3}	9.5×10^{-3}	1.7×10^{-2}
卵巢	5.0×10^{-3}	6.2×10^{-3}	9.2×10^{-3}	1.4×10^{-2}	2.3×10^{-2}
红骨髓	3.4×10^{-3}	4.2×10^{-3}	6.4×10^{-3}	9.3×10^{-3}	1.6×10^{-2}
睾丸	3.5×10^{-3}	4.5×10^{-3}	6.9×10^{-3}	1.0×10^{-2}	1.8×10^{-2}
甲状腺	3.4×10^{-3}	4.2×10^{-3}	6.7×10^{-3}	1.1×10^{-2}	1.9×10^{-2}
子宫	6.1×10^{-3}	7.4×10^{-3}	1.1×10^{-2}	1.6×10^{-2}	2.5×10^{-2}
有效剂量 /($mSv \cdot MBq^{-1}$)	4.6×10^{-3}	5.8×10^{-3}	8.7×10^{-3}	1.3×10^{-2}	2.1×10^{-2}

注：膀胱壁提供高达 57% 的有效剂量。

E.1.23 ^{99m}Tc- 双半胱氨酸（EC）

1. 生物动力学数据（表 E-45）

表 E-45 ^{99m}Tc- 双半胱氨酸（EC）的生物动力学数据

器官（ r_S ）	f_S	T(h)	a	$\tilde{A}_{r_S}/A_0(h)$
肾功能正常				
全身（不包括膀胱内容物）	1.0	0.42	1.0	0.56
肾排泄	1.0			0.062

续表

器官（r_S）	f_S	T(h)	a	$\tilde{A}_{r_S}/A_0(h)$
膀胱内容物	1.0			
成人，15 岁，10 岁				2.3
5 岁				2.0
1 岁				1.3
肾功能异常				
全身（不包括膀胱内容物）	1.0	4.2	1.0	3.6
肾排泄	1.0			0.20
肝	0.04	4.2	1.0	0.14
膀胱内容物	1.0			
成人，15 岁，10 岁				1.0
5 岁				0.86
1 岁				0.58
急性单侧肾阻塞				
全身（不包括膀胱内容物）	1.0	0.42	0.5	4.4
异常肾	0.5	120	0.5	4.1
异常肾排泄	1.0	120	1.0	0.033
膀胱内容物	1.0			
成人，15 岁，10 岁				1.2
5 岁				1.0
1 岁				0.66

2．剂量系数（表 E-46）

表 E-46　^{99m}Tc-双半胱氨酸（EC）每单位活度的吸收剂量

器官	每单位给药活度的吸收剂量 /（mGy · MBq^{-1}）				
	成人	15 岁	10 岁	5 岁	1 岁
肾功能正常					
乳腺	2.0×10^{-4}	2.6×10^{-4}	4.1×10^{-4}	7.0×10^{-4}	1.3×10^{-3}
胃肠道					
胃壁	5.2×10^{-4}	6.5×10^{-4}	1.3×10^{-3}	1.9×10^{-3}	2.9×10^{-3}
小肠壁	2.2×10^{-3}	2.8×10^{-3}	4.5×10^{-3}	6.0×10^{-3}	7.2×10^{-3}
结肠壁	3.2×10^{-3}	4.0×10^{-3}	6.2×10^{-3}	7.8×10^{-3}	8.8×10^{-3}
上大肠壁	1.7×10^{-3}	2.2×10^{-3}	3.7×10^{-3}	5.3×10^{-3}	6.3×10^{-3}
下大肠壁	5.2×10^{-3}	6.3×10^{-3}	9.6×10^{-3}	1.1×10^{-2}	1.2×10^{-2}
肺	2.8×10^{-4}	3.8×10^{-4}	5.8×10^{-4}	9.1×10^{-4}	1.7×10^{-3}

续表

器官	每单位给药活度的吸收剂量 /（mGy · MBq^{-1}）				
	成人	15 岁	10 岁	5 岁	1 岁
卵巢	4.9×10^{-3}	6.2×10^{-3}	9.0×10^{-3}	1.1×10^{-2}	1.2×10^{-2}
红骨髓	9.6×10^{-4}	1.2×10^{-3}	1.8×10^{-3}	2.1×10^{-3}	2.4×10^{-3}
睾丸	3.4×10^{-3}	4.8×10^{-3}	8.4×10^{-3}	1.1×10^{-2}	1.3×10^{-2}
甲状腺	2.7×10^{-4}	3.4×10^{-4}	5.5×10^{-4}	8.9×10^{-4}	1.6×10^{-3}
子宫	1.1×10^{-2}	1.3×10^{-2}	2.0×10^{-2}	2.4×10^{-2}	2.6×10^{-2}
有效剂量 /（mSv · MBq^{-1}）	6.3×10^{-3}	8.0×10^{-3}	1.2×10^{-2}	1.5×10^{-2}	1.8×10^{-2}
肾功能异常					
乳腺	1.3×10^{-3}	1.6×10^{-3}	2.3×10^{-3}	3.7×10^{-3}	7.0×10^{-3}
胃肠道					
胃壁	2.2×10^{-3}	2.9×10^{-3}	4.7×10^{-3}	6.5×10^{-3}	1.1×10^{-2}
小肠壁	3.1×10^{-3}	3.9×10^{-3}	6.0×10^{-3}	8.8×10^{-3}	1.4×10^{-2}
结肠壁	3.4×10^{-3}	4.4×10^{-3}	6.7×10^{-3}	9.6×10^{-3}	1.4×10^{-2}
上大肠壁	2.8×10^{-3}	3.7×10^{-3}	5.6×10^{-3}	8.6×10^{-3}	1.3×10^{-2}
下大肠壁	4.3×10^{-3}	5.3×10^{-3}	8.2×10^{-3}	1.1×10^{-2}	1.6×10^{-2}
肺	1.8×10^{-3}	2.3×10^{-3}	3.4×10^{-3}	5.2×10^{-3}	9.5×10^{-3}
卵巢	4.3×10^{-3}	5.4×10^{-3}	7.9×10^{-3}	1.1×10^{-2}	1.6×10^{-2}
红骨髓	2.1×10^{-3}	2.6×10^{-3}	4.0×10^{-3}	5.6×10^{-3}	9.3×10^{-3}
睾丸	2.9×10^{-3}	3.9×10^{-3}	6.4×10^{-3}	9.2×10^{-3}	1.4×10^{-2}
甲状腺	1.8×10^{-3}	2.2×10^{-3}	3.6×10^{-3}	5.7×10^{-3}	1.0×10^{-2}
子宫	6.9×10^{-3}	8.3×10^{-3}	1.3×10^{-2}	1.7×10^{-2}	2.2×10^{-2}
有效剂量 /（mSv · MBq^{-1}）	4.6×10^{-3}	5.9×10^{-3}	8.8×10^{-3}	1.2×10^{-2}	1.8×10^{-2}
急性单侧肾功能					
乳腺	4.0×10^{-4}	5.3×10^{-4}	1.1×10^{-3}	1.7×10^{-3}	3.1×10^{-3}
胃肠道					
胃壁	4.0×10^{-3}	4.6×10^{-3}	7.3×10^{-3}	9.7×10^{-3}	1.3×10^{-2}
小肠壁	4.3×10^{-3}	5.5×10^{-3}	8.8×10^{-3}	1.2×10^{-2}	1.9×10^{-2}
结肠壁	3.8×10^{-3}	4.8×10^{-3}	7.4×10^{-3}	1.0×10^{-2}	1.4×10^{-2}
上大肠壁	4.0×10^{-3}	5.1×10^{-3}	7.8×10^{-3}	1.1×10^{-2}	1.6×10^{-2}
下大肠壁	3.5×10^{-3}	4.4×10^{-3}	6.8×10^{-3}	9.4×10^{-3}	1.2×10^{-2}
肺	1.1×10^{-3}	1.7×10^{-3}	2.6×10^{-3}	4.0×10^{-3}	7.4×10^{-3}
卵巢	3.6×10^{-3}	4.7×10^{-3}	7.2×10^{-3}	1.0×10^{-2}	1.4×10^{-2}
红骨髓	3.0×10^{-3}	3.6×10^{-3}	5.1×10^{-3}	6.4×10^{-3}	8.4×10^{-3}
睾丸	1.8×10^{-3}	2.5×10^{-3}	4.5×10^{-3}	6.1×10^{-3}	8.4×10^{-3}
甲状腺	1.8×10^{-4}	2.4×10^{-4}	4.7×10^{-4}	9.6×10^{-4}	1.7×10^{-3}
子宫	6.5×10^{-3}	7.9×10^{-3}	1.2×10^{-2}	1.6×10^{-2}	2.0×10^{-2}
有效剂量 /（mSv · MBq^{-1}）	9.9×10^{-3}	1.2×10^{-2}	1.8×10^{-2}	2.4×10^{-2}	3.7×10^{-2}

注：膀胱壁贡献了 76% 的有效剂量。

E.1.24 ^{99m}Tc- 乙二半胱氨酸双酯（ECD）

1．生物动力学数据（表 E-47）

表 E-47 ^{99m}Tc- 乙二半胱氨酸双酯（ECD）的生物动力学数据

器官（r_S）	f_S	T（h）	a	$\tilde{A}_{r_S}/A_0(h)$
脑		1.0 36	0.4 0.6	
成人	0.06			0.30
15 岁	0.10			0.50
10 岁	0.17			0.84
5 岁	0.23			1.1
1 岁	0.28			1.4
甲状腺	0.003	1.0 36	0.7 0.3	0.009 3
肺	0.06	0.25 10	0.8 0.2	0.082
肾	0.10	0.50 36	0.9 0.1	0.13
肝	0.20	0.50 36	0.9 0.1	0.27
其他器官和组织		1.0 36	0.7 0.3	
成人	0.577			1.8
15 岁	0.537			1.7
10 岁	0.467			1.5
5 岁	0.407			1.3
1 岁	0.357			1.1
胆囊内容物	0.07			0.19
胃肠道内容物				
小肠	0.20			0.44
上大肠	0.20			0.58
下大肠	0.20			0.28
膀胱内容物	0.80			
成人				1.2
15 岁				1.2
10 岁				1.1
5 岁				0.92
1 岁				0.58

2．剂量系数（表 E–48）

表 E–48 ^{99m}Tc-乙二半胱氨酸双酯（ECD）每单位活度的吸收剂量

器官	每单位给药活度的吸收剂量 /（mGy・MBq^{-1}）				
	成人	15 岁	10 岁	5 岁	1 岁
乳腺	8.9×10^{-4}	1.1×10^{-3}	1.6×10^{-3}	2.4×10^{-3}	4.3×10^{-3}
胃肠道					
胃壁	2.7×10^{-3}	3.5×10^{-3}	5.6×10^{-3}	8.3×10^{-3}	1.3×10^{-2}
小肠壁	1.2×10^{-2}	1.6×10^{-2}	2.5×10^{-2}	3.8×10^{-2}	6.8×10^{-2}
结肠壁	2.1×10^{-2}	2.6×10^{-2}	4.3×10^{-2}	6.7×10^{-2}	1.2×10^{-1}
上大肠壁	2.3×10^{-2}	2.9×10^{-2}	4.8×10^{-2}	7.5×10^{-2}	1.4×10^{-1}
下大肠壁	1.8×10^{-2}	2.2×10^{-2}	3.6×10^{-2}	5.6×10^{-2}	1.0×10^{-1}
肺	2.1×10^{-3}	2.9×10^{-3}	4.0×10^{-3}	5.9×10^{-3}	1.1×10^{-2}
卵巢	7.9×10^{-3}	9.9×10^{-3}	1.4×10^{-2}	1.9×10^{-2}	2.9×10^{-2}
红骨髓	2.4×10^{-3}	3.0×10^{-3}	4.2×10^{-3}	5.5×10^{-3}	8.9×10^{-3}
睾丸	2.7×10^{-3}	3.6×10^{-3}	5.8×10^{-3}	7.9×10^{-3}	1.1×10^{-2}
甲状腺	6.1×10^{-3}	9.6×10^{-3}	1.5×10^{-2}	3.1×10^{-2}	5.8×10^{-2}
子宫	9.2×10^{-3}	1.1×10^{-2}	1.7×10^{-2}	2.2×10^{-2}	2.9×10^{-2}
有效剂量 /（mSv・MBq^{-1}）	7.7×10^{-3}	9.9×10^{-3}	1.5×10^{-2}	2.2×10^{-2}	4.0×10^{-2}

E.1.25 ^{99m}Tc– 呋喃磺胺

1．生物动力学数据（表 E–49）

表 E–49 ^{99m}Tc-呋喃磺胺的生物动力学数据

器官（r_S）	f_S	T（h）	a	$\tilde{A}_{r_S}/A_0(h)$
休息				
心脏壁	0.024	6.0 24	0.67 0.33	0.13
肺	0.4	24	1.0	0.28
肾	0.052	1.0 24	0.5 0.5	0.21
肝	0.07	6.0	1.0	0.30
其他器官和组织	0.814	0.42 36	0.48 0.52	3.4
胆囊内容物	0.20			0.35

续表

器官（r_S）	f_S	T（h）	a	$\tilde{A}_{r_S}/A_0(h)$
胃肠道内容物				
小肠	0.60			0.72
上大肠	0.60			0.94
下大肠	0.60			0.46
膀胱内容物	0.40			
成人，15 岁，10 岁				0.47
5 岁				0.40
1 岁				0.26
运动				
心脏壁	0.027	6.0 24	0.67 0.33	0.14
肺	0.04	24	1.0	0.28
肾	0.06	1.3 24	0.75 0.25	0.23
肝	0.08	6.0	1.0	0.26
其他器官和组织	0.793	1.0 96	0.45 0.55	4.0
胆囊内容物	0.20			0.29
胃肠道内容物				
小肠	0.60			0.59
上大肠	0.60			0.77
下大肠	0.60			0.38
膀胱内容物	0.40			
成人，15 岁，10 岁				0.38
5 岁				0.32
1 岁				0.21

2．剂量系数（表 E–50）

表 E–50　^{99m}Tc-呋喃磺胺每单位活度的吸收剂量

器官	每单位给药活度的吸收剂量 /（mGy·MBq^{-1}）				
	成人	15 岁	10 岁	5 岁	1 岁
休息					
乳腺	1.8×10^{-3}	2.2×10^{-3}	3.5×10^{-3}	5.7×10^{-3}	1.1×10^{-2}

续表

器官	每单位给药活度的吸收剂量 /（mGy・MBq^{-1}）				
	成人	15 岁	10 岁	5 岁	1 岁
胃肠道					
胃壁	4.6×10^{-3}	6.2×10^{-3}	1.0×10^{-2}	1.5×10^{-2}	2.6×10^{-2}
小肠壁	1.9×10^{-2}	2.4×10^{-2}	3.9×10^{-2}	6.1×10^{-2}	1.1×10^{-1}
结肠壁	3.2×10^{-2}	4.1×10^{-2}	6.8×10^{-2}	1.1×10^{-1}	1.9×10^{-1}
上大肠壁	3.6×10^{-2}	4.7×10^{-2}	7.7×10^{-2}	1.2×10^{-1}	2.2×10^{-1}
下大肠壁	2.6×10^{-2}	3.3×10^{-2}	5.5×10^{-2}	8.8×10^{-2}	1.6×10^{-1}
肺	5.5×10^{-3}	7.8×10^{-3}	1.1×10^{-2}	1.7×10^{-2}	3.1×10^{-2}
卵巢	1.0×10^{-2}	1.3×10^{-2}	1.9×10^{-2}	2.8×10^{-2}	4.6×10^{-2}
红骨髓	3.7×10^{-3}	4.4×10^{-3}	6.4×10^{-3}	8.7×10^{-3}	1.4×10^{-2}
睾丸	2.7×10^{-3}	3.5×10^{-3}	5.7×10^{-3}	8.8×10^{-3}	1.5×10^{-2}
甲状腺	2.0×10^{-3}	2.6×10^{-3}	4.2×10^{-3}	6.7×10^{-3}	1.2×10^{-2}
子宫	8.8×10^{-3}	1.1×10^{-2}	1.7×10^{-2}	2.5×10^{-2}	3.9×10^{-2}
有效剂量 /（mSv・MBq^{-1}）	1.0×10^{-2}	1.3×10^{-2}	1.8×10^{-2}	3.0×10^{-2}	5.7×10^{-2}
运动					
乳腺	2.0×10^{-3}	2.5×10^{-3}	3.9×10^{-3}	6.2×10^{-3}	1.2×10^{-2}
胃肠道					
胃壁	4.6×10^{-3}	6.2×10^{-3}	1.0×10^{-2}	1.5×10^{-2}	2.5×10^{-2}
小肠壁	1.6×10^{-2}	2.1×10^{-2}	3.3×10^{-2}	5.1×10^{-2}	9.2×10^{-2}
结肠壁	2.7×10^{-2}	3.4×10^{-2}	5.7×10^{-2}	8.9×10^{-2}	1.7×10^{-1}
上大肠壁	3.0×10^{-2}	3.9×10^{-2}	6.4×10^{-2}	1.0×10^{-1}	1.9×10^{-1}
下大肠壁	2.2×10^{-2}	2.8×10^{-2}	4.7×10^{-2}	7.4×10^{-2}	1.4×10^{-1}
肺	5.6×10^{-3}	8.0×10^{-3}	1.1×10^{-2}	1.7×10^{-2}	3.1×10^{-2}
卵巢	9.2×10^{-3}	1.2×10^{-2}	1.7×10^{-2}	2.5×10^{-2}	4.2×10^{-2}
红骨髓	3.7×10^{-3}	4.5×10^{-3}	6.6×10^{-3}	9.1×10^{-3}	1.5×10^{-2}
睾丸	2.8×10^{-3}	3.6×10^{-3}	5.7×10^{-3}	8.9×10^{-3}	1.5×10^{-2}
甲状腺	2.4×10^{-3}	3.0×10^{-3}	4.9×10^{-3}	7.8×10^{-3}	1.4×10^{-2}
子宫	7.9×10^{-3}	9.9×10^{-3}	1.5×10^{-2}	2.2×10^{-2}	3.6×10^{-2}
有效剂量 /（mSv・MBq^{-1}）	8.9×10^{-3}	1.1×10^{-2}	1.6×10^{-2}	2.7×10^{-2}	5.1×10^{-2}

E.1.26 ^{99m}Tc- 标记人体免疫球蛋白（HIG）

1．生物动力学数据（表 E-51）

表 E-51 ^{99m}Tc- 标记人体免疫球蛋白（HIG）的生物动力学数据

器官（r_S）	f_S	T(h)	a	$\tilde{A}_{r_S}/A_0(h)$
血液	1.00	1.0 12	0.13 0.87	5.2
肝	0.05	1.0 ∞	−1.00 1.00	0.37
肾	0.08	1.0 6.0	−1.00 1.00	0.30
睾丸	0.003	1.0 24	−1.00 1.00	0.018
其他器官和组织	0.50	12 ∞	−1.00 1.00	1.5
膀胱内容物	0.45			
从肾脏累积的活度	（0.08）			
直接从血液排出	（0.37）			
成人，15 岁				0.26
10 岁				0.23
5 岁，1 岁				0.15

2．剂量系数（表 E-52）

表 E-52 ^{99m}Tc- 标记人体免疫球蛋白（HIG）每单位活度的吸收剂量

器官	每单位给药活度的吸收剂量 /（mGy · MBq^{-1}）				
	成人	15 岁	10 岁	5 岁	1 岁
乳腺	2.9×10^{-3}	3.5×10^{-3}	5.8×10^{-3}	9.1×10^{-3}	1.6×10^{-2}
胃肠道					
胃壁	4.3×10^{-3}	5.5×10^{-3}	9.0×10^{-3}	1.3×10^{-2}	2.3×10^{-2}
小肠壁	4.0×10^{-3}	5.0×10^{-3}	7.8×10^{-3}	1.2×10^{-2}	2.1×10^{-2}
结肠壁	3.9×10^{-3}	5.0×10^{-3}	7.7×10^{-3}	1.2×10^{-2}	2.0×10^{-2}
上大肠壁	4.0×10^{-3}	5.2×10^{-3}	8.0×10^{-3}	1.3×10^{-2}	2.1×10^{-2}
下大肠壁	3.7×10^{-3}	4.7×10^{-3}	7.3×10^{-3}	1.0×10^{-2}	1.9×10^{-2}
肺	1.3×10^{-2}	1.6×10^{-2}	2.5×10^{-2}	4.0×10^{-2}	7.5×10^{-2}

续表

器官	每单位给药活度的吸收剂量 /（mGy·MBq^{-1}）				
	成人	15 岁	10 岁	5 岁	1 岁
卵巢	3.9×10^{-3}	5.0×10^{-3}	7.2×10^{-3}	1.1×10^{-2}	1.9×10^{-2}
红骨髓	5.5×10^{-3}	6.8×10^{-3}	1.1×10^{-2}	1.7×10^{-2}	3.1×10^{-2}
睾丸	7.6×10^{-3}	1.6×10^{-2}	1.0×10^{-1}	1.2×10^{-1}	1.6×10^{-1}
甲状腺	4.6×10^{-3}	5.8×10^{-3}	9.5×10^{-3}	1.5×10^{-2}	2.9×10^{-2}
子宫	4.5×10^{-3}	5.5×10^{-3}	8.2×10^{-3}	1.2×10^{-2}	2.0×10^{-2}
有效剂量 /（mSv·MBq^{-1}）	7.0×10^{-3}	9.4×10^{-3}	2.1×10^{-2}	2.9×10^{-2}	4.7×10^{-2}

E.1.27 ^{99m}Tc- 六甲基亚丙基氨基嘧啶（HM-PAO）

1．生物动力学数据（表 E-53）

表 E-53 ^{99m}Tc- 六甲基亚丙基氨基嘧啶（HM-PAO）的生物动力学数据

器官（r_S）	f_S	T(h)	a	$\tilde{A}_{r_S}/A_0(h)$
脑		96	1.0	
成人	0.05			0.41
15 岁	0.08			0.65
10 岁	0.12			0.98
5 岁	0.15			1.2
1 岁，新生儿	0.20			1.6
甲状腺	0.008	1.0 48	0.35 0.65	0.043
肺	0.10	1.67 72	0.15 0.85	0.71
肝	0.15	0.75 12	0.50 0.50	0.51
其他器官和组织		1.0 48	0.35 0.65	
成人	0.55			3.0
15 岁	0.52			2.8
10 岁	0.48			2.6
5 岁	0.45			2.5
1 岁，新生儿	0.40			2.2
胆囊内容物	0.05			0.098

续表

器官（r_s）	f_s	T（h）	a	$\tilde{A}_{r_s}/A_0(h)$
胃肠道				
胃壁	0.006 5	2.0	0.15	0.047
小肠壁	0.028	96 2.0 96	0.85 0.15 0.85	0.20
上大肠	0.009 1	2.0 96	0.15 0.85	0.065
下大肠	0.006 9	2.0 96	0.15 0.85	0.050
胃容物	0.006 5			0.000 94
小肠内容物	0.185			0.24
上大肠内容物	0.194			0.32
下大肠内容物	0.20			0.16
肾	0.09	24	1.00	0.65
膀胱内容物	0.80			
成人				0.49
15 岁				0.47
10 岁				0.38
5 岁				0.24
1 岁，新生儿				0.22

2．剂量系数（表 E–54）

表 E–54 ^{99m}Tc- 六甲基亚丙基氨基嘧啶（HM-PAO）每单位活度的吸收剂量

器官	每单位给药活度的吸收剂量 /（mGy · MBq^{-1}）					
	成人	15 岁	10 岁	5 岁	1 岁	新生儿
乳腺	2.0×10^{-3}	2.4×10^{-3}	3.7×10^{-3}	5.6×10^{-3}	9.5×10^{-3}	3.4×10^{-2}
胃肠道						
胃壁	6.4×10^{-3}	8.5×10^{-3}	1.2×10^{-2}	1.9×10^{-2}	3.6×10^{-2}	1.4×10^{-1}
小肠壁	1.2×10^{-2}	1.5×10^{-2}	2.4×10^{-2}	3.6×10^{-2}	6.5×10^{-2}	2.1×10^{-1}
结肠壁	1.7×10^{-2}	2.2×10^{-2}	3.5×10^{-2}	5.5×10^{-2}	1.0×10^{-1}	2.9×10^{-1}
上大肠壁	1.8×10^{-2}	2.4×10^{-2}	3.8×10^{-2}	6.0×10^{-2}	1.1×10^{-1}	3.1×10^{-1}
下大肠壁	1.5×10^{-2}	1.9×10^{-2}	3.1×10^{-2}	4.8×10^{-2}	9.0×10^{-2}	2.7×10^{-1}

续表

器官	每单位给药活度的吸收剂量 /（mGy · MBq^{-1}）					
	成人	15 岁	10 岁	5 岁	1 岁	新生儿
肺	1.1×10^{-2}	1.6×10^{-2}	2.2×10^{-2}	3.4×10^{-2}	6.3×10^{-2}	1.7×10^{-1}
卵巢	6.6×10^{-3}	8.3×10^{-3}	1.2×10^{-2}	1.7×10^{-2}	2.7×10^{-2}	8.1×10^{-2}
红骨髓	3.4×10^{-3}	4.1×10^{-3}	5.9×10^{-3}	8.0×10^{-3}	1.4×10^{-2}	4.2×10^{-2}
睾丸	2.4×10^{-3}	3.0×10^{-3}	4.4×10^{-3}	6.1×10^{-3}	1.1×10^{-2}	3.9×10^{-2}
甲状腺	2.6×10^{-2}	4.2×10^{-2}	6.3×10^{-2}	1.4×10^{-1}	2.6×10^{-1}	3.7×10^{-1}
子宫	6.6×10^{-3}	8.1×10^{-3}	1.2×10^{-2}	1.5×10^{-2}	2.5×10^{-2}	7.5×10^{-2}
有效剂量 /（mSv · MBq^{-1}）	9.3×10^{-3}	1.1×10^{-2}	1.7×10^{-2}	2.7×10^{-2}	4.9×10^{-2}	1.2×10^{-1}

E.1.28 ^{99m}Tc- 标记亚氨二乙酸衍生物

1．生物动力学数据（表 E-55）

表 E-55 ^{99m}Tc- 标记亚氨二乙酸衍生物的生物动力学数据

器官（r_S）	f_S	T（h）	a	$\tilde{A}_{r_S}/A_0(h)$
正常肝胆情况				
血液	1.0	0.10	1.0	0.14
肝	0.85	0.10 0.75	1.0 1.0	0.80
胆囊内容物	0.30			0.77
胃肠道内容物				
小肠	0.85			1.8
上大肠	0.85			2.3
下大肠	0.85			1.1
肾	0.15			0.012
膀胱内容物	0.15			
成人，15 岁，10 岁				0.41
5 岁				0.36
1 岁				0.24
实质性肝病				
血液	1.0	0.33	1.0	0.46
肝	0.35	0.33 2.0	−1.0 1.0	0.72
胆囊内容物	0.10			0.22

续表

器官（r_S）	f_S	T（h）	a	$\tilde{A}_{r_S}/A_0(h)$
胃肠道内容物				
小肠	0.35			0.61
上大肠	0.35			0.80
下大肠	0.35			0.39
肾	0.65			0.079
膀胱内容物	0.65			
成人，15 岁，10 岁				1.6
5 岁				1.3
1 岁				0.87
胆囊管阻塞				
血液	1.0	0.17	1.0	0.23
肝	0.7	0.17 0.75	−1.0 1.0	0.66
胃肠道内容物				
小肠	0.7			1.7
上大肠	0.7			2.2
下大肠	0.7			1.1
肾	0.3			0.024
膀胱内容物	0.3			
成人，15 岁，10 岁				0.79
5 岁				0.68
1 岁				0.46
胆总管阻塞				
血液	1.0	0.10	1.0	0.14
肝	0.85	0.10	−1.0	7.0
肾	1.0	190	1.0	0.014
膀胱内容物	1.0			0.46

2．剂量系数（表 E–56）

表 E–56　^{99m}Tc- 标记亚氨二乙酸衍生物每单位活度的吸收剂量

器官	每单位给药活度的吸收剂量 /（mGy · MBq^{-1}）				
	成人	15 岁	10 岁	5 岁	1 岁
正常肝胆情况					
乳腺	4.7×10^{-4}	6.4×10^{-4}	1.3×10^{-3}	2.4×10^{-3}	4.7×10^{-3}

续表

器官	每单位给药活度的吸收剂量 /（mGy·MBq^{-1}）				
	成人	15 岁	10 岁	5 岁	1 岁
胃肠道					
胃壁	5.6×10^{-3}	7.7×10^{-3}	1.3×10^{-2}	2.0×10^{-2}	3.4×10^{-2}
小肠壁	4.3×10^{-2}	5.4×10^{-2}	8.9×10^{-2}	1.4×10^{-1}	2.5×10^{-1}
结肠壁	7.2×10^{-2}	9.3×10^{-2}	1.5×10^{-1}	2.4×10^{-1}	4.6×10^{-1}
上大肠壁	8.4×10^{-2}	1.1×10^{-1}	1.8×10^{-1}	2.8×10^{-1}	5.3×10^{-1}
下大肠壁	5.6×10^{-2}	7.2×10^{-2}	1.2×10^{-1}	1.9×10^{-1}	3.7×10^{-1}
肺	1.4×10^{-3}	1.9×10^{-3}	2.9×10^{-3}	4.8×10^{-3}	8.9×10^{-3}
卵巢	1.8×10^{-2}	2.3×10^{-2}	3.4×10^{-2}	4.8×10^{-2}	8.0×10^{-2}
红骨髓	3.8×10^{-3}	4.5×10^{-3}	6.1×10^{-3}	7.5×10^{-3}	9.8×10^{-3}
睾丸	1.0×10^{-3}	1.5×10^{-3}	2.9×10^{-3}	5.0×10^{-3}	9.6×10^{-3}
甲状腺	1.4×10^{-4}	2.1×10^{-4}	4.2×10^{-4}	7.7×10^{-4}	1.9×10^{-3}
子宫	1.1×10^{-2}	1.5×10^{-2}	2.3×10^{-2}	3.5×10^{-2}	5.7×10^{-2}
有效剂量 /（mSv·MBq^{-1}）	1.6×10^{-2}	2.0×10^{-2}	2.7×10^{-2}	4.3×10^{-2}	1.0×10^{-1}
实质性肝疾病					
乳腺	4.6×10^{-4}	5.9×10^{-4}	1.1×10^{-3}	1.9×10^{-3}	3.6×10^{-3}
胃肠道					
胃壁	2.5×10^{-3}	3.4×10^{-3}	5.8×10^{-3}	9.4×10^{-3}	1.6×10^{-2}
小肠壁	1.6×10^{-2}	2.1×10^{-2}	3.4×10^{-2}	5.3×10^{-2}	9.5×10^{-2}
结肠壁	2.7×10^{-2}	3.5×10^{-2}	5.8×10^{-2}	9.2×10^{-2}	1.7×10^{-1}
上大肠壁	3.1×10^{-2}	3.9×10^{-2}	6.5×10^{-2}	1.0×10^{-1}	1.9×10^{-1}
下大肠壁	2.3×10^{-2}	3.0×10^{-2}	4.9×10^{-2}	7.7×10^{-2}	1.4×10^{-1}
肺	1.7×10^{-3}	2.2×10^{-3}	3.5×10^{-3}	5.5×10^{-3}	1.0×10^{-2}
卵巢	9.5×10^{-3}	1.2×10^{-2}	1.8×10^{-2}	2.6×10^{-2}	4.2×10^{-2}
红骨髓	2.2×10^{-3}	2.7×10^{-3}	3.8×10^{-3}	4.9×10^{-3}	7.0×10^{-3}
睾丸	2.6×10^{-3}	3.7×10^{-3}	6.7×10^{-3}	1.0×10^{-2}	1.9×10^{-2}
甲状腺	3.7×10^{-4}	4.8×10^{-4}	8.3×10^{-4}	1.4×10^{-3}	2.9×10^{-3}
子宫	1.1×10^{-2}	1.4×10^{-2}	2.1×10^{-2}	3.1×10^{-2}	5.1×10^{-2}
有效剂量 /（mSv·MBq^{-1}）	9.4×10^{-3}	1.2×10^{-2}	1.9×10^{-2}	2.8×10^{-2}	5.1×10^{-2}
胆囊管阻塞					
乳腺	3.9×10^{-4}	5.2×10^{-4}	1.0×10^{-3}	2.0×10^{-3}	3.8×10^{-3}

续表

器官	每单位给药活度的吸收剂量 /（mGy · MBq⁻¹）				
	成人	15 岁	10 岁	5 岁	1 岁
胃肠道					
胃壁	4.6×10^{-3}	6.3×10^{-3}	9.6×10^{-3}	1.5×10^{-2}	2.6×10^{-2}
小肠壁	4.0×10^{-2}	5.1×10^{-2}	8.3×10^{-2}	1.3×10^{-1}	2.4×10^{-1}
结肠壁	6.9×10^{-2}	8.9×10^{-2}	1.5×10^{-1}	2.3×10^{-1}	4.4×10^{-1}
上大肠壁	7.9×10^{-2}	1.0×10^{-1}	1.7×10^{-1}	2.6×10^{-1}	5.0×10^{-1}
下大肠壁	5.7×10^{-2}	7.3×10^{-2}	1.2×10^{-1}	2.0×10^{-1}	3.7×10^{-1}
肺	1.3×10^{-3}	1.7×10^{-3}	2.7×10^{-3}	4.4×10^{-3}	8.4×10^{-3}
卵巢	1.8×10^{-2}	2.3×10^{-2}	3.5×10^{-2}	5.0×10^{-2}	8.1×10^{-2}
红骨髓	3.6×10^{-3}	4.4×10^{-3}	5.9×10^{-3}	7.3×10^{-3}	9.6×10^{-3}
睾丸	2.0×10^{-3}	2.9×10^{-3}	5.4×10^{-3}	8.7×10^{-3}	1.6×10^{-2}
甲状腺	2.0×10^{-4}	2.7×10^{-4}	5.1×10^{-4}	8.8×10^{-4}	2.0×10^{-3}
子宫	1.4×10^{-2}	1.8×10^{-2}	2.7×10^{-2}	4.1×10^{-2}	6.6×10^{-2}
有效剂量 /（mSv · MBq⁻¹）	1.4×10^{-2}	1.8×10^{-2}	2.9×10^{-2}	4.5×10^{-2}	8.2×10^{-2}
胆总管阻塞					
乳腺	1.8×10^{-3}	2.3×10^{-3}	4.0×10^{-3}	6.3×10^{-3}	1.2×10^{-2}
胃肠道					
胃壁	3.9×10^{-3}	5.5×10^{-3}	1.0×10^{-2}	1.7×10^{-2}	3.0×10^{-2}
小肠壁	3.4×10^{-3}	4.4×10^{-3}	8.1×10^{-3}	1.4×10^{-2}	2.3×10^{-2}
结肠壁	3.5×10^{-3}	4.4×10^{-3}	8.1×10^{-3}	1.4×10^{-2}	2.4×10^{-2}
上大肠壁	5.1×10^{-3}	6.3×10^{-3}	1.2×10^{-2}	2.1×10^{-2}	3.5×10^{-2}
下大肠壁	1.4×10^{-3}	1.8×10^{-3}	3.3×10^{-3}	5.6×10^{-3}	1.0×10^{-2}
肺	5.6×10^{-3}	7.1×10^{-3}	9.7×10^{-3}	1.4×10^{-2}	2.4×10^{-2}
卵巢	1.9×10^{-3}	2.6×10^{-3}	4.6×10^{-3}	7.6×10^{-3}	1.4×10^{-2}
红骨髓	2.3×10^{-3}	2.7×10^{-3}	3.8×10^{-3}	5.2×10^{-3}	7.9×10^{-3}
睾丸	7.0×10^{-4}	1.0×10^{-3}	1.9×10^{-3}	3.2×10^{-3}	6.4×10^{-3}
甲状腺	3.2×10^{-4}	4.8×10^{-4}	9.5×10^{-4}	1.9×10^{-3}	3.7×10^{-3}
子宫	2.9×10^{-3}	3.7×10^{-3}	6.5×10^{-3}	1.0×10^{-2}	1.9×10^{-2}
有效剂量 /（mSv · MBq⁻¹）	7.5×10^{-3}	9.6×10^{-3}	1.5×10^{-2}	2.2×10^{-2}	3.8×10^{-2}

E.1.29 ^{99m}Tc- 标记聚合白蛋白（MAA）

1．生物动力学数据（表 E-57）

表 E-57 ^{99m}Tc-标记聚合白蛋白（MAA）的生物动力学数据

器官（r_S）	f_S	T(h)	a	$\tilde{A}_{r_S}/A_0(h)$
全身（不包括膀胱内容物）	1.0			7.6
肺	1.0	6.0 72	0.85 0.15	4.9
肝	0.25	6.0 120	−1.0 1.0	1.0
肾	1.0			0.018
膀胱内容物	1.0			0.22

2．剂量系数（表 E-58）

表 E-58 ^{99m}Tc-标记聚合白蛋白（MAA）每单位活度的吸收剂量

器官	每单位给药活度的吸收剂量 /（mGy·MBq^{-1}）				
	成人	15 岁	10 岁	5 岁	1 岁
乳腺	5.0×10^{-3}	5.6×10^{-3}	9.9×10^{-3}	1.4×10^{-2}	2.1×10^{-2}
胃肠道					
胃壁	3.7×10^{-3}	5.2×10^{-3}	8.0×10^{-3}	1.2×10^{-2}	2.0×10^{-2}
小肠壁	2.0×10^{-3}	2.6×10^{-3}	4.3×10^{-3}	6.8×10^{-3}	1.2×10^{-2}
结肠壁	1.9×10^{-3}	2.6×10^{-3}	4.3×10^{-3}	6.9×10^{-3}	1.2×10^{-2}
上大肠壁	2.2×10^{-3}	2.9×10^{-3}	5.0×10^{-3}	8.3×10^{-3}	1.4×10^{-2}
下大肠壁	1.6×10^{-3}	2.1×10^{-3}	3.3×10^{-3}	5.0×10^{-3}	9.5×10^{-3}
肺	6.6×10^{-2}	9.7×10^{-2}	1.3×10^{-1}	2.0×10^{-1}	3.9×10^{-1}
卵巢	1.8×10^{-3}	2.3×10^{-3}	3.5×10^{-3}	5.4×10^{-3}	1.0×10^{-2}
红骨髓	3.2×10^{-3}	3.8×10^{-3}	5.3×10^{-3}	7.2×10^{-3}	1.2×10^{-2}
睾丸	1.1×10^{-3}	1.4×10^{-3}	2.2×10^{-3}	3.3×10^{-3}	6.2×10^{-3}
甲状腺	2.5×10^{-3}	3.3×10^{-3}	5.7×10^{-3}	9.0×10^{-3}	1.6×10^{-2}
子宫	2.2×10^{-3}	2.8×10^{-3}	4.2×10^{-3}	6.0×10^{-3}	1.1×10^{-2}
有效剂量 /（mSv·MBq^{-1}）	1.1×10^{-2}	1.6×10^{-2}	2.3×10^{-2}	3.4×10^{-2}	6.3×10^{-2}

E.1.30 ^{99m}Tc- 标记巯基乙酰甘氨酸（MAG3）

1．生物动力学数据（表 E-59）

表 E-59 ^{99m}Tc- 标记巯基乙酰甘氨酸（MAG3）的生物动力学数据

器官（r_S）	f_S	T（h）	a	$\tilde{A}_{r_S}/A_0(h)$
肾功能正常				
全身（不包括膀胱内容物和肾）	1.0	0.028 0.053 0.72	0.40 0.40 0.20	0.23
肾	1.0			0.065
膀胱内容物	1.0			
成人，15 岁				2.7
10 岁				2.3
5 岁，1 岁				1.6
肾功能异常				
全身（不包括膀胱内容物和肾）	1.0	0.28 0.53 7.2	0.40 0.40 0.20	1.4
肾	1.0			0.28
肝	0.04	0.28 0.53 7.2	0.40 0.40 0.20	0.055
膀胱内容物	1.0			
成人，15 岁				2.0
10 岁				1.7
5 岁，1 岁				1.1
急性单侧肾阻塞				
全身（不包括膀胱内容物和肾）	1.0	0.028 0.053 0.72	0.40 0.40 0.20	4.4
异常肾	0.5	120	1.0	4.0
正常肾	1.0			0.033
膀胱内容物	1.0			
成人，15 岁				1.4
10 岁				1.2
5 岁，1 岁				0.82

2．剂量系数（表 E-60）

表 E-60 ^{99m}Tc-标记巯基乙酰甘氨酸（MAG3）每单位活度的吸收剂量

器官	每单位给药活度的吸收剂量 /（mGy · MBq^{-1}）				
	成人	15 岁	10 岁	5 岁	1 岁
肾功能正常					
乳腺	1.0×10^{-4}	1.4×10^{-4}	2.4×10^{-4}	3.9×10^{-4}	8.2×10^{-4}
胃肠道					
胃壁	3.9×10^{-4}	4.9×10^{-4}	9.7×10^{-4}	1.3×10^{-3}	2.5×10^{-3}
小肠壁	2.3×10^{-3}	3.0×10^{-3}	4.2×10^{-3}	4.6×10^{-3}	7.8×10^{-3}
结肠壁	3.4×10^{-3}	4.3×10^{-3}	5.9×10^{-3}	6.0×10^{-3}	9.8×10^{-3}
上大肠壁	1.7×10^{-3}	2.3×10^{-3}	3.4×10^{-3}	4.0×10^{-3}	6.7×10^{-3}
下大肠壁	5.7×10^{-3}	7.0×10^{-3}	9.2×10^{-3}	8.7×10^{-3}	1.4×10^{-2}
肺	1.5×10^{-4}	2.1×10^{-4}	3.3×10^{-4}	5.0×10^{-4}	1.0×10^{-3}
卵巢	5.4×10^{-3}	6.9×10^{-3}	8.7×10^{-3}	8.7×10^{-3}	1.4×10^{-2}
红骨髓	9.3×10^{-4}	1.2×10^{-3}	1.6×10^{-3}	1.5×10^{-3}	2.1×10^{-3}
睾丸	3.7×10^{-3}	5.3×10^{-3}	8.1×10^{-3}	8.7×10^{-3}	1.6×10^{-2}
甲状腺	1.3×10^{-4}	1.6×10^{-4}	2.7×10^{-4}	4.4×10^{-4}	8.2×10^{-4}
子宫	1.2×10^{-2}	1.4×10^{-2}	1.9×10^{-2}	1.9×10^{-2}	3.1×10^{-2}
有效剂量 /（mSv · MBq^{-1}）	7.0×10^{-3}	9.0×10^{-3}	1.2×10^{-2}	1.2×10^{-2}	2.2×10^{-2}
当给药后 1h 或 0.5h 排空膀胱时，有效剂量					
1h	2.5×10^{-3}	3.1×10^{-3}	4.5×10^{-3}	6.4×10^{-3}	6.4×10^{-3}
0.5h	1.7×10^{-3}	2.1×10^{-3}	2.9×10^{-3}	3.9×10^{-3}	6.8×10^{-3}
肾功能异常					
乳腺	5.4×10^{-4}	7.0×10^{-4}	1.1×10^{-3}	1.7×10^{-3}	3.2×10^{-3}
胃肠道					
胃壁	1.2×10^{-3}	1.5×10^{-3}	2.6×10^{-3}	3.5×10^{-3}	6.1×10^{-3}
小肠壁	2.7×10^{-3}	3.5×10^{-3}	5.0×10^{-3}	6.0×10^{-3}	1.0×10^{-2}
结肠壁	3.5×10^{-3}	4.4×10^{-3}	6.1×10^{-3}	6.9×10^{-3}	1.1×10^{-2}
上大肠壁	2.2×10^{-3}	3.0×10^{-3}	4.3×10^{-3}	5.6×10^{-3}	9.3×10^{-3}
下大肠壁	5.1×10^{-3}	6.3×10^{-3}	8.5×10^{-3}	8.6×10^{-3}	1.4×10^{-2}
肺	7.9×10^{-4}	1.1×10^{-3}	1.6×10^{-3}	2.4×10^{-3}	4.5×10^{-3}
卵巢	4.9×10^{-3}	6.3×10^{-3}	8.1×10^{-3}	8.7×10^{-3}	1.4×10^{-2}
红骨髓	1.5×10^{-3}	1.9×10^{-3}	2.6×10^{-3}	3.1×10^{-3}	5.0×10^{-3}
睾丸	3.4×10^{-3}	4.7×10^{-3}	7.1×10^{-3}	7.8×10^{-3}	1.4×10^{-2}

续表

器官	每单位给药活度的吸收剂量 /（mGy·MBq⁻¹）				
	成人	15 岁	10 岁	5 岁	1 岁
甲状腺	7.3×10^{-4}	9.5×10^{-4}	1.5×10^{-3}	2.4×10^{-3}	4.4×10^{-3}
子宫	1.0×10^{-2}	1.2×10^{-2}	1.6×10^{-2}	1.6×10^{-2}	2.7×10^{-2}
有效剂量 /（mSv·MBq^{-1}）	6.1×10^{-3}	7.8×10^{-3}	1.0×10^{-2}	1.1×10^{-2}	1.9×10^{-2}
急性单侧肾阻塞					
乳腺	3.8×10^{-4}	5.1×10^{-4}	1.0×10^{-3}	1.6×10^{-3}	3.0×10^{-3}
胃肠道					
胃壁	3.9×10^{-3}	4.4×10^{-3}	7.0×10^{-3}	9.3×10^{-3}	1.2×10^{-2}
小肠壁	4.3×10^{-3}	5.5×10^{-3}	8.5×10^{-3}	1.2×10^{-2}	1.9×10^{-2}
结肠壁	3.9×10^{-3}	5.0×10^{-3}	7.2×10^{-3}	9.2×10^{-3}	1.5×10^{-3}
上大肠壁	4.0×10^{-3}	5.1×10^{-3}	7.6×10^{-3}	1.0×10^{-2}	1.6×10^{-2}
下大肠壁	3.8×10^{-3}	4.8×10^{-3}	6.7×10^{-3}	8.2×10^{-3}	1.3×10^{-2}
肺	1.1×10^{-3}	1.6×10^{-3}	2.5×10^{-3}	3.9×10^{-3}	7.2×10^{-3}
卵巢	3.8×10^{-3}	5.1×10^{-3}	7.1×10^{-3}	9.2×10^{-3}	1.5×10^{-2}
红骨髓	3.0×10^{-3}	3.6×10^{-3}	5.0×10^{-3}	6.0×10^{-3}	8.3×10^{-3}
睾丸	2.0×10^{-3}	2.9×10^{-3}	4.5×10^{-3}	5.0×10^{-3}	9.8×10^{-3}
甲状腺	1.7×10^{-4}	2.3×10^{-4}	4.5×10^{-4}	9.2×10^{-4}	1.6×10^{-3}
子宫	7.2×10^{-3}	8.7×10^{-3}	1.2×10^{-2}	1.3×10^{-2}	2.2×10^{-2}
有效剂量 /（mSv·MBq^{-1}）	1.0×10^{-2}	1.2×10^{-2}	1.7×10^{-2}	2.2×10^{-2}	3.8×10^{-2}

注：膀胱壁提供高达 80% 的有效剂量。

E.1.31 ^{99m}Tc- 标记的不可吸收标志物

1．生物动力学数据（表 E-61）

表 E-61 ^{99m}Tc- 标记的不可吸收标志物的动力学数据

器官（r_S）	f_S	$\tilde{A}_{r_S}/A_0(h)$
口服液体		
胃肠道内容物		
胃	1.0	0.52
小肠	1.0	2.6
上大肠	1.0	3.4
下大肠	1.0	1.6

续表

器官（r_S）	f_S	$\tilde{A}_{r_S}/A_0(h)$
口服固体		
胃肠道内容物		
胃	1.0	1.7
小肠	1.0	2.2
上大肠	1.0	2.9
下大肠	1.0	1.4

2．剂量系数（表 E-62）

表 E-62 ^{99m}Tc-标记的不可吸收标志物每单位活度的吸收剂量

器官	每单位给药活度的吸收剂量 /（mGy・MBq^{-1}）				
	成人	15 岁	10 岁	5 岁	1 岁
口服液体					
乳腺	2.8×10^{-4}	4.2×10^{-4}	9.4×10^{-4}	2.0×10^{-3}	3.8×10^{-3}
胃肠道					
胃壁	2.2×10^{-2}	2.9×10^{-2}	4.1×10^{-2}	6.6×10^{-2}	1.2×10^{-1}
小肠壁	6.0×10^{-2}	7.6×10^{-2}	1.2×10^{-1}	1.9×10^{-1}	3.5×10^{-1}
结肠壁	1.0×10^{-1}	1.3×10^{-1}	2.2×10^{-1}	3.5×10^{-1}	6.6×10^{-1}
上大肠壁	1.2×10^{-1}	1.5×10^{-1}	2.5×10^{-1}	4.0×10^{-1}	7.5×10^{-1}
下大肠壁	8.3×10^{-2}	1.1×10^{-1}	1.8×10^{-1}	2.9×10^{-1}	5.4×10^{-1}
肺	5.7×10^{-4}	9.1×10^{-4}	1.6×10^{-3}	2.9×10^{-3}	5.7×10^{-3}
卵巢	2.5×10^{-2}	3.2×10^{-2}	4.8×10^{-2}	6.8×10^{-2}	1.1×10^{-1}
红骨髓	4.7×10^{-3}	5.7×10^{-3}	7.5×10^{-3}	9.2×10^{-3}	1.1×10^{-2}
睾丸	1.3×10^{-3}	2.0×10^{-3}	3.8×10^{-3}	6.5×10^{-3}	1.2×10^{-2}
甲状腺	2.0×10^{-5}	4.8×10^{-5}	1.5×10^{-4}	3.0×10^{-4}	1.2×10^{-3}
子宫	1.6×10^{-2}	2.0×10^{-2}	3.1×10^{-2}	4.7×10^{-2}	7.6×10^{-2}
有效剂量 /（mSv・MBq^{-1}）	1.9×10^{-2}	2.5×10^{-2}	3.9×10^{-2}	6.2×10^{-2}	1.1×10^{-1}
口服固体					
乳腺	5.3×10^{-4}	7.3×10^{-4}	1.5×10^{-3}	3.0×10^{-3}	5.5×10^{-3}
胃肠道					
胃壁	5.9×10^{-2}	7.7×10^{-2}	1.1×10^{-1}	1.7×10^{-1}	3.3×10^{-1}
小肠壁	6.1×10^{-2}	7.7×10^{-2}	1.3×10^{-1}	2.0×10^{-1}	3.6×10^{-1}
结肠壁	1.0×10^{-1}	1.3×10^{-1}	2.2×10^{-1}	3.5×10^{-1}	6.6×10^{-1}
上大肠壁	1.2×10^{-1}	1.5×10^{-1}	2.5×10^{-1}	4.0×10^{-1}	7.5×10^{-1}
下大肠壁	8.3×10^{-2}	1.1×10^{-1}	1.8×10^{-1}	2.9×10^{-1}	4.5×10^{-1}

续表

器官	每单位给药活度的吸收剂量 /（mGy·MBq^{-1}）				
	成人	15 岁	10 岁	5 岁	1 岁
肺	1.0×10^{-3}	1.5×10^{-3}	2.5×10^{-3}	4.3×10^{-3}	8.3×10^{-3}
卵巢	2.6×10^{-2}	3.2×10^{-2}	4.8×10^{-2}	6.9×10^{-2}	1.1×10^{-1}
红骨髓	5.0×10^{-3}	6.0×10^{-3}	8.0×10^{-3}	9.8×10^{-3}	1.2×10^{-2}
睾丸	1.3×10^{-3}	2.0×10^{-3}	3.9×10^{-3}	6.6×10^{-3}	1.3×10^{-2}
甲状腺	3.1×10^{-5}	7.9×10^{-5}	2.1×10^{-4}	4.7×10^{-4}	1.6×10^{-3}
子宫	1.6×10^{-2}	2.0×10^{-2}	3.2×10^{-2}	4.9×10^{-2}	7.8×10^{-2}
有效剂量 /（mSv·MBq^{-1}）	2.4×10^{-2}	3.1×10^{-2}	4.8×10^{-2}	7.6×10^{-2}	1.4×10^{-1}

E.1.32 ^{99m}Tc- 标记甲氧基 - 异丁基 - 异腈

1．生物动力学数据（表 E-63）

表 E-63 ^{99m}Tc- 标记甲氧基 - 异丁基 - 异腈（MIBI，塞斯塔米比、赫克米比）的生物动力学数据

器官（r_S）	f_S	T（h）	a	$\tilde{A}_{r_S}/A_0(h)$
休息				
心脏壁	0.015	4.0 24	0.67 0.33	0.070
肝				0.68
立即吸收	0.18	1.3 24	0.85 0.15	
延迟吸收	0.51			
胆囊	0.23			0.25
胃肠道内容物				
小肠	0.69			0.50
上大肠	0.69			0.65
下大肠	0.69			0.32
肾	0.14	7.0	1.00	0.66
肌肉	0.20	24	1.00	1.4
唾液腺	0.015	24	1.00	0.10
甲状腺	0.003	2.0	1.00	0.006 4
其他器官和组织	0.45	24	1.00	3.1
膀胱内容物	0.31			
成人，15 岁				0.17
10 岁				0.15
5 岁，1 岁				0.099

续表

器官（r_s）	f_s	T（h）	a	$\tilde{A}_{r_s}/A_0(h)$
锻炼				
心脏壁	0.02	4.0 24	0.67 0.33	0.093
肝				0.53
立即吸收	0.10	1.3	0.85	
延迟吸收	0.60	24	0.15	
胆囊	0.23			0.20
胃肠道内容物				
小肠	0.70			0.39
上大肠	0.70			0.50
下大肠	0.70			0.25
肾	0.10	7.0	1.00	0.47
肌肉	0.40	24	1.00	2.8
唾液腺	0.01	24	1.00	0.070
甲状腺	0.002	2.0	1.00	0.004 4
其他器官和组织	0.37	24	1.00	2.6
膀胱内容物	0.30			
成人，15 岁				0.15
10 岁				0.13
5 岁，1 岁				0.087

2. 剂量系数（表 E-64）

表 E-64 ^{99m}Tc-标记甲氧基 - 异丁基 - 异腈（MIBI，塞斯塔米比、赫克米比）每单位活度的吸收剂量

器官	每单位给药活度的吸收剂量 /（mGy·MBq^{-1}）				
	成人	15 岁	10 岁	5 岁	1 岁
休息					
乳腺	3.8×10^{-3}	5.3×10^{-3}	7.1×10^{-3}	1.1×10^{-2}	2.0×10^{-2}
胃肠道					
胃壁	6.5×10^{-3}	9.0×10^{-3}	1.5×10^{-2}	2.1×10^{-2}	3.5×10^{-2}
小肠壁	1.5×10^{-2}	1.8×10^{-2}	2.9×10^{-2}	4.5×10^{-2}	8.0×10^{-2}
结肠壁	2.4×10^{-2}	3.1×10^{-2}	5.0×10^{-2}	7.9×10^{-2}	1.5×10^{-2}
上大肠壁	2.7×10^{-2}	3.5×10^{-2}	5.7×10^{-2}	8.9×10^{-2}	1.7×10^{-1}
下大肠壁	1.9×10^{-2}	2.5×10^{-2}	4.1×10^{-2}	6.5×10^{-2}	1.2×10^{-1}

续表

器官	每单位给药活度的吸收剂量 /（mGy·MBq^{-1}）				
	成人	15 岁	10 岁	5 岁	1 岁
肺	4.6×10^{-3}	6.4×10^{-3}	9.7×10^{-3}	1.4×10^{-2}	2.5×10^{-2}
卵巢	9.1×10^{-3}	1.2×10^{-2}	1.8×10^{-2}	2.5×10^{-2}	4.5×10^{-2}
红骨髓	5.5×10^{-3}	7.1×10^{-3}	1.1×10^{-2}	3.0×10^{-2}	4.4×10^{-2}
睾丸	3.8×10^{-3}	5.0×10^{-3}	7.5×10^{-3}	1.1×10^{-2}	2.1×10^{-2}
甲状腺	5.3×10^{-3}	7.9×10^{-3}	1.2×10^{-2}	2.4×10^{-2}	4.5×10^{-2}
子宫	7.8×10^{-3}	1.0×10^{-2}	1.5×10^{-2}	2.2×10^{-2}	3.8×10^{-2}
有效剂量 /（mSv·MBq^{-1}）	9.0×10^{-3}	1.2×10^{-2}	1.8×10^{-2}	2.8×10^{-2}	5.3×10^{-2}
锻炼					
乳腺	3.4×10^{-3}	4.7×10^{-3}	6.2×10^{-3}	9.7×10^{-3}	1.8×10^{-2}
胃肠道					
胃壁	5.9×10^{-3}	8.1×10^{-3}	1.3×10^{-2}	1.9×10^{-2}	3.2×10^{-2}
小肠壁	1.2×10^{-2}	1.5×10^{-2}	2.4×10^{-2}	3.7×10^{-2}	6.6×10^{-2}
结肠壁	1.9×10^{-2}	2.5×10^{-2}	4.1×10^{-2}	6.4×10^{-2}	1.2×10^{-1}
上大肠壁	2.2×10^{-2}	2.8×10^{-2}	4.6×10^{-2}	7.2×10^{-2}	1.3×10^{-1}
下大肠壁	1.6×10^{-2}	2.1×10^{-2}	3.4×10^{-2}	5.3×10^{-2}	9.9×10^{-2}
肺	4.4×10^{-3}	6.0×10^{-3}	8.7×10^{-3}	1.3×10^{-2}	2.3×10^{-2}
卵巢	8.1×10^{-3}	1.1×10^{-2}	1.5×10^{-2}	2.3×10^{-2}	4.0×10^{-2}
红骨髓	5.0×10^{-3}	6.4×10^{-3}	9.5×10^{-3}	1.3×10^{-2}	2.3×10^{-2}
睾丸	3.7×10^{-3}	4.8×10^{-3}	7.1×10^{-3}	1.1×10^{-2}	2.0×10^{-2}
甲状腺	4.4×10^{-3}	6.4×10^{-3}	9.9×10^{-3}	1.9×10^{-2}	3.5×10^{-2}
子宫	7.2×10^{-3}	9.3×10^{-3}	1.4×10^{-2}	2.0×10^{-2}	3.5×10^{-2}
有效剂量 /（mSv·MBq^{-1}）	7.9×10^{-3}	1.0×10^{-2}	1.6×10^{-2}	2.3×10^{-2}	4.5×10^{-2}

E.1.33 ^{99m}Tc- 标记的肿瘤相关单克隆抗体

1．生物动力学数据（表 E-65）

表 E-65 ^{99m}Tc- 标记的肿瘤相关单克隆抗体的生物动力学数据

器官（r_S）	f_S	T（h）	a	$\tilde{A}_{r_S}/A_0(h)$
全抗体表达				
肾	0.03	24 96	0.5 0.5	0.23

续表

器官（r_S）	f_S	T（h）	a	$\tilde{A}_{r_S}/A_0(h)$
肝	0.50	24 96	0.5 0.5	3.8
脾脏	0.09	24 96	0.5 0.5	0.68
红骨髓	020	24 96	0.5 0.5	1.5
其他器官和组织	0.18	24 96	0.5 0.5	1.4
释放的锝	1.0	24 96	−0.5 −0.5	*
F(ab')2 分段				
肾	0.20	12	1.0	1.2
肝	0.30	12	1.0	1.7
脾脏	0.06	12	1.0	0.35
红骨髓	0.10	12	1.0	0.58
其他器官和组织	0.34	12	1.0	2.0
释放的锝	1.0	12	−1.0	#
F(ab') 分段				
肾	0.40	6.0	1.0	1.7
肝	0.10	6.0	1.0	0.43
脾脏	0.02	6.0	1.0	0.09
红骨髓	0.03	6.0	1.0	0.13
其他器官和组织	0.45	6.0	1.0	2.0
释放的锝	1.0	6.0	−1.0	&

注：* 为了获得释放的锝的贡献，高锝酸盐模型中给出的累积活度应乘以 0.13。# 为了获得释放的锝的贡献，高锝酸盐模型中给出的累积活度应乘以 0.33。& 为了获得释放的锝的贡献，高锝酸盐模型中给出的累积活度应乘以 0.50。

2．剂量系数（表 E–66）

表 E–66 ^{99m}Tc- 标记的肿瘤相关单克隆抗体每单位活度的吸收剂量

器官	每单位给药活度的吸收剂量 /（mGy · MBq^{-1}）				
	成人	15 岁	10 岁	5 岁	1 岁
全抗体表达					
乳腺	2.1×10^{-3}	2.6×10^{-3}	4.3×10^{-3}	6.6×10^{-3}	1.2×10^{-2}

续表

器官	每单位给药活度的吸收剂量 /（mGy·MBq^{-1}）				
	成人	15 岁	10 岁	5 岁	1 岁
胃肠道					
胃壁	8.4×10^{-3}	1.1×10^{-2}	1.6×10^{-2}	2.6×10^{-2}	4.6×10^{-2}
小肠壁	5.6×10^{-3}	7.0×10^{-3}	1.1×10^{-2}	1.7×10^{-2}	2.9×10^{-2}
结肠壁	8.9×10^{-3}	1.1×10^{-2}	1.9×10^{-2}	3.0×10^{-2}	5.4×10^{-2}
上大肠壁	1.2×10^{-2}	1.5×10^{-2}	2.5×10^{-2}	4.1×10^{-2}	7.3×10^{-2}
下大肠壁	4.9×10^{-3}	6.4×10^{-3}	1.0×10^{-2}	1.6×10^{-2}	2.8×10^{-2}
肺	4.9×10^{-3}	6.3×10^{-3}	8.7×10^{-3}	1.3×10^{-2}	2.2×10^{-2}
卵巢	4.0×10^{-3}	5.1×10^{-3}	7.6×10^{-3}	1.1×10^{-2}	1.9×10^{-2}
红骨髓	1.7×10^{-2}	1.9×10^{-2}	3.0×10^{-2}	5.2×10^{-2}	1.1×10^{-1}
睾丸	1.3×10^{-3}	1.6×10^{-3}	2.6×10^{-3}	4.2×10^{-3}	7.7×10^{-3}
甲状腺	4.0×10^{-3}	6.0×10^{-3}	9.2×10^{-3}	1.9×10^{-2}	3.5×10^{-2}
子宫	3.3×10^{-3}	4.2×10^{-3}	6.6×10^{-3}	1.0×10^{-2}	1.7×10^{-2}
有效剂量 /（mSv·MBq^{-1}）	9.8×10^{-3}	1.2×10^{-2}	1.9×10^{-2}	3.0×10^{-2}	5.4×10^{-2}
F（ab'）$_2$ 分段					
乳腺	2.0×10^{-3}	2.6×10^{-3}	4.0×10^{-3}	6.4×10^{-3}	1.2×10^{-2}
胃肠道					
胃壁	1.3×10^{-2}	1.6×10^{-2}	2.3×10^{-2}	3.7×10^{-2}	7.0×10^{-2}
小肠壁	8.1×10^{-3}	1.0×10^{-2}	1.6×10^{-2}	2.4×10^{-2}	4.2×10^{-2}
结肠壁	1.6×10^{-2}	2.2×10^{-2}	3.6×10^{-2}	5.7×10^{-2}	1.0×10^{-1}
上大肠壁	2.2×10^{-2}	2.9×10^{-2}	4.8×10^{-2}	7.7×10^{-2}	1.4×10^{-1}
下大肠壁	9.0×10^{-3}	1.2×10^{-2}	1.9×10^{-2}	3.0×10^{-2}	5.5×10^{-2}
肺	3.9×10^{-3}	5.1×10^{-3}	7.3×10^{-3}	1.1×10^{-2}	1.9×10^{-2}
卵巢	5.6×10^{-3}	7.1×10^{-3}	1.1×10^{-2}	1.6×10^{-2}	2.7×10^{-2}
红骨髓	8.7×10^{-3}	9.7×10^{-3}	1.5×10^{-2}	2.5×10^{-2}	4.8×10^{-2}
睾丸	2.0×10^{-3}	2.6×10^{-3}	4.0×10^{-3}	6.3×10^{-3}	1.2×10^{-2}
甲状腺	8.5×10^{-3}	1.3×10^{-2}	2.0×10^{-2}	4.3×10^{-2}	8.0×10^{-2}
子宫	4.8×10^{-3}	6.0×10^{-3}	9.3×10^{-3}	1.4×10^{-2}	2.4×10^{-2}
有效剂量 /（mSv·MBq^{-1}）	9.7×10^{-3}	1.2×10^{-2}	1.8×10^{-2}	2.9×10^{-2}	5.2×10^{-2}
F（ab'）分段					
乳腺	1.9×10^{-3}	2.5×10^{-3}	3.8×10^{-3}	6.0×10^{-3}	1.1×10^{-2}

续表

器官	每单位给药活度的吸收剂量 /（mGy · MBq^{-1}）				
	成人	15 岁	10 岁	5 岁	1 岁
胃肠道					
胃壁	1.6×10^{-2}	2.1×10^{-2}	2.9×10^{-2}	4.6×10^{-2}	9.0×10^{-2}
小肠壁	1.0×10^{-2}	1.3×10^{-2}	2.0×10^{-2}	3.0×10^{-2}	5.2×10^{-2}
结肠壁	2.3×10^{-2}	3.0×10^{-2}	4.9×10^{-2}	8.0×10^{-2}	1.5×10^{-1}
上大肠壁	3.1×10^{-2}	4.0×10^{-2}	6.6×10^{-2}	1.1×10^{-1}	2.0×10^{-1}
下大肠壁	1.2×10^{-2}	1.6×10^{-2}	2.6×10^{-2}	4.1×10^{-2}	7.6×10^{-2}
肺	3.1×10^{-3}	4.2×10^{-3}	6.2×10^{-3}	9.5×10^{-3}	1.7×10^{-2}
卵巢	6.8×10^{-3}	8.6×10^{-3}	1.3×10^{-2}	1.9×10^{-2}	3.3×10^{-2}
红骨髓	4.7×10^{-3}	5.5×10^{-3}	8.1×10^{-3}	1.2×10^{-2}	2.0×10^{-2}
睾丸	2.5×10^{-3}	3.2×10^{-3}	4.9×10^{-3}	7.5×10^{-3}	1.4×10^{-2}
甲状腺	1.2×10^{-2}	1.9×10^{-2}	2.9×10^{-2}	6.2×10^{-2}	1.2×10^{-1}
子宫	5.8×10^{-3}	7.3×10^{-3}	1.1×10^{-2}	1.7×10^{-2}	2.8×10^{-2}
有效剂量 /（mSv · MBq^{-1}）	1.1×10^{-2}	1.4×10^{-2}	2.0×10^{-2}	3.2×10^{-2}	5.9×10^{-2}

E.1.34 ^{99m}Tc-Pertechnegas

1．生物动力学数据（表 E-67）

表 E-67 ^{99m}Tc-Pertechnegas 的生物动力学数据

器官（r_S）	f_S	T（h）	a	$\tilde{A}_{r_S}/A_0(h)$
肺	1.0	0.17 2.7	0.75 0.25	0.84
血中的 ^{99m}Tc- 高锝酸盐	1.0			
甲状腺				0.030
唾液腺				0.045
胃容物				0.12
胃壁				0.20
小肠内容物				0.34
上大肠内容物				0.60
上大肠壁				0.44
下大肠内容物				0.30
其他器官和组织				4.0
膀胱内容物				
成人，15 岁				0.39
10 岁				0.33
5 岁，1 岁				0.22

2．剂量系数（表 E–68）

表 E–68 ^{99m}Tc-Pertechnegas 每单位活度的吸收剂量

器官	每单位给药活度的吸收剂量 /（mGy · MBq^{-1}）				
	成人	15 岁	10 岁	5 岁	1 岁
吸入					
乳腺	2.0×10^{-3}	2.6×10^{-3}	3.9×10^{-3}	6.2×10^{-3}	1.1×10^{-2}
胃肠道					
胃壁	2.1×10^{-2}	2.8×10^{-2}	3.9×10^{-2}	6.4×10^{-2}	1.3×10^{-1}
小肠壁	1.3×10^{-2}	1.6×10^{-2}	2.6×10^{-2}	3.9×10^{-2}	6.8×10^{-2}
结肠壁	3.4×10^{-2}	4.4×10^{-2}	7.3×10^{-2}	1.2×10^{-1}	2.2×10^{-1}
上大肠壁	4.6×10^{-2}	6.0×10^{-2}	1.0×10^{-1}	1.6×10^{-1}	3.1×10^{-1}
下大肠壁	1.8×10^{-2}	2.3×10^{-2}	3.8×10^{-2}	5.9×10^{-2}	1.1×10^{-1}
肺	8.1×10^{-3}	1.2×10^{-2}	1.6×10^{-2}	2.5×10^{-2}	4.7×10^{-2}
卵巢	8.6×10^{-3}	1.1×10^{-2}	1.6×10^{-2}	2.3×10^{-2}	3.9×10^{-2}
红骨髓	3.4×10^{-3}	4.2×10^{-3}	6.2×10^{-3}	8.5×10^{-3}	1.4×10^{-2}
睾丸	2.7×10^{-3}	3.6×10^{-3}	5.5×10^{-3}	8.2×10^{-3}	1.5×10^{-2}
甲状腺	1.9×10^{-2}	3.0×10^{-2}	4.5×10^{-2}	9.7×10^{-2}	1.8×10^{-1}
子宫	7.4×10^{-3}	9.3×10^{-3}	1.4×10^{-2}	2.0×10^{-2}	3.3×10^{-2}
剩余器官	3.3×10^{-3}	4.1×10^{-3}	6.0×10^{-3}	9.0×10^{-3}	1.6×10^{-2}
有效剂量 /（mSv · MBq^{-1}）	1.2×10^{-2}	1.6×10^{-2}	2.3×10^{-2}	3.7×10^{-2}	7.1×10^{-2}

E.1.35 ^{99m}Tc- 高锝酸盐

1．生物动力学数据（表 E–69）

表 E–69 ^{99m}Tc- 高锝酸盐的生物动力学数据

器官（r_S）	f_S	T(h)	a	$\tilde{A}_{r_S}/A_0(h)$
静脉给药，不给阻断剂				
甲状腺	0.02	1.0 10	0.85 0.15	0.037
唾液腺	0.03	1.0 10	0.85 0.15	0.056
胃壁	0.20		1.0	0.25
胃容物	0.20			0.15
小肠内容物	0.20			0.42

续表

器官（r_S）	f_S	T（h）	a	$\tilde{A}_{r_S}/A_0(h)$
上大肠壁	0.15	3.0 10	−1.0 1.0	0.54
上大肠内容物	0.35			0.74
下大肠内容物	0.35			0.36
肾	0.65			0.033
其他器官和组织	0.75	3.0 4.5 45	0.20 0.24 0.56	4.3
膀胱内容物	0.65			
成人，15 岁，10 岁				0.35
5 岁				0.30
1 岁				0.23
静脉给药，给予阻断剂				
全身（不包括膀胱内容物）	1.0	4.5 45	0.60 0.40	5.3
肾	1.0			0.056
膀胱内容物	1.0			
成人，15 岁，10 岁				0.68
5 岁				0.58
1 岁				0.39
口服，不给阻断剂（f_1=0.8）				
甲状腺				0.025
唾液腺				0.037
胃壁				0.16
胃容物				1.0
小肠内容物				0.93
上大肠壁				0.36
上大肠内容物				1.3
下大肠内容物				0.66
肾				0.010
其他器官和组织				2.8
膀胱内容物				
成人，15 岁，10 岁				0.19
5 岁				0.17
1 岁				0.12

2．剂量系数（表 E–70）

表 E–70 ^{99m}Tc-高锝酸盐每单位活度的吸收剂量

器官	每单位给药活度的吸收剂量 /（mGy · MBq^{-1}）				
	成人	15 岁	10 岁	5 岁	1 岁
静脉给药，不给阻断剂					
乳腺	1.8×10^{-3}	2.3×10^{-3}	3.4×10^{-3}	5.6×10^{-3}	1.1×10^{-2}
胃肠道					
胃壁	2.6×10^{-2}	3.4×10^{-2}	4.8×10^{-2}	7.8×10^{-2}	1.6×10^{-1}
小肠壁	1.6×10^{-2}	2.0×10^{-2}	3.1×10^{-2}	4.7×10^{-2}	8.2×10^{-2}
结肠壁	4.1×10^{-2}	5.3×10^{-2}	8.9×10^{-2}	1.4×10^{-1}	2.7×10^{-1}
上大肠壁	5.6×10^{-2}	7.3×10^{-2}	1.2×10^{-1}	2.0×10^{-1}	3.7×10^{-1}
下大肠壁	2.1×10^{-2}	2.7×10^{-2}	4.5×10^{-2}	7.1×10^{-2}	1.3×10^{-1}
肺	2.6×10^{-3}	3.4×10^{-3}	5.1×10^{-3}	7.9×10^{-3}	1.4×10^{-2}
卵巢	9.9×10^{-3}	1.3×10^{-2}	1.8×10^{-2}	2.7×10^{-2}	4.4×10^{-2}
红骨髓	3.7×10^{-3}	4.4×10^{-3}	6.5×10^{-3}	9.0×10^{-3}	1.5×10^{-2}
睾丸	2.8×10^{-3}	3.7×10^{-3}	5.9×10^{-3}	9.1×10^{-3}	1.6×10^{-2}
甲状腺	2.2×10^{-2}	3.6×10^{-2}	5.4×10^{-2}	1.2×10^{-1}	2.2×10^{-1}
子宫	8.1×10^{-3}	1.0×10^{-2}	1.6×10^{-2}	2.3×10^{-2}	3.7×10^{-2}
有效剂量 /（mSv · MBq^{-1}）	1.3×10^{-2}	1.7×10^{-2}	2.6×10^{-2}	4.2×10^{-2}	7.9×10^{-2}
静脉给药，给予阻断剂					
乳腺	1.9×10^{-3}	2.5×10^{-3}	3.5×10^{-3}	5.6×10^{-3}	1.1×10^{-2}
胃肠道					
胃壁	3.1×10^{-3}	4.1×10^{-3}	6.6×10^{-3}	9.3×10^{-3}	1.6×10^{-2}
小肠壁	3.9×10^{-3}	4.9×10^{-3}	7.5×10^{-3}	1.1×10^{-2}	1.9×10^{-2}
结肠壁	4.1×10^{-3}	5.3×10^{-3}	8.0×10^{-3}	1.2×10^{-2}	1.9×10^{-2}
上大肠壁	3.7×10^{-3}	4.8×10^{-3}	7.1×10^{-3}	1.1×10^{-2}	1.8×10^{-2}
下大肠壁	4.7×10^{-3}	5.9×10^{-3}	9.1×10^{-3}	1.2×10^{-2}	2.1×10^{-2}
肺	2.7×10^{-3}	3.5×10^{-3}	5.2×10^{-3}	7.9×10^{-3}	1.4×10^{-2}
卵巢	4.8×10^{-3}	5.9×10^{-3}	8.7×10^{-3}	1.3×10^{-2}	2.0×10^{-2}
红骨髓	2.9×10^{-3}	3.6×10^{-3}	5.4×10^{-3}	7.9×10^{-3}	1.4×10^{-2}
睾丸	3.4×10^{-3}	4.3×10^{-3}	6.8×10^{-3}	1.0×10^{-2}	1.6×10^{-2}
甲状腺	2.8×10^{-3}	3.5×10^{-3}	5.6×10^{-3}	9.0×10^{-3}	1.6×10^{-2}
子宫	6.4×10^{-3}	7.8×10^{-3}	1.2×10^{-2}	1.6×10^{-2}	2.4×10^{-2}
有效剂量 /（mSv · MBq^{-1}）	4.6×10^{-3}	5.8×10^{-3}	8.7×10^{-3}	1.2×10^{-2}	2.0×10^{-2}

续表

器官	每单位给药活度的吸收剂量 /（mGy·MBq^{-1}）				
	成人	15 岁	10 岁	5 岁	1 岁
口服，不给阻断剂（f_1=0.8）					
乳腺	1.4×10^{-3}	1.8×10^{-3}	2.8×10^{-3}	4.8×10^{-3}	9.0×10^{-3}
胃肠道					
胃壁	4.7×10^{-2}	6.1×10^{-2}	8.4×10^{-2}	1.4×10^{-1}	2.7×10^{-1}
小肠壁	2.6×10^{-2}	3.3×10^{-2}	5.2×10^{-2}	8.1×10^{-2}	1.5×10^{-1}
结肠壁	5.3×10^{-2}	6.9×10^{-2}	1.1×10^{-1}	1.8×10^{-1}	3.5×10^{-1}
上大肠壁	6.7×10^{-2}	8.6×10^{-2}	1.4×10^{-1}	2.3×10^{-1}	4.3×10^{-1}
下大肠壁	3.6×10^{-2}	4.6×10^{-2}	7.6×10^{-2}	1.2×10^{-1}	2.3×10^{-1}
肺	2.1×10^{-3}	2.8×10^{-3}	4.3×10^{-3}	6.8×10^{-3}	1.2×10^{-2}
卵巢	1.3×10^{-2}	1.6×10^{-2}	2.4×10^{-2}	3.5×10^{-2}	5.8×10^{-2}
红骨髓	3.8×10^{-3}	4.5×10^{-3}	6.4×10^{-3}	8.6×10^{-3}	1.3×10^{-2}
睾丸	2.1×10^{-3}	2.9×10^{-3}	4.7×10^{-3}	7.5×10^{-3}	1.4×10^{-2}
甲状腺	1.5×10^{-2}	2.4×10^{-2}	3.7×10^{-2}	8.0×10^{-2}	1.5×10^{-1}
子宫	9.2×10^{-3}	1.2×10^{-2}	1.8×10^{-2}	2.7×10^{-2}	4.4×10^{-2}
有效剂量 /（mSv·MBq^{-1}）	1.6×10^{-2}	2.1×10^{-2}	3.2×10^{-2}	5.2×10^{-2}	9.8×10^{-2}

E.1.36 ^{99m}Tc- 标记磷酸盐和膦酸盐

1. 生物动力学数据（表 E-71）

表 E-71 ^{99m}Tc- 标记磷酸盐和膦酸盐的生物动力学数据

器官（r_S）	f_S	T（h）	a	$\tilde{A}_{r_S}/A_0(h)$
正常吸收和排泄				
全身（不包括膀胱内容物）	1.0	0.5 2.0 72	0.3 0.3 0.4	4.1
骨	0.5	0.25 2.0 72	−1.0 0.3 0.7	3.0
肾	0.02	0.25 2.0 72	0.3 0.3 0.4	0.13

续表

器官（r_S）	f_S	T（h）	a	$\tilde{A}_{r_S}/A_0(h)$
膀胱内容物	1.0			
成人，15 岁，10 岁				1.2
5 岁				0.97
1 岁				0.63
骨高摄取和 / 或肾功能严重受损				
全身	1.0	∞	1.0	8.7
骨	0.7	0.25 ∞	−1.0 1.0	5.8

2．剂量系数（表 E–72）

表 E–72　^{99m}Tc- 标记磷酸盐和膦酸盐每单位活度的吸收剂量

器官	每单位给药活度的吸收剂量 /（mGy・MBq^{-1}）				
	成人	15 岁	10 岁	5 岁	1 岁
正常吸收和排泄					
乳腺	6.9×10^{-4}	8.6×10^{-4}	1.3×10^{-3}	2.1×10^{-3}	4.0×10^{-3}
胃肠道					
胃壁	1.2×10^{-3}	1.4×10^{-3}	2.4×10^{-3}	3.6×10^{-3}	6.4×10^{-3}
小肠壁	2.2×10^{-3}	2.8×10^{-3}	4.3×10^{-3}	6.1×10^{-3}	9.3×10^{-3}
结肠壁	2.7×10^{-3}	3.4×10^{-3}	5.2×10^{-3}	7.2×10^{-3}	1.0×10^{-2}
上大肠壁	1.9×10^{-3}	2.4×10^{-3}	3.8×10^{-3}	5.7×10^{-3}	8.7×10^{-3}
下大肠壁	3.8×10^{-3}	4.7×10^{-3}	7.1×10^{-3}	9.2×10^{-3}	1.3×10^{-2}
肺	1.2×10^{-3}	1.6×10^{-3}	2.3×10^{-3}	3.5×10^{-3}	6.7×10^{-3}
卵巢	3.6×10^{-3}	4.5×10^{-3}	6.5×10^{-3}	8.6×10^{-3}	1.2×10^{-2}
红骨髓	5.9×10^{-3}	5.4×10^{-3}	8.8×10^{-3}	1.7×10^{-2}	3.6×10^{-2}
睾丸	2.4×10^{-3}	3.3×10^{-3}	5.4×10^{-3}	7.5×10^{-3}	1.0×10^{-2}
甲状腺	1.3×10^{-3}	1.5×10^{-3}	2.2×10^{-3}	3.4×10^{-3}	5.4×10^{-3}
子宫	6.2×10^{-3}	7.5×10^{-3}	1.1×10^{-2}	1.4×10^{-2}	1.8×10^{-2}
有效剂量 /（mSv・MBq^{-1}）	4.9×10^{-3}	5.7×10^{-3}	8.6×10^{-3}	1.2×10^{-2}	1.8×10^{-2}

续表

器官	每单位给药活度的吸收剂量 /（mGy・MBq^{-1}）				
	成人	15 岁	10 岁	5 岁	1 岁
骨高摄取和 / 或肾功能严重受损					
乳腺	1.7×10^{-3}	2.1×10^{-3}	3.2×10^{-3}	5.0×10^{-3}	9.6×10^{-3}
胃肠道					
胃壁	2.5×10^{-3}	3.2×10^{-3}	5.1×10^{-3}	7.3×10^{-3}	1.4×10^{-2}
小肠壁	3.0×10^{-3}	3.8×10^{-3}	5.6×10^{-3}	8.5×10^{-3}	1.5×10^{-2}
结肠壁	3.0×10^{-3}	3.8×10^{-3}	5.8×10^{-3}	9.1×10^{-3}	1.6×10^{-2}
上大肠壁	2.8×10^{-3}	3.6×10^{-3}	5.3×10^{-3}	8.6×10^{-3}	1.5×10^{-2}
下大肠壁	3.3×10^{-3}	4.2×10^{-3}	6.5×10^{-3}	9.8×10^{-3}	1.8×10^{-2}
肺	2.9×10^{-3}	3.7×10^{-3}	5.4×10^{-3}	8.1×10^{-3}	1.5×10^{-2}
卵巢	3.2×10^{-3}	4.1×10^{-3}	5.8×10^{-3}	8.8×10^{-3}	1.6×10^{-2}
红骨髓	1.1×10^{-2}	1.0×10^{-2}	1.7×10^{-2}	3.2×10^{-2}	7.1×10^{-2}
睾丸	2.2×10^{-3}	2.7×10^{-3}	3.8×10^{-3}	6.0×10^{-3}	1.1×10^{-2}
甲状腺	3.1×10^{-3}	3.7×10^{-3}	5.3×10^{-3}	8.2×10^{-3}	1.4×10^{-2}
子宫	2.9×10^{-3}	3.7×10^{-3}	5.3×10^{-3}	8.1×10^{-3}	1.5×10^{-2}
有效剂量 /（mSv・MBq^{-1}）	4.3×10^{-3}	4.5×10^{-3}	6.8×10^{-3}	1.1×10^{-2}	2.2×10^{-2}

E.1.37 ^{99m}Tc- 标记红细胞

1. 生物动力学数据（表 E-73）

表 E-73 ^{99m}Tc- 标记红细胞的生物动力学数据

器官（r_S）	f_S	T（h）	a	$\tilde{A}_{r_S}/A_0(h)$
血液	1.0	60	1.0	7.9
肾	1.0			0.043
膀胱内容物	1.0			
成人，15 岁，10 岁				0.15
5 岁				0.13
1 岁				0.87

2．剂量系数（表 E–74）

表 E–74　^{99m}Tc- 标记红细胞每单位活度的吸收剂量

器官	每单位给药活度的吸收剂量 /（mGy·MBq^{-1}）				
	成人	15 岁	10 岁	5 岁	1 岁
乳腺	3.5×10^{-3}	4.1×10^{-3}	7.0×10^{-3}	1.1×10^{-2}	1.9×10^{-2}
胃肠道					
胃壁	4.6×10^{-3}	5.9×10^{-3}	9.7×10^{-3}	1.4×10^{-2}	2.5×10^{-2}
小肠壁	3.9×10^{-3}	4.9×10^{-3}	7.8×10^{-3}	1.2×10^{-2}	2.1×10^{-2}
结肠壁	3.7×10^{-3}	4.8×10^{-3}	7.5×10^{-3}	1.2×10^{-2}	2.0×10^{-2}
上大肠壁	4.0×10^{-3}	5.1×10^{-3}	8.0×10^{-3}	1.3×10^{-2}	2.2×10^{-2}
下大肠壁	3.4×10^{-3}	4.4×10^{-3}	6.9×10^{-3}	1.0×10^{-2}	1.8×10^{-2}
肺	1.8×10^{-2}	2.2×10^{-2}	3.5×10^{-2}	5.6×10^{-2}	1.1×10^{-1}
卵巢	3.7×10^{-3}	4.8×10^{-3}	7.0×10^{-3}	1.1×10^{-2}	1.9×10^{-2}
红骨髓	6.1×10^{-3}	7.6×10^{-3}	1.2×10^{-2}	2.0×10^{-2}	3.7×10^{-2}
睾丸	2.3×10^{-3}	3.0×10^{-3}	4.4×10^{-3}	6.9×10^{-3}	1.3×10^{-2}
甲状腺	5.7×10^{-3}	7.1×10^{-3}	1.2×10^{-2}	1.9×10^{-2}	3.6×10^{-2}
子宫	3.9×10^{-3}	4.9×10^{-3}	7.4×10^{-3}	1.1×10^{-2}	1.9×10^{-2}
有效剂量 /（mSv·MBq^{-1}）	7.0×10^{-3}	8.9×10^{-3}	1.4×10^{-2}	2.1×10^{-2}	3.9×10^{-2}

E.1.38　^{99m}Tc- 肺通气

1．生物动力学数据（表 E–75）

表 E–75　^{99m}Tc- 肺通气的生物动力学数据

器官（r_S）	f_S	T（h）	a	$\tilde{A}_{r_S}/A_0(h)$
肺	1.0	8.0 96	0.05 0.95	8.0
^{99m}Tc- 高锝酸盐对胃肠道	0.05			
甲状腺				0.000 61
唾液腺				0.000 89
胃容物				0.019
胃壁				0.003 9

续表

器官（r_S）	f_S	T(h)	a	$\tilde{A}_{r_S}/A_0(h)$
小肠内容物				0.016
上大肠内容物				0.024
上大肠壁				0.008 6
下大肠内容物				0.012
其他器官和组织				0.07
膀胱内容物				
成人，15 岁，10 岁				0.004 7
5 岁				0.004 2
1 岁				0.002 8

2．剂量系数（表 E–76）

表 E–76　^{99m}Tc-肺通气的吸收剂量

器官	每单位给药活度的吸收剂量 /（mGy · MBq^{-1}）				
	成人	15 岁	10 岁	5 岁	1 岁
吸入					
乳腺	6.7×10^{-3}	7.3×10^{-3}	1.3×10^{-2}	1.9×10^{-2}	2.7×10^{-2}
胃肠道					
胃壁	4.4×10^{-3}	6.2×10^{-3}	8.8×10^{-3}	1.3×10^{-2}	2.2×10^{-2}
小肠壁	8.7×10^{-4}	1.3×10^{-3}	2.2×10^{-3}	3.9×10^{-3}	7.8×10^{-3}
结肠壁	1.4×10^{-3}	1.9×10^{-3}	3.4×10^{-3}	5.9×10^{-3}	1.2×10^{-2}
上大肠壁	1.9×10^{-3}	2.5×10^{-3}	4.6×10^{-3}	7.7×10^{-3}	1.5×10^{-2}
下大肠壁	7.4×10^{-4}	1.0×10^{-3}	1.8×10^{-3}	3.4×10^{-3}	7.0×10^{-3}
肺	1.1×10^{-1}	1.6×10^{-1}	2.2×10^{-1}	3.3×10^{-1}	6.3×10^{-1}
卵巢	4.1×10^{-4}	5.5×10^{-4}	1.1×10^{-3}	2.0×10^{-3}	4.2×10^{-3}
红骨髓	3.3×10^{-3}	3.8×10^{-3}	5.0×10^{-3}	6.6×10^{-3}	1.1×10^{-2}
睾丸	6.1×10^{-5}	9.1×10^{-5}	2.0×10^{-4}	3.3×10^{-4}	1.1×10^{-3}
甲状腺	2.9×10^{-3}	3.9×10^{-3}	6.9×10^{-3}	1.1×10^{-2}	2.0×10^{-2}
子宫	3.0×10^{-4}	4.6×10^{-4}	8.3×10^{-4}	1.6×10^{-3}	3.6×10^{-3}
有效剂量 /（mSv · MBq^{-1}）	1.5×10^{-2}	2.2×10^{-2}	3.1×10^{-2}	4.7×10^{-2}	8.7×10^{-2}

E.1.39 ^{99m}Tc- 标记替曲膦

1．生物动力学数据（表 E-77）

表 E-77 ^{99m}Tc- 标记替曲膦的生物动力学数据

器官（r_S）	f_S	T(h)	a	$\tilde{A}_{r_S}/A_0(h)$
休息				
甲状腺	0.003	2.0	1.00	0.006 4
唾液腺	0.15	24	1.00	0.10
心脏壁	0.012	4.0 24	0.67 0.33	0.055
肾	0.07	1.0 24	0.70 0.30	0.21
肝	0.10	0.50 2.0	0.85 0.15	0.088
其他器官和组织	0.80	0.33 24	0.15 0.85	4.8
胆囊内容物	0.18			0.24
胃肠内容物				
小肠	0.54			0.51
上大肠	0.54			0.67
下大肠	0.54			0.33
膀胱内容物	0.46			
成人，15 岁				0.33
10 岁				0.28
5 岁，1 岁				0.18
锻炼				
甲状腺	0.002	2.0	1.00	0.004 4
唾液腺	0.01	24	1.00	0.070
心脏壁	0.013	4.0 24	0.67 0.33	0.060
肾	0.05	1.0 24	0.70 0.30	0.15
肝	0.05	0.50 2.0	0.85 0.15	0.045
其他器官和组织	0.875	0.33 24	0.05 0.95	5.8

续表

器官（r_S）	f_S	T(h)	a	$\tilde{A}_{r_S}/A_0(h)$
胆囊内容物	0.153			0.18
胃肠内容物				
小肠	0.46			0.36
上大肠	0.46			0.46
下大肠	0.46			0.23
膀胱内容物	0.54			
成人，15 岁				0.25
10 岁				0.22
5 岁，1 岁				0.14

2．剂量系数（表 E–78）

表 E–78 ^{99m}Tc- 标记替曲膦每单位活度的吸收剂量

器官	每单位给药活度的吸收剂量 /（mGy・MBq^{-1}）				
	成人	15 岁	10 岁	5 岁	1 岁
休息					
乳腺	2.0×10^{-3}	2.5×10^{-3}	3.7×10^{-3}	6.1×10^{-3}	1.2×10^{-2}
胃肠道					
胃壁	4.5×10^{-3}	6.0×10^{-3}	9.7×10^{-3}	1.4×10^{-2}	2.4×10^{-2}
小肠壁	1.5×10^{-2}	1.8×10^{-2}	2.9×10^{-2}	4.6×10^{-2}	8.1×10^{-2}
结肠壁	2.4×10^{-2}	3.1×10^{-2}	5.0×10^{-2}	7.9×10^{-2}	1.5×10^{-1}
上大肠壁	2.7×10^{-2}	3.5×10^{-2}	5.6×10^{-2}	8.9×10^{-2}	1.6×10^{-1}
下大肠壁	2.0×10^{-2}	2.6×10^{-2}	4.2×10^{-2}	6.6×10^{-2}	1.2×10^{-1}
肺	2.8×10^{-3}	3.7×10^{-3}	5.5×10^{-3}	8.5×10^{-3}	1.6×10^{-2}
卵巢	8.8×10^{-3}	1.1×10^{-2}	1.6×10^{-2}	2.4×10^{-2}	4.0×10^{-2}
红骨髓	3.8×10^{-3}	4.6×10^{-3}	6.8×10^{-3}	9.5×10^{-3}	1.6×10^{-2}
睾丸	3.1×10^{-3}	3.9×10^{-3}	6.2×10^{-3}	9.6×10^{-3}	1.7×10^{-2}
甲状腺	5.5×10^{-3}	8.2×10^{-3}	1.3×10^{-2}	2.6×10^{-2}	4.7×10^{-2}
子宫	7.8×10^{-3}	9.7×10^{-3}	1.5×10^{-2}	2.2×10^{-2}	3.5×10^{-2}
有效剂量 /（mSv・MBq^{-1}）	8.0×10^{-3}	1.0×10^{-2}	1.5×10^{-2}	2.4×10^{-2}	4.6×10^{-2}
锻炼					
乳腺	2.3×10^{-3}	2.9×10^{-3}	4.3×10^{-3}	6.9×10^{-3}	1.3×10^{-2}

续表

器官	每单位给药活度的吸收剂量 /（mGy·MBq^{-1}）				
	成人	15 岁	10 岁	5 岁	1 岁
胃肠道					
胃壁	4.6×10^{-3}	6.1×10^{-3}	9.8×10^{-3}	1.4×10^{-2}	2.4×10^{-2}
小肠壁	1.1×10^{-2}	1.4×10^{-2}	2.2×10^{-2}	3.4×10^{-2}	6.1×10^{-2}
结肠壁	1.8×10^{-2}	2.2×10^{-2}	3.7×10^{-2}	5.8×10^{-2}	1.1×10^{-1}
上大肠壁	2.0×10^{-2}	2.5×10^{-2}	4.1×10^{-2}	6.5×10^{-2}	1.2×10^{-1}
下大肠壁	1.5×10^{-2}	1.9×10^{-2}	3.2×10^{-2}	4.9×10^{-2}	9.2×10^{-2}
肺	3.2×10^{-3}	4.2×10^{-3}	6.3×10^{-3}	9.6×10^{-3}	1.7×10^{-2}
卵巢	7.7×10^{-3}	9.6×10^{-3}	1.4×10^{-2}	2.1×10^{-2}	3.6×10^{-2}
红骨髓	3.9×10^{-3}	4.7×10^{-3}	7.1×10^{-3}	1.0×10^{-2}	1.7×10^{-2}
睾丸	3.4×10^{-3}	4.3×10^{-3}	6.6×10^{-3}	1.0×10^{-2}	1.8×10^{-2}
甲状腺	4.7×10^{-3}	6.8×10^{-3}	1.1×10^{-2}	2.0×10^{-2}	3.7×10^{-2}
子宫	7.0×10^{-3}	8.7×10^{-3}	1.3×10^{-2}	2.0×10^{-2}	3.2×10^{-2}
有效剂量 /（mSv·MBq^{-1}）	6.9×10^{-3}	8.8×10^{-3}	1.3×10^{-2}	2.1×10^{-2}	3.9×10^{-2}

E.1.40 ^{99m}Tc- 标记白血球

1．生物动力学数据（表 E-79）

表 E-79 ^{99m}Tc- 标记白血球的生物动力学数据

器官（r_S）	f_S	T（h）	a	$\tilde{A}_{r_S}/A_0(h)$
血液	1.0	0 7.0	0.60 0.40	1.9
肝	0.20	0 7.0 ∞	−0.60 −0.40 1.0	1.4
红骨髓	0.30	0 7.0 ∞	−0.60 −0.40 1.0	2.1
脾脏	0.25	0 7.0 ∞	−0.60 −0.40 1.0	1.7
其他器官和组织	0.25	0 7.0 ∞	−0.60 −0.40 1.0	1.7

2．剂量系数（表 E–80）

表 E–80 ^{99m}Tc- 标记白血球每单位活度的吸收剂量

器官	每单位给药活度的吸收剂量 /（mGy·MBq^{-1}）				
	成人	15 岁	10 岁	5 岁	1 岁
乳腺	2.4×10^{-3}	2.9×10^{-3}	4.9×10^{-3}	7.6×10^{-3}	1.3×10^{-2}
胃肠道					
胃壁	8.1×10^{-3}	9.6×10^{-3}	1.4×10^{-2}	2.0×10^{-2}	3.2×10^{-2}
小肠壁	4.6×10^{-3}	5.7×10^{-3}	8.7×10^{-3}	1.3×10^{-2}	2.1×10^{-2}
结肠壁	4.3×10^{-3}	5.4×10^{-3}	8.4×10^{-3}	1.2×10^{-2}	2.1×10^{-2}
上大肠壁	4.7×10^{-3}	5.9×10^{-3}	9.3×10^{-3}	1.4×10^{-2}	2.3×10^{-2}
下大肠壁	3.7×10^{-3}	4.8×10^{-3}	7.3×10^{-3}	1.0×10^{-2}	1.8×10^{-2}
肺	7.8×10^{-3}	9.9×10^{-3}	1.5×10^{-2}	2.3×10^{-2}	4.1×10^{-2}
卵巢	3.9×10^{-3}	5.0×10^{-3}	7.2×10^{-3}	1.1×10^{-2}	1.8×10^{-2}
红骨髓	2.3×10^{-2}	2.5×10^{-2}	4.0×10^{-2}	7.1×10^{-2}	1.4×10^{-1}
睾丸	1.6×10^{-3}	2.1×10^{-3}	3.2×10^{-3}	5.1×10^{-3}	9.2×10^{-3}
甲状腺	2.9×10^{-3}	3.7×10^{-3}	5.8×10^{-3}	9.3×10^{-3}	1.7×10^{-2}
子宫	3.4×10^{-3}	4.3×10^{-3}	6.5×10^{-3}	9.7×10^{-3}	1.6×10^{-2}
有效剂量 /（mSv·MBq^{-1}）	1.1×10^{-2}	1.4×10^{-2}	2.2×10^{-2}	3.4×10^{-2}	6.2×10^{-2}

E.1.41 ^{124}I，^{125}I 和 ^{131}I

1．生物动力学数据（表 E–81）

表 E–81 ^{124}I，^{125}I 和 ^{131}I 的生物动力学数据

器官（S）	口服			静脉给药
	^{124}I	^{125}I	^{131}I	^{124}I
成人 $\tilde{A}_{r_S}/A_0(h)$				
甲状腺阻断，吸收 0%				
血液	1.8	2.0	1.9	1.9
肾	0.53	0.57	0.55	0.54
肝	0.27	0.30	0.28	0.28
唾液腺	0.19	0.20	0.20	0.19
胃壁	0.31	0.34	0.33	0.32
甲状腺	0.37	0.40	0.38	0.37

续表

器官（S）	口服			静脉给药
	^{124}I	^{125}I	^{131}I	^{124}I
胃肠道				
胃容物	2.4	2.5	2.4	1.2
小肠内容物	0.081	0.085	0.083	0.042
上大肠内容物	0.32	0.37	0.35	0.17
下大肠内容物	0.30	0.38	0.34	0.16
其他器官和组织	5.4	5.8	5.6	5.5
膀胱内容物	1.6	1.7	1.7	1.7
甲状腺，低吸收				
血液	1.7	6.1	2.1	1.7
肾	0.47	1.2	0.54	0.48
肝	0.42	4.7	0.75	0.43
唾液腺	0.15	0.17	0.16	0.16
胃壁	0.26	0.29	0.27	0.26
甲状腺	25	260	49	26
胃肠道				
胃容物	2.1	2.3	2.2	1.0
小肠内容物	0.073	0.078	0.075	0.034
上大肠内容物	0.30	0.60	0.34	0.15
下大肠内容物	0.28	0.62	0.33	0.14
其他器官和组织	4.7	13	5.5	4.8
膀胱内容物	1.3	1.5	1.3	1.4
甲状腺，中等吸收				
血液	1.6	8.6	2.2	1.6
肾	0.43	1.6	0.53	0.44
肝	0.50	7.3	1.0	0.51
唾液腺	0.13	0.16	0.14	0.14
胃壁	0.22	0.26	0.23	0.23
甲状腺	40	410	76	40
胃肠道				
胃容物	2.0	2.2	2.1	0.88
小肠内容物	0.069	0.074	0.070	0.030
上大肠内容物	0.29	0.74	0.34	0.14
下大肠内容物	0.27	0.76	0.33	0.13

续表

器官（S）	口服			静脉给药
	^{124}I	^{125}I	^{131}I	^{124}I
其他器官和组织	4.3	17	5.4	4.4
膀胱内容物	1.1	1.3	1.2	1.3
甲状腺，高吸收				
血液	1.5	11	2.3	1.6
肾	0.40	2.1	0.52	0.40
肝	0.58	10	1.3	0.59
唾液腺	0.11	0.14	0.12	0.12
胃壁	0.19	0.23	0.20	0.19
甲状腺	54	570	100	55
胃肠道				
胃容物	1.9	2.0	1.9	0.75
小肠内容物	0.065	0.070	0.066	0.026
上大肠内容物	0.28	0.88	0.34	0.13
下大肠内容物	0.26	0.90	0.33	0.12
其他器官和组织	4.0	22	5.3	4.0
膀胱内容物	0.98	1.2	1.0	1.1
15 岁 $\tilde{A}_{r_S}/A_0(h)$				
甲状腺阻断，吸收 0%				
血液	1.8	2.0	1.9	1.9
肾	0.53	0.57	0.55	0.54
肝	0.27	0.30	0.28	0.28
唾液腺	0.19	0.20	0.20	0.19
胃壁	0.31	0.34	0.33	0.32
甲状腺	0.37	0.40	0.38	0.37
胃肠道				
胃容物	2.4	2.5	2.4	1.2
小肠内容物	0.081	0.085	0.083	0.042
上大肠内容物	0.30	0.34	0.32	0.16
下大肠内容物	0.29	0.37	0.33	0.15
其他器官和组织	5.4	5.8	5.6	5.5
膀胱内容物	1.6	1.7	1.7	1.7

续表

器官（S）	口服			静脉给药
	^{124}I	^{125}I	^{131}I	^{124}I
甲状腺，低吸收				
血液	1.7	6.4	2.2	1.8
肾	0.48	1.3	0.56	0.49
肝	0.47	4.9	0.87	0.48
唾液腺	0.15	0.18	0.16	0.16
胃壁	0.26	0.29	0.27	0.26
甲状腺	25	220	47	26
胃肠道				
胃容物	2.1	2.3	2.2	1.0
小肠内容物	0.073	0.079	0.075	0.034
上大肠内容物	0.29	0.61	0.33	0.14
下大肠内容物	0.28	0.66	0.34	0.14
其他器官和组织	4.8	14	5.4	4.9
膀胱内容物	1.3	1.5	1.4	1.4
甲状腺，中等吸收				
血液	1.7	9.2	2.4	1.7
肾	0.45	1.7	0.57	0.45
肝	0.58	7.8	1.2	0.59
唾液腺	0.13	0.16	0.14	0.14
胃壁	0.22	0.26	0.23	0.23
甲状腺	39	360	74	40
胃肠道				
胃容物	2.0	2.2	2.1	0.88
小肠内容物	0.069	0.075	0.071	0.030
上大肠内容物	0.28	0.78	0.33	0.13
下大肠内容物	0.27	0.84	0.34	0.13
其他器官和组织	4.5	18	5.7	4.6
膀胱内容物	1.1	1.3	1.2	1.3
甲状腺，高吸收				
血液	1.7	12	2.5	1.7
肾	0.42	2.2	0.57	0.42
肝	0.69	11	1.5	0.71

续表

器官（S）	口服			静脉给药
	^{124}I	^{125}I	^{131}I	^{124}I
唾液腺	0.12	0.14	0.12	0.12
胃壁	0.19	0.23	0.20	0.20
甲状腺	53	510	100	54
胃肠道				
胃容物	1.9	2.1	1.9	0.75
小肠内容物	0.065	0.071	0.066	0.026
上大肠内容物	0.27	0.95	0.34	0.13
下大肠内容物	0.27	1.0	0.35	0.12
其他器官和组织	4.2	23	5.8	4.2
膀胱内容物	0.98	1.2	1.0	1.1
10 岁 $\tilde{A}_{r_S}/A_0(h)$				
甲状腺阻断，吸收 0%				
血液	1.8	2.0	1.9	1.9
肾	0.53	0.57	0.55	0.54
肝	0.27	0.30	0.28	0.28
唾液腺	0.19	0.20	0.20	0.19
胃壁	0.31	0.34	0.33	0.32
甲状腺	0.37	0.40	0.38	0.37
胃肠道				
胃容物	2.4	2.5	2.4	1.2
小肠内容物	0.081	0.085	0.083	0.042
上大肠内容物	0.30	0.34	0.32	0.16
下大肠内容物	0.29	0.37	0.33	0.15
其他器官和组织	5.4	5.8	5.6	5.5
膀胱内容物	1.6	1.7	1.7	1.7
甲状腺，低吸收				
血液	1.8	6.7	2.3	1.8
肾	0.49	1.4	0.58	0.50
肝	0.53	5.2	1.0	0.54
唾液腺	0.15	0.18	0.16	0.16
胃壁	0.26	0.30	0.27	0.26
甲状腺	25	200	46	25

续表

器官（S）	口服			静脉给药
	^{124}I	^{125}I	^{131}I	^{124}I
胃肠道				
胃容物	2.1	2.3	2.2	1.0
小肠内容物	0.073	0.079	0.075	0.034
上大肠内容物	0.29	0.66	0.34	0.15
下大肠内容物	0.29	0.71	0.35	0.14
其他器官和组织	4.9	14	5.9	5.0
膀胱内容物	1.3	1.5	1.4	1.4
甲状腺，中等吸收				
血液	1.8	9.7	2.6	1.8
肾	0.46	1.8	0.60	0.47
肝	0.67	8.3	1.4	0.68
唾液腺	0.13	0.16	0.14	0.14
胃壁	0.22	0.27	0.23	0.23
甲状腺	38	320	72	39
胃肠道				
胃容物	2.0	2.2	2.1	0.88
小肠内容物	0.069	0.076	0.071	0.030
上大肠内容物	0.29	0.86	0.35	0.14
下大肠内容物	0.28	0.93	0.36	0.14
其他器官和组织	4.7	19	6.1	4.7
膀胱内容物	1.1	1.4	1.2	1.3
甲状腺，高吸收				
血液	1.8	13	2.8	1.8
肾	0.44	2.4	0.62	0.45
肝	0.81	12	1.8	0.83
唾液腺	0.12	0.14	0.12	0.12
胃壁	0.19	0.24	0.20	0.20
甲状腺	52	450	97	53
胃肠道				
胃容物	1.9	2.1	1.9	0.76
小肠内容物	0.065	0.071	0.066	0.026
上大肠内容物	0.28	1.1	0.36	0.14
下大肠内容物	0.28	1.2	0.37	0.13

续表

器官（S）	口服			静脉给药
	^{124}I	^{125}I	^{131}I	^{124}I
其他器官和组织	4.4	25	6.3	4.5
膀胱内容物	0.98	1.2	1.0	1.1
5 岁 $\tilde{A}_{r_S}/A_0(h)$				
甲状腺阻断，吸收 0%				
血液	1.8	2.0	1.9	1.9
肾	0.53	0.57	0.55	0.54
肝	0.27	0.30	0.28	0.28
唾液腺	0.19	0.20	0.20	0.19
胃壁	0.31	0.34	0.33	0.32
甲状腺	0.37	0.40	0.38	0.37
胃肠道				
胃容物	2.4	2.5	2.4	1.2
小肠内容物	0.081	0.085	0.083	0.042
上大肠内容物	0.30	0.34	0.32	0.16
下大肠内容物	0.29	0.37	0.33	0.15
其他器官和组织	5.4	5.8	5.6	5.5
膀胱内容物	1.4	1.5	1.4	1.5
甲状腺，低吸收				
血液	2.0	7.5	2.7	2.0
肾	0.52	1.5	0.65	0.53
肝	0.69	5.9	1.3	0.70
唾液腺	0.15	0.18	0.16	0.16
胃壁	0.26	0.30	0.27	0.26
甲状腺	24	150	42	24
胃肠道				
胃容物	2.2	2.3	2.2	1.0
小肠内容物	0.074	0.080	0.075	0.035
上大肠内容物	0.30	0.75	0.37	0.16
下大肠内容物	0.30	0.81	0.38	0.16
其他器官和组织	5.2	16	6.6	5.3
膀胱内容物	1.1	1.3	1.2	1.2

续表

器官（S）	口服			静脉给药
	^{124}I	^{125}I	^{131}I	^{124}I
甲状腺，中等吸收				
血液	2.0	11	3.1	2.1
肾	0.51	2.1	0.70	0.52
肝	0.92	9.5	1.9	0.93
唾液腺	0.14	0.17	0.14	0.14
胃壁	0.23	0.28	0.24	0.23
甲状腺	37	240	66	37
胃肠道				
胃容物	2.0	2.2	2.1	0.89
小肠内容物	0.069	0.077	0.071	0.030
上大肠内容物	0.31	1.0	0.40	0.16
下大肠内容物	0.30	1.1	0.41	0.16
其他器官和组织	5.1	22	7.1	5.2
膀胱内容物	0.98	1.2	1.0	1.1
甲状腺，高吸收				
血液	2.1	15	3.6	2.2
肾	0.50	2.7	0.75	0.51
肝	1.2	14	2.5	1.2
唾液腺	0.12	0.15	0.12	0.12
胃壁	0.19	0.25	0.20	0.20
甲状腺	50	350	91	51
胃肠道				
胃容物	1.9	2.1	2.0	0.76
小肠内容物	0.065	0.073	0.067	0.026
上大肠内容物	0.31	1.3	0.43	0.17
下大肠内容物	0.30	1.4	0.44	0.16
其他器官和组织	5.0	29	7.6	5.1
膀胱内容物	0.84	1.1	0.89	0.94
1 岁 $\tilde{A}_{r_S}/A_0(h)$				
甲状腺阻断，吸收 0%				
血液	1.8	2.0	1.9	1.9
肾	0.53	0.57	0.55	0.54

续表

器官（S）	口服			静脉给药
	^{124}I	^{125}I	^{131}I	^{124}I
肝	0.27	0.30	0.28	0.28
唾液腺	0.19	0.20	0.20	0.19
胃壁	0.31	0.34	0.33	0.32
甲状腺	0.37	0.40	0.38	0.37
胃肠道				
胃容物	2.4	2.5	2.4	1.2
小肠内容物	0.081	0.085	0.083	0.042
上大肠内容物	0.27	0.31	0.29	0.14
下大肠内容物	0.29	0.36	0.32	0.15
其他器官和组织	5.4	5.8	5.6	5.5
膀胱内容物	0.90	0.98	0.94	0.96
甲状腺，低吸收				
血液	2.3	8.1	3.3	2.4
肾	0.58	1.6	0.76	0.59
肝	1.0	6.6	2.0	1.0
唾液腺	0.16	0.19	0.16	0.16
胃壁	0.26	0.31	0.27	0.26
甲状腺	21	92	36	22
胃肠道				
胃容物	2.2	2.4	2.2	1.0
小肠内容物	0.074	0.081	0.076	0.035
上大肠内容物	0.30	0.78	0.39	0.17
下大肠内容物	0.32	0.90	0.43	0.18
其他器官和组织	5.8	17	7.7	5.9
膀胱内容物	0.74	0.89	0.79	0.80
甲状腺，中等吸收				
血液	2.6	12	4.2	2.6
肾	0.60	2.3	0.88	0.61
肝	1.4	11	2.9	1.5
唾液腺	0.14	0.17	0.15	0.14
胃壁	0.23	0.29	0.24	0.23
甲状腺	33	150	56	34

续表

器官（S）	口服			静脉给药
	^{124}I	^{125}I	^{131}I	^{124}I
胃肠道				
胃容物	2.0	2.3	2.1	0.90
小肠内容物	0.070	0.078	0.072	0.031
上大肠内容物	0.32	1.1	0.45	0.19
下大肠内容物	0.34	1.3	0.50	0.20
其他器官和组织	6.0	24	9.0	6.1
膀胱内容物	0.66	0.83	0.70	0.71
甲状腺，高吸收				
血液	2.9	17	5.0	2.9
肾	0.62	3.1	1.0	0.63
肝	1.9	16	3.9	1.9
唾液腺	0.12	0.16	0.13	0.12
胃壁	0.20	0.26	0.21	0.20
甲状腺	45	220	77	46
胃肠道				
胃容物	1.9	2.2	2.0	0.77
小肠内容物	0.066	0.075	0.068	0.026
上大肠内容物	0.34	1.4	0.51	0.21
下大肠内容物	0.36	1.7	0.57	0.22
其他器官和组织	6.2	33	10	6.4
膀胱内容物	0.57	0.76	0.61	0.62

2．^{124}I 剂量系数（表 E–82）

表 E–82　^{124}I-碘化物每单位活度的吸收剂量

器官	每单位给药活度的吸收剂量 /（mGy·MBq^{-1}）				
	成人	15 岁	10 岁	5 岁	1 岁
甲状腺阻断，静脉给药					
乳腺	3.4×10^{-2}	4.3×10^{-2}	6.9×10^{-2}	1.1×10^{-1}	2.0×10^{-1}
胃肠道					
胃壁	6.9×10^{-1}	9.1×10^{-1}	1.3×10^{0}	2.1×10^{0}	4.4×10^{0}
小肠壁	5.6×10^{-2}	7.1×10^{-2}	1.1×10^{-1}	1.7×10^{-1}	2.7×10^{-1}
结肠壁	1.2×10^{-1}	1.5×10^{-1}	2.4×10^{-1}	3.8×10^{-1}	6.6×10^{-1}
上大肠壁	1.1×10^{-1}	1.3×10^{-1}	2.2×10^{-1}	3.4×10^{-1}	5.9×10^{-1}
下大肠壁	1.4×10^{-1}	1.7×10^{-1}	2.8×10^{-1}	4.4×10^{-1}	7.7×10^{-1}

续表

器官	每单位给药活度的吸收剂量 /（mGy·MBq⁻¹）				
	成人	15 岁	10 岁	5 岁	1 岁
肺	7.6×10^{-2}	9.8×10^{-2}	1.6×10^{-1}	2.5×10^{-1}	4.7×10^{-1}
卵巢	7.1×10^{-2}	9.1×10^{-2}	1.4×10^{-1}	2.0×10^{-1}	3.3×10^{-1}
红骨髓	5.2×10^{-2}	6.4×10^{-2}	9.7×10^{-2}	1.4×10^{-1}	2.6×10^{-1}
睾丸	4.9×10^{-2}	6.4×10^{-2}	1.1×10^{-1}	1.6×10^{-1}	2.6×10^{-1}
甲状腺	2.5	4.0	6.1	1.4×10^{1}	2.6×10^{1}
子宫	9.5×10^{-2}	1.2×10^{-1}	1.9×10^{-1}	2.7×10^{-1}	3.9×10^{-1}
有效剂量 /（mSv·MBq⁻¹）	3.0×10^{-1}	4.2×10^{-1}	6.3×10^{-1}	1.2	2.2
甲状腺阻断，口服					
乳腺	3.6×10^{-2}	4.5×10^{-2}	7.3×10^{-2}	1.2×10^{-1}	2.2×10^{-1}
胃肠道					
胃壁	1.1×10^{0}	1.4×10^{0}	1.9×10^{0}	3.3×10^{0}	6.6×10^{0}
小肠壁	7.5×10^{-2}	9.5×10^{-2}	1.5×10^{-1}	2.3×10^{-1}	3.8×10^{-1}
结肠壁	1.9×10^{-1}	2.3×10^{-1}	3.8×10^{-1}	6.1×10^{-1}	1.1×10^{0}
上大肠壁	1.7×10^{-1}	2.0×10^{-1}	3.4×10^{-1}	5.4×10^{-1}	9.5×10^{-1}
下大肠壁	2.1×10^{-1}	2.6×10^{-1}	4.4×10^{-1}	7.0×10^{-1}	1.3×10^{0}
肺	7.9×10^{-2}	1.0×10^{-1}	1.6×10^{-1}	2.5×10^{-1}	4.8×10^{-1}
卵巢	8.0×10^{-2}	1.0×10^{-1}	1.5×10^{-1}	2.3×10^{-1}	3.7×10^{-1}
红骨髓	5.5×10^{-2}	6.8×10^{-2}	1.0×10^{-1}	1.5×10^{-1}	2.6×10^{-1}
睾丸	4.8×10^{-2}	6.3×10^{-2}	1.1×10^{-1}	1.6×10^{-1}	2.6×10^{-1}
甲状腺	2.4	3.9	6.0	1.3×10^{1}	2.5×10^{1}
子宫	9.7×10^{-2}	1.2×10^{-1}	1.9×10^{-1}	2.8×10^{-1}	4.2×10^{-1}
有效剂量 /（mSv·MBq⁻¹）	3.5×10^{-1}	4.9×10^{-1}	7.3×10^{-1}	1.3	2.5
甲状腺，低吸收，静脉给药					
乳腺	6.1×10^{-2}	7.9×10^{-2}	1.5×10^{-1}	2.4×10^{-1}	4.5×10^{-1}
胃肠道					
胃壁	5.8×10^{-1}	7.6×10^{-1}	1.1	1.8	3.8
小肠壁	5.0×10^{-2}	6.5×10^{-2}	1.1×10^{-1}	1.6×10^{-1}	3.1×10^{-1}
结肠壁	1.1×10^{-1}	1.4×10^{-1}	2.3×10^{-1}	4.0×10^{-1}	8.0×10^{-1}
上大肠壁	9.7×10^{-2}	1.2×10^{-1}	2.1×10^{-1}	3.6×10^{-1}	7.3×10^{-1}
下大肠壁	1.2×10^{-1}	1.5×10^{-1}	2.6×10^{-1}	4.4×10^{-1}	9.1×10^{-1}
肺	1.3×10^{-1}	1.7×10^{-1}	2.8×10^{-1}	4.7×10^{-1}	8.8×10^{-1}
卵巢	6.3×10^{-2}	8.2×10^{-2}	1.3×10^{-1}	2.0×10^{-1}	3.7×10^{-1}

续表

器官	每单位给药活度的吸收剂量 /（$mGy \cdot MBq^{-1}$）				
	成人	15 岁	10 岁	5 岁	1 岁
红骨髓	1.0×10^{-1}	1.2×10^{-1}	1.7×10^{-1}	2.5×10^{-1}	4.4×10^{-1}
睾丸	4.2×10^{-2}	5.7×10^{-2}	9.7×10^{-2}	1.5×10^{-1}	2.8×10^{-1}
甲状腺	1.7×10^{2}	2.7×10^{2}	4.1×10^{2}	8.6×10^{2}	1.5×10^{3}
子宫	8.3×10^{-2}	1.0×10^{-1}	1.7×10^{-1}	2.5×10^{-1}	4.2×10^{-1}
有效剂量 /（$mSv \cdot MBq^{-1}$）	8.6	1.4×10	2.1×10	4.4×10	7.5×10
甲状腺，低吸收，口服					
乳腺	6.2×10^{-2}	8.1×10^{-2}	1.5×10^{-1}	2.5×10^{-1}	4.6×10^{-1}
胃肠道					
胃壁	9.5×10^{-1}	1.2	1.7	2.9	6.0
小肠壁	6.9×10^{-2}	8.9×10^{-2}	1.5×10^{-1}	2.2×10^{-1}	4.2×10^{-1}
结肠壁	1.7×10^{-1}	2.2×10^{-1}	3.7×10^{-1}	6.3×10^{-1}	1.2
上大肠壁	1.6×10^{-1}	1.9×10^{-1}	3.3×10^{-1}	5.6×10^{-1}	1.1
下大肠壁	1.9×10^{-1}	2.5×10^{-1}	4.2×10^{-1}	7.1×10^{-1}	1.4
肺	1.4×10^{-1}	1.7×10^{-1}	2.8×10^{-1}	4.7×10^{-1}	8.8×10^{-1}
卵巢	7.2×10^{-2}	9.3×10^{-2}	1.5×10^{-1}	2.3×10^{-1}	4.2×10^{-1}
红骨髓	1.1×10^{-1}	1.3×10^{-1}	1.7×10^{-1}	2.5×10^{-1}	4.5×10^{-1}
睾丸	4.2×10^{-2}	5.6×10^{-2}	9.5×10^{-2}	1.5×10^{-1}	2.8×10^{-1}
甲状腺	1.7×10^{2}	2.6×10^{2}	4.0×10^{2}	8.5×10^{2}	1.4×10^{3}
子宫	8.4×10^{-2}	1.1×10^{-1}	1.8×10^{-1}	2.6×10^{-1}	4.4×10^{-1}
有效剂量 /（$mSv \cdot MBq^{-1}$）	8.5	1.4×10	2.0×10	4.3×10	7.4×10
甲状腺，中等吸收，静脉给药					
乳腺	7.6×10^{-2}	1.0×10^{-1}	1.9×10^{-1}	3.2×10^{-1}	5.9×10^{-1}
胃肠道					
胃壁	5.1×10^{-1}	6.7×10^{-1}	9.5×10^{-1}	1.6	3.4
小肠壁	4.7×10^{-2}	6.2×10^{-2}	1.1×10^{-1}	1.5×10^{-1}	3.3×10^{-1}
结肠壁	1.0×10^{-1}	1.3×10^{-1}	2.3×10^{-1}	4.0×10^{-1}	8.8×10^{-1}
上大肠壁	9.1×10^{-2}	1.2×10^{-1}	2.1×10^{-1}	3.7×10^{-1}	8.0×10^{-1}
下大肠壁	1.1×10^{-1}	1.4×10^{-1}	2.5×10^{-1}	4.5×10^{-1}	9.9×10^{-1}
肺	1.7×10^{-1}	2.1×10^{-1}	3.5×10^{-1}	5.9×10^{-1}	1.1
卵巢	5.8×10^{-2}	7.7×10^{-2}	1.2×10^{-1}	2.0×10^{-1}	4.0×10^{-1}
红骨髓	1.3×10^{-1}	1.6×10^{-1}	2.1×10^{-1}	3.0×10^{-1}	5.5×10^{-1}
睾丸	3.9×10^{-2}	5.3×10^{-2}	9.1×10^{-2}	1.5×10^{-1}	2.9×10^{-1}

续表

器官	每单位给药活度的吸收剂量 /($mGy \cdot MBq^{-1}$)				
	成人	15 岁	10 岁	5 岁	1 岁
甲状腺	2.6×10^2	4.2×10^2	6.3×10^2	1.3×10^3	2.3×10^3
子宫	7.6×10^{-2}	9.6×10^{-2}	1.6×10^{-1}	2.5×10^{-1}	4.4×10^{-1}
有效剂量 /($mSv \cdot MBq^{-1}$)	1.3×10	2.1×10	3.2×10	6.8×10	1.2×10^2
甲状腺，中等吸收，口服					
乳腺	7.7×10^{-2}	1.0×10^{-1}	1.9×10^{-1}	3.2×10^{-1}	5.9×10^{-1}
胃肠道					
胃壁	8.8×10^{-1}	1.2	1.6	2.8	5.7
小肠壁	6.6×10^{-2}	8.6×10^{-2}	1.5×10^{-1}	2.1×10^{-1}	4.4×10^{-1}
结肠壁	1.7×10^{-1}	2.1×10^{-1}	3.7×10^{-1}	6.3×10^{-1}	1.3
上大肠壁	1.5×10^{-1}	1.9×10^{-1}	3.3×10^{-1}	5.7×10^{-1}	1.2
下大肠壁	1.9×10^{-1}	2.4×10^{-1}	4.1×10^{-1}	7.1×10^{-1}	1.5
肺	1.7×10^{-1}	2.1×10^{-1}	3.5×10^{-1}	5.9×10^{-1}	1.1
卵巢	6.7×10^{-2}	8.8×10^{-2}	1.4×10^{-1}	2.3×10^{-1}	4.5×10^{-1}
红骨髓	1.4×10^{-1}	1.6×10^{-1}	2.1×10^{-1}	3.0×10^{-1}	5.5×10^{-1}
睾丸	3.8×10^{-2}	5.2×10^{-2}	8.9×10^{-2}	1.5×10^{-1}	2.9×10^{-1}
甲状腺	2.6×10^2	4.1×10^2	6.2×10^2	1.3×10^3	2.3×10^3
子宫	7.7×10^{-2}	9.9×10^{-2}	1.6×10^{-1}	2.6×10^{-1}	4.6×10^{-1}
有效剂量 /($mSv \cdot MBq^{-1}$)	1.3×10	2.1×10	3.1×10	6.7×10	1.1×10^2
甲状腺，高吸收，静脉给药					
乳腺	9.1×10^{-2}	1.2×10^{-1}	2.3×10^{-1}	3.9×10^{-1}	7.3×10^{-1}
胃肠道					
胃壁	4.5×10^{-1}	5.9×10^{-1}	8.4×10^{-1}	1.4	3.1
小肠壁	4.3×10^{-2}	5.9×10^{-2}	1.1×10^{-1}	1.5×10^{-1}	3.5×10^{-1}
结肠壁	9.2×10^{-2}	1.2×10^{-1}	2.2×10^{-1}	4.1×10^{-1}	9.6×10^{-1}
上大肠壁	8.5×10^{-2}	1.1×10^{-1}	2.0×10^{-1}	3.8×10^{-1}	8.8×10^{-1}
下大肠壁	1.0×10^{-1}	1.3×10^{-1}	2.4×10^{-1}	4.5×10^{-1}	1.1
肺	2.0×10^{-1}	2.5×10^{-1}	4.2×10^{-1}	7.1×10^{-1}	1.3
卵巢	5.3×10^{-2}	7.2×10^{-2}	1.2×10^{-1}	2.0×10^{-1}	4.3×10^{-1}
红骨髓	1.6×10^{-1}	1.9×10^{-1}	2.5×10^{-1}	3.6×10^{-1}	6.6×10^{-1}
睾丸	3.5×10^{-2}	4.9×10^{-2}	8.5×10^{-2}	1.4×10^{-1}	3.0×10^{-1}
甲状腺	3.5×10^2	5.7×10^2	8.6×10^2	1.8×10^3	3.2×10^3
子宫	6.8×10^{-2}	8.8×10^{-2}	1.5×10^{-1}	2.4×10^{-1}	4.5×10^{-1}
有效剂量 /($mSv \cdot MBq^{-1}$)	1.8×10	2.9×10	4.3×10	9.2×10	1.6×10^2

续表

器官	每单位给药活度的吸收剂量 /（mGy · MBq^{-1}）				
	成人	15 岁	10 岁	5 岁	1 岁
甲状腺，高吸收，口服					
乳腺	9.2×10^{-2}	1.2×10^{-1}	2.4×10^{-1}	4.0×10^{-1}	7.3×10^{-1}
胃肠道					
胃壁	8.2×10^{-1}	1.1	1.5	2.6	5.3
小肠壁	6.2×10^{-2}	8.2×10^{-2}	1.4×10^{-1}	2.0×10^{-1}	4.6×10^{-1}
结肠壁	1.6×10^{-1}	2.0×10^{-1}	3.6×10^{-1}	6.4×10^{-1}	1.4
上大肠壁	1.5×10^{-1}	1.8×10^{-1}	3.3×10^{-1}	5.8×10^{-1}	1.2
下大肠壁	1.8×10^{-1}	2.3×10^{-1}	4.0×10^{-1}	7.1×10^{-1}	1.6
肺	2.0×10^{-1}	2.5×10^{-1}	4.2×10^{-1}	7.1×10^{-1}	1.3
卵巢	6.2×10^{-2}	8.3×10^{-2}	1.4×10^{-1}	2.3×10^{-1}	4.8×10^{-1}
红骨髓	1.6×10^{-1}	1.9×10^{-1}	2.5×10^{-1}	3.6×10^{-1}	6.6×10^{-1}
睾丸	3.5×10^{-2}	4.8×10^{-2}	8.3×10^{-2}	1.4×10^{-1}	3.0×10^{-1}
甲状腺	3.5×10^{2}	5.6×10^{2}	8.4×10^{2}	1.8×10^{3}	3.1×10^{3}
子宫	7.0×10^{-2}	9.1×10^{-2}	1.5×10^{-1}	2.5×10^{-1}	4.8×10^{-1}
有效剂量 /（mSv · MBq^{-1}）	1.8×10	2.8×10	4.3×10	9.1×10	1.6×10^{2}

注：^{124}I 物理半衰期是 4.18d。

3．^{125}I 剂量系数（表 E–83）

表 E–83　^{125}I- 碘化物单位活度的吸收剂量

器官	每单位给药活度的吸收剂量（mGy/MBq）				
	成人	15 岁	10 岁	5 岁	1 岁
甲状腺阻断，口服					
乳腺	2.5×10^{-3}	3.2×10^{-3}	4.9×10^{-3}	8.5×10^{-3}	1.7×10^{-2}
胃肠道					
胃壁	1.2×10^{-1}	1.5×10^{-1}	2.2×10^{-1}	3.6×10^{-1}	7.3×10^{-1}
小肠壁	5.0×10^{-3}	6.6×10^{-3}	1.2×10^{-2}	2.1×10^{-2}	4.0×10^{-2}
结肠壁	2.0×10^{-2}	2.5×10^{-2}	4.3×10^{-2}	7.0×10^{-2}	1.3×10^{-1}
上大肠壁	1.7×10^{-2}	2.0×10^{-2}	3.6×10^{-2}	5.9×10^{-2}	1.1×10^{-1}
下大肠壁	2.4×10^{-2}	3.0×10^{-2}	5.1×10^{-2}	8.4×10^{-2}	1.6×10^{-1}
肺	7.9×10^{-3}	1.0×10^{-2}	1.7×10^{-2}	2.8×10^{-2}	5.6×10^{-2}
卵巢	5.9×10^{-3}	7.9×10^{-3}	1.4×10^{-2}	2.3×10^{-2}	4.3×10^{-2}
红骨髓	3.0×10^{-3}	3.9×10^{-3}	6.6×10^{-3}	1.1×10^{-2}	2.2×10^{-2}

续表

器官	每单位给药活度的吸收剂量（mGy/MBq）				
	成人	15 岁	10 岁	5 岁	1 岁
睾丸	3.1×10^{-3}	4.3×10^{-3}	8.1×10^{-3}	1.4×10^{-2}	2.6×10^{-2}
甲状腺	2.8×10^{-1}	4.4×10^{-1}	6.7×10^{-1}	1.4	2.7
子宫	7.2×10^{-3}	9.4×10^{-3}	1.8×10^{-2}	2.9×10^{-2}	4.8×10^{-2}
有效剂量 /（$mSv\cdot MBq^{-1}$）	3.8×10^{-2}	5.3×10^{-2}	8.0×10^{-2}	1.5×10^{-1}	2.7×10^{-1}
甲状腺阻断，静脉给药					
有效剂量 /（$mSv\cdot MBq^{-1}$）	3.2×10^{-2}	4.6×10^{-2}	6.9×10^{-2}	1.3×10^{-1}	2.4×10^{-1}
甲状腺，低吸收，口服					
乳腺	6.7×10^{-3}	9.3×10^{-3}	1.8×10^{-2}	3.7×10^{-2}	8.5×10^{-2}
胃肠道					
胃壁	1.1×10^{-1}	1.4×10^{-1}	2.1×10^{-1}	3.6×10^{-1}	7.5×10^{-1}
小肠壁	8.1×10^{-3}	1.1×10^{-2}	2.1×10^{-2}	4.1×10^{-2}	8.7×10^{-2}
结肠壁	3.3×10^{-2}	4.5×10^{-2}	8.3×10^{-2}	1.5×10^{-1}	3.2×10^{-1}
上大肠壁	2.8×10^{-2}	3.8×10^{-2}	7.2×10^{-2}	1.3×10^{-1}	2.8×10^{-1}
下大肠壁	3.9×10^{-2}	5.4×10^{-2}	9.7×10^{-2}	1.8×10^{-1}	3.9×10^{-1}
肺	3.2×10^{-2}	4.2×10^{-2}	8.6×10^{-2}	1.5×10^{-1}	3.0×10^{-1}
卵巢	1.1×10^{-2}	1.5×10^{-2}	2.8×10^{-2}	5.2×10^{-2}	1.1×10^{-1}
红骨髓	1.8×10^{-2}	2.1×10^{-2}	3.2×10^{-2}	5.0×10^{-2}	9.7×10^{-2}
睾丸	6.6×10^{-3}	9.1×10^{-3}	1.6×10^{-2}	3.0×10^{-2}	6.3×10^{-2}
甲状腺	1.8×10^{2}	2.5×10^{2}	3.3×10^{2}	5.4×10^{2}	6.2×10^{2}
子宫	1.1×10^{-2}	1.4×10^{-2}	2.8×10^{-2}	4.9×10^{-2}	9.7×10^{-2}
有效剂量 /（$mSv\cdot MBq^{-1}$）	8.9	1.2×10	1.7×10	2.7×10	3.1×10
甲状腺，中等吸收，口服					
乳腺	9.1×10^{-3}	1.3×10^{-2}	2.6×10^{-2}	5.6×10^{-2}	1.3×10^{-1}
胃肠道					
胃壁	1.0×10^{-1}	1.4×10^{-1}	2.0×10^{-1}	3.6×10^{-1}	7.6×10^{-1}
小肠壁	9.9×10^{-3}	1.4×10^{-2}	2.7×10^{-2}	5.3×10^{-2}	1.2×10^{-1}
结肠壁	4.0×10^{-2}	5.7×10^{-2}	1.1×10^{-1}	2.1×10^{-1}	4.5×10^{-1}
上大肠壁	3.5×10^{-2}	4.8×10^{-2}	9.4×10^{-2}	1.8×10^{-1}	3.9×10^{-1}
下大肠壁	4.8×10^{-2}	6.8×10^{-2}	1.3×10^{-1}	2.4×10^{-1}	5.4×10^{-1}
肺	4.6×10^{-2}	6.1×10^{-2}	1.3×10^{-1}	2.3×10^{-1}	4.7×10^{-1}
卵巢	1.4×10^{-2}	2.0×10^{-2}	3.6×10^{-2}	7.0×10^{-2}	1.5×10^{-1}
红骨髓	2.7×10^{-2}	3.2×10^{-2}	4.7×10^{-2}	7.4×10^{-2}	1.5×10^{-1}
睾丸	8.7×10^{-3}	1.2×10^{-2}	2.1×10^{-2}	4.0×10^{-2}	8.8×10^{-2}

续表

器官	每单位给药活度的吸收剂量（mGy/MBq）				
	成人	15 岁	10 岁	5 岁	1 岁
甲状腺	2.8×10^{2}	4.0×10^{2}	5.4×10^{2}	8.8×10^{2}	1.0×10^{3}
子宫	1.3×10^{-2}	1.8×10^{-2}	3.4×10^{-2}	6.1×10^{-2}	1.3×10^{-1}
有效剂量 /（mSv・MBq^{-1}）	1.4×10	2.0×10	2.7×10	4.4×10	5.2×10
甲状腺，高吸收，口服					
乳腺	1.2×10^{-2}	1.7×10^{-2}	3.4×10^{-2}	7.7×10^{-2}	1.8×10^{-1}
胃肠道					
胃壁	9.9×10^{-2}	1.3×10^{-1}	2.0×10^{-1}	3.6×10^{-1}	7.7×10^{-1}
小肠壁	1.2×10^{-2}	1.7×10^{-2}	3.3×10^{-2}	6.8×10^{-2}	1.5×10^{-1}
结肠壁	4.9×10^{-2}	7.0×10^{-2}	1.3×10^{-1}	2.7×10^{-1}	6.0×10^{-1}
上大肠壁	4.2×10^{-2}	5.9×10^{-2}	1.2×10^{-1}	2.3×10^{-1}	5.1×10^{-1}
下大肠壁	5.8×10^{-2}	8.3×10^{-2}	1.6×10^{-1}	3.1×10^{-1}	7.1×10^{-1}
肺	6.1×10^{-2}	8.2×10^{-2}	1.7×10^{-1}	3.2×10^{-1}	6.5×10^{-1}
卵巢	1.7×10^{-2}	2.5×10^{-2}	4.6×10^{-2}	9.0×10^{-2}	2.0×10^{-1}
红骨髓	3.7×10^{-2}	4.3×10^{-2}	6.4×10^{-2}	1.0×10^{-1}	2.0×10^{-1}
睾丸	1.1×10^{-2}	1.5×10^{-2}	2.6×10^{-2}	5.2×10^{-2}	1.2×10^{-1}
甲状腺	3.9×10^{2}	5.6×10^{2}	7.6×10^{2}	1.3×10^{3}	1.5×10^{3}
子宫	1.5×10^{-2}	2.1×10^{-2}	4.0×10^{-2}	7.5×10^{-2}	1.7×10^{-1}
有效剂量 /（mSv・MBq^{-1}）	2.0×10	2.8×10	3.8×10	6.3×10	7.5×10

注：^{125}I 物理半衰期是 59.4d。

4．^{131}I- 碘化物剂量系数（表 E–84）

表 E–84　^{131}I- 碘化物单位活度的吸收剂量

器官	每单位给药活度的吸收剂量 /（mGy・MBq^{-1}）				
	成人	15 岁	10 岁	5 岁	1 岁
甲状腺阻断，口服					
乳腺	2.0×10^{-2}	2.5×10^{-2}	4.2×10^{-2}	6.9×10^{-2}	1.3×10^{-1}
胃肠道					
胃壁	8.7×10^{-1}	1.1	1.6	2.8	5.9
小肠壁	3.5×10^{-2}	4.4×10^{-2}	7.0×10^{-2}	1.1×10^{-1}	1.9×10^{-1}
结肠壁	1.4×10^{-1}	1.8×10^{-1}	3.0×10^{-1}	5.0×10^{-1}	9.2×10^{-1}
上大肠壁	1.2×10^{-1}	1.5×10^{-1}	2.5×10^{-1}	4.2×10^{-1}	7.5×10^{-1}
下大肠壁	1.7×10^{-1}	2.2×10^{-1}	3.7×10^{-1}	6.1×10^{-1}	1.2

续表

器官	每单位给药活度的吸收剂量 /（mGy・MBq^{-1}）				
	成人	15 岁	10 岁	5 岁	1 岁
肺	5.3×10^{-2}	6.8×10^{-2}	1.1×10^{-1}	1.8×10^{-1}	3.6×10^{-1}
卵巢	3.8×10^{-2}	4.9×10^{-2}	7.6×10^{-2}	1.1×10^{-1}	2.0×10^{-1}
红骨髓	3.1×10^{-2}	3.8×10^{-2}	6.1×10^{-2}	9.5×10^{-2}	1.8×10^{-1}
睾丸	2.5×10^{-2}	3.3×10^{-2}	5.5×10^{-2}	8.4×10^{-2}	1.5×10^{-1}
甲状腺	2.2	3.6	5.6	1.3×10	2.5×10
子宫	4.5×10^{-2}	5.6×10^{-2}	9.0×10^{-2}	1.3×10^{-1}	2.1×10^{-1}
有效剂量 /（mSv・MBq^{-1}）	2.8×10^{-1}	4.0×10^{-1}	6.1×10^{-1}	1.2	2.3
甲状腺阻断，静脉给药					
有效剂量 /（mSv・MBq^{-1}）	2.4×10^{-1}	3.6×10^{-1}	5.4×10^{-1}	1.1	2.0
甲状腺，低吸收，口服					
乳腺	3.8×10^{-2}	5.0×10^{-2}	1.0×10^{-1}	1.7×10^{-1}	3.2×10^{-1}
胃肠道					
胃壁	7.7×10^{-1}	1.0	1.5	2.5	5.3
小肠壁	3.3×10^{-2}	4.3×10^{-2}	7.3×10^{-2}	1.1×10^{-1}	2.2×10^{-1}
结肠壁	1.4×10^{-1}	1.8×10^{-1}	3.2×10^{-1}	5.8×10^{-1}	1.3
上大肠壁	1.2×10^{-1}	1.5×10^{-1}	2.7×10^{-1}	4.9×10^{-1}	1.0
下大肠壁	1.7×10^{-1}	2.2×10^{-1}	3.9×10^{-1}	7.1×10^{-1}	1.6
肺	1.0×10^{-1}	1.3×10^{-1}	2.2×10^{-1}	3.8×10^{-1}	7.9×10^{-1}
卵巢	3.7×10^{-2}	4.9×10^{-2}	8.0×10^{-2}	1.3×10^{-1}	2.8×10^{-1}
红骨髓	7.2×10^{-2}	8.6×10^{-2}	1.2×10^{-1}	1.9×10^{-1}	3.7×10^{-1}
睾丸	2.4×10^{-2}	3.2×10^{-2}	5.6×10^{-2}	9.5×10^{-2}	2.0×10^{-1}
甲状腺	2.8×10^{2}	4.5×10^{2}	6.7×10^{2}	1.4×10^{3}	2.3×10^{3}
子宫	4.2×10^{-2}	5.4×10^{-2}	9.0×10^{-2}	1.5×10^{-1}	2.8×10^{-1}
有效剂量 /（mSv・MBq^{-1}）	1.4×10	2.3×10	3.4×10	7.1×10	1.1×10^{2}
甲状腺，中等吸收，口服					
乳腺	4.8×10^{-2}	6.3×10^{-2}	1.3×10^{-1}	2.3×10^{-1}	4.3×10^{-1}
胃肠道					
胃壁	7.1×10^{-1}	9.5×10^{-1}	1.4	2.4	5.0
小肠壁	3.2×10^{-2}	4.3×10^{-2}	7.5×10^{-2}	1.1×10^{-1}	2.4×10^{-1}
结肠壁	1.4×10^{-1}	1.8×10^{-1}	3.4×10^{-1}	6.3×10^{-1}	1.4
上大肠壁	1.2×10^{-1}	1.5×10^{-1}	2.8×10^{-1}	5.3×10^{-1}	1.2
下大肠壁	1.7×10^{-1}	2.2×10^{-1}	4.0×10^{-1}	7.6×10^{-1}	1.8

续表

器官	每单位给药活度的吸收剂量 /（mGy·MBq^{-1}）				
	成人	15 岁	10 岁	5 岁	1 岁
肺	1.3×10^{-1}	1.6×10^{-1}	2.8×10^{-1}	5.0×10^{-1}	1.0
卵巢	3.6×10^{-2}	4.9×10^{-2}	8.2×10^{-2}	1.5×10^{-1}	3.3×10^{-1}
红骨髓	9.5×10^{-2}	1.1×10^{-1}	1.5×10^{-1}	2.4×10^{-1}	4.8×10^{-1}
睾丸	2.3×10^{-2}	3.2×10^{-2}	5.6×10^{-2}	1.0×10^{-1}	2.3×10^{-1}
甲状腺	4.3×10^{2}	6.9×10^{2}	1.0×10^{3}	2.2×10^{3}	3.6×10^{3}
子宫	4.0×10^{-2}	5.3×10^{-2}	8.9×10^{-2}	1.5×10^{-1}	3.2×10^{-1}
有效剂量 /（mSv·MBq^{-1}）	2.2×10	3.5×10	5.3×10	1.1×10^{2}	1.8×10^{2}
甲状腺，高吸收，口服					
乳腺	5.8×10^{-2}	7.7×10^{-2}	1.7×10^{-1}	2.8×10^{-1}	5.4×10^{-1}
胃肠道					
胃壁	6.6×10^{-1}	8.8×10^{-1}	1.3	2.2	4.7
小肠壁	3.2×10^{-2}	4.3×10^{-2}	7.7×10^{-2}	1.2×10^{-1}	2.6×10^{-1}
结肠壁	1.4×10^{-1}	1.9×10^{-1}	3.5×10^{-1}	6.8×10^{-1}	1.6
上大肠壁	1.2×10^{-1}	1.6×10^{-1}	3.0×10^{-1}	5.8×10^{-1}	1.4
下大肠壁	1.6×10^{-1}	2.2×10^{-1}	4.2×10^{-1}	8.1×10^{-1}	2.0
肺	1.5×10^{-1}	2.0×10^{-1}	3.5×10^{-1}	6.1×10^{-1}	1.3
卵巢	3.5×10^{-2}	4.9×10^{-2}	8.4×10^{-2}	1.6×10^{-1}	3.7×10^{-1}
红骨髓	1.2×10^{-1}	1.4×10^{-1}	1.9×10^{-1}	2.9×10^{-1}	5.9×10^{-1}
睾丸	2.2×10^{-1}	3.1×10^{-2}	5.7×10^{-2}	1.1×10^{-1}	2.7×10^{-1}
甲状腺	5.8×10^{2}	9.4×10^{2}	1.4×10^{3}	3.0×10^{3}	4.9×10^{3}
子宫	3.8×10^{-2}	5.1×10^{-2}	8.9×10^{-2}	1.6×10^{-1}	3.6×10^{-1}
有效剂量 /（mSv·MBq^{-1}）	2.9×10	4.7×10	7.1×10	1.5×10^{2}	2.5×10^{2}

注：^{131}I 物理半衰期是 8.04d。

E.1.42 ^{131}I– 标记的肿瘤相关单克隆抗体

1. 生物动力学数据（表 E–85）

表 E–85 ^{131}I- 标记的肿瘤相关单克隆抗体的生物动力学数据

器官（r_S）	f_S	T(h)	a	$\tilde{A}_{r_S}/A_0(h)$
全抗体表达				
肾	0.03	24 96	0.5 0.5	1.9
肝	0.50	24 96	0.5 0.5	31
脾脏	0.09	24 96	0.5 0.5	5.5
红骨髓	0.20	24 96	0.5 0.5	12
其他器官和组织	0.18	24 96	0.5 0.5	11
释放的碘	1.0	24 96	–0.5 –0.5	*
F(ab')$_2$ 分段				
肾	0.20	12	1.0	3.3
肝	0.30	12	1.0	4.9
脾脏	0.06	12	1.0	0.98
红骨髓	0.10	12	1.0	1.6
其他器官和组织	0.34	12	1.0	5.5
释放的碘	1.0	12	–1.0	#
F(ab') 分段				
肾	0.40	6.0	1.0	3.4
肝	0.10	6.0	1.0	0.84
脾脏	0.02	6.0	1.0	0.17
红骨髓	0.03	6.0	1.0	0.25
其他器官和组织	0.45	6.0	1.0	3.8
释放的碘	1.0	6.0	–1.0	&

注：* 为了获得释放的 ^{131}I 的贡献，需要将甲状腺阻断模型中的碘累积活性乘以 0.78。

为了获得释放的 ^{131}I 的贡献，需要将甲状腺阻断模型中的碘累积活性乘以 0.94。

& 为了获得释放的 ^{131}I 的贡献，需要将甲状腺阻断模型中的碘累积活性乘以 0.97。

2．剂量系数（表 E-86）

表 E-86　^{131}I-标记的肿瘤相关单克隆抗体的吸收剂量

器官	每单位给药活度的吸收剂量 /（mGy·MBq^{-1}）				
	成人	15 岁	10 岁	5 岁	1 岁
全抗体表达					
乳腺	8.2×10^{-2}	1.0×10^{-1}	1.7×10^{-1}	2.7×10^{-1}	5.2×10^{-1}
胃肠道					
胃壁	1.6×10^{-1}	2.0×10^{-1}	3.1×10^{-1}	5.0×10^{-1}	9.3×10^{-1}
小肠壁	1.3×10^{-1}	1.7×10^{-1}	2.7×10^{-1}	4.3×10^{-1}	7.5×10^{-1}
结肠壁	1.3×10^{-1}	1.6×10^{-1}	2.6×10^{-1}	4.1×10^{-1}	7.3×10^{-1}
上大肠壁	1.5×10^{-1}	1.8×10^{-1}	3.0×10^{-1}	4.9×10^{-1}	8.8×10^{-1}
下大肠壁	1.0×10^{-1}	1.3×10^{-1}	2.0×10^{-1}	3.1×10^{-1}	5.4×10^{-1}
肺	1.4×10^{-1}	1.8×10^{-1}	2.6×10^{-1}	3.9×10^{-1}	7.2×10^{-1}
卵巢	1.1×10^{-1}	1.4×10^{-1}	2.2×10^{-1}	3.4×10^{-1}	6.1×10^{-1}
红骨髓	7.4×10^{-1}	8.2×10^{-1}	1.4	2.7	6.6
睾丸	6.4×10^{-2}	8.3×10^{-2}	1.4×10^{-1}	2.2×10^{-1}	4.1×10^{-1}
甲状腺	7.0×10^{-2}	8.9×10^{-2}	1.4×10^{-1}	2.3×10^{-1}	4.5×10^{-1}
子宫	1.1×10^{-1}	1.4×10^{-1}	2.2×10^{-1}	3.5×10^{-1}	6.1×10^{-1}
有效剂量 /（mSv·MBq^{-1}）	4.2×10^{-1}	5.5×10^{-1}	8.6×10^{-1}	1.4	2.7
F（ab'）$_2$ 分段					
乳腺	4.4×10^{-2}	5.6×10^{-2}	9.1×10^{-2}	1.5×10^{-1}	2.9×10^{-1}
胃肠道					
胃壁	7.1×10^{-2}	8.7×10^{-2}	1.4×10^{-1}	2.2×10^{-1}	4.0×10^{-1}
小肠壁	6.9×10^{-2}	8.7×10^{-2}	1.4×10^{-1}	2.2×10^{-1}	4.0×10^{-1}
结肠壁	6.7×10^{-2}	8.4×10^{-2}	1.4×10^{-1}	2.1×10^{-1}	3.8×10^{-1}
上大肠壁	7.0×10^{-2}	8.7×10^{-2}	1.4×10^{-1}	2.2×10^{-1}	4.0×10^{-1}
下大肠壁	6.4×10^{-2}	7.9×10^{-2}	1.3×10^{-1}	2.0×10^{-1}	3.5×10^{-1}
肺	5.8×10^{-2}	7.5×10^{-2}	1.2×10^{-1}	1.8×10^{-1}	3.5×10^{-1}
卵巢	6.6×10^{-2}	8.4×10^{-2}	1.3×10^{-1}	2.1×10^{-1}	3.7×10^{-1}
红骨髓	1.3×10^{-1}	1.5×10^{-1}	2.4×10^{-1}	4.5×10^{-1}	1.0×10^{0}
睾丸	5.0×10^{-2}	6.4×10^{-2}	1.1×10^{-1}	1.6×10^{-1}	3.1×10^{-1}
甲状腺	4.7×10^{-2}	6.0×10^{-2}	9.7×10^{-2}	1.6×10^{-1}	3.1×10^{-1}
子宫	7.6×10^{-2}	9.5×10^{-2}	1.5×10^{-1}	2.3×10^{-1}	4.0×10^{-1}
有效剂量 /（mSv·MBq^{-1}）	1.4×10^{-1}	1.8×10^{-1}	2.8×10^{-1}	4.2×10^{-1}	7.6×10^{-1}

续表

器官	每单位给药活度的吸收剂量 /（mGy·MBq^{-1}）				
	成人	15 岁	10 岁	5 岁	1 岁
F（ab'）分段					
乳腺	3.6×10^{-2}	4.6×10^{-2}	7.4×10^{-2}	1.2×10^{-1}	2.4×10^{-1}
胃肠道					
胃壁	5.4×10^{-2}	6.6×10^{-2}	1.1×10^{-1}	1.6×10^{-1}	3.0×10^{-1}
小肠壁	5.7×10^{-2}	7.2×10^{-2}	1.1×10^{-1}	1.8×10^{-1}	3.3×10^{-1}
结肠壁	5.5×10^{-2}	6.9×10^{-2}	1.1×10^{-1}	1.7×10^{-1}	3.1×10^{-1}
上大肠壁	5.5×10^{-2}	6.9×10^{-2}	1.1×10^{-1}	1.7×10^{-1}	3.1×10^{-1}
下大肠壁	5.6×10^{-2}	6.9×10^{-2}	1.1×10^{-1}	1.7×10^{-1}	3.0×10^{-1}
肺	4.3×10^{-2}	5.6×10^{-2}	8.9×10^{-2}	1.4×10^{-1}	2.7×10^{-1}
卵巢	5.7×10^{-2}	7.3×10^{-2}	1.1×10^{-1}	1.8×10^{-1}	3.2×10^{-1}
红骨髓	5.0×10^{-2}	5.9×10^{-2}	9.3×10^{-2}	1.5×10^{-1}	2.8×10^{-1}
睾丸	4.5×10^{-2}	5.9×10^{-2}	9.6×10^{-2}	1.5×10^{-1}	2.8×10^{-1}
甲状腺	4.1×10^{-2}	5.3×10^{-2}	8.6×10^{-2}	1.4×10^{-1}	2.7×10^{-1}
子宫	6.8×10^{-2}	8.5×10^{-2}	1.4×10^{-1}	2.0×10^{-1}	3.5×10^{-1}
有效剂量 /（mSv·MBq^{-1}）	1.1×10^{-1}	1.4×10^{-1}	2.1×10^{-1}	3.1×10^{-1}	5.3×10^{-1}

E.2 胚胎和胎儿的剂量系数

在附录 E.2 中，列出一些胚胎和胎儿常用核医学诊断放射性核素的剂量系数。本附录相关数据均引自 ICRP 88 出版物。剂量系数包括母体不同摄入时间、不同摄入方式（急性、慢性）子宫内最高器官当量剂量系数、大脑当量剂量系数。

E.2.1 ^{89}Sr（表 E–87，表 E–88）

表 E–87 不同暴露情景下女性公众成员后代急性摄入 ^{89}Sr（$T_{1/2}$=50.5d）的剂量系数（Sv/Bq）

时间 / 周 ##	最高器官剂量 h_T（子宫内）		$h_{大脑}$
吸入：吸收类型 F，1μm AMAD，f_1#			
–130*	—	$<1\times10^{-15}$	$<1\times10^{-15}$
–26	红骨髓	2.2×10^{-11}	3.3×10^{-13}
c**	红骨髓	1.0×10^{-9}	2.3×10^{-11}
5	红骨髓	3.0×10^{-9}	2.5×10^{-10}
10	红骨髓	4.3×10^{-8}	9.4×10^{-10}
15	红骨髓	5.8×10^{-8}	NA
25	红骨髓	6.6×10^{-8}	NA
35	红骨髓	4.7×10^{-8}	NA

续表

时间/周[##]	最高器官剂量 h_T（子宫内）		$h_{大脑}$
吸入：吸收类型 M，1μm AMAD，f_1[#]			
-130*	—	$<1\times10^{-15}$	$<1\times10^{-15}$
-26	红骨髓	4.3×10^{-11}	7.2×10^{-13}
c**	红骨髓	1.5×10^{-9}	3.0×10^{-11}
5	红骨髓	3.5×10^{-9}	1.0×10^{-10}
10	红骨髓	1.3×10^{-8}	2.1×10^{-10}
15	红骨髓	1.7×10^{-8}	NA
25	红骨髓	1.9×10^{-8}	NA
35	红骨髓	1.1×10^{-8}	NA
吸入：吸收类型 S，1μm AMAD，f_1[#]			
-130*	—	$<1\times10^{-15}$	$<1\times10^{-15}$
-26	红骨髓	3.8×10^{-12}	5.2×10^{-14}
c**	红骨髓	7.4×10^{-11}	1.3×10^{-12}
5	红骨髓	1.6×10^{-10}	4.7×10^{-12}
10	红骨髓	6.8×10^{-10}	1.1×10^{-11}
15	红骨髓	9.5×10^{-10}	NA
25	红骨髓	1.2×10^{-9}	NA
35	红骨髓	7.4×10^{-10}	NA
食入：f_1[#]			
-130*	—	$<1\times10^{-15}$	$<1\times10^{-15}$
-26	红骨髓	2.4×10^{-11}	3.7×10^{-13}
c**	红骨髓	1.1×10^{-9}	2.5×10^{-11}
5	红骨髓	3.7×10^{-9}	3.2×10^{-10}
10	红骨髓	5.9×10^{-8}	1.3×10^{-9}
15	红骨髓	9.0×10^{-8}	NA
25	红骨髓	1.3×10^{-7}	NA
35	红骨髓	9.2×10^{-8}	NA

注：*：-130 周 = 怀孕前 2.5 年急性摄入；**：c= 怀孕时急性摄入；[##]：在指定时间摄入（周）；—：代表摄入时间在怀孕前；[#]：假定怀孕前 f_1 为 0.3，从怀孕时到第 1 期（12 周）结束时增加至 0.4，到第 2 期（25 周）结束时增加至 0.6，并在整个第 3 期保持 0.6。

表 E-88 不同暴露情景下女性公众成员后代慢性摄入 ^{89}Sr（$T_{1/2}$=50.5d）的剂量系数（Sv/Bq）

时间 / 周	最高器官剂量 h_T^c（子宫内）		$h^c_{大脑}$	$h^c_{子宫内}$	$h^c_{产后}$	$h^c_{后代}$
吸入：吸收类型 F，1μm AMAD，$f_1^{\#}$						
−260*	红骨髓	2.3×10^{-11}	4.1×10^{-13}	4.8×10^{-12}	4.1×10^{-14}	4.8×10^{-12}
−52*	红骨髓	1.1×10^{-10}	2.0×10^{-12}	2.4×10^{-11}	2.0×10^{-13}	2.4×10^{-11}
c**	红骨髓	4.5×10^{-8}	2.0×10^{-10}	6.4×10^{-9}	5.3×10^{-10}	6.9×10^{-9}
吸入：吸收类型 M，1μm AMAD，$f_1^{\#}$						
−260*	红骨髓	4.2×10^{-11}	7.5×10^{-13}	6.9×10^{-12}	7.5×10^{-14}	7.0×10^{-12}
−52*	红骨髓	2.1×10^{-10}	3.8×10^{-12}	3.5×10^{-11}	3.8×10^{-13}	3.5×10^{-11}
c**	红骨髓	1.3×10^{-8}	5.0×10^{-11}	1.9×10^{-9}	1.6×10^{-10}	2.1×10^{-9}
吸入：吸收类型 S，1μm AMAD，$f_1^{\#}$						
−260*	红骨髓	2.4×10^{-12}	3.6×10^{-14}	3.8×10^{-13}	6.4×10^{-15}	3.9×10^{-13}
−52*	红骨髓	1.2×10^{-11}	1.8×10^{-13}	1.9×10^{-12}	3.2×10^{-14}	1.9×10^{-12}
c**	红骨髓	7.8×10^{-10}	2.7×10^{-12}	1.1×10^{-10}	1.0×10^{-11}	1.2×10^{-10}
食入：$f_1^{\#}$						
−260*	红骨髓	2.5×10^{-11}	4.5×10^{-13}	5.3×10^{-12}	4.5×10^{-14}	5.3×10^{-12}
−52*	红骨髓	1.3×10^{-10}	2.2×10^{-12}	2.6×10^{-11}	2.2×10^{-13}	2.6×10^{-11}
c**	红骨髓	8.0×10^{-8}	2.7×10^{-10}	1.1×10^{-8}	1.0×10^{-9}	1.2×10^{-8}

注：*：在怀孕前的指定时间开始摄入；**：从怀孕时开始摄入；#：假定怀孕前 f_1 为 0.3，从怀孕时到第 1 期（12 周）结束时增加至 0.4，到第 2 期（25 周）结束时增加至 0.6，并在整个第 3 期保持 0.6。

E.2.2 ^{90}Sr（表 E-89，表 E-90）

表 E-89 不同暴露情景下女性公众成员后代急性摄入 ^{90}Sr（$T_{1/2}$=29.1 年）的剂量系数（Sv/Bq）

时间 / 周 ##	最高器官剂量 h_T（子宫内）		$h_{大脑}$
吸入：吸收类型 F，1μm AMAD，$f_1^{\#}$			
−130*	红骨髓	1.2×10^{-9}	4.1×10^{-12}
−26	红骨髓	3.9×10^{-9}	2.1×10^{-11}
c**	红骨髓	1.1×10^{-8}	1.1×10^{-10}
5	红骨髓	1.6×10^{-8}	7.9×10^{-10}
10	红骨髓	9.5×10^{-8}	2.1×10^{-9}
15	红骨髓	1.5×10^{-7}	NA
25	红骨髓	1.7×10^{-7}	NA
35	红骨髓	8.5×10^{-8}	NA

续表

时间 / 周 ##	最高器官剂量 h_T（子宫内）		$h_{大脑}$
吸入：吸收类型 M，1μm AMAD，$f_1^{\#}$			
−130*	红骨髓	6.3×10^{-10}	2.5×10^{-12}
−26	红骨髓	6.9×10^{-9}	4.5×10^{-11}
c**	红骨髓	1.9×10^{-8}	1.6×10^{-10}
5	红骨髓	2.5×10^{-8}	3.2×10^{-10}
10	红骨髓	4.4×10^{-8}	4.8×10^{-10}
15	红骨髓	5.6×10^{-8}	NA
25	红骨髓	5.4×10^{-8}	NA
35	红骨髓	2.0×10^{-8}	NA
吸入：吸收类型 S，1μm AMAD，$f_1^{\#}$			
−130*	红骨髓	3.6×10^{-10}	1.6×10^{-12}
−26	红骨髓	7.1×10^{-10}	3.3×10^{-12}
c**	红骨髓	1.0×10^{-9}	6.7×10^{-12}
5	红骨髓	1.2×10^{-9}	1.5×10^{-11}
10	红骨髓	2.3×10^{-9}	2.6×10^{-11}
15	红骨髓	3.1×10^{-9}	NA
25	红骨髓	3.4×10^{-9}	NA
35	红骨髓	1.3×10^{-9}	NA
食入：$f_1^{\#}$			
−130*	红骨髓	1.3×10^{-9}	4.5×10^{-12}
−26	红骨髓	4.3×10^{-9}	2.3×10^{-11}
c**	红骨髓	1.2×10^{-8}	1.3×10^{-10}
5	红骨髓	2.0×10^{-8}	9.9×10^{-10}
10	红骨髓	1.3×10^{-7}	2.9×10^{-9}
15	红骨髓	2.4×10^{-7}	NA
25	红骨髓	3.4×10^{-7}	NA
35	红骨髓	1.7×10^{-7}	NA

注：*：−130 周 = 怀孕前 2.5 年急性摄入；**：c= 怀孕时急性摄入；##：在指定时间摄入（周）；−：代表摄入时间在怀孕前；#：假定怀孕前 f_1 为 0.3，从怀孕时到第 1 期（12 周）结束时增加至 0.4，到第 2 期（25 周）结束时增加至 0.6，并在整个第 3 期保持 0.6。

表 E-90 不同暴露情景下女性公众成员后代慢性摄入 ^{90}Sr（$T_{1/2}$=29.1 年）的剂量系数（Sv/Bq）

时间 / 周	最高器官剂量 h_T^c（子宫内）		$h^c_{大脑}$
吸入：吸收类型 F，1μm AMAD，$f_1^{\#}$			
−260*	红骨髓	1.9×10^{-9}	8.9×10^{-12}
−52*	红骨髓	4.7×10^{-9}	2.8×10^{-11}
c**	红骨髓	1.1×10^{-7}	4.5×10^{-10}
吸入：吸收类型 M，1μm AMAD，$f_1^{\#}$			
−260*	红骨髓	2.2×10^{-9}	1.4×10^{-11}
−52*	红骨髓	8.1×10^{-9}	5.6×10^{-11}
c**	红骨髓	4.1×10^{-8}	1.2×10^{-10}
吸入：吸收类型 S，1μm AMAD，$f_1^{\#}$			
−260*	红骨髓	4.2×10^{-10}	1.9×10^{-12}
−52*	红骨髓	7.3×10^{-10}	3.6×10^{-12}
c**	红骨髓	2.3×10^{-9}	6.4×10^{-12}
食入：$f_1^{\#}$			
−260*	红骨髓	2.1×10^{-9}	9.8×10^{-12}
−52*	红骨髓	5.1×10^{-9}	3.1×10^{-11}
c**	红骨髓	2.0×10^{-7}	6.0×10^{-10}

注：*：在怀孕前的指定时间开始摄入；**：从怀孕时开始摄入；#：假定怀孕前 f_1 为 0.3，从怀孕时到第 1 期（12 周）结束时增加至 0.4，到第 2 期（25 周）结束时增加至 0.6，并在整个第 3 期保持 0.6。

E.2.3 ^{99m}Tc（表 E-91，表 E-92）

表 E-91 不同暴露情景下女性公众成员后代急性摄入 ^{99m}Tc（$T_{1/2}$=6.02h）的剂量系数（Sv/Bq）

时间 / 周#	最高器官剂量 h_T（子宫内）		$h_{大脑}$
吸入：吸收类型 F，1μm AMAD，f_1=0.8			
−130*	—	$<1\times10^{-15}$	$<1\times10^{-15}$
−26	—	$<1\times10^{-15}$	$<1\times10^{-15}$
c**	All	2.6×10^{-12}	$<1\times10^{-15}$
5	All	2.5×10^{-12}	$<1\times10^{-15}$
10	胃壁	2.0×10^{-11}	2.3×10^{-12}
15	甲状腺	3.4×10^{-11}	NA
25	甲状腺	4.2×10^{-11}	NA
35	甲状腺	4.1×10^{-11}	NA

续表

时间 / 周#	最高器官剂量 h_T（子宫内）		$h_{大脑}$
吸入：吸收类型 M，1μm AMAD，$f_1=0.1$			
−130*	—	$<1\times10^{-15}$	$<1\times10^{-15}$
−26	—	$<1\times10^{-15}$	$<1\times10^{-15}$
c**	All	3.5×10^{-12}	$<1\times10^{-15}$
5	All	3.5×10^{-12}	$<1\times10^{-15}$
10	胃壁	5.3×10^{-12}	3.2×10^{-12}
15	甲状腺	6.8×10^{-12}	NA
25	甲状腺	7.4×10^{-12}	NA
35	甲状腺	6.5×10^{-12}	NA
吸入：吸收类型 S，1μm AMAD，$f_1=0.01$			
−130*	—	$<1\times10^{-15}$	$<1\times10^{-15}$
−26	—	$<1\times10^{-15}$	$<1\times10^{-15}$
c**	All	3.7×10^{-12}	$<1\times10^{-15}$
5	All	3.7×10^{-12}	$<1\times10^{-15}$
10	All	3.4×10^{-12}	3.4×10^{-12}
15	All	3.2×10^{-12}	NA
25	All	2.8×10^{-12}	NA
35	All	1.8×10^{-12}	NA
食入：$f_1=0.5$			
−130*	—	$<1\times10^{-15}$	$<1\times10^{-15}$
−26	—	$<1\times10^{-15}$	$<1\times10^{-15}$
c**	All	1.4×10^{-11}	$<1\times10^{-15}$
5	All	1.3×10^{-11}	$<1\times10^{-15}$
10	胃壁	3.4×10^{-11}	1.3×10^{-11}
15	甲状腺	5.0×10^{-11}	NA
25	甲状腺	5.9×10^{-11}	NA
35	甲状腺	5.5×10^{-11}	NA

注：*：−130 周 = 怀孕前 2.5 年急性摄入；**：c= 怀孕时急性摄入；#：在指定时间摄入（周）；−：代表摄入时间在怀孕前。

表 E-92 不同暴露情景下女性公众成员后代慢性摄入 ^{99m}Tc（$T_{1/2}$=6.02h）的剂量系数（Sv/Bq）

时间 / 周	最高器官剂量 h_T^c（子宫内）		$h^c_{大脑}$
吸入：吸收类型 F，1μm AMAD，f_1=0.8			
–260*	—	$<1\times10^{-15}$	$<1\times10^{-15}$
–52*	All	2.5×10^{-15}	$<1\times10^{-15}$
c**	甲状腺	2.9×10^{-11}	4.9×10^{-13}
吸入：吸收类型 M，1μm AMAD，f_1=0.1			
–260*	—	$<1\times10^{-15}$	$<1\times10^{-15}$
–52*	All	3.2×10^{-15}	$<1\times10^{-15}$
c**	甲状腺	5.9×10^{-12}	6.8×10^{-13}
吸入：吸收类型 S，1μm AMAD，f_1=0.01			
–260*	—	$<1\times10^{-15}$	$<1\times10^{-15}$
–52*	All	3.4×10^{-15}	$<1\times10^{-15}$
c**	All	2.9×10^{-12}	7.1×10^{-13}
食入：f_1=0.5			
–260*	All	2.3×10^{-15}	$<1\times10^{-15}$
–52*	All	1.2×10^{-14}	$<1\times10^{-15}$
c**	甲状腺	4.3×10^{-11}	2.6×10^{-12}

注：*：在怀孕前的指定时间开始摄入；**：从怀孕时开始摄入。

E.2.4 ^{125}I（表 E-93，表 E-94）

表 E-93 不同暴露情景下女性公众成员后代急性摄入 ^{125}I（$T_{1/2}$=60.1d）的剂量系数（Sv/Bq）

时间 / 周 #	最高器官剂量 h_T（子宫内）		$h_{大脑}$
吸入碘元素蒸气			
–130*	甲状腺	2.0×10^{-15}	$<1\times10^{-15}$
–26	甲状腺	2.9×10^{-10}	3.3×10^{-13}
c**	甲状腺	5.7×10^{-9}	6.2×10^{-12}
5	甲状腺	1.7×10^{-8}	1.4×10^{-11}
10	甲状腺	3.0×10^{-8}	1.2×10^{-11}
15	甲状腺	1.0×10^{-7}	NA
25	甲状腺	2.3×10^{-7}	NA
35	甲状腺	2.2×10^{-7}	NA

续表

时间 / 周[#]	最高器官剂量 h_T（子宫内）		$h_{大脑}$
吸入甲基碘化物			
-130*	甲状腺	1.5×10^{-15}	$<1\times10^{-15}$
-26	甲状腺	2.3×10^{-10}	2.6×10^{-13}
c**	甲状腺	4.4×10^{-9}	4.8×10^{-12}
5	甲状腺	1.3×10^{-8}	1.1×10^{-11}
10	甲状腺	2.4×10^{-8}	9.2×10^{-12}
15	甲状腺	7.9×10^{-8}	NA
25	甲状腺	1.8×10^{-7}	NA
35	甲状腺	1.7×10^{-7}	NA
吸入：吸收类型 F，1μm AMAD，$f_1=0.98$			
-130*	—	$<1\times10^{-15}$	$<1\times10^{-15}$
-26	甲状腺	1.1×10^{-10}	1.2×10^{-13}
c**	甲状腺	2.1×10^{-9}	2.3×10^{-12}
5	甲状腺	6.3×10^{-9}	5.4×10^{-12}
10	甲状腺	1.2×10^{-8}	4.5×10^{-12}
15	甲状腺	3.8×10^{-8}	NA
25	甲状腺	8.7×10^{-8}	NA
35	甲状腺	8.4×10^{-8}	NA
吸入：吸收类型 M，1μm AMAD，$f_1=0.1$			
-130*	—	$<1\times10^{-15}$	$<1\times10^{-15}$
-26	甲状腺	4.1×10^{-11}	3.6×10^{-14}
c**	甲状腺	9.0×10^{-10}	7.0×10^{-13}
5	甲状腺	1.9×10^{-9}	1.6×10^{-12}
10	甲状腺	3.6×10^{-9}	7.4×10^{-12}
15	甲状腺	8.9×10^{-9}	NA
25	甲状腺	1.8×10^{-8}	NA
35	甲状腺	1.4×10^{-8}	NA
吸入：吸收类型 S，1μm AMAD，$f_1=0.01$			
-130*	—	$<1\times10^{-15}$	$<1\times10^{-15}$
-26	甲状腺	3.8×10^{-12}	8.4×10^{-15}
c**	甲状腺	5.8×10^{-11}	2.9×10^{-13}
5	甲状腺	1.2×10^{-10}	8.2×10^{-13}
10	甲状腺	2.2×10^{-10}	7.7×10^{-12}
15	甲状腺	5.7×10^{-10}	NA
25	甲状腺	1.2×10^{-9}	NA
35	甲状腺	1.0×10^{-9}	NA

续表

时间 / 周#	最高器官剂量 h_T（子宫内）		$h_{大脑}$
食入：f_1=0.98			
−130*	甲状腺	2.2×10^{-15}	$<1\times10^{-15}$
−26	甲状腺	3.2×10^{-10}	3.6×10^{-13}
c**	甲状腺	6.3×10^{-9}	6.8×10^{-12}
5	甲状腺	1.8×10^{-8}	1.6×10^{-11}
10	甲状腺	3.4×10^{-8}	1.3×10^{-11}
15	甲状腺	1.1×10^{-7}	NA
25	甲状腺	2.5×10^{-7}	NA
35	甲状腺	2.5×10^{-7}	NA

注：*：−130 周 = 怀孕前 2.5 年急性摄入；**：c= 怀孕时急性摄入；#：在指定时间摄入（周），—：代表摄入时间在怀孕前。

表 E−94　不同暴露情景下女性公众成员后代慢性摄入 ^{125}I（$T_{1/2}$=60.1d）的剂量系数（Sv/Bq）

时间 / 周	最高器官剂量 h_T^c（子宫内）		$h_{大脑}^c$
吸入碘元素蒸气			
−260*	甲状腺	1.9×10^{-10}	2.1×10^{-13}
−52*	甲状腺	9.5×10^{-10}	1.1×10^{-12}
c**	甲状腺	1.3×10^{-7}	4.9×10^{-12}
吸入甲基碘化物			
−260*	甲状腺	1.5×10^{-10}	1.7×10^{-13}
−52*	甲状腺	7.4×10^{-10}	8.3×10^{-13}
c**	甲状腺	1.0×10^{-7}	3.8×10^{-12}
吸入：吸收类型 F，1μm AMAD，f_1=0.98			
−260*	甲状腺	7.2×10^{-11}	8.1×10^{-14}
−52*	甲状腺	3.6×10^{-10}	4.1×10^{-13}
c**	甲状腺	5.0×10^{-8}	1.9×10^{-12}
吸入：吸收类型 M，1μm AMAD，f_1=0.1			
−260*	甲状腺	2.9×10^{-11}	2.3×10^{-14}
−52*	甲状腺	1.4×10^{-10}	1.1×10^{-13}
c**	甲状腺	1.0×10^{-8}	1.8×10^{-12}
吸入：吸收类型 S，1μm AMAD，f_1=0.01			
−260*	甲状腺	1.9×10^{-12}	6.9×10^{-15}
−52*	甲状腺	9.6×10^{-12}	3.4×10^{-14}
c**	甲状腺	6.9×10^{-10}	1.7×10^{-12}

续表

时间 / 周	最高器官剂量 h_T^c（子宫内）		$h_{大脑}^c$
食入：$f_1=0.98$			
−260*	甲状腺	2.1×10^{-10}	2.4×10^{-13}
−52*	甲状腺	1.1×10^{-9}	1.2×10^{-12}
c**	甲状腺	1.5×10^{-7}	5.5×10^{-12}

注：*：在怀孕前的指定时间开始摄入；**：从怀孕时开始摄入。

E.2.5 ^{131}I（表 E–95，表 E–96）

表 E–95　不同暴露情景下女性公众成员后代急性摄入 ^{131}I（$T_{1/2}$=8.04d）的剂量系数（Sv/Bq）

时间 / 周#	最高器官剂量 h_T（子宫内）		$h_{大脑}$
吸入碘元素蒸气			
−130*	—	$<1\times10^{-15}$	$<1\times10^{-15}$
−26	—	$<1\times10^{-15}$	$<1\times10^{-15}$
c**	All	6.9×10^{-11}	4.3×10^{-13}
5	甲状腺	2.2×10^{-10}	1.2×10^{-11}
10	甲状腺	2.9×10^{-9}	4.5×10^{-11}
15	甲状腺	2.2×10^{-7}	NA
25	甲状腺	6.2×10^{-7}	NA
35	甲状腺	9.9×10^{-7}	NA
吸入甲基碘化物			
−130*	—	$<1\times10^{-15}$	$<1\times10^{-15}$
−26	—	$<1\times10^{-15}$	$<1\times10^{-15}$
c**	All	5.3×10^{-11}	3.4×10^{-13}
5	甲状腺	1.7×10^{-10}	9.2×10^{-12}
10	甲状腺	2.2×10^{-9}	3.4×10^{-11}
15	甲状腺	1.7×10^{-7}	NA
25	甲状腺	4.8×10^{-7}	NA
35	甲状腺	7.7×10^{-7}	NA
吸入：吸收类型 F，1μm AMAD，$f_1=0.98$			
−130*	—	$<1\times10^{-15}$	$<1\times10^{-15}$
−26	—	$<1\times10^{-15}$	$<1\times10^{-15}$
c**	All	2.6×10^{-11}	1.6×10^{-13}

续表

时间 / 周[#]	最高器官剂量 h_T（子宫内）		$h_{大脑}$
5	甲状腺	8.2×10^{-11}	4.5×10^{-12}
10	甲状腺	1.1×10^{-9}	1.7×10^{-11}
15	甲状腺	8.3×10^{-8}	NA
25	甲状腺	2.3×10^{-7}	NA
35	甲状腺	3.7×10^{-7}	NA
吸入：吸收类型 M，1μm AMAD，$f_1=0.1$			
–130*	—	$<1\times10^{-15}$	$<1\times10^{-15}$
–26	—	$<1\times10^{-15}$	$<1\times10^{-15}$
c**	All	5.2×10^{-11}	7.3×10^{-14}
5	甲状腺	6.8×10^{-11}	2.2×10^{-12}
10	甲状腺	4.4×10^{-10}	4.8×10^{-11}
15	甲状腺	1.4×10^{-8}	NA
25	甲状腺	3.9×10^{-8}	NA
35	甲状腺	6.0×10^{-8}	NA
吸入：吸收类型 S，1μm AMAD，$f_1=0.01$			
–130*	—	$<1\times10^{-15}$	$<1\times10^{-15}$
–26	—	$<1\times10^{-15}$	$<1\times10^{-15}$
c**	All	5.4×10^{-11}	6.2×10^{-14}
5	All	5.5×10^{-11}	1.8×10^{-12}
10	甲状腺	7.6×10^{-11}	5.3×10^{-11}
15	甲状腺	1.0×10^{-9}	NA
25	甲状腺	2.9×10^{-9}	NA
35	甲状腺	4.5×10^{-9}	NA
食入：$f_1=0.98$			
–130*	—	$<1\times10^{-15}$	$<1\times10^{-15}$
–26	—	$<1\times10^{-15}$	$<1\times10^{-15}$
c**	All	7.8×10^{-11}	4.8×10^{-13}
5	甲状腺	2.4×10^{-10}	1.3×10^{-11}
10	甲状腺	3.2×10^{-9}	5.1×10^{-11}
15	甲状腺	2.4×10^{-7}	NA
25	甲状腺	6.8×10^{-7}	NA
35	甲状腺	1.1×10^{-6}	NA

注：*：–130 周 = 怀孕前 2.5 年急性摄入；**：c= 怀孕时急性摄入；#：在指定时间摄入（周），—：代表摄入时间在怀孕前。

表 E-96　不同暴露情景下女性公众成员后代慢性摄入 ^{131}I（$T_{1/2}$=8.04d）的剂量系数（Sv/Bq）

时间 / 周	最高器官剂量 h_T^c（子宫内）		$h_{大脑}^c$
吸入碘元素蒸气			
−260*	甲状腺	1.9×10^{-13}	2.6×10^{-15}
−52*	甲状腺	9.7×10^{-13}	1.3×10^{-14}
c**	甲状腺	3.9×10^{-7}	1.2×10^{-11}
吸入甲基碘化物			
−260*	甲状腺	1.5×10^{-13}	2.0×10^{-15}
−52*	甲状腺	7.6×10^{-13}	1.0×10^{-14}
c**	甲状腺	3.0×10^{-7}	8.9×10^{-12}
吸入：吸收类型 F，1μm AMAD，f_1=0.98			
−260*	甲状腺	7.4×10^{-14}	$<1 \times 10^{-15}$
−52*	甲状腺	3.7×10^{-13}	5.0×10^{-15}
c**	甲状腺	1.5×10^{-7}	4.4×10^{-12}
吸入：吸收类型 M，1μm AMAD，f_1=0.1			
−260*	All	7.3×10^{-14}	$<1 \times 10^{-15}$
−52*	All	3.6×10^{-13}	2.1×10^{-15}
c**	甲状腺	2.4×10^{-8}	1.0×10^{-11}
吸入：吸收类型 S，1μm AMAD，f_1=0.01			
−260*	All	7.1×10^{-14}	$<1 \times 10^{-15}$
−52*	All	3.5×10^{-13}	1.8×10^{-15}
c**	甲状腺	1.8×10^{-9}	1.1×10^{-11}
食入：f_1=0.98			
−260*	甲状腺	2.2×10^{-13}	2.9×10^{-15}
−52*	甲状腺	1.1×10^{-12}	1.5×10^{-14}
c**	甲状腺	4.3×10^{-7}	1.3×10^{-11}

注：*：在怀孕前的指定时间开始摄入；**：从怀孕时开始摄入。

E.3　放射性核素通过母乳转移给婴儿的动力学数据和剂量系数

在附录 E.3 中，列出了核医学常用诊断放射性核素通过母乳转移给婴儿的动力学数据和剂量系数。本附录相关数据均引自 ICRP 95 出版物。

E.3.1 磷（表 E–97，表 E–98）

表 E–97 在母亲吸入或摄入后，通过母乳转移到婴儿体内的稳定磷的比例

摄入时间	吸入		食入
	F，f_1=0.8	M，f_1=0.8	f_1=0.8
急性摄入			
怀孕前 26 周	8.5×10^{-4}	1.1×10^{-3}	2.1×10^{-3}
怀孕 5 周	9.4×10^{-4}	2.0×10^{-3}	2.3×10^{-3}
怀孕 15 周	1.0×10^{-3}	2.8×10^{-3}	2.5×10^{-3}
怀孕 35 周	8.6×10^{-3}	1.2×10^{-2}	2.2×10^{-2}
出生 1 周	3.4×10^{-2}	2.8×10^{-2}	8.6×10^{-2}
出生 10 周	3.4×10^{-2}	2.6×10^{-2}	8.5×10^{-2}
出生 20 周	3.0×10^{-2}	2.0×10^{-2}	7.5×10^{-2}
慢性摄入			
怀孕	2.7×10^{-3}	4.8×10^{-3}	6.8×10^{-3}
哺乳期	3.1×10^{-2}	2.3×10^{-2}	7.8×10^{-2}

表 E–98 母体吸入或食入 ^{32}P 后，食用母乳婴儿的剂量系数（$T_{1/2}$=14.29d；Sv/Bq）

摄入时间	吸入		食入
	F，f_1=0.8	M，f_1=0.8	f_1=0.8
急性摄入			
怀孕前 26 周	$<1\times10^{-15}$	$<1\times10^{-15}$	$<1\times10^{-15}$
怀孕 5 周	$<1\times10^{-15}$	$<1\times10^{-15}$	$<1\times10^{-15}$
怀孕 15 周	1.4×10^{-15}	4.7×10^{-15}	3.6×10^{-15}
怀孕 35 周	3.2×10^{-11}	3.1×10^{-11}	8.0×10^{-11}
出生 1 周	6.6×10^{-10}	4.3×10^{-10}	1.7×10^{-9}
出生 10 周	6.6×10^{-10}	4.3×10^{-10}	1.7×10^{-9}
出生 20 周	6.6×10^{-10}	4.2×10^{-10}	1.6×10^{-9}
慢性摄入			
怀孕	9.4×10^{-12}	8.1×10^{-12}	2.3×10^{-11}
哺乳期	6.4×10^{-10}	4.1×10^{-10}	1.6×10^{-9}

E.3.2 锶（表 E-99～表 E-101）

表 E-99 母体吸入或摄入后，通过母乳转移到婴儿体内的稳定锶的分数

摄入时间	吸入			食入
	F	M	S	
急性摄入				
怀孕前 26 周	5.7×10^{-2}	9.5×10^{-2}	2.1×10^{-2}	6.2×10^{-2}
怀孕 5 周	1.3×10^{-3}	2.8×10^{-3}	2.7×10^{-2}	1.6×10^{-3}
怀孕 15 周	1.9×10^{-3}	4.2×10^{-3}	3.0×10^{-2}	3.0×10^{-3}
怀孕 35 周	9.6×10^{-3}	1.1×10^{-2}	5.5×10^{-2}	1.9×10^{-2}
出生 1 周	5.8×10^{-2}	2.0×10^{-2}	9.3×10^{-2}	6.4×10^{-2}
出生 10 周	5.7×10^{-2}	1.7×10^{-2}	8.1×10^{-2}	6.3×10^{-2}
出生 20 周	5.5×10^{-2}	1.3×10^{-2}	6.1×10^{-2}	6.0×10^{-2}
慢性摄入				
怀孕	3.8×10^{-3}	5.9×10^{-3}	3.6×10^{-2}	7.1×10^{-3}
哺乳期	5.5×10^{-2}	1.6×10^{-2}	7.3×10^{-2}	6.1×10^{-2}

表 E-100 母体吸入或食入 ^{89}Sr 后，食用母乳婴儿的剂量系数（$T_{1/2}$=50.5d；Sv/Bq）

摄入时间	吸入			食入
	F	M	S	
急性摄入				
怀孕前 26 周	1.7×10^{-14}	3.0×10^{-14}	6.0×10^{-15}	1.9×10^{-14}
怀孕 5 周	8.3×10^{-13}	1.8×10^{-12}	1.5×10^{-13}	1.0×10^{-12}
怀孕 15 周	3.3×10^{-12}	7.0×10^{-12}	4.5×10^{-13}	5.1×10^{-12}
怀孕 35 周	1.6×10^{-10}	1.5×10^{-10}	7.2×10^{-12}	3.2×10^{-10}
出生 1 周	1.9×10^{-9}	4.8×10^{-10}	2.3×10^{-11}	2.1×10^{-9}
出生 10 周	1.9×10^{-9}	4.7×10^{-10}	2.2×10^{-11}	2.0×10^{-9}
出生 20 周	1.8×10^{-9}	4.0×10^{-10}	2.0×10^{-11}	2.0×10^{-9}
慢性摄入				
怀孕	4.6×10^{-11}	4.1×10^{-11}	2.1×10^{-12}	9.1×10^{-11}
哺乳期	1.8×10^{-9}	4.3×10^{-10}	2.1×10^{-11}	2.0×10^{-9}

表 E-101 母体吸入或食入 ^{90}Sr 后，食用母乳婴儿的剂量系数（$T_{1/2}$=29.1 年；Sv/Bq）

摄入时间	吸入			食入
	F	M	S	
急性摄入				
怀孕前 26 周	1.4×10^{-10}	2.4×10^{-10}	5.4×10^{-11}	1.6×10^{-10}
怀孕 5 周	3.3×10^{-10}	7.3×10^{-10}	6.8×10^{-11}	4.1×10^{-10}
怀孕 15 周	5.0×10^{-10}	1.1×10^{-9}	7.7×10^{-11}	7.8×10^{-10}
怀孕 35 周	2.5×10^{-9}	2.9×10^{-9}	1.4×10^{-10}	4.9×10^{-9}
出生 1 周	1.4×10^{-8}	5.0×10^{-9}	2.3×10^{-10}	1.6×10^{-8}
出生 10 周	1.4×10^{-8}	4.4×10^{-9}	2.0×10^{-10}	1.5×10^{-8}
出生 20 周	1.3×10^{-8}	3.2×10^{-9}	1.5×10^{-10}	1.5×10^{-8}
慢性摄入				
怀孕	9.9×10^{-10}	1.5×10^{-9}	9.3×10^{-11}	1.8×10^{-9}
哺乳期	1.3×10^{-8}	3.9×10^{-9}	1.8×10^{-10}	1.5×10^{-8}

E.3.3 锝（表 E-102，表 E-103）

表 E-102 在母亲吸入或摄入后，稳定的锝在母乳中转移到婴儿的分数

摄入时间	吸入			食入
	F，f_1=0.8	M，f_1=0.1	S，f_1=0.01	f_1=0.5
急性摄入				
怀孕前 26 周	0.0	0.0	0.0	0.0
怀孕 5 周	0.0	0.0	0.0	0.0
怀孕 15 周	0.0	0.0	0.0	0.0
怀孕 35 周	0.0	0.0	0.0	0.0
出生 1 周	1.0×10^{-1}	1.0×10^{-1}	1.0×10^{-1}	1.0×10^{-1}
出生 10 周	1.0×10^{-1}	1.0×10^{-1}	1.0×10^{-1}	1.0×10^{-1}
出生 20 周	1.0×10^{-1}	1.0×10^{-1}	1.0×10^{-1}	1.0×10^{-1}
慢性摄入				
怀孕	0.0	0.0	0.0	0.0
哺乳期	1.0×10^{-1}	1.0×10^{-1}	1.0×10^{-1}	1.0×10^{-1}

表 E-103　母体吸入或食入 ^{99m}Tc 后，食用母乳婴儿的剂量系数（$T_{1/2}$=6.02h；Sv/Bq）

摄入时间	吸入			食入
	F，f_1=0.8	M，f_1=0.1	S，f_1=0.01	f_1=0.5
急性摄入				
怀孕前 26 周	$<1\times10^{-15}$	$<1\times10^{-15}$	$<1\times10^{-15}$	$<1\times10^{-15}$
怀孕 5 周	$<1\times10^{-15}$	$<1\times10^{-15}$	$<1\times10^{-15}$	$<1\times10^{-15}$
怀孕 15 周	$<1\times10^{-15}$	$<1\times10^{-15}$	$<1\times10^{-15}$	$<1\times10^{-15}$
怀孕 35 周	$<1\times10^{-15}$	$<1\times10^{-15}$	$<1\times10^{-15}$	$<1\times10^{-15}$
出生 1 周	2.0×10^{-11}	2.0×10^{-11}	2.0×10^{-11}	2.0×10^{-11}
出生 10 周	2.0×10^{-11}	2.0×10^{-11}	2.0×10^{-11}	2.0×10^{-11}
出生 20 周	2.0×10^{-11}	2.0×10^{-11}	2.0×10^{-11}	2.0×10^{-11}
慢性摄入				
怀孕	$<1\times10^{-15}$	$<1\times10^{-15}$	$<1\times10^{-15}$	$<1\times10^{-15}$
哺乳期	2.0×10^{-11}	2.0×10^{-11}	2.0×10^{-11}	2.0×10^{-11}

E.3.4　碘（表 E-104～表 E-106）

表 E-104　经母亲吸入或摄取后，从母乳中转移到婴儿体内的稳定碘的百分比

摄入时间	吸入					食入
	碘蒸汽	碘甲烷	F，f_1=1.0	M，f_1=0.1	S，f_1=0.01	f_1=1.0
急性摄入						
怀孕前 26 周	2.7×10^{-3}	2.1×10^{-3}	1.0×10^{-3}	7.2×10^{-4}	1.8×10^{-4}	3.0×10^{-3}
怀孕 5 周	1.3×10^{-2}	1.0×10^{-2}	5.0×10^{-3}	2.6×10^{-3}	2.3×10^{-4}	1.4×10^{-2}
怀孕 15 周	2.2×10^{-2}	1.7×10^{-2}	8.5×10^{-3}	3.9×10^{-3}	2.6×10^{-4}	2.4×10^{-2}
怀孕 35 周	6.1×10^{-2}	4.7×10^{-2}	2.3×10^{-2}	9.1×10^{-3}	3.9×10^{-4}	6.6×10^{-2}
出生 1 周	3.2×10^{-1}	2.5×10^{-1}	1.2×10^{-1}	1.8×10^{-2}	8.1×10^{-4}	3.5×10^{-1}
出生 10 周	3.1×10^{-1}	2.4×10^{-1}	1.2×10^{-1}	1.6×10^{-2}	7.1×10^{-4}	3.4×10^{-1}
出生 20 周	3.0×10^{-1}	2.3×10^{-1}	1.1×10^{-1}	1.2×10^{-2}	5.6×10^{-4}	3.2×10^{-1}
慢性摄入						
怀孕	3.2×10^{-2}	2.5×10^{-2}	1.2×10^{-2}	5.1×10^{-3}	2.9×10^{-4}	3.5×10^{-2}
哺乳期	3.0×10^{-1}	2.4×10^{-1}	1.1×10^{-1}	1.5×10^{-2}	6.5×10^{-4}	3.3×10^{-1}

表 E-105 母体吸入或食入 ^{125}I 后，食用母乳婴儿的剂量系数（$T_{1/2}$=60.1d；Sv/Bq）

摄入时间	吸入					食入
	碘蒸汽，f_1=1.0	碘甲烷，f_1=1.0	F，f_1=1.0	M，f_1=0.1	S，f_1=0.01	f_1=1.0
急性摄入						
怀孕前 26 周	4.1×10^{-13}	3.2×10^{-13}	1.6×10^{-13}	1.2×10^{-13}	2.5×10^{-14}	4.6×10^{-13}
怀孕 5 周	2.4×10^{-11}	1.9×10^{-11}	9.1×10^{-12}	5.2×10^{-12}	4.3×10^{-13}	2.7×10^{-11}
怀孕 15 周	9.1×10^{-11}	7.1×10^{-11}	3.5×10^{-11}	1.8×10^{-11}	1.2×10^{-12}	1.0×10^{-10}
怀孕 35 周	1.2×10^{-9}	9.2×10^{-10}	4.5×10^{-10}	2.3×10^{-10}	1.2×10^{-11}	1.3×10^{-9}
出生 1 周	1.6×10^{-8}	1.2×10^{-8}	6.0×10^{-9}	1.1×10^{-9}	7.0×10^{-11}	1.7×10^{-8}
出生 10 周	1.6×10^{-8}	1.2×10^{-8}	6.0×10^{-9}	1.0×10^{-9}	6.9×10^{-11}	1.7×10^{-8}
出生 20 周	1.5×10^{-8}	1.2×10^{-8}	5.9×10^{-9}	9.3×10^{-10}	6.4×10^{-11}	1.7×10^{-8}
慢性摄入						
怀孕	3.6×10^{-10}	2.8×10^{-10}	1.3×10^{-10}	6.8×10^{-11}	3.7×10^{-12}	3.9×10^{-10}
哺乳期	1.5×10^{-8}	1.2×10^{-8}	5.9×10^{-9}	9.7×10^{-10}	6.6×10^{-11}	1.7×10^{-8}

表 E-106 母体吸入或食入 ^{131}I 后，食用母乳婴儿的剂量系数（$T_{1/2}$=8.04d；Sv/Bq）

摄入时间	吸入					食入
	碘蒸汽，f_1=1.0	碘甲烷，f_1=1.0	F，f_1=1.0	M，f_1=0.1	S，f_1=0.01	f_1=1.0
急性摄入						
怀孕前 26 周	$<1\times10^{-15}$	$<1\times10^{-15}$	$<1\times10^{-15}$	$<1\times10^{-15}$	$<1\times10^{-15}$	$<1\times10^{-15}$
怀孕 5 周	$<1\times10^{-15}$	$<1\times10^{-15}$	$<1\times10^{-15}$	$<1\times10^{-15}$	$<1\times10^{-15}$	$<1\times10^{-15}$
怀孕 15 周	$<1\times10^{-15}$	$<1\times10^{-15}$	$<1\times10^{-15}$	$<1\times10^{-15}$	$<1\times10^{-15}$	$<1\times10^{-15}$
怀孕 35 周	1.3×10^{-10}	9.8×10^{-11}	4.8×10^{-11}	2.8×10^{-11}	1.5×10^{-12}	1.4×10^{-10}
出生 1 周	5.1×10^{-8}	4.0×10^{-8}	1.9×10^{-8}	2.7×10^{-9}	1.9×10^{-10}	5.6×10^{-8}
出生 10 周	5.1×10^{-8}	4.0×10^{-8}	1.9×10^{-8}	2.7×10^{-9}	1.9×10^{-10}	5.6×10^{-8}
出生 20 周	5.1×10^{-8}	4.0×10^{-8}	1.9×10^{-8}	2.7×10^{-9}	1.9×10^{-10}	5.6×10^{-8}
慢性摄入						
怀孕	2.8×10^{-11}	2.2×10^{-11}	1.1×10^{-11}	8.3×10^{-12}	4.3×10^{-13}	3.1×10^{-11}
哺乳期	5.0×10^{-8}	3.9×10^{-8}	1.9×10^{-8}	2.6×10^{-9}	1.9×10^{-10}	5.5×10^{-8}